实用临床检验医学

韩安功　臧家兵　汤伟胜　主编

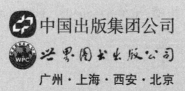

中国出版集团公司

世界图书出版公司

广州·上海·西安·北京

图书在版编目（CIP）数据

实用临床检验医学 / 韩安功，臧家兵，汤伟胜主编. --
广州：世界图书出版广东有限公司, 2022.9
ISBN 978-7-5192-9338-3

Ⅰ. ①实… Ⅱ. ①韩… ②臧… ③汤… Ⅲ. ①临床医
学 - 医学检验 Ⅳ. ①R446.1

中国版本图书馆 CIP 数据核字（2022）第 001843 号

书　　名	实用临床检验医学
	SHIYONG LINCHUANG JIANYAN YIXUE
主　　编	韩安功　臧家兵　汤伟胜
责任编辑	曹桔方
装帧设计	天顿设计
责任技编	刘上锦
出版发行	世界图书出版有限公司　世界图书出版广东有限公司
地　　址	广州市新港西路大江冲 25 号
邮　　编	510300
电　　话	020-84460408
网　　址	http://www.gdst.com.cn
邮　　箱	wpc_gdst@163.com
经　　销	各地新华书店
印　　刷	三河市嵩川印刷有限公司
开　　本	787mm × 1092mm　1/16
印　　张	33.75
字　　数	810 千字
版　　次	2022 年 9 月第 1 版　2022 年 9 月第 1 次印刷
国际书号	ISBN 978-7-5192-9338-3
定　　价	288.00 元

主编简介

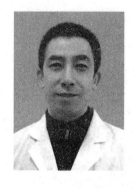 韩安功，山东省博兴县中医医院检验科技师。

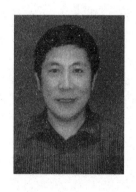 臧家兵，山东省日照市皮肤病防治所检验科主任、副主任技师。

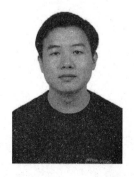 汤伟胜，广东省蕉岭县人民医院检验科主任，医学检验副主任技师。

编 委 会

主　编

韩安功　臧家兵　汤伟胜

副主编

左小乐　周玉香　武　静　袁　斌

杨英桃　郭　旭　吴　乾　赵莎莎

张　丹　孙文鲜

编　者（以姓氏笔画为序）

王浩瑾　晋中市中医院

左小乐　泰安市妇幼保健院（市儿童医院）

石翠梅　晋中市中医院

汤伟胜　广东省蕉岭县人民医院

孙文鲜　新郑市公立人民医院

李　华　济南市血液供保中心

杨英桃　长沙市中医医院（长沙市第八医院）

吴　乾　从江县人民医院

张　丹　安顺市平坝区人民医院

武　静　山西白求恩医院

金秋菊　黄石第五医院

周玉香　山东省日照市莒县峤山镇卫生院

赵莎莎　河南省焦作市第三人民医院

段小花　湖北省荆门市中医医院

袁　斌　中山市博爱医院

郭　旭　陆军第八十二集团军医院

韩安功　博兴县中医医院

曾成林　化州市人民医院

雷　鑫　山西省人民医院

臧家兵　日照市皮肤病防治所

前　　言

　　临床检验医学是运用各种临床学科的理论、技术与方法,检验人体的血液、尿液、排泄物等标本,为疾病的临床诊断与鉴别诊断、治疗提供客观、准确、及时的检验依据。新方法的临床应用、现行方法的改进,提高了临床实验室诊断的特异性、灵敏度和准确性。为了适应检验医学的发展,提高医务人员的业务水平,特编写本书。

　　本书以临床实用性为出发点,整合了现代临床常用检验项目,重点介绍了现代临床检验的基础理论和临床意义等内容,力求反映检验医学的现状和趋势,体现医学检验学的基础知识和临床应用。本书内容兼具科学性、先进性、实用性与全面性,旨在为广大医务人员在临床工作中提供帮助,使医学检验高质量地服务于医疗事业。

　　由于编者水平有限,若书中有疏漏或不当之处,请广大读者批评指正,以期再版时修订完善。

目　　录

第一章　临床血液检验

第一节　红细胞检验

一、血细胞分析

(一)人员要求

1.实验室专业技术人员

应有明确的岗位职责,包括标本的采集与处理,样本检测,质量保证,报告的完成、审核与签发,检验结果的解释等。

2.形态学检查技术人员

应有专业技术培训(如进修学习、参加形态学检查培训班等)的考核记录(如合格证、学分证及岗位培训证等),其他形态学检查人员应有定期培训及考核记录。

3.血液形态学检验人员的配置

宜满足工作需求,如血细胞分析复检标本的数量在每日 100 份以下时,宜配备 2 人;复检标本量在每日 100～200 份时,宜配备 3～4 人;若采用自动化仪器进行形态学筛查时,可适当减少人员数量。

4.应有人员培训计划

包括但不限于如下内容:培训目的、时间和培训内容(包括专业理论和操作技能),接受培训的人员,可供使用的参考资料等。

5.应每年评估员工的工作能力

对新进员工,尤其是从事血液学形态识别的人员,在最初 6 个月内应至少进行 2 次能力评估。当职责变更时,或离岗 6 个月以上再上岗时,或政策、程序、技术有变更时,应对员工进行再培训和再评估。没有通过评估的人员应经再培训和再评估,合格后才可继续上岗,并记录。

(二)设施与环境条件

(1)实验室应具备满足工作需要的空间。

(2)如果设置了不同的控制区域,应制定针对性的防护措施及合适的警告。

(3)应依据所用检测设备和实验过程,制定温湿度控制要求并记录。温度失控时应有处理措施并记录。

（4）应有足够的、温度适宜的贮存空间（如冰箱），用以保存临床样品和试剂，设置目标温度和允许范围，温度失控时应有处理措施。

（三）实验室设备

1.血液分析仪的性能验证

新仪器使用前应进行性能验证，内容至少应包括精密度、正确度、可报告范围等，验证方法和要求见卫生行业标准（WS/T 406—2012《临床血液学检验常规项目分析质量要求》）。要求每年对每台血液分析仪的性能进行评审。

2.血液分析仪的校准要求

依照卫生行业标准（WS/T 347—2011《血细胞分析的校准指南》）的要求实施校准；应对每一台仪器进行校准；应制定校准程序，内容包括校准物的来源、名称，校准方法和步骤，校准周期等；应对不同吸样模式（自动、手动和预稀释模式等）进行校准或比对；可使用制造商提供的配套校准物或校准实验室提供的定值新鲜血进行校准；至少6个月进行一次校准。

3.试剂与耗材的要求

应提供试剂和耗材检查、接收或拒收、贮存和使用的记录。商品试剂使用记录应包括使用效期和启用日期，自配试剂记录应包括试剂名称或成分、规格、贮存条件、制备或复溶日期、有效期、配制人等。

4.电源配置

必要时，实验室可配置不间断电源（UPS）和（或）双路电源以保证关键设备的正常工作。

5.设备故障原因分析

设备发生故障后，应首先分析故障原因，如设备故障可能影响了方法学性能，于故障修复后，可通过以下合适的方式进行相关的检测、验证：可校准的项目实施校准或核准验证；质控物检验；与其他仪器或方法比对；以前检验过的样品再检验。

（四）检验前程序

（1）所有类型的样品应有采集说明（一些由临床工作人员负责采集的样品不要求实验室准备详细的采集说明，如骨髓样品的采集，但实验室需提出相关要求，如合格样品的要求和运输条件等）。

（2）血细胞分析标本的采集应使用 EDTA 抗凝剂，除少数静脉取血有困难的患者（如婴儿、大面积烧伤或需频繁采血进行检查的患者）外，宜尽可能使用静脉穿刺方式采集标本；血液与抗凝剂的体积比一般为9:1。

（3）应根据检验项目明确列出不合格标本的类型（如有凝块、采集量不足、肉眼观察有溶血的标本等）和处理措施。

（4）用于疟原虫检查的静脉血标本，应在采集后1小时内同时制备厚片和薄片。如超过1小时，应在报告单上标注处理时间。

（五）检验程序

（1）应制定血细胞分析项目的标准操作程序。

（2）应制定血细胞分析的显微镜复检标准并对复检标准进行验证；要求复检后结果的假阴性率≤5％；应用软件有助于显微镜复检的有效实施；显微镜复检应保存记录；复检涂片至少保留2周。

（3）应规定检测结果超出仪器线性范围时的识别和解决方法（如对血样进行适当稀释和重复检验）。

（4）当检测样本存在影响因素（如有核红细胞、红细胞凝集、红细胞有疟原虫、巨型血小板等）时，对仪器检测结果可靠性的判定和纠正措施应有规定。

（5）血液寄生虫检查应制备厚血涂片和薄血涂片，阳性结果按相关规定和程度上报。

（6）如使用自建检测系统，应有程序评估并确认精密度、正确度、可报告范围、参考区间等分析性能符合预期用途。

（7）可由制造商或其他机构建立参考区间后，由使用相同分析系统的实验室对参考区间进行验证或评审。实验室内部有相同的分析系统（仪器型号、试剂批号以及消耗品等相同）时，可调用相同的参考区间。当临床需要时，应根据年龄和（或）性别分组建立参考区间。中国成人血细胞分析参考区间可采纳行业标准（WS/T 405—2012《血细胞分析参考区间》）。

（六）检验程序的质量保证

（1）实验室内部质量控制应符合如下要求：

①质控品的选择：宜使用配套质控品，使用非配套质控品时应评价其质量和适用性。

②质控品的浓度水平：至少使用2个浓度水平（正常和异常水平）的质控品。

③质控项目：认可的所有检测项目均应开展室内质量控制。

④质控频度：根据检验标本量定期实施，检测当天至少1次。

⑤质控图：应使用 Levey-Jennings 质控图；Levey-Jennings 质控图或类似的质量控制记录应包含检测质控品的时间范围、质控图的中心线和控制界线、仪器/方法名称、质控品的名称、浓度水平、批号和有效期、试剂名称和批号、每个数据点的日期、操作人员的记录。

⑥质控图中心线的确定：血细胞计数质控品的测定应在每天不同时段至少检测3天，使用10个以上检测结果的均值画出质控图的中心线；每个新批号的质控品在日常使用前，应通过检测确定质控品均值，制造商规定的"标准值"只能作为参考。

⑦标准差的确定：标准差的计算方法参见 GB/T 20468—2006《临床实验室定量测定室内质量控制指南》。

⑧失控判断规则：应规定质控规则，全血细胞计数至少使用 1_{3s} 和 2_{2s} 规则。

⑨失控报告：必要时宜包括失控情况的描述、核查方法、原因分析、纠正措施及纠正效果的评价等内容；应检查失控对之前患者样品检测结果的影响。

⑩质控数据的管理：按质控品批次或每月统计1次，至少保存2年。

⑪记录：实验室负责人应对每批次或每月室内质量控制记录进行审查并签字。

（2）所开展的检验项目应参加相应的室间质评；要求使用相同的检测系统检测质控样本与患者样本；应由从事常规检验工作的人员实施室间质评样品的检测；应有禁止与其他实验室核

对上报室间质评结果的规定;应保留参加室间质评的结果和证书。实验室应对"不满意"和"不合格"的室间质评结果进行分析并采取纠正措施。实验室负责人应监控室间质量评价活动的结果,并在评价报告上签字。

(3)对未开展室间质评检验项目的比对要求:应通过与其他实验室(如使用相同检测方法的实验室、使用配套系统的实验室)比对的方式,判断检验结果的可接受性,并应满足如下要求。

①规定比对实验室的选择原则。

②样品数量:至少5份,包括正常和异常水平。

③频率:至少每年2次。

④判定标准:应有大于80%的结果符合要求。

当实验室间比对不可行或不适用时,实验室应制定评价检验结果与临床诊断一致性的方法,判断检验结果的可接受性。每年至少评价2次,并记录。

(4)实验室内部结果比对应符合如下要求:

①检验同一项目的不同方法、不同分析系统应定期(至少6个月)进行结果的比对。血液分析仪等血液学检测设备,确认分析系统的有效性并确认其性能指标符合要求后,每年至少使用20份临床标本(含正常和异常标本)进行比对(可分批进行),结果应符合卫生行业标准(WS/T 406—2012《临床血液学检验常规项目分析质量要求》)。

②应定期(至少每3个月1次,每次至少5份临床样本)进行形态学检验人员的结果比对、考核并记录。

③比对记录应由实验室负责人审核并签字,记录至少保留2年。

(七)结果报告

(1)如收到溶血标本,宜重新采集,否则检验报告中应注明标本溶血。

(2)危急值通常用于患者血液检验的首次结果。

二、血红蛋白测定

血红蛋白(Hb)是在人体有核红细胞、网织红细胞内合成的一种含色素辅基的结合蛋白质,相对分子质量(MW)为64 458,每克血红蛋白可携带1.34mL氧。Hb分子含有4条珠蛋白肽链,每条肽链可结合1个亚铁血红素,形成四聚体,可结合O_2和CO_2。生理条件下,99% Hb的铁呈Fe^{2+}状态,称为还原血红蛋白;亚铁状态的Hb与氧结合称氧合血红蛋白;1% Hb的铁呈Fe^{3+}状态,称为高铁血红蛋白(Hi)。如血红素第6个配位键被CO、S等占据,可形成碳氧血红蛋白(HbCO)或硫化血红蛋白(SHb)。

(一)检测方法和原理

1.检测方法

Hb测定大致分为4类(表1-1-1)。常用比色法有氰化高铁血红蛋白(HiCN)测定法、十二烷基硫酸钠血红蛋白(SDS-Hb)测定法、碱羟血红蛋白(AHD_{575})测定法、叠氮高铁血红蛋白(HiN_3)测定法、溴代十六烷基三甲胺(CTAB)血红蛋白测定法等。

表 1-1-1 Hb 测定方法和基本原理

测定方法	测定原理
比色法	Hb 衍生物光谱特点
全血铁法	Hb 分子组成
比重法、折射仪法	血液物理特性
血气分析法	Hb 与 O_2 可逆性结合的特性

2.氰化高铁血红蛋白(HiCN)测定法

HiCN 法是世界卫生组织(WHO)和国际血液学标准委员会(ICSH)推荐的参考方法。在溶血液中,Hb(除 SHb 外)中的亚铁离子(Fe^{2+})被高铁氰化钾氧化为高铁离子(Fe^{3+}),Hb 转化成高铁血红蛋白(Hi),Hi 与氰化钾中的氰离子反应生成 HiCN。HiCN 最大吸收波峰为 540nm,波谷为 504nm。HiCN 在 540nm 处的吸光度与溶液中的浓度成正比,根据测得吸光度可求得待测标本 Hb 浓度(直接测定法),或用 HiCN 参考液进行比色法测定制作标准曲线供查阅。反应在 18～25℃中进行,加入非离子型表面活性剂可加快红细胞的溶解,减少脂蛋白沉淀产生的溶液混浊。

(二)质量管理

1.质量控制

(1)分光光度计鉴定:需要校正波长和吸光度,波长误差小于±1nm,比色杯光径1.000cm,允许误差为 0.5％,测定温度为 20～25℃。

(2)HiCN 转化液:试剂应贮存在棕色有塞玻璃瓶中,置 4℃冰箱内保存。应保持新鲜,至少每月配制 1 次。

(3)HiCN 参考液:参考液应做纯度检查,波长 450～750nm 吸收光谱曲线形态应符合波峰在 540nm,波谷在 504nm,540nm/504nm 吸光度比率应为 1.59～1.63。用 HiCN 试剂作空白,波长 710～800nm 处,比色杯光径 1.000cm 时,吸光度应小于 0.002。

2.干扰因素(见表 1-1-2)

表 1-1-2 干扰血红蛋白测定结果的因素

	干扰因素
生理性	增高:①高海拔,昼夜变异(早晨高),心理性应激,吸烟,使用压脉带(大于 6 分钟);②地塞米松,红细胞生成素,右旋糖酐铁。减低:①亚硝酸盐,蘑菇中毒,妊娠,月经,急性感染,饮食缺铁;②别嘌醇,对氨基水杨酸,吲哚美辛
分析性	增高:①胆红素,冷球蛋白,EDTA 过度充盈真空采血管,高脂血症,高白细胞;②氨基酸。减低:液氮冷冻减低 2％～3％

HiCN 转化液遇到白细胞过多或异常球蛋白增高的血液标本,会出现混浊。若因白细胞过多引起的混浊,可离心后取上清液比色;若因球蛋白异常增高(如肝硬化者)引起的混浊,可向转化液中加入少许氯化钠(约 0.25g)或碳酸钾(约 0.1g),混匀后可使溶液澄清。HbCO 转化为 HiCN 的速度缓慢,可延长转化时间或加大试剂中 $K_3Fe(CN)_6$ 的用量。

3.方法学比较(见表 1-1-3)

表 1-1-3 血红蛋白测定方法学比较

测定方法	优点	缺点
HiCN 法	参考方法,操作简单、反应速度快、可检测除 SHb 外的所有 Hb、产物稳定、易控	氰化钾有剧毒、高白细胞/高球蛋白血症标本可致混浊、对 HbCO 的反应慢、不能测定 SHb
SDS-Hb 法	次选方法,操作简单、呈色稳定,试剂无毒,准确性和重复性好	SDS 质量差异大、消光系数待定、易破坏白细胞,不适于同时进行白细胞计数的血液分析仪
AHD57s 法	试剂简易、不含毒性、呈色稳定、准确性和重复性较好	575nm 波长比色、HbF 不能转化、pH 值太高、表面活性剂太强
HiN$_3$ 法	准确度和重复性较好	试剂有毒性(为氰化钾的 1/7)、HbCO 转化慢
CTAB 法	溶血性强、不破坏白细胞,适用于血液分析仪检测	精密度和重复性略差

(三)临床应用

1.评判标准

(1)参考范围:①成年男性 131~172g/L,成年女性 113~151g/L;②新生儿 180~190g/L。

(2)贫血诊断标准:通常按单位容积血液内 Hb 量低于 95% 参考范围的下限,作为贫血的诊断依据。国内标准:新生儿<10 天,Hb<145g/L;10 天至 3 个月,Hb<100g/L;3 个月至 6 岁,Hb<110g/L;6~14 岁,Hb<120g/L;成人男性,Hb<120g/L(海平面地区)或 125g/L;成人女性 Hb<100g/L。

(3)划分贫血严重程度标准:成人 Hb≤30g/L 为极严重,31~60g/L 为重度,61~90g/L 为中度,>90g/L 为轻度。儿童 Hb<30g/L 和红细胞计数(RBC)<1×10^{12}/L 为极严重,Hb 30~59g/L 和 RBC(1~2)×10^{12}/L 为重度,Hb 60~89g/L 和 RBC(2~3)×10^{12}/L 为中度,Hb>90g/L 和 RBC(3~4)×10^{12}/L 为轻度。

2.临床意义

血红蛋白测定的临床意义与红细胞计数相似,但判断贫血程度优于红细胞计数。应注意。

(1)某些贫血中红细胞和血红蛋白减少程度可不一致,同时测定 RBC 和 Hb 以作比较,对诊断更有意义。

(2)影响检验结果的因素:①血液总容量改变。如大量失血早期主要变化是全身血容量减少,此时血液浓度改变很少,单从 RBC 和 Hb 数值来看,很难反映贫血的存在。②全身血浆容量改变。如各种原因引起的失水或水潴留,使血浆容量减少或增加,造成血液浓缩或稀释,均可使 RBC 和 Hb 数值增加或减少。

三、红细胞计数

红细胞计数(RBC)可采用自动化血液分析仪或显微镜检查法进行检测,以前者最为常用。

血液分析仪进行红细胞计数的原理是电阻抗原理,在仪器计数结果不可靠(如红细胞数量较低、存在干扰等)需要确认、不具备条件使用血液分析仪时,可采用显微镜检查法进行红细胞计数。

(一)检测方法

1.血液分析仪检测法

(1)原理:主要使用电阻抗原理进行检测。有的仪器采用流式细胞术加二维激光散射法进行检测,全血经专用稀释液稀释后,使自然状态下的双凹盘状扁圆形红细胞成为球形并经戊二醛固定,这种处理不影响红细胞的平均体积,红细胞通过测量区时,激光束以低角度前向光散射测量单个红细胞的体积和红细胞总数,可使红细胞计数结果更加准确。

(2)仪器与试剂:血液分析仪及配套试剂(如稀释液、清洗涤液)、配套校准物、质控物。

(3)操作:使用稀释液和特定装置定量稀释血液标本;检测稀释样本中的细胞数量;将稀释样本中的细胞数量转换为最终报告结果,即每升全血中的红细胞数量。不同类型血液分析仪的操作程序依照仪器说明书规定。

(4)参考区间(仪器法,静脉采血)。

成年男性:$(4.3 \sim 5.8) \times 10^{12}/L$;成年女性:$(3.8 \sim 5.1) \times 10^{12}/L$。

2.显微镜

(1)原理:用等渗稀释液将血液按一定倍数稀释并充入细胞计数板(又称牛鲍计数板)的计数池,在显微镜下计数一定体积内的红细胞数,经换算得出每升血液中的红细胞数量。

(2)试剂与器材:①赫姆液——氯化钠1.0g,结晶硫酸钠($Na_2SO_4 \cdot 10H_2O$)5.0g(或无水硫酸钠2.5g),氯化汞0.5g,分别用蒸馏水溶解后混合,再用蒸馏水加至200mL,混匀、过滤后备用;如暂无赫姆液,可用无菌生理盐水替代。②改良Neubauer血细胞计数板、盖玻片。③普通显微镜。

(3)操作:①取中号试管1支,加红细胞稀释液2.0mL;②用清洁、干燥微量吸管取末梢血或抗凝血$10\mu L$,擦去管外余血后加至红细胞稀释液底部,再轻吸上层清液清洗吸管2~3次,然后立即混匀;③混匀后,用干净微量吸管将红细胞悬液充入计数池,不得有空泡或外溢,充池后静置2~3分钟后计数;④高倍镜下依次计数中央大方格内四角和正中5个中方格内的红细胞,对压线红细胞按"数上不数下、数左不数右"的原则进行计数。

(4)结果计算:

$$红细胞数/L = 5个中方格内的红细胞数 \times 5 \times 10 \times 200 \times 10^6$$
$$= 5个中方格内的红细胞数 \times 10^{10}$$
$$= \frac{5个中方格内的红细胞数}{100} \times 10^{12}$$

式中:$\times 5$为5个中方格换算成1个大方格;$\times 10$为1个大方格容积为$0.1\mu L$,换算成$1.0\mu L$;$\times 200$为血液的实际稀释倍数应为201倍,按200是便于计算;$\times 10^6$是由$1\mu L$换算成1L。

(5)注意事项:①显微镜检查法由于计数细胞数量有限,检测结果的精密度较差,适用于红细胞数量较低标本的检测;②红细胞的聚集可导致计数不准确;③如计数板不清洁或计数板中的稀释液蒸发,也会导致结果增高或错误;④配制的稀释液应过滤,以免杂质、微粒等被误认为细胞。

(二)方法学评价

临床实验室主要使用血液分析仪进行红细胞计数,不仅操作简便、检测快速、重复性好,而且能够同时得到多个红细胞相关参数。使用配套校准物或溯源至参考方法的定值新鲜血实施校准后,可确认或改善检测结果的准确性。某些病理状态下(如白细胞数过高、巨大血小板、红细胞过小、存在冷凝集素等),仪器检测结果易受干扰,需使用手工法进行确认。手工法是传统方法,无须特殊设备,但操作费时费力,结果重复性较差,在常规检测中已较少使用。

(三)临床意义

1.生理性降低

主要见于生理性贫血,如婴幼儿、妊娠中后期孕妇以及造血功能减退的老年人等。

2.病理性降低

见于各种贫血,常见原因有:①骨髓造血功能障碍,如再生障碍性贫血(AA)、白血病、骨髓瘤、骨髓纤维化;②造血物质缺乏或利用障碍,如缺铁性贫血(IDA)、铁粒幼细胞贫血(SA)、巨幼细胞贫血(MA);③急慢性失血,如手术或创伤后急性失血、消化道溃疡、寄生虫病;④血细胞破坏过多,如溶血性贫血;⑤其他疾病造成或伴发的贫血。

3.生理性增高

见于生活在高原地区的居民、胎儿及新生儿、剧烈运动或重体力劳动的健康人。

4.病理性增高

分为相对性增高和绝对性增高。相对性增高通常是由于血浆容量减少,致使血液中有形成分相对增多形成的暂时性假象,常由严重呕吐、多次腹泻、大面积烧伤、尿崩症、大剂量使用利尿药等引起。绝对性增高多与组织缺氧、血中促红细胞生成素水平升高、骨髓加速释放红细胞有关,见于:①原发性红细胞增多症为慢性骨髓增殖性肿瘤,临床较为常见。②继发性红细胞增多症见于肺源性心脏病、慢性阻塞性肺气肿及异常血红蛋白病等;与某些肿瘤和肾脏疾患有关,如肾癌、肝细胞癌、卵巢癌、肾移植后;此外,还见于家族性自发性促红细胞生成素浓度增高,药物(雌激素、皮质类固醇等)引起的红细胞增多等。

四、血细胞比容测定

血细胞比容(HCT)可采用离心法或血液分析仪进行测定。微量离心法是 ICSH 推荐的参考方法。临床实验室主要使用血液分析仪测定 HCT,血液分析仪的检测结果应通过校准溯源至参考方法。

(一)检测方法

1.血液分析仪检测法

(1)原理:仪器检测 HCT 的原理分为两类:一类是通过累积细胞计数时检测到的脉冲信号强度得出;另一类是通过测定红细胞计数和红细胞平均体积的结果计算得出,HCT＝红细胞计数×红细胞平均体积。

(2)仪器与试剂:血液分析仪及配套试剂、校准物、质控物、采血管等耗材。

（3）操作：按血液分析仪说明书的要求进行操作。

（4）参考区间（仪器法，静脉采血）。

成年男性：0.40～0.50；成年女性：0.35～0.45。

（5）注意事项：血标本中有凝块、溶血、严重脂血等因素可导致检测结果不可靠。

2.毛细管离心法

（1）原理：该法是将待测标本吸入孔径一致的标准毛细玻璃管并进行离心，血细胞与血浆分离并被压紧，通过测量血细胞柱和血浆柱的长度即可计算出血细胞占全血的体积比。

（2）试剂与器材

①抗凝剂：以 EDTA-K$_2$ 为最好。

②毛细管：毛细管用钠玻璃制成，长度为（75±0.5）mm；内径为（1.155±0.085）mm；管壁厚度为 0.20mm，允许范围为 0.18～0.23mm。

③毛细管密封胶：应使用黏土样密封胶或符合要求的商品。

④高速离心机：离心半径应大于 8.0cm，能在 30 秒内加速到最大转速，在转动圆盘周边的相对离心力（RCF）为 10 000～15 000g 时，转动 5 分钟，转盘的温度不超过 45℃。

⑤刻度读取器，如微分卡尺。

（3）操作

①将血标本与抗凝剂混匀时，动作应轻柔，避免血液中产生过多气泡。

②利用虹吸作用将抗凝静脉血吸入毛细管内，反复倾斜毛细管，使血柱离毛细管两端的距离分别大于 0.5cm。

③将毛细管未吸血液的一端垂直插入密封胶，封口。密封胶柱长度为 4～6mm。

④将毛细管编号，按次序放置于离心机上。密封的一端朝向离心机圆盘的周边一侧。

⑤RCF 至少为 10 000×g，离心 5 分钟。

⑥取出毛细管，测量其中红细胞柱、全细胞柱和血浆柱的长度。红细胞柱的长度除以全细胞柱和血浆柱的长度之和，即为血细胞比容。

（4）注意事项：①采血应顺利，防止溶血及组织液混入；②同一标本的测量结果之差不可大于 0.015；③测量红细胞柱的长度时，不能将白细胞和血小板层计算在内；④离心机应符合要求。

（二）方法学评价

临床实验室主要使用血液分析仪进行 HCT 检测，其优点是检测速度快，精密度良好，适合批量标本的检测，使用配套校准物或溯源至参考方法的定值新鲜血实施校准后，可确认或改善检测结果的准确性；常规条件使用的离心法操作简单，但检测速度较慢，结果准确性易受离心条件的影响，在临床实验室较少使用。

（三）临床意义

HCT 不仅与红细胞数量的多少有关，而且与红细胞的体积大小及血浆容量的改变有关。HCT 是诊断贫血的主要实验室检查指标之一，也是影响全血黏度的重要因素和纠正脱水及酸碱平衡失调时治疗的参考指标。

1.HCT 增高

常导致全血黏度增加,呈现血液高黏滞综合征。临床研究表明,高血细胞比容与血栓形成密切相关,在诊断血管疾病的血栓前状态中也有显著意义。HCT 增高临床常见于:①各种原因所致的血液浓缩,使红细胞数量相对增多,如严重呕吐、腹泻、大量出汗、大面积烧伤等;②真性红细胞增多症;③继发性红细胞增多(如高原病、慢性肺源性心脏病等)患者的红细胞数量绝对增多,HCT 可显著增高。

2.HCT 减低

见于:①正常孕妇;②各种类型贫血,如急慢性出血、缺铁性贫血和再生障碍性贫血,但HCT 减少的程度与 RBC、Hb 减少的程度并非完全一致;③继发性纤维蛋白溶解症患者;④应用干扰素、青霉素、吲哚美辛(消炎痛)、维生素 A 等药物的患者。

五、红细胞平均指数

(一)原理

临床不仅要根据红细胞计数、血红蛋白浓度及血细胞比容的变化对贫血进行诊断,还要利用 RBC、Hb 及 HCT 的数值,计算出红细胞平均指数,帮助对贫血做形态学分类,初步判断贫血的原因以及对贫血进行鉴别诊断。红细胞平均指数分别为:平均红细胞体积(MCV)、平均红细胞血红蛋白量(MCH)和平均红细胞血红蛋白浓度(MCHC)。

(二)计算方法

1.平均红细胞体积(MCV)

是指每个红细胞的平均体积,以飞升(fl)为单位。

$$MCV = \frac{每升血液中血细胞比容(L) \times 10^{15}}{每升血液中红细胞数(个)} = \times \times fl$$

举例:患者红细胞数为 3.6×10^{12}/L,血细胞比容为 0.392。

因为 $1L = 10^{15} fl$,即。

$$MCV = \frac{0.392 \times 10^{15}}{3.6 \times 10^{12}} = 109 fl$$

2.平均红细胞血红蛋白含量(MCH)

是指每个红细胞内所含血红蛋白的平均量,以皮克(pg)为单位。

$$MCH = \frac{每升血液中血红蛋白浓度(g) \times 10^{12}}{每升血液中红细胞数(个)} = \times \times pg$$

举例:患者红细胞数为 3.6×10^{12}/L,血红蛋白为 136g/L。

因为 $1g = 10^{12} pg$,即。

$$MCV = \frac{136 \times 10^{12}}{3.6 \times 10^{12}} = 38 pg$$

3.平均红细胞血红蛋白浓度(MCHC)

是指平均每升血液中所含血红蛋白浓度(g/L)。

$$MCHC = \frac{每升血液中血红蛋白数(g/L)}{每升血液中血细胞比容(L/L)} = \times \times g/L$$

举例:患者血红蛋白为 136g/L,血细胞比容为 0.392。

$$MCHC = \frac{136}{0.392} = 347g/L$$

(三)参考区间及临床意义

正常人和各型贫血时,红细胞平均指数的参考区间和临床意义见表 1-1-4。

表 1-1-4 正常成人静脉血红细胞平均指数的参考区间及临床意义

贫血类型	MCV(fl) * (82～100)	MCH(pg) * (27～34)	MCHC(g/L) * (316～354)	常见原因或疾病
正常细胞性贫血	正常	正常	正常	急性失血、急性溶血、再生障碍性贫血、白血病等
大细胞性贫血	>正常	>正常	正常	叶酸、维生素 B_{12} 缺乏或吸收障碍
单纯小细胞性贫血	<正常	<正常	正常	慢性炎症、尿毒症
小细胞低色素性贫血	<正常	<正常	<正常	铁缺乏、维生素 B_6 缺乏、珠蛋白肽链合成障碍、慢性失血等

注:* 引自卫生行业标准 WS/T 405—2012《血细胞分析参考区间》

1.MCV

MCV 增高见于红细胞体积增大时,见于各种造血物质缺乏或利用不良引起的巨幼细胞贫血、酒精性肝硬化、获得性溶血性贫血、出血性贫血再生之后和甲状腺功能减退等。MCV 降低见于红细胞减小时,见于慢性感染、慢性肝肾疾病、慢性失血、珠蛋白生成障碍性贫血(地中海贫血)、铁缺乏及铁利用不良等引起的贫血等;其他原因引起的贫血 MCV 一般正常,如再生障碍性贫血、急性失血性贫血和某些溶血性贫血等。

2.MCH

MCH 增高见于各种造血物质缺乏或利用不良的大细胞性贫血(如巨幼细胞贫血)、恶性贫血、再生障碍性贫血、网织红细胞增多症、甲状腺功能减退等。MCH 降低见于慢性感染、慢性肝肾疾病、慢性失血等原因引起的单纯小细胞性贫血和铁缺乏及铁利用不良等原因引起的小细胞低色素性贫血,也可见于妊娠、口炎性腹泻等,急性失血性贫血和某些溶血性贫血的MCH 检测结果多为正常。

3.MCHC

MCHC 增高见于红细胞内血红蛋白异常浓缩,如烧伤、严重呕吐、频繁腹泻、慢性一氧化碳中毒、心脏代偿功能不全、遗传性球形红细胞增多症和相对罕见的先天性疾病。MCHC 降低主要见于小细胞低色素性贫血,如缺铁性贫血和珠蛋白生成障碍性贫血。患者的 MCHC 结果通常变化较小,可用于辅助监控血液分析仪检测结果的可靠性和标本异常等情况,如MCHC 高于 400g/L 提示仪器检测状态可能有错误,也可能是标本出现了冷凝集。

(四)注意事项

(1)由于以上三个参数都是间接算出的,因此红细胞数、血红蛋白浓度和血细胞比容的检测数据必须准确,否则误差很大。

(2)应结合红细胞形态学进行贫血种类的分析。

第二节　白细胞和血小板检验

一、白细胞计数

白细胞计数(WBC)是指测定单位容积的外周血各种白细胞的总数。

(一)检测方法和原理

1.显微镜计数法

用白细胞稀释液将血液稀释一定的倍数,同时破坏红细胞。将稀释的血液注入血细胞计数板,在低倍镜下计数四角和 4 个大方格内的白细胞数,经换算求出每升血液中的白细胞数量。计算公式如下。

$$白细胞数/L = \frac{N}{4} \times 10 \times 20 \times 10^6 = \frac{N}{20} \times 10^9$$

2.血液分析仪法

多采用电阻抗法、激光法。

(二)质量管理

1.计数误差

(1)技术误差:可通过规范、熟练的操作,仪器的校正、试剂的标准化和操作人员责任心的增强得以减小和控制。

①器材:均须清洁、干燥,并经过严格的校准,采用合格检测试剂。

②标本:血液分析仪检测的标本要求及质量管理见表 1-2-1。

③操作过程的质量管理与评价见表 1-2-2。

④有核红细胞影响:由于白细胞稀释液不能破坏有核红细胞,若外周血出现有核红细胞,可使 WBC 结果偏高。因此,WBC 计数结果必须校正(去除分类 100 个白细胞时所见的有核红细胞数)。

$$校正后白细胞数/L = \frac{100}{100 + 有核红细胞数} \times 校正前白细胞数$$

表 1-2-1　标本要求及质量管理

项目	要求及质量管理
标本种类	新鲜静脉血,血液与抗凝剂应立即充分混匀,无肉眼可见溶血或小凝块
抗凝剂	EDTA-K$_2$ 作为抗凝剂,浓度为 3.7~5.4mmol/mL 血(1.5~2.2mg/mL 血)
采血速度	快捷而避免血液凝固,不能过度挤压,以免组织液混入
稀释与混匀	稀释液应无菌、无毒、适用于检测系统的缓冲盐溶液,过滤以免杂质、微粒干扰;采血量、稀释倍数准确
容器和条件	符合要求的塑料注射器、真空采血系统;置入标本后试管应有足够剩余空间,以便血标本混匀;检测温度 18~22℃;从标本采集到检测,间隔≤4 小时;检测前标本试管轻轻颠倒(颠倒次数按相关要求)、充分混匀

表 1-2-2　操作过程的质量管理与评价

项目	质量管理与评价
加盖玻片	WHO 推荐用"推式"法,较传统"盖式"法更能保证充液体积的高度为 0.10mm
充池	充池前应适当用力、快速振荡标本 30 秒,以充分混匀白细胞悬液。但应避免过多气泡影响充池、破坏细胞和准确计数;避免充液过多、过少、断续;避免充液后移动盖玻片
细胞分布要均匀	白细胞总数在正常范围时,各大方格间的细胞数不得相差 8 个以上。2 次重复计数误差不超过 10%,否则应重新充池计数
计数原则	计数压线细胞时,应遵循"数上不数下、数左不数右"的原则

（2）固有误差：主要指计数域误差,是因每次充池后血细胞在计数室内分布不可能完全相同所造成的误差,属于偶然误差。计数域误差变异系数（CV%）可随计数的细胞数量增高而减小。因此,可通过增加计数室计数域或计数更多的细胞来减少计数域误差。

①当白细胞数量太少时（$<3\times10^9$/L）,可扩大计数范围（计数 8 个大方格内的白细胞数）或缩小稀释倍数（如采集 40μL 血液）。

②当白细胞数量太多时（$>15\times10^9$/L）,可适当减少血量（如采集 10μL 血液）或增加稀释倍数（如取 0.78mL 稀释液）。

2.干扰因素（见表 1-2-3）

表 1-2-3　干扰白细胞计数结果的因素

	干扰因素
生理性	增高：①急性感染,心脏病高危险因素,昼夜变异（上午高）,运动,心理应激;②阿地白介素,氨苄西林,阿司匹林。减低：①头发定型剂,血液透析,免疫球蛋白 IgG,铅,使用压脉带（>6 分钟）;②对乙酰氨基酚,氨基比林,对氨基水杨酸
分析性	增高：冷凝集素,冷球蛋白,标本温>4 天增 2.5%。减低：①柠檬酸葡萄糖,EDTA 充盈过度真空采血管;②咪唑硫嘌呤,泼尼松

3.室内质量控制

详见"红细胞计数"内容。

（三）方法学评价

见表 1-2-4。

表 1-2-4　白细胞计数方法学评价

方法	要点	评价
显微镜计数法	特点	WHO 推荐的 WBC 参考方法,设备简单、费用低廉、简便易行。在严格规范条件下,可用于血液分析仪校正、血液分析仪结果复核,但操作费时,受微量吸管和计数板质量、细胞分布状态、操作者技能等影响,重复性和准确度相对较低
	适用范围	适用于日标本检测量甚少、分散检测的医疗单位的常规检测

续表

方法	要点	评价
血液分析仪法	特点	标本用量少、操作简便、计数细胞数量多、易于标准化。经校准后,在严格规范条件下,重复性和准确性高,但仪器昂贵,分析前、中、后等因素可干扰计数准确性
	适用范围	适用于日标本检测量较大、集中检测的医疗单位的常规筛检

(四)临床应用

1.参考范围

(1)参考范围:成人为(4~10)×10^9/L;儿童为(15~20)×10^9/L;6 个月至 2 岁为(11~12)×10^9/L;新生儿:(15~20)×10^9/L。

(2)白细胞减少症:国内,成人<4×10^9/L;10~12 岁儿童<4.5×10^9/L;<10 岁儿童<5.0×10^9/L。

(3)白细胞增高:WBC>10×10^9/L。

2.临床意义

外周血白细胞数量的变化受生理状态和许多病理因素的影响。

二、血小板计数

血小板计数是常用止凝血功能筛查指标之一。血小板计数可使用血液分析仪、显微镜或流式细胞仪进行检测。临床实验室主要使用血液分析仪进行血小板计数,其优点是重复性好、检测速度快,但当仪器检测报告显示血小板数量、图形异常或报警提示时,应使用显微镜或流式细胞仪检测法对血小板计数结果进行复核。ICSH 推荐的流式细胞术检测参考方法主要用于其他计数方法的溯源。

(一)检测方法

1.血液分析仪检测法

(1)原理:有电阻抗法和(或)光散射法,分别根据血小板的电阻抗特性和光学特性计数血小板数量。

(2)试剂:血液分析仪检测试剂,如稀释液、溶血剂、鞘液等。

(3)操作:按仪器说明书的要求进行操作。

(4)参考区间(仪器法,静脉采血):(125~350)×10^9/L。

(5)注意事项:检测结果数值或图形异常,或结果出现仪器报警提示时,均应使用血涂片显微镜检查法进行结果确认,必要时使用计数板在显微镜下计数血小板。

2.显微镜计数法

(1)原理:在仪器计数结果异常需要确认或不具备条件使用血液分析仪时,可采用人工显微镜检查方法计数血小板。可选用普通光学显微镜或相差显微镜,将血液标本按一定比例稀释后充入细胞计数池,在显微镜下计数一定体积内的血小板数量,经过换算得出每升血液中的血小板数。

（2）试剂与器材

①1‰草酸铵稀释液：分别用少量蒸馏水溶解草酸铵 1.0g 及 EDTA-Na₂ 0.012g，合并后加蒸馏水至 100mL，混匀，过滤后备用。

②其他：显微镜、改良 Neubauer 血细胞计数板及试管等。

（3）操作

①于清洁试管中加入血小板稀释液 0.38mL。

②准确吸取毛细血管血 20μL，擦去管外余血，置于血小板稀释液内，吸取上清液洗 3 次，立即充分混匀。待完全溶血后再次混匀 1 分钟。

③取上述均匀的血小板悬液 1 滴，注入计数池内，静置 10～15 分钟，使血小板下沉。

④用高倍镜计数中央大方格内四角和中央 5 个中方格内血小板数。

（4）计算：血小板数/L＝5 个中方格内血小板数×10⁹/L。

（5）注意事项

①应防止血小板稀释液被微粒和细菌污染，配制后应过滤。试管及吸管也应清洁。

②针刺应稍深，使血流顺畅流出。拭去第一滴血后，首先采血进行血小板检测。操作应迅速，防止血小板聚集和破坏。采集标本后应在 1 小时内完成检测。

③血液加入稀释液内要充分混匀，滴入计数池后应静置 10～15 分钟。室温高、湿度低时注意保持计数池周围的湿度，以免水分蒸发而影响计数结果。

④计数时光线要适中，不可太强，应注意将有折光性的血小板与杂质和灰尘予以区别。附在血细胞旁边的血小板也要注意，不要漏数。

⑤用相差显微镜或暗视野显微镜计数，效果更佳，计数结果更准确。

3.流式细胞仪检测法

（1）原理：用单克隆抗体染色标记血小板，根据荧光强度和散射光强度，用流式细胞检测原理计数血小板，是 ICSH 推荐的参考方法。

（2）试剂：鞘液、荧光染液、CD41 和 CD61 抗体、质控品。

（3）操作：详见 ICSH 发布文件“Platelet Counting by the RBC/Platelet Ratio Method. A Reference Method”。

（4）注意事项

①应使用健康人新鲜血进行参考方法检测。

②此方法仅可得出血小板和红细胞的比值，要获得血小板计数的准确结果，还应同时保证红细胞计数的准确性。

（二）临床意义

血小板计数是人体止血与凝血功能障碍筛查的重要指标之一，血小板数量的升高或降低，除了个体自身的生理波动外，还与多种出血和血栓性疾病密切相关。

1.生理性变化

正常人的血小板数随时间和生理状态而波动，通常午后略高于早晨；冬季高于春季；高原居民高于平原居民；月经后高于月经前；妊娠中晚期增多，分娩后即减低；运动、饱餐后增高，休息后恢复。小儿出生时血小板略低，两周后显著增加，半年内可达到成人水平。

2.病理性增高

血小板计数超过 $350 \times 10^9/L$ 为血小板增多,常见于:①原发性增多。骨髓增生综合征、原发性血小板增多症、慢性粒细胞性白血病(CML)、真性红细胞增多症、特发性骨髓纤维化等。②反应性增多。急性和慢性炎症、急性大失血、急性溶血、肿瘤、近期行外科手术(尤其是脾切除术后)、缺铁性贫血、恶性肿瘤早期等,血小板可出现反应性增多、轻度增多或呈一过性增多。③其他疾病。心脏疾病、肝硬化、慢性胰腺炎、烧伤、肾衰竭、先兆子痫、严重冻伤等。

3.病理性降低

血小板计数低于 $125 \times 10^9/L$ 为血小板减少,常见于:①血小板生成障碍。再生障碍性贫血、急性白血病、急性放射病、巨幼细胞贫血、骨髓纤维化等;②血小板破坏增多。原发性血小板减少性紫癜(ITP)、脾功能亢进、系统性红斑狼疮(SLE)、血小板同种抗体等;③血小板消耗过多。如弥散性血管内凝血(disseminated intravascular coagulation;DIC)、血栓性血小板减少性紫癜等。

第三节　血细胞形态学检查

一、血细胞形态学显微镜检查

红细胞形态学检查是通过显微镜检查染色后的血片,观察其中的红细胞大小、形状、内含物和染色情况,做出红细胞形态的描述和评判,以辅助诊断疾病。

(一)红细胞形态学检查

1.大小异常

(1)小红细胞:红细胞直径$<6\mu m$,见于球形细胞增多症、缺铁性贫血、海洋性贫血、慢性失血导致的贫血等。

(2)大红细胞:红细胞直径$>10\mu m$,见于巨幼细胞贫血、恶性贫血、溶血性贫血等。

(3)巨红细胞:红细胞直径$>15\mu m$,见于营养性巨幼细胞贫血、化疗相关性贫血、骨髓增生异常综合征(MDS)、红白血病等。

(4)红细胞大小不等:红细胞大小直径相差超过一倍以上,见于各种原因的慢性贫血如巨幼细胞贫血或骨髓增生异常综合征。

2.形态异常

(1)球形红细胞:直径常$<6\mu m$,厚度增加,常$>2\mu m$,呈小圆球形,红细胞中心淡染区消失。此外,还可见于其他原因的溶血性贫血、脾功能亢进等。

(2)靶形红细胞:由于红细胞内的血红蛋白分布于细胞周边,聚集于细胞中心,故在瑞氏染色下红细胞中心及边缘深染,形态类似靶状称靶形红细胞,正常人占 $1\%\sim2\%$,见于缺铁性贫血、珠蛋白生成障碍性贫血等。

(3)缗钱状红细胞:当血浆中带正电荷的不对称大分子物质增多时(如球蛋白、纤维蛋白原),导致膜带负电荷的红细胞相互排斥减弱,成熟红细胞聚集呈串状叠加连成缗钱状。见于多发性骨髓瘤、巨球蛋白血症等。

(4)泪滴形红细胞:成熟红细胞形态似泪滴状。主要见于 DIC、骨髓纤维化等。

(5)椭圆形红细胞:成熟红细胞呈椭圆形或杆形,长度一般为宽度的 3~4 倍,正常人占 1%。增多对遗传性椭圆形细胞增多症有诊断参考价值,还可见于巨幼细胞贫血、骨髓增生异常综合征。

(6)棘形红细胞:红细胞表面呈不规则棘样突起,细胞突起少于 5~10 个且不规则者称棘细胞,细胞突起多于 10~30 个且规则者称为锯齿红细胞。棘细胞大于 25% 时对巨细胞增多症有诊断意义,还可见于严重肝病、脾切除术后、梗阻性黄疸等。

(7)口形红细胞:成熟红细胞中心淡染区呈扁平状,似口形。正常人小于 4%,增多见于遗传性口形红细胞增多症、酒精性肝病。

(8)镰形红细胞:由于红细胞内存在异常的 HbS,在缺氧情况下红细胞呈镰刀状,见于镰形红细胞贫血、血红蛋白病等。

(9)红细胞形态不整:红细胞出现梨形、哑铃形、三角形、盔形等形态不规则变化。见于 DIC、溶血性贫血、感染性贫血、巨幼细胞贫血、骨髓增生异常综合征等。

(10)红细胞聚集:成熟红细胞成堆聚集,是可逆性抗体冷凝集素增多时导致的红细胞聚集,见于支原体肺炎、传染性单核细胞增多症、恶性淋巴瘤、肝硬化等。

3.染色异常

(1)浅染红细胞:红细胞中心淡染区扩大,着色过浅甚至呈影形、环状。多见于缺铁性贫血、海洋性贫血、铁粒幼细胞增多的难治性贫血(RA)。

(2)浓染红细胞:红细胞中心淡染区消失,着色过深。见于球形细胞增多症、溶血性贫血、MDS、红白血病等。

(3)嗜多色性红细胞:未完全成熟的红细胞胞质中残留有核糖体等嗜碱性物质,在瑞氏染色下,红细胞胞质内全部或局部呈蓝灰色,见于各种原因的增生性贫血。

4.结构异常

(1)嗜碱性点彩红细胞:未完全成熟的红细胞胞质中残留的核糖体等嗜碱性物质变性聚集,在瑞氏染色下,红细胞胞质内呈点状、散在的蓝黑色颗粒,见于重金属中毒、各种原因的增生性贫血、再生障碍性贫血等。

(2)卡波环:红细胞内出现红色"8"字形或环形结构,多认为是核膜的残留物。见于溶血性贫血、脾切除术后及各种原因的增生性贫血。

(3)豪周小体:红细胞内出现紫红色、圆形小体,大小不等,多认为是红细胞脱核时的核残留。见于溶血性贫血、脾切除术后及各种原因的增生性贫血。

(4)有核红细胞:有核红细胞存在于骨髓内及一周内出生的新生儿外周血中。成人及出生一周后新生儿的外周血中出现有核红细胞见于各种原因的贫血、急慢性白血病、骨髓纤维化、原发性血小板增多症、恶性组织细胞病、MDS、多发性骨髓瘤及骨髓转移癌等。

(5)红细胞内的其他包涵体:HbH 小体(活体组织染色)见于 α-珠蛋白生成障碍性贫血,Heinz 小体(活体组织染色)见于 α-珠蛋白生成障碍性贫血重型,Fessus 小体(活体组织染色)见于 β-珠蛋白生成障碍性贫血重型,Pappenheimer 小体见于铁粒幼细胞贫血、MDS 或脾切除术后。

(二)白细胞形态学检查

血涂片白细胞形态学检查主要是镜下对周围血液中的中性粒细胞、淋巴细胞、嗜酸性粒细胞、嗜碱性粒细胞和单核细胞5种白细胞形态的检查,包括对血细胞分析仪检查数量的评估。通过显微镜检查观察白细胞的各种形态变化,有助于急慢性白血病诊断、鉴别诊断及治疗后缓解状况的观察,可以了解感染的程度,提示各种血液相关性疾病,对白细胞异常疾病的诊断和疗效观察有重要意义。

1.中性粒细胞

(1)中性分叶核粒细胞(Nsg):正常人白细胞分类分叶核粒细胞占50%～70%。细胞大小为10～15μm,呈圆形或卵圆形,核多分为3～5叶。分叶之间以丝相连,或核最细部分的直径小于最粗部分的1/3,或分叶核各分叶之间扭曲折叠。核染色质粗糙,浓缩成块状,无核仁。胞质丰富,淡粉红色,含细小的紫红色颗粒。

(2)中性杆状核粒细胞(Nst):正常人白细胞分类杆状核粒细胞＜5%。细胞大小为10～18μm,呈圆形或卵圆形。核弯曲呈杆状,核最细部分的直径大于最粗部分的1/3。核染色质粗、颗粒状聚集,无核仁。胞质丰富,淡粉红色、含细小的紫红色颗粒。

(3)中性粒细胞的核象变化:指中性粒细胞细胞核形态的变化情况,反映中性粒细胞的成熟程度。正常情况下外周血中性粒细胞杆状核与分叶核的比值约为1:13,病理情况下可出现核左移和核右移。

①核左移:外周血白细胞分类中性粒细胞杆状核大于5%或出现杆状核以前阶段的幼稚细胞,称为核左移。依据杆状核增多的程度分为轻度核左移(＞6%)、中度核左移(＞10%)和重度核左移(＞25%)。核左移常伴有白细胞增高或白细胞减少,伴有中性粒细胞的中毒性改变。常见于急性感染、急性中毒、急性失血、急性溶血、急性组织细胞破坏、长期应用肾上腺皮质激素及急性粒细胞白血病。

②核右移:外周血白细胞分类中性粒细胞分叶核5叶者超过3%,称为核右移。见于巨幼细胞贫血、恶性贫血、再生障碍性贫血、应用抗代谢药物、炎症恢复期等情况。在疾病进行期突然出现核象右移,提示预后不良。

(4)中性粒细胞的中毒性变化:严重感染、恶性肿瘤、重金属或药物中毒、大面积烧伤等引起白细胞增高的疾病均可出现中性粒细胞的中毒性变化。

①中毒颗粒:中性粒细胞胞质中出现的大小不等、蓝黑色、点状分布的颗粒,中性粒细胞碱性磷酸酶染色呈阳性,多认为是嗜苯胺颗粒聚集的结果。

②空泡:中性粒细胞胞质中出现大小不等的泡沫状空泡,多认为是脂类变性的结果。

③杜勒小体(Dohle小体):中性粒细胞胞质内出现片状、云雾状结构,呈天蓝色或灰蓝色,多认为是核质发育失衡的结果。

④核变性:中性粒细胞肿胀性变化是细胞胞体肿大、结构模糊、边缘不清晰,核肿胀和核溶解等现象;固缩性变化是细胞核致密、碎裂、变小。

⑤大小不等:中性粒细胞体积大小相差明显,多认为是细胞分裂不规则的结果。

(5)棒状小体:在急性粒细胞性白血病或急性单核细胞白血病时,原、幼细胞胞质内出现棒状、红色杆状物,粒细胞性白血病时,棒状小体短而粗,常多个,单核细胞白血病时,棒状小体长而细,常单个。棒状小体是嗜天青颗粒浓缩聚集的结果。

(6)中性粒细胞畸形

①梅-赫畸形:同一涂片内多个中性粒细胞(成熟粒细胞)胞质内出现单个或多个蓝色包涵体,大而圆。梅-赫畸形是一种以家族性血小板减少为特点的常染色体显性遗传疾病,常伴有巨大血小板。

②Pelger-Huet 畸形:白细胞核呈眼镜形、哑铃形双叶核,核分叶减少,核染色质凝集成团块。Pelger-Huet 畸形为常染色体显性遗传病,又称为家族性粒细胞异常。获得性异常见于急性髓细胞白血病(AML)、骨髓增生异常综合征,偶见于 CML。

③Chediak-Higashi 畸形:在各阶段粒细胞的胞质中含有数个至数十个紫红色的包涵体。Chediak-Higashi 畸形为常染色体隐性遗传病,患者常伴有白化病。

④Alder-Reilly 畸形:中性粒细胞胞质中含有的巨大深染嗜天青颗粒,呈深红或紫色包涵体。Alder-Reilly 畸形多为常染色体隐性遗传病,患者常伴有脂肪软骨营养不良或遗传性黏多糖代谢障碍。

2.淋巴细胞(L)

(1)成熟淋巴细胞:大淋巴细胞直径 10~15μm,占 10%。小淋巴细胞在 6~10μm,占 90%。细胞呈圆形或卵圆形。大淋巴细胞蓝色胞质丰富,内有少量嗜天青颗粒。小淋巴细胞胞质少,无颗粒,胞核呈圆形或椭圆形,有切迹,成熟淋巴细胞染色质粗、块状凝聚。

(2)异型淋巴细胞

①不规则型异型淋巴细胞:是异型淋巴细胞中最常见的一种。胞体较大而不规则,似单核细胞状,常见伪足,核呈圆形或不规则形,胞质丰富,呈较成熟淋巴细胞,染色深,呈灰蓝色。

②幼稚型异型淋巴细胞:胞体较大,核圆形或椭圆形,染色质较粗,可见 1~2 个假核仁,胞质深蓝色。

③空泡型异型淋巴细胞:属成熟淋巴细胞,细胞异型,胞质丰富,胞质及细胞核可见穿凿样空泡。空泡也可出现在不规则型异型淋巴细胞和幼稚型异型淋巴细胞。

异型淋巴细胞多见于病毒感染,以传染性单核细胞增多症(EB 病毒感染)时最为常见。此外,可见于流行性出血热、肺炎、支原体性肺炎、疟疾、过敏性疾病、急慢性淋巴结炎、淋巴细胞增殖性疾病等。

(3)卫星现象:淋巴细胞核旁出现游离于核外的核结构(小卫星核),常见于接受大剂量电离辐射、核辐射之后或其他理化因素、抗癌药物等造成的细胞染色体损伤,是致畸、致突变的指标之一。

3.嗜酸性粒细胞(E)

成熟嗜酸性粒细胞:主要包括嗜酸性杆状核粒细胞和分叶核粒细胞。周围血中多为分叶核,细胞直径为 13~15μm,圆形或类圆形,核呈镜片状,核染色质粗,胞质丰富,充满橘红色粗大、圆形、紧密排列的嗜酸性颗粒。

嗜酸性粒细胞增多主要见于寄生虫感染、变态反应性疾病、过敏性疾病、剥脱性皮炎、淋巴瘤、肺嗜酸性细胞增多症、嗜酸性粒细胞综合征及少见的嗜酸性粒细胞白血病(CEL)。

4.嗜碱性粒细胞(B)

成熟嗜碱性粒细胞:细胞直径 $10\sim12\mu m$,核染色质粗,呈深紫色,细胞质内量少,含蓝黑色的嗜碱性颗粒,蓝黑色覆盖分布于整个细胞质及细胞核表面,导致细胞核结构不清。

嗜碱性粒细胞增多见于慢性粒细胞性白血病、嗜碱性粒细胞性白血病、骨髓纤维化、恶性肿瘤如转移癌及过敏性疾病如结肠炎、结缔组织病如类风湿关节炎。

5.单核细胞(M)

成熟单核细胞:直径 $14\sim20\mu m$,呈圆形或不规则形,胞核不规则,可见伪足,核染色质粗糙、疏松、起伏感,胞质呈浅灰蓝色,胞质内可见细小淡红色颗粒。

单核细胞增多见于活动性结核病、亚急性感染性心内膜炎、急性感染恢复期、黑热病、粒细胞缺乏病恢复期、恶性组织细胞病、骨髓增生异常综合征、单核细胞白血病等。

(三)血小板形态学检查

血涂片血小板形态学检查,主要是镜下对血小板形态的检查,包括对血细胞分析仪检查血小板数量的评估。形态学检查观察血小板大小、形态、聚集性和分布性情况,对判断和分析血小板相关性疾病具有重要意义。

1.大小异常

(1)正常血小板:血小板呈小圆形或椭圆形,直径 $2\sim4\mu m$,胞质淡蓝色或淡紫红色,多以小堆或成簇分布,新生的幼稚血小板体积大,成熟者体积小。

(2)小血小板:占 $33\%\sim47\%$,增多见于缺铁性贫血、再生障碍性贫血。

(3)大血小板:占 $8\%\sim16\%$,直径 $20\sim50\mu m$ 以上称为巨血小板,占 $0.7\%\sim2\%$,增多见于特发性血小板减少性紫癜、粒细胞白血病、血小板无力症、巨大血小板综合征、MDS 和脾切除术后。

2.形态异常

(1)血小板颗粒减少:血小板内嗜天青颗粒减少或无颗粒,胞质灰蓝或淡蓝色,常见于骨髓增生异常综合征。

(2)血小板卫星现象:指血小板黏附、围绕于中性粒细胞或单核细胞的现象,可见血小板吞噬现象。偶见于 EDTA 抗凝血涂片中,可导致血液分析仪计数血小板假性减少。

(3)血小板分布情况:功能正常的血小板在外周血涂片上可聚集成团或成簇。原发性血小板增多症时血小板明显增多并聚集至占满整个油镜视野,血小板无力症时血小板数量正常但无聚集,呈单个散在分布。

3.血小板数量的评估

镜下观察血小板可了解血小板的聚集功能,评估血小板数量。数量正常、聚集功能正常的血小板血涂片中常有 $7\sim10$ 个以上聚集,成小簇或成小堆存在。而单个分布、散在少见的血小板多表明血小板数量减少或功能异常。

特发性血小板增多症和血小板增多的慢性粒细胞白血病,血小板可呈大片聚集。再生障碍性贫血和原发性血小板减少性紫癜因血小板数量少,聚集情况明显减少。血小板无力症时血小板无聚集功能,散在分布,不出现聚集现象。

二、血细胞形态自动化检查

应用自动化数字式细胞图像分析仪可自动进行血细胞形态检查,自动化数字式细胞图像分析仪主要装置包括系统电脑和玻片扫描装置,通过自动调焦显微镜、数码彩色照相机、浸镜用油装置、自动片盒传送单元、带条码阅读器的玻片进样单元、图像采集和分类软件控制单元和机壳来分析识别(预分类)外周血中白细胞、红细胞、血小板等细胞,并对不能识别的细胞提示人工确认,起到血细胞形态自动化检查和确认细胞计数结果的作用。血细胞形态自动化检查系统可以有效地缩短制片及阅片时间,有助于血细胞形态学检查的标准化,保证形态学检查结果的一致性。

(一)原理

1.外周血白细胞分类原理

(1)定位 WBC 单细胞层:系统会锁定 WBC 的单细胞层,并从较厚区域的一个固定点开始逐步向较薄的区域扫描。同时,分析红细胞的数目轮廓及平均大小。

(2)定位细胞坐标:系统会根据城垛跟踪模式由薄向厚扫描单细胞层(10×)的细胞,并贮存细胞坐标。当检查到一定数量的细胞或到扫描终点时则停止扫描。

(3)自动对焦:此时系统会使用 100× 的物镜反复聚焦并抓拍细胞图像。

(4)细胞切割:系统会对对焦后的细胞进行切割,并会通过预先存入的各项细胞特性(形状、颜色、胞核及胞质结构、颗粒特性等)对这些细胞进行特征分析。

(5)通过人工神经网络(ANN)技术,对细胞信息进行处理分析和判断。系统会对白细胞进行预分类:原始细胞、早幼粒细胞、中幼粒细胞、晚幼粒细胞、中性杆状核粒细胞、中性分叶核粒细胞、嗜酸性粒细胞、嗜碱性粒细胞、单核细胞、淋巴细胞、异型淋巴细胞及浆细胞。

(6)还会对非白细胞进行预分类:有核红细胞、正常血小板、巨大血小板、血小板聚集物、细胞碎片、灰尘颗粒。

2.外周血红细胞特征描述原理

系统会先定位 RBC 的单细胞层,RBC 的单细胞层使用油镜观察,典型 RBC 的单细胞层与 WBC 的单细胞层相比更薄一些,抓取一定数量的图像行预分析 RBC 特征,最后对红细胞进行预分类:包括对红细胞大小异常如小红细胞、巨红细胞,红细胞着色异常如嗜多色性红细胞、淡染红细胞,红细胞形态异型如靶形、裂形、盔形、镰形、球形、椭圆形、卵形、泪滴形、口形、棘形红细胞,红细胞结构异常如 Howell-Jolly 小体、Pappenheimer 小体、嗜碱性点彩红细胞以及寄生虫。

3.血小板数量估算原理

使用与红细胞相同的方法,系统可抓取到血小板的概览图,并可将概览图中的血小板数量换算为平均每高倍视野下的血小板数量。用血细胞分析仪执行 30 个连续血液样本的血小板计数。对每个样本涂片染色,计数每个高倍视野下的血小板平均值。再用本系统检测这 30 个样本,计算出高倍视野下每个样本的平均血小板值。用自动血细胞分析仪检测到的血小板数值除以这个平均值即为每个样本的转换因子。计算 30 个转换因子的平均值即为血小板估计因子。样本血小板数量＝平均每高倍镜视野的血小板数量×血小板估计因子。

4.其他细胞

不能预分类(识别)的血细胞如幼稚嗜酸性粒细胞、幼稚嗜碱性粒细胞、幼稚单核细胞、幼稚淋巴细胞、大颗粒淋巴细胞、毛细胞、Sezary 细胞等。系统自动提示，由操作者识别。

(二)操作

1.外周血涂片的制备

外周静脉抗凝血，抗凝剂为液体或者粉末状态的 EDTA-K_2 或 EDTA-K_3[(1.5±0.15)mg/mL]。将样本与抗凝剂充分混匀(手工作 20 次完整的颠倒)，选择 25mm×75mm，厚度为 0.8～1.2mm规格的载玻片人工或推片机推片。使用吉姆萨染色液或瑞氏染色液染色。外周血涂片选取的白细胞浓度应在正常范围内，建议大于 $7×10^9$/L。白细胞计数超过 $7×10^9$/L 可以减少处理时间。如果系统不能定位到 100 个有核细胞，将不能进行细胞定位。推好的血涂片尽快干燥并在 1 小时内染色。

2.血细胞形态自动化检查

标本上机检测严格执行项目 SOP，操作者应严格按照仪器说明书操作。自动化数字式细胞图像分析仪可识别预分类的细胞有。

①白细胞预分类。原始细胞、早幼粒细胞、中幼粒细胞、晚幼粒细胞、杆状核中性粒细胞、分叶核中性粒细胞、嗜酸性粒细胞、嗜碱性粒细胞、单核细胞、淋巴细胞、异型淋巴细胞及浆细胞。②非白细胞预分类。有核红细胞、正常血小板、巨大血小板、血小板聚集物、细胞碎片及灰尘颗粒。③红细胞预分类。嗜多色性(多染色性)、血红蛋白减少(染色过浅)、红细胞大小不均、小红细胞、巨红细胞、异型红细胞、有核红细胞等类型。④血小板预分类。正常血小板、巨大血小板、血小板聚集物。

3.人工复核

对外周血细胞涂片的分析结果需要形态学检验技术人员最终审核。

白细胞：可以浏览系统预分类的所有白细胞种类，也可以对白细胞重新分类和添加注解。当遇到仪器不能识别的白细胞类型时，如幼稚嗜酸性粒细胞、幼稚嗜碱性粒细胞、幼稚单核细胞、幼稚淋巴细胞、大颗粒淋巴细胞、毛细胞、Sezary 细胞、巨核细胞等，仪器会发出报警提示，此时需人工进行确认。

红细胞：可根据红细胞概览图对红细胞进行进一步的描述，如靶形红细胞、裂红细胞、盔形细胞、镰形红细胞、球形红细胞、椭圆形红细胞、卵形红细胞、泪滴形红细胞、口形红细胞、皱缩细胞(锯齿状红细胞)、棘形红细胞、Howell-Jolly 小体、Pappenheimer 小体、嗜碱性点彩细胞、寄生虫等。

血小板：血小板的概貌图像按网格划分，可依据网格中血小板估计血小板的数量。

(三)临床意义

同血细胞形态学显微镜检查。

三、血细胞形态学检查的质量控制

形态学检查严格按照标准化操作程序进行操作,在体尾交界处或至片尾的3/4区域,选择细胞分布均匀、细胞着色好的部位,按照一定方向(如弓字形)有规律地移动视野,避免重复或遗漏。应用低倍镜——高倍镜——油镜阅片。低倍镜观察内容应包括观察取材、涂片、染色是否满意,细胞分布情况与血细胞分析仪检测结果数量的评估是否一致,有无有核红细胞及幼稚粒细胞,有无疟原虫等寄生虫。高倍镜观察细胞结构并确认细胞,包括中性杆状核或分叶核粒细胞、淋巴细胞、单核细胞、嗜酸性粒细胞、嗜碱性粒细胞、异型淋巴细胞、有核红细胞、幼稚或异常细胞的形态改变;观察血小板数量、大小、形态有无异常改变。此外,应进行白细胞分类人员比对和形态学人员比对,以保证形态学检查结果的一致性和准确性。

(一)白细胞分类的人员比对

1.目的

保证白细胞分类人员之间结果具有可比性,保证检验人员之间结果的一致性。

2.技术要求

掌握白细胞分类的技术要求,参考 WS/T 246—2005《白细胞分类计数参考方法》。

3.操作

(1)样本的选择:选取3~5份外周抗凝血标本并编号。样本中应含有:中性分叶核粒细胞、中性杆状核粒细胞、淋巴细胞、单核细胞、嗜酸性粒细胞、嗜碱性粒细胞。异型淋巴细胞、有核红细胞、未成熟白细胞可作为分类比对的细胞。

(2)确定比对人员:如 A、B、C、D、E 五人,每个标本制备5张血涂片,统一编号,分成5套,每人1套,每套3~5张。每张进行白细胞分类计数,结果以百分数表示并记录。

(3)确定允许范围:以本实验室2名有经验者的分类结果为判断标准。

(4)结果记录:记录参加比对人员的分类结果。

(5)结果判断:判断每个人每类细胞的分类结果是否在允许范围内。

(二)血细胞形态人员比对(人员能力考核)

1.目的

保证形态学检查人员对细胞的识别能力,保证形态学检验结果的准确性。

2.技术要求

形态学检验人员应能识别。

(1)红细胞:正常红细胞,异常红细胞(如大小异常、形状异常、血红蛋白含量异常、结构及排列异常等)。

(2)白细胞:正常白细胞(如中性杆状核粒细胞、中性分叶核粒细胞、嗜酸性粒细胞、嗜碱性粒细胞、淋巴细胞和单核细胞),异常白细胞(如幼稚细胞、中性粒细胞毒性变化、Auer 小体、中性粒细胞核象变化、中性粒细胞胞核形态的异常、与遗传因素相关的中性粒细胞畸形及淋巴细胞形态异常等)。

(3)血小板:正常血小板,异常血小板(如血小板大小异常、形态异常及聚集分布异常)。

（4）寄生虫：如疟原虫、微丝蚴、弓形虫及锥虫等。

3.操作

一次收集明确诊断的血细胞形态图片50张或镜下（显微镜视野下）50个细胞，细胞种类尽量涵盖应用说明中要求识别的细胞，包括正常与异常病理形态变化细胞。要求形态学比对人员在一定时间内识别上述细胞，并将所识别的结果填写在形态学比对（考核）表格上。计算每个人的正确识别的符合率，以符合率≥80％为合格。

第四节 红细胞沉降率测定

红细胞沉降率（ESR）简称血沉，指在规定条件下，离体抗凝全血中的红细胞自然下沉的速率。ESR是传统且应用较广的指标，用于诊断疾病虽然缺乏特异性，但操作简便，具有动态观察病情疗效的实用价值。

一、检测方法

（一）魏氏检测法血沉测定

1.原理

魏氏检测法血沉测定是将枸橼酸钠抗凝血液置于特制刻度血沉管内，垂直立于室温1小时后，上层血浆高度的毫米数值即为红细胞沉降率。正常情况下，红细胞膜表面的唾液酸因带有负电荷，使红细胞相互排斥悬浮于血浆中而沉降缓慢，细胞间的距离约为25nm。当血浆成分或红细胞数量与形态发生变化时，可以影响排斥而改变红细胞沉降速度。影响血沉速度的因素主要有血浆因素和红细胞因素。①血浆因素：血浆中不对称的大分子物质如γ-球蛋白、纤维蛋白原、免疫复合物、胆固醇及甘油三酯等可使红细胞表面的负电荷减少，使红细胞发生缗钱状聚集，缗钱状聚集的红细胞与血浆接触总面积减小，下沉的阻力减小、重力相对增大导致红细胞沉降加快。血浆中白蛋白、卵磷脂则相反，对红细胞下沉有抑制作用，使血沉减慢。②红细胞因素：红细胞数量增多时，下沉时受到的阻力增大，使血沉减慢。相反，红细胞数量减少时，红细胞总表面积减少，血沉加快。红细胞形态变化对血沉的影响多为减慢。

2.试剂与器材

（1）109mmol/L（32g/L）枸橼酸钠溶液：枸橼酸钠（$Na_3C_6H_5O_7 \cdot 2H_2O$，分子量294.12）3.2g；用蒸馏水溶解后，再用蒸馏水稀释至100mL，混匀。

（2）血沉管：ICSH规定，血沉管为全长（300±1.5）mm两端相通，一端有规范的200mm刻度的魏氏管（玻璃制），管内径2.55mm或更大些，管内均匀误差小于5％，横轴与竖轴差＜0.1mm，外径（5.5±0.5）mm，管壁刻度200mm，误差±0.35mm，最小型分度值1mm，误差＜0.2mm。

（3）血沉架：应放置平稳，避免震动和阳光直射，保证血沉管直立90°±1°。

3.操作

(1)取静脉血 1.6mL,加入含 109mmol/L 枸橼酸钠溶液 0.4mL 于试管中,抗凝剂和血液比例是 1∶4,混匀。

(2)将混匀的抗凝血放入魏氏血沉管内,至"0"刻度处,将血沉管直立在血沉架上。

(3)室温条件静置 1 小时。

(4)读取红细胞上层血浆高度的毫米数。

(5)报告方式:××mm/h。

4.参考区间

成年男性 0～15mm/h;成年女性 0～20mm/h。

5.注意事项

(1)血沉架应平稳放置,避免震动和阳光直射,保证血沉管直立 90°+1°。

(2)检测应在标本采集后 3 小时内测定完毕。存放时间超过 3 小时的样品,会出现假性增高。

(3)抗凝剂与血液之比为 1∶4,抗凝剂与血液比例要准确并立即混匀。抗凝剂应每周配制 1 次,置冰箱中保存,室温保存不超过 2 周。

(4)目前全血细胞分析都采用 EDTA 钾盐抗凝血,为了减少抽血量,有用生理盐水或枸橼酸钠抗凝剂把 EDTA 抗凝血作 1∶4 稀释,立即采用魏氏血沉管检测,1 小时后读取上层血浆毫米数的方法,这种检测方法与魏氏法有良好的相关性。

(5)应注意血细胞比容对 ESR 的影响,CLSI(临床实验室标准化协会)参考方法严格要求调节 HCT≤0.35,以消除 HCT 对 ESR 的影响。

(二)自动分析仪法血沉测定

1.原理

根据手工魏氏法检测原理设计,使用配套枸橼酸钠真空标本采集管,同时或分别对多个血液标本进行检测。通过红外线发射和接收装置自动测定管内初始液面高度,并开始计时的自动血沉仪:红外线不能穿过含大量红细胞的血液,只能穿过红细胞沉降后的血浆层,可用于检测到红细胞下降水平。仪器在单位时间内扫描红细胞高度,直至 30 分钟推算出每小时红细胞沉降数值。自动血沉仪的红外线定时扫描检测动态监测记录红细胞沉降全过程,显示检测结果并以提供红细胞沉降动态图形。

还有一种采用毛细管动态光学检测法的全自动快速血沉仪:在 32r/min 的速度自动混匀 3 分钟、温度为 37℃、红外线测微光度计在波长 621nm 的条件下,仪器自动吸入毛细管内抗凝血 200μL,在单位时间内将被检样本每 20 秒扫描 1000 次检测,通过光电二极管将光信号转变为与毛细管内红细胞浓度相关的电信号,得到的若干个电信号描绘成一个沉降曲线。红外线定时扫描检测可记录红细胞缗钱状结构的形成及沉降的变化过程,通过光密度的变化得到魏氏法相关的值。该方法学与魏氏法的相关系数为 0.97。

2.试剂与器材

(1)抗凝剂:109mmol/L 枸橼酸钠溶液或 EDTA-K$_2$ 抗凝剂(1.5mg/mL)。

(2)试管:使用配套的真空标本采集管。

(3)质控品和定标品。

(4)仪器:自动血沉分析仪测定。

3.操作

(1)采集血液标本到标本管规定刻度后与管内抗凝剂混匀,避免血液凝固。

(2)将混匀后的标本管插入仪器内测定。

(3)严格按照仪器说明书制定操作规程并进行操作。

4.参考区间

成年男性:0~15mm/h;成年女性:0~20mm/h。

5.注意事项

(1)采集足够量的血液标本。

(2)抗凝血标本应在室温条件下(18~25℃),2小时内测定。在测定期内温度不可上下波动,稳定在±1℃之内。室温过高时血沉加快,可以按温度系数校正。室温过低时血沉减慢,无法校正。

(3)存放时间超过3小时的样品,结果会有假性增加。

(4)严格按照厂家说明书进行室内质控、定标及仪器操作。

(5)应注意血细胞比容对ESR的影响,CLSI参考方法严格要求调节HCT≤0.35,以消除HCT对ESR的影响。

二、临床意义

(一)ESR增快

1.生理性血沉增快

12岁以下的儿童或60岁以上的高龄者、妇女月经期、妊娠3个月以上者ESR可加快,其增快的原因与生理性贫血及纤维蛋白原含量增加有关。

2.病理性血沉增快

(1)炎症性疾病:急性炎症由于血中急性期反应物质迅速增多使血沉增快,慢性炎症如结核或风湿病时,血沉可用于观察病情变化和疗效。血沉加速,表示病情复发和活跃;当病情好转或静止时,血沉也逐渐恢复正常。

(2)组织损伤和坏死:较大的组织损伤、手术创伤可导致血沉增快,如无合并症多于2~3周内恢复正常。血沉可用于鉴别功能性病变与器质性疾病,如急性心肌梗死时ESR增快,而心绞痛时则ESR正常。

(3)恶性肿瘤:用于鉴别良、恶性肿瘤,如胃良性溃疡ESR多正常、恶性溃疡ESR增快。恶性肿瘤治疗明显有效时,ESR渐趋正常,复发或转移时可增快。

(4)高球蛋白血症:如多发性骨髓瘤、肝硬化、巨球蛋白血症、系统性红斑狼疮、慢性肾炎时,血浆中出现大量异常球蛋白,血沉显著加快。

(5)贫血:血红蛋白低于 90g/L 时,血沉加快。

(二)ESR 减慢

临床意义不大,见于红细胞增多症、球形细胞增多症、纤维蛋白原缺乏等。

第五节 骨髓细胞形态学检验

骨髓细胞形态学检验是用细胞形态学检查方法来观察骨髓中细胞数量和质量的变化,借以了解骨髓的造血功能,对疾病的诊断、疗效观察、预后判断均有重要价值。

一、骨髓细胞形态演变规律

出生后,人体主要的造血器官是骨髓。在生理情况下,骨髓是人出生 2～5 周后唯一能产生粒系细胞、红系细胞和巨核系细胞的场所,同时也能生成淋巴细胞和单核细胞。骨髓中血细胞的生成经历造血干细胞、造血祖细胞和形态上可以辨认的原始细胞、幼稚细胞,然后进一步成熟为具有特定功能的各系血细胞。骨髓细胞共分六个系统,每个系统又分为原始、幼稚和成熟三个阶段,因粒细胞和红细胞系统形态比较复杂,其幼稚阶段又分为早、中、晚三个阶段。骨髓细胞在发育成熟过程中具有一定的规律性,掌握它有助于确认细胞的特征。

(一)细胞体积

原始细胞随着细胞的逐步成熟,其体积逐渐变小,但巨核细胞例外,细胞由小变大。粒系细胞中,早幼粒细胞比原粒细胞略大。

(二)细胞核

1.大小

细胞核一般由大变小,但巨核细胞的核则由小变大,成熟红细胞的细胞核消失。

2.形态

细胞核形态由圆形或卵圆形逐渐变为有凹陷,甚至分叶(粒细胞和巨核系细胞),但淋巴细胞和浆细胞变化不明显。

3.核染色质

核染色质由疏松、纤细到粗糙、致密,并浓集成块。

4.核膜

核膜一般由不明显到明显。

5.核仁

核仁由明显到模糊,最后消失。

核染色质及核仁是衡量骨髓细胞是否处于原始和幼稚阶段的重要标志之一。

(三)细胞质

1.量

细胞质的量由少逐渐增多,但淋巴细胞例外。

2.颜色

颜色从深蓝色逐渐变成淡蓝色或淡红色,淋巴细胞仍呈淡蓝色。

3.颗粒

细胞质中的颗粒从无到有,由少到多。粒细胞的颗粒由非特异性到特异性,可分为嗜酸性颗粒、嗜碱性颗粒、中性颗粒三种。红细胞无颗粒。

(四)细胞核与细胞质比例

细胞核与细胞质比例一般由大变小。

二、标本采集、涂片与染色

(一)骨髓采集

骨髓采集一般以临床居多。考虑到标本质量的保证、直面患者了解病况对诊断的需要,专门的骨髓检查科室应参与骨髓采集与标本制备。许多血液病骨髓穿刺与活检一起进行,故采集标本除了髓液涂片外,还常有骨髓印片和组织固定与血片的制备。

1.取材部位

成人患者首取髂后上棘,其次是髂前上棘。胸骨也是采集部位之一,常被用于髂骨穿刺获取的标本不能解决诊断,以及需要更多地了解造血功能时。3 岁以下患儿常选取胫骨。

2.抽吸骨髓

抽吸骨髓液,一般以 0.2mL 为宜。也可以将骨髓液放入 EDTA-K$_2$ 干燥抗凝管(2% EDTA-K$_2$ 溶液 0.5mL)抗凝后,按需制备涂片。

3.推制涂片

建议使用一端有磨砂区的载玻片,推片前在磨砂区写上患者的姓名和标本号等识别标记。将抽吸的骨髓液置于载玻片上立即制片,一般涂片 6~8 张;对疑似急性白血病者涂片 8~10 张。因部分需要细胞化学和免疫化学染色的血液病不能预见,所以涂片张数宜多。一般应同时采集血片 2 张。推制的涂片应有头、体、尾部分。

(二)标本染色

ICSH 推荐的细胞普通染色为 Romanowsky 染色,由于该染色剂组成的天青 B 质量不易达到要求,故使用最多最广并被许可的是 Wright-Giemsa 混合染色。

(三)原理

Wright 染料中含有碱性染料亚甲蓝和酸性染料伊红 2 种主要成分,分别与细胞内的各种物质具有不同的亲和力,使之显现不同的色调以利于分辨。血红蛋白、嗜酸性颗粒是碱性蛋白,与 Wright 染料中的酸性染料伊红有亲和力,染成红色;淋巴细胞胞质和细胞核的核仁含有酸性物质,与碱性染料亚甲蓝有亲和力,染成蓝色。当酸性和碱性物质各半时则被染成蓝红色或灰红色。胞核有 DNA 和碱性的组蛋白、精蛋白等成分,与染料中的酸性染料伊红有亲和力,但又含微量弱酸性蛋白与亚甲蓝反应,故胞核被染成紫红色。Giemsa 染色原理与 Wright 染色相似。Wright 染液对胞质成分着色较佳,Giemsa 染液对胞核着色较佳,故采用两者的混合染色可使细胞着色获得较为满意的效果。

(四)试剂

1.染色液

(1)Wright-Giemsa 混合染液配制:Wright 染料 0.5g、Giemsa 染料 0.5g,加入 500mL 的优级纯甲醇中混匀备用。

(2)分别配制 Wright 染液和 Giemsa 染液后混合:取 Wright 染料 0.84g,倒入含 500mL 的优级纯甲醇瓶中,振荡溶解(在配制的 3～4 周内,每隔数日振摇一次)。取 Giemsa 染料 4.2g,加入已加温于 37℃ 的 280mL 甘油中,振荡数分钟,待基本溶解后加入优级纯甲醇 280mL,混合(在配制的 3～4 周内,每隔数日振摇一次)。

2.磷酸盐缓冲液

磷酸二氢钾 0.3g、磷酸氢二钠 0.2g,加入 1000mL 蒸馏水中溶解,调 pH 值为 6.8 左右。

(五)操作

将干燥的涂片平放于有机玻璃染色盒或染色架上,滴满 Wright 染液;约 30～60 秒后滴加 Giemsa 染液 2 滴;分次加 2 倍于染液的磷酸盐缓冲液中混合;染色 10～15 分钟后用水冲洗,置于晾片架上晾干。

染液配制和染色方法的改良很多,实验室可以根据各自的经验适当地灵活掌握,但染色的细胞必须符合要求。

(六)评判的基本标准

细胞膜、核膜、染色质结构清晰、红细胞完整、染色微杏红色。ICSH 推荐的染色要求:染色质为紫色,核仁染为浅蓝色,嗜碱性胞质为蓝色,中性颗粒为紫色,嗜酸颗粒为橘红色,嗜碱颗粒为紫黑色,血小板颗粒为紫色,红细胞为红色至橘黄色,中毒性颗粒为黑色,Auer 小体为紫色,Döhle 小体为浅蓝色,Howell-Jolly 小体为紫色。

三、检 验 方 法

有核细胞数量检验和细胞形态观察是镜检的两个主要内容。先用低倍镜检查,确认微小骨髓小粒和油滴的有无、染色的满意性,有核细胞的多少、有无明显的骨髓稀释、有无明显的异常细胞、涂片尾部有无特征细胞和异常的大细胞。然后用油镜进一步观察、确定细胞类型和分类,并随时与临床表现和相关检查相联系,对异常细胞进行定性和解释。

(一)油滴和小粒检验

1.操作

油滴为带有发亮感的大小不一的空泡结构,骨髓小粒为鱼肉样至油脂样,大小不一。当油滴和小粒细小以及检查小粒内细胞时,需要镜检判断。

2.结果判定

油滴"－"示涂片上几乎不见油滴;"＋"示油滴稀少,在涂片上呈细沙状分布,尾端无油滴;"＋＋"为油滴多而大,尾端有油滴;"＋＋＋"为油滴聚集成堆,或布满涂片。小粒"－"示涂片上不见小粒;"＋"示小粒稀小,眼观涂片尾部隐约可见,镜下有明显的小粒结构;"＋＋"为小粒较密集,在尾端明显可见:"＋＋＋"为小粒很多,在尾部彼此相连。

3.参考区间

正常骨髓涂片油滴为"＋～＋＋";骨髓小粒为"＋"。

4.临床意义

油滴在造血功能减退时增加,白血病等有核细胞增多时减少。鱼肉样小粒增多是造血旺盛的表现;检查小粒内细胞可以评估一些血液病的病变,如 AA 小粒内缺乏造血细胞而由条索状纤维搭成网架和基质细胞构成的空巢。骨髓小粒明显存在是穿刺成功的标记。

(二)有核细胞数量检验

1.操作

检查骨髓涂片有核细胞的数量有无明显变化。我国多采用中国医科院血液学研究所五级分类法(表 1-5-1),在涂片厚薄均匀的区域根据有核细胞与红细胞的比,计算有核细胞的数量,即所谓的骨髓(细胞)增生程度。也可以取 EDTA-K_2 抗凝骨髓液同白细胞计数法进行计数。

2.参考区间

增生活跃(镜检五级分类法),$(36\sim124)\times10^9/L$(有核细胞直接计数法)。

3.临床意义

骨髓细胞增生与疾病关系见表 1-5-1。

表 1-5-1　骨髓细胞增生程度五级分类法

增生级别	红细胞:有核细胞	意义
增生极度活跃	1.8:1	多见于白血病
增生明显活跃	(5~9):1	多见于白血病和增生性贫血
增生活跃	27:1	正常骨髓象及多种血液病
增生减低	90:1	AA 及多种血液病
增生重度减低	200:1	AA 及低增生的各种血液病

(三)巨核细胞检验

1.操作

(1)巨核细胞数量:通常用低倍镜计数适宜大小[参考区间$(2\sim2.5)cm\times(3\sim3.5)cm$]的全片巨核细胞或以片为单位,通过换算成一般认为的"标准"涂片面积($1.5cm\times3cm$)中的巨核细胞数。

(2)分类计数:低倍镜下的巨核细胞转到油镜下确认其成熟阶段,分类 25 个,不足时增加涂片累计分类,计算百分比;小于 10 个时可以不用百分比表示。

(3)形态观察:检查巨核细胞有无大小异常、核叶异常(多少和异型性)、胞质空泡和病态造血。

(4)涂片上血小板:观察涂片上散在和成簇的血小板是否容易检出。

2.参考区间

(1)全片巨核细胞:为 10～120 个;"标准"涂片面积($1.5cm\times3cm$)中的巨核细胞数为 7～35 个。

(2)巨核细胞阶段:原始巨核细胞 0,幼巨核细胞<5%,颗粒型 10%~27%,产血小板型 44%~60%,裸核 8%~30%。

(四)细胞分类计数和粒红比值计算

骨髓细胞分类,分为有核细胞(ANC)、非红系细胞(NEC)分类和单系细胞分类等。

1.ANC 分类

ANC 分类为骨髓有核细胞(不包括巨核细胞)的分类方法。一般分类计数 200 个 ANC,必要时增加至 500 个,如需要确切判断 MDS 还是 AML 时。

2.粒红比值

ANC 分类后,以百分数为基数,计算总的粒系细胞和有核红细胞,求出粒红比值(G∶E)。G∶E 与 M∶E 不同,2008 年 ICSH 在骨髓标本和报告标准化指南中,所指的 M∶E 为所有粒单系细胞(原始单核细胞除外)与有核红细胞的比值。

3.NEC 分类

NEC 为去除有核红细胞(E)、淋巴细胞(L)、巨噬细胞(M)、浆细胞(P)和肥大细胞(MC)(FAB),或去除有核红细胞、淋巴细胞和浆细胞(WHO)的分类方法。对 AML 的部分类型(如伴成熟和不伴成熟的 AML、急性红系细胞白血病)和 MDS 幼红细胞>50%的患者,除了 ANC 分类外,还要进行 NEC 分类,以确认原始细胞是否≥20%(AML)或<20%(MDS)、≥90%(不伴成熟的 AML)或<90%(伴成熟的 AML)。

NEC 分类取决于原始细胞及其成熟状态、有核红细胞和淋巴细胞的百分数。ANC 分类后某一细胞(用 x 表示)百分数可通过公式换算成 NEC 分类中某一细胞的百分数。公式如下。

$$NEC = x \div [100 - (E + L + P)] \times 100\% \text{(WHO 分类法)}$$

4.单系细胞分类

当前,尚需要单系细胞分类用于部分髓系肿瘤,需要对髓系三个系列中的单系细胞异常程度做进一步评价时。如 MDS、AML 和骨髓增生异常-骨髓增殖性肿瘤(MDS-MPN)是否存在明显的病态造血,就需要用单系细胞分类。评判有无粒系病态造血(为病态粒细胞占粒系细胞)、红系病态造血(为病态有核红细胞占有核红细胞)、巨核系病态造血(为分类 30 个巨核细胞计算病态巨核细胞占巨核细胞的百分比)。参考区间为无病态造血细胞,或一般疾病中所占比例都<10%;>10%指示明显的病态造血存在。

在急性单核细胞白血病细胞分类中,也需要单系细胞分类,以确定原始单核细胞是否>80%(急性原始单核细胞白血病)与<80%(急性单核细胞白血病);反之,幼单核细胞是否>20%或<20%。

5.其他

髓系肿瘤与非髓系肿瘤并存时,如慢性中性粒细胞白血病(CNL)与 PCM(精准癌症医学)并存,细胞分类不能包括非髓系肿瘤细胞。即去除非髓系肿瘤细胞后,再进行 ANC 分类,以反映髓系细胞的增殖情况。

(五)细胞形态检验

细胞形态检验有两层含义:其一是单指细胞的形态变化,如高尔基体发育、颗粒多少、细胞毒性变化、细胞大小变化和病态造血性异常等;其二包括增多的幼稚细胞或正常情况下不出现的异常细胞,如原始细胞增加及其成熟障碍和找到转移性肿瘤细胞。观察的涂片区域,应选取厚薄均匀、细胞展开并有一定立体感的区域。形态与涂片厚薄显著相关,涂片厚,细胞小,有颗粒者可以不见颗粒、不规则者可呈规则状。

(六)细胞化学染色检验

在细胞学检验的同时,根据细胞学异常和临床要求有选择地进行细胞化学染色。如贫血的铁染色,急性白血病的过氧化物酶(POX)、苏丹黑 B(SBB)、醋酸萘酯酶(NAE)、氯乙酸 AS-D 萘酚酯酶(NAS-DCE 或 CE)和丁酸萘酯酶(NBE)、糖原染色。此外,中性粒细胞碱性磷酸酶(NAP)等方法也有助于某些疾病的鉴别诊断。检查方法见后述。

四、检验结果分析与报告

细胞形态学检验结果分析是形态学诊断中一个极其重要的过程。通过镜检有核细胞数量,细胞系列、比例及其形态变化等项目,判断骨髓病变的存在与否、病变的性质与程度或检查是否不足,同时结合临床,合理地评估并做出解释,最后按形态学诊断报告的要求给出恰当的诊断意见和(或)提出进一步检查的建议。

(一)骨髓细胞形态学(骨髓象)检验分析

通常在骨髓细胞形态学检验前,阅读患者的临床信息,从中找出需要检查的目的与解决诊断的要求,随后有重点兼顾其他进行细胞形态学的检查和分析。

1.有核细胞数量分析

有核细胞数量检验虽是一项不精确的项目,但在明显变化的标本中有重要的评判意义。如细胞的明显增多与减少(排除稀释),可以反映许多疾病骨髓的主要病变。

(1)急性白血病:白血病确认后,首先评判有核细胞数量。WHO 和 FAB 分类与诊断要求中,都需要按细胞多少做出是高细胞性(增生性)和低细胞性(低增生性)急性白血病的评判。然后,按形态特点和细胞化学反应进一步鉴定类型。对于低增生性则要求骨髓切片提供证据。

(2)MDS:普遍的血液和骨髓异常为血细胞减少与骨髓细胞增多的矛盾,即相悖性造血异常,有评判意义。这一异常还常伴随细胞形态上的改变,即病态造血,又称增生异常或发育异常。

(3)骨髓增殖性肿瘤和 MDS-MPN:MPN 中,经典类型的真性红细胞增多症(PV)、特发性血小板增多症(ET)和原发性骨髓纤维化(PMF)大多见于中老年人。骨髓为与年龄不相称的过度造血,即高细胞量(骨髓增殖异常),有评判意义。同时在外周血中有一系或多系细胞增多,这恰与 MDS 不同。MDS-MPN 骨髓造血细胞数量不但增多而且有明显的病态造血细胞。

(4)贫血和其他疾病:通过细胞数量检查将贫血粗分为增生性与低增生性,典型的例子是 AA 和 MA。脾亢、继发性或反应性骨髓细胞增多等也都是通过对有核细胞数量的检验结合临床做出诊断的。由于骨髓穿刺涂片受许多因素影响,评判有核细胞数量,尤其是减少者,有时会失去真实性。一般,评判有核细胞数量,骨髓活检最可靠,骨髓印片其次,骨髓涂片较差。

2.ANC 分类和 G:E 比值分析

有核细胞数量检查,又称增生程度评判。我国常用方法是根据涂片红细胞与有核细胞之比。由于这一方法精度很差,骨髓涂片上又多不能正确计数红细胞。故实际上大多是一个大体判断。ANC中各阶段细胞和G：E的参考值,各家报告差异很大,国内外都缺乏统一的标准,实验室需要加强或建立健康人的参考范围。如G：E的参考区间为2：1～4：1,浙江大学医学院附属第二医院16例健康成人志愿者髂后上棘骨髓液涂片的参考区间为1.5：1～3.5：1。通常,当G：E达到3.5：1以上时常指示粒细胞增多或者有核红细胞减少;当达4：1以上时全是异常骨髓象。此外,分析G：E需要注意细胞增高、减低与相对性变化的关系。

(1)原始细胞百分比:分析原始细胞多少是评判有无血液病的重要指标。原始细胞是一个泛指的术语,一般在髓系肿瘤中被特指,参考区间<2%。

在髓系肿瘤中,原始细胞增多分几个层次,>2%、>5%、>10%与>20%。当>2%时,结合细胞学的其他检查并排除其他原因所致者,需要疑似髓系肿瘤,如MDS。当>5%时,结合临床可以基本评判为原始细胞克隆性增生,如MDS;在MPN和MDS-MPN中则指示疾病进展。当>10%时,在MDS中可以评判为更高危的类型,在MPN、MDS-MPN中可以指示疾病加速。类白血病反应可见原始细胞增加,一般<5%。当>20%时,不管原发还是继发,都可以诊断为AML。婴幼儿患者,骨髓原始细胞比成人为多见,患病时又会相应增高。

(2)幼红细胞百分比:在急性白血病和MDS诊断中,除了原始细胞量界定外,幼红细胞(红系前体细胞)亦是重要的一个定量指标。

在贫血中,分析幼红细胞量的意义同样重要,如增生性与低增生性贫血的评判。一般,骨髓有核红细胞约占20%～35%,<15%时可视为减少,<5%～10%可考虑红系造血减低。红系为主的造血减低多见于慢性肾衰竭、某些病毒感染等疾病时。纯红细胞再生障碍(PRCAA)幼红细胞显著减低,通常<5%。红血病有核红细胞常在60%以上。MA、IDA、RA和SA有核红细胞增高,但>60%少见。

(3)粒细胞百分比:粒系细胞所占有核细胞的比例,约为50%～60%。通常当<45%为减少,>65%为增多。在各阶段中,原始粒细胞>2%,早幼粒细胞>5%,中幼粒细胞>10%～15%,晚幼粒细胞>15%,杆状核粒细胞和分叶核粒细胞分别>20%左右时,可以视为增多。同时注意细胞成熟是否正常,但具体意义还要参考细胞形态、临床和血象。

粒细胞减少见于许多疾病,当粒系细胞总和<10%～15%应考虑特发性纯粒细胞再生障碍(PGA)或其他原因所致粒系造血严重受抑时。

(4)细胞成熟性及其数量变化:在确定有核细胞数量、原始细胞数量、幼红细胞数量、粒细胞数量、有无病态造血细胞及其程度后,还需要评判细胞的成熟性。如伴成熟的AML需要早幼粒细胞及其后阶段粒细胞>10%,不伴成熟的AML则为<10%;FAB分类的M2和M5b等类型为原始细胞增多伴随细胞成熟,而M1、M5a、M7和ALL常不伴原始细胞的向下成熟;治疗相关白血病、MDS、MPN和MDS-MPN转化的AML,大多有明显的细胞成熟特性。

(5)病态造血细胞数量:病态造血是通过对有核细胞形态的观察进行评判,用于髓系肿瘤粒红巨三系有核细胞特定的异常形态(非造血物质铁、叶酸与维生素 B_{12} 缺乏和非继发性原因所致)的描述,是诊断髓系肿瘤及其分类诊断的重要指标。如诊断伴病态造血AML、原始细胞不增加的MDS和MDS-MPN,都需要明显病态造血的存在。AML中的明显病态造血是指单系细胞分类中,病态细胞占该系细胞的50%以上。MPN,尤其是PV、ET、CML、CNL,都是无病态造血的慢性髓系肿瘤,但在病情中出现则指示疾病加速。

(6)嗜酸性粒细胞和嗜碱性粒细胞增多与减少:嗜酸性粒细胞参考区间为<5%;5%~10%为轻度增多,>20%为明显增多。嗜酸性粒细胞增多的原因十分复杂,除了 CEL 和一部分特发性嗜酸性粒细胞增多症外,其原因常不能很好地反映在骨髓涂片上。但骨髓检查时仍需仔细检查其增多和成熟的程度以及有无伴随原始细胞增多,并注意嗜酸性粒细胞增多的时间以及伴随的相关症状。

骨髓嗜碱性粒细胞参考区间为偶见或不见。>1%为增多,>5%为明显增多。CML 嗜碱性粒细胞多在 3%~10%之间,>20%时需要疑似急变趋向或急变。>40%病例可以考虑嗜碱性粒细胞白血病。当不能解释嗜碱性粒细胞持续增加的中老年患者,需要考虑 MPN 等慢性髓系肿瘤,与不明原因的单核细胞增多一样,常是一个不良依据。

嗜酸性粒细胞和嗜碱性粒细胞减少的临床重要性相对较低,但有一些疾病有提示意义,如 CNL 为不见或少见嗜碱性粒细胞和嗜酸性粒细胞。

(7)淋系细胞百分比:原始淋巴细胞不见或偶见(婴幼儿可以稍增多),幼淋巴细胞偶见或不见,淋巴细胞 12%~24%(婴幼儿可以更高),浆细胞 0~2%。通常淋巴细胞增多意义大于减少,当外周血三系细胞减少、骨髓增生减低而淋巴细胞相对增多时便有造血减低的评价意义;较多病毒感染时淋巴细胞增多,还常伴有不典型形态和单核细胞增多;当白细胞增高及外周血和骨髓淋巴细胞增多,且年龄 35 岁以上又无其他原因解释时,需要考虑慢性淋巴细胞白血病(CLL)或其早期表现。

偶见原始淋巴细胞或易见(低百分比)幼淋巴细胞是否异常需要视其他条件。若为淋巴瘤则可能为极早期浸润的信号,需要密切随访;有脾大的非恶性疾病可以易见幼稚淋巴细胞。一般,对于淋巴细胞肿瘤,都需要分析淋系细胞的数量,对肿瘤负荷性或有无淋巴瘤侵犯或其侵犯的程度做出评判。

(8)单核巨噬细胞百分比:单核细胞>2%为增多。单核(系)细胞>10%为明显增多,巨噬细胞≥1.0%时为增多。单核细胞增多需要结合临床信息,评估是肿瘤性增多还是继发性增多。形态学改变(如明显空泡和转化型巨噬细胞是继发性的特征)是评估的一个方面,但分析患者年龄、起病方式、三系血细胞的组成等通常更为重要。伴有血细胞增减而无明显感染,或不能用现病史解释的单核细胞持续增多,需要考虑(慢性)髓系肿瘤,尤其是中老年患者。如慢性粒单细胞白血病(CMML)定义的一个指标即是单核细胞增多。

(9)基质细胞和少见的其他细胞:网状细胞、纤维细胞、内皮细胞等骨髓支架细胞,又称基质细胞,骨髓象中少见。增多时见于两种情况,造血明显减退和造血明显亢进时。肥大细胞一般为不见或偶见,部分 AA、类癌综合征等易见,较多出现时应考虑肥大细胞增多症或髓系肿瘤伴随的肥大细胞增多。对于不典型肥大细胞可用甲苯胺蓝染色鉴定。

(10)红细胞和血小板:可以反映红细胞数量的指标是红细胞在涂片上的密度分布。当涂片上红细胞密集分布时,结合临床和血象,可以疑似真性增多还是继发性增多。涂片上血小板的多少,通常是观察血小板簇的易见性。如巨核细胞生成血小板不佳,包括免疫性(如特发性血小板减少症)和(或)继发性因素,涂片上簇状血小板减少;ET 等 MPN 常见簇状血小板显著增多。

3.细胞形态分析

检查细胞数量改变和形态异常通常先后或同时进行,但需要注意疾病的特点,有的以量变为主,如原始细胞>20%、浆细胞>30%,不管形态如何都可以诊断 AML 和浆细胞肿瘤。有的以质变为主,如显著畸形和幼稚的浆细胞虽只有5%,不符合诊断要求,但仍可以提示诊断;唯有明显病态造血的存在才是诊断原始细胞不增多类型 MDS 的条件。但是,在多数情况下是细胞数量和形态都有改变。

形态观察有两个重要的要求:一是低倍镜与油镜之间的灵活运用,熟悉两镜下的细胞形态;二是发现问题细胞的异常和意义。因此,能否发现异常是极其重要的。低倍镜检常被用来发现问题细胞,油镜是被用来鉴定问题细胞的性质。

(1)原始细胞形态:髓系原始细胞形态,当前主要有四家协作组或机构(FAB、WHO、ELN和 IWGM-MDS)的描述。

①FAB 协作组修正的原始细胞:见表 1-5-2。这一形态标准也适用于其他髓系肿瘤原始细胞。FAB 的Ⅰ型和Ⅱ型原始细胞不是全指原始粒细胞。Ⅰ型原始细胞多见于 AML 的M1、M2。Ⅱ型原始细胞相当于过去认为的早期早幼粒细胞(颗粒在 20 颗左右),而不能认为是等于早幼粒细胞。

表 1-5-2　FAB 协作组修正的原始细胞范畴和形态学

细胞	形态学
修正的原始细胞范畴	包括一些胞质含有颗粒者,不包括正常早幼粒细胞和可以辨认的幼单核细胞、原始红细胞和原始巨核细胞
Ⅰ型原始细胞	包括与原始粒细胞不易区分的大小不一的无法分类者,胞质内常无颗粒,核仁明显,染色质浓集不佳,较小的原始细胞胞核胞质比例高(0.8:1),较大的可稍低
Ⅱ型原始细胞	胞质内含有几颗及少许原始的嗜苯胺蓝颗粒,其他似Ⅰ型,但胞核胞质比例偏低,而胞核仍在中间
早幼粒细胞	出现下列特征为早幼粒细胞而不再认为是Ⅱ型原始细胞:胞核偏位;高尔基体发育;染色质较致密或结块;颗粒很多和低核质比例

②WHO 分类中描述的原始细胞:包括急性早幼粒细胞白血病(APL)的颗粒过多早幼粒细胞(原始细胞等同意义细胞)。幼红细胞不包括在原始细胞中,但在纯红细胞白血病中与原始细胞意义等同;小的病态巨核细胞和微小巨核细胞不计入原始细胞;幼单核细胞在急性(原始)单核细胞白血病、急性粒单细胞白血病中的意义与原始单核细胞等同。原始细胞也分为有颗粒和无颗粒。原始(粒)细胞明显大小不一,比成熟淋巴细胞稍大到大如单核细胞。大原始(粒)细胞有丰富的灰蓝色胞质;细胞核圆形、卵圆形,染色质细颗粒状,常见几个核仁;胞质中可见少许嗜苯胺蓝颗粒,Auer 小体是髓系最特异的证据。

③ELN 共识原始细胞:欧洲白血病网(ELN)在 FAB 和 WHO 的形态基础上,确认原始细胞分为无颗粒和有颗粒。有颗粒的比 FAB 的Ⅱ型原始细胞为多,但其他仍具有原始细胞特征者。对不能识别某一系列的原始细胞指定为"原始细胞,不另作分类"。

④IWGM-MDS 共识原始细胞:MDS 形态学国际工作组(IWGM-MDS)介绍原始细胞的主要认识三条:一是将有颗粒(100 颗左右)和无颗粒的原始细胞替代过去的Ⅰ型、Ⅱ型和Ⅲ型

原始细胞;二是从颗粒原始细胞和正常形态早幼粒细胞中区分出病态的早幼粒细胞;三是应有足够的细胞分类数来提高 MDS 中原始细胞增加的可靠性。

这四个描述的形态虽有差异,但最具特征的依然是三个:Auer 小体、胞质颗粒和胞质浅红色区域。因此观察到这些形态是指证髓系肿瘤粒单系原始细胞(大多指原始粒细胞)的依据。

(2)病态造血细胞形态:确认病态造血细胞是检验其量变化的前提,但在形态把握上尚需要研究。一般来说,在分析中不能将轻度异常的病态造血细胞归类为病态造血细胞,因它见于许多良恶性疾病和部分正常骨髓象。

(3)细胞变性形态:有中性粒细胞的毒性颗粒、Döhle 小体,空泡变性、淡染的嗜酸性变性胞质、细胞溶解和坏死等,检出这些形态需要结合临床做出正确的评判。如细胞空泡既见于感染,也见于多种原因所致的其他病理改变。酒精中毒和服用氯霉素后,常见幼红细胞空泡。部分髓系肿瘤和淋系肿瘤细胞也多见空泡形态。

(4)细胞大小异常:观察细胞大小变化也是常见的观察指标。感染时,中性粒细胞可出现小型细胞;IDA 时出现不同阶段的红系小型细胞;MA 时出现多种细胞的显著巨变;急性造血停滞时可见巨大原始(粒)红细胞;低增生白血病和 MDS 时可见小型原始细胞;部分感染、粒细胞缺乏症和给予粒细胞集落因子时可见大型早、中幼粒细胞等。

(5)胞核(核象)异常:胞核的大小、形状、染色,染色质的粗细、紧松,核叶的多少,核仁的大小和染色,核小体和核的其他形状突起,核的分裂象等,有无异常,属于核象形态学。分析中也需要结合其他信息。如检出增多的核小体和(或)核的其他畸形性形态时,主要意义有二个:一是造血和淋巴组织肿瘤,为细胞的肿瘤性改变;二是少数重症感染的感染性核异质和良性造血显著异常的造血紊乱。

(6)胞质成分和染色异常:评判光镜下可见的细胞器增加、减少和不正常性出现。比如 MDS 的粒细胞颗粒缺乏、胞质匀质性红染及其核质发育不平衡,感染时巨噬细胞胞质中的吞噬体或微生物。

(7)细胞异质性形态:分析细胞大小和异型性有无同时存在。例如,IDA 时低色素性为主的红细胞常伴有异型性;骨髓纤维化时红细胞除了泪滴形外几乎都伴其他红细胞的异型性;一部分重症感染患者也可见粒红细胞的显著异质性和畸形性。

(8)类似组织结构性形态:分析骨髓涂片上有无簇状细胞(≥3 个细胞围聚者)。原始细胞簇,如见于白血病和 MDS;浆细胞簇,见于浆细胞肿瘤和免疫反应亢进时;巨核细胞簇,见于巨核细胞异常增殖时;有核红细胞岛,如见于红系造血旺盛和噬血细胞综合征;幼粒细胞簇,如见于重症感染和噬血细胞综合征。

(9)其他:骨髓象分析的形态很多,对每一份标本任一细胞不同程度的异常,都需要分析评估。检查血液寄生虫,除了认真、仔细外,结合临床或寻找病史中信息十分重要。在红细胞中检出疟原虫、贝巴虫,巨噬细胞中检出组织胞质菌和单核巨噬细胞(或中性粒细胞)内查见利杜小体和马尔尼菲青霉菌,均可明确诊断。

4.细胞化学染色分析

(1)ICSH 推荐的白血病细胞化学染色:ICSH 推荐用于急性白血病的细胞化学染色见表 1-5-3。髓过氧化物酶(MPO)是髓系成熟的特异性酶,原始粒细胞呈颗粒状阳性,且常聚集于高尔基体区域,原始单核细胞阴性或呈分散的颗粒状阳性,原始淋巴细胞和原始巨核细胞阴性。SBB 反应物较恒定,灵敏度高于 MPO。特异性方面则相反,故 SBB 和 MPO 应同步检验。MPO 和(或)SBB 阳性率＞3％可以评判为 AML 的 M1～M5,M0、M7、ALL 为阴性或＜3％阳性率。酯酶中,CE、NBE 和 NAE 最为常用。

表 1-5-3　ICSH 推荐的细胞化学染色

MPO	CE	NAE(M 型)	参断	说明
＋	－	－	M1	包括 NAE－的 M5
＋	＋	－	M2 或 M3	
＋	－	＋	M4 或 M5	
＋	＋	＋	M4	CE＋和 NAE－的混合
－	－	＋	M5*	
－	＋	－	AML**	免疫表型
－	－	－	分类不明**	免疫表型

注:* M5 的 MPO 常为阴性而 SBB 阳性;** MPO 阴性应做 SBB 染色。

(2)其他常用细胞化学染色:NAP 被用以鉴别 CML 与类白血病反应,前者 NAP 积分降低,后者常增高;辅助白血病类型鉴别,淋系肿瘤 NAP 活性可以增高,AML 常不增高;辅助鉴别间变性大细胞淋巴瘤骨髓浸润与反应性组织细胞增多症,前者 NAP 降低,后者一般增高。

骨髓可染色铁染色是评判铁负荷和缺铁的指标,在 MDS 分类中则是类型诊断指标。伴环形铁粒幼细胞难治性贫血是铁负荷性贫血的典范,诊断时需要可染色铁增加,环形铁粒幼细胞＞15％。AA、MA 也是铁增加性贫血。IDA 是典型的铁缺乏(细胞外铁阴性、细胞内铁减少)性贫血,在分析中,首要指标是贫血和缺铁的存在,其次才是其他条件(如缺铁的原因和其他铁代谢指标)。脾亢和阵发性睡眠性血红蛋白尿也常有缺铁,但它们的缺铁常是形态学诊断中的次要条件。还有一种异常,为外铁增加(也可正常)而内铁减少的铁代谢反常,见于许多慢性病性贫血。

(二)骨髓细胞形态学检验报告

通过以上各个步骤的检验、分析与梳理,对骨髓细胞和形态的有无变化、意义如何有了基本的了解,结合临床特征和其他实验室的信息对所给出的形态学诊断有了基本的意见或结论,最后通过图文报告单发出报告。

1.报告单格式、内容与填写要求

(1)报告单的内容:包括患者的基本信息,检验骨髓小粒和油滴、巨核细胞计数与分类、有核细胞分类、粒红比值、细胞化学染色结果,细胞形态学特征描述和诊断意见等。

(2)报告单格式与填写要求:图文报告单基本上有竖式和横式两种,但不管式样如何,报告单格式和填写栏目应具有简明、使用方便和重点项有醒目标志的特质。

报告单内容的填写,需要突出关键性文字信息,如报告单位,患者姓名、年龄、性别,科别、床号、住院号(病案号),接收和报告的日期,标本号的数字,诊断病名的文字,都需用大一些的粗体醒目字号并做适当的色彩点缀,而患者姓名、年龄等小标题式栏目的文字,采用不醒目的小字号。对细胞图像应突显代表性图像与报告单上的位置,并可以按需插入大小不一的多幅图像。

2.细胞形态学特征描述

在描述中应重点突出、符合逻辑、简明扼要。突出有核细胞总量的变化、变化细胞的系列、阶段和形态,尤其注意有无病态造血,有无原始细胞增加,有无特征性形态学。对有改变而不能下结论的异常更应着重描述。描述的基本内容如下。

(1)骨髓小粒和油滴:表述骨髓小粒丰富、少见或不见,是油脂性小粒(非造血细胞为主)还是鱼肉样小粒(幼稚造血细胞或肿瘤细胞为主);描述骨髓小粒内造血成分的多少。类似表述油滴增多、一般和少见。也可用"＋、－"方式半定性表示。

(2)有核细胞数量:表述有核细胞数量增多、大致正常和减少的范围。有核细胞增生程度是一种比细胞数量多少描述更为客观的指标,宜慎重表述。

(3)增减细胞的系列:表述增加或减少有核细胞的系列。如 AA 常为粒红巨三系造血细胞均减少,而脾亢则相反。

(4)增减细胞系列的阶段:表述增加或减少有核细胞系列的阶段。如 CLL 为淋巴细胞增多为主,原始淋巴细胞和幼淋巴细胞少见或不见;急性白血病为原始细胞明显增多,而其后阶段及其正常的造血细胞均减少。

(5)增减细胞的形态:表述增加或减少有核细胞系列阶段的形态,如 IDA 为红系中晚幼红细胞呈细胞小、核小深染、胞质少蓝染性改变。

(6)其他:对无明显变化的其他系列细胞简略表述,还有涂片标本与染色的质量,以及在特定情况下提及无转移性肿瘤细胞、无血液寄生虫等。由于骨髓细胞学检验常需要与血片同步和参考,故在报告单中也需要描述血片有无幼稚细胞,有无异常形态包括红细胞大小、异型性及染色性变化,散在性和簇状血小板的多少。

3.诊断意见或结论

以证据为基础,必须客观、全面、慎重地评价。疾病临床期诊断意见按级报告,对非肯定性诊断需要提出进一步检查的建议。对不符合要求的标本而可能影响检验结果或诊断意见者,在报告单中予以说明。此外,应注意诊断性和检验性术语的恰当使用。

(1)肯定性结论:为细胞形态学所见有独特的诊断价值者。譬如找到典型转移性肿瘤细胞(骨髓转移性肿瘤)、增多的幼稚和异型浆细胞(PCM)或原始细胞(急性白血病)、红细胞内找到形态典型疟原虫(疟疾感染)。

(2)符合性结论:为临床表现典型而细胞形态学所见和其他实验室检查基本符合者。诸如形态典型而数量众多的幼红细胞巨幼变(MA),中晚幼红细胞和红细胞均有明显的小细胞性改变和可染色铁缺乏(IDA),与临床特点和血常规检验异常相符者。

(3)提示性或疑似性结论:为临床表现典型而细胞形态学所见和其他实验室检查尚有不足,或细胞形态学所见较为典型但特异性尚有欠缺,而临床表现和其他实验室所见尚有不符合者。

(4)描述性结论:以细胞形态学所见的结论提供临床参考。为临床缺乏明确的证据而细胞形态学有一定的特征性所见或倾向性异常者。如巨核细胞增多伴生成血小板功能减退,而临床为不典型的原发免疫性血小板减少症(ITP)或不能明确是否继发性者(如 SLE、干燥综合征、肝硬化等)。

(5)其他或例外报告:其他,如无临床特征又无细胞形态学改变,却有可染色铁减少或缺乏者(隐性缺铁)。造血细胞或有核细胞少见骨髓象也可作为特殊的例外报之,便于临床参考和解释。造血细胞或有核细胞少见骨髓象是指骨髓涂片造血细胞或有核细胞少见,而尚不能确认是否为骨髓稀释所致。

4.报告时间

发出骨髓细胞形态学报告的时间各地长短不一。2008 年 ICSH 指南中介绍的报告时间(工作日时间):骨髓涂片口头报告 3 小时,书面报告 24～48 小时;骨髓切片报告为 5 个工作日。考虑我国的情况,包括接收标本日在内,建议骨髓细胞形态学报告以 3 个工作日(至第 3个工作日下午四时前发出);骨髓切片(塑料包埋超薄切片)以 6 个工作日发出报告,急需时可以口头形式报告。

第六节　血液流变学检验

血液流变学是力学向血液学渗透而形成的一门交叉学科,它是研究血液及组成成分的流动与变形规律在医学中应用的科学。根据其研究侧重点不同,又将血液流变学分为宏观血液流变学、临床血液流变学、细胞流变学、分子流变学四个分支,主要是对血管壁的流变性,血细胞的流变性(变形性、聚集性和黏附性),血液流动性,血液凝固性,血细胞之间、血液与血管壁之间相互作用以及它们在病理状态下的变化规律等方面的研究。四个分支分别从不同的角度揭示了血液流变的特性,对指导基础医学和临床医学都具有非常重要的理论和实用价值。目前,血液流变学提出了血液高黏滞综合征,对于重新认识一些疾病的发病机制和一些危重症的治疗及抢救提供了依据。大量临床资料显示:血液流变特性的改变与多种临床疾病,尤其是血栓前状态与血栓性疾病的发生、发展密切相关。因此,血液流变特性的异常可作为血栓性疾病早期诊断、疾病转归和疗效判断的主要指标。血液流变学检验对血栓前状态与血栓性疾病等病因及发病机制的研究、诊断、预防、疗效观察等方面具有非常重要的意义。

一、血液流动性和黏滞性

(一)血液在血管中的流动形式与流动性

血液是由多种成分组成的流体,在外力作用下,血液在血管内稳定流动时,可分为许多平行于管壁的液层,但每层的流速不同,以抛物线分布。愈接近血管中心,血细胞愈密集,切变率较小,流速愈大;距血管中心越远处,血细胞愈稀少,切变率愈大,流速越小;在管壁处,由于液层附于管壁上,故流速为零。这种流动形式可以最大限度地减少血液流动阻力,减少血细胞与血管壁的相互接触机会,从而减少血细胞的黏附、聚集沉着的概率,使血液沿血管不停地流动,以保证人体各器官的血液供应。

液体流动的难易程度常用"流度"来表示。正常情况下血液在血管内以分层的形式向前做稳态流动,其相邻液层的接触面上就产生了一对相对运动、相互作用的内摩擦力,又称为液体的"黏度"。流度的大小由内摩擦力所决定,即黏度的大小决定流度的大小,两者呈负相关,即流体黏度越大,其流度越小。

(二)牛顿液体与非牛顿液体

在一定温度下,液体的黏度值不随切变速度的变化而变化,为一恒定常数,这种流体称为牛顿液体。其黏度值为绝对黏度,为一常数。一般低分子的纯液体或稀溶液如水、血浆等即牛顿液体。这种特性的黏度称为牛顿黏度。反之,则称为非牛顿液体,其黏度值不为常数,如血液、乳剂、混悬剂、高分子溶液、胶体溶液的流动。把这种不遵循牛顿黏度定律的流体称为非牛顿流体,其流动现象称为非牛顿流动。它们的切变率 γ 与切应力 τ 的关系为 $\gamma=f(\tau)$。非牛顿流体可用旋转黏度计进行测定。

通常把一定切变率下的黏度值称为表观黏度,用 η_0 表示。η_0 的变化规律随流体的性质不同而异:一类是 η_0 随着 γ 的增加而减少,如血液即属此类型;另一类与此相反,即 η_0 随着 γ 的增加而增加,如多数生物体液属此类。在一切流体中,切变应力(τ)、切变速度(γ)与黏度 η 三者之间的关系,可用牛顿黏度定律表示:$\tau=\eta \cdot \gamma$。

从牛顿黏度定律可以看出,液体的黏度越大,为维持某一稳定流速所需切变应力越大。对一给定的黏度而言,切变应力越大,各层间彼此的相对移动就越多,切变速度也就越大。在切变应力不变的情况下,黏度越大,切变速度则越小。

(三)血液黏度

流动性和黏滞性是血液及其有形成分的基本物理性能,血液黏度是衡量血液流动性和黏滞性的主要指标,黏度愈高,流动性愈小,反之愈大,由于血液中的血细胞具有变形性、聚集性和黏附性,而且这些流变性又具有切变依赖性,使血液具有非牛顿流动特性。因而其黏度亦随其切变速度的改变而改变,在低切变速度下,血液黏度高,而在高切变速度下,黏度则降低。血流量的大小主要与心脏、血管和血液诸因素有关,管道两端的压力差越大、管道半径越大、管道的长度越短、液体的黏度愈低,则血流速愈大;若平均血流速愈快、血管半径愈小,则切变速率愈大,流速越小。因此,在人体的不同部位,由于血管半径和平均血流速度的不同,血液黏度也不同。

二、影响血液黏度的因素

(一)血细胞因素

1.红细胞数量

这是影响血液黏度最重要的因素。随血细胞比容(HCT)的增加而迅速增高,反之则降低。当 HCT>0.45 时,血液黏度随比积的增高呈指数增高。

2.红细胞变形性

这是决定血液黏度的重要因素之一。它主要影响高切变率下的血液黏度。若红细胞发生改变,如膜缺陷、表面积减少、血红蛋白异常、表面电荷降低,都会影响红细胞的变形性和聚集性,从而导致血液黏度的改变。

3.白细胞和血小板

正常情况下,白细胞和血小板数量不多,对血液黏度影响不大,但两者数量均增加,也可使血液黏度增高。

（二）血浆因素

具有一定黏度的血浆是构成红细胞悬浮的介质,血浆黏度的变化与血浆中所含的各种蛋白质、脂类和糖类等高分子化合物有关,其中以蛋白质影响最大,蛋白质对血浆黏度的影响主要取决于血浆蛋白质的浓度、相对分子质量的大小及分子结构,其中以纤维蛋白原影响最大。原因是其分子大且呈链状,大分子血浆蛋白都有促使红细胞聚集和减弱红细胞变形的作用,使血浆黏度增高,进一步影响全血黏度。

（三）血管因素

血液的黏度与流经血管的状态密切相关。血管的管径越大,管壁的"光洁度"越高,血液黏度就越低。因此,血管的收缩甚至痉挛,管壁的变细,血管的弹性变差（如血管发生粥样硬化）等都会增加血流的黏度。

（四）其他因素

实验温度、pH 值、渗透压、流场切变率、标本的存放时间、抗凝剂及测量时所用仪器、吸烟、饮酒及应激反应等均可使血液黏度发生变化。

三、血流变检验项目及临床意义

（一）全血黏度测定

全血黏度是反映血液流变学基本特征的参数,也是反映血液黏滞程度的重要指标。影响全血黏度的主要因素有红细胞压积,红细胞的聚集性和变形性及血浆黏度等。根据切变率的不同,一般分为高、中、低切黏度。高切变率下的全血黏度反映红细胞的变形性,低切变率下的全血黏度反映红细胞的聚集性。

血液黏度是血液流变的重要参数,在血栓前状态和血栓性疾病的诊断、治疗和预防中起着重要作用,并提供重要依据。血液黏度增高,血液的流变性质发生异常,可直接影响到组织的血流灌注情况,发生组织缺水和缺氧、代谢失调、机体功能障碍,从而出现一系列严重后果。

1.参考值

低切:男性为 7.5～10.0(cp);女性为 5.8～8.1(cp)。

高切:男性为 5.6～6.7(cp);女性为 4.7～6.0(cp)。

2.临床意义

全血黏度升高会见于下列疾病。

(1)循环系统疾病:动脉硬化、冠心病、心绞痛、心肌梗死、周围动脉硬化、高脂血症、心力衰竭、肺源性心脏病、深静脉栓塞。

(2)糖尿病。

(3)脑血管疾病。如中风、脑血栓、脑血管硬化症等。

(4)肿瘤类疾病：较为常见的为肝脏、肺和乳腺肿瘤等。

(5)真性红细胞增多症、多发性骨髓瘤(MM)、原发性巨球蛋白血症等。

(6)病毒性肝炎、肺心病、烧伤。

全血黏度减低见于各种贫血、大失血等。

(二)全血还原黏度测定

血流变学中，还原黏度是一个标准化指标，指全血黏度与血细胞容积浓度之比，含意是当细胞容积浓度为1时的全血黏度值。这样使血液黏度都校正到相同血细胞容积浓度的基础上，以利于比较。

1.参考值

高切：男性为10～13；女性为9～13。

低切：男性为18～20；女性为12～21。

2.临床意义

全血还原黏度反映了红细胞自身的流变性质对血液黏度的贡献。

(1)若全血黏度和全血还原黏度都高，说明血液黏度大，而且与红细胞自身流变性质变化有关，有参考意义。

(2)若全血黏度高而全血还原黏度正常，说明红细胞压积高(血液稠)而引起血液黏度大，但红细胞自身的流变性质并无异常(对黏度贡献不大)。

(3)若全血黏度正常而全血还原黏度高，说明红细胞压积低(血液稀)，但红细胞自身的流变性质异常(对黏度贡献过大)，说明全血黏度还是高，有参考意义。

(三)纤维蛋白原(Fb)

1.参考值

2.4～3.7g/L。

2.临床意义

增高：见于感染、炎症、风湿、经期、手术后、DIC代偿期等。

减低：见于播散性血管内凝血、胎盘早期剥离、分娩时羊水渗入血管形成栓塞等。

(四)红细胞变形能力

红细胞的变形性是血液完成其生理功能的必要条件，红细胞正常的变形能力对保障血液的流动性、红细胞寿命和保证微循环有效灌注起着重要作用，是红细胞在外力作用下改变新的形状的能力。

1.参考值

男性为3.9～5.0，女性为3.0～4.2。

2.临床意义

红细胞变形能力降低见于溶血性贫血、血管性疾病、糖尿病、肝脏疾病。

(五)血沉方程K值

血沉快慢与血液成分改变，其中直接与红细胞多少(HCT高低)密切相关。血沉在很大程度上依赖于HCT，HCT成为影响血沉的主要因素。若HCT高，则ESR减慢；反之，ESR增快,HCT 低。ESR 和 HCT 之间呈一定的数学关系。通过血沉方程 K 值的计算,把 ESR 转换成一个不依赖于 HCT 的指标,以排除 HCT 干扰的影响,这样血沉方程 K 值比 ESR 更能客观地反映红细胞聚集性的变化。

1.参考值

男性为 27～95,女性为 49～119。

2.临床意义

贫血或血液被稀释时血沉增快,是红细胞下降逆阻力、减低,并不是红细胞聚集增强而增快。通过红细胞比积的血沉方程 K 值,可排除贫血或血液稀释对血沉的影响。K 值高,反映红细胞的聚集性增强。若血沉快,K 值大,血沉一定是快;血沉快,K 值正常,是由于红细胞比积低而引起血沉增快。

(六)红细胞沉降率(ESR)

1.参考值

男性为 0～21mm/h,女性为 0～38mm/h。

2.临床意义

急性炎症、活动性结核、风湿病活动期、组织严重破坏、贫血、恶性肿瘤等。

血沉加快对发展速度较快的恶性肿瘤具有提示价值:手术将肿瘤切除,或化疗、放疗治疗有效时,血沉可减慢;肿瘤复发或出现转移时,血沉还可再加快。良性肿瘤一般血沉不加快或出现减慢现象,因此可以通过这个项目协助初步判断肿瘤的性质。

血沉的快慢还可辅助观察病情的变化,如风湿病、结核病血沉加快的程度常与病情轻重有关。活动期血沉加快,病情好转时血沉速度减缓;非活动期血沉可以恢复到参考范围。因此,测定血沉可大致推测疾病的发展以及观察治疗效果,例如,红斑狼疮病人的血沉从平稳到加快表明病情进入活动期,长期稳定在参考范围内就说明病情得到了控制。

(七)红细胞刚性指数

正常红细胞在血液中随所受切变力的增加,变形和定向程度增加,全血表现黏度下降,硬化的红细胞则无此效应。红细胞硬化程度增加或变形能力减小,全血高切相对黏度增加。使用全血高切黏度测量红细胞变形性,较常用的指标有红细胞刚性指数。

1.参考值

男性为 7.16,女性为 7.14。

2.临床意义

红细胞刚性指数越大,表明红细胞变形性越小,是高切变率下血液黏度高的原因之一。

(八)血浆比黏度

全血黏度与水的黏度的比值。

1.参考值

1.64～1.78。

2.临床意义

增高常见于高血压、冠心病、心肌梗死、脑血栓等。

（九）红细胞压积

1.参考值

男性为 0.42～0.47,女性为 0.39～0.40。

2.临床意义

红细胞压积是指红细胞在血液中所占容积的比值,是影响血液黏度的重要因素。血液黏度随红细胞压积的增加而迅速增高,反之,则降低。

（1）增高:各种原因所致血液浓缩如大量呕吐、腹泻、大面积烧伤后有大量创面渗出液等,测定红细胞压积以了解血液浓缩程度,可作为补液量的依据。真性红细胞增多症有时可高达80%左右。继发性红细胞增多症系体内氧供应不足引起的代偿反应,如新生儿,高山居住者及慢性心肺疾患等。

（2）减少:各种贫血或血液稀释。由于贫血类型不同,红细胞计数与红细胞比积的降低不一定成比例,故可以根据红细胞比积和红细胞计数血红蛋白的量计算红细胞三种平均值,以有助于贫血的鉴别和分类。

（十）红细胞聚集指数

当机体处于疾病状态时,血浆中纤维蛋白原和球蛋白浓度增加,红细胞聚集性增强,血液流动性减弱,导致组织或器官缺血、缺氧。聚集指数是由低切黏度比高切黏度计算而来,它反映红细胞聚集性程度的客观指标,增高表示聚集性增强。用于诊断血栓性疾病。

1.参考值

1.44～3.62。

2.临床意义

红细胞聚集性增高,多见于红细胞膜的性质结构异常性疾病,可导致低切变率下血液黏度增高。血液病、免疫球蛋白的异常、急性心肌梗死、恶性黑色素瘤等都可引起聚集性增高。高血压、冠心病、肺心病、糖尿病、恶性肿瘤等红细胞聚集性也会升高。

（十一）血浆黏度

血浆黏度是影响全血黏度的重要因素之一。血浆黏度升高,全血黏度必然增高,这主要取决于血浆蛋白,尤其是纤维蛋白原、脂蛋白和球蛋白的浓度。

1.参考值

男性为 1.60～1.80,女性为 1.65～1.95。

2.临床意义

增高见于遗传性球型红细胞增多症、地中海性贫血、心肌梗死、脑血栓形成、高脂血症、高血压、糖尿病等。

（十二）红细胞变形指数（RCD）

1.参考值

0.47～0.55。

2.临床意义

临床上红细胞变形性减低主要见于一些溶血性贫血、糖尿病、高脂血症、肝硬化、肾病以及血管栓塞性疾病,如脑血管疾病、心肌梗死、冠心病、手术和创伤等。

四、血流变检验注意事项

(1)采血时间:一般在早晨空腹时采血。

(2)女性患者避开月经期。

(3)肘前静脉采血、坐位采血。

(4)采血针头内径宜大,不宜反复穿刺。

(5)使用肝素抗凝管,与标本充分混匀,避免剧烈晃动。

(6)放置时间:抗凝血样一般在室温(15~25℃)下存放,要求在采血后20分钟至4小时内做完。

(7)上机前全血标本因放置会造成红细胞沉降,所以上机前必须进行有效的混匀。自动化仪器上机前也必须先用手工混匀。

(8)离心是获得血浆标本的重要环节。离心标准是离心力2300g,离心30分钟。离心力 $RCF=11.18\times10^{-6}\times N^2\times R$。其中 11.18×10^{-6} 为常数,N为离心转数,R为离心半径。

(9)使用当地正常参考值。厂家仪器中提供的正常参考值,未必是当地医院的正常参考值。地区气候环境、饮食习惯、生活方式会形成人群间的差异,检测当地的正常参考值作为检测值的比较标准是必要的,这也是血流变学指标规范化的要求。

(10)仪器标定。实验前必须对仪器进行标定。

第七节 血栓与止血检验

一、概述

(一)血栓与止血的基本原理

生理性止血机制(包括血管壁、血小板和凝血系统)与抗凝血、纤维蛋白溶解系统处于相互制约、动态平衡状态,始终维持着血管内血流通畅。当局部血管损伤时,机体则迅速启动止血机制,在损伤处形成血凝块,出血停止;同时,抗凝血系统和纤溶系统也被激活,限制了血凝块的延伸。止血生效后,机体止血功能中止,而转向生理性的纤溶,血栓溶解,局部暂时阻塞的血管再通,血流又恢复正常。这样,机体局部受损时,既不会出血不止,也不会因止血而引发广泛性血栓形成或栓塞。

在病理情况下,止血、抗凝血或纤溶任一个或数个系统发生异常,则可因失去动态平衡而导致出血或血栓形成。止血缺陷或纤溶亢进可引起出血难止,而抗凝血和纤溶缺陷可引发高凝状态或血栓形成。

(二)开展凝血实验的意义

开展凝血实验对于临床各科的疾病诊断具有很大的意义,除了对出血性疾病的筛选与诊断外,还用于对各种血栓性疾病与血栓前状态的检查和预测;DIC的实验诊断以及对各种抗凝治疗患者的用药指导和预后估计等。

（1）所有手术前检查：外科手术、骨科手术、妇科手术等；检查患者的出凝血机能，以免术中发生危险。

（2）监测抗凝及溶栓治疗：如换瓣手术后、肝素治疗及口服抗凝剂、华法林、香豆素等，减少临床治疗出血发生率。

（3）预测血栓形成：如心肌梗死、静脉血栓等；通过检测患者血液中纤维蛋白原含量预测血栓形成，早诊断、早治疗。

（4）弥散性血管内凝血的诊断。

（5）先天性及后天性凝血因子缺乏。

（6）各类肝脏疾病。

（7）凝血酶原及纤维蛋白原缺乏所致的出血倾向。

（8）动脉粥样硬化。

（9）中医活血化瘀的诊疗研究。

总之，在血液病、糖尿病、高脂血症、心脑血管病、外科手术治疗等领域的研究、诊断与治疗方面，止血与血栓检验均有重要意义。

二、凝血四项检测

凝血四项，目的是在术前了解患者的止血功能有无缺陷，以事先有所准备，防止术中大出血而措手不及。人体的止血功能十分重要。当人意外受伤流血时，止血功能迅速发挥作用，使血液凝固堵住伤口而止血，避免血液大量丢失。当患者需要手术时，医师必须事先了解患者的止血功能，如止血功能不健全，患者术中可能会大出血以至发生手术意外甚至死亡。

血液高凝状态、凝血、出血、止血，是临床最常遇到的情况。出血性疾病的筛查与诊断、血栓前状态和血栓疾病的检查、各种抗凝药的正确应用和预后估计，都离不开对凝血状态的了解。凝血四项检查可以帮助医生准确了解这些问题。

凝血四项包括。

（1）血浆凝血酶原时间（PT）及由其衍化出的国际标准化比值（INR）。

（2）凝血酶时间（TT）。

（3）血浆纤维蛋白原（Fg）。

（4）活化部分凝血活酶时间（APTT）。

（一）血浆凝血酶原时间（PT）

PT 是在体外模拟外源性凝血的全部条件，测定血浆凝固所需的时间，用以反映外源凝血因子是否异常，是筛检止凝血功能最基本、最常用的试验之一。

1.参考值

（1）PT：成人 11～15 秒，新生儿延长 2～3 秒，早产儿延长 3～5 秒。

（2）PTR（凝血酶原时间比值）：0.85～1.15。

（3）PA（凝血酶原活动度）：70%～130%。

（4）INR（国际标准化比值）：口服抗凝剂治疗不同的疾病，需要不同的 INR。

2.临床意义

(1)PT延长:PT超过正常对照3秒以上或PTR超过参考值范围即为延长。

主要见于:

①先天性FⅡ、FV、FⅧ、FⅩ减低及纤维蛋白原缺乏(Fg<500mg/L),或无纤维蛋白原血症、异常纤维蛋白原血症。

②获得性凝血因子缺乏,如DIC、原发性纤溶亢进症、肝病阻塞性黄疸和维生素K缺乏症,血循环中抗凝物质增多等。

③香豆素治疗时,当FⅡ、FV、FⅧ、FⅩ浓度低于正常人水平40%时,PT即延长。

(2)PT缩短:见于先天性FV增多、DIC早期(高凝状态)、口服避孕药、其他血栓前状态及血栓性疾病。

(3)口服抗凝药的监测:临床上,常将INR为2～4时作为口服抗凝剂治疗时抗凝浓度的适用范围。当INR大于4.5时,如纤维蛋白原水平和血小板数仍正常,则提示抗凝过度,应减少用药。当INR低于4.5时,而同时伴有纤维蛋白原水平和(或)血小板数减低时,则可能是DIC或肝病等所致,也应减低或停止口服抗凝剂。口服抗凝剂达有效剂量时的INR值:预防深静脉血栓形成为1.5～2.5;治疗静脉血栓形成、肺栓塞、心脏瓣膜病为2.0～3.0;治疗动脉血栓栓塞、心脏机械瓣膜置换为3.0～4.5。

(二)凝血酶时间(TT)

指受检血浆中加入"标准化"的凝血酶后,血浆纤维蛋白原转化成纤维蛋白所需的时间。这是主要反映凝血共同途径纤维蛋白原转变为纤维蛋白的过程中,是否存在异常的抗凝物质的筛选试验。

1.参考值

16～18秒。

2.临床意义

(1)TT延长:超过正常对照3秒钟以上为TT延长。

①血中有肝素或类肝素等抗凝物质存在,削弱了凝血酶的作用,如肝素治疗中、系统性红斑狼疮及肝脏疾病等。

②血中纤维蛋白(原)降解产物(FDP)增多,使抗凝作用加强,如DIC等。

③低(无)纤维蛋白原血症或异常纤维蛋白原血症时,纤维蛋白原转化成纤维蛋白受阻,TT延长。

(2)TT缩短:应用较少,见于血样本中有小凝块或钙离子存在。

(三)血浆纤维蛋白原

纤维蛋白原是纤维蛋白的前体,在凝血的最后阶段,可溶性纤维蛋白原转变成不溶性纤维蛋白,使血液凝固。测定血浆纤维蛋白原有助于了解凝血机能状态。

1.别名

凝血因子I。

2.参考值

2～4g/L(200～400mg/dL)。

3.临床意义

(1)病理性增高：

①血栓前状态和血栓性疾病时，机体凝血功能增强，血浆纤维蛋白原增多，如急性心肌梗死、糖尿病、妊娠高血压综合征、动脉粥样硬化、恶性肿瘤等。

②蛋白合成增多，如结缔组织病、多发性骨髓瘤等。

③反应性增多，如急性感染、急性肾炎、烧伤、休克、大手术后等。

(2)病理性降低：

①消耗过多，导致血浆含量减少，如 DIC、先天性纤维蛋白原缺乏症、异常纤维蛋白原血症、新生儿、早产儿等。

②纤溶系统活性增强，Fg 被分解，如原发性纤溶亢进症等。

③合成减少，如重症肝炎、肝硬化等。

(四)活化部分凝血活酶时间(APTT)

指人为加入特殊物质激活内源性凝血途径，使血液凝固。这是目前判断内源性凝血因子缺乏最可靠、最常用、最敏感的筛选试验，反映血浆中凝血因子Ⅷ、Ⅸ、Ⅺ、Ⅻ水平。另外，常用 APTT 对肝素抗凝治疗进行监控。

1.参考值

25.07~35.0 秒。

2.临床意义

APTT 结果超过正常对照 10 秒钟以上即为延长。

(1)APTT 是内源性凝血因子缺乏最可靠的筛选试验，主要用于发现轻型的血友病，凝血因子Ⅷ、Ⅸ、Ⅺ、Ⅻ缺乏，凝血因子Ⅱ、Ⅴ、Ⅹ及纤维蛋白原减少，有肝素等抗凝物质存在，纤维蛋白原降解产物增多和 DIC。

(2)APTT 缩短：见于 DIC，血栓前状态及血栓性疾病。

(3)肝素治疗监控：APTT 是目前广泛应用的实验室监护指标。此时要注意 APTT 测定结果必须与肝素治疗范围的血浆浓度呈线性关系，否则不宜使用。一般在肝素治疗期间，APTT 维持在正常对照的 1.5~3.0 倍为宜。

(五)凝血项目检测注意事项

(1)采血

①采集血标本前，要确保让患者处于空腹和平静状态，情绪激动、剧烈运动和神经紧张会导致血小板数的增多，血小板、凝血和纤溶活性的增强。

②采血时，止血带不应扎得太紧或时间太长，因长时间结扎会使因子Ⅷ和组织型纤溶酶原激活物(t-PA)释放和活化。穿刺应顺利，尽量一针见血，防止组织损伤，避免外源因子进入。避免从输液管取血，以防稀释用药。

③采血量应以专用管刻度要求为准(一般为 2mL)，不宜过多或过少，影响抗凝比例。

④采血结束后应立即颠倒混匀 5~10 次，不可用力猛摇。

⑤30 分钟内将标本送往检验科，以便及时分离血浆。

(2)收集管要求。要用一次性塑料注射器和塑料试管，以减少血小板和凝血因子的活化。

标本采集后打入塑料或硅化的试管内，并且立刻塞紧盖子，否则会有 CO_2 挥发，pH 值增高，影响 APTT、PT 延长。

（3）抗凝剂选择。推荐用 3.8% 的枸橼酸钠，能有效阻止因子 V 和 VIII 降解。抗凝剂与血液的比例为 1：9。

（4）血浆的保存。取血后应立即做或及早分离血浆，最好在 2 小时内分离出来，对于当前不能做的标本，可将血浆分离分装在带塞子的塑料管内，冷冻在 -20℃ 的冰箱内，对需要存较长时间的标本冰冻存于 -80℃ 的冰箱内，冰冻的血浆融化时不能静置于室温中逐渐融化，这样会有纤维蛋白遇冷沉淀蛋白析出，应放置于 37℃ 水浴中轻轻摇动，使其迅速溶化。

（5）血凝仪状态的好坏，直接影响实验结果，故血凝仪要放在避光、透风的室内，并且要保证室内温度控制在 25℃ 左右，开机前做好准备工作，检查仪器的各个部件，看是否有异常，做好每天的保养和维护，确保仪器的正常运行。

三、其他凝血项目检查

（一）血浆 D-二聚体（D-dimer，D-D）

D-二聚体是交联纤维蛋白的特异性降解产物，只有在血栓形成后才会在血浆中增高，所以它是诊断血栓形成的重要分子标志物。测定血浆 D-二聚体可以判断纤维蛋白是否已经生成，从而为鉴别原发性和继发性纤溶亢进症提供重要依据。

1.参考值

定性试验：阴性。

定量试验：<400μg/L。

2.临床意义

（1）D-dimer 反映高凝状态以后发生的纤溶，故可用于鉴别原发性与继发性纤溶亢进。D-二聚体在原发性纤溶亢进症时正常，继发性纤溶亢进时则显著增高。见于 DIC 继发性纤溶亢进、深静脉血栓形成、肺栓塞、冠心病、慢性肾脏病等。

（2）当 D-二聚体<0.5mg/L 时，血栓形成的可能性较小，但如临床上已有明显的血栓形成所致症状与体征时，D-二聚体仍<0.5mg/L，则应考虑患者有无纤溶活性低下的可能。

（3）随年龄增高，D-二聚体有增高趋势。

（4）重症肝炎、肝硬化和慢性活动性肝炎时，D-二聚体也会升高，且与疾病的严重程度和预后相关。

（二）血小板聚集功能测定（PAgT）

血小板聚集是止血和血栓形成的首要基本条件，血小板聚集通常是指血小板与血小板之间相互黏着的能力。

1.参考值

0.627±0.161。

2.临床意义

血小板聚集是指活化黏附的血小板之间聚集成团为特征，血小板聚集功能与血小板膜上某些因子(GPⅡb/Ⅲa、Ⅰb)、纤维蛋白原及细胞外钙离子等有关。

(1)血小板聚集性增加:提示血小板活性增强,见于手术后、糖尿病、急性心肌梗死、静脉血栓形成、青紫型先天性心脏病、肺炎、高脂蛋白血症、肾移植的排斥反应、人工心脏瓣膜移植术及多发性硬化症等。口服避孕药、高脂肪食谱、吸烟等也会引起血小板聚集性增加。

(2)血小板聚集性减低:提示血小板功能障碍,见于血小板无力症、原发性及继发性血小板疾病、释放反应异常(贮藏池疾患)、血管性假性血友病、先天性低纤维蛋白原血症、迁延性及严重肝病等。使用某些药物如阿司匹林、保泰松等后,可使聚集性减低,故在本试验前应停用有关药物。

四、血栓与止血筛选检验

(一)一期止血缺陷筛选检验

一期止血缺陷是指血管壁和血小板异常引起的止血功能缺陷,主要是由于毛细血管壁通透性、脆性增加或血小板数量、功能异常所致。以皮肤、黏膜出血为主,重者可伴有内脏出血,压迫、缝合、外用止血剂或输注血小板治疗有效。一期止血缺陷常用的筛查试验包括束臂试验、出血时间(BT)测定和血小板计数(PLT)。

出血时间测定如下:

1.原理

采用出血时间测定器法。用出血时间测定器在前臂皮肤上制造一个"标准"创口,记录出血自然停止所需要的时间。此过程反映毛细血管与血小板之间的相互作用,包括血小板黏附、激活、释放和聚集等反应。

2.器材与试剂

(1)器材:血压计、消毒滤纸、蝶形胶布、出血时间测定器(弹簧刀片长6mm,深1mm)。

(2)试剂:消毒酒精。

3.操作

(1)将血压计缚于上臂,加压,成人维持在5.3kPa,儿童维持在2.6kPa。

(2)在肘窝下5cm处,选择无体毛、瘢痕、浅表血管、胎记、文身的位置,常规酒精消毒,待干。轻轻绷紧皮肤,放置出血时间测定器使之贴于皮肤表面。按出血时间测定器说明书,做一垂直或平行于肘窝皮肤皱褶的切口。

(3)启动秒表计时。

(4)每隔30秒用消毒滤纸吸去伤口流出的血液,不要碰触和挤压到伤口,直至出血自行停止;按停秒表并计时。

(5)去除血压计袖带,清洁伤口附近皮肤并在伤口贴上蝶形胶布。

4.质量保证

(1)严格无菌操作。

(2)试验前避免服用阿司匹林或其他抗血小板药物。

(3)试验时环境温度要求为22~25℃。

5.参考区间

每个实验室应定出本实验室的参考区间。

6.临床意义

(1)出血时间延长见于:血小板数量异常,如血小板减少症和血小板增多症;血小板质量缺陷,如先天性和获得性血小板病、血小板无力症等;血管性疾病,如遗传性毛细血管扩张症等;某些凝血因子缺乏,如血管性血友病、低(无)纤维蛋白原血症和 DIC 等。服用潘生丁、乙酰水杨酸等也可造成出血时间延长。

(2)出血时间缩短:见于某些严重的血栓前状态和血栓形成,如妊娠高血压综合征、心肌梗死、DIC 高凝期等。

(二)二期止血缺陷筛选检验

二期止血缺陷是指凝血障碍和血循环中抗凝物质增多所引起的止血功能缺陷,主要是由于凝血因子缺乏或体内产生病理性抗凝物质所致。以肌肉、关节出血为特点,也可有内脏、皮肤出血,血浆、凝血因子制品有效。

常选用血浆凝血酶原时间(PT)测定、活化的白陶土部分凝血活酶时间(APTT)测定,对内、外源性凝血途径进行筛查。

1.血浆凝血酶原时间测定

(1)原理:在受检的血浆中加入足量的组织凝血活酶和钙离子,测定血浆凝固所需的时间,即 PT,是外源性凝血系统的筛选试验。

(2)试剂:

①109mmol/L 枸橼酸钠溶液。

②25mmol/L $CaCl_2$ 溶液。

③组织凝血活酶浸出液(常用兔脑粉浸出液)。

(3)操作:采用手工试管法。

①109mmol/L 枸橼酸钠溶液 0.2mL,加入受检血液 1.8mL,混匀,3000r/min 离心 10 分钟,分离贫血小板血浆(PPP)。

②于小试管中加入组织凝血活酶浸出液和受检血浆各 0.1mL,置于 37℃下预热 30 秒,再加入预热的 25mmol/L $CaCl_2$ 溶液 0.2mL,混匀;同时启动秒表,不断轻轻倾斜试管,记录血浆凝固时间。重复两次取平均值。

③以同样方法做正常对照测定。

(4)质量保证:

①采血要顺利,抗凝剂与血液的比例为 1:9。

②采血后 1 小时内检测完毕,4℃冰箱内保存不超过 4 小时。

③水浴温度要控制在(37±0.5)℃。

④HCT 小于 0.2 或大于 0.5 时,抗凝剂浓度要做适当调整,使抗凝剂终浓度为 10.9~12.9mmol/L。

⑤每一批组织凝血活酶的活性不尽相同,测定条件也有所调整,因此必须做正常对照,并标明国际灵敏度指数(ISI)。ISI 是所用组织凝血活酶与已知国际标准品或经国际标准品标定过的参比品相比较得出的一个参数。ISI 值越低,表示组织凝血活酶的活性越高。

(5)参考区间:①PT:11~15 秒,患者 PT 超过正常对照 3 秒以上才有意义。②PT 比值(PTR):PTR=患者 PT/正常对照 PT,PTR 一般为 0.85~1.15。③国际标准化比值(INR):INR=PTR^{ISI},INR 一般为 0.8~1.5。前两种报告方式偏差较大,对于临床指导口服抗凝药物治疗有一定危险性,所以报告 PT 值时,一定要报告 INR 值。

(6)临床意义:本试验是检测外源性凝血系统凝血因子有无缺乏的试验。

①PT 延长:见于:a.外源性凝血系统的先天性因子Ⅶ、Ⅴ、Ⅹ及Ⅱ缺乏及减低或无纤维蛋白原血症(均很少见);b.获得性外源凝血系统因子缺乏,如肝脏疾病、DIC、维生素 K 缺乏症、原发性纤溶亢进症;c.血循环中抗凝物质增多。

②PT 缩短:见于口服避孕药、血栓前状态和血栓性疾病。

2.活化的白陶土部分凝血活酶时间测定

(1)原理:以脑磷脂(部分凝血活酶)代替血小板第 3 因子(PF$_3$),以白陶土激活因子Ⅻ和因子Ⅺ,在钙离子的参与下,测定 PPP 凝固所需时间即为活化的白陶土部分凝血活酶时间(APTT)。

(2)试剂:

①109mmol/L 枸橼酸钠溶液。

②25mmol/L CaCl$_2$ 溶液。

③4%白陶土-脑磷脂悬液。

(3)操作:采用手工试管法。

①109mmol/L 枸橼酸钠溶液 0.2mL,加入受检血液 1.8mL,混匀,3000r/min 离心 10 分钟,分离贫血小板血浆。

②于小试管中加入受检血浆和 4%白陶土-脑磷脂悬液各 0.1mL,置于 37℃预热 3 分钟,再加入预热的 25mmol/L CaCl$_2$ 溶液 0.1mL,混匀;同时启动秒表,不断轻轻倾斜试管,记录血浆凝固时间。重复两次取平均值。

③以同样方法做正常对照测定。

(4)质量保证

①采血要顺利,抗凝剂与血液的比例为 1∶9。

②采血后应尽快在 2 小时内检测完毕,否则凝固时间有缩短的倾向。

③水浴温度要控制在(37±0.5)℃。

④血浆应尽可能除去血小板,离心后血浆血小板计数应小于 20×10^9/L。

(5)参考区间:(37±3.3)秒,患者 APTT 超过正常对照 10 秒以上有意义。

(6)临床意义:本试验是检测内源性凝血系统凝血因子有无缺乏的试验。

①APTT 时间延长:见于:a.内源性凝血途径的因子Ⅷ、Ⅸ、Ⅺ缺乏(血友病 A、B 和因子Ⅺ缺乏症);b.严重的因子Ⅴ和Ⅹ、纤维蛋白原、凝血酶原缺乏症;c.血循环中病理性抗凝物质增多,如抗因子Ⅷ抗体、肝素样抗凝物质、狼疮样抗凝物质增多等。

②APTT 缩短:见于 DIC、血栓前状态和血栓性疾病。

二期止血试验的临床应用:a.PT 正常,APTT 延长:多数是由于内源性凝血途径的凝血因子缺陷所致的出血性疾病,如血友病和获得性因子Ⅷ、Ⅸ、Ⅺ缺乏症。b.PT 延长,APTT 正常:

多数是由于外源性凝血途径的凝血因子缺陷所致的出血性疾病,如遗传性和获得性因子Ⅶ缺乏症。c.PT和APTT延长:多数是由共同凝血途径的凝血因子缺陷所致的出血性疾病,如遗传性和获得性因子Ⅴ、Ⅹ和纤维蛋白原及凝血酶原缺陷症,但更多的还是存在血液凝固调节机制的异常。d.PT和APTT正常:各种血栓止血改变处在代偿阶段,若临床表现为较明显的延迟性出血,见于遗传性和获得性因子Ⅷ缺陷症。

(三)纤溶活性增强检验

纤溶活性增强检验包括血浆纤维蛋白原测定、优球蛋白溶解时间(ELT)测定、纤维蛋白(原)降解产物测定和血浆D-二聚体测定。

1.血浆纤维蛋白原测定

(1)原理

①von Clauss法:凝血酶作用于受检血浆中的Fg,使其发生凝固,测定凝固时间。血浆纤维蛋白原的量和凝固时间呈负相关,将检测结果与参比血浆制成的标准曲线对比可得Fg含量(方法略)。

②双缩脲法:用12.5%的亚硫酸钠溶液将血浆中的Fg沉淀分离,Fg的肽键在碱性溶液中与双缩脲试剂中的铜离子反应显色,其深浅与受检血浆中Fg的含量成正比。

(2)试剂

①12.5%的亚硫酸钠溶液。

②双缩脲试剂:23% NaOH溶液180mL,加1%的$CuSO_4$溶液60mL。

③3%蛋白质标准液。

(3)操作

①抽取3mL肝素或EDTA抗凝的静脉血。

②将受检血浆0.5mL与12.5%的亚硫酸钠溶液9.5mL置于37℃水浴中10分钟,离心后弃上清液,再加入12.5%的亚硫酸钠溶液5mL,捣碎沉淀物,离心后弃上清液,倒置后用滤纸吸干液体。

③混匀沉淀物加入4mL双缩脲试剂(T管),充分混匀。同时取3%蛋白质标准液0.05mL,加入0.9%的生理盐水1mL、双缩脲试剂4mL(S管),充分混匀。再另取一管加入0.9%的生理盐水1mL、双缩脲试剂4mL(B管),充分混匀。

④置于37℃水浴中15分钟后于540nm波长处以B管调零,读取T管及S管的吸光度值(A)。

⑤Fg=A(T)/A(S)×0.3×10。

(4)质量保证

①溶血标本不宜用此方法测定。

②12.5%的亚硫酸钠溶液浓度配制要准确,不宜放置过久。

(5)参考区间:2~4g/L。

(6)临床意义

①纤维蛋白原增高(>4g/L):见于纤溶活性减低,如应激状态、妊娠后期、急性感染、灼

伤、急性心肌梗死、休克、糖尿病、自身免疫性疾病、多发性骨髓瘤、急性肾炎、尿毒症及某些恶性肿瘤等。

②纤维蛋白原减低（<1.5g/L）：见于纤溶亢进，如 DIC、原发性纤溶亢进、重症肝炎和溶栓治疗。

2.优球蛋白溶解时间测定

(1)原理：优球蛋白包括纤维蛋白原、纤溶酶原及纤溶酶原激活物，但不含有纤溶酶抑制物。在 pH 值为 4.5 时分离出优球蛋白后加钙或凝血酶使其凝固，测定凝块完全溶解的时间。

(2)试剂

①109mmol/L 枸橼酸钠溶液。

②25mmol/L CaCl$_2$ 溶液。

③凝血酶溶液(2U/mL)。

④10g/L 醋酸溶液。

⑤硼酸盐缓冲液(pH=9.0)：取氯化钠 9g，硼酸钠 1g，加蒸馏水至 100mL。

(3)操作

①快速分离枸橼酸钠抗凝血浆。

②取尖底试管 1 支，加蒸馏水 7.5mL 和 10g/L 醋酸溶液 0.12mL，使 pH 值为 4.5，置于冰浴中。

③取血浆 0.5mL 加到上述离心管中，混匀，继续冰浴 10 分钟，使优球蛋白充分析出。

④3000r/min 离心 5 分钟，弃去上清液，倒置离心管于滤纸上，吸去残余液体，沉淀即为优球蛋白。

⑤加硼酸盐 0.5mL 于沉淀中，37℃水浴，轻轻搅拌至沉淀完全溶解。

⑥加 25mmol/L CaCl$_2$ 溶液或 2U/mL 凝血酶溶液 0.5mL，凝固时开始计时。置于 37℃水浴中观察凝块完全溶解不见絮状物为止，所需时间即 ELT。

(4)质量保证

①采血要顺利。

②采血前避免过度活动和进食油脂性食物。

③观察完全溶解标本要以不见絮状物为准。

(5)参考区间：加钙法：(129.8±41.1)分钟。加凝血酶法：(157.5±59.1)分钟。

(6)临床意义

①ELT 缩短(<70 分钟)，表明纤溶活性增强，见于原发性或继发性纤溶亢进症、手术、应激状态、创伤、休克、恶性肿瘤广泛转移、前置胎盘、羊水栓塞、晚期肝硬化等，但在纤溶活性极度增强时（如 DIC 晚期），由于纤溶酶原严重被消耗，本试验可呈阴性。

②ELT 延长，表明纤溶活性降低，见于血栓前状态、血栓形成性疾病和应用抗栓治疗等。

3.纤维蛋白(原)降解产物测定

(1)原理：胶乳凝集法：以抗纤维蛋白(原)降解产物特异性抗体标记胶乳颗粒，后者与待测标本(血浆、血清或尿)混合，当样本中的 FDP 大于一定浓度时，标记的胶乳颗粒发生凝集，呈阳性反应。

（2）器材与试剂

①离心机、试管等。

②FDP胶乳凝集测定试剂盒：胶乳试剂1瓶，缓冲液1瓶，阳性对照1瓶，阴性对照1瓶，胶乳反应板1块。

（3）操作

①常规分离血清（血浆）。

②取FDP胶乳试剂20μL，置于胶乳反应板的圆圈内，再加入20μL受检血清（血浆），混匀后轻轻摇动3～5分钟。

③出现明显均匀凝集颗粒者为阳性，无凝集颗粒者为阴性。

④如果呈阳性，可将血清（血浆）倍比稀释后再测，以发生凝集反应的最高稀释度为反应终点。本法最大敏感度为5μL，所以受检血清（血浆）的FDP＝5μL×最高稀释倍数。

（4）质量保证

①测定温度高于20℃。低温时应延长1～2分钟观察结果。

②试剂应于2～8℃保存，测试前从冰箱取出并平衡到室温。

（5）参考区间：血清FDP含量＜10mg/L（阴性）；血浆FDP含量＜5mg/L（阴性）；尿FDP含量＜10mg/L（阴性）。

（6）临床意义：FDP主要反映是否存在纤溶亢进。

①FDP轻度增高（10～40mg/L）：见于深静脉血栓形成、急性心肌梗死、严重肺炎、恶性肿瘤、肝脏及肾脏疾病、大手术后及休克等。

②FDP明显增高（＞40mg/L）：见于DIC、原发性纤溶亢进或链激酶进行溶栓治疗等。

③尿FDP增高：见于器官移植的排斥反应、肾小球肾炎等。

4.血浆D-二聚体测定

（1）原理：胶乳凝集法：以抗D-二聚体特异性抗体标记胶乳颗粒，后者与待测血浆混合，当待测血浆中的D-二聚体含量大于0.5mg/L时，标记的胶乳颗粒发生凝集，呈阳性反应，根据标本的稀释度，可换算出血浆中D-二聚体的含量。

（2）参考区间：正常人的含量低于0.3mg/L。

（3）临床意义：D-二聚体增高是诊断DIC的重要依据；在患有深静脉血栓、心肌梗死、肺栓塞、重症肝炎等血栓性疾病时也增高。

原发性纤溶时D-二聚体不增高，因此血浆D-二聚体检测是鉴别原发性纤溶和继发性纤溶（如DIC）的重要指标。

五、出、凝血性疾病

（一）过敏性紫癜

1.概述

过敏性紫癜是一种较常见的微血管变态反应性出血性疾病，20岁前发病者占80%以上，男性略高于女性,发生于 10 岁以内儿童时又称许兰-亨诺综合征(SHS)。该病特点是血小板不减少性紫癜,发病前 1～3 周往往有低热、咽痛、上呼吸道感染史,常伴腹痛及关节症状,常呈自限性,大多于 1～2 个月内自行缓解,95％以上的患者预后良好,但少数患者可转为慢性。

与本病发生相关的因素有:①感染:细菌、病毒和寄生虫感染等。细菌感染以 β-溶血性链球菌感染比较常见,病毒感染如风疹、水痘、流行性腮腺炎等,寄生虫感染以蛔虫感染多见,其次有钩虫、血吸虫、阴道滴虫等。②食物过敏:主要为由动物性蛋白质引起的过敏反应,如鱼、虾、蟹、蛋、奶等。③药物过敏:某些抗生素、解热镇痛药、抗结核药物等。④其他:如花粉吸入、昆虫叮咬、疫苗注射和寒冷刺激等所致的过敏。

上述过敏原通过以下两种变态反应引起血管病变。①速发型变态反应:过敏原使致敏的肥大细胞释放组胺和白三烯等生物活性物质,使毛细血管扩张或通透性增高。②抗原抗体复合物:过敏原刺激机体产生抗体,抗体与抗原结合后形成抗原抗体复合物,沉积于毛细血管壁激活补体,引起血管炎症性反应。

本病的临床表现多样,大部分以皮肤紫癜为首发症状,少部分以腹痛、关节炎或肾脏症状首先出现。典型表现分为 5 型:①单纯性紫癜:表现为皮肤淤点,好发生于下肢、大关节附近及臀部,紫癜常呈对称分布,分批出现,大小不等,颜色深浅不一,可融合成片,一般在数日内逐渐消退,但可反复发作。②关节型:多发生在膝、踝、肘、腕等关节,关节呈游走性红、肿、热、痛,可有渗出,但不留后遗症。关节症状明显者又称 Schonlein purpura。③腹型:约 2/3 患者可出现腹痛,同时伴有呕吐、呕血或便血。④肾型:一般于紫癜 2～4 周出现肉眼血尿或镜下血尿、蛋白尿和管型尿,表现为局灶性、阶段性和增殖性肾炎。预后差及死亡的患者大多为慢性紫癜肾患者。⑤混合型:上述两型或两型以上同时出现。

2.实验室检查

本病实验室检查可有以下方面的异常,但缺乏特异性:发作时外周血白细胞、嗜酸性粒细胞可增加;束臂试验阳性;血沉加快;血清 IgA 和 IgG 常增高;有肾损害时,可见血尿及蛋白尿;血管免疫荧光检查可见 IgA 或 C3 沉积,对确诊此病较有价值。血小板计数、骨髓象、凝血和纤溶试验均正常。

3.诊断与鉴别诊断

诊断以临床表现有皮肤出现紫癜,尤其是下肢、大关节附近呈对称分布、大小不等的丘疹样紫癜为主;发病前数天常有发热、咽痛等先驱症状或过敏史;病变部位血管周围有 IgA 或 C3 沉积是最具特异性的诊断指标;除束臂试验阳性外,其他止凝血障碍试验检查均正常。

需要与特发性血小板减少性紫癜、风湿性关节炎、肾小球肾炎、系统性红斑狼疮和外科急腹症等鉴别。

(二)血管性血友病

1.概述

血管性血友病(vWD)是一种由于血管性血友病因子(vWF)缺陷所致的出血性疾病,是临床上仅次于血友病 A 的另一组常见遗传性出血性疾病。vWF 是血管内皮细胞和骨髓巨核细胞合成的一种多聚糖蛋白,由第 12 号染色体的短臂编码。vWF 的质或量异常都将导致患者出现出血性疾病。vWF 作为凝血因子Ⅷ的载体蛋白,起到稳定和保护凝血因子Ⅷ的作用,参与二期止血过程,当 vWF 缺陷时常伴有凝血因子Ⅷ的降低。vWF 也是血小板表面糖蛋白(GPⅠb)的受体,介导血小板与血管内皮细胞下胶原组织的黏附,参与一期止血过程。

根据遗传方式、实验室检查及临床表现,vWD 可分为 3 型。①Ⅰ型占 75%,为 vWF 合成减少,血浆 vWF 多聚物形态、分布正常,常染色体显性遗传,临床出血倾向较轻,部分可无症状。②Ⅱ型为 vWF 结构与功能的异常,占 20%~30%,多为常染色体显性遗传。根据遗传特点及 vWF 多聚物结构不同,又可分为ⅡA(患者血浆中缺乏 vWF 大、中分子质量多聚物)、ⅡB(血浆中缺乏 vWF 大分子质量多聚物)、ⅡM(卫星带型异常)和ⅡN(血浆 vWF:Ag、vWF 多聚物结构及分布均正常)4 种亚型。③Ⅲ型又称重型 vWD,常为染色体隐性遗传,临床出血表现严重,患者有自幼出血史,可出现自发性关节、肌肉血肿。

2.实验室检查

(1)出血时间的测定:出血时间延长是诊断 vWD 的重要指标之一。Ⅲ型和大部分Ⅱ型出血时间均明显延长。少数出血时间正常的患者阿司匹林耐量试验可为阳性(小儿慎用)。

(2)vWF:Ag 测定:vWF:Ag 测定也是诊断 vWD 的重要指标。多数患者 vWF:Ag 降低,少数 vWF 结构异常的患者可正常。

(3)瑞斯托霉素诱导的血小板聚集试验(RIPA):RIPA 是检测 vWF 活性较为敏感的筛选试验。大部分患者聚集率降低(但对其他诱聚剂聚集率正常),约 30% 的Ⅰ型患者可正常。

(4)APTT 和因子Ⅷ促凝活性(Ⅷ:C)测定:多数患者 APTT 延长,Ⅷ:C 可呈不同程度降低,一般为 10%~40%,重型患者可严重降低(1%~5%)。

(5)血小板黏附试验:部分患者血小板黏附率降低。

3.诊断与鉴别诊断

有出血的临床表现,但部分患者仅在手术中或外伤后出血,部分患者有家族史。血小板正常、出血时间延长、血小板对瑞斯托霉素诱聚剂聚集率降低、APTT 延长(部分患者正常)、血小板黏附率降低、vWF 含量减少或结构异常。

需要与血小板无力症和血友病鉴别。血小板无力症 vWF 含量正常,对多种诱聚剂无反应。血友病 vWF 正常,血小板聚集与黏附功能检测正常。

(三)特发性血小板减少性紫癜

1.概述

特发性血小板减少性紫癜(ITP)是一种因获得性免疫异常使血小板破坏过多所致的自身免疫性出血性疾病。临床表现为广泛皮肤、黏膜或内脏出血,严重者(血小板数小于 $10×10^9/L$)可因颅内出血而危及生命。按照病程长短分为急性 ITP 和慢性 ITP,儿童 ITP 多呈急性发作,通常于病毒感染或免疫接种 2~3 周后发病,具有自限性。成人患者通常呈慢性型,多见于青壮年,以女性多见,起病隐匿,病程迁延。

ITP 的病因迄今未明,目前认为与某些细菌或病毒感染、免疫因素、脾功能亢进等因素有关。50%~70% ITP 患者的血浆和血小板表面可检测到抗血小板膜糖蛋白特异性自身抗体。这类抗体主要是 IgG 型,还有少数 IgM、IgA 型和 C3、C4 补体型。目前认为患者体内的自身抗体与血小板抗原结合,导致由自身抗体致敏的血小板被单核-吞噬细胞系统过度吞噬破坏是 ITP 发病的主要机制之一。自身抗体也可以和骨髓中的巨核细胞结合,导致巨核细胞成熟障碍,血小板生成减少。

2.实验室检查

(1)一般检验:血小板计数低于 $100×10^9/L$;血小板平均体积(MPV)及血小板分布宽度(PDW)增高,可见巨大血小板。出血严重者可有贫血。

(2)血小板特殊检验:血小板寿命缩短,血小板表面相关抗体呈阳性,部分患者血小板聚集能力下降,血小板第 4 因子释放下降。

(3)骨髓检查:骨髓检查对 ITP 的诊断有支持诊断的价值,但不能确诊。骨髓增生活跃或明显活跃,50%以上患者可有巨核细胞增多伴成熟障碍,幼巨核细胞和颗粒型巨核细胞增多,而产板型巨核细胞减少,但也有一部分巨核细胞并不增多。

3.诊断与鉴别诊断

目前 ITP 的诊断仍只是排除性诊断,主要依靠病史、临床表现、实验室检查和对其他原因引起的血小板减少症的排除。血小板减少、血小板寿命缩短是 ITP 的主要诊断指标。

我国诊断 ITP 必须符合以下条件:①多次检查血小板减少;②脾不肿大或仅轻度肿大;③骨髓巨核细胞增多或正常,伴成熟障碍;④符合泼尼松治疗有效、脾切除治疗有效、血小板寿命缩短和血小板表面相关抗体阳性四项试验中的一项;⑤排除继发性血小板减少症。

(四)血栓性血小板减少性紫癜

1.概述

血栓性血小板减少性紫癜(TTP)是一种严重的微血管血栓-出血综合征。多数 TTP 患者起病急骤,病情凶险,死亡率较高。本病可发生于任何年龄,但以 15～50 岁较多,尤以青壮年女性多见。临床表现主要有:①出血:96%的患者可以发生,表现为皮肤黏膜或内脏、视网膜等部位出血。②微血管病性溶血:发生率约为 42%,微循环中出现广泛血小板血栓(透明血栓)栓塞。③发热:98%的患者可出现发热,可能与溶血产物的释放、下丘脑体温调节功能紊乱、继发感染等因素有关。④神经系统症状:92%的患者可出现意识障碍、失语、非特异性头痛等神经系统症状,其严重程度决定了本病的预后。⑤肾脏病变:由于肾小球毛细血管及小动脉微血栓形成,84%的患者可出现蛋白尿、镜下血尿、管型尿。⑥其他:腹痛,肝、脾肿大,但心脏损害较少见。血小板减少性紫癜、微血管病性溶血、中枢神经系统症状、发热以及肾脏损害为 TTP 五联征,仅有前三大特征的称为三联征。发病可能与小血管内皮损伤和(或)功能障碍、超大 vWF 多聚体(UL-vWF)增多导致血小板聚集、血管性血友病因子裂解酶(vWF-cp)活性减低有关。

2.实验室检查

(1)血象检查:血小板明显降低,常在 $(10～50)×10^9/L$;红细胞(RBC)及血红蛋白(Hb)降低,1/3 患者 Hb 小于 $50g/L$;网织红细胞增高;周围血涂片检查可见破碎红细胞(>3%)。

(2)溶血指标:游离血红蛋白增加,间接胆红素增高,结合珠蛋白降低提示血管内溶血。

(3)骨髓检查:骨髓红系增生明显活跃,巨核细胞增多或正常,常伴成熟障碍的表现。

(4)尿常规检查:出现肾脏损害可见蛋白尿、血尿、管型尿。

(5)凝血功能检查:PT 和 APTT 多正常,TT 半数延长。

(6)vWF-cp 活性:近年来研究显示 TTP 患者 vWF-cp 活性显著降低。

3.诊断

多数学者认为根据三联征即血小板减少、微血管病性溶血和神经精神症状可以诊断,但也有认为必须具备五联征,即三联征加发热和肾脏损害方可诊断。

Cuttorman 诊断标准,两个主要指标加上一个次要指标诊断可以成立。

主要指标:①血小板小于 $100×10^9/L$。②微血管病性溶血:外周血片可见破碎红细胞。

次要指标:①发热:体温超过 38℃。②特征性的神经系统症状。③肾脏损害:肌酐(Cr)＞177μmmol/L 或尿常规发现血尿、蛋白尿、管型尿。

(五)血友病

1.概述

血友病是一种由于因子Ⅷ/Ⅸ基因突变所引起的一组 X 连锁隐性遗传性出血性疾病。其临床上分为血友病 A(血友病甲、凝血因子Ⅷ缺陷症)和血友病 B(血友病乙、凝血因子Ⅸ缺陷症)两型,分别因凝血因子Ⅷ(遗传基因位于 X q28)和凝血因子Ⅸ(遗传基因位于 X q27)基因突变所致。在男性人群中,血友病 A 的发病率约为 1/5000,血友病 B 的发病率约为 1/25000。所有血友病男性患者中,血友病 A 占 80%～85%,血友病 B 占 15%～20%,女性血友病患者极其罕见。但近 1/3 血友病患者没有阳性家族史,是由于自发性基因突变导致的。

患者往往自幼发病。临床上,血友病以关节、肌肉、内脏和深部组织自发性或轻微外伤后出血难止为特征,关节出血是血友病最常见且具有特征性的出血表现,也是血友病患者致残的主要原因。临床分型:①亚临床型:因子Ⅷ/Ⅸ活性为 25%～45%,仅严重创伤或手术后出血。②轻型:因子Ⅷ/Ⅸ活性为 5%～25%,手术或外伤可致非正常出血,无关节畸形。③中型:因子Ⅷ/Ⅸ活性为 2%～5%,小手术或外伤后可有严重出血,偶有自发性出血,关节畸形少。④重型:因子Ⅷ/Ⅸ活性小于 2%,肌肉或关节自发性出血,血肿,关节畸变。

2.实验室检查

PT、TT、BT、Fg、血小板计数、血小板聚集试验(PAgT)均正常。

(1)筛选实验:APTT 延长,可检出因子Ⅷ/Ⅸ活性小于 25%的轻型患者。

(2)确诊实验:FⅧ：C 测定和因子Ⅸ活性(FⅨ：C)测定可以分别确诊血友病 A 和血友病 B,并对血友病进行临床分型。

(3)基因诊断:进一步研究可采用 PCR 等分子生物学方法直接测定致病基因的缺陷,也可利用致病基因内外的限制性片段长度多态性(RFLP)作为特异分子遗传标志物,通过家系成员间的连锁关系确定血友病基因的遗传情况,进行 DNA 多态性分析的遗传学诊断。

3.诊断与鉴别诊断

诊断:①男性患者(女性纯合子型极少见),有或无家族史,有家族史者符合 X 连锁隐性遗传规律;②有关节腔、肌肉、深部组织出血,创伤或手术后异常出血史,严重者可见关节畸形;③因子Ⅷ/Ⅸ活性减低,vWF 无明显减少。

需要与血管性假血友病(vWD)、因子Ⅺ缺乏症(常染色体隐性遗传,两性均可发病,出血部位多以黏膜为主,包括鼻出血、月经过多、血尿;实验室检查血浆因子Ⅺ减低)、抗因子Ⅷ自身抗体引起的出血进行鉴别。

（六）肝脏疾病引起凝血障碍

1.概述

肝脏疾病常并发凝血障碍,临床上可有不同程度的出血表现,肝功能损害越重,出血及凝血障碍越明显。Deutsch 认为至少有 85％的肝病患者可有一项或数项凝血试验出现异常。肝脏疾病引起出血及凝血障碍的原因比较复杂,多数学者认为与以下四种因素有关。①凝血因子的生成减少:肝脏能合成几乎所有的凝血因子,当肝脏损伤时,凝血因子的合成减少,导致凝血障碍。②凝血因子的消耗增加:严重肝病(暴发性肝炎、肝坏死、肝硬化及晚期肝癌等)常并发 DIC 或原发性纤维蛋白溶解,导致大量凝血因子和血小板被消耗,使其水平进一步减低。③血小板减少及功能异常:肝炎病毒可损伤骨髓造血干细胞,肝病产生的免疫复合物也可抑制血小板生成和活化,使其黏附、聚集功能减低;肝硬化伴脾功能亢进时也可使血小板减少。④循环中抗凝物质增多:肝脏病变时,合成肝素酶和抗凝血酶Ⅲ的能力减低,血液中类肝素样物质和抗凝血活酶样抗凝物质因不能及时清除而增多,如肝脏并发 DIC 时,血液中 FDP 增高(碎片 X 和 Y 有抗凝血酶作用;碎片 D 可抑制纤维蛋白单体聚合;碎片 E 可抑制凝血活酶的形成及凝血酶-纤维蛋白原反应;碎片 D、E 可抑制血小板黏附、聚集和释放功能)。

2.实验室检查

PT、APTT、TT 均可延长;因子Ⅶ和凝血酶原减低先于肝功能异常,可以作为早期肝病的诊断指标;Fg 和因子Ⅴ减低或因子Ⅷ、vWF 增高提示严重肝病;异常凝血酶原增高是诊断原发性肝癌的参考指标之一。肝病时常有多个凝血因子的异常,但不一定发生临床出血。

3.诊断与鉴别诊断

存在肝脏疾病的相关指标及出血表现,结合 PT、APTT 延长即可诊断。应与循环抗凝物质增多和 DIC 晚期鉴别。

（七）依赖维生素 K 凝血因子缺乏症

1.概述

由于维生素 K 缺乏,引起因子Ⅱ、Ⅶ、Ⅸ、Ⅹ羧化过程受阻,而发生凝血障碍和自发性出血。维生素 K 是一种脂溶性维生素,由饮食摄取或肠道正常细菌合成,维生素 K 缺乏常见的原因有:①摄入不足:本病多发生在纯母乳喂养儿。婴儿母乳中维生素 K 含量很少,约 $15\mu g/L$,仅为牛奶的四分之一。因谷物中维生素 K 含量低,母乳加米粥喂养也易发生本病。②肠道吸收不良:见于栓塞性黄疸和胆汁流失过多导致的胆盐缺乏性维生素 K 吸收不良、肠道感染、肿瘤引起的吸收障碍以及长期口服石蜡油等润滑剂而致维生素 K 丢失过多等。③肠道合成减少:肠道内的正常菌群可合成维生素 K,长期用抗生素可导致细菌合成维生素 K 减少。④口服抗凝剂:香豆素衍生物(如华法林、醋硝香豆素等)通过抑制羧基化酶的活性产生维生素 K 拮抗剂的作用,使维生素 K 依赖因子的合成减少。

2.实验室检查

PT、APTT 延长;凝血酶原和因子Ⅱ、Ⅶ、Ⅸ、Ⅹ含量减低有助于明确诊断。

3.诊断

有干扰维生素 K 吸收的基础疾病和口服抑制干扰维生素 K 作用的口服抗凝剂史,结合 PT 和 APTT 延长易于诊断;有条件的可以直接检测血浆维生素 K 水平。

(八)原发性纤溶亢进症

1.概述

原发性纤溶亢进症是由于血液循环中纤溶酶原(PLG)激活物增高导致纤溶酶(PL)水平和活性增高而引起的以出血为主要症状的综合征。主要表现为穿刺部位或手术创面的渗血难止,皮肤出现大片淤斑,严重者可有内脏出血。其病因和发病机制与继发性纤溶(如 DIC)有相似之处:由于某些先天性或后天获得性因素,使纤溶酶形成过多或纤溶系统的抑制物缺乏而使得纤溶系统活性增强,造成以低纤维蛋白原血症为主的低凝状态,引起出血。主要见于:①外科手术或恶性肿瘤播散时释放 t-PA,某些药物如类固醇激素也可增加 t-PA 和(或)尿激酶型纤溶酶原激活物(u-PA)的释放;②严重肝脏疾病、某些感染等导致纤溶抑制物减少或活性降低。

2.实验室检查

(1)血小板计数和功能基本正常。

(2)APTT、PT、TT 可延长。

(3)Fg 含量明显降低,ELT 明显缩短,血、尿 FDP 明显增高。

(4)血浆 PLG 活性减低,PL 活性增高;t-PA、u-PA 活性增高;硫酸鱼精蛋白副凝固试验呈阴性。

(5)纤维蛋白肽 A(FPA)增高,D-二聚体多正常。

3.诊断与鉴别诊断

原发性纤溶亢进症尚无国际通用的诊断标准,确诊需要依据病因、临床表现和实验室检查。一般需存在易诱发原发性纤溶的基础病变,如肝、肾疾病,肿瘤,中暑,冻伤,感染等,有出血的临床表现,Fg≤1.5g/L,ELT 明显缩短,D-二聚体不增高等。

需要与继发性纤溶(如 DIC,D-二聚体明显增高)和血栓性血小板减少性紫癜鉴别。

(九)弥散性血管内凝血

1.概述

弥散性血管内凝血(DIC)是不同病因导致局部损害而出现以血管内凝血为特征的一种继发性综合征,它既可由微血管体系受损所致,又可导致微血管体系受损,严重损伤可导致多脏器功能衰竭。

目前认为,DIC 并不是一种独立的疾病,而是多种基础性疾病病理过程中的一个环节。引起 DIC 的基础性疾病主要有感染性疾病(占 25%～40%)、组织损伤(占 6%～23%)、产科意外(占 5%～12%)、恶性肿瘤(占 7%～27%)、肝病(占 5%～12%)、其他(如外科手术及创伤、白血病等,占 10%～26%)。各种基础疾病引发的 DIC 发病机制虽不尽相同,但一般认为在内毒素、革兰阳性细菌感染、抗原抗体复合物、血管炎性病变等致病因素作用下,激活机体单核-巨噬细胞和血管内皮细胞等表达释放组织因子,启动外源性凝血系统,内皮细胞受损后,由活性因子Ⅻ启动内源性凝血系统,抗凝调节系统(抗凝血酶、蛋白 C 系统及组织因子途径抑制物)存在某种缺陷,三者共同作用导致凝血功能失衡,凝血酶过度形成,从而在毛细血管和小血管内形成广泛的微血栓。若同时存在纤溶系统(纤溶酶原激活抑制剂-1 或组织型纤溶酶原激活物)的某种缺陷,将进一步导致广泛的血管内纤维蛋白沉积。与此同时,凝血过程消耗大量的凝血因子(包括纤维蛋白原)和血小板,并激活了纤维蛋白溶解系统,引起继发性纤维蛋白溶解亢进,从而导致广泛出血、微循环障碍和休克等一系列临床表现。除原发病的表现外,DIC的表现有广泛出血、循环衰竭、微血栓栓塞、微血管病性溶血,发生的概率分别为 $80\%\sim90\%$、$50\%\sim60\%$、$45\%\sim50\%$、$7\%\sim23\%$。临床上 DIC 通常是指已出现了出血和(或)多个器官功能障碍的继发性纤溶期,即显性 DIC,预后凶险且死亡率极高,故国外又称"Death Is Coming"。因此及时和准确诊断 DIC 非常重要。

2.实验室检查

PT、APTT、TT 均延长,但在 DIC 早期可在正常范围内;PLT 减低;Fg 明显减低<(1.5g/L),但也有少数因代偿过度而大于 4.0g/L;血浆硫酸鱼精蛋白副凝固试验(3P 试验)在失代偿期为阳性;ELT 缩短,常小于 70 分钟;血及尿 FDP 增高。

PT 延长、PLT 减低、Fg 减低为 DIC 的基本试验,而 3P 试验则用于 DIC 的确诊。此外,还有一些特殊检测项目,如血小板活化指标(PF_4、TXB_2、P-选择素、β-TG);纤溶亢进指标,如可溶性纤维蛋白单体(SFMC)、纤溶酶-抗纤溶酶(PAP)复合物增高。

3.诊断

DIC 的诊断主要依靠临床结合实验室检查。一般诊断标准如下。

(1)存在易于引起 DIC 的基础疾病,如感染、恶性肿瘤、病理产科、大型手术及创伤等。

(2)有下列两项以上临床表现:①多发性出血倾向;②不易以原发病解释的微循环衰竭或休克;③多发性微血管栓塞症状、体征,如皮肤、皮下、黏膜栓塞坏死及早期出现的肾、肺、脑等脏器功能不全;④抗凝治疗有效。

(3)实验室检查符合下列标准,同时有下列三项以上异常。①血小板<100×10^9/L 或呈进行性下降(肝病或白血病时,≤50×10^9/L);有两项以上血小板活化产物增高(PF_4、TXB_2、P-选择素、β-TG);②纤维蛋白原<1.5g/L,或呈进行性下降,或>4.0g/L(恶性肿瘤或白血病<1.8g/L,肝病<1.0g/L);③3P 试验阳性或血浆 FDP>20mg/L(肝病>40mg/L),或血浆 D-二聚体水平较正常增高 4 倍以上;④PT 缩短或延长 4 秒以上,或呈动态变化(肝病>40mg/L);APTT 延长或缩短 10 秒以上;⑤纤溶酶原含量和活性减低;⑥抗凝血酶活性和含量减低(<60.%);⑦因子Ⅷ活性小于 50%(肝病必备)。

疑难或特殊病例下列两项异常:①PAP 复合物增高(>1μg/L);②血浆组织因子增高,组织因子途径抑制物(TFPI)水平减低;③血浆凝血酶碎片(F1+2)增高,凝血酶-抗凝血酶复合物(TAT)增高;④SFMC 试验阳性,血或尿纤维蛋白肽 A(FPA)增高。

(十)血栓前状态

1.概述

血栓前状态(PTS)既往称血液高凝状态(HCS),是指多因素引起的止血、凝血、抗凝和纤溶功能失调的一种病理过程,即血液有形成分和无形成分的生物化学和血液流变学发生了某些变化,具有易导致血栓形成的血液系统改变。这些变化包括:①血管内皮细胞受损或受刺激;②血小板和白细胞被激活或功能亢进;③凝血因子含量增高或被活化;④抗凝因子含量减少或结构异常;⑤纤溶因子含量减少或功能减弱;⑥血液黏度增高和血流减慢。

血栓前状态患者往往无临床症状,可为先天性或获得性,前者与天然抗凝功能障碍有关,后者与肥胖、血栓形成史、怀孕、恶性肿瘤等因素有关,如急性早幼粒细胞白血病、肾病综合征、糖尿病等。诊断主要依据实验室检查。

2.实验室检查

APTT、PT缩短;Fg升高;PAgT升高;全血黏度和血浆黏度升高,但缺乏特异性。可进一步检测以下实验室指标:①血小板活化标志物,如血栓烷 B_2、血小板第4因子、β-TG、血小板选择素等升高;②血管内皮受损的分子标志物,如血浆内皮素、vWF、前列腺素6-酮-F1α(PGF-6-K-F1α)及凝血酶调节蛋白(TM)、组织因子(TF)等;β-血小板球蛋白(β-TG)或血小板第4因子升高;③凝血因子活化的标志物,如F1+2、TAT、FPA及D-二聚体等;④纤溶活性降低,如SFMC升高、t-PA活性降低而其抑制物(tPAI)活性升高、抗纤溶酶复合物升高等。

(十一)易栓症

1.概述

易栓症于1965年由Egeberg在报道一个家族性抗凝血酶(AT)缺陷症时首先提出,意为血栓形成的倾向性增高。患者常无诱因或仅有轻微诱因如长时间坐、卧,妊娠、创伤等而引发反复的多发性深静脉血栓(DVT)形成。易栓症不是单一的疾病,是指由于凝血因子、抗凝因子或纤溶系统等的遗传性或获得性缺陷而导致的容易发生血栓栓塞的疾病状态。易栓症的血栓栓塞类型主要为静脉血栓栓塞,分为遗传性和获得性两类:遗传性易栓症有先天性纤维蛋白原缺乏症、蛋白C(PC)缺乏症、蛋白S(PS)缺乏症、抗凝血酶缺乏症、因子V Leiden缺陷和凝血酶原G20210A突变等。抗凝血酶、蛋白C和蛋白S这三种天然抗凝蛋白缺乏的杂合子发生血栓的危险性比正常人约升高10倍,其中以抗凝血酶缺乏的危险性最高。获得性易栓症有些是容易引发血栓的疾病,如抗磷脂综合征(抗磷脂抗体主要包括狼疮型抗凝物和抗心磷脂抗体,是引起获得性易栓症的最常见原因)和肿瘤,还有一些则是易发生血栓的危险状态,如长时间制动、创伤、手术等。年龄是获得性易栓症最大的危险因素,老年人静脉血栓形成的可能性比儿童高近千倍;口服避孕药、高D-二聚体浓度、瘫痪、久病和术后卧床、管形石膏、长距离司乘旅行等也易发生易栓症。

2.实验室检查

尽可能避免在妊娠、口服避孕药或雌性激素替代治疗期和血栓形成期采集标本。

TT、PT和APTT为易栓症的初筛试验测定项目。TT在低纤维蛋白原血症和存在肝素样抗凝物时延长;PT缩短可见于蛋白C缺乏症或蛋白S缺乏症;APTT延长对抗磷脂抗体初筛有一定意义。

疑为AT、PC或PS缺乏症时,可采用肝素结合活性、凝固法PC功能活性及游离型PS活性试验。疑为因子V Leiden缺陷可做因子V Leiden检测,凝血酶原G20210A突变可进行基因分析。其中任何一项出现异常,应在3～12个月内重复测定,检测时应停用抗凝药。

3.诊断

检验结果是诊断易栓症的主要依据。患者以反复发作的深静脉血栓形成为主要临床表现,发病年龄多为中、老年。

六、抗血栓和溶栓治疗监测

(一)抗血栓治疗监测

抗血栓治疗常用的药物是肝素和口服抗凝剂,通过降低血浆凝血因子的浓度或拮抗活化的凝血因子,预防血栓形成或阻止血栓扩展。

1.普通肝素(uFH)监测

普通肝素通过促进抗凝血酶Ⅲ(AT-Ⅲ)与凝血酶结合发挥抗凝作用,能延缓和阻止纤维蛋白的生成,降低血液黏度。肝素治疗并发出血的发生率为 8%～33%,监测的目的是为了调整剂量而防止出血,可选用下列指标进行监测。

(1)APTT:APTT 是监测普通肝素的首选指标。应用小剂量肝素(5000～10 000U/24h),可以不做监测。在应用中等剂量(10 000～20 000U/24h)和大剂量(20 000～30 000U/24h)时,必须要做监测试验,使 APTT 延长不超过正常对照值的 1.5～2.5 倍。在体外循环应用肝素抗凝时,也可选用活化的凝血时间(ACT)作为监测指标,使其维持在 380～420 秒(参考区间为 60～120 秒)。但 APTT 对肝素效应的特异性欠缺,受其他因素影响较大。

(2)血浆肝素浓度监测:血浆肝素浓度监测是肝素监测的又一较为理想的指标,可以客观、准确、全面地反映血浆肝素的浓度。在 APTT 较正常对照延长 1.5～2.5 倍时,血浆肝素浓度为 0.2～0.5U/mL,这种浓度的肝素是治疗的最佳选择。

(3)血小板计数:在应用肝素过程中,须监测 PLT 使其维持在(50～60)×10^9/L 以上为宜。

(4)TAT 监测:由于肝素抗凝需依赖 AT,故须测定血浆 AT 活性,使其维持在 80%～120%之间。若 AT 活性低于 70%则肝素疗效减低,若低于 30%肝素治疗无效。

2.低相对分子量肝素(LMWH)的监测

对临床情况稳定、无并发症的患者,按体重给药时,不需要做监测,但是作静脉持续滴注或用于治疗孕妇、儿童、肾功能不全者和非正常体重者时,则须做实验室监测。

(1)因子Ⅹa 抑制试验(抗因子Ⅹa 活性测定):一般认为,LMWH 的抗因子Ⅹa 活性维持在 0.5～4.0 个抗因子Ⅹa 单位/mL 为佳。也有人选用肝素定量试验(Hep test)作为 LMWH 的监测指标,以 Hep test<120 秒为最佳选择。

(2)血小板计数:使血小板维持在正常范围内,若低于 50×10^9/L 须停药。严防肝素诱导的血小板减少症或肝素诱导的血小板减少性血栓形成的发生。

3.口服抗凝剂监测

由于应用剂量过大或个体的耐受性不同,口服抗凝剂的出血发生率可达 7.1%～20.5%,为安全使用口服抗凝剂,可选用下列试验作为监测指标。

(1)PT:PT 是监测口服抗凝剂的首选指标。在应用口服抗凝剂的过程中,使 PT 维持在正常对照 PT 值[(12±1)秒]的 1.5～2.5 倍(一般中国人以维持在 1.8～2.5 倍之间为宜),使 PTR 维持在 1.5～2.0 为佳,若 PTR>2.0,其出血发生率为 22%,而当 PTR<2.0 时,出血发生率仅为 4%。目前推荐用 INR 作为监测口服抗凝剂的可靠指标。美国胸科医师学会推荐:心源性血管栓塞和机械性心瓣膜置换术患者,要求 INR 在 2.5～3.5,PTR 在 1.5～2.0。而下肢深

静脉血栓、肺梗死、心肌梗死、组织型心瓣膜置换术、瓣膜型心脏病和心房纤颤的患者,口服抗凝剂的最佳抗凝度是 INR 为 2.0~3.0,PTR 为 1.3~1.5。

(2)F1+2 监测:口服抗凝剂首先使半衰期短的因子Ⅶ活性迅速减低,随后才是因子Ⅹ、因子Ⅱ和因子Ⅴ活性减低,因此 PT 延长可能仅反映因子Ⅶ的活性,而不能全面反映其他因子的活性。故选用 F1+2 做监测更为确切。(0.10~1.5)nmol/L 对监测口服抗凝剂较为理想(参考区间为(0.40±0.23)nmol/L),目前少用。

(二)溶栓治疗监测

溶栓治疗是指用药物来活化纤维蛋白溶解系统,促进纤溶酶的形成,从而加速纤维蛋白血栓溶解的药物治疗。常用的药物有链激酶(SK)、尿激酶(UK)、t-PA 等,如有 FDP 或 D-二聚体生成,表明达到溶栓效果。持续应用溶栓药物,可致机体处于高纤溶状态。出血是溶栓治疗常见的并发症,轻度出血的发生率是 5%~30%,中度出血为 1%~2%,致命性脑出血的发生率为 0.2%~1.1%。可选用下列试验作为监测的指标。

1.Fg、TT、FDP 和 D-二聚体监测

Fg 应维持在 1.2~1.5g/L,TT 为正常对照的 1.5~2.5 倍,FDP 为 300~400mg/L 最为合适。D-二聚体在大剂量或持续溶栓的前 3 天可能单独高达 4000μg/L 以上,但出血的概率并不高,可作为溶栓剂量达标的指标。

2.TAT 监测

国外资料显示,在溶栓治疗开始的 120 分钟内,血浆 TAT 小于 6μg/L 时,对鉴别溶栓治疗后血管持续开通或未通的敏感性和特异性分别为 92.5% 和 93.3%,因此,TAT 可作为观察溶栓治疗疗效的指标。目前常用的溶栓剂皆可通过活化纤溶酶从而激活凝血酶,使机体凝血活性增强,导致溶栓失败或再梗塞;当 TAT 大于 20~40μ/g/L 时,显示发生溶栓后再栓塞。

3.溶栓治疗可能发生出血的指标改变

当 Fg 低于 1.5g/L,APTT 延长至正常对照 2 倍以上,FDP 大于 400mg/L 时,其临床出血并发症增加 3 倍,表明血液的凝固性明显下降,提示临床应该及时采取措施。在溶栓过程中,上述监测指标每天检测 1 次为宜。

(三)抗血小板药物治疗监测

应用小剂量阿司匹林(80~325mg/d),已能达到较好的治疗效果又不会引起出血倾向,无须做监测试验。但临床上越来越多地应用噻氯吡啶,口服剂量为 250~500mg/d 时,在开始用药的 1~2 周内,须每周检测 PAgT 1~2 次,以 PAgT 抑制率维持在参考区间的 30%~50%,BT(国际标准化出血时间测定器法)延长是参考区间上限(≤8 分钟)的 1.5~2.0 倍,PLT 减低是参考区间下限(100×10⁹/L)的 50%~60% 为宜。

(四)降纤药的监测

最常用的降纤药是精制蝮蛇抗拴酶和去纤酶,可以降低血浆 Fg 的含量,从而可降低血液黏度,又有抗凝和溶栓作用。临床上常以 Fg 和 PLT 作为监测指标,Fg 和 PLT 以分别维持在 1.2~1.5g/L 和(50~60)×10⁹/L 为宜。若选用 APTT、PT 或 TT 作为监测指标,以分别维持在正常对照的 1.5~2.5 倍、1.5~2.0 倍或 2.0~2.5 倍为宜。

第二章　临床体液检验

第一节　尿液检验

尿液是血液经过肾小球滤过、肾小管和集合管重吸收及排泌所产生的终末代谢产物,是人体体液的重要组成成分,其变化可以反映泌尿系统、造血系统、内分泌系统、循环系统等的生理或病理变化,可为临床诊断、疗效观察及预后判断提供重要信息。

尿液检查主要用于:①协助泌尿系统疾病的诊断、病情和疗效观察;②协助其他系统疾病的诊断;③职业病防治;④用药的监护;⑤健康人群的普查。尿液检查也有一定的局限性:①检查结果易受饮食影响;②尿液的各种成分变异和波动范围大;③易被污染;④与其他成分相互干扰。

一、尿液标本采集

(一)采集方法

尿液标本采集和处理是否正确直接影响检查结果的准确性。根据检查目的的不同,尿液标本可分为晨尿、随机尿、计时尿和特殊尿等。临床常用的尿液标本及用途见表 2-1-1。

尿液标本采集后应及时送检,并在 1 小时内完成检查(最好在 30 分钟内)。如有特殊情况不能及时检查或需进行特殊检查时,可将尿液标本冷藏保存或在尿液标本中加入防腐剂。

表 2-1-1　临床常用的尿液标本及用途

种类	采集要求与特点	用途
晨尿	采集新鲜尿液,以清晨第一次尿液为宜,其浓缩、酸化,有形成分、化学成分浓度高	适用于有形成分、化学成分和早孕检查
随机尿	可随时采集的尿液标本。其采集方便,标本易得;但影响因素多	适合于门诊、急诊
3 小时尿	采集上午 6~9 时时段内的尿液	尿液有形成分排泄率检查,如白细胞排泄率等
12 小时尿	晚 8 时排空膀胱并弃去此次尿液,采集至次日晨 8 时最后一次排出的全部尿液	12 小时尿有形成分计数,但其检查结果变化较大,已较少应用
24 小时尿	晨 8 时排空膀胱并弃去此次尿液,采集此后直至次日晨 8 时的全部尿液	化学成分定量检查

种类	采集要求与特点	用途
餐后尿	午餐后 2 小时的尿液标本	检查病理性尿蛋白、尿糖和尿胆原
清洁中段尿	清洗外阴后,不间断排尿,弃去前、后时段的尿液,无菌容器采集中间时段的尿液	微生物培养

1.冷藏

如果尿液标本不能及时完成检查,则将其保存于 2～8℃ 条件下,但不能超过 6 小时(检查微生物学的标本在 24 小时内仍可进行培养)。应注意有些尿液标本冷藏后有盐类结晶析出,影响其显微镜检查。

2.化学防腐剂

防腐剂可抑制细菌生长,维持尿液的弱酸性。可根据不同的检查目的选择适宜的防腐剂。当有多种防腐剂适用于尿液检查时,应选择危害性最小的防腐剂。常用尿液化学防腐剂、用量及用途见表 2-1-2。

表 2-1-2　常用尿液化学防腐剂、用量及用途

防腐剂	用量	用途
甲醛	100mL 尿液中加入 400g/L 甲醛 0.5mL	用于管型、细胞检查;甲醛具有还原性,不适于尿糖等化学成分检查,过量可干扰显微镜检查
硼酸	1000mL 尿液中加入约 10g 硼酸	在 24 小时内可抑制细菌生长,可有尿酸盐沉淀。用于蛋白质、尿酸、5-羟吲哚乙酸、羟脯氨酸、皮质醇、雌激素、类固醇等检查;不适于 pH 检查
甲苯	100mL 尿液中加入 0.5mL 甲苯	用于尿糖、尿蛋白检查
盐酸	1000mL 尿液中加入 10mL 浓盐酸	用于钙、磷酸盐、草酸盐、尿 17-OHS、17-KS、肾上腺素、儿茶酚胺等检查;因可破坏有形成分、沉淀溶质及杀菌,故不能用于常规筛查
碳酸钠	24 小时尿液中加入约 4g 碳酸钠	用于卟啉、尿胆原检查;不能用于常规筛查
麝香草酚	100mL 尿液中加入 0.1g 麝香草酚	用于有形成分和结核分枝杆菌检查,过量可使尿蛋白呈假阳性,并干扰胆色素检查

(二)评价

1.影响因素

(1)标本采集时间可以影响检查结果,晨尿标本的价值最大。

(2)粪便、精液、阴道分泌物和月经血可污染标本。

(3)患者或陪伴者未按准确程序采集标本。

(4)尿液标本放置时间过长,盐类结晶析出、尿素分解产氨、细菌繁殖、尿胆原和尿胆红素的转化等多种因素,均可影响检查结果;陈旧性标本可因尿液 CO_2 挥发或细菌生长而使 pH 增高;细菌可使尿液葡萄糖降解为酸和乙醇,使 pH 降低。

2.与检查相关的临床须知

(1)采集尿液标本之前,医护人员必须对患者进行指导,务必用肥皂洗手、清洁尿道口及其周围皮肤。

(2)向患者解释采集计时尿标本(尤其是 24 小时尿液标本)的意义,确保患者理解,并指导患者尽可能在接近采集时间点的终点排尿。

(3)如果标本不能在 1 小时送达实验室或检查,应冷藏保存或加入适当的防腐剂。

二、尿液理学检查

(一)标本类型
新鲜尿液标本。

(二)参考区间
尿液理学检查的指标与参考区间见表 2-1-3。

表 2-1-3 尿液理学检查的指标与参考区间

指标	参考区间
尿量	成人:1000～2000mL/24h 即 1mL/(h·kg)。儿童:按体重计算排尿量,约为成年人的 3～4 倍
颜色与透明度	新鲜尿液呈淡黄色、清澈透明
比重	成人:1.015～1.025,晨尿最高,一般大于 1.020;婴幼儿尿液比重偏低
酸碱度	新鲜尿液多呈弱酸性,随机尿 pH4.5～8.0,晨尿 pH 约 6.5
气味	挥发性酸的气味

(三)临床意义

1.尿量

尿量是指 24 小时内人体排出体外的尿液总量。尿量主要取决于肾脏功能,但也受精神、饮水量、活动量、年龄、药物应用和环境温度等因素的影响。

(1)多尿:成人 24 小时尿量大于 2500mL,儿童 24 小时尿量大于 3000mL,称为多尿。①生理性多尿:当肾脏功能正常时,由于外源性或生理性因素所致的多尿,可见于饮水过多、食用含水量多的食物、静脉输液、精神紧张和癔症等,也可见于服用利尿剂、咖啡因、脱水剂等药物的患者;②病理性多尿:见于内分泌疾病、肾脏疾病和代谢性疾病等患者(表 2-1-4)。

表 2-1-4 病理性多尿的原因及发病机制

分类	原因	发病机制
内分泌疾病	中枢性尿崩症	抗利尿激素(ADH)缺乏或分泌减少
	原发性甲状旁腺功能亢进症	高血钙影响肾小管浓缩功能
	原发性醛固酮增多症	大量失钾,肾小管浓缩功能减退
肾脏疾病	肾源性尿崩症	肾小管上皮细胞对 ADH 灵敏度降低
	慢性肾盂肾炎	肾间质受损,影响肾小管重吸收

分类	原因	发病机制
	慢性肾炎后期	肾小管浓缩功能障碍
	急性肾衰竭	肾小管重吸收及浓缩功能障碍
	高血压性肾损害	肾小管缺血导致其功能障碍
	失钾性肾病	肾小管空泡形成,浓缩功能减退
代谢性疾病	糖尿病	尿液葡萄糖增多导致溶质性利尿

(2)少尿与无尿:成人 24 小时尿量少于 400mL 或每小时少于 17mL,学龄前儿童尿量少于 300mL/24h,婴幼儿尿量少于 200mL/24h,称为少尿;成人 24 小时尿量少于 100mL,小儿少于 30~50mL,称为无尿。少尿与无尿主要由肾前性、肾性和肾后性等因素所致(表 2-1-5)。

表 2-1-5　少尿与无尿常见的原因与发病机制

分类	原因	发病机制
肾前性	休克、严重脱水、电解质紊乱、失血过多、大面积烧伤、高热、心力衰竭、肝硬化腹水、严重创伤、感染、肾动脉栓塞及肿瘤压迫等	肾缺血、血液浓缩、血容量降低、ADH 分泌增多
肾性	急性肾小球肾炎、慢性肾炎急性发作、急性肾衰竭少尿期及各种慢性疾病所致的肾衰竭、急性间质性肾炎、急性肾小管坏死、肾移植术后排斥反应等	肾小球滤过率(GFR)降低
肾后性	输尿管结石、损伤、肿瘤、前列腺肥大、膀胱功能障碍等	尿路梗阻

2.颜色与透明度

因含有尿色素、尿胆素、尿胆原及卟啉等物质,健康人的尿液肉眼观察多呈淡黄色或橘黄色。在病理情况下尿液可呈不同的颜色。尿液颜色改变也受食物、药物和尿量的影响。常见的病理尿液颜色变化有红色、深黄色、白色等。

(1)红色:最常见的尿液颜色变化(表 2-1-6),其中以血尿最常见。含有一定量红细胞的尿液称为血尿。1000mL 尿液所含血量超过 1mL,外观即可出现淡红色的尿液称为肉眼血尿。

表 2-1-6　红色尿液的种类、颜色变化及临床意义

种类	尿液颜色	临床意义
血尿	淡红色云雾状、洗肉水样或混有血凝块	①泌尿生殖系统疾病:如炎症、损伤、结石、出血或肿瘤等;②出血性疾病:如血小板减少症、血友病等;③其他:如感染性疾病、结缔组织疾病、心血管疾病、内分泌代谢疾病、某些健康人剧烈运动后的一过性血尿等
血红蛋白尿	暗红色、棕红色甚至酱油色	蚕豆病、阵发性睡眠性血红蛋白尿(PNH)及血型不合的输血反应、阵发性寒冷性血红蛋白尿症(PCH)、行军性血红蛋白尿、免疫性溶血性贫血等
肌红蛋白尿	粉红色或暗红色	肌肉组织广泛损伤、变性,如急性心肌梗死(AMI)、大面积烧伤、创伤等
卟啉尿	红葡萄酒色	常见于先天性卟啉代谢异常等

（2）深黄色：最常见于胆红素尿。含有大量结合胆红素的尿液称为胆红素尿。尿液外观呈深黄色豆油样改变，振荡尿液后泡沫仍呈黄色，胆红素定性检查呈阳性。常见于胆汁淤积性黄疸及肝细胞性黄疸。但尿液放置过久，胆红素被氧化为胆绿素使尿液外观呈棕绿色。另外，某些食物和药物也可使尿液外观呈黄色。

（3）白色：白色尿液的种类、颜色变化及临床意义见表 2-1-7。

表 2-1-7　白色尿液的种类、颜色变化及临床意义

种类	尿液颜色	临床意义
乳糜尿和脂肪尿	乳白色、乳状混浊或脂肪小滴	常见于丝虫病及肾周围淋巴管梗阻；脂肪挤压损伤、骨折和肾病综合征等
脓尿和菌尿	白色混浊或云雾状	泌尿系统化脓性感染，如肾盂肾炎、膀胱炎、尿道炎等
结晶尿	黄白色、灰白色或淡粉红色	由尿液含有高浓度的盐类结晶所致，以磷酸盐和碳酸盐最常见，还可见尿酸盐、草酸盐结晶

（4）黑褐色：见于重症血尿、变性血红蛋白尿，也可见于酪氨酸病、酚中毒、黑尿酸症或黑色素瘤等。

（5）蓝色：主要见于尿布蓝染综合征，也可见于尿蓝母、靛青生成过多的某些胃肠疾病等，以及某些药物或食物的影响。

（6）淡绿色：见于铜绿假单胞菌感染，以及服用某些药物后。

3.比重

（1）比重增高：比重大于 1.025 的尿液称为高渗尿或高比重尿。常见于血容量不足导致的肾前性少尿、糖尿病、急性肾小球肾炎、肾病综合征等。

（2）比重降低：比重小于 1.015 的尿液称为低渗尿或低比重尿。常见于大量饮水、慢性肾小球肾炎、肾小管间质性疾病、慢性肾衰竭、尿崩症等。尿比重固定于 1.010 ± 0.003，提示肾脏浓缩稀释功能丧失。

4.酸碱度（pH）

尿液酸碱度受食物、药物和多种疾病的影响。尿液酸碱度的变化与临床意义见表 2-1-8。

表 2-1-8　尿液酸碱度的变化与临床意义

酸碱度变化	临床意义
pH 降低	进食肉类（含硫、磷）及混合性食物等，服用氯化铵、维生素 C 等酸性药物，酸中毒、高热、糖尿病、痛风等，低钾性代谢性碱中毒排酸性尿为其特征之一
pH 增高	进食蔬菜、水果（含钾、钠），服用噻嗪类利尿剂、碳酸氢钠等碱性药物，碱中毒、膀胱炎及肾小管性酸中毒等。另外，尿液放置过久因尿素分解释放氨，可使尿液呈碱性
药物干预	尿液 pH 可作为临床用药的一个指标，用氯化铵酸化尿液，可促使碱性药物从尿液中排出；而用碳酸氢钠碱化尿液，可促使酸性药物从尿液中排出

（四）评价

1.诊断价值

尿液理学检查简便、安全、无创伤，对泌尿系统疾病、肝脏疾病、代谢性疾病（如糖尿病）的诊断、治疗及疗效观察有重要价值。

2.影响因素

(1)尿液标本应新鲜,否则因放置时间过长,细菌污染可使尿液颜色加深、混浊度增高。采集尿液标本前 3 天应禁服碘化物、溴化物等,以免引起颜色或透明度变化。

(2)粪便污染、尿液中混有精液或阴道分泌物均可使尿液混浊。有些食物或药物可使尿液发生颜色变化。

(3)检查前静脉输入葡萄糖和盐可影响尿量。

(4)适量的蛋白质(1.0～4.5g/L)或输入清蛋白、利尿剂和抗生素可使尿液比重增高。

3.与检查相关的临床须知

(1)采集定量尿液标本必须准确,不可丢失。

(2)检查前 3 天停用利尿剂,避免过多饮水和摄入过多的盐,避免乙醇和咖啡的摄入。

(3)检查时确保患者平时摄入和要求摄入的流质不超过每天的量,检查后恢复正常流质、饮食或药物。

(4)正常尿液放置一段时间后,由于尿胆原变为尿胆素可使尿液颜色变深。

(5)无论在正常或不正常情况下,尿液 pH 都不会达到 9。因此,如果新鲜尿液 pH 为 9,要确保尿液检查的有效性,并注意复查。

三、尿液化学检验

(一)尿液干化学分析

1.尿液干化学分析仪

尿液干化学分析仪由机械系统、光学系统和电路系统 3 部分组成。采用反射光度法原理对配套尿液干化学试带进行检测,发生化学反应产生颜色变化的试带,被波长不同的发光二极管照射后,产生反射光,反射光由光电管接受,光信号转化成为电讯号,电讯号传送至模拟数字转换器,转换成数值,经微处理控制器处理,自动显示结果。

使用尿液干化学分析仪应注意如下问题。

(1)检验人员有合格的能力:检验人员必须经规范培训合格后才能上岗,上岗前必须仔细阅读仪器说明书,了解仪器的测定原理,熟悉操作方法、校正方法、仪器日常维修和保养要求等。

(2)仪器校正带校准:部分仪器开机后虽会自动校正,但应每天用仪器自带的校正带进行测定,观察测定结果与校正带标示结果是否一致,只有完全一致才能证明仪器处于正常运转状态,同时记录测定结果。

(3)保持仪器洁净:如尿液污染,应立即进行清除。

(4)执行日常保养:按厂商规定,定期对仪器光学部分和机械部分进行保养。

(5)使用配套专用试带:不同型号仪器应使用各自相应的尿试带。

(6)操作温度:检测时,仪器、尿液干化学试带和标本的最佳温度为 20～25℃。

2.尿液干化学分析试带

(1)试带法常用检验项目

①原理:尿液干化学试带是以滤纸为载体,将各种试剂成分浸渍后干燥,作为试剂层,固定

在塑料底层上,并在表面覆盖一层起保护作用的尼龙膜,通常能检测8~11项尿化学试验。

试带法尿酸碱度(pH)、蛋白质、葡萄糖、酮体、隐血、胆红素、尿胆原、亚硝酸盐、比重、白细胞酯酶和维生素C测定的原理、参考区间和分析灵敏度见表2-1-9。

表 2-1-9 尿试带法检验项目的原理、参考区间和分析灵敏度

项目	原理	参考区间	分析灵敏度
酸碱度(pH)	双指示剂系统	4.5~8.0	5.0~9.0
蛋白质(mg/L)	指示剂蛋白质误差	阴性	60~150
葡萄糖(mg/L)	葡萄糖氧化酶-过氧化物酶偶联酶反应	阴性	400~1250
酮体(mg/L)	亚硝基铁氰化钠反应	阴性	50~10
隐血:①Hb:(mg/L);②RBC:(个/μL)	血红素的类过氧化物酶活性	阴性	①0.2~0.6;②5~20
胆红素(mg/L)	偶氮耦合反应	阴性	4~8
尿胆原(mg/L)	偶氮反应或改良 Ehrlich 反应	阴性或弱阳性	2~10
亚硝酸盐(mg/L)	偶氮耦合反应	阴性	0.5~0.6
比重	尿中离子溶质引起多聚电解质释放质子	随机尿标本1.003~1.030;晨尿>1.020;新生儿1.002~1.004	1.000~1.030
白细胞酯酶(白细胞:个/μL)	偶氮耦合反应	阴性	5~25
维生素 C(mg/L)	维生素 C 还原试带中染料	阴性	200

注:不同厂家尿液干化学试带的检测原理、分析灵敏度不尽相同。

②操作:按仪器说明书操作半自动或全自动尿液干化学分析仪。

③注意事项

a.干扰因素:试带法检测结果的干扰因素见表2-1-10。

表 2-1-10 影响尿试带结果的因素

项目	假阴性结果	假阳性结果	说明
pH	甲醛溶液	—	尿试带蛋白质区溢出时 pH 降低
蛋白质	不能检出球蛋白、免疫球蛋白轻链;色素尿	碱性尿(pH9)、季铵类清洁剂、氯己定(洗必泰)、聚乙烯吡咯烷酮(血液代用品)	
葡萄糖	维生素 C、尿路感染	氧化型清洁剂、次氯乙酸	出现酮体时试验灵敏度降低;比重增高时试验灵敏度降低;新试剂使维生素 C 的假阴性减少

项目	假阴性结果	假阳性结果	说明
酮体	不能检出 β-羟丁酸；试带保存不当	色素尿（痕量）；尿中有大量左旋多巴代谢物；2-巯基乙醇磺酸	不与 β-羟丁酸和丙酮反应；与苯丙酮酸或酞类化合物呈红色或橘红色反应，和酮体呈色不同
隐血	甲醛；大剂量维生素 C、亚硝酸盐；高比重尿；标本陈旧	氧化型清洁剂、次氯乙酸；尿路感染时微生物产生过氧化物酶	部分品牌试带因使用含碘酯盐试剂垫，排除了维生素 C 干扰
胆红素	尿中维生素 C 和亚硝酸盐浓度增高；曝光	非那吡啶、依托度酸、大剂量氯丙嗪；色素尿	出现维生素 C 时试验灵敏度降低；亚硝酸盐增多时试验灵敏度降低；硫酸吲哚酚对阴性和阳性结果都有干扰
尿胆原	甲醛（2g/L）；曝光	对氨基水杨酸、磺胺药、对氨基苯磺酸、非那吡啶；色素尿	尿胆原缺乏不能用本试验检出
亚硝酸盐	感染细菌无亚硝酸盐还原酶、膀胱通过时间短、限制硝酸盐还原为亚硝酸盐；革兰阳性菌；饮食中无蔬菜	药物使尿呈红色或在酸性介质中尿呈红色；色素尿	因维生素 C（≥250mg/L）直接和重氮盐反应形成无色产物，阻止偶联反应
比重	葡萄糖、尿素、碱性尿	酮酸、明显糖尿；放射线造影剂	注意有些新指示剂已不受非离子颗粒和造影剂影响；极碱性尿读数可降低；明显蛋白尿（>1g/L）时结果增高
白细胞酯酶	尿中四环素浓度高、维生素 C、汞盐、胰蛋白酶抑制剂、草酸盐；1% 硼酸；含黏液标本、含淋巴细胞标本	氧化型清洁剂、甲醛、叠氮钠；色素尿；阴道分泌物污染	葡萄糖（>30g/L）、比重和草酸浓度增高时灵敏度降低；受呋喃妥因、庆大霉素、头孢氨苄和高浓度白蛋白（>5g/L）的干扰

注：本表所收集资料来自几种商品试带的情况。个别试带因所用试剂不同，出现假阴性和假阳性的情况也不同。应注意阅读产品说明书。

b.标本要求：测定尿 pH、葡萄糖、酮体、隐血、胆红素、亚硝酸盐时，标本必须新鲜。

c.试带保存：尿葡萄糖、胆红素试带易失效，应避光保存于室温干燥处。

d.尿蛋白质：通常，试带法检测结果为阴性时，应再用加热醋酸法或磺基水杨酸法复查，以免漏诊阳性结果。

e.尿隐血：由于红细胞易于沉淀，所以测试前标本必须混匀。为防止强氧化剂或某些产过氧化物酶细菌的干扰，可将尿液煮沸 2 分钟，再用试带进行检测。

④参考区间：试带法尿 pH、蛋白质、葡萄糖、酮体、隐血、胆红素、尿胆原、亚硝酸盐、比重和白细胞酯酶测定的参考区间见表 2-1-9。

⑤临床意义

a.尿酸碱度：肉食者多为酸性，食用蔬菜水果可致碱性。久置腐败尿或泌尿道感染、脓血尿均可呈碱性。磷酸盐、碳酸盐结晶多见于碱性尿；尿酸盐、草酸盐、胱氨酸结晶多见于酸性尿。酸中毒及服用氯化铵等酸性药物时尿可呈酸性。

b.尿蛋白质：分为短暂性蛋白尿，如功能性（发热、运动、充血性心力衰竭和癫痫发作等）和体位性（仅见于直立性体位），或持续性蛋白尿，如肾前性（免疫球蛋白重链和轻链分泌、肌红蛋白尿和血红蛋白尿等）、肾性（IgA肾病、肾毒性药物所致小型分子蛋白尿和进展性肾病等）和肾后性（如尿路感染、前列腺或膀胱疾病和阴道分泌物污染等）。

c.尿葡萄糖：阳性见于糖尿病、肾性糖尿病、甲状腺功能亢进等。内服或注射大量葡萄糖及精神激动等也可致阳性反应。

d.尿酮体：阳性见于妊娠剧吐、长期饥饿、营养不良、剧烈运动后。严重未治疗的糖尿病酸中毒患者，酮体可呈强阳性反应。

e.尿隐血：尿隐血来自两种情况：ⅰ.尿红细胞：无论试验前红细胞是否破坏，只要红细胞达到一定浓度，试带检测时均可出现隐血阳性。主要见于肾小球肾炎、尿路结石、泌尿系统肿瘤、感染等。ⅱ.尿血红蛋白：即含游离血红蛋白的血红蛋白尿。正常人尿液中无游离血红蛋白。当体内大量溶血，尤其是血管内溶血，血液中游离血红蛋白可大量增加。当超过 1.00～1.35g/L 时，即出现血红蛋白尿。此种情况常见于血型不合的输血反应、阵发性睡眠性血红蛋白尿、阵发性寒冷性血红蛋白尿症、急性溶血性疾病等。还可见于各种病毒感染、链球菌败血症、疟疾、大面积烧伤、体外循环、肾透析、手术后所致的红细胞大量破坏等。

f.尿胆红素：阳性见于肝实质性及阻塞性黄疸。溶血性黄疸时，一般尿胆红素阴性。

g.尿胆原：阴性见于完全阻塞性黄疸。阳性增强见于溶血性疾病及肝实质性病变如肝炎。

h.尿亚硝酸：阳性见于尿路细菌感染，如大肠埃希菌属、克雷伯菌属、变形杆菌属和假单胞菌属感染。注意，亚硝酸盐结果阳性与致病菌数量没有直接关系。

i.尿比重：增高见于少尿、急性肾炎、高热、心功能不全、脱水等；尿比重增高同时伴尿量增多，常见于糖尿病。尿比重减低见于慢性肾小球肾炎、肾功能不全、尿崩症等。连续测定尿比重比一次测定更有价值，慢性肾功能不全呈现持续性低比重尿。如临床怀疑肾小管疾病时建议采用冰点渗透压法测定尿渗量以明确诊断。

j.尿白细胞酯酶：阳性提示尿路炎症，如肾脏或下尿道炎症，表明尿液中白细胞数量＞20t个/μL；阳性也可见于前列腺炎。

k.尿维生素C：主要用于排除维生素C对干化学分析结果的干扰，阳性提示试带尿液隐血、胆红素、亚硝酸盐和葡萄糖检测结果可能为假阴性。

⑥注意事项

a.注意尿液干化学分析试带测定结果与手工法化学试验测定结果的差异：如尿蛋白质试带测定的是白蛋白，对球蛋白不敏感；用葡萄糖氧化酶测定尿葡萄糖的灵敏度比班氏法高，但高浓度仅测到"3＋"为止；尿胆红素试带法结果比 Harrison 法灵敏度低；尿白细胞酯酶检测白细胞只能测出有粒细胞，而不与淋巴细胞发生反应等。

b.尿液干化学分析试带结果的确认检验:通常采用相同或更高灵敏度或特异度的相同或不同方法来检测同一物质。但是,采用相同干化学分析试带重复检测不能作为确证试验。

c.试带法检测结果宜采用显微镜检查法来加以确认:国际上普遍认为,宜采用显微镜检查法来加以确认试带法检测结果。试带法白细胞酯酶和亚硝酸盐阳性时,宜采用病原生物学检查来排除尿路感染可能,采用显微镜检查法来确认菌尿或白细胞尿。当显微镜检查提示存在异常上皮细胞时,宜做细胞病理学检查来确认结果。疑为膀胱移行上皮细胞癌时,宜采用图像流式细胞分析法和DNA分析法来确证。

(2)常用确证试验:目前,国内常用的试带法确认试验介绍如下,包括磺基水杨酸法测定尿蛋白质、Harrison法测定尿胆红素和显微镜法检查尿红细胞和白细胞。

①磺基水杨酸法尿蛋白质测定

a.原理:磺基水杨酸为生物碱试剂,在酸性环境下,其阴离子可与带正电荷的蛋白质结合成不溶性蛋白盐而沉淀。

b.试剂

ⅰ.100g/L磺基水杨酸乙醇溶液:取磺基水杨酸20g,加水至100mL,取此液与等量95%乙醇或甲醇液混合。

ⅱ.200g/L磺基水杨酸溶液:取磺基水杨酸20g,加水至100mL。

c.操作

ⅰ.加尿标本:取小试管加尿液3～5mL。

ⅱ.加试剂:加100g/L磺基水杨酸乙醇溶液3～4滴或200g/L磺基水杨酸溶液1～2滴,形成界面。

ⅲ.观察结果:如尿液显混浊,表示存在尿蛋白,混浊深浅与尿蛋白量成正比。

ⅳ.结果判断:阴性:尿液不显混浊,外观仍清晰透明;可疑(±):轻微混浊,隐约可见,含蛋白量约为0.05～0.2g/L;阳性(+):明显白色混浊,但无颗粒出现,含蛋白量约为0.3g/L;(2+):稀薄乳样混浊,出现颗粒,含蛋白量约为1g/L;(3+):乳浊,有絮片状沉淀,含蛋白量约为3g/L;(4+):絮状混浊,有大凝块下沉,含蛋白量≥5g/L。

d.注意事项

ⅰ.磺基水杨酸法灵敏度:0.05～0.1g/L尿。

ⅱ.混浊尿处理:应先离心或过滤。

ⅲ.强碱性尿处理:应加5%醋酸溶液数滴酸化后再做试验,否则可出现假阴性。

ⅳ.假阳性结果:可见于有机碘造影剂、超大剂量使用青霉素;尿含高浓度尿酸或尿酸盐(出现阳性反应与尿蛋白阳性结果不同,前者加试剂1～2分钟后出现白色点状物,向周围呈毛刺状突起,并慢慢形成雾状)。

②Harrison法尿胆红素测定

a.原理:用硫酸钡吸附尿液中胆红素后,滴加酸性三氯化铁试剂,使胆红素氧化成胆绿素而呈绿色反应。

b.试剂

ⅰ.酸性三氯化铁试剂:称取三氯乙酸25g,加蒸馏水少许溶解,再加入三氯化铁0.9g,溶解后加蒸馏水至100mL。

ⅱ.100g/L 氯化钡溶液。

ⅲ.氯化钡试纸:将优质滤纸裁成 10mm×80mm 大小纸条,浸入饱和氯化钡溶液内(氯化钡 30g,加蒸馏水 100mL)数分钟后,放置室温或 37℃温箱内待干,贮于有塞瓶中备用。

c.操作

ⅰ.试管法:取尿液 5mL,加入 100g/L 氯化钡溶液约 2.5mL,混匀,此时出现白色的硫酸钡沉淀。离心后弃去上清液,向沉淀物中加入酸性三氯化铁试剂数滴。若显现绿色或蓝绿色者为阳性结果。

ⅱ.氯化钡试纸法:将氯化钡试纸条的一端浸入尿中,浸入部分至少 50mm 长,5~10 秒后,取出试条,平铺于吸水纸上。在浸没尿液的部位上滴加酸性三氯化铁试剂 2~3 滴,呈绿色、蓝色为阳性,色泽深浅与胆红素含量成正比。

d.注意事项

ⅰ.本法灵敏度:0.9μmol/L 或 0.5mg/L 胆红素。

ⅱ.胆红素在阳光照射下易分解,留尿后应及时检查。

ⅲ.假阳性:见于尿含水杨酸盐、阿司匹林(与 Fouchet 试剂反应)。

ⅳ.假阴性:加入 Fouchet 试剂过多,反应呈黄色而不显绿色。

(二)尿本-周蛋白定性试验

1.试验方法

(1)过筛法

①热沉淀反应法

a.原理:本-周蛋白又称凝溶蛋白,是一种免疫球蛋白的轻链或其聚合体。此种蛋白在一定 pH 条件下加热至 40~60℃时沉淀,温度升高至 100℃时,沉淀消失,再冷却时又可重现沉淀。

b.试剂

ⅰ.200g/L 磺基水杨酸溶液。

ⅱ.2mol/L 醋酸盐缓冲溶液(pH4.9±0.1):取醋酸钠($CH_3COONa \cdot 3H_2O$)17.5g,加冰醋酸 4.1mL,再加蒸馏水至 100mL,调 pH 至 4.9。

c.操作

ⅰ.先用磺基水杨酸法做尿蛋白定性试验:如试验阴性,则可认为尿标本中本-周蛋白阴性;如试验阳性,则继续以下试验。

ⅱ.取清晰透明的尿液 4mL 于试管中,再加入醋酸盐缓冲溶液 1mL,混匀后,放置 56℃水浴中 15 分钟。如有混浊或出现沉淀,再将试管放入沸水中,煮沸 3 分钟,观察试管中混浊或沉淀的变化,如混浊变清、混浊减弱或沉淀减少,均提示本-周蛋白为阳性。若煮沸后,混浊增加或沉淀增多,表明此尿液中还有其他蛋白质。此时,应将试管从沸水中取出,立即过滤;如滤液开始透明,温度下降后混浊,再煮沸时又透明,提示本-周蛋白为阳性。

②对甲苯磺酸法

a.原理:本-周蛋白在酸性条件下,与对甲苯磺酸形成沉淀。一般蛋白质的等电点多在 5.0 以下,而本-周蛋白等电点略高于一般蛋白质,故本法测定本-周蛋白有相对特异性。

b.试剂:对甲苯磺酸溶液:对甲苯磺酸 12g,加冰醋酸至 100mL,溶解后即可使用。

c.操作

ⅰ.取尿标本:取透明尿液 2mL 于试管中。

ⅱ.加试剂:加对甲苯磺酸溶液 1mL,混匀,室温静置 15～30 分钟。

ⅲ.观察结果:5 分钟内出现沉淀或混浊,提示本-周蛋白为阳性。

d.注意事项

ⅰ.尿液应新鲜:避免白蛋白、球蛋白分解变性而干扰试验。

ⅱ.尿液应清晰:混浊尿应离心沉淀,取用上清尿液做试验。

ⅲ.设置对照管:本-周蛋白过多时,在 90℃ 以上不易完全溶解,故需与对照管比较(也可将尿液稀释后再测)。

ⅳ.煮沸过滤:应在保持高温状态下迅速除去尿白蛋白、球蛋白;避免同时滤去本-周蛋白。

ⅴ.对甲苯磺酸法灵敏度高与热沉淀反应法,但前者有假阳性。

(2)确证试验——免疫电泳分析法:如本-周蛋白含量少时,应将尿液透析浓缩约 50 倍,在醋酸纤维素薄膜上点样进行电泳,本-周蛋白可在 α-γ 球蛋白区出现一条浓集的区带。为进一步确诊,可将尿液与抗 K 轻链及抗 λ 轻链血清进行免疫学测定,以区分轻链类型。

2.临床意义

本-周蛋白阳性,见于。

(1)浆细胞恶性增殖:可能产生过多轻链或重链合成被抑制,致使过多轻链通过尿液排出。

(2)多发性骨髓瘤:约 50% 患者。

(3)巨球蛋白血症:约 15% 患者。

(4)其他疾病:肾淀粉样变、慢性肾盂肾炎及恶性淋巴瘤等。

(三)尿肌红蛋白定性试验

1.原理

肌红蛋白(Mb)和血红蛋白(Hb)一样,分子中含有血红素基团,具有过氧化物酶样活性,能催化 H_2O_2 作为电子受体使色原(常用的有邻联甲苯胺、氨基比林)氧化呈色,色泽深浅与肌红蛋白或血红蛋白含量成正比。Mb 能溶于 80% 饱和度的硫酸铵溶液中,而 Hb 则不能,两者由此可予以区别。

2.试剂

(1)10g/L 邻联甲苯胺醋酸乙醇溶液:取邻联甲苯胺 1g,溶于冰醋酸和无水乙醇各 50mL 的混合液中,置棕色瓶中,冷藏保存,可用 8～12 周,若溶液变暗色,应重新配制。

(2)过氧化氢醋酸溶液:冰醋酸 1 份,加 3% 过氧化氢溶液 2 份。

(3)硫酸铵粉末:用化学纯制品。

3.操作

(1)测试尿标本是否存在血红素:依次在试管中加入新鲜尿液 4 滴,邻联甲苯胺(或四甲基联苯胺)醋酸溶液 2 滴,混合后,加入过氧化氢醋酸溶液 3 滴,如出现蓝色或蓝绿色,表示尿中存在 Hb 和(或)Mb。

(2)尿硫酸铵沉淀反应:离心或过滤使尿液透明;吸取上清液5mL,加入硫酸铵粉末2.8g,使之溶解混合(饱和度达80%),静置5分钟,用滤纸过滤;取滤液按上述操作步骤"(1)"重复测试是否存在血红素,如呈蓝色,则表示尿Mb阳性,如不显蓝色,则表示血红素已被硫酸铵沉淀,为尿Hb阳性。

4.注意事项

(1)邻联甲苯胺:亦称邻甲联苯胺。邻甲苯胺,可用于血糖测定。两者应予区别。

(2)尿标本:必须新鲜,并避免剧烈搅拌。

(3)本法为过筛试验:如少部分健康人出现假阳性,应进一步选用超滤检查法、电泳法、分光光度检查法和免疫化学鉴定法等加以鉴别。

5.临床意义

肌红蛋白尿症可见于下列疾病。

(1)遗传性肌红蛋白尿:磷酸化酶缺乏、未知的代谢缺陷,可伴有肌营养不良、皮肌炎或多发性肌炎等。

(2)散发性肌红蛋白尿:当在某些病理过程中发生肌肉组织变性、炎症、广泛性损伤及代谢紊乱时,大量肌红蛋白自受损伤的肌肉组织中渗出,从肾小球滤出而成肌红蛋白尿。

(四)尿乳糜定性试验

尿液混有脂肪即为脂肪尿。乳糜微粒与蛋白质混合使尿液呈乳化状态混浊即为乳糜尿。

1.原理

脂肪可溶解于乙醚(AR)中,而脂肪小滴可通过染色识别。

2.试剂

(1)乙醚。

(2)苏丹Ⅲ醋酸乙醇染色液:5%乙醇10mL,冰醋酸90mL,苏丹Ⅲ粉末一药匙,先将乙醇与冰醋酸混合,再倾入苏丹Ⅲ粉末,使之充分溶解。

(3)猩红染色液:先配70%乙醇和丙酮1:1溶液,然后将猩红染色液加入至饱和为止。

3.操作

(1)取尿液加乙醚:取尿液5～10mL,加乙醚2～3mL,混合振摇后,使脂肪溶于乙醚。静置数分钟后,2000r/min离心5分钟。

(2)涂片加液:吸取乙醚与尿液的界面层涂片,加苏丹Ⅲ醋酸乙醇染色液或猩红染色液1滴。

(3)镜检观察:是否查见红色脂肪小滴。

(4)结果判断

①混浊尿液:加乙醚后而澄清,则为脂肪尿或乳糜尿。

②镜检涂片:脂肪滴呈红色。

4.注意事项

(1)尿液中加少量饱和氢氧化钠,再加乙醚,有助于澄清。

(2)将分离的乙醚层隔水蒸干,若留有油状沉淀,也可加苏丹Ⅲ,镜检证实有无脂肪小滴。

5.临床意义

(1)正常人为阴性。

(2)因丝虫或其他原因阻塞淋巴管,使尿路淋巴管破裂而形成乳糜尿。丝虫病患者的乳糜尿的沉渣中常见红细胞,并可找到微丝蚴。

(五)尿苯丙酮酸定性试验

1.原理

尿中的苯丙酮酸在酸性条件下与三氯化铁作用,生成 Fe^{3+} 和苯丙酮酸烯醇基的蓝绿色螯合物,磷酸盐对本试验有干扰,应先将其改变成磷酸铵镁沉淀后除去。

2.试剂

(1)100g/L 三氯化铁溶液:称取三氯化铁 10g,加入蒸馏水至 100mL。

(2)磷酸盐沉淀剂:氧化镁 2.2g、氯化铵 1.4g、280g/L 氢氧化铵溶液 2.0mL,加水至 100mL。

3.操作

(1)加液过滤:尿液 4mL 加磷酸盐沉淀剂 1mL,混匀,静置 3 分钟,如出现沉淀,可用滤纸过滤或离心除去。

(2)加试剂:滤液中加入浓盐酸 2～3 滴和 100g/L 三氯化铁溶液 2～3 滴,每加 1 滴立即观察颜色变化。

(3)结果判断:如尿滤液显蓝绿色并持续 2～4 分钟,即为阳性。如绿色很快消失,提示可能有尿黑酸,可报告苯丙酮酸阴性。本法灵敏度约为 100mg/L;尿液作系列稀释后再测定,可粗略定量。

4.注意事项

(1)尿标本:一定要新鲜,尿中若含酚类药物(如水杨酸制剂)及氯丙嗪,也可与氯化铁结合显色,试验前应停用此类药物。胆红素也可造成假阳性。

(2)用 2,4-二硝基苯肼溶液(与赖氏法测定转氨酶试剂同)试验试剂与尿液等量混合,如显黄色混浊为苯丙酮酸阳性。本法灵敏度为 200mg/L。

(3)儿童年龄:小儿出生后 6 周内不易查出,故宜出生 6 周后检查。

5.临床意义

(1)正常人为阴性。

(2)大多数苯丙酮尿症患者的尿液可出现阳性;约有 1/4～1/2 病例可能会漏检。

(六)尿妊娠试验

妊娠试验又名尿绒毛膜促性腺激素试验。人绒毛膜促性腺激素(hCG)是由胎盘绒毛膜滋养层细胞所合成,具有促进性腺发育的糖蛋白激素,分子量约在 37 000D 左右,由 237 个氨基酸残基和糖组成,有两个非共价键结合糖蛋白亚单位,称之为 α 和 β 亚单位。α 亚单位的氨基酸排列顺序和黄体生成素(LH)、促卵泡成熟激素(FSH)、促甲状腺激素(TSH)的 α 亚单位大体相同,故相互之间可发生交叉反应。而 β 亚单位则不同,结构特异,不存在于其他糖蛋白激素中。根据这一特点可制取 β-hCG 单克隆抗体,从而将上述激素之间的交叉反应降低到最低值,提高了试验的特异性及灵敏度,能更精确地反映 hCG 在尿液中的浓度。

金标抗体测定与酶标抗体测定，在原理上基本相似，只是金标抗体反应后直接呈现（金的）红色，适用于床旁或即时检验。

1.原理

金标抗体检测法：两个抗人 β-hCG 单克隆抗体，一个抗体吸附于硝酸纤维素薄膜（NC 膜）上，另一个抗体结合于金溶胶颗粒表面（即金标抗体）。尿液中 hCG 先与 NC 膜上的抗体结合，然后再与金标单抗溶液反应，最终形成"抗体-hCG-金标抗体"夹心式复合物，显红色金斑点。

2.操作

(1)见试剂盒说明书。

(2)结果判断

①阳性反应：质控点（线）和测定点（线）均呈红色。

②阴性反应：仅质控点（线）呈红色。

③无效反应：质控点（线）和测定点（线）均不显色。

3.注意事项

(1)质控点（线）与测定点（线）均不呈红色，表示试剂失效。

(2)金标早早孕检测试剂盒有薄膜渗滤法（呈现两个红色斑点）和试带法（呈现两条红杠）。因操作简便，可作家庭监测受孕应用。

(3)本法灵敏度：0.8～2.0ng/L。

(4)在滴加金标抗体溶液前，应上下颠倒试剂瓶混匀溶液。

4.临床意义

(1)早期妊娠诊断：受孕 2～6 天即呈现阳性。

(2)妊娠与相关疾病和肿瘤：诊断及鉴别诊断。

(3)过期流产或不完全流产：本试验呈阳性，提示子宫内仍有活胎盘组织。

(4)人工流产后：本试验仍呈阳性，提示宫内尚有残存胚胎组织。

(5)宫外孕：hCG 低于正常妊娠，仅有 60% 阳性。

（七）尿液比重和渗量测定

1.尿液比重测定

(1)原理：尿液比重测定方法很多，常用方法有试带法、折射计法和比重计法。目前，比重计法因操作烦琐和影响因素多，已不再是测定尿液比重的准确方法。但基层医院仍有使用，故介绍如下。

物质的重量与同体积的纯水，在一定温度下（40℃、15.5℃）相比，得到的密度为该物质的比重（俗称比重）。尿比重计是一种液体比重计，可测出规定温度下尿液的比重。

(2)操作

①充分混匀尿液后，沿管壁缓慢倒入小量筒或小量杯中，如有气泡，可用滴管或吸水纸吸去。

②比重计放入杯中，使其悬浮于中央，勿触及杯壁或杯底。

③等比重计停稳后，读取与尿液凹面相切的刻度，即为被测尿液的比重。

（3）注意事项

①比重计校正:新比重计应用纯水在规定温度下观察比重是否准确。蒸馏水在 15.5℃ 应为 1.000,8.5g/L 氯化钠溶液在 15.5℃ 应为 1.006,50g/L 氯化钠液在 15.5℃ 应为 1.035。

②温度影响:温度高时,液体的比重低,反之,则比重高,故一般比重计上都注明测定温度。如不在指定的温度下测定时,则每高于指定温度 3℃ 时,比重应加 0.001,每低于 3℃,则减去 0.001。

③尿内容物的影响

a.尿内含糖、蛋白时,可增高尿液比重。

b.盐类析出,比重下降,应待盐类溶解后测比重。

c.尿素分解,比重下降。

d.尿液含造影剂,可使比重大于 1.050。

（4）参考区间:正常成人随机尿标本 1.003～1.030,晨尿＞1.020,新生儿 1.002～1.004。

（5）临床意义

①比重增高:尿量少且比重增高,见于急性肾炎、高热、心功能不全和脱水等;尿量多且比重增加,见于糖尿病。

②比重降低:见于慢性肾小球肾炎、肾功能不全和尿崩症等。

2.尿液渗量测定

（1）原理:尿液渗量测定是反映尿中具有渗透活性粒子(分子或离子等)数量的一种指标,与粒子大小及电荷无关。因分子量大的蛋白影响小,故是评价肾脏浓缩功能较理想的指标。

溶液中有效粒子状态,可用该溶液沸点上升(从液态到气态)或冰点下降(液态到固态)的温度变化(ΔT)用以表示。1 个渗透克分子(Osm)浓度可使 1kg 水的冰点下降 1.858℃,因此渗摩尔量。

$$Osm/(kg \cdot H_2O) = \frac{观察取得冰点下降温度数}{1.858}$$

冰点渗透压计,包括标本冷却室、热敏电阻,其工作原理是根据溶液的结冰曲线。溶液的浓度、温度过低、样品的容量和热传导状态等均会影响结冰曲线的形态,继而影响冰点测定结果。

（2）操作

①标本收集:使用清洁、干燥的容器,不加防腐剂。用较高速度离心,除去全部不溶性颗粒。但尿中盐类沉淀应使之溶解,不可除去。如不能立即测定,应置冰箱内保存,临用前将标本预温,使盐类沉淀完全溶解。

②操作准备:使用时,应先接通标本冷却室的循环水,继而注入不冻液,调试并保持不冻液温度为 －7～8℃ 后再开始标本的测定。在测试过程中,要保持搅动探针的适当振幅(1～1.5cm)。

③校正渗透压:用氯化钠(GR 级)12.687g/(kg \cdot H_2O) 校正 400mOsm/(kg \cdot H_2O) 读数。

④测定尿渗量:记录读数。

（3）参考区间:尿液渗量一般为 (600～1000)mOsm/(kg \cdot H_2O),24 小时内最大范围为 (40～1400)mOsm/(kg \cdot H_2O),血浆渗量约为 (275～305)mOsm/(kg \cdot H_2O),尿与血浆渗量之比为 3:1～4.7:1。

（4）临床意义

①正常人禁水 12 小时,尿渗量＞800mOsm/(kg·H$_2$O),尿渗量:血浆渗量＞3。

②尿渗量:血浆渗量＜3,表示肾脏浓缩功能不全。急性肾小管功能障碍时,尿与血浆渗量之比＜1.2,且尿 Na$^+$＞20mmol/L。

③渗量检测应结合血液电解质考虑:如糖尿病、尿毒症时,血液渗量升高,但尿 Na$^+$ 下降。

（八）尿液化学检验的质量管理

1.室内质控

（1）使用阴性和阳性质控品:尿液干化学试带应至少使用阴性和阳性质控品进行室内质控,每工作日至少检测 1 次,偏差不超过 1 个等级,且阴性不可为阳性,阳性不可为阴性。应制定程序对失控进行分析并采取相应的措施,应检查失控对之前患者样品检测结果的影响。

（2）自制室内质控品的配制:见表 2-1-11、表 2-1-12。因人工尿的化学成分总是不如自然尿,有时带来误差较大,故如条件许可,应制备以正常人尿为本底,加入各有关成分的尿质控物。适量分装(50mL),冷冻防腐,每天取出一瓶,使其达室温后再使用。

表 2-1-11　尿液化学检验室内质控人工尿液的配制

成分	低浓度质控人工尿液		高浓度质控人工尿液	
	1L 中含量(g)	浓度(mmol/L)	1L 中含量(g)	浓度(mmol/L)
氯化钠(MW58.5)	5.0	85.5	10.0	170.9
尿素(MW60.06)	5.0	83.3	10.0	166.5
肌酐(MW113.1)	0.5	2.21	1.0	4.42
葡萄糖(MW180.2)	3.0	16.6	15.0	83.2
300g/L 牛白蛋白	5.0mL	1.5g/L	35mL	10.5g/L
正常全血(Hb:130～150g/L)			3～5μL	0.4～0.7mg/L
丙酮(MW58.08)	—	—	2mL	27.54
氯仿(MW119.38)	5mL	5mL/L	5mL	5mL/L
蒸馏水	加至 1L		加至 1L	

表 2-1-12　人工尿液质控期望值

项目	低浓度质控人工尿液	高浓度质控人工尿液
pH	6	6
蛋白质定性	2+	4+
葡萄糖定性	—	3+
酮体定性	—	—
比重	1.006	1.020
渗量[mOsm/(kg·H$_2$O)]	305	660
隐血试验	—	2+～3+

2.使用尿液干化学试带应注意的问题

(1)仔细阅读尿试带说明书:不同厂家生产用于尿液化学检查的试带,同一厂家生产的不同批号的试带不具有等同性。使用试带前,要仔细阅读产品说明书,严格按其说明进行操作。了解各项目的测定原理及操作有关事项。

(2)严格试带与尿液的反应时间:需严格遵循厂家说明书的规定操作。

(3)必须准确掌握尿试带每种成分检测的灵敏度和特异性。

(4)尿试带反应结果读取:因人工读取尿试带结果有个体差异,故应选择合适光源,并让试带靠近比色卡。

(5)充分熟悉假性反应:操作者应熟知(包括厂家说明书提供的)引起尿试带出现的假阴性、假阳性反应的因素。

(6)试带保存原则:应根据厂家推荐的条件(如温度、暗处等)保存于厂商提供的容器中,在有效期内使用。试带应避免直射光下照射或暴露于潮湿环境中。贮存试带容器应密封。

(7)尿试带取用原则:一次只取所需要量的试带,并应立即将瓶盖盖好。多余试带不得放回原容器中,更不应该合并各瓶的试带。操作中注意切勿触摸试带上的反应检测模块。

3.复检要求

在临床医生未要求做镜检、非泌尿道疾病、肾病、糖尿病、应用免疫抑制剂和妊娠者,且尿标本外观、浊度正常情况下,如尿试带结果同时满足以下4项条件:①白细胞酯酶结果为阴性;②亚硝酸盐结果为阴性;③尿蛋白结果为阴性;④隐血(血红蛋白或红细胞)结果为阴性,则可不进行尿沉渣显微镜检查。否则,必须进行镜检复核。

四、尿液有形成分检验

(一)尿液有形成分分析仪

目前,在国内外已推出了能对部分尿液有形成分进行自动筛检分析的仪器,称尿液有形成分分析仪,这些系统多数采用电阻抗、光散射(包括对有形成分进行各种染色如荧光染色后的流式细胞术检测)或数字影像分析术的原理,识别或分类红细胞、白细胞、上皮细胞、小圆上皮细胞、管型、细菌、精子、黏液丝、结晶等有形成分,已逐步成为尿液显微镜检查的首选筛检方法。

1.原理

(1)筛检方法一:采用流式细胞术和电阻抗法原理。先用荧光染料对尿中各类有形成分进行染色,然后经激光照射每一有形成分发出的荧光强度、散射光强度及电阻抗大小进行综合分析,得出红细胞、白细胞、上皮细胞、管型和细菌定量数据,以及各种有形成分的散射图和RBC、WBC直方图,尿中红细胞、白细胞信息和病理性管型、小圆上皮细胞、结晶、酵母样细胞等信息。

(2)筛检方法二:采用影像分析术和自动粒子识别系统原理。先用CCD(电子耦合元件)数字摄像机自动捕获数百幅图像,然后进行数字化图像分析,用自动粒子识别软件进行比较,最后定量报告尿中多种有形成分的数量,包括红细胞、白细胞、白细胞聚集、透明管型、未分类管型、鳞状上皮细胞、非鳞状上皮细胞、细菌、酵母菌、结晶、黏液和精子等。

2.试剂

按仪器分析所需试剂的说明书准备试剂。

3.操作

各种仪器操作步骤不尽相同,操作前应首先仔细阅读仪器操作说明书。简单步骤如下。

(1)准备标本:充分混匀收集的全部新鲜尿液,倒入洁净的试管中(标本量约10mL)。

(2)启动仪器:打开仪器电源,待仪器自动核查通过后,进入样本分析界面。

(3)进行质控:如质控通过,则可继续下一步操作;如失控,则分析并解决原因后,才能继续对患者标本检测。

(4)检测标本:在仪器上输入样本号,按开始键手工进样,或由自动进样架自动进样。

(5)复核结果:根据实验室设定的仪器分析结果复检规则(包括显微镜复核),确认仪器分析结果。

(6)发送报告:在确认仪器和复检结果的基础上,可发送检验结果报告。

4.参考区间

可供参考的全自动尿液有形成分分析仪分析结果的参考区间见表2-1-13。各实验室应根据仪器、试剂厂商所提供的参考区间和参考人群,通过必要的验证或评估来确定符合自身特点的参考区间。

表 2-1-13　全自动尿液有形成分分析仪分析结果的参考区间

项目	Regeniter A 等	Iamchiagdhase P 等
红细胞(个/μL)	0.5～13.9	0～9.0
白细胞(个/μL)	0.6～15.7	0～11.0
上皮细胞(个/μL)	0.1～8.9	0～11.9
管型(个/μL)	0～1.86	—
细菌(个/μL)	6.3～173.4	—

5.注意事项

(1)尿标本:自动化仪器检测常采用不离心新鲜尿液标本。

(2)尿容器:应确保尿容器的洁净,避免存在任何污染物。

(3)干扰结果的自身因素:尿中存在大量黏液、结晶、真菌、精子、影形红细胞等会使管型、红细胞、细菌等项目计数结果假性增高或减低。

(二)尿液有形成分显微镜检查

1.尿沉渣显微镜检查

(1)试验方法

①尿沉渣未染色检查法

a.器材

i.离心试管:可用塑料或玻璃制成;须足够长,防止离心时尿液标本溢出;须干净、透明,便于尿液外观检查;须带体积刻度(精确到0.1mL);容积须＞12mL而＜15mL;试管底部应为锥形,便于浓缩沉渣;无化学物质污染;试管须有盖,可防止试管内液体溅出及气溶胶形成;建议使用一次性离心试管。

ⅱ.移液管:必须洁净;使用一次性移液管。

ⅲ.尿沉渣板:须标准化,具有可定量沉渣液的计数池,并一次性使用。如采用在普通玻片上滴加尿沉渣液后加盖玻片的检查方法,则不能提供标准化、可重复的结果。

ⅳ.显微镜:应使用内置光源的双筒显微镜;载物台能机械移动玻片;物镜能放大 10 倍、40 倍,目镜能放大 10 倍;同一实验室使用多台显微镜,其物镜及目镜的放大倍数应一致。

ⅴ.离心机:应使用水平式有盖离心机;离心时须上盖,以确保安全。离心时的相对离心力应稳定在 400g。应每 12 个月对离心机进行一次校正。

b.操作

ⅰ.尿标本用量:应准确取尿 10mL。如标本量<10mL,应在结果报告单中注明。

ⅱ.离心留尿量:在相对离心力 400g 条件下离心 5 分钟。离心后,一次性倾倒或吸弃上清尿液,留取离心管底部液体 0.2mL。

ⅲ.尿沉渣制备:充分混匀尿沉渣液,取适量滴入尿沉渣板;或取 20μL,滴入载玻片,加盖玻片(18mm×18mm)后镜检。

ⅳ.结果报告

方法 1:以每微升(μL)单位体积各尿沉渣成分数量报告结果。

方法 2:管型,以每低倍(10×10)镜视野全片至少 20 个视野所见的平均值报告;细胞,以每高倍(40×10)镜视野全片至少 10 个视野所见的最低~最高数的范围报告;尿结晶等,以每高倍镜视野所见数换算为半定量的"—、±、1+、2+、3+"等级报告(表 2-1-14)。

表 2-1-14　尿结晶、细菌、真菌、寄生虫等报告方式

	报告等级				
	—	±	1+	2+	3+
结晶	0		1~4 个/HP	5~9 个/HP	>10 个/HP
原虫、寄生虫卵	0		1 个/全片~4 个/HP	5~9 个/HP	>10 个/HP
细菌、真菌	0	数个视野散在可见	各视野均可见	量多、团状聚集	无数
盐类	无	罕见	少量	中等量	多量

②尿沉渣染色检查法:有时,活体染色(如 Stemheimer-Malbin 染色或 0.5% 甲苯胺蓝染色)有助于细胞和管型的鉴别。但也不足以鉴别或确认尿沉渣中所有成分,如在检查下列有形成分时,可采用一种或多种特殊染色。

a.脂肪和卵圆脂肪小体:采用油红 O 染色和苏丹Ⅲ染色。

b.细菌:采用革兰染色和巴氏染色。

c.嗜酸性粒细胞:采用 Hansel 染色、瑞氏染色、吉姆萨染色、瑞-吉染色和巴氏染色。

d.含铁血黄素颗粒:采用普鲁士蓝染色。

通常,特殊染色需要制备特定涂片,如浓缩涂片、印片或细胞离心涂片。巴氏染色常用于肾小管上皮细胞、异常尿路上皮细胞、腺上皮细胞和鳞状上皮细胞的鉴别。Hansel 染色用于

检测嗜酸性粒细胞尿。

（2）参考区间：因各实验室所用尿标本量、离心力、尿沉渣液量、观察尿沉渣用量、尿沉渣计数板规格等均不尽相同，尿沉渣检查参考区间应由实验室通过必要的验证或评估来确定。国外文献报道的参考区间见表 2-1-15。

表 2-1-15　国内外尿沉渣检查的参考区间

	红细胞	白细胞	透明管型	上皮细胞	细菌和真菌
第 24 版《希氏内科学》（2013 年）	0～2 个/HP	男 0～3 个/HP；女 0～5 个/HP	0～1 个/HP	少，以鳞状上皮为主	无
Haber MH 等	0～5 个/HP	0～5 个/HP	0～1/LP	偶见，以鳞状上皮为主	—
Brunzel NA 等	0～3 个/HP	0～8 个/HP	0～2/LP	少见	阴性

（3）注意事项：实验室应统一尿液有形成分形态的鉴别标准和报告方式。

（4）临床意义

①白细胞：增多表示泌尿系统有化脓性炎症。

②红细胞：增多常见于肾小球肾炎、泌尿系结石、结核或恶性肿瘤。

③透明管型：可偶见于正常人清晨浓缩尿中；透明管型在轻度或暂时性肾或循环功能改变时可增多。

④颗粒管型：可见于肾实质性病变，如肾小球肾炎。

⑤红细胞管型：常见于急性肾小球肾炎等。

⑥白细胞管型：常见于急性肾盂肾炎等。

⑦脂肪管型：可见于慢性肾炎肾病型及类脂性肾病。

⑧宽形管型：可见于慢性肾衰竭，提示预后不良。

⑨蜡样管型：提示肾脏有长期而严重病变，见于慢性肾小球肾炎晚期和肾淀粉样变。

2. 1 小时尿沉渣计数

目前，12 小时尿沉渣计数因影响结果准确性的因素很多，故在临床上已很少应用。现常采用 1 小时尿沉渣计数。

（1）操作

①患者先排尿弃去，准确收集 3 小时尿液于清洁干燥容器内送检（如：标本留取时间 5：30～8：30）。

②准确测量 3 小时尿量，充分混合。取混匀尿液 10mL，置刻度离心管中，1500r/min 离心 5 分钟，用吸管吸弃上层尿液 9mL，留下 1mL，充分混匀。吸取混匀尿液 1 滴，注入血细胞计数板内。细胞计数 10 个大方格，管型计数 20 个大方格。

（2）计算

$$1\ 小时细胞数 = 10\ 大格细胞总数 \times \frac{1000}{10} \times \frac{3\ 小时尿总量\ mL\ 数}{3}$$

$$1\ 小时管型数 = \frac{20\ 大方格管型总数}{2} \times \frac{1000}{10} \times \frac{3\ 小时尿总量\ mL\ 数}{3}$$

式中：1000 为 μL 换算成 mL 数；10 为尿液浓缩倍数。

（3）参考区间

①红细胞男性＜3万/小时,女性＜4万/小时。

②白细胞男性＜7万/小时,女性＜14万/小时。

③管型＜3400个/小时。

（4）注意事项

①尿液应新鲜检查,pH应在6以下,若为碱性尿,则血细胞和管型易溶解。

②被检尿液比重最好在1.026以上,如小于1.016为低渗尿,细胞易破坏。

③如尿中含多量磷酸盐时,应加入少量稀醋酸溶液,使其溶解;但切勿加酸过多,以免红细胞及管型溶解;含大量尿酸盐时,应加温使其溶解,以便观察。

（5）临床意义

①急性肾炎患者红细胞增加。

②肾盂肾炎患者白细胞可明显增加。

3.尿液有形成分检查的推荐参考方法

2003年,国际实验血液学学会(ISLH)提出了尿中有形成分计数的推荐参考方法,用于自动化尿液有形成分分析仪中红细胞、白细胞、透明管型和鳞状上皮细胞参考计数。

（1）试剂

①染色贮存液

a.2%阿辛蓝溶液:阿辛蓝1mg溶解于50mL蒸馏水中。

b.1.5%派洛宁B溶液:派洛宁B 0.75mg溶解于50mL蒸馏水中。

溶液用磁力搅拌器充分搅拌,混匀2～4小时,在20℃过夜后过滤。并用分光光度计核查吸光度,阿辛蓝溶液的最大吸光度为662nm,派洛宁B溶液的最大吸光度为553nm。贮存液在20℃能保存3个月以上。

②染色应用液:使用时,将2种贮存液按1∶1比例混合。应用液在20℃能保存2～4周。

（2）操作

①器材准备:使用前,先用流水,再用乙醇冲洗并干燥计数盘和盖玻片。将Fuchs-Rosenthal计数盘放在显微镜载物台上,加盖玻片。

Fuchs-Rosenthal计数池结构(图2-1-1):分16大格;每大格体积为1mm(长)×1mm(宽)×0.2mm(高)＝0.2μL;每块计数盘有2个计数池,总体积＝2×16×0.2μL＝6.4μL。

②尿标本染色:于试管中,将1份染色应用液和9份尿标本混匀,染色5分钟。

③混匀混合液:将试管内染色尿标本颠倒混匀20～40次。

④计数盘充液:用移液管吸取尿液,以45°角充入计数池中。充池量约15～16μL。充池后,静置5分钟。

⑤显微镜计数:先用低倍镜(10×10)扫描整个计数盘,保证颗粒分布均匀。然后,用高倍镜(10×40)计数颗粒数量。大型颗粒(管型和鳞状上皮细胞)可在低倍镜下观察并计数。

计数原则:和血细胞计数相同,颗粒计数符合泊松分布的特征,为达到颗粒计数统计学精度,必须计算足够容积中的颗粒数。通常,管型和鳞状上皮细胞至少计数50个,使计数CV＜14%;白细胞和红细胞至少计数200个,使计数CV＜7%。为避免颗粒重复计数或漏计数,可采用"数左不数右,数上不数下"的规则。

⑥结果报告:计数结果以"个/μL"报告。

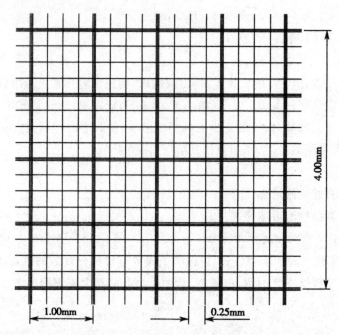

图 2-1-1 Fuchs-Rosenthal 血细胞计数盘

(3)注意事项

①计数推荐方法:使用相差显微镜和活体染色技术。

②尿标本:尿液有形成分检查参考方法采用不离心新鲜尿液标本。

③器材:标本容器须使用塑料或硅化玻璃,避免颗粒黏附;容量为 5~12mL。使用塑料或硅化玻璃移液管,避免尿中颗粒黏附,容量误差应<5%;盖玻片须适用于在相差显微镜下观察,边角应呈圆形,边缘光滑。不能使用薄盖玻片(<0.4mm)。盖玻片用 25mm(长)×22mm(宽),允许误差±1mm。盖玻片置于计数盘上如能见衍射光环,则表示平整。

④充池要求:速度不能太快;凡充池液太多、计数区域充池不全、有气泡或有碎片等异常,均必须重新充池。

⑤计数时间:应于 1 小时内完成计数;计数时如发现计数池液体干涸,须清洗后重新充池。

(三)尿液有形成分检验的质量管理

1.室内质控

尿液有形成分分析仪红细胞、白细胞计数检验项目,可参照 GB/T 20468—2006《临床实验室定量测定室内质量控制指南》进行室内质控。应至少使用正常和异常 2 个浓度水平的质控品,每个工作日至少检测 1 次,至少使用 1_{3s}、2_{2s} 失控规则。应制定程序对失控进行分析并采取相应的纠正措施,应检查失控对之前患者样品检测结果的影响。

2.复检要求

当自动化尿液分析(包括尿液干化学分析和尿液有形成分分析)结果异常时,需要做手工法尿沉渣显微镜检查复核。当自动化尿液分析结果阴性时,结合临床实际可不做显微镜复检。

如使用自动化尿液有形成分分析仪筛检尿液有形成分时,实验室应。

(1)制定尿液有形成分分析的显微镜复检标准以实验室自定义(结合临床医师要求;临床特定疾病,如泌尿道疾病、肾病、糖尿病、应用免疫抑制剂等;理学和化学检查结果异常等情况)和尿液有形成分分析仪固有提示的异常为依据制定复检标准。

(2)规定验证复检标准的标准和方法,假阴性率应<5%。以显微镜检查结果作为真阳性和真阴性判断标准,各种仪器筛检结果与之比较,得出阳性符合率、阴性符合率、假阳性率和假阴性率数据。

(3)记录和保存显微镜复检结果。

3.镜检能力要求

镜检应能识别的尿液有形成分如下所述,能力考核时应采用至少50幅显微摄影照片(包括正常和异常尿液有形成分)或其他形式图像,要求能正确识别照片或图像中≥80%的有形成分。

尿液主要有形成分的形态特征如下。

(1)上皮细胞

①鳞状上皮细胞:直径30～50μm,扁平和圆形、多角形或卷曲呈管状;核圆形、居中,染色质中度致密;胞质大量、无色,伴角化颗粒。

②肾小管上皮细胞:直径15～35μm,多面体形或卵圆形;核圆形和偏位,染色质颗粒状;胞质含颗粒,无色。

③移行上皮细胞:直径20～40μm,多面体形或球形;核圆形或卵圆形,染色质细颗粒状;胞质无色、细颗粒状,可呈尾形。

(2)血细胞

①红细胞:正常红细胞直径7～8μm,呈圆形、近卵圆形双凹圆盘形,高渗标本呈锯齿形,边缘和表面不规则,低渗标本呈球形"影"细胞;胞质淡橘黄色,可无色,染色后呈红色或紫色。异型红细胞直径7～8μm,但不定,呈圆形或近卵圆形,泡状胞质;胞质淡橘黄色,可无色,染色后呈红色或紫色。

②中性粒细胞:直径10～12μm,呈圆形、卵圆形或阿米巴形;新鲜尿中核呈分叶状,陈旧尿中核模糊、呈卵圆形,染色质粗颗粒状聚集;新鲜尿中胞质颗粒状,陈旧尿中胞质无颗粒。

③嗜酸性粒细胞:直径大于中性粒细胞,呈圆形、卵圆形;核呈分叶状,染色质粗颗粒状;胞质含粗颗粒,Wright染色呈橘红色。

④淋巴细胞:直径7～10μm,呈圆形、卵圆形;核呈圆形、卵圆形或锯齿形,染色质致密;胞质透明。

⑤单核细胞和巨噬细胞:直径12～14μm,胞质含吞噬物质或多核者较大,呈圆形、卵圆形或不规则形;核呈分叶、锯齿、折叠状,巨噬细胞可多核,染色质细颗粒状;胞质呈泡沫状、空泡、含吞噬物质。

（3）管型

①透明管型：长形、雪茄形，有时扭曲或卷曲形，圆形末端或一端锥形，边缘光滑；长度不定，宽度常等于肾小管宽度，约为 $30\sim50\mu m$；外观透明无色，折光性低，含少量颗粒；成分主要是 Tamm-Horsfall 黏蛋白和白蛋白。

②颗粒管型：长圆柱形，罕见折叠或弯曲，圆形末端，边缘光滑；长度不定，宽度常等于肾小管宽度，约 $25\sim50\mu m$；外观可含少量或大量球形颗粒散布在基质上，颗粒大小各异，可细可粗；透明基质散布各种大小颗粒。

③红细胞管型：圆柱状、雪茄形，圆形末端；长度不定，但常不长，宽度不定，可较宽；基质部分或全部覆盖完整或破碎红细胞。

④白细胞管型：形态和大小似红细胞管型，但基质部分或全部覆盖完整或破碎白细胞和大量颗粒。

⑤细胞管型：形态和大小似红细胞管型，但基质部分或全部覆盖完整或破碎肾小管上皮细胞，并常在管型中见到白细胞。

⑥蜡样管型：圆柱状、钝圆或方形末端；边缘有裂隙或锯齿；长度不定，但相对较短而粗硬，宽度不定，可较宽；是致密凝固蛋白质，是细胞凋亡的终末产物，牛油蜡样黄色基质，厚的胶样，高折光性。

⑦宽管型：形态似蜡样管型，常较宽，直径是肾小管宽度的几倍，常 $>40\mu m$。

⑧脂肪管型：圆柱状、雪茄形，钝圆末端；长度不定，但常不长，宽度不定，可较宽；基质部分或全部覆盖各种大小的球形颗粒，高折光性，内部结构不易辨认，管型上常见肾小管上皮细胞。

（4）微生物

①细菌：单个微生物常 $1\mu m$，可变；以 2 种形态为主，呈圆形或杆状；外观无色，Wright 染色呈深蓝色；成堆或成链状，也可单个。

②寄生虫：可见蛲虫、阴道毛滴虫、埃及血吸虫卵等。

④真菌：酵母菌约 $5\sim7\mu m$，假菌丝长度可超过 $50\mu m$；酵母菌形态呈卵圆形，假菌丝形态较长伴分支状，末端有出芽；外观无色和厚壁，显示出芽。

（5）结晶

①无定形尿酸盐结晶：细颗粒；pH$<$5.8；双折光性；无色或红黄色、粉红色、棕红色和砖灰色。

②无定形磷酸盐结晶：微小颗粒；pH$>$6.3；无色。

③草酸钙结晶：$3\sim12\mu m$；卵圆形、双锥体形；pH$<$5.4；强双折光性；无色，偶见胆汁染色。

④胆固醇结晶：大；直角平板形，有一个或多个突起，呈层状；pH 中性或酸性；中折光性；无色。

⑤胱氨酸结晶：大小不定；六边形，常部分层状；pH$<$5.5；无折光性；无色。

⑥三联磷酸盐结晶：大小不定；呈六边形、星形、直角形；pH6.2$\sim$7.0；中折光性；透明。

⑦尿酸结晶：中等大小；长菱形，偶见六角形，也可呈星形、圆筒形、立方形、玫瑰花形；pH$<$5.8；强折光性；多色，呈黄色、米黄色或棕黄色等。

(6)其他

①污染物:如纤维、淀粉颗粒、花粉和脂肪滴等。

②黏液丝:大小不定;常长条形,可卷曲;外观纤细透明、波浪形,SM 染色呈粉红色或蓝色。

③精子:头 $4\sim6\mu m$,尾 $40\sim60\mu m$,可相互分离;头呈圆形或椭圆形,尾呈纤维丝状;胞质无色。

第二节 粪便检验

一、粪便标本的采集与处理

(一)粪便收集

1.常规检验

采集粪便标本的方法因检查目的不同而有差别,如常规检验留取新鲜指头大小(约 5g)即可,放入干燥、清洁、无吸水性的有盖容器内送检。不应采集尿壶、便盆中的粪便标本,因标本中混入尿液和消毒剂等,可破坏粪便的有形成分,混入植物、泥土、污水等,因腐生性原虫、真菌孢子、植物种子、花粉等易干扰检验结果。粪便标本检验时,应选择其中脓血黏液等病理成分,若无病理成分,可多部位取材。采集标本后,应在 1 小时内完成检查,否则可因 pH 及消化酶等影响,使粪便中细胞成分破坏分解。

2.寄生虫检验

粪便必须新鲜,送检时间一般不宜超过 24 小时。如检查肠内原虫滋养体,应于排便后迅速送检,立即检查,冬季需采取保温($35\sim37℃$)措施。血吸虫毛蚴孵化应留新鲜便,不少于 30g。检查蛲虫卵需用透明胶带,在清晨排便前由肛门四周取标本,也可用棉签拭取,但均须立即镜检。检查寄生虫体及虫卵计数,须用洁净、干燥的容器,并防止污染;粪便不可混入尿液及其他体液等,以免影响检查结果。

3.化学检验

采用化学法做隐血试验应嘱患者于收集标本前 3 天起禁食动物性和含过氧化物酶类食物(如萝卜、西红柿、韭菜、木耳、花菜、黄瓜、苹果、柑橘和香蕉等),并禁服铁剂和维生素 C 等,以免假阳性反应;连续检查 3 天,并选取外表及内层粪便;收集标本后须迅速送检,以免因长时间放置使隐血反应的敏感度降低。粪胆原定量检查应收集 3 天粪便,混合称量,从其中取出约 20g 送验;查胆汁成分的粪便标本不应在室温中长时间放置,以免阳性率减低。

4.细菌检验

粪便标本应收集于灭菌有盖容器内,勿混入消毒剂及其他化学药品,并立即送检。

(二)检验后粪便标本的处理

1.粪标本

应按生物危害物处理,遵照各级医院规定的医疗废弃物处理方法进行处理。

2.纸类或塑料等容器

使用后置入医疗废弃物袋中,统一处理。

3.瓷器、玻璃等器皿

使用后可先浸入消毒液(如0.5%过氧乙酸、5%甲酚皂液等)浸泡消毒12～24小时后再处理。

二、粪便理学检查

(一)标本类型

新鲜粪便标本。

(二)参考区间

①成人每天一般排便1次,约100～300g,为成形软便,呈黄褐色,有少量黏液,有粪臭;②婴幼儿粪便可为黄色或金黄色糊状。

(三)临床意义

粪便理学受食物的种类、性质、量的影响较大,也受某些药物的影响。

1.量

健康人的粪便量随着食物种类、食量及消化器官的功能状态而异。细粮和肉食者粪便量较少;粗粮和蔬菜为主者粪便量较多。当胃肠道、胰腺有炎症或功能紊乱时,因炎症渗出、肠蠕动加快及消化吸收功能不良,可使排便次数和排便量有不同程度的增多。如果排便次数少,但排便量增多,多见于肠道上段病变;排便次数增多,但每次排便量减少,多为肠道下段病变。

2.性状

粪便性状改变及临床意义见表2-2-1。

表2-2-1 粪便性状改变及临床意义

粪便	特点	临床意义
稀汁便	脓样,含有膜状物	伪膜性肠炎
	洗肉水样	副溶血性弧菌食物中毒
	红豆汤样	出血性小肠炎
	稀水样	艾滋病伴肠道隐孢子虫感染
米泔样便	白色淘米水样,含有黏液片块	霍乱、副霍乱
黏液便	小肠病变的黏液混于粪便中;大肠病变的黏液附着在粪便表面	肠道炎症或受刺激、肿瘤或便秘、某些细菌性痢疾
胨状便	黏胨状、膜状或纽带状物	过敏性肠炎、慢性细菌性痢疾
鲜血便	鲜红色,滴落于排便之后或附在粪便表面	直肠癌、直肠息肉、肛裂或痔疮
脓血便	脓样、脓血样、黏液血样、黏液脓血样	细菌性痢疾、阿米巴痢疾、结肠癌、肠结核、溃疡性结肠炎
乳凝块	黄白色乳凝块或蛋花汤样	婴儿消化不良、婴儿腹泻

粪便	特点	临床意义
变形便	球形硬便	习惯性便秘、老年人排便无力
	细条、扁片状	肠痉挛、直肠或肛门狭窄
	细铅笔状	肠痉挛、肛裂、痔疮、直肠癌

3.颜色

粪便的颜色可因进食种类不同而异,肉食者粪便偏黑褐色,进食过多绿色蔬菜者粪便呈暗绿色。粪便颜色变化及意义见表2-2-2。

表 2-2-2 粪便颜色变化及意义

颜色	生理性	病理性
淡黄色	婴儿	服用大黄、山道年、番泻叶等
绿色	食用大量绿色蔬菜	服用甘汞等
白陶土色	食用大量脂肪	胆汁淤积性黄疸,服用硫酸钡、金霉素
红色	食用大量番茄、红辣椒、西瓜等	直肠癌、痔疮、肛裂等,服用利福平
果酱色	食用大量咖啡、可可、樱桃、桑葚、巧克力等	阿米巴痢疾、肠套叠等
柏油色	食用动物血和肝脏等	上消化道出血,服用铁剂、药用炭等

4.气味

粪便的气味与进食的种类、疾病等有关。正常粪便由于蛋白质的分解产物,如吲哚、粪臭素、硫醇、硫化氢、氨、靛基质等而产生臭味,素食者臭味轻,肉食者臭味重。在病理情况下粪便可产生恶臭味、腥臭味和酸臭味。粪便气味的临床意义见表2-2-3。

表 2-2-3 粪便气味的临床意义

气味	临床意义
恶臭	慢性肠炎、胰腺疾病、消化道大出血、结肠癌或直肠癌溃烂时,未消化的蛋白质发生腐败等
腥臭	阿米巴肠炎
酸臭	由脂肪、糖类消化不良或吸收不良,脂肪酸分解或糖的发酵所致

5.寄生虫和结石

(1)寄生虫:肠道寄生虫感染时粪便中可出现寄生虫,如蛔虫、蛲虫、绦虫等或其片段,肉眼即可发现;钩虫虫体需要筛查粪便后才能发现。服用驱虫剂后应常规检查有无寄生虫。

(2)结石:粪便中可发现胆石、粪石、胰石和肠石等,最多见的是胆石。粪便中出现胆石多见于服用排石药物或碎石术之后。

(四)评价

1.诊断价值

粪便理学检查对消化系统疾病和寄生虫感染的诊断有重要价值。

2.影响因素

(1)粪便的性状和组成受到食物、胃肠道和肝胆胰腺功能等的影响。

(2)标本长期放置可使粪便变黑,粪便的颜色可受到食物颜色、食用色素和药物的影响。如硫酸钡造影剂可使粪便呈黄白色,食用动物血液可使粪便呈黑色。

3.与检查相关的临床须知

(1)向患者解释检查的目的,指导其正确采集标本,并向其提供采集标本的容器。

(2)采集标本前1周,患者不应接受钡剂检查和通便剂治疗。

(3)了解病史和用药史对鉴别腹泻或便秘的原因尤其重要。了解患者的饮食情况及食物过敏史。

三、粪便隐血试验

消化道出血量较少时红细胞已被消化分解,粪便外观无血色,且显微镜检查也未发现红细胞者为隐血。采用化学方法或免疫学方法检查粪便微量出血的试验称为粪便隐血试验(FOBT)。FOBT 对消化道出血,特别是消化道肿瘤的诊断与鉴别诊断具有重要价值。

(一)标本类型

新鲜粪便标本。

(二)参考区间

阴性。

(三)临床意义

FOBT 的临床意义与评价见表 2-2-4。当 FOBT 阳性时,应及时检查出血源。如果未能检查到出血源,则有可能为假阳性,应该在 3~6 个月之后再重新检查 FOBT,直至检查到出血源或排除出血为止。

表 2-2-4　FOBT 的临床意义与评价

临床意义	评价
诊断消化道出血	凡是能引起消化道出血的疾病或损伤都可使 FOBT 呈阳性反应
鉴别溃疡与肿瘤	FOBT 对消化性溃疡诊断的阳性率为 40%~70%,且呈间断性阳性;FOBT 对消化道恶性肿瘤诊断的阳性率达 95%,且呈持续性阳性
恶性肿瘤筛查	①FOBT 常作为消化道恶性肿瘤的筛查试验 ②对 50 岁以上的无症状的中老年人,每年做 1 次 FOBT ③FOBT 作为消化道恶性肿瘤的筛查试验,其特异度不可能达到 100%,因此,FOBT 结果必须与临床其他资料结合分析,进行诊断与鉴别诊断

(四)评价

1.诊断价值

FOBT 是粪便检查最常用的筛查项目,可作为消化道恶性肿瘤普查的一个筛查指标,其连续检查对早期发现结肠癌、胃癌等恶性肿瘤有重要的价值。

2.影响因素

(1)水杨酸盐类、甾类激素、非甾体类消炎药、吲哚美辛、抗凝剂等可引起或加重消化道出血,检查前7天避免服用此类药物。

(2)硼酸、溴化物、秋水仙碱、碘、聚维酮碘等可致FOBT呈假阳性,富含肌红蛋白、血红蛋白的肉类和肝脏也可致化学法FOBT呈假阳性。维生素C(超过250mg/d)可致化学法FOBT呈假阴性。

(3)避免月经血、痔疮出血和尿液中的血液对标本的影响,避免食用富含过氧化物酶活性的蔬菜。

3.与检查相关的临床须知

(1)告知患者检查的目的、标本采集方法和影响因素。检查前72小时及检查时食用高纤维食物(有助于提高无症状性间歇性出血病变的检出率)。

(2)检查前72小时或检查期间,患者不能接受钡剂检查。避免食入维生素C(超过250mg/d)、红肉、加工过的肉类和肝脏、生的蔬菜和水果。检查前7天或检查期间不应服用阿司匹林或其他非甾体类消炎药。

(3)FOBT阳性的临床诊断方法与临床意义见表2-2-5。

表2-2-5 FOBT阳性的临床诊断方法与临床意义

诊断方法	项目	临床意义
体格检查	局部视诊	寻找痔疮、肛门周围组织或局部疾病
	肛门指诊	检查是否有息肉
实验室检查	肿瘤标志物	筛查消化道肿瘤
器械检查	结肠镜	检查良性、恶性肿瘤,感染性疾病、憩室炎和血管发育异常等
	胃镜	检查胃十二指肠溃疡、肿瘤裂孔疝或食管静脉曲张
	小肠镜	检查腹部疾病、Meckel憩室炎、血管发育异常等

(4)由于FOBT简便、价廉、对患者无危害,美国临床生物化学学会(NACB)建议对50岁以上的人群,每年或2年进行1次愈创木脂法FOBT筛查。

(5)由于有些胃肠道出血是间歇性的,为了降低误诊率,必须对同一患者的不同标本检查3~6次。

四、粪便显微镜检查

粪便显微镜检查是粪便常规检查的重要项目之一,主要观察粪便中有无细胞、寄生虫虫卵、原虫以及各种食物残渣等,有助于消化道疾病的诊断和疗效观察。

(一)标本类型
新鲜粪便标本。

(二)参考区间
粪便显微镜检查项目及参考区间见表2-2-6。

表 2-2-6 粪便显微镜检查项目及参考区间

成分	参考区间
细胞	无红细胞、吞噬细胞和肿瘤细胞,偶见白细胞,少见柱状上皮细胞
食物残渣	偶见淀粉颗粒、脂肪小滴,可见少量肌肉纤维、结缔组织、弹力纤维、植物细胞和植物纤维
结晶	可见少量无临床意义的结晶,如磷酸盐、草酸钙、碳酸钙结晶
细菌	粪便中的细菌较多,球菌与杆菌的比例大致为 1∶10,约占粪便干重的 1/3,多为正常菌群。可有人体酵母菌
寄生虫	无寄生虫及寄生虫虫卵

(三)临床意义

1.细胞和食物残渣

粪便中的细胞及食物残渣增多的临床意义分别见表 2-2-7 和表 2-2-8。

表 2-2-7 粪便中细胞增多的临床意义

细胞	临床意义
红细胞	①肠道下段的病变;②阿米巴痢疾有大量堆积、变性的红细胞,且数量多于白细胞;③细菌性痢疾红细胞形态多正常,数量少于白细胞,且分散存在
白细胞	以中性粒细胞为主。①肠炎患者白细胞小于 15 个/HPF,常分散存在;②细菌性痢疾、溃疡性结肠炎患者白细胞大量增多,可见成堆的脓细胞;③肠易激综合征、寄生虫感染患者可见大量嗜酸性粒细胞
吞噬细胞	见于急性细菌性痢疾、出血性肠炎、溃疡性结肠炎患者。吞噬细胞是诊断急性细菌性痢疾的主要依据之一
上皮细胞	大量增多或成片出现见于结肠炎、伪膜性肠炎患者
肿瘤细胞	结肠癌、直肠癌患者

表 2-2-8 粪便中食物残渣增多的临床意义

残渣成分	临床意义
脂肪小滴	脂肪小滴大于 6 个/HPF 为脂肪排泄增多。如果出现大量脂肪小滴称为脂肪泻,见于急性和慢性胰腺炎、胰头癌、吸收不良综合征、胆汁淤积性黄疸等
肌肉纤维	肠蠕动亢进、胰蛋白酶缺乏、腹泻等
结缔组织、弹力纤维	胃蛋白酶缺乏症和腹泻
植物细胞、植物纤维	胃蛋白酶缺乏症、肠蠕动亢进和腹泻等
淀粉颗粒	消化功能不良、腹泻、慢性胰腺炎、胰腺功能不全

2.结晶

病理性结晶主要有:①Charcot-Leyden 结晶:见于阿米巴痢疾、钩虫病和过敏性肠炎等患者;②血红素结晶:为棕黄色斜方形结晶,主要见于胃肠道出血患者。

3.细菌

(1)细菌:大肠埃希菌、厌氧杆菌、肠球菌为成人粪便中的主要细菌;而产气杆菌、变形杆菌、铜绿假单胞菌等多为过路菌;双歧杆菌、拟杆菌、葡萄球菌和肠杆菌为婴儿粪便中的主要细菌。正常粪便中的菌量和菌谱处于相对稳定状态,保持着与宿主间的生态平衡。若正常菌群消失或比例失调,称为肠道菌群失调症。可通过粪便涂片染色检查、细菌培养鉴定确定致病菌。

(2)真菌:正常粪便中极少见假丝酵母菌,且多为外源性污染所致。在病理情况下,粪便中以白假丝酵母菌多见,常见于长期应用广谱抗生素、激素、免疫抑制剂和放射治疗、化学治疗以及各种慢性消耗性疾病等。

4.寄生虫及虫卵

对于寄生虫病患者,肉眼可直接观察其粪便中的寄生虫虫体,显微镜检查虫卵和包囊。另外,也可采用单克隆抗体检查虫卵抗原,以便对虫卵形态不典型或高度怀疑寄生虫感染的患者进行确诊。

(1)蠕虫:在病理情况下,粪便涂片中可见到蛔虫卵、鞭虫卵、钩虫卵、蛲虫卵、血吸虫卵、肺吸虫卵、肝吸虫卵或姜片虫卵等。

(2)原虫

①溶组织内阿米巴:显微镜检查新鲜粪便的脓血黏液部分可见到滋养体,并可找到包囊。

②蓝氏贾第鞭毛虫:滋养体的形态如纵切的半个去核的梨,前端钝圆,后端尖细,背面隆起而腹面凹陷,两侧对称形似勺形,腹部前半部有吸盘,借此可吸附于肠黏膜上。

③隐孢子虫:除了粪便常规检查外,常用改良抗酸染色法、金胺-酚-改良抗酸染色法等方法来提高阳性检出率。

④人芽孢子虫:无色或淡黄色,圆形或卵圆形,大小不一,胞内有巨大透明体,其周边绕以狭窄的细胞质,质内含有少数折光小体。

(四)评价

1.诊断价值

粪便显微镜检查是诊断肠道病原体感染最直接和最可靠的方法,可明确诊断相应的寄生虫病或寄生虫感染。对消化道肿瘤的诊断也具有重要价值。

2.影响因素

(1)粪便显微镜检查应采集新鲜标本,不应采集尿壶、便盆中的粪便标本,因标本中混入尿液和消毒剂等,可破坏粪便的有形成分,混入植物、泥土、污水等,因腐生性原虫、真菌孢子、植物种子、花粉等易干扰检查结果。

(2)甲醛保存的粪便标本不能用于检查白细胞。

(3)粪便病原体检查应采用无菌容器采集新鲜标本,且不能混入尿液、消毒剂和污水等。为了提高阳性检出率,最好在应用抗生素之前采集标本,并立即送检。

3.与检查相关的临床须知

(1)检查脂肪时,在检查前6天和检查期间,确保患者的饮食中含有150g脂肪、100g蛋白和180g糖。检查前3天不能使用泻药。

(2)检查肌肉纤维时,检查前72小时患者应吃一餐含有丰富肉类的食物。

(3)对长期应用抗生素治疗的患者,应动态观察肠道菌群的变化,以便及时发现菌群失调和调整治疗方案。

五、粪便检查项目的选择与应用

(一)肠道感染性疾病

粪便检查是诊断急性、慢性腹泻必备检查项目,如肠炎、细菌性痢疾、阿米巴痢疾、肠伤寒、伪膜性肠炎等,除了观察粪便理学变化外,粪便显微镜检查及培养有确定诊断及鉴别诊断的价值。

(二)肠道寄生虫病

如蛔虫病、钩虫病、鞭虫病、姜片虫病、绦虫病、血吸虫病等,通过粪便涂片显微镜检查找到相应的虫卵可确定诊断。

(三)消化吸收功能筛查试验

对慢性腹泻患者进行常规粪便显微镜检查,如果见到较多淀粉颗粒、脂肪小滴或肌肉纤维等,常提示为慢性胰腺炎等胰腺外分泌功能不全,可进一步做相关检查。

(四)鉴别黄疸

胆汁淤积性黄疸患者粪便为白陶土色,粪胆原定性检查呈阴性,定量检查粪胆原降低;溶血性黄疸患者粪便呈深黄色,粪胆原定性检查呈阳性,定量检查粪胆原增多。

(五)消化道肿瘤筛查试验

FOBT 持续阳性常提示胃肠道恶性肿瘤,若为间歇性阳性则提示其他原因消化道出血,可进一步做相关检查,如内镜或钡餐。粪便显微镜检查如发现有癌细胞可确诊为结肠癌、直肠癌。

第三节　痰液检验

一、痰液标本的采集与处理

(一)操作

1.痰常规标本

嘱患者晨起用清水漱口,然后用力咳出 1~2 口痰液,盛于蜡纸盒或广口容器内。如查癌细胞,容器内应放 10%甲醛溶液或 95%乙醇溶液固定后送检。

2.痰培养标本

清晨痰量多,含菌量亦大,嘱患者先用复方硼砂含漱液,再用清水漱口,除去口腔中细菌,深吸气后用力咳出 1~2 口痰液盛于灭菌培养皿或瓶中,及时送检。

3.24 小时痰标本

容器上贴好标签,注明起止时间,嘱患者将晨 7 时至次日 7 时的痰液全部留在容器中送检,不可将漱口液、唾液等混入。

(二)注意事项

痰液标本收集法因检验目的不同而异,主要用自然咳痰法。采集容器须加盖,痰液勿污染容器外(用不吸水容器盛留)。

(1)痰液一般检查应收集新鲜痰,以清晨第一口痰为宜。患者起床后刷牙,漱口(用3% H_2O_2 及清水漱3次),用力咳出气管深处呼吸道分泌物,勿混入唾液、鼻咽分泌物和漱口水,及时送检。适用于常规检验、一般细菌检验、结核菌检查。

(2)细胞学检查用上午9～10点深咳痰液及时送检(清晨第一口痰在呼吸道停留时间久,细胞可发生自溶破坏或变性而结构不清)。应尽量送含血痰液。

(3)浓缩法找抗酸杆菌应留24小时痰(量不少于5mL),细菌检验应避免口腔、鼻咽分泌物污染。

(4)幼儿痰液收集困难时,可用消毒棉拭子刺激喉部引起咳嗽反射,用棉拭子采取标本。

(5)对无痰或少痰患者可用经45℃加温100g/L氯化钠水溶液雾化吸入,促使痰液咳出;对小儿可轻压胸骨柄上方,诱导咳痰;昏迷患者可清洁口腔后用负压吸引法吸取痰液。

(6)观察每日痰排出量和分层时,须将痰放入广口容器内,可加少量苯酚防腐。

(7)标本不能及时送检,可暂时冷藏保存,但不宜超过24小时。

(8)检验完毕后,标本及容器应按生物危害物处理。

二、痰液理学检查

(一)标本类型

新鲜痰液标本。

(二)参考区间

无痰液或仅有少量白色、灰白色泡沫样或黏液样痰液,新鲜痰液无特殊气味。

(三)临床意义

1.痰液量

呼吸系统疾病患者痰液量增多,可为50～100mL/24h,且依病种和病情而异。急性呼吸系统感染较慢性炎症的痰液量少,病毒感染较细菌感染的痰液量少。痰液量增多常见于支气管扩张、肺脓肿、肺水肿、肺空洞性改变和慢性支气管炎,有时甚至超过100mL/24h。

2.颜色

在病理情况下痰液颜色可发生改变,但缺乏特异度。痰液颜色改变的常见原因及临床意义见表2-3-1。

表 2-3-1　痰液颜色改变的常见原因及临床意义

颜色	常见原因	临床意义
黄色、黄绿色	脓细胞增多	肺炎、慢性支气管炎、支气管扩张、肺脓肿、肺结核
红色、棕红色	出血	肺癌、肺结核、支气管扩张
铁锈色	血红蛋白变性	急性肺水肿、大叶性肺炎、肺梗死

续表

颜色	常见原因	临床意义
粉红色泡沫样	肺淤血、肺水肿	左心功能不全
烂桃样灰黄色	肺组织坏死	肺吸虫病
棕褐色	红细胞破坏	阿米巴肺脓肿、肺吸虫病
灰色、灰黑色	吸入粉尘、烟雾	矿工、锅炉工、长期吸烟者
无色（大量）	支气管黏液溢出	肺泡细胞癌

3.性状

不同疾病产生的痰液可有不同的性状,甚至出现异物,这种性状改变有助于临床诊断。痰液性状改变及临床意义见表2-3-2。

表 2-3-2　痰液性状改变及临床意义

性状	特点	临床意义
黏液性	黏稠、无色透明或灰色、白色、牵拉成丝	急性支气管炎、支气管哮喘、早期肺炎;白假丝酵母菌感染
浆液性	稀薄、泡沫	肺水肿、肺淤血、棘球蚴病
脓性	脓性、混浊、黄绿色或绿色、有臭味	支气管扩张、肺脓肿、脓胸向肺内破溃、活动性肺结核等
黏液脓性	黏液、脓细胞、淡黄白色	慢性气管炎发作期、支气管扩张、肺结核等
浆液脓性	痰液静置后分4层,上层为泡沫和黏液,中层为浆液,下层为脓细胞,底层为坏死组织	肺脓肿、肺组织坏死、支气管扩张
血性	痰液中带鲜红血丝、血性泡沫样痰、黑色血痰	肺结核、支气管扩张、肺水肿、肺癌、肺梗死、出血性疾病等

4.气味

血腥气味见于各种原因所致的呼吸道出血,如肺癌、肺结核等;粪臭味见于膈下脓肿与肺相通时、肠梗阻、腹膜炎等;特殊臭味见于肺脓肿、晚期肺癌、化脓性支气管炎或支气管扩张等;大蒜味见于砷中毒、有机磷杀虫剂中毒等。

（四）评价

1.诊断价值

痰液理学检查对呼吸系统疾病的诊断有一定价值。尤其是痰液量与性状,对鉴别疾病的性质有重要作用,但缺乏特异度。

2.影响因素

痰液标本的质量直接影响痰液理学检查结果。因此,要特别注意标本的采集与处理(表2-3-3)。

表 2-3-3　痰液标本采集与处理的注意事项

项目	注意事项
采集方法	①采用合适的痰液标本。采集痰液标本时,先用清水漱口,用力咳出气管深处的痰液,注意勿混入鼻咽部分泌物 ②咳痰时最好有医护人员在场,以指导患者正确咳痰
送检时间	及时送检,若不能及时送检,可暂时冷藏保存,但不能超过 24 小时
标本容器	采用专用容器采集痰液
采集时间	
理学检查	①痰液理学检查以清晨第一口痰标本最适宜 ②检查 24 小时痰液量或观察分层情况时,容器内可加少量苯酚防腐
细胞学检查	以上午 9～10 时采集深咳的痰液最好
病原生物学检查	①采集 12～24 小时的痰液,用于漂浮或浓集抗酸杆菌检查 ②无菌采集标本(先用无菌水漱口,以避免口腔内正常菌群的污染)适用于细菌培养 ③经气管穿刺吸取法和经支气管镜抽取法采集标本,适用于厌氧菌培养

3.与检查相关的临床须知

(1)在疾病治疗过程中,如痰液量减少,一般表示病情好转;但若发生支气管阻塞而使痰液不能排出时可见痰液量减少,病情反而加重。

(2)标本采集过程中防止标本丢失,并将全部标本送检。

(3)无论是痰液的量、颜色,还是性状都应检查全部痰液标本,不能遗漏。痰液量检查要准确到 0.1mL。

三、痰液有形成分检查

(一)标本类型
新鲜痰液标本。

(二)参考区间
少量中性粒细胞和上皮细胞。

(三)临床意义
病理性痰液可见较多的红细胞、白细胞及其他有形成分,其临床意义见表 2-3-4。

表 2-3-4　痰液中常见有形成分及临床意义

有形成分	临床意义
红细胞	支气管扩张、肺癌、肺结核
白细胞	中性粒细胞增多见于化脓性感染;嗜酸性粒细胞增多见于支气管哮喘、过敏性支气管炎、肺吸虫病;淋巴细胞增多见于肺结核
上皮细胞	可见鳞状上皮、柱状上皮细胞,肺上皮细胞,无临床意义。增多见于呼吸系统炎症
肺泡巨噬细胞	肺炎、肺淤血、肺梗死、肺出血

有形成分	临床意义
癌细胞	肺癌
寄生虫和虫卵	寄生虫病
结核分枝杆菌	肺结核
放线菌	放线菌病
夏科-雷登结晶	支气管哮喘、肺吸虫病
弹性纤维	肺脓肿、肺癌
胆固醇结晶	慢性肺脓肿、脓胸、慢性肺结核、肺肿瘤
胆红素结晶	肺脓肿

（四）评价

1.诊断价值

痰液显微镜检查是诊断病原微生物感染和肿瘤的直接方法。

2.影响因素

应选择标本中有脓液、血液等异常部分,标本量要适宜,涂片均匀,厚薄适中,但染色检查的涂片要薄,以确保检查结果的准确性。

3.与检查相关的临床须知

直接涂片法为常规检查方法,简便、快速,对临床诊断帮助较大。涂片染色法可清晰地显示痰液中有形成分的结构,有利于细胞的识别和细菌的观察,有较高的临床应用价值。

四、痰液检查项目的选择与应用

1.肺部感染性疾病的病原学诊断

痰液的性状对诊断有一定的意义。如痰液为黄色或黄绿色脓性,提示呼吸道化脓性感染;如痰液有恶臭,则提示厌氧菌感染。痰液涂片革兰染色可大致识别感染细菌的种类。要严格按照要求采集标本进行细菌培养,以鉴定菌种、筛查敏感药物,指导临床药物治疗。

2.开放性肺结核的诊断

如痰液涂片发现结核分枝杆菌,则可诊断为开放性肺结核。若采用集菌法进行结核分枝杆菌培养,除了可了解结核分枝杆菌有无生长繁殖能力外,还可进一步进行药敏试验、菌型鉴定。

3.肺癌的诊断

痰液脱落细胞阳性是确诊肺癌的组织学依据,若能正确采集标本,肺癌的痰液细胞学阳性检出率可达 60%～70%,而且方法简单,无痛苦,易于被患者接受,是诊断肺癌的主要方法之一。

4.肺部寄生虫病的诊断

自痰液中发现寄生虫、虫卵或滋养体,可确诊肺部寄生虫病。

第四节　脑脊液检验

脑脊液(CSF)是充满各脑室、蛛网膜下隙和脊髓中央管内的无色透明液体,其中大约70%来自脑室脉络丛的主动分泌和超滤,其余30%由室管膜和蛛网膜下隙产生,通过蛛网膜绒毛回吸收入静脉。健康成人脑脊液的总量约为90~150mL,新生儿约为10~60mL。

脑脊液具有重要的生理作用:①保护脑和脊髓免受外力的震荡损伤;②调节颅内压力的变化;③参与脑组织的物质代谢;④供给脑、脊髓营养物质和排出代谢产物;⑤调节神经系统碱储量,维持正常pH等。

一、脑脊液标本采集

(一)采集方法

脑脊液标本由医生通过腰椎穿刺术获得,特殊情况下可采用小脑延髓池或脑室穿刺术。

穿刺成功后首先测定脑脊液压力。待测定压力后,根据检查目的,分别采集脑脊液于3个无菌试管中,每个试管1~2mL。第1管用于病原生物学检查,第2管用于生物化学和免疫学检查,第3管用于理学和细胞学检查。如疑为恶性肿瘤,则再采集1管进行脱落细胞学检查。标本采集后应在检查申请单上注明标本采集的日期和时间。

(二)评价

1.影响因素

不同疾病的脑脊液标本采集时机对诊断的影响较大,而诊断性穿刺时机的选择一般由有经验的医生来决定。不同疾病的脑脊液标本采集时机见表2-4-1。

表2-4-1　不同疾病脑脊液标本采集时机

疾病	采集时机
化脓性脑膜炎	发病后1~2天
病毒性脑膜炎	发病后3~5天
结核性脑膜炎	发病后1~3周
疱疹性脑膜炎	流行性感冒症状期开始后5~7天
神经钩端螺旋体病	肌痛期开始后2~4周

2.与检查相关的临床须知

(1)腰椎穿刺前一定要向患者解释穿刺的目的、意义和风险,强调医患合作的重要性,必要时使用镇静剂。

(2)脑脊液标本采集有一定的创伤性,必须严格掌握其适应证和禁忌证(表2-4-2),严格无菌操作,穿刺时避免损伤微血管。

(3)穿刺时如患者出现呼吸急促、脉搏加快、面色苍白等反应,应立即停止操作。记录操作过程、遇到的任何问题和患者的主诉。

表 2-4-2　脑脊液检查的适应证和禁忌证

适应证	禁忌证
有脑膜刺激征患者	颅内高压患者
可疑颅内出血患者、脑膜白血病和肿瘤颅内转移患者	颅后窝占位性病变患者
原因不明的剧烈头痛、昏迷、抽搐或瘫痪患者	处于休克、全身衰竭状态患者
脱髓鞘疾病患者	穿刺局部有化脓性感染患者
中枢神经系统疾病椎管内给药治疗、麻醉和椎管造影患者	

（4）在鞘内给药时，应先放出等量脑脊液，然后再注入等量的药物，以免引起颅内压过高或过低性头痛。

（5）标本采集后应立即送检，以免标本放置过久而引起细胞破坏、葡萄糖分解或凝块形成等，影响检查结果。脑脊液标本应尽量避免凝固和混入血液。若混入血液应注明，并在进行细胞计数时校正。

二、脑脊液理学检验

脑脊液理学检验包括脑脊液颜色、透明度、凝固性、比重。

（一）颜色

1.结果判定

正常为无色透明；病理情况下可有不同改变。

2.临床意义

中枢神经系统发生感染、出血、肿瘤等，脑脊液中出现过多的白细胞、红细胞和其他色素，颜色会发生异常改变。

（1）红色：多见于穿刺损伤出血、蛛网膜下隙出血或脑室出血等。如标本为血性，为区别病理性出血或穿刺损伤，应注意。

①将血性脑脊液离心沉淀（1500r/min），如上层液体呈黄色，隐血试验阳性，多为病理性出血，且出血时间已超过 4 小时，约 90％患者为 12 小时内发生出血；如上层液体澄清无色，红细胞均沉至管底，多为穿刺损伤或因病变所致新鲜出血。

②显微镜下红细胞皱缩，不仅见于陈旧性出血，在穿刺损伤引起出血时也可见到。因脑脊液渗透压较血浆高所致。

（2）黄色：除陈旧性出血外，脑脊髓肿瘤所致脑脊液滞留时，也可呈黄色；黄疸患者（血清胆红素 171～257μmol/L）脑脊液也可呈黄色，但前者呈黄色透明胶冻状；橘黄色见于血液降解和进食大量胡萝卜素。

（3）米汤样：为白细胞增多，可见于各种化脓性细菌引起的脑膜炎。

（4）绿色：可见于铜绿假单胞菌、肺炎链球菌、化脓性链球菌引起的脑膜炎。

（5）褐色或黑色：黑色可见于侵犯脑膜的中枢神经系统黑色素瘤；褐色可见于脑出血的康复期。

（二）透明度

1.结果判定

正常为清澈透明；病理情况下可有不同程度的混浊。

2.临床意义

脑脊液中细胞数大于 $300\times10^6/L$ 或含大量细菌、真菌时呈不同程度浑浊。结核性脑膜炎时呈毛玻璃样混浊；化脓性脑膜炎时呈脓性混浊；正常脑脊液可因穿刺过程中带入红细胞而呈轻度混浊。

（三）凝固性

1.结果判定

静置 24 小时不形成薄膜、凝块或沉淀。

2.临床意义

脑脊液中蛋白质（特别是纤维蛋白原）含量多于 10g/L 时出现薄膜、凝块或沉淀，例如：化脓性脑膜炎在 1～2 小时内即可出现肉眼可见的凝块；结核性脑膜炎在 12～24 小时内形成薄膜或纤细凝块；神经梅毒可出现小絮状凝块；蛛网膜下隙阻塞时呈黄色胶冻状。脑脊液同时存在胶样凝固、黄变症和蛋白质-细胞分离（蛋白质明显增高，细胞数正常或轻度增高）、隐血试验阴性，称为 Froin 综合征，是蛛网膜下隙梗阻的脑脊液特点。

（四）比重

1.原理

采用折射仪法。

2.操作

(1)使用手持折射仪时，用左手指握住橡胶套，右手调节目镜，防止体温传入仪器，影响测量精度。

(2)打开进光板，用柔软绒布将折光棱镜擦拭干净。

(3)将蒸馏水数滴滴在折光棱镜上，轻轻合上进光板，使溶液均匀分布于棱镜表面，并将仪器进光板对准光源或明亮处，眼睛通过接目镜观察视场，如果视场明暗分界不清楚，则旋转接目镜使视场清晰，再旋转校零螺钉，使明暗分界线置于零位。然后擦净蒸馏水，换上待测脑脊液，此时视场所处相应分划刻度值则为比重。

3.参考区间

腰椎穿刺：1.006～1.008；脑室穿刺：1.002～1.004；小脑延髓池穿刺：1.004～1.0080。

4.临床意义

比重增高常见于各种颅内炎症、肿瘤、出血性脑病、尿毒症和糖尿病；比重降低见于脑脊液分泌增多。

三、脑脊液化学检验

（一）蛋白质定性试验

1.原理

脑脊液中球蛋白（GLB）与苯酚结合，可形成不溶性蛋白盐而下沉，产生白色混浊或沉淀，即潘氏试验阳性。

2.试剂

5%酚溶液:取纯酚 25mL,加蒸馏水至 500mL,用力振摇,置 37℃温箱内 1～2 天,待完全溶解后,置棕色瓶内室温保存。

3.操作

取试剂 2～3mL,置小试管内,用毛细滴管滴入脑脊液 1～2 滴,衬以黑背景,立即观察结果。

4.结果判定

阴性:清晰透明,不显雾状。

极弱阳性(±):微呈白雾状,在黑色背景下,才能看到。

阳性:(+)为灰白色云雾状;(2+)为白色混浊;(3+)为白色浓絮状沉淀;(4+)为白色凝块。

5.临床意义

正常时多为阴性。有脑组织和脑膜感染性疾患(如化脓性脑膜炎、结核性脑膜炎、中枢神经系统梅毒、脊髓灰质炎和流行性脑炎等)、蛛网膜下隙出血及蛛网膜下隙梗阻等时常呈阳性反应。脑出血时多呈强阳性反应,如外伤性血液混入脑脊液中,亦可呈阳性反应。

(二)蛋白质定量测定

1.原理

磺基水杨酸为生物碱试剂,能沉淀蛋白质,对白蛋白沉淀能力比球蛋白强,加适量硫酸钠后,沉淀清、球蛋白的能力趋于一致,再与标准蛋白比较进行定量测定,即磺基水杨酸-硫酸钠(SS-S)比浊法。

2.试剂

磺基水杨酸-硫酸钠(SS-S)试剂:取磺基水杨酸 3.0g 和无水硫酸钠 7.0g,加蒸馏水至 100mL。过滤后,贮存于棕色瓶中,如显色或混浊则不能用。

3.操作

(1)制备标准曲线:含蛋白质 200mg/L、400mg/L、800mg/L、1200mg/L、1600mg/L 的稀释混合人血清蛋白标准系列各 0.5mL,加 SS-S 试剂 4.5mL,充分混匀 7～15 分钟后,用 420nm 波长比浊,以吸光度为纵坐标,蛋白质为横坐标,绘制标准曲线。

(2)样品检测:取待测脑脊液标本各 0.5mL 于两个试管中,其中一个试管加 SS-S 试剂 4.5mL,另一个试管加 154mmol/L 的 NaCl 溶液 4.5mL 作为空白管。在与制作标准曲线相同的条件下比色,所测吸光度可从标准曲线上求得蛋白质浓度。

4.参考区间

腰椎穿刺:0.2～0.4g/L;脑室穿刺:0.05～0.15g/L;小脑延髓池穿刺:0.10～0.25g/L(磺基水杨酸-硫酸钠比浊法)。

5.临床意义

(1)中枢神经系统炎症:脑部感染时,脑膜和脉络丛毛细血管通透性增加,首先是白蛋白增高,随后是球蛋白和纤维蛋白增高。

(2)神经根病变:如梗阻性脑积水、吉兰-巴雷综合征,多数患者有蛋白质增高,而细胞数正常或接近正常,即蛋白质-细胞分离现象。

(3)椎管内梗阻:脑与蛛网膜下隙互不相通,血浆蛋白由脊髓静脉渗出时,脑脊液蛋白质含量显著增高,有时高达 30～50g/L,如脊髓肿瘤、转移癌、粘连性蛛网膜炎等。

(4)其他:早产儿脑脊液蛋白质含量可达 2g/L,新生儿为 0.8～1.0g/L,出生 2 个月后逐渐降至正常水平。

6.注意事项

(1)脑脊液如呈混浊外观,应先离心后取上清液检查。如蛋白质浓度过高,应先用生理盐水稀释后再测定。

(2)加入 SS-S 试剂的方法、速度,室温和比浊前标本放置时间都会影响实验结果,故操作时应注意控制操作方法和比浊时间与标准曲线制作方法一致。应随气温改变,勤作标准曲线。

(三)葡萄糖测定

1.原理

采用己糖激酶法,同血清葡萄糖测定。

2.参考区间

腰椎穿刺:2.5～4.4mmol/L;脑室穿刺:3.0～4.4mmol/L;小脑延髓池穿刺:2.8～4.2mmol/L(己糖激酶法)。

3.临床意义

正常脑脊液内葡萄糖含量仅为血糖的 50％～80％,早产儿及新生儿因-血脑屏障通透性增高,葡萄糖含量比成人高,一般认为无病理意义。葡萄糖增高见于脑出血、影响到脑干的急性外伤、中毒及糖尿病等;降低见于急性化脓性脑膜炎、结核性脑膜炎、真菌性脑膜炎、脑肿瘤、神经性梅毒和低血糖等。

(四)氯化物测定

1.原理

采用电极分析法,同血清氯化物测定。

2.参考区间

成人:120～130mmol/L;儿童:111～123mmol/L(电极分析法)。

3.临床意义

(1)氯化物增高见于脱水、尿毒症、心力衰竭及浆液性脑膜炎等。

(2)氯化物降低主要见于呕吐、细菌性脑膜炎、真菌性脑膜炎、结核性脑膜炎、病毒性脑膜炎、肾上腺皮质功能减退、肾病变、脊髓灰质炎及脑肿瘤等。

(五)酶类测定

1.原理

采用速率法,同血清相关酶类测定。

2.参考区间

乳酸脱氢酶(LDH)＜40U/L、天冬氨酸氨基转移酶(AST)＜20U/L、丙氨酸氨基转移酶(ALT)＜15U/L、肌酸激酶(CK)0.5～2U/L、腺苷脱氨酶(ADA)＜8U/L(速率法)。

3.临床意义

LDH 活性增高见于脑组织坏死、出血等。ALT、AST 活性增高见于脑梗死、脑萎缩及急性颅脑损伤等。CK 活性增高见于化脓性脑膜炎、结核性脑膜炎及多发性硬化等。ADA 活性增高见于化脓性脑膜炎、脑出血及吉兰-巴雷综合征等。

(六)免疫球蛋白测定

1.原理

采用免疫比浊法,同血清免疫球蛋白测定。

2.参考区间

IgG:10～40mg/L,IgA＜6mg/L,IgM:＜0.22mg/L 和 IgE 极少量(免疫比浊法)。

3.临床意义

IgG 增高见于神经梅毒、化脓性脑膜炎、结核性脑膜炎及病毒性脑膜炎等;IgA 增高见于化脓性脑膜炎、结核性脑膜炎及病毒性脑膜炎等;IgM 增高见于化脓性脑膜炎、病毒性脑膜炎、肿瘤及多发性硬化等;IgE 增高见于脑寄生虫病等。

(七)蛋白质电泳

1.原理

常用醋酸纤维素薄膜电泳和琼脂糖凝胶电泳法,同血清蛋白质电泳测定。

2.参考区间

前清蛋白3％～6％,白蛋白50％～70％,α_1-球蛋白4％～6％,α_2-球蛋白4％～9％,β-球蛋白7％～13％和 γ-球蛋白7％～8％(琼脂糖凝胶电泳法)。

3.临床意义

前清蛋白增高见于舞蹈症、帕金森病及脑积水等,减少见于中枢神经系统炎症;白蛋白增高见于脑血管病变,减少见于脑外伤急性期;α_2-球蛋白增高见于脑膜炎、脑肿瘤等;β-球蛋白增高见于退行性病变、外伤后偏瘫等;γ-球蛋白增高见于脑胶质瘤、多发性硬化等。

四、脑脊液有形成分分析

(一)操作

1.红细胞计数

(1)澄清标本:可混匀脑脊液后用滴管直接滴入血细胞计数池,静置 1 分钟,在高倍镜下,计数 5 个大方格内红细胞数,乘以 2 即为每微升红细胞数。如用升表示,则再乘以 10^6。

(2)浑浊或血性标本:可用微量吸管吸取混匀的脑脊液 $20\mu L$,加入含红细胞稀释液 0.38mL 的小试管内,混匀后滴入血细胞计数池内,静置 2～3 分钟,在高倍镜下,计数中央大方格内四角和正中 5 个中方格内红细胞数,乘以 1000 即为每升脑脊液的细胞总数。对压线细胞按"数上不数下、数左不数右"的原则。

2.白细胞计数

(1)非血性标本:小试管内加入冰醋酸 1～2 滴,转动试管,使内壁沾有冰醋酸后倾去,然后滴加混匀脑脊液 3～4 滴,数分钟后,混匀充入计数池,按血液白细胞计数法计数。

(2)混浊或血性标本:将混匀脑脊液用1%冰醋酸溶液按血液白细胞计数法稀释后进行计数。为剔除因出血而来的白细胞数,用下式公式进行校正。

脑脊液白细胞校正数=脑脊液白细胞计数值－出血增加的白细胞数

出血增加的白细胞数=外周血白细胞数×脑脊液红细胞数/外周血红细胞数

3.细胞分类

(1)直接分类法:白细胞计数后,将低倍镜换为高倍镜,直接在高倍镜下根据细胞核形态分别计数单个核细胞(包括淋巴细胞、单核细胞)和多个核细胞,应数100个白细胞,并以百分率表示。若白细胞少于100个,应直接写出单个核、多个核细胞的具体数字。

(2)染色分类法:如直接分类法不易区分细胞或临床需细胞分类结果时,可将脑脊液离心沉淀,取沉淀物2滴,加正常血清1滴,推片制成均匀薄膜,置室温或37℃温箱内待干,行瑞氏染色后用高倍镜或油镜分类。如见有不能分类的细胞,应请有经验技术人员复核,并另行描述报告,如脑膜白血病或肿瘤细胞。最好取0.5mL脑脊液用玻片离心沉淀仪制片后染色分类,可最大限度地获取全部细胞,并保持细胞完整性,脑脊液中找到癌细胞是临床确诊脑膜癌重要手段。

(二)参考区间

红细胞计数:$0×10^6/L$。

白细胞计数:成人$(0～8)×10^6/L$;儿童$(0～15)×10^6/L$;新生儿$(0～30)×10^6/L$。

细胞分类:淋巴细胞:成人40%～80%,新生儿5%～35%;单核细胞:成人15%～45%,新生儿50%～90%;中性粒细胞:成人<6%,新生儿<8%。

(三)注意事项

(1)计数应在标本采集后1小时内完成。如放置过久,细胞会破坏、沉淀或纤维蛋白凝集,导致计数不准确。

(2)细胞计数时,应注意新型隐球菌与白细胞区别。前者不溶于醋酸,加优质墨汁后可见不着色荚膜。

(3)使用计数板后应立即清洗,以免细胞或其他成分黏附在计数板上,影响使用。

(四)临床意义

(1)中枢神经系统病变的脑脊液细胞数可增多,其增多程度及细胞种类与病变性质有关。

(2)中枢神经系统病毒感染、结核性或真菌性脑膜炎时,细胞数可中度增加,常以淋巴细胞为主,早期伴有中性粒细胞及单核细胞。

(3)细菌感染时,如化脓性脑膜炎者细胞数显著增加,早期以中性粒细胞为主。

(4)脑寄生虫病时,可见较多嗜酸性粒细胞。

(5)脑室或蛛网膜下隙出血时,脑脊液内可见多数红细胞,红细胞吞噬细胞及含铁血黄素细胞。

(6)脑膜白血病和脑膜癌时,可见白血病细胞或癌细胞。

五、脑脊液病原微生物检查

脑脊液病原微生物检查包括革兰染色检查细菌、抗酸染色检查结合分枝杆菌、湿片法寄生虫检查、墨汁染色新型隐球菌检查。

第五节　浆膜腔积液检验

一、浆膜腔积液的检查

（一）胸腹膜腔和心包积液的检查

1.标本采集

一般由临床医师根据需要在无菌条件下，对各积液部位进行穿刺而收集。理学检查、细胞学检查和化学检查各留取 2mL，厌氧菌培养留取 1mL，结核杆菌检查留取 10mL。

2.抗凝及保存

所得标本应分装两个容器内，一份添加抗凝剂用于检查，另一份不加抗凝剂，用以观察有无凝固现象。理学检查和细胞学检查宜采用 EDTA-K_2 抗凝，化学检查宜采用肝素抗凝。如做细胞学检查，最好抗凝后立即离心浓集细胞；否则应在标本内加入乙醇至 10% 浓度，并置冰箱内保存。

（二）关节腔积液的检查

1.抗凝剂

肝素。

2.标本采集

一般由临床医师采用关节腔穿刺术获取，抽出液体后要记录液体数量，穿刺标本应分装入 3 支试管，每管 2～3mL，第 1 管做理学和微生物学检查；第 2 管加肝素抗凝做化学检查和细胞学检查；第 3 管不加抗凝剂用于观察积液的一般性状和凝固性。必要时置无菌管内进行细菌培养。如果标本量很少，只有 1～2 滴，也应放置在玻片上镜检，观察有无结晶，并做革兰染色检查，必要时可做细菌培养。

二、浆膜腔积液理学检验

（一）原理

因漏出液与渗出液产生机制不同，其理学性质如颜色、透明度、凝固性等也有所不同，可通过肉眼和感官方法区别。

（二）器材

比重计、折射仪、pH 试纸或 pH 计。

（三）操作

(1)肉眼观察浆膜腔积液颜色并直接记录。

(2)观察透明度时可轻摇标本，肉眼观察浆膜腔积液透明度的变化。

(3)倾斜浆膜腔积液试管，肉眼观察有无凝块形成。

(4)测比重前，标本应充分混匀，其方法与尿比重相同。

(5)采用 pH 试纸或 pH 计测量浆膜腔积液的酸碱度。

（四）临床意义

1.颜色

通常漏出液呈清亮、淡黄色液体。红色见于恶性肿瘤、结核病急性期等；黄色见于各种原因引起的黄疸；绿色见于铜绿假单胞菌感染；乳白色见于化脓性感染、胸导管或淋巴管阻塞性疾病；黑色见于曲霉感染；棕色或咖啡色见于恶性肿瘤、内脏损伤、出血性疾病、穿刺损伤和阿米巴脓肿破溃入浆膜腔等；草绿色见于尿毒症引起的心包积液。

2.透明度

通常漏出液是清晰透明。透明度与积液所含细胞、细菌及蛋白质的含量有关。渗出液因含细菌、细胞、蛋白质呈不同程度的混浊；漏出液因含细胞、蛋白质少，无细菌而清晰透明。

3.凝固性

渗出液含有纤维蛋白原等凝血因子易自行凝固或有凝块产生，漏出液不凝固。

4.比密

渗出液因含蛋白质、细胞较多而比密常大于 1.018；漏出液因含溶质少，常小于 1.015。

5.酸碱度

通常漏出液 pH 为 7.40～7.50。降低见于感染性浆膜炎及风湿性疾病等继发性浆膜炎。

三、浆膜腔积液化学检验

（一）浆膜腔积液黏蛋白定性试验

1.原理

渗出液中含大量浆膜黏蛋白，在酸性条件下可产生白色雾状沉淀，即 Rivalta 试验阳性。

2.操作

取 100mL 量筒，加蒸馏水 100mL，滴入冰醋酸 0.1mL，充分混匀（pH3～5），静止数分钟，将积液靠近量筒液面逐滴轻轻滴下，在黑色背景下，观察白色雾状沉淀发生及其下降速度等。

3.试剂与器材

量筒、冰醋酸和蒸馏水。

4.结果判定

在滴下穿刺液后，如见浓厚白色云雾状沉淀很快地下降，而且形成较长的沉淀物，即 Rivalta 试验阳性；如产生白色混浊不明显，下沉缓慢，并较快消失者为阴性反应。

阴性：清晰不显雾状。

可疑：（±）渐呈白雾状。

阳性：（＋）呈白雾状；（＋＋）呈白薄云状；（＋＋＋）呈白浓云状。

5.临床意义

主要用于漏出液和渗出液鉴别，漏出液为阴性，渗出液为阳性。

（二）浆膜腔积液蛋白定量试验

1.原理

采用双缩脲法，同血清总蛋白测定。

2.临床意义

(1)主要用于漏出液和渗出液鉴别。漏出液<25g/L,渗出液>30g/L。

(2)炎症性疾病(化脓性、结核性等)浆膜腔积液蛋白质含量多>40g/L;恶性肿瘤为20～40g/L;肝静脉血栓形成综合征为40～60g/L;淤血性心功能不全、肾病综合征蛋白浓度最低,多为1～10g/L;肝硬化患者腹腔积液蛋白质多为5～20g/L。

(三)浆膜腔积液葡萄糖测定

1.原理

采用己糖激酶法,同血清葡萄糖测定。

2.临床意义

通常,漏出液葡萄糖为3.6～5.5mmol/L。降低见于风湿性积液、积脓、结核性积液、恶性积液或食管破裂等。胸腔积液葡萄糖含量<3.33mmol/L,或胸腔积液与血清葡萄糖比值<0.5,多见于类风湿性积液、恶性积液、非化脓性感染性积液和食管破裂性积液等。

(四)浆膜腔积液酶类测定

1.乳酸脱氢酶(LDH)测定

(1)原理:采用酶速率法,同血清乳酸脱氢酶测定。

(2)临床意义:主要用于漏出液与渗出液鉴别诊断。漏出液<200U/L,渗出液>200U/L。积液与血清LDH之比<0.6时,为漏出液;积液与血清LDH之比>0.6时,为渗出液。渗出液中化脓性感染增高最为显著,均值可达正常血清的30倍,其次为恶性积液;结核性积液略高于正常血清。恶性胸腔积液LDH约为自身血清的3.5倍,而良性积液约为2.5倍。

2.腺苷脱氨酶(ADA)测定

(1)原理:采用酶速率法,同血清腺苷脱氨酶、测定。

(2)临床意义:主要用于鉴别结核性积液和恶性积液。结核性积液ADA活性明显增高,常>40U/L,甚至超过100U/L,抗结核治疗有效时,ADA活性随之减低。

3.淀粉酶(AMY)测定

(1)原理:采用酶速率法,同血清淀粉酶测定。

(2)临床意义:主要用于判断胰源性腹腔积液和食管破裂性胸腔积液。胸腔积液淀粉酶升高(>300U/L),多见于食管穿孔及胰腺外伤合并胸腔积液,原发性或继发性肺腺癌胸腔积液AMY显著升高。

胰腺的各类炎症、肿瘤或损伤时,腹腔积液AMY水平可高出血清数倍至几十倍。也可见于胃穿孔、十二指肠穿孔、急性肠系膜血栓形成和小肠狭窄等。

四、浆膜腔积液有形成分分析

(一)原理

根据浆膜腔积液中的各种细胞形态特点,通过计算一定体积的浆膜腔液体内细胞数或将标本染色分类计数,计算出浆膜腔积液中各种细胞的数量或百分比。

（二）试剂与器材

(1)试管、吸管、玻棒、改良 Neubauer 计数板、盖玻片和显微镜。

(2)冰醋酸、白细胞稀释液、瑞氏染液或瑞-吉染液。

（三）操作

1.细胞总数及有核细胞计数

计数方法与脑脊液相同,如细胞数较多的应用稀释法进行检查。

2.细胞形态学检查及分类

(1)直接分类法:高倍镜下根据有核细胞的核有无分叶分别计数单个核细胞和多核细胞,计数 100 个有核细胞,以比例或百分比表示。

(2)染色分类法:穿刺液应在抽出后立即离心,用沉淀物涂片 3～5 张,也可用细胞玻片离心沉淀收集细胞,以瑞氏或瑞-吉染色法进行分类。必要时,制备稍厚涂片,湿固定 30 分钟,作苏木素-伊红(HE)或巴氏染色查找癌细胞。恶性肿瘤性积液主要为腺癌,其次为鳞癌、间皮瘤等。漏出液中细胞较少,以淋巴细胞和间皮细胞为主;渗出液中细胞种类较多。

3.其他有形成分

(1)结晶:胆固醇结晶见于脂肪变性的陈旧性胸腔积液、胆固醇性胸膜炎所致积液;积液中伴嗜酸性粒细胞增多时,可见有夏科-雷登结晶。

(2)染色体:染色体检查是诊断恶性肿瘤的有效检查方法之一,癌性积液细胞染色体变化主要有染色体数量异常、染色体形态异常的标志染色体。

(3)病原微生物检查:①细菌:对怀疑为渗出液的样本,应进行无菌操作离心沉淀后细菌培养和涂片染色检查。临床上可见的细菌有结核杆菌、大肠埃希菌、铜绿假单胞菌等。②寄生虫及虫卵:积液离心沉淀后,涂片观察有无寄生虫及虫卵。乳糜性积液注意观察有无微丝蚴;包虫病所致的积液中可见到棘球蚴头节;阿米巴病的积液中可见阿米巴滋养体。

（四）临床意义

(1)通常漏出液<100×10^6/L,渗出液>500×10^6/L。少量红细胞多见于穿刺损伤,对渗出液和漏出液的鉴别意义不大;大量红细胞提示为出血性渗出液,主要见于恶性肿瘤(最常见)、穿刺损伤及肺栓塞等。

(2)中性粒细胞增多(>50%)常见于急性炎症(如类肺炎性胸腔积液)。

(3)淋巴细胞增多(>50%)常见于漏出液、结核、肿瘤、冠状动脉分流术、淋巴增生性疾病和乳糜性积液。

(4)嗜酸性粒细胞增多(>10%)常见于气胸、肺栓塞、外伤性血胸、胸管反应、寄生虫病和 Churg-Strauss 综合征。

(5)源自实体肿瘤的肿瘤细胞常见于转移性肿瘤。原始细胞常见于造血系统恶性肿瘤。

(6)胆固醇结晶见于陈旧性胸腔积液和胆固醇胸膜炎积液;含铁血黄素颗粒见于浆膜腔出血。

(7)乳糜性积液离心后沉淀物中可查有无微丝蚴;包虫性胸腔积液可查有无棘球蚴头节和小钩;阿米巴性积液可查有无阿米巴滋养体。

（五）注意事项

标本采集后及时送检，收到标本后应立即检查，以免积液凝固或细胞破坏使结果不准确。计数前，标本必须混匀。因穿刺损伤血管，引起血性浆膜腔积液，白细胞计数结果必须校正，以剔除因出血而带来白细胞。涂片染色分类计数时，离心速度不能太快，否则细胞形态受影响，涂片固定时间不能太长，更不能高温固定，以免细胞皱缩。

第六节　阴道分泌物检验

一、阴道分泌物采集

（一）标本采集

通常由妇产科医务人员采集。采用消毒棉拭子自阴道深部或阴道穹隆后部、宫颈管口等处取材，取材后的棉拭子置于试管内，常规检验加入 2mL 生理盐水，BV（细菌性阴道病）检验直接送检。

（二）注意事项

取材前 24 小时内，禁止性交、盆浴、阴道灌洗和局部上药等。如在冬天，标本采集后应立即保温送检。

二、阴道分泌物理学检验

（一）外观

1.结果判定

阴道分泌物正常为白色稀糊状、无气味、量多少不等，与生殖器官充血和雌激素水平有关。近排卵期时量增多，清澈透明、稀薄；排卵期 2～3 天后量少、混浊、黏稠；月经前期量又增加；妊娠期量较多。

2.临床意义

阴道分泌物外观呈脓性、黄色或黄绿色、味臭，多见于滴虫性或化脓性阴道炎等；呈脓性泡沫状，多见于滴虫性阴道炎；呈豆腐渣样，多见于真菌性阴道炎；呈黄色水样，多见于子宫黏膜下肌瘤、宫颈癌、输卵管癌等引起的组织变性坏死；呈血性伴特殊臭味多见于恶性肿瘤、宫颈息肉、老年性阴道炎、慢性宫颈炎及使用宫内节育器副反应等；呈灰白色、奶油状和稀薄均匀状，多见于细菌性阴道病，如阴道加德纳菌感染；呈无色透明黏液性状，见于应用雌激素药物治疗后和卵巢颗粒细胞瘤。

（二）酸碱度

1.结果判定

正常阴道分泌物呈酸性，pH 为 4.0～4.5。

2.临床意义

增高见于各种阴道炎、幼女和绝经后的妇女。

三、阴道分泌物化学检验

阴道分泌物化学检验主要包括过氧化氢、白细胞酯酶、唾液酸苷酶的检测。

(一)原理

样品中的过氧化氢经过氧化物酶作用,释放出新生态氧,后者在安替吡啉存在下,使 N-乙基-N-(2-羟基-3-磺丙基)-3-甲基苯胺钠盐氧化,呈现红色或紫红色,呈色深度与过氧化氢浓度成正比。白细胞酯酶通过水解 X-醋酸盐,释放出溴吲哚基,后者在氧存在的条件下呈蓝色,呈色深度与白细胞酯酶活性成正比。唾液酸苷酶能水解 X-乙酰神经氨酸,释放出溴吲哚基,与重氮盐反应呈红色或紫色,呈色深度与唾液酸苷酶活性成正比。

(二)操作

参照相应试剂盒说明书的操作步骤。

(三)临床意义

过氧化氢反映阴道分泌物中有益菌的多少,阴性表明乳酸杆菌多,阳性表明阴道环境可能处于病理或亚健康状态。白细胞酯酶反映阴道分泌物中白细胞的多少,阳性表明白细胞>15 个/HP,可能有阴道炎。唾液酸苷酶阳性可能与细菌性阴道病、生殖道肿瘤或其他炎症等有关。

四、阴道分泌物有形成分分析

(一)阴道清洁度

1.操作

阴道分泌物直接涂片或加少量生理盐水混合后均匀涂片,镜下观察清洁度和有无特殊细胞等。必要时进一步染色观察。

2.结果判定

阴道清洁度根据上皮细胞、白细胞、乳酸杆菌和杂菌数量多少分成Ⅰ~Ⅳ度,判定结果见表 2-6-1。

表 2-6-1 阴道涂片清洁度判定表

清洁度	杆菌	球菌	上皮细胞	白细胞(或脓细胞)
Ⅰ	多	—	满视野	0~5 个/HP
Ⅱ	中	少	1/2 视野	5~15 个/HP
Ⅲ	少	多	少量	15~30 个/HP
Ⅳ	—	大量	—	>30 个/HP

3.临床意义

清洁度在Ⅰ~Ⅱ度为正常;Ⅲ度提示阴道炎、宫颈炎等;Ⅳ度提示炎症加重,如滴虫性阴道炎、淋球菌性阴道炎、细菌性阴道病等。单纯不清洁,且无滴虫和真菌者,可见于细菌性阴道病。

4.注意事项

(1)育龄期妇女阴道清洁度与性激素分泌变化有关,排卵前期阴道趋于清洁,卵巢功能不足或病原体侵袭时,阴道感染杂菌,清洁度下降,因此阴道清洁度检查的最佳时间为排卵期。

(2)所用玻片须洁净,生理盐水新鲜,标本应避免污染。涂片应均匀,对可疑阳性标本或与临床诊断不符时应复查。

(二)滴虫检查

阴道毛滴虫呈颈宽尾尖倒置梨形,大小为白细胞的 2～3 倍,顶端有鞭毛 4 根,活动的最适pH 为 5.5～6.0,在 25～42℃下运动活泼,标本要采取保温措施。发现滴虫是滴虫性阴道炎的诊断依据。

(三)真菌检查

一般采用生理盐水涂片法显微镜下观察,为提高阳性率,可在玻片上滴加 1 滴 10％的KOH 溶液混合后镜检。可见真菌孢子呈卵圆形,有芽生孢子及假菌丝,假菌丝与出芽细胞连接成链状或分枝状。发现真菌是真菌性阴道炎的诊断依据。

(四)线索细胞检查

线索细胞为鳞状上皮细胞黏附有大量加德纳菌和厌氧菌,使细胞边缘呈锯齿状,核模糊不清,表面毛糙,有斑点和大量细小颗粒。涂片革兰染色显示,黏附于上皮细胞表面的细菌为革兰阴性或染色不定球杆菌,其中,柯氏动弯杆菌是一短小的(平均约 $1.5\mu m$)革兰染色不定菌,羞怯动弯杆菌是一长的革兰染色阴性菌,阴道加德纳菌是一微需氧的、多形性的革兰染色不定杆菌。发现线索细胞是细菌性阴道病的诊断依据。

第七节　精液检验

精液主要由精子和精浆组成,是男性生殖器官和附属性腺的分泌物。在促性腺激素的作用下,睾丸曲细精管内的生精细胞经精原细胞、初级精母细胞、次级精母细胞及精子细胞的分化演变,最后发育成为成熟的精子。70％的精子贮存于附睾内,2％贮存于输精管内,其他贮存于输精管的壶腹部。精浆由男性附属腺分泌的混合液组成,是运送精子的介质,并为精子提供能量和营养物质。精浆的组成成分及作用见表 2-7-1。

表 2-7-1　精浆的组成成分及作用

精浆	比例(％)	性状	成分	作用
精囊腺液	50～80	胶冻样	蛋白质、果糖、凝固酶	供给精子能量,使精液呈胶冻状
前列腺液	15～30	乳白色	酸性磷酸酶、纤溶酶	纤溶酶能使精液液化
尿道球腺液	2～3	清亮	—	润滑和清洁尿道
尿道旁腺液	2～3	清亮	—	润滑和清洁尿道

精液检查的目的:①评价男性生殖力,检查男性不育症的原因及其疗效观察;②辅助诊断男性生殖系统疾病,如炎症、结核、肿瘤等;③法医学鉴定;④婚前检查;⑤为人类精子库和人工授精筛选优质精子。

一、精液标本采集

(一)采集方法

精液标本采集的方法与评价见表 2-7-2。

表 2-7-2 精液标本采集的方法与评价

方法	评价
手淫法	最妥善的方法。手淫后将精液采集于洁净、干燥的容器内,刚开始射出的精液内精子数量最多,注意不要丢失
安全套法	方法易行,但必须使用专用安全套。普通乳胶安全套内含有损害精子活动力的物质
体外射精法	如果手淫法采集不到标本,可采用此法(不是可靠的方法),但注意不要丢失最初射出的富含精子的精液
其他方法	采用上述方法采集不到标本时,也可采用电振动法或前列腺按摩法采集标本

(二)评价

1.影响因素

(1)采集标本的容器宜选用干净、大小适宜的塑料杯或玻璃杯。

(2)采集细菌培养的标本必须无菌操作。

(3)如果标本不完整,尤其是富含精子的初始精液丢失,要在检查报告中注明,并且在禁欲2~7 天后重新采集标本检查。

2.与检查相关的临床须知

(1)标本采集前应禁欲(无性交、无手淫、无遗精)2~7 天,如果需要多次采集标本,每次禁欲时间应尽可能一致。

(2)标本采集前应向患者解释标本采集的方法和注意事项,嘱咐患者禁欲(包括无遗精和手淫等)2~7 天。注意保护患者的隐私。

(3)选用恰当的采集方法,手淫法是最妥善的方法。不提倡性体外射精法、前列腺按摩排精法和安全套法。

(4)标本采集后应记录禁欲时间、标本采集时间、标本是否完整,并立即送检(不能超过1 小时)。冬季还需要将标本保温在 20~37℃送检。

(5)精液内可能含有危险的传染性病原体,如 HBV、HIV 和疱疹病毒等,故精液需要按潜在生物危害物质进行处理。

二、精液理学检查

(一)标本类型

新鲜精液标本。

(二)参考区间

精液理学检查的指标与参考区间见表 2-7-3。

表 2-7-3　精液理学检查的指标与参考区间

指标	参考区间
精液量	1.5～6mL/次
颜色和透明度	灰白色或乳白色,半透明
凝固及液化	射精后立即凝固,液化时间＜60 分钟,但一般在 30 分钟内液化
黏稠度	拉丝长度＜2cm,呈水样,形成不连续小滴
气味	栗花或石楠花的特殊气味
酸碱度(pH)	7.2～8.0

(三)临床意义

1.精液量

一次排精量与射精间隔时间有关。一定量的精液可为精子提供活动的间质,并可中和阴道的酸性分泌物,保持精子的活动力,有利于精子顺利通过子宫颈口而致孕。

根据精液量的多少,精液量可分为精液减少、无精液症和精液增多症,其临床意义见表 2-7-4。

表 2-7-4　精液量的变化与临床意义

变化	临床意义
精液减少	若5～7 天未射精,精液量＜1.5mL,视为精液减少。排除人为因素,如采集标本时丢失部分精液或禁欲时间过短等。病理性减少见于雄激素分泌不足、副性腺感染等
无精液症	禁欲 3 天后精液量＜0.5mL,甚至排不出时,见于生殖系统的特异性感染(如淋病、结核)及非特异性炎症等。逆行射精的患者有射精动作,但无精液排出(逆行射入膀胱)
精液增多	超过 6.0mL,常见于附属性腺功能亢进。精液增多可导致精子浓度降低,不利于生育

2.颜色和透明度

射精后立即用肉眼观察精液的颜色和透明度。

(1)血性精液:凡是呈鲜红色、淡红色、暗红色或酱油色,并含有大量红细胞的精液称为血性精液。常见于前列腺和精囊腺的非特异性炎症、生殖系统结核、肿瘤、结石,也可见于生殖系统损伤等。

(2)脓性精液:精液呈黄色或棕色,常见于精囊腺炎、前列腺炎等。

3.凝固及液化

健康人精液射出后呈胶冻状,即精液凝固。精液由胶冻状转变为流动状的过程称为液化,这个过程所需时间称为精液液化时间。

(1)精液凝固障碍:见于精囊腺炎或输精管缺陷等。精囊腺炎患者由于精液中蛋白质分泌减少可引起精液凝固障碍。

(2)液化不完全:见于前列腺炎,因前列腺分泌纤溶酶减少所致。精液不液化或液化不全可抑制精子活动力,进而影响生殖能力。超过 1 小时或数小时精液不液化称为精液延迟液化症。

4.黏稠度

精液黏稠度是指精液完全液化后的黏度,与精浆蛋白质浓度、精子数量有关。采用玻璃棒法或滴管法检查。精液黏稠度的分级及其评价见表 2-7-5。

表 2-7-5　精液黏稠度的分级与评价

分级	评价
Ⅰ级	30 分钟精液基本液化,玻璃棒提拉精液呈丝状黏稠丝
Ⅱ级	60 分钟精液不液化,玻璃棒提拉可见粗大黏稠丝,涂片有较明显黏稠感
Ⅲ级	24 小时精液不液化,难以用玻璃棒提拉起精液,黏稠度很高,涂片困难

(1)黏稠度降低:即新排出的精液呈米汤样,可见于先天性无精囊腺、精子浓度太低或无精子症。

(2)黏稠度增高:多与附属性腺功能异常有关,如附睾炎、前列腺炎,且常伴有精液不液化,可引起精子活动力降低而影响生殖能力。另外,精液黏稠度增高可干扰精子计数、精子活动力和精子表面抗体的检查。

5.气味

精液具有栗花或石楠花气味,这种特殊的气味是由于前列腺分泌的精氨酸被氧化所致。前列腺炎患者的精液有腥臭味。

6.酸碱度

正常精液呈弱碱性,可中和阴道的酸性分泌物,以维持精子的活动力。

(1)精液 pH 大于 8.0:见于前列腺、精囊腺、尿道球腺和附睾的炎症。

(2)精液 pH 小于 7.0:见于输精管阻塞、先天性精囊腺缺如等。

（四）评价

1.诊断价值

精液理学检查可粗略评价男性生育状态。但由于受标本采集方法、检查方法、判断标准等的影响较大,故临床价值有限。

2.影响因素

(1)检查结果受环境温度的影响较明显,因此采集标本后应尽快送检。一般要求在 30 分钟内送检。

(2)标本不完整对结果影响较大,应将一次排出全部的精液送检。

3.与检查相关的临床须知

①如需多次检查,每次的禁欲时间应一致;②检查前,要仔细观察标本采集日期和时间,并做好记录。选择一次性吸管吸取精液进行检查,避免交叉污染。

三、精液显微镜检查

精液液化后,先于显微镜下观察有无精子。若无精子,将精液离心后再检查,若仍无精子,则为无精子症;若仅见少量精子,则为精子缺乏。若精液中有精子则可以继续进行显微镜检查。

除了常规显微镜检查外,也可采用计算机辅助精液分析系统(CASA)、精子质量分析仪(SQA)对精液质量进行分析。

(一)标本类型

新鲜精液标本。

(二)参考区间

精液显微镜检查的指标与参考区间见表 2-7-6。

表 2-7-6　精液显微镜检查的指标与参考区间

指标	参考区间
精子活动率和活动力	射精 30～60 分钟内精子活动率为 80%～90%,至少>60%
	精子存活率>58%(伊红染色)
	总活动力(PR+NP)≥40%,前向运动(PR)≥32%
精子计数	精子浓度≥15×10^9/L;精子总数≥39×10^6/次
精子凝集	无凝集～1 级
精子形态	正常形态精子>4%
细胞	未成熟生殖细胞<1%,白细胞<1×10^9/L 或<5 个/HPF,偶见红细胞

(三)临床意义

1.精子活动率和活动力

(1)精子活动率:精子活动率是指活动精子占精子总数的百分率。观察 100 个精子,计数活动精子的数量,计算出精子活动率。如果不活动精子大于 50%,应进行伊红活体染色,以检查精子的存活率。

(2)精子活动力:精子活动力是指精子前向运动的能力。WHO 将精子活动力分为 3 级(表 2-7-7),即前向运动(PR)、非前向运动(NP)和无运动(IM)。

表 2-7-7　WHO 精子活动力分级与评价

分级	评价
前向运动	精子运动积极,表现为直线或大圈运动,速度快
非前向运动	精子所有的运动方式都缺乏活跃性,如小圈的游动,鞭毛力量难以推动精子头部,或只有鞭毛的抖动
无运动	精子无运动

受精与精子活动率和精子活动力有密切关系。活动力低下的精子难以抵达输卵管与卵子结合而完成受精过程，且精子活动率降低常伴有活动力低下。精子活动率小于 40%，且活动力低下，为男性不育症的主要原因之一。常见于：①精索静脉曲张，由于血流不畅，导致阴囊温度升高及睾丸组织缺 O_2 和 CO_2 蓄积，使精子活动力降低；②生殖系统感染；③应用某些抗代谢药物、抗疟药、雌激素、氧氮芥等。

2.精子计数

精子计数有两种方式，一种是指计数单位体积内的精子数量，即精子浓度。另一种是精子总数（即 1 次射精的精子的绝对数量），以精子浓度乘以本次的精液量，即得到 1 次射精的精子总数。

健康人的精子数量存在着明显的个体差异，即使同一个体在不同的时间内，其精子数量也有较大的变化。精子浓度持续小于 $15 \times 10^9/L$ 时为少精子症；精液多次检查无精子时为无精子症（连续检查 3 次，离心后沉淀物中仍无精子）。精子浓度降低和无精子症是男性不育的主要原因（表 2-7-8）。

表 2-7-8　精子浓度降低的原因与临床意义

原因	临床意义
睾丸病变	如精索静脉曲张、睾丸畸形、炎症、结核、淋病、肿瘤及隐睾等
输精管疾病	如输精管阻塞、输精管先天性缺如和免疫性不育（睾丸创伤和感染使睾丸屏障的完整性受到破坏，产生抗精子抗体所致）
内分泌疾病	如垂体功能、甲状腺功能、性腺功能亢进或减退，肾上腺病变等
食物影响	如长期食用棉酚等
其他	逆行射精、有害金属或放射性损害、环境因素、老年人、应用抗癌药物等

3.精子凝集

精子凝集是指活动的精子头对头、尾对尾或其他方式相互黏附在一起。这些精子常呈旺盛的摇动式运动，但有时也因黏附而使其运动受到限制。WHO 将精子凝集分为 4 级（表 2-7-9）。精子凝集虽然不能作为免疫因素引起不育的充分证据，但可提示有抗精子抗体（AsAb）的存在。严重的精子凝集也影响对精子活动力和精子计数的检查。

表 2-7-9　WHO 精子凝集分级与评价

分级	特点
1 级	零散凝集，每个凝集<10 个精子，有很多自由活动的精子
2 级	中等凝集，每个凝集有 10～50 个精子，存在自由活动的精子
3 级	大量凝集，每个凝集>50 个精子，仍有一些自由活动的精子
4 级	全部凝集，所有精子发生凝集，数个凝集又粘连在一起

4.精子形态

正常精子由头部、体部和尾部组成，长约 $50 \sim 60 \mu m$，外形似蝌蚪，分头、体、尾三部分（表 2-7-10）。精子头部、体部和尾部任何部位出现变化，都认为是异常精子（表 2-7-11）。

表 2-7-10　正常精子的形态特点

部位	形态特点
头部	正面呈椭圆形,侧面呈扁平梨形;长 4.0～5.0μm,宽 2.5～3.0μm;顶体的界限清楚,占头部的 40%～70%
中段	细,宽度<1μm,长度是头部的 1.5 倍,且在轴线上紧贴头部
尾部	尾部均一且直,比中段细,长 45μm
胞质小滴	小于头部大小的一半

表 2-7-11　精子形态异常

部位	异常形态
头部	大头、小头、圆头、双头、多头、无头、锥形头、无定形头、有空泡头、顶体过小等
颈段和中段	颈部弯曲,中段不规则、增粗、变细或联合异常等
尾部	短尾、双尾、多尾、卷曲尾、断尾、发夹状尾、尾部消失、尾部伴有末端微滴或联合异常

精液中正常形态精子的总数更具有临床意义,正常形态精子总数＝精子总数×正常形态精子百分率。

异常形态精子数量增多常见于:①精索静脉曲张;②睾丸、附睾功能异常;③生殖系统感染;④应用某些化学药物,如卤素、乙二醇、重金属、雌激素等;⑤放射线损伤等。

5.细胞

精液中的细胞主要有生殖细胞和血细胞、上皮细胞。

(1)未成熟生殖细胞:即生精细胞。健康人未成熟生殖细胞小于 1%。当睾丸曲细精管受到某些药物或其他因素影响或损害时,精液中可出现较多的未成熟生殖细胞。

(2)其他细胞:精液中可见到少量的白细胞和上皮细胞,偶见红细胞。当白细胞大于 5 个/HPF 为异常,常见于前列腺炎、精囊腺炎和附睾炎等。当精液中白细胞大于 $1×10^9$/L 时,称为脓精症或白细胞精子症。白细胞通过直接吞噬作用、分泌细胞因子,或释放蛋白酶以及自由基等破坏精子,引起精子的活动率和活动力降低,导致男性不育。红细胞增多常见于睾丸肿瘤、前列腺癌等,此时精液中还可出现肿瘤细胞。

(四)评价

1.诊断价值

精液显微镜检查可以初步判断精子的功能状态,对评价男性生殖能力具有重要价值。但由于受标本的采集方法、放置时间,以及检查方法、判断标准等的影响,因此间隔一定时间的多次检查更有诊断价值。

2.影响因素

(1)环境温度和标本放置时间对精液显微镜检查的影响较大,因此应在排精后 30 分钟内送检,并在 1 小时完成检查。

(2)不同的温度可影响精液检查结果。

3.与检查相关的临床须知

(1)采集精液标本前应禁欲 2～7 天,禁止采用可能含有对精子有害物质的安全套法采集标本。

(2)应采集全部精液,立即送检,并记录时间和做好标记,置标本于 37℃ 环境中待查。

四、精液病原生物学检查

(一)标本类型
新鲜精液标本。

(二)参考区间
阴性。

(三)临床意义
男性生殖系统任何部位的感染均可从精液中检查到病原生物,如细菌、病毒、支原体和寄生虫等。精液中常见的病原生物有葡萄球菌、链球菌、淋病奈瑟菌、类白喉杆菌、解脲支原体等。男性生殖系统感染后,释放到精液中的细菌毒素将严重影响精子的生成和精子的活动力,导致男性不育症。

(四)评价

1.诊断价值

精液病原生物学检查主要用于判断男性生殖系统有无感染。如要确诊感染并指导临床药物治疗,需进行细菌等病原生物的培养和药敏试验。

2.影响因素

(1)标本采集方法不当可影响检查结果。

(2)1 次检查结果的可信度较低。

3.与检查相关的临床须知

(1)应保证在无菌条件下采集标本,并将标本采集于无菌容器中。

(2)标本采集后应立即送检。

五、精浆 α-葡萄糖苷酶的检测

α-葡萄糖苷酶又称为麦芽糖酶,它能够水解多糖和寡糖上的葡萄糖残基,在精子的成熟、获能以及受精过程中具有重要的作用。精浆中存在两种 α-葡萄糖苷酶异构体,即中性 α-葡萄糖苷酶和酸性 α-葡萄糖苷酶,前者来源于附睾,由附睾上皮细胞分泌,约占总酶活性的 80%;后者来源于前列腺,约占总酶活性的 20%。目前,精浆 α-葡萄糖苷酶的检测既可以检测精浆总 α-葡萄糖苷酶活性,又可以单独检测中性 α-葡萄糖苷酶活性。精浆总 α-葡萄糖苷酶活性的测定即中性和酸性 α-葡萄糖苷酶活性均被测定,但其在反映附睾分泌功能的同时受前列腺分泌功能的影响,故在鉴别梗阻性和非梗阻性无精子症尤其是梗阻部位时,应用效能不及精浆中性 α-葡萄糖苷酶活性的检测。故相比于精浆总 α-葡萄糖苷酶活性的检测,精浆中性 α-葡萄糖苷酶活性的检测更为必要。

（一）检测原理

1.精浆总 α-葡萄糖苷酶的检测

在 α-葡萄糖苷酶的催化下，麦芽糖分解为 α-D-葡萄糖，α-D-葡萄糖在葡萄糖氧化酶（COD）的作用下，生成过氧化氢（H_2O_2），再利用 Trinder 反应系统，即在过氧化物酶（POD）催化下，过氧化氢与 4-氨基安替比林（$C_{11}H_{13}N_3O$）和苯酚（C_6H_6O）反应，生成红色醌亚胺，醌亚胺在 505～520nm 波长处有最大吸收峰，其颜色的深浅与 α-葡萄糖苷酶活性成正比。

2.精浆中性 α-葡萄糖苷酶的检测

精浆中含有中性 α-葡萄糖苷酶和酸性 α-葡萄糖苷酶，十二烷基磺酸钠（SDS）能抑制酸性 α-葡萄糖苷酶活性，故在抑制精浆酸性 α-葡萄糖苷酶活性的基础上可以直接检测中性 α-葡萄糖苷酶活性。中性 α-葡萄糖苷酶能将 4-硝基苯-α-D-吡喃葡萄糖苷底物转化成对硝基苯酚（PNP），中性 α-葡萄糖苷酶的活性与 PNP 的生成量成正比。

（二）检测方法

1.精浆总 α-葡萄糖苷酶的全自动检测法

目前，精浆总 α-葡萄糖苷酶活性的全自动检测方法为速率法。通过监测 505～520nm 波长处的每分钟醌亚胺吸光度变化率，可计算出精浆标本中 α-葡萄糖苷酶的活性。精浆总 α-葡萄糖苷酶活性的全自动检测法适用于多种品牌的全自动生化分析仪，包括迈瑞系列、罗氏、奥林巴斯、日立等，所用试剂为开放型。具体操作为。

（1）设置仪器参数。在第一次使用仪器和试剂时设置参数，以后的每次检测均无须再次修改。基本参数设置如下。

主/辅波长	505～520nm/630～700nm	分析方法	速率法	反应方向	上升
标本量	5μL	R1 试剂	240μL	R2 试剂	60μL

（2）在仪器的适当位置放入 R1 试剂和 R2 试剂。R1 试剂的主要成分为磷酸盐缓冲液、葡萄糖氧化酶和过氧化物酶；R2 试剂的主要成分为磷酸盐缓冲液、苯酚、4-氨基安替比林和麦芽糖。

（3）精液液化后，3000g 离心 10 分钟，取上层精浆置于样本杯中，并置于仪器的适当位置。

（4）点击开始检测，仪器自动给出结果。

2.精浆总 α-葡萄糖苷酶的手工检测法

所用试剂包括：①醋酸盐缓冲液：0.1mol/L，pH 值为 5.2。②麦芽糖基质液（56mmol/L）：称取麦芽糖 100mg，溶于 5mL 0.1mol/L 的醋酸盐缓冲液中，用时新鲜配制。③Tris-HCl 缓冲液：0.5mol/L，pH 值为 7.0。④葡萄糖标准液：5.56mmol/L。⑤153.06mmol/L 氯化钠溶液。⑥葡萄糖氧化酶法测定试剂盒：市场广泛可得。

具体操作步骤见表 2-7-12。Bp 为空白对照管，Rb 为试剂对照管，Ub 为样本对照管，U 为测定管，S 为标准管。

表 2-7-12　精浆总 α-葡萄糖苷酶活性测定操作步骤

标本/试剂	Bp	Rb	Ub	U	S
醋酸盐缓冲液(μL)	20	—	20	—	—
153.06mmol/L 氯化钠溶液(μL)	10	10	—	—	—
麦芽糖基质液(μL)	—	20	—	20	20
葡萄糖标准液(μ)	—	—	—	—	10
		37℃ 5min			
精浆(μL)	—	—	10	10	—
		37℃ 30min			
Tris-HCl 缓冲液(mL)	0.5	0.5	0.5	0.5	0.5
葡萄糖氧化酶试剂(mL)	2.5	2.5	2.5	2.5	2.5

混匀,37℃15 分钟后,用 505nm 波长,Bp 管调零,读取吸光度值。结果计算:精浆总 α-葡萄糖苷酶活性(U/mL)=(U−Ub−Rb)/(S−Rb)×0.01×2×1/0.01÷0.1=(U−Ub−Rb)/(S−Rb)×20。

3.精浆中性 α-葡萄糖苷酶的全自动检测法

目前,精浆中性 α-葡萄糖苷酶活性的全自动检测方法为速率法。PNP 在 400～420nm 波长处有最大吸收峰,通过监测 400～420nm 波长处的每分钟吸光度变化率,计算出标本中的中性 α-葡萄糖苷酶活性。精浆中性 α-葡萄糖苷酶活性的全自动检测法适用于多种品牌的全自动生化分析仪,包括迈瑞系列、罗氏、奥林巴斯、日立等,所用试剂为开放型。具体操作为。

(1)设置仪器参数。在第一次使用仪器和试剂时设置参数,以后的每次检测均无须再次修改。基本参数设置如下。

主/辅波长	400～420nm/600～700nm	分析方法	速率法	反应方向	上升
标本量	10μL	R1 试剂	150pL	R2 试剂	150μL

(2)在仪器的适当位置放入 R1 试剂和 R2 试剂。R1 试剂的主要成分为十二烷基磺酸钠;R2 试剂的主要成分为 4-硝基苯-α-D-吡喃葡萄糖苷。

(3)精液液化后,3000g 离心 10 分钟,取上层精浆置于样本杯中,并置于仪器的适当位置。

(4)点击开始检测,仪器自动给出结果。

4.精浆中性 α-葡萄糖苷酶的手工检测法

目前,《世界卫生组织人类精液检查与处理实验室手册》(第 5 版)介绍的精浆中性 α-葡萄糖苷酶活性测定的方法即为手工检测法,其将反应所得对硝基苯酚进一步与碳酸钠(Na_2CO_2)反应,所得黄色产物在 405nm 波长处有吸收峰,通过对比标准曲线即可获得精浆中性 α-葡萄糖苷酶活性(WHO,2010)。

所用试剂包括:①缓冲液 1(0.2mol/L 磷酸缓冲液,pH 值为 6.8):分别将 4.56g 磷酸氢二钾(K_2HPO_4)和 2.72g 磷酸二氢钾(KH_2PO_4)溶解于 100mL 纯水中,将两者等体积混合,调整 pH 值至 6.8。②缓冲液 2:溶解 1g 十二烷基硫酸钠(SDS)于 100mL 缓冲液 1 中。SDS 于 4℃

环境下贮存会发生沉淀,但稍微加温会重新溶解。③对硝基苯酚吡喃葡糖苷(PNPG)(5mg/mL):溶解0.1g PNPG于20mL缓冲液2中,置于50℃的加热板上搅拌,并振荡约10分钟。由于其溶解性差,使用过程需将溶液保持在37℃,且每次测试需新鲜配制。④显色剂1[用于终止反应,0.1mol/L碳酸钠溶液(Na_2CO_3)]:溶解6.20g一水合碳酸钠($Na_2CO_3 \cdot H_2O$)于500mL纯水中。⑤显色剂2:溶解0.1g SDS于100mL显色剂1中。⑥用于精液空白的葡糖苷酶抑制剂(澳洲栗精胺,10mmol/L):溶解18.9mg澳洲栗精胺于10mL纯水中。工作液为1mmol/L,用纯水稀释10倍。约1mL分装,-20℃冻存。⑦PNP标准溶液(5mmol/L):溶解69.5mg PNP于100mL纯水中,必要时加温溶解。用铝箔包裹或装在棕色玻璃瓶里,4℃避光贮存。每3个月配制新鲜的标准液。

操作步骤。

(1)制备系列标准溶液(在孵育的最后1小时内完成):加400μL 5mmol/L PNP贮存液于10mL容量瓶中,加显色剂2定容至10mL(200μmol/L)。将200μmol/L标准液用显色剂2稀释,分别得到4个标准液:160mmol/L、120mmol/L、80mmol/L和40μmol/L PNP。

(2)精液液化后,3000g离心10分钟,获得上层精浆。用正向置换式移液器重复取15μL精浆标本分别加入2个1.5mL试管中,另取2份空白(15μL纯水)、一式4份的15μL混合精浆标本作为内质量控制标本。

(3)向2个内质量控制标本中各加入8μL 1mmol/L澳洲栗精胺,以提供精浆空白值。

(4)向每个试管分别加入约37℃的100μL PNPG底物溶液。

(5)旋转混匀每个试管,37℃孵育2小时(准确的温度和时间控制至关重要)。

(6)2小时后,向每个试管中加入1mL显色剂1以终止孵育,并混匀。

(7)移取250μL标本和250μL标准液至96孔板中,60分钟内,用水空白调零,在405nm波长处读取吸光度值。

(8)通过比较吸光度值,从标准曲线(μmol/L)上读取标本产生的PNP浓度。剔除超出标准浓度上限的结果,用缓冲液1将这些标本稀释后,重新进行测定。乘以校正因子(0.6194),即得到未稀释精浆中性α-葡萄糖苷酶活性值(IU/L)。从每个标本活性值中减去精浆澳洲栗精胺活性值,即得到校正的精浆中性α-葡萄糖苷酶活性值。

校正因子的计算:1个国际单位(IU)的α-葡萄糖苷酶活性定义为:在37℃,每分钟生成1μmol的产物(PNP)。在此测试中,经过120分钟的反应,在1.115mL总体积中,从15μL精浆得出的活性。因此,校正因子=(1115/15)/120=0.6194。

(9)精浆中性α-葡萄糖苷酶活性(mU)=校正的中性α-葡萄糖苷酶活性×精液体积(mL)。

目前,精浆总α-葡萄糖苷酶活性和中性α-葡萄糖苷酶活性的全自动检测法和手工法市场上均有相应的试剂盒销售,医疗机构可根据实验室的实际情况选用。

(三)方法学评价与质量控制

精浆总α-葡萄糖苷酶活性的全自动检测法相比于以往的手工法和半自动法,操作更为简便,所用试剂量少,大大节省了人力成本和经济成本,反应时间短,报告结果更为迅速和准确。但需注意的是:①试剂从2~8℃取出后,应于室温下平衡30分钟后再上机检测(带有试剂冷藏箱的全自动生化分析仪无须平衡)。②精浆中 α-葡萄糖苷酶活性超出可测线性范围上限时,需进行确认试验,即将标本用生理盐水稀释,结果乘以稀释倍数。③不要使用过期试剂,超过稳定期的试剂所测结果的准确性难以保证。一般情况下,检测试剂可在 2～8℃保存 6 个月,开封后可稳定 30 天。④每次检测要进行质控,质控品可以商业获得或者自制。

WHO 推荐的精浆中性 α-葡萄糖苷酶活性检测方法,要求两份重复测定结果的一致性应在 10％之内,即两个检测值之差除以检测值的平均值×100％≤10％。如果不符合,应取两份新的精浆标本,重新检测。由于此方法的检测步骤比较烦琐,操作时间较长,以及 SDS 溶液容易形成沉淀,在实际检测中不易操作,目前此方法在实验室的应用相对较少。

精浆中性 α-葡萄糖苷酶活性的全自动检测法相比于 WHO 推荐的手工法,操作更为简单,反应时间明显缩短,节省了试剂用量,降低了人为误差,在提高检测结果准确性和可靠性的同时,大大提高了检测效率,实现了对男性精浆中性 α-葡萄糖苷酶活性的批量、快速、准确的检测。但需注意的是:①试剂从 2～8℃取出后,应于室温下平衡 30 分钟后再上机检测(带有试剂冷藏箱的全自动生化分析仪无须平衡)。②R1 试剂在 2～8℃贮存时会出现混浊,故每次从冰箱取出,试剂在室温下平衡 30 分钟后,仍需在 37℃放置 5 分钟,待标本变澄清后再上机检测。③不要使用过期试剂,超过稳定期的试剂所测结果准确性难以保证。一般情况下,检测试剂可在 2～8℃保存 6 个月,开封后可稳定 30 天。④每次检测要进行质控,质控品可以商业获得或者自制。

精浆中 α-葡萄糖苷酶十分稳定,在−20℃至少可保存 1 个月,实验室可以利用混合精浆作为精浆 α-葡萄糖苷酶项目的室内质控品。室内质控品的制备及使用方法:将混合精浆混匀、分装、−20℃保存;每天取出 1 支检测,重复 10 天,每天 3 次,以此 30 个数据计算平均值和标准差(SD),质控品的靶值即为平均值,警戒限为均值±2SD,处置限为均值±3SD;以后每天检测标本时,取出 1 支室内质控品随标本一起检测,将质控品的检测结果标注在质控图上,查看质控结果是否在规定的范围内。若超出规定范围,应查找原因并采取相应的处置措施。

(四)结果解读及注意事项

由于手工法和全自动检测法的检测体系不同,酶活性单位的定义不同,故正常参考值亦不同。全自动检测法的正常生育男性精浆总 α-葡萄糖苷酶活性的参考值范围为 109.63～570.76U/L;手工检测法的正常生育男性精浆总 α-葡萄糖苷酶活性的参考值为 35.1～87.7U/mL。根据正常生育男性精浆中性 α-葡萄糖苷酶检测结果,以第 5 百分位数确定正常参考值范围,精浆中性 α-葡萄糖苷酶的全自动检测法的正常参考值为≥10.12U/L;WHO 推荐的中性 α-葡萄糖苷酶活性检测手工法的正常参考值为≥20mU/一次射精。

精浆 α-葡萄糖苷酶是人类附睾分泌功能的标志物,并反映了附睾的功能状态,此酶可以将多糖或糖蛋白中碳水化合物催化分解为葡萄糖,为精子代谢和运动提供能量,其活性高低可直接影响精液质量。有研究表明,精浆 α-葡萄糖苷酶活性与精液量、精子浓度、活动率和前向运动精子百分率呈显著的正相关。不育患者相比正常生育男性精浆 α-葡萄糖苷酶活性明显降低;在精索静脉曲张、输精管切除、阻塞或发育不全的患者中,α-葡萄糖苷酶活性显著降低;附睾炎及附睾分泌功能紊乱患者的精浆 α-葡萄糖苷酶活性也会降低。精浆 α-葡萄糖苷酶活性的降低将导致结合至透明带的精子数减少,进而降低男性生育力。因此,检测精浆 α-葡萄糖苷酶活性对附睾及相关疾病的诊断、疗效的判断及预后有重要价值。

精浆总 α-葡萄糖苷酶活性与禁欲时间的长短密切相关。禁欲时间越长，α-葡萄糖苷酶水平越高。禁欲 4～5 天和禁欲 6～7 天的结果之间没有显著性差异，而禁欲 2～3 天的精浆 α-葡萄糖苷酶水平明显降低，禁欲 7 天以上的精浆 α-葡萄糖苷酶水平明显升高。

值得注意的是，精浆总 α-葡萄糖苷酶活性的测定中包含了约 20% 的来自前列腺的酸性 α-葡萄糖苷酶，因此其总活性值可能受到前列腺分泌功能的影响。对于患有射精管梗阻并精囊腺缺如的人而言，精浆总 α-葡萄糖苷酶活性可能正常甚至升高，这是由于患者的精液量明显减少；精浆主要为前列腺液，而前列腺液中有酸性 α-葡萄糖苷酶所致。此类患者如果检测精浆中性 α-葡萄糖苷酶，结果应为零或极低。

精浆中性 α-葡萄糖苷酶来源于附睾，是附睾的特异性酶和标志性酶，其可间接反映附睾的功能变化。在某些异常情况下，如附睾炎、输精管道部分梗塞时，精浆中性 α-葡萄糖苷酶活性明显降低；精囊腺缺如或射精管梗阻，精浆中性 α-葡萄糖苷酶活性可为零或极低。故在鉴别诊断梗阻性、非梗阻性和部分梗阻性无精子症时，精浆中性 α-葡萄糖苷酶活性有重要的临床价值。结合其他精浆生化指标，可用于鉴别大体梗阻部位。

六、精浆果糖的检测

血液中的葡萄糖主要源于食物，而精浆果糖是由血液中的葡萄糖在精囊中，经酶促转化产生并分泌的单糖。其合成途径主要有三种：①糖原分解。②血液中葡萄糖在磷酸化酶、磷酸葡萄糖变位酶的作用下，转变为 6-磷酸葡萄糖，6-磷酸葡萄糖再在磷酸己糖异构酶催化下，转变为 6-磷酸果糖；③通过醛糖还原酶在还原型烟酰胺腺嘌呤二核苷酸磷酸（NADPH，又叫还原型辅酶Ⅱ）的作用下，葡萄糖还原为山梨糖醇，山梨糖醇在烟酰胺腺嘌呤二核苷酸（NAD）作用下，被山梨糖脱氢酶氧化而生成游离果糖。精囊上皮中存在 NADPH 发生系统，有利于第三种途径的生物合成。

精浆中果糖来自精囊液，由精囊所分泌，是精子活动主要的糖类能源。精子轴丝收缩依赖 ATP 供给能量，在精子线粒体鞘内，果糖在一系列酶的作用下，通过无氧酵解或三羧酸循环进一步降解，并释放能量，以供给精子运动。精子运动与果糖酵解呈正相关，果糖的分解率越高，精子的活动力越强，受精力亦越强。

（一）检测原理

精浆果糖检测的手工法和全自动法检测原理有所不同。手工法有间苯二酚显色法和 WHO 推荐的吲哚显色法，前者检测原理为：果糖与溶于强酸的间苯二酚溶液加热后，产生红色化合物，参比标准品，即可知其含量；后者检测原理为：在热温和低 pH 值的条件下，果糖与吲哚形成有色复合物，在 470nm 处有吸收峰，通过对比标准曲线即可测得果糖含量。

全自动法为己糖激酶法，原理为：D-果糖在己糖激酶的作用下与三水合 5′-三磷酸腺苷二钠反应生成果糖-6-磷酸，果糖-6-磷酸在磷酸葡萄糖异构酶作用下生成葡萄糖-6-磷酸，葡萄糖-6-磷酸在葡萄糖-6-磷酸脱氢酶（G-6-PDH）的作用下与氧化型辅酶Ⅱ反应生成还原型辅酶Ⅱ，还原型辅酶Ⅱ的生成量与 D-果糖浓度成正比，还原型辅酶Ⅱ在 330～360nm 波长处有最大吸收峰,通过测定此波长处的吸光度变化率,可计算出精浆标本中果糖的浓度。

(二)检测方法

1.精浆果糖的全自动检测法

精浆果糖的全自动检测法使用的是己糖激酶法,其适用于多种品牌的全自动生化分析仪,包括迈瑞系列、科华、罗氏、奥林巴斯、日立等,所用试剂为开放型。具体操作为。

(1)设置仪器参数。在第一次使用仪器和试剂时设置参数,以后的每次检测均无须再次修改。基本参数设置如下。

主/辅波长	330~360nm/600~700nm	分析方法	终点法	反应方向	上升
标本量	3μL	R1 试剂	240μL	R2 试剂	60μL

(2)在仪器的适当位置放入 R1 试剂和 R2 试剂。R1 试剂的主要成分为氧化型辅酶Ⅱ、己糖激酶、磷酸葡萄糖异构酶;R2 试剂的主要成分为三水合 5′-三磷酸腺苷二钠、葡萄糖-6-磷酸脱氢酶。

(3)精液液化后,3000g 离心 10 分钟,取上层精浆置于样本杯中,并置于仪器的适当位置。

(4)点击开始检测,仪器自动给出结果。

2.精浆果糖的手工检测法(间苯二酚显色法)

精浆果糖的手工检测法主要为间苯二酚显色法。所用试剂包括:①果糖标准贮存液(500mg/L):50mg 果糖加蒸馏水至 100mL。②果糖标准液(50mg/L):取果糖标准贮存液 1mL,加蒸馏水至 10mL。③0.175mol/L 七水合硫酸锌($ZnSO_4 \cdot 7H_2O$):称取 50.2g 加蒸馏水至 1L。④0.15mol/L 八水合氢氧化钡[$Ba(OH)_2 \cdot 8H_2O$]:称取 47.3g 加蒸馏水至 1L。⑤1g/L间苯二酚(雷锁辛):用 95% 乙醇配制。⑥10mol/L 盐酸(HCl):于 87mL 蒸馏水中加入浓 HCl 413mL。

具体操作步骤为:①精浆预处理:取精浆 0.1mL,加蒸馏水 2.9mL,混匀;加氢氧化钡[$Ba(OH)_2$](0.15mol/L)0.5mL,硫酸锌($ZnSO_4$)(0.175mol/L)0.5mL,混匀;静置 5 分钟,离心后取上清液备用。②按表 2-7-13 加入试剂。加完后,90℃ 水浴 10 分钟,待流水冷却,490nm 波长下、以空白管调零,读取吸光度值。③结果计算:果糖(g/L)＝测定管吸光度/标准管吸光度×2。

表 2-7-13　间苯二酚法测定精浆果糖操作步骤

试剂	测定管	标准管	空白管
待测上清液(mL)	1	—	—
果糖标准液(mL)	—	1	—
蒸馏水(mL)	—	—	1
间苯二酚(mL)	1	1	1
HCl(mL)	3	3	3

3.WHO 推荐的吲哚显色法

所用试剂包括:①脱蛋白剂 1($63\mu mol/L ZnSO_4$):溶解 1.8g $ZnSO_4 \cdot 7H_2O$ 于 100mL 纯

水中。②脱蛋白剂 2(1mol/L NaOH):溶解 0.4g NaOH 于 100mL 纯水中。③显色剂(16μmol/L 苯甲酸固定液含 2μmol/L 吲哚):溶解 200mg 苯甲酸于 90mL 纯水中,60℃水浴振荡。将 25mg 吲哚溶解于其中,加纯水至 100mL,过滤(0.45μm 孔径滤器),4℃贮存。④果糖标准液(2.24mmol/L):溶解 40mg D-果糖于 100mL 纯水中。4℃贮存,或分装冻存。

具体操作步骤为:①制备标准溶液:将 2.24mmol/L 果糖标准液加纯水稀释,得到 4 个浓度的标准液,分别为 1.12mmol/L、0.56mmol/L、0.28mmol/L 和 0.14mmol/L。②每例精浆标本重复稀释 2 份:在 2 个 1.5mL 试管中各加入 50μL 纯水,再各加入 5μL 精浆(使用正向置换式移液器),混匀。③脱蛋白:向 55μL 已稀释的标本加入 12.5μL63μmol/L ZnSO$_4$ 和 12.5μL0.1mol/L NaOH,混匀。室温下放置 15 分钟后,以 8000g 离心 5 分钟。④取每例标本 50μL 上清液移入检测管。包括 2 份空白(50μL 纯水)和 2 份 50μL 每种标准液。⑤向每支检测管加入 50μL 显色剂(吲哚液),混匀。⑥向每支检测管加入 0.5mL 浓盐酸,用实验室模压封膜封管口,在通风橱内小心地混匀。⑦在 50℃热水浴中放置 20 分钟。混匀,在冰水中冷却 15 分钟。⑧在通风橱内用正向置换式移液器将 250μL 检测管液体小心地移入 96 孔板中。用实验室透明贴膜将 96 孔板封闭,以避免分光光度仪受酸液的影响。⑨在 470nm 波长处读取结果,用水空白调零。⑩通过比较吸光度值,从标准曲线(mmol/L)上读取标本中果糖的浓度。每例标本的结果乘以稀释因子 16(用 75μL 水和脱蛋白剂稀释 5μL 精浆)得到未经稀释精浆中果糖的浓度(mmol/L)。精液中果糖的总量(μmoL)=果糖的浓度×精液总体积(mL)。

如果检测结果超出标准浓度上限,这些标本需以更大的倍数稀释(用纯水稀释),重新进行测定。另外,重复标本测定结果的一致性应在 10%之内。即两个检测值之差除以检测值的平均值)×100%≤10%。如果不符合,新取 2 份重复精液标本,重新检测。如果不使用 96 孔板检测,而使用分光光度仪的 3mL 或 1mL 比色杯时,可以按比例地调整精液和试剂的体积。在计算结果时需作适当的校正。

目前,精浆果糖的全自动检测法和手工法市场上均有相应的试剂盒销售,医疗机构可根据实验室的实际情况选用。

(三)方法学评价与质量控制

目前,精浆果糖测定的主要方法有气相层析法、吲哚显色法、间苯二酚显色法、果糖脱氢酶法及己糖激酶法等。气相层析法具有准确度高、特异性好,对标本需求量少的特点,但需要用特殊仪器;吲哚显色法及间苯二酚显色法均为手工方法,加样程序多,操作步骤复杂,均需使用具有刺激性气味的浓盐酸和加温操作,不但耗时且可能对人体造成伤害,结果人为误差也比较大,故在临床应用方面大受限制;果糖脱氢酶法可使用全自动生化分析仪,其试剂空白、重复性、线性和准确性均较好,但该方法中的果糖脱氢酶原料很难获得,且该原料的溶液状态在 2~8℃时稳定性不好,需要在-20℃的条件下保存,且试剂的反复冻融也会影响试剂的有效期。而目前使用的己糖激酶法的灵敏度和精密度较高,线性范围宽,准确度高,且校准品有良好的溯源性,定值可靠,适用于各种不同类型的全自动生化分析仪,实现了对男性精浆果糖批量、快速、准确的检测。

精浆果糖全自动检测法需要注意的是:①试剂从 2~8℃取出后,应于室温下平衡 30 分钟后再上机检测(带有试剂冷藏箱的全自动生化分析仪无须平衡)。②每批试剂使用前,或者仪器进行维修或环境发生明显改变后,应用蒸馏水和果糖校准品定标后再进行精浆标本检测。③不要使用过期试剂,超过稳定期的试剂所测得的结果的准确性难以保证。一般情况下,检测试剂可在 2~8℃保存 6 个月,开封后可稳定 45 天。④每次检测均要进行质控,质控品可以商业获得或者自制。

目前,南京欣迪生物药业工程有限责任公司已能提供精浆复合定值质控品作为检测精浆果糖的质控品来保证实验室检测结果的准确性和不同实验室检测结果的一致性。该复合定值质控品提供了精浆锌、果糖、肉碱和柠檬酸检测项目在不同型号仪器上的靶值和范围,具体的使用方法可参照相应的精浆复合定值质控品说明书。

(四)结果解读及注意事项

根据正常生育男性精浆果糖检测结果,以第 5 百分位数确定正常参考值范围,精浆果糖全自动检测法的正常参考值为≥6.04mmol/L。正常生育男性精浆果糖间苯二酚显色法的参考值为 0.87~3.95g/L。WHO 推荐的吲哚显色法的精浆果糖正常参考值为≥13μmol/每次射精。

精浆果糖是精子的主要能量来源,精浆果糖测定可用于判断精囊腺的功能。精囊炎症或发育不全,均可使精浆果糖含量降低;非阻塞性无精子症患者精浆果糖浓度偏高,而射精管梗阻性无精子症和(或)精囊腺缺如患者精浆果糖极低或为 0。研究表明,精浆果糖含量与精子浓度呈明显负相关,精子浓度越高,果糖消耗越快,故精液标本留取后应尽快将精浆与精子分离,否则随着体外放置时间延长,精浆果糖含量亦明显降低。另外,睾酮水平影响精囊腺分泌功能,故雄激素不足可造成精浆果糖含量降低,因此精浆果糖含量亦可间接反映睾丸间质细胞分泌睾酮的能力。

七、精浆酸性磷酸酶的检测

酸性磷酸酶(ACP)是一种在酸性条件下催化磷酸单酯水解生成无机磷酸的水解酶,精浆酸性磷酸酶由 426 个氨基酸残基组成。精浆酸性磷酸酶几乎全部来自前列腺,是前列腺特征性分泌物,其合成受雄激素调控。它参与精子代谢并有助于精子活力,其在精浆中的含量变化能反映前列腺的分泌功能,并有助于前列腺疾病的诊断。

(一)检测原理

精浆酸性磷酸酶全自动检测法的原理为:4-硝基苯磷酸二钠盐在酸性磷酸酶的作用下生成 4-硝基苯酚,4-硝基苯酚的生成与酸性磷酸酶活性成正比。在碱性条件下,4-硝基苯酚在400~420nm 波长处有最大吸光度,通过测定此波长处的吸光度变化率,可计算出精浆标本中的酸性磷酸酶活性。

精浆酸性磷酸酶检测手工法为磷酸苯二钠法,原理为:精浆酸性磷酸酶在酸性条件下分解磷酸苯二钠产生游离酚和磷酸,酚在碱性溶液中与 4-氨基安替比林作用,经铁氰化钾氧化成红色醌的衍生物,根据红色深浅测出酶活力的高低。

(二)检测方法

1.精浆酸性磷酸酶的全自动检测法

目前,精浆酸性磷酸酶测定的主要方法有对硝基苯酚法、磷酸苯二钠法及重氮盐法。精浆酸性磷酸酶的全自动检测法使用的是对硝基苯酚法,其适用于多种品牌的全自动生化分析仪,包括迈瑞系列、科华、奥林巴斯、日立等,所用试剂为开放型。具体操作为。

(1)设置仪器参数。在第一次使用仪器和试剂时设置参数,以后的每次检测均无须再次修改。基本参数设置如下。

主/辅波长	400～420nm/600～700nm	分析方法	终点法	反应方向	上升
标本量	4μL	R1 试剂	280μL	R2 试剂	70μL

(2)取 1 支 R1 干粉(主要成分为 4-硝基苯磷酸二钠盐),用 20mL R1 溶解剂(柠檬酸缓冲液)进行溶解,盖好摇匀至完全溶解,得到 R1 试剂。

(3)在仪器的适当位置放入 R1 试剂和 R2 试剂(氢氧化钠溶液)。

(4)精液液化后,3000g 离心 10 分钟,取上层精浆用生理盐水稀释 2000 倍后,置于样本杯中,并置于仪器的适当位置。

(5)点击开始检测,仪器自动给出结果。

2.精浆酸性磷酸酶的手工检测法(磷酸苯二钠法)

所用试剂包括:①0.2mol/L 枸橼酸盐缓冲液(pH 值为 4.9):枸橼酸钠($C_6H_8O_7H_2O$)42g,溶于 600mL 水中,用氢氧化钠(NaOH)矫正 pH 值至 4.9,加蒸馏水至 1L。加氯仿数滴,冰箱保存。②0.01mol/L 磷酸苯二钠基质液:取无水磷酸苯二钠 2.18g(如含 2 分子结晶水应加 2.54g),加蒸馏水至 1L。此溶液应迅速煮沸,以消灭微生物,冷却后加氯仿 4mL 防腐,冰箱保存(一次不宜配过多)。③碱性溶液:碳酸氢钠 4.2g,4-氨基安替比林 0.1g,溶于 100mL 蒸馏水中,加入 0.5mol/L NaOH 溶液 100mL,混匀。④铁氰化钾溶液:分别称取铁氰化钾 2.5g,硼酸 17g,各溶于 400mL 蒸馏水中,两液混合,加水至 1L,棕色瓶暗处保存。⑤酚标准贮存液(1mg/mL):称取酚(分析纯)1g 于 0.1mol/L HCl 中,用 0.1mol/L HCl 稀释至 1L。

具体操作步骤为:①标准曲线的制备:按表 2-7-14 操作,加完试剂后,立即充分混匀,用 510nm 波长、0 号管调零,读取吸光度值,以 1～5 管所得读数与其相应的酸性磷酸酶单位(依次为 100U、200U、300U、400U、500U)回归绘制标准曲线。②将精浆用等渗盐水稀释 1000 倍后按表 2-7-15 操作。加完试剂后混匀,于 510nm 波长、蒸馏水调零后读取吸光度。③结果计算:以测定管吸光度－对照管吸光度之差值,查标准曲线求酶活力。1 单位酸性磷酸酶定义为每毫升精浆在 37℃与基质作用 15 分钟,产生 10mg 酚。

表 2-7-14　精浆酸性磷酸酶检测标准曲线建立步骤

试剂	管号					
	0	1	2	3	4	5
酚标准液(mL)	0	0.01	0.02	0.03	0.04	0.05
蒸馏水(mL)	0.51	0.50	0.49	0.48	0.47	0.46
枸橼酸缓冲液(mL)	0.50	0.50	0.50	0.50	0.50	0.50
37℃水浴 5 分钟						
碱性溶液(mL)	1.0	1.0	1.0	1.0	1.0	1.0
铁氰化钾液(mL)	1.5	1.5	1.5	1.5	1.5	1.5

表 2-7-15　精浆酸性磷酸酶检测操作步骤

标本/试剂	测定管	对照管
稀释精浆(mL)	0.01	—
枸橼酸缓冲液(mL)	0.5	0.5
37℃水浴 5 分钟		
预温至 37℃基质液(mL)	0.5	0.5
混匀,37℃水浴 15 分钟		
碱性溶液(mL)	1.0	1.0
铁氰化钾溶液(mL)	1.5	1.5
稀释精浆(mL)	—	0.01

除标准曲线法检测精浆酸性磷酸酶活性外,试剂盒法亦可检测精浆酸性磷酸酶活性,这是利用检测血清酸性磷酸酶试剂盒的方法加以改进而成的。首先将精浆标本作 1:10000 稀释,即 5μL 精浆加入 495μL 生理盐水,充分混匀后再吸取 5μL 加入 495μL 生理盐水,再次充分混匀后,取 50μL 稀释精浆按试剂盒说明书进行。ACP 活性(U/mL)=测定管吸光度/标准管吸光度×10,其定义为:1mL 精浆与基质在 37℃条件下作用 30 分钟产生 100mg 酚为 1 个活力单位。与标准曲线法相比,试剂盒法有一定优势。由于标准曲线不可能在每次检测时都制备,而往往是发现检测结果差异较大或者是更换试剂时才重新制备,这常常需经历相当长的一段时间。然而,在这一段时期内的每次检测过程中,由于标本制备、吸样、孵育、比色等条件的不同,每次检测的吸光度并不能真正代表所测得的精浆 ACP 活性。而在试剂盒法的每次检测中均带有标准品,标准品可以和常规标本同时检测,并且可根据标准品的吸光度直接求出标本的 ACP 活性值,从而避免了标准曲线法中根据标准曲线查得 ACP 活性所带来的不足。而且,试剂盒法的批间 CV(分别为 13.8% 和 15.49%)明显低于标准曲线法检测的批间 CV(分别为 24.43% 和 21.04%)。

目前,精浆酸性磷酸酶活性的全自动检测法和手工法市场上均有相应的试剂盒销售,医疗机构可根据实验室的实际情况选用。

(三)方法学评价与质量控制

精浆酸性磷酸酶测定的手工法,加样程序多,操作步骤复杂,不但耗时耗力,而且人为误差也比较大。而以对硝基苯酚法为基础的全自动精浆酸性磷酸酶检测方法,灵敏度和精密度高,线性范围宽,准确度高。所用校准品有良好的溯源性,定值可靠,适用于不同类型的全自动生化分析仪,实现了对男性精浆酸性磷酸酶批量、快速、准确的检测。

精浆酸性磷酸酶全自动检测法需要注意的是:①试剂从 2～8℃取出后,应于室温下平衡30 分钟后再上机检测(带有试剂冷藏箱的全自动生化分析仪无须平衡)。②每批试剂使用前,或者仪器进行维修或环境发生明显改变后,应用蒸馏水和校准品(4-硝基苯酚)定标后再进行精浆标本检测。③不要使用过期试剂,超过稳定期的试剂所测结果准确性难以保证。一般情况下,检测试剂可在 2～8℃保存 6 个月,开封后可稳定 21 天。④由于精浆标本需要进行 2000

倍稀释,稀释后酸性磷酸酶稳定性降低,故需立即检测。⑤每次检测均要进行质控,质控品可以商业获得或者自制。

(四)结果解读及注意事项

根据正常生育男性精浆酸性磷酸酶检测结果,以 95％置信区间确定正常参考值范围,精浆酸性磷酸酶全自动检测法的正常参考值范围为 152～1665U/mL,手工法的正常参考值范围为 48.8～208.6U/mL。两者参考值不同与其检测原理和酶活性单位定义不同有关。

精浆酸性磷酸酶是评价前列腺分泌功能的敏感性指标。前列腺炎患者精浆酸性磷酸酶含量降低,前列腺增生或前列腺肿瘤患者其含量增高。有文献报道精浆酸性磷酸酶具有免疫抑制作用,是精浆免疫抑制剂的重要组分,含量减少时其抑制作用减弱,可有助于抗精子抗体产生,从而使精子活动率、浓度降低和精子顶体膜破损。

第八节　前列腺液检验

前列腺液是精液的重要组成部分,约占精液的 15％～30％。通过前列腺按摩术所获得的前列腺液混有精囊腺液,此为静态液;由射精排入精液中的前列腺液为刺激性分泌物。前列腺液的成分比较复杂,主要有纤溶酶、β-葡萄糖腺苷酶、酸性磷酸酶、蛋白质、葡萄糖以及钠、钾、锌、钙等,还有少量上皮细胞和白细胞。前列腺液检查主要用于前列腺的炎症、结石、结核和肿瘤的辅助诊断,也可用于性传播疾病的诊断等。

一、前列腺液标本采集

(一)采集方法

前列腺液标本通过前列腺按摩术获得。采集标本时首先弃去第 1 滴前列腺液,然后再将标本采集于洁净的试管内或直接滴于载玻片上。按摩后采集不到标本时,可以采集按摩后的尿液进行检查。采集细菌培养标本时,要无菌操作,并将标本采集于无菌容器内。

(二)评价

(1)1 次采集标本失败或检查结果阴性,而又有临床指征时,可间隔 3～5 天后重新采集标本复查。

(2)疑有前列腺结核、急性炎症、脓肿或肿瘤时,应禁止或慎重进行前列腺按摩。

(3)检查前应禁欲 3 天,以免因性兴奋后导致前列腺液内的白细胞假性增多。

二、前列腺液理学检查

(一)标本类型

新鲜前列腺液标本。

(二)参考区间

前列腺液理学检查的指标与参考区间见表 2-8-1。

表 2-8-1 前列腺液理学检查的指标与参考区间

指标	参考区间
量	数滴至 2mL
颜色与透明度	乳白色、不透明、稀薄、有光泽
酸碱度	弱酸性,pH6.3～6.5

(三)临床意义

1.量

减少见于前列腺炎;多次按摩无前列腺液排出,提示前列腺分泌功能严重不足,常见于前列腺的炎性纤维化、某些性功能低患者。增多主要见于前列腺慢性充血、过度兴奋时。

2.颜色和透明度

①黄色脓性或混浊黏稠:见于前列腺炎;②血性:见于精囊腺炎、前列腺炎、前列腺结核、结石和肿瘤等,也可为按摩前列腺用力过重所致。

3.酸碱度

70 岁以上老年人前列腺液 pH 可略增高,混入较多精囊腺液时其 pH 亦可增高。

(四)评价

1.诊断价值

前列腺液理学检查是判断前列腺功能状态的粗略指标,由于影响因素较多,临床价值有限。

2.影响因素

前列腺液标本的水分蒸发可影响检查结果。因此,采集标本后应立即送检,并在新鲜状态下进行检查。

3.与检查相关的临床须知

①应在光线充足处观察前列前液的颜色和透明度;②前列腺按摩应熟练,以保证采集足够、合格的标本。

三、前列腺液显微镜检查

采用前列腺液湿涂片直接显微镜检查,也可将前列腺液涂片干燥后经 Wright 染色、Papanicolaou 染色或 HE 染色后,进行检查。

(一)标本类型

新鲜前列腺液标本。

(二)参考区间

前列腺液的非染色涂片检查的内容较多,常见成分的参考区间见表 2-8-2。

(三)临床意义

前列腺液常见成分的临床意义见表 2-8-2。当直接显微镜检查发现异常细胞时,可进行涂片染色检查,以诊断前列腺癌,并与前列腺炎鉴别,但细胞学检查阴性并不能排除前列腺癌。

表 2-8-2　前列腺液直接涂片显微镜检查成分的参考区间及临床意义

成分	参考区间	临床意义
磷脂酰胆碱小体	大量	前列腺炎时减少或消失,且分布不均,并有成堆现象
红细胞(个/HPF)	<5	增多见于前列腺炎或肿瘤、结核、精囊腺炎、前列腺按摩过重
白细胞(个/HPF)	<10	增多且成堆出现见于前列腺炎、前列腺脓肿
前列腺颗粒细胞(个/HPF)	<1	增多伴有大量白细胞见于前列腺炎,也可见于正常老年人
淀粉样小体	有	常随年龄增长而增加,无临床意义
精子	可有	按摩前列腺时因精囊腺受挤压而排出精子,无临床意义
滴虫	无	阳性见于滴虫性前列腺炎
结石	可见	主要为碳酸钙、磷酸钙-胆固醇、磷酸精胺结石,少量时无意义

(四)评价

1.诊断价值

湿片直接显微镜检查是前列腺液最常用的检查方法,操作简便快速,观察细胞和磷脂酰胆碱小体等成分多,对前列腺的功能状态和感染状况具有诊断和鉴别诊断价值。

2.影响因素

(1)标本采集的质量、涂片的厚薄均可对检查结果产生影响。

(2)采集标本后应立即送检,并在新鲜状态下进行检查。

3.与检查相关的临床须知

(1)判断磷脂酰胆碱小体等成分的量和分布标准应一致,避免人为因素对检查结果的影响。

(2)要结合临床综合分析检查结果。

四、前列腺液病原生物学检查

(一)标本类型

新鲜前列腺液标本。

(二)参考区间

阴性。

(三)临床意义

前列腺液涂片进行 Gram 染色、抗酸染色,以检查病原生物。直接涂片染色检查的阳性率低,必要时可进行细菌培养。前列腺、精囊腺感染时,Gram 染色检查可发现大量致病菌,以葡萄球菌最常见,其次是链球菌、G 杆菌和淋病奈瑟菌。抗酸染色检查有助于慢性前列腺炎与前列腺结核的鉴别诊断,但已确诊为前列腺结核的患者,不宜进行前列腺按摩,以免引起感染扩散。

(四)评价

1.诊断价值

前列腺液病原生物学检查可用于判断前列腺有无感染及种类。如要确诊感染并指导临床药物治疗,则需进行细菌培养和药敏试验。

2.影响因素

(1)标本采集方法不当可影响检查结果。

(2)1 次检查结果的可信度较低。

3.与检查相关的临床须知

(1)如需进行细菌培养,应保证在无菌条件下采集标本,并将标本盛于无菌容器中。

(2)标本采集后应立即送检。

五、前列腺液检查项目的选择与应用

前列腺液检查项目一般可分为。

1.理学检查

包括量、颜色和透明度、酸碱度等,是判断前列腺功能状态的粗略指标。

2.显微镜检查

通过观察前列腺液中细胞和磷脂酰胆碱小体等成分的多少和分布状况,反映前列腺的功能状态和感染状况。

3.病原生物学检查

用于病原生物感染的诊断。

临床上,对前列腺液进行检查主要用于前列腺炎的辅助诊断。

前列腺炎的诊断依靠前列腺液的显微镜检查和微生物学检查,白细胞增多、前列腺颗粒细胞增多和磷脂酰胆碱小体减少是前列腺炎的特点。此外,细菌性前列腺炎可有特异性 IgA、IgG 抗体增高,可维持 6～12 个月,急性或慢性细菌性前列腺炎可见大肠埃希菌。但非细菌性前列腺炎的发生率为细菌性前列腺炎的 8 倍。

前列腺液 pH 增高(如增高至 7.7～8.0 以上)对诊断慢性前列腺炎有参考价值,而且前列腺炎患者经治疗好转后,前列腺液 pH 也恢复正常。

第三章　临床生物化学检验

第一节　肾功能检查

肾功能的生化检验主要分为肾小球功能检测、肾小管功能检测及肾小管酸中毒的检测等。

肾小球滤过率（GFR）反映了肾小球的主要功能，以微穿刺法测得正常成年人 GFR 为 $125mL/(min \cdot 1.73m^2)$ 体表面积或 $120\sim160mL/min$。此法显然不能在临床常规应用，但可用某些合适的内源性或外源性物质的肾血浆清除率试验（C）反映 GFR。清除率是指单位时间内（常为每分钟）肾能将多少毫升血浆中的某种物质完全清除，即 $C=U \cdot V/P$。式中 U 为尿中该物质的浓度，V 为每分钟尿量（mL/min），P 为该时间血浆中该物质的浓度，清除率单位为 mL/min。用作反映 GFR 的理想物质应满足：分子量小并且不与血浆蛋白结合，从而可经肾小球自由滤过；不被肾小管重吸收或排泌；内源性物质生成量要较恒定，并是终末代谢物；外源性物质则为不在体内代谢转化的无毒物质。

菊糖具有分子量小（约 5200），不在体内代谢，不与血浆蛋白结合，对人体无害，可自由地从肾小球滤过，同时又完全不被肾小管和集合管重吸收，也不被分泌到原尿中等优点，所以单位时间内从肾小球滤过到肾小管中的菊糖量等于尿中排出的菊糖量，故菊糖清除率可代表肾小球滤过率，被认为是测定 GFR 的"金标准"。但菊糖是外源性物质，测定方法繁杂，因此尚未能在临床上广泛开展。

α_1-微球蛋白（α_1-MG）与 β_2-微球蛋白（β_2-MG）等由于其分子量小并且不和血浆蛋白结合，可自由滤入原尿，但原尿中几乎在近端肾小管胞饮摄取并降解，仅微量自尿中排出，因此测定尿中这些蛋白质的浓度可反映近端肾小管的重吸收功能。尿渗量及自由水清除率测定一般反映远端肾小管的浓缩稀释功能。

一、血清肌酐及内生肌酐清除率测定

（一）测定原理与方法

血中的肌酐（Cr）由外源性肌酐和内生性肌酐两类组成。机体每 20g 肌肉每天代谢产生 1mg 肌酐。同一个体每天生成的肌酐量相对恒定。除少量经肾小管阴离子通道排泌外，绝大部分均由肾小球滤过进入原尿，并且不被肾小管重吸收。因此，若能控制外源性肌酐摄取，肌酐可作为较理想的清除率试验内源性物质。利用肌酐可和碱性苦味酸盐生成黄红色复合物，在 510nm 波长处比色，可定量检测肌酐，此即苦味酸法或 Jaffe 法。亦可采用酶耦联法测定，

即肌酐在肌酐水合酶催化下生成肌酸,以肌酸作为酶底物进一步进行酶耦联反应,临床上使用较多的是肌酐酶耦联肌氨酸氧化酶,以 Trinder 反映测定肌酐浓度。肌酐测定包括血清(浆)肌酐浓度和内生肌酐清除率(Ccr)。前法为随机采血。后法则是在严格禁食肉类、咖啡、茶等外源性肌酐来源,并避免剧烈运动,停用利尿药,充分饮水后准确收集 24 小时或 4 小时尿,混匀计量,其间采血。分别测定血清(浆)和尿肌酐浓度,按下式计算 Ccr。

$$Ccr(mL/min) = \frac{尿肌酐浓度(mmol/L) \times 每分钟尿量(mL/min)}{血肌酐浓度\ mmol/L}$$

为排除体重、身高的影响,可用 $1.73m^2$ 的标准体表面积,按受检者体表面积校准,即将上法算得的 $Ccr \times 1.73m^2 /$受检者体表面积(m^2)。

由于肾小管可部分排泌 Cr,尤其在血 Cr 高浓度时通过肾小管排泌的量明显增多,故在严重肾小球滤过功能损害者,Ccr 与 GFR 间会出现分离现象。

以苦味酸法检测时,样品中存在头孢菌素类抗生素、维生素 C 等药物可致假性肌酐升高,采用双试剂两步法可消除此干扰。酶法测定有较高的特异性,因此正常参考区间略低于苦味酸法。因剧烈运动、肌损伤等原因可致血和尿中肌酸升高。此外,体内存在较多经肾小球阴离子通道排泌的青霉素等药物及内源性物质时,可竞争性抑制肌酐的排泌,致血肌酐升高而尿肌酐减少,降低 Ccr 值。而尿量低于 0.5mL/min,可使 Ccr 明显降低,故测定前应充分饮水,保证尿量在 1～2mL/min。

(二)临床意义

血肌酐参考区间男性高于女性。40 岁后随年龄增长,Ccr 逐年下降,70 岁时约为青壮年的 60%。

1.判断肾小球损害的敏感指标

当 GFR 降低到正常值的 50% 时,Ccr 测定值可低至 50mL/min,但血肌酐、尿素测定仍可在正常范围,故 Ccr 是较早反映 GFR 的敏感指标。

2.评估肾功能损害程度

血 Cr 持续升高,提示已有严重肾小球损害。而 Ccr 降低可发现较早期的损害,据此可将肾功能损害程度分为 4 期。应注意血 Cr 浓度较高时通过肾小管排泌的量明显增多,故在严重肾小球滤过功能损害者,Ccr 与 GFR 间会出现分离现象。

3.指导治疗

Ccr 低于 40mL/min 时,应限制蛋白摄入。低于 30mL/min 时噻嗪类等中效利尿药治疗往往无效,不应使用。低于 10mL/min 时呋塞米(速尿)等高效利尿药疗效也明显降低,并为进行人工肾透析治疗的指征。此外,对于氨基糖苷类抗生素等主要以原型药物经肾小球滤过排泄的药物,Ccr 降低时,清除半衰期延长,应根据 Ccr 减少剂量或延长用药间隔时间,避免中毒。

二、血清尿素测定

(一)测定原理与方法

尿素又称脲,是体内氨基酸分解代谢终产物,分子量仅 60 并且不与血浆蛋白结合,故可经肾小球自由滤过。但进入原尿中的尿素 40%～60% 在肾小管和集合管被重吸收,其重吸收量与该部位的水重吸收量同受抗利尿激素(ADH)调控。各种原因致 ADH 分泌增多,血尿素升高;而肾小管病变可因重吸收减少,血浓度降低。体内尿素的生成不如肌酐恒定,尚有少量尿素可经汗液、胆道排泄。血尿素浓度取决于机体蛋白质的分解代谢、食物中蛋白量及肾的排泄能力。因上述原因,在反映肾小球滤过功能上,血清尿素(SU)不如血肌酐理想。

SU 的测定方法大体上可归纳为酶学方法和化学方法。酶学方法先用尿素酶将尿素分解成铵离子(NH_4)和碳酸根,然后用波氏反应或谷氨酸脱氢酶法,测定反应过程中的铵离子生成量。化学方法是用二乙酰一肟直接与尿素反应,缩合成红色二嗪化合物,在 540nm 波长处测定其吸光度值。波氏法和二乙酰一肟法适用于手工法。谷氨酸脱氢酶耦联速率法是在340nm 波长处通过监测 NADH 吸光度值降低速率检测尿素量,较前 2 种方法有更高的准确度与灵敏度,是自动生化仪最常用的方法。

(二)临床意义

成年人 SU 为 1.78~7.14mmol/L;若表示为血(清)尿素氮(BUN),因 1 分子尿素中含2 个氮原子,故应将上述数值乘以 2,即 BUN 为 3.56~14.28mmol/L。

1.肾小球滤过功能损害

与血肌酐相同,因肾有强大代偿能力,只有当 GFR 降至正常 50％以下时,SU 才会明显升高。再加之前面述及的不足之处,在反映肾小球滤过功能上,SU 的特异性与敏感性均不如Cr。但在如严重脱水、大量腹水、心力衰竭等导致的血容量不足、肾血流量减少所致肾前性肾衰竭时,SU 升高,Cr 升高不明显。

2.蛋白分解代谢旺盛或蛋白摄入过多

上消化道出血、大面积烧伤、高热、急性传染病等及食入大量蛋白食物,均可致蛋白分解活跃,尿素生成增多,出现非肾性高尿素血症。此时多无血肌酐及其他肾实质损害指标改变。

3.作为肾衰竭透析充分性指标

多以 KT/V 表示,K＝透析器对 SU 清除率(L/min),T＝透析时间(分钟),V＝SU 分布容积(L),KT/V＞1.0 表示透析充分。

三、血清尿酸

尿酸(UA)是人体内嘌呤碱基代谢的最终产物,可以来自体内外嘌呤的分解代谢。一部分血清 UA 与清蛋白结合,其余部分以游离形式存在。除小部分 UA 由肝脏分解破坏经胆汁排出外,大部分 UA 经肾脏滤过排出,约 90％被近端小管重吸收。正常肾脏较易排出肌酐,而较难排出 UA,仅排出滤过量的 8％。因此,排除外源性 UA 干扰,血液 UA 可以反映肾小球滤过功能和肾小管重吸收功能。

(一)标本类型

首选血清,肝素或 EDTA 抗凝血浆均可。检查血液 UA 时,需要空腹 8 小时以上。

(二)参考区间

男性:150~416μmol/L;女性:89~357μmol/L。

（三）临床意义

1.血液 UA 浓度增高

主要见于痛风、核酸代谢增高（如白血病、MM、PV 等）；肾功能减退，氯仿、四氯化碳及铅中毒，子痫、妊娠反应，食用富含核酸的食物等。

2.血液 UA 与尿液 UA 联合检查

应在严格控制嘌呤摄入量的条件下检查血液 UA，同时检查尿液 UA 更有诊断价值。

（1）血液 UA 浓度增高、尿液 UA 浓度降低提示肾小球滤过功能损伤。

（2）血液 UA 浓度降低、尿液 UA 浓度增高提示肾小管重吸收功能损伤或竞争抑制。

（3）血液和尿液 UA 浓度均增高提示可能为遗传性嘌呤代谢障碍引起 UA 生成增多，如磷酸核糖焦磷酸合成酶（PRS）活性增高，次黄嘌呤-鸟嘌呤磷酸核糖转移酶（HPGRT）缺陷及黄嘌呤氧化酶活性增高；也可见于恶性肿瘤、淋巴瘤化疗后或长期使用抗结核药物吡嗪酰胺等。

（4）血液和尿液 UA 浓度均降低主要见于 UA 合成减少，如急性重型肝炎嘌呤分解受阻；参与 UA 生成的黄嘌呤氧化酶、嘌呤核苷磷酸化酶先天性缺陷；6-FU 等抑制嘌呤合成的抗癌药物以及长期大量使用糖皮质激素等。

（四）评价

1.诊断价值

UA 是最常用于评价肾衰竭、痛风和白血病的指标。排除外源性 UA 干扰情况下，血液 UA 可以同时反映肾小球滤过功能和肾小管重吸收功能。

2.影响因素

（1）尽量在清晨空腹采集血标本，过度运动或紧张可使 UA 浓度假性增高，食用富含嘌呤食物也可使 UA 浓度增高。

（2）EDTA、枸橼酸、草酸盐、氟化钠、氰化物、甲醛可抑制尿酸氧化酶，而使 UA 浓度偏低。高剂量阿司匹林可降低 UA。

3.与检查相关的临床须知

（1）高尿酸血症（HUA）可见于多种疾病，原发性高尿酸血症和继发性高尿酸血症的鉴别指标是 24 小时尿液的 UA 排泄量或血液 UA 与肌酐比值。原发性高尿酸血症患者血液 UA 与肌酐比值大于 2.5，高尿酸血症出现在氮质血症之前。而肾脏疾病引发的继发性高尿酸血症患者，血液 UA 与肌酐比值小于 2.5，且氮质血症出现在高尿酸血症之前。

（2）住院患者 UA 浓度增高最常见于肾衰竭，最少见于痛风。

（3）白血病患者在治疗时应监测 UA，给予细胞毒药物时可出现急性危险水平。

四、血清胱抑素 C

血清胱抑素 C（CysC）是人体有核细胞表达和分泌的一种碱性非糖基化蛋白，是胱氨酸蛋白酶抑制剂家族成员之一，它存在于所有的体液中。脑脊液 CysC 浓度最高，尿液 CysC 浓度最低。人体每天 CysC 分泌量恒定，不受饮食、年龄、性别、肌肉量、代谢水平、炎症反应和恶性肿瘤等影响,可自由通过肾小球滤过膜,几乎完全被肾小球滤过,原尿中 CysC 几乎全部被近端小管上皮细胞摄取、分解,不被肾小管重吸收和分泌,尿液中仅有微量排出。

(一)标本类型

血清或肝素抗凝血浆。

(二)参考区间

$0.6 \sim 2.5 \text{mg/L}$。

(三)临床意义

血清 CysC 浓度增高提示肾小球滤过功能受损,见于抗生素导致的肾小球滤过功能轻微损伤、糖尿病肾病、高血压肾病以及其他肾小球早期损伤。在肾移植成功时,血清 CysC 浓度降低的速度和幅度均大于 Ccr;而发生移植排异反应时,血清 CysC 浓度增高也明显早于 Ccr。

(四)评价

1.诊断价值

血清 CysC 浓度是反映肾小球滤过功能的可靠指标。血清 CysC 浓度与 GFR 的线性关系显著优于 SCr、BUN。血清 CysC 判断肾小球滤过功能较灵敏,肾小球轻度损伤时 CysC 浓度即可增高。由于其不受肌肉量和代谢水平的影响,血清 CysC 判断儿童和老年人的 GFR 较SCr 更准确。

2.影响因素

血清 CysC 浓度不受非肾因素的影响,但免疫抑制剂诱导的代谢改变、肾小管间质损伤引起未代谢的 CysC 回漏到循环、CysC 抗体结合蛋白增多等,都可使血清 CysC 浓度增高,易造成假阳性。

3.与检查相关的临床须知

(1)CysC 检查的影响因素少,不受年龄、体重和代谢水平等生物性因素的影响,可以单次检查,且检查方法简单,重复性好,不受脂血、黄疸和溶血标本的影响。CysC 可取代传统的尿素、SCr、Ccr,作为判断肾小球功能的首选指标。

(2)血清 CysC 对急性心力衰竭患者预后的预测价值高于 BNP 和 cTnT 等(心肌肌钙蛋白T),是反映急性心力衰竭预后的灵敏指标。血清 CysC 浓度越高,患者的死亡率越高。

五、肾损伤因子-1

肾损伤因子-1(Kim-1)是一种跨膜糖蛋白,属于免疫球蛋白基因超家族。Kim-1 在胎肝、胎肾中不表达,在正常肝、肾、脾中有微量表达,而在受损后再生的近端小管上皮细胞中表达显著增强。

(一)标本类型

新鲜尿液。

(二)参考区间

$0.12 \sim 0.52 \mu\text{g/L}$。

(三)临床意义

Kim-1 参与肾脏疾病的损伤及修复、对抗损伤性黏附和肾脏的纤维化,在肾损伤的早期生物学检查、药物或毒物对肾脏的毒性监测、急性肾损伤和移植后肾功能的监测,特别是在肾脏的抗纤维化治疗和肾脏肿瘤治疗的新靶点等方面发挥了重要作用。

(四)评价

1.诊断价值

(1)Kim-1能迅速、灵敏、特异地反映各种肾脏疾病的损伤及恢复过程,是一种检查早期肾损伤的可靠生物学标志。Kim-1在尿液中的性质稳定,不受尿液理化特性的影响,其检查方便,检查的灵敏度较高、简便快速、重复性好,而且尿液采集方便、无创伤。因此,Kim-1为检查早期肾损伤的理想标志物,肾损伤的诊断价值明显优于血清CysC。

(2)尿液Kim-1不仅可作为早期诊断的指标,也可用于病情监测。

2.影响因素

终末期肾病Kim-1浓度无明显变化,与肾小管完全萎缩有关。

3.与检查相关的临床须知

(1)Kim-1主要表达在损伤的近端肾小管上皮细胞,在去分化和增殖中的肾小管上皮细胞高表达,而完全萎缩的肾小管上皮细胞则不表达。

(2)在缺血性肾损伤后12小时尿液中可出现Kim-1蛋白,其表达与肾组织Kim-1一致,且因缺血导致的急性肾损伤患者Kim-1浓度增高程度明显高于其他急性或慢性肾损伤。

六、微量清蛋白

微量清蛋白尿(Malb)是指在无尿路感染和心力衰竭的情况下,尿液中有少量清蛋白,但常规蛋白半定量方法不易检出,需采用免疫比浊法、酶联免疫吸附法检查。1982年将其命名为微量清蛋白,以区别于传统意义上的尿蛋白。

生理状况下,肾小球几乎不能滤过清蛋白,即使少量地滤入原尿,也可被肾小管重吸收。肾小球受损时清蛋白在尿液中的漏出量增加。即使早期的轻微受损,尿液中也可出现微量清蛋白。定时尿标本可计算每分钟清蛋白的排泄率(AER),24小时尿标本计算清蛋白总排出量。检查尿液清蛋白可反映肾小球受损情况。

(一)标本类型

24小时尿液、定时尿或随机尿。

(二)参考区间

小于30mg/24h。

(三)临床意义

尿液中清蛋白超过30mg/24h称为微量清蛋白尿。

1.尿液微量清蛋白增高

主要见于糖尿病肾病、高血压肾病、狼疮性肾病等肾小球微血管病变早期;泌尿系统感染、心力衰竭、隐匿性肾炎等也可出现微量清蛋白尿;妊娠诱发高血压可出现微量清蛋白尿,持续性微量清蛋白尿常提示妊娠后期易发生子痫。

2.鉴别肾小球和肾小管损伤

肾小管损伤患者尿液清蛋白仅轻度增高,并同时伴有 β_2-微球蛋白明显增高。肾小球损伤患者尿液清蛋白排出量明显增高,其增高程度与肾小球损伤的程度相关。

(四)评价

1.诊断价值

微量清蛋白尿是判断糖尿病患者发生肾小球微血管病变的最早期的指标之一。

2.影响因素

(1)剧烈运动后尿液清蛋白可呈阳性,故应在清晨、安静状态下采集标本。由于尿液 AER变化很大,因此一次 AER 增高可能并无临床意义,连续观察 2～3 次的 AER 均超过参考区间才有意义。

(2)血尿(月经血污染)、高蛋白或高盐饮食可使微量清蛋白增高。

(3)血脂浓度对免疫比浊法有影响,尤其是在低稀释度时,脂蛋白的小颗粒可形成浊度,造成其假性增高。

3.与检查相关的临床须知

(1)应用免疫比浊法可检查尿液微量清蛋白及免疫球蛋白(IgG、IgA、IgM),有助于肾小球病变的早期诊断。

①在肾病早期,尿液常规检查尿蛋白阴性时,尿液微量清蛋白浓度可发生变化。

②可监测肾小球病变的严重性。肾小球轻度病变时尿液清蛋白增高;当肾小球进一步受损时尿液 IgG 及 IgA 增高;肾小球严重病变时尿液 IgM 增高。尿液清蛋白及 IgG 阳性提示病变向慢性发展,尿液 IgM 对预测肾衰竭有重要价值。

(2)隐匿型肾小球肾炎及轻型急性肾小球肾炎患者尿蛋白浓度较低(小于 1.0g/24h),尿蛋白以清蛋白为主(肾小球性蛋白尿),尿液微量清蛋白检查有助于诊断、病情观察和预后判断。

(3)糖尿病患者尿液 AER 处于参考区间内或间歇性出现微量清蛋白尿,此时肾小球毛细血管基底膜仅出现增厚改变,尚处于极早期的病变阶段;当持续出现微量清蛋白尿(AER>300mg/24h)时,患者处于发展为糖尿病肾病的早期,如果及时治疗并控制血糖水平,可以阻止病变加重或使病变逆转。

(4)尿液标本置于干燥、洁净的容器内及时送检。24 小时尿液标本以 10mL 甲苯或 1g 叠氮钠作防腐剂。

七、近端肾小管功能

(一)β₂-微球蛋白

$β_2$-微球蛋白($β_2$-MG)是除了成熟红细胞和胎盘滋养层细胞外,几乎所有有核细胞产生的相对分子质量较小的蛋白质。正常情况下血液 $β_2$-MG 浓度甚微(约为 2mg/L),每天人体可生成 100～200mg,血液 $β_2$-MG 浓度相当稳定。$β_2$-MG 可通过肾小球,但原尿中 99.9% 的 $β_2$-MG由近端肾小管重吸收,并在肾小管细胞中降解成氨基酸。仅有微量 $β_2$-MG 随尿液排出。因此,尿液和血液 $β_2$-MG 可用于监测肾小管重吸收和肾小球滤过功能。

1.标本类型

血清,新鲜尿液。

2.参考区间

成人血清:1~2mg/L。成人尿液:<0.3mg/L。

3.临床意义

(1)尿液 β₂-MG 浓度增高:提示近端小管受损,常见于肾小管间质性疾病、药物或毒物所致早期肾小管损伤,以及肾移植后早期急性排异反应。可用于肾小管重吸收功能和肾小球滤过功能的监测和预后判断。

(2)血清 β₂-MG 浓度增高:提示肾小球滤过功能受损比肌酐更灵敏。但肺癌、肝癌、鼻咽癌、白血病等恶性肿瘤患者,由于 β₂-MG 合成增多,血清 β₂-MG 浓度也可增高。如果 β₂-MG 生成过多,超过了肾小管重吸收阈值,血清和尿液 β₂-MG 浓度均增高。

(3)肾移植术后监测:由于肾小管损伤,肾衰竭患者尿液 β₂-MG 浓度增高;肾移植成功后尿液 β₂-MG 浓度很快降低,但当发生移植排异反应时,可引起淋巴细胞增多,β₂-MG 合成增多及肾功能降低,血清 β₂-MG 浓度常增高,且比 SCr 更灵敏。应用抗 β₂-MG 的免疫抑制剂后,尿液 β₂-MG 浓度持续增高提示排异反应未有效控制。

4.评价

(1)诊断价值

①尿液 β₂-MG 是判断肾近端小管受损的灵敏而特异的指标,血清 β₂-MG 可较好地评估肾小球滤过功能。

②β₂-MG 也可用于鉴别肾小管性病变和肾小球性病变,单纯肾小球病变患者尿蛋白与尿液 β₂-MG 比值大于 300;单纯肾小管病变患者尿蛋白与尿液 β₂-MG 比值小于 10,混合性病变患者的比值介于两者之间。

(2)影响因素:晨尿不完全适用于检查 β₂-MG,因 β₂-MG 在酸性尿液中不稳定,极易分解,细菌及庆大霉素对其也有降解作用,因此采集尿液标本后应及时检查。若需保存尿液标本,必须将其 pH 调至 7 左右。加庆大霉素以外的抗生素可将标本冷冻保存 24 小时。

(3)与检查相关的临床须知

①在肾小球滤过功能受阻时血清 β₂-MG 浓度增高比 Ccr 灵敏,当 Ccr 降至 80mL/min 时 β₂-MG 可增高。

②由于肾小管重吸收 β₂-MG 阈值为 5mg/L,因此在检查尿液 β₂-MG 的同时应检查血清 β₂-MG,只有当血清 β₂-MG 浓度小于 5mg/L 时,尿液 β₂-MG 浓度增高才有意义。

③肾移植患者血清、尿液 β₂-MG 浓度明显增高常提示发生排异反应。糖尿病、高血压早期患者尿液 β₂-MG 浓度与其肾功能损害程度显著相关;恶性肿瘤、自身免疫性疾病肾损害患者尿液 β₂-MG 浓度明显增高。

(二)α₁-微球蛋白

血浆 α₁-微球蛋白(α₁-MG)主要是由肝脏和淋巴组织合成的相对分子质量较小的糖蛋白,血液中以游离状态或与 IgA、清蛋白结合的形式存在。游离 α₁-MG 可自由通过肾小球,原尿中约 99% 的 α₁-MG 被近端肾小管上皮细胞重吸收并分解,仅有微量 α₁-MG 从尿液中排泄;与 IgA 或清蛋白结合的 α₁-MG 不能通过肾小球。检查尿液 α₁-MG 和血液游离 α₁-MG 可用于监测肾小管重吸收和肾小球滤过功能。

1.标本类型

血清,24 小时尿液标本或随机尿。

2.参考区间

成人尿液:α_1-MG<15mg/24h,或 10mg/g 肌酐。血清游离 α_1-MG 为 10～30mg/L。

3.临床意义

(1)尿液 α_1-MG 增高:提示早期近端肾小管功能损伤,可见于肾小管病变及其并发症的早期,也可用于预测肾损伤和糖尿病肾病。

(2)血清 α_1-MG 增高:提示肾小球滤过功能受损,可见于早期肾小球损伤、原发性肾小球肾炎、间质性肾炎、糖尿病肾病(DKD)、狼疮肾炎(LN)、肾衰竭等。

(3)尿液 α_1-MG 和血清 α_1-MG 均增高:提示肾小球滤过功能和肾小管重吸功能均受损。

(4)血清 α_1-MG 降低:提示 α_1-MG 合成减少,见于严重肝炎、肝坏死等。

4.评价

(1)诊断价值:α_1-MG 与 β_2-MG 相比,影响检查的因素少,不受恶性肿瘤及尿液酸碱度的影响,α_1-MG 在 Ccr 小于 100mL/min 时即增高,而 β_2-MG 在 Ccr 小于 80mL/min 时才增高,α_1-MG 比 SCr 和 β_2-MG 更灵敏,是判断近端肾小管早期损伤非常灵敏和特异的指标。

(2)影响因素:镉、汞中毒,运动和发热都会使尿液 α_1-MG 增高。

(3)与检查相关的临床须知:α_1-MG 单克隆抗体只能与游离型的 α_1-MG 结合,其结果并不代表体内 α_1-MG 总水平。

(三)视黄醇结合蛋白

视黄醇结合蛋白(RBP)主要是由肝细胞粗面内质网合成,其功能是从肝脏转运维生素 A 至上皮组织,并能与视网膜上皮细胞结合,为视网膜提供维生素 A。RBP 广泛存在于人体血液、尿液及其他体液中,游离的 RBP 由肾小球滤出,大部分自近端肾小管上皮细胞重吸收,并被分解成氨基酸,仅有少量从尿液排泄。当肾脏疾病或感染等导致肾小管重吸收功能障碍时,尿液 RBP 浓度增高,血清 RBP 浓度降低。

1.标本类型

血清或肝素抗凝血浆,新鲜尿液。

2.参考区间

成人:血清 45mg/L,尿液(0.11±0.07)mg/L,男性高于女性,成人高于儿童。

3.临床意义

血清 RBP 浓度增高常见于肾小球滤过功能减退、肾衰竭。RBP 浓度降低可以反映肝脏合成能力下降和轻度营养不良。由于其半衰期约为 12 小时,RBP 常用于营养状态的监测和肠外营养的评估。

4.评价

(1)诊断价值

①尿液 RBP 是反映肾近端小管受损的灵敏指标,可用于早期近端肾小管损伤、急性肾衰竭的诊断。

②RBP 具有较高的特异度,灵敏度高于肌酐。其灵敏度、特异度与 β₂-MG 非常相似,是一个比 β₂-MG 更实用、更可靠的肾功能指标。

(2)影响因素:RBP 与年龄、性别有一定相关性,女性 RBP 较男性低,儿童 RBP 低于成人,但儿童 RBP 无性别差异。RBP 也受营养状态的影响。

(3)与检查相关的临床须知

①由于 RBP 由肝细胞合成,可特异地反映人体的营养状态。血清 RBP 水平是诊断早期营养不良的灵敏指标,RBP 还可作为判断肝功能早期损害和监护治疗的指标。

②RBP 降低可见于维生素 A 缺乏症、低蛋白血症、吸收不良综合征、肝脏疾病(除外营养过剩性脂肪肝)、胆汁淤积性黄疸、甲状腺功能亢进症、感染、外伤等。RBP 增高还可见营养过剩性脂肪肝。

③RBP 不受 pH、温度的影响,有很好的稳定性。当 pH 为 5.5 时尿液 β₂-MG 开始快速分解,而 RBP 在 pH 为 4.5 时仍很稳定。

(四)N-乙酰-β-D 氨基葡萄糖苷酶

N-乙酰-β-D 氨基葡萄糖苷酶(NAG)是广泛分布于组织细胞中的溶酶体水解酶,不能由肾小球滤过,尿液 NAG 主要来自近端小管上皮细胞损伤时的释放。因此尿液 NAG 活性可作为诊断肾小管损伤的灵敏标志物。

1.标本类型

新鲜晨尿。

2.参考区间

速率法:<2.37U/mmol 尿肌酐或<21U/g 尿肌酐;终点法:<1.81U/mmol 尿肌酐或<16U/g 尿肌酐。

3.临床意义

(1)早期监测肾小管毒性损伤:如氨基糖苷类抗生素、顺铂等抗癌药物,重金属等引起的肾小管毒性损伤均可使 NAG 增高,且早于尿蛋白和管型。

(2)早期发现糖尿病、高血压的肾损伤:尿液 NAG、α₁-MG 等肾小管损伤标志物早于微量清蛋白尿,三者联合检查易于早期发现糖尿病、原发性高血压的肾损害。

(3)其他:泌尿系统感染时尿液 NAG 显著增高,上尿路感染患者 NAG 高于下尿路感染,因此,有助于尿路感染的定位诊断。

4.评价

(1)诊断价值:尿液 NAG 是肾损伤性疾病的早期诊断与疗效观察的有效指标,其灵敏度较高。肾移植排异反应前 1~3 天尿液 NAG 可增高,有助于早期发现和诊断肾移植后排异反应。

(2)影响因素

①治疗肾脏疾病常用药物对尿液 NAG 检查无影响,NAG 有数种同工酶,因此同工酶的检查有助于疾病的鉴别诊断。

②采集尿液标本时应避免月经血、阴道分泌物、精液、前列腺液、清洁剂等污染。标本不能及时检查时,需 4℃冰箱保存,不可加防腐剂,不可冷冻。

（3）与检查相关的临床须知：NAG 虽然不能经肾小球自由滤过，但是肾小球肾炎等肾小球病变患者 NAG 可增高。因此，采用 NAG 诊断肾小管疾病时需首先排除肾小球病变。尿液 NAG 增高主要见于早期肾毒性损伤，尿液 α_1-MG 和 β_2-MG 增高则主要见于肾小管重吸收功能损伤，彼此不能替代，但联合检查更有价值。

八、远端肾小管功能

（一）浓缩稀释试验

肾脏远端肾小管和集合管具有浓缩和稀释尿液的功能。健康人缺水时，血容量不足，肾小管和集合管对水的重吸收明显增多，使尿液浓缩，尿比重增高。在大量饮水或应用利尿剂后，肾小管和集合管对水的重吸收减少，使尿液稀释，尿比重降低和夜尿增多。在日常或特定的饮食条件下，观察患者尿量和尿比重的变化，借以判断肾脏浓缩稀释功能的方法，称为浓缩稀释试验。

1.标本类型

禁水禁食 8~12 小时，禁水期间每 2 小时排尿 1 次，检查尿量、尿比重。

2.参考区间

24 小时尿量为 1000~2000mL；最高尿比重应大于 1.018，昼尿中最高与最低比重之差应在 0.009 以上；昼尿量与夜尿量比值为（3~4）：1；夜尿量不超过 750mL。

3.临床意义

用于诊断各种疾病对远端肾小管稀释浓缩功能的影响。浓缩稀释试验的临床意义与评价见表 3-1-1。

表 3-1-1　浓缩稀释试验的临床意义与评价

临床意义	评价
浓缩功能早期受损	夜尿＞750mL 或昼尿量与夜尿量比值降低，而尿比重仍正常，可见于间质性肾炎、慢性肾小球肾炎、高血压肾病和痛风性肾病早期主要损伤肾小管时
稀释浓缩功能严重受损	夜尿增多、无 1 次尿比重大于 1.018 或昼尿比重差值＜0.009
稀释浓缩功能丧失	每次尿比重均固定在 1.010~1.012，称为等渗尿，表明肾脏只有滤过功能
肾小球病变	尿量少而比重增高，比重固定在 1.018 左右（差值＜0.009），因原尿生成减少而稀释浓缩功能相对正常所致
尿崩症	尿量明显增多（＞4L/24h）而尿比重均低于 1.006

4.评价

（1）诊断价值：浓缩稀释试验可反映远端小管和集合管的排泄功能，不能精确地反映肾组织损害范围，但方法简单，灵敏度较好。

（2）影响因素：干化学法检查尿比重误差较大，且影响因素多。应采用折射法或比重计法，但折射率和比重可受尿液中蛋白、糖和造影剂等物质影响。

（3）与检查相关的临床须知：直接静脉注射 ADH，对肾性尿崩症患者无反应，而垂体性尿崩症患者在注射 ADH 1 小时内尿量明显减少，尿比重明显增高。因此肾脏浓缩试验有助于鉴别肾性尿崩症和垂体性尿崩症。但是肾浓缩试验过程比较繁琐,耗时较长。

(二)尿渗量(尿渗透压)

尿渗量(Uosm)和尿比重与尿液溶质的总浓度相关,反映了肾小管的浓缩稀释功能。由于尿渗量受尿液内葡萄糖和蛋白质等物质的影响较比重小,故能更准确地反映肾小管的浓缩稀释功能。

1.标本类型

(1)禁饮尿渗量:常用于尿量基本正常或增多的患者,晚餐后禁饮水 8 小时,留晨尿送检。同时空腹采集肝素抗凝静脉血检查血浆渗量(Posm)。

(2)随机尿渗量:常用于尿量减少的患者。

2.参考区间

禁饮后 Uosm 为 $600\sim1200$ mmol/(kg·H_2O),平均 800mmol/(kg·H_2O);Posm 为 $280\sim300$ mmol/(kg·H_2O),平均 300mmol/(kg·H_2O);Uosm/Posm 比值为(3~4.5):1。

3.临床意义

(1)了解远端肾小管浓缩稀释功能:Uosm 及 Uosm/Posm 比值是反映浓缩稀释功能较可靠的指标,如果 Uosm 及 Uosm/Posm 比值均正常,则浓缩稀释功能正常;Uosm 及 Uosm/Posm 比值均降低,提示浓缩功能受损;如果 Uosm/Posm 等于或接近 1 称为等渗尿,提示肾脏浓缩功能接近完全丧失,见于慢性肾盂肾炎、多囊肾、尿酸性肾病等慢性肾间质病变,也可见于慢性肾炎后期、急慢性肾衰竭累及肾小管和间质;如果 Uosm 小于 200mmol/(kg·H_2O)或 Uosm/Posm 比值小于 1 称为低渗尿,提示浓缩功能丧失而稀释功能仍存在,如尿崩症。

(2)鉴别肾前性与肾性少尿:肾前性少尿时肾小管浓缩功能完好,故尿渗量较高,常大于 450mmol/(kg·H_2O);肾小管坏死所致肾性少尿患者尿渗量降低[常小于 350mmol/(kg·H_2O)]。

4.评价

(1)诊断价值:由于不受溶质的相对分子质量大小的影响,相对于尿比重,Uosm 更能反映肾脏浓缩功能的实际情况。

(2)影响因素:Uosm 检查过程比较繁琐,不如尿比重简单、快速和廉价,目前临床应用不如尿比重广泛。

第二节 肝功能检查

肝脏是人体最大的腺体,具有强大的功能:①代谢功能:肝脏参与糖类、脂类和蛋白质等物质的合成、分解与贮存;②分泌与排泄功能:肝细胞分泌胆汁,参与脂类消化吸收,维持胆汁中胆固醇的溶解状态;③生物转化功能:肝脏参与各种生物活性物质、代谢终末产物、异物、毒物和非营养物质的氧化、还原、水解、结合等过程,以及激素的灭活。

实验室评价肝胆系统功能主要有 3 个方面:①肝细胞膜的完整性;②肝胆系统的解毒与代谢功能;③肝细胞合成能力。肝功能检查的目的是:①了解肝脏有无损伤及损伤的程度,动态观察病情变化;②协助诊断病毒性肝炎和肝癌;③鉴别黄疸的类型;④评价肝脏的储备功能;⑤健康查体。但是,肝功能检查有一定的局限性,因为:①肝脏的储备能力和代偿能力大,再生能力强;②肝功能复杂;③肝功能变化与其组织结构的变化无一致的关系;④检查方法无特异性。

一、蛋白质代谢功能

肝脏是合成蛋白质的主要器官,全部的血清清蛋白是由肝脏合成的。当肝细胞受损或慢性炎症时,可导致清蛋白降低,球蛋白(尤其是 γ 球蛋白)增高。因此,血清总蛋白和清蛋白浓度是反映肝功能的重要指标。

(一)血清总蛋白、清蛋白及清蛋白与球蛋白比值

血清总蛋白(TP)是血液中各种蛋白质的总称,包括清蛋白(A)和球蛋白(G)。

1.标本类型

空腹采集静脉血,分离血清。

2.参考区间

成人 TP:60~80g/L;A:40~50g/L;G:20~30g/L;A/G:(1.5~2.5):1。

3.临床意义

(1)血清总蛋白浓度增高:血清总蛋白浓度大于 80g/L 称为高蛋白血症或高球蛋白血症,此时总蛋白浓度增高主要是球蛋白增高。血清总蛋白及球蛋白浓度增高的机制与临床意义见表 3-2-1。

表 3-2-1　血清总蛋白及球蛋白浓度增高的机制与临床意义

机制	临床意义
血液浓缩	各种原因引起的严重脱水、体液丢失过多(如腹泻、呕吐)等
慢性肝脏疾病	自身免疫性慢性肝炎、慢性活动性肝炎、肝硬化、慢性酒精性肝病、原发性胆汁性肝硬化等;球蛋白增高程度与肝脏疾病严重程度相关
M 蛋白血症	MM、淋巴瘤、原发性巨球蛋白血症等
自身免疫性疾病	SLE、风湿热、类风湿关节炎等
慢性炎症与感染	结核病、疟疾、黑热病、麻风病及慢性血吸虫病等

(2)血清总蛋白浓度降低:血清总蛋白浓度小于 60g/L 称为低蛋白血症,此时总蛋白浓度降低主要是清蛋白浓度降低。血清总蛋白及清蛋白浓度降低的机制与临床意义见表 3-2-2。

表 3-2-2　血清总蛋白及清蛋白浓度降低的机制与临床意义

机制	临床意义
合成障碍	各种肝炎、肝硬化引起的肝细胞损伤
摄入不足	营养不良、长期饥饿、消化吸收不良等
丢失过多	严重烧伤、肾病综合征、急性大出血、蛋白丢失性肠病等
消耗增多	恶性肿瘤、甲亢、重症结核、高热等慢性消耗性疾病
其他	钠水潴留、腹水、胸水等

（3）血清球蛋白浓度降低：见于肾上腺皮质功能亢进、长期应用肾上腺皮质激素和使用免疫抑制剂所致的免疫功能抑制。

（4）A/G降低或倒置：多因清蛋白浓度减少和（或）球蛋白浓度增高所致。多见于中度以上慢性病毒性肝炎、肝硬化、原发性肝癌、M蛋白血症等。

4.评价

（1）诊断价值：清蛋白主要用于评价营养状态，低清蛋白血症是老年人死亡的一个独立危险因素。

（2）影响因素：血清总蛋白和清蛋白浓度的变化与性别无关，但与年龄、运动和体位等多种因素有关，也受到标本（如脂血）、采血时间的影响。影响血清总蛋白和清蛋白变化的因素与评价见表3-2-3。

表3-2-3 影响血清总蛋白和清蛋白浓度变化的因素与评价

因素	评价
年龄	新生儿及婴幼儿稍低，60岁以后约降低 2g/L
运动	激烈运动后数小时内血清总蛋白浓度可增高 4～8g/L
体位	卧位比直立位时总蛋白浓度约低 3～5g/L；非卧位或站立位超过 15 分钟，清蛋白浓度可增高 5%～10%
标本	①溶血标本中每存在 1g/L 的 Hb 可引起总蛋白浓度约增高 3% ②含脂类较多的乳糜标本，由于其浊度增加，可使结果增高 ③血浆标本由于含有纤维蛋白原，其总蛋白浓度高于血清
采血	静脉采血时压脉带压迫静脉时间超过 3 分钟，总蛋白浓度可增高 10%

（3）与检查相关的临床须知：清蛋白浓度低于 25g/L 可引起水肿。妊娠后期（血容量增多）、口服避孕药、长期卧床、静脉内液体过多可致清蛋白浓度降低。

（二）血清蛋白电泳

血清总蛋白是由多种蛋白质组成，在碱性环境中（pH8.6）血清蛋白质均带负电荷，在电场中将向阳极泳动。由于不同蛋白质所带电荷多少不同，向阳极泳动的速度也不同。因此，利用血清蛋白质在电场中泳动速度的不同而将其分离，称为血清蛋白电泳（SPE）。

1.标本类型

空腹采集静脉血，分离血清。

2.参考区间

乙酸纤维素膜法蛋白电泳的参考区间见表3-2-4。

表3-2-4 乙酸纤维素膜法蛋白电泳的参考区间

蛋白	参考区间	蛋白	参考区间
清蛋白	0.62～0.71（62%～71%）	β球蛋白	0.07～0.11（7%～11%）
α_1 球蛋白	0.03～0.04（3%～4%）	γ球蛋白	0.09～0.18（9%～18%）
α_2 球蛋白	0.06～0.10（6%～10%）		

3.临床意义

血清蛋白电泳变化的临床意义与评价见表3-2-5。

表 3-2-5　血清蛋白电泳变化的临床意义与评价

临床意义	评价
肝脏疾病	急性及轻症肝炎时多无异常。慢性肝炎、肝硬化、肝细胞肝癌时清蛋白降低,α_1、α_2、β 球蛋白也有减少倾向;γ 球蛋白增高,在慢性活动性肝炎和失代偿的肝硬化增加尤为显著
M 蛋白血症	MM、原发性巨球蛋白血症等清蛋白降低,单克隆 γ 球蛋白明显增高、β 球蛋白增高,偶有 α 球蛋白增高。可见致密浓集、基底窄、峰高尖的 M 蛋白
肾病综合征、糖尿病、肾病	α_2 及 β 球蛋白增高,清蛋白及 γ 球蛋白降低
其他	结缔组织病伴有多克隆 γ 球蛋白增高,先天性低丙种球蛋白血症 γ 球蛋白降低,蛋白丢失性肠病表现为清蛋白及 γ 球蛋白降低,α_2 球蛋白则增高

4.评价

(1)诊断价值:SPE 主要用于蛋白质代谢紊乱的诊断,但不能只凭 SPE 直接诊断疾病,可根据 SPE 的变化对某些疾病进行分类,或对某些疾病的活动情况进行评估。SPE 对 M 蛋白血症的筛查具有重要价值。

(2)影响因素:SPE 只能采用血清做标本,而血浆标本在进行蛋白电泳时可在球蛋白区带内形成纤维蛋白原区带。

(3)与检查相关的临床须知:清蛋白降低可见于静脉输液和妊娠期各阶段。长期卧床和妊娠最后阶段总蛋白浓度降低。

(三)血清前清蛋白

血清前清蛋白(PAB)由是肝细胞合成的、相对分子质量小于清蛋白的蛋白质,在电场中泳动的速度较清蛋白快,故称为前清蛋白。PAB 是一种载体,能与甲状腺素结合,因此,又称为甲状腺素结合前清蛋白(TBPAB)。

1.标本类型

空腹采集静脉血,分离血清。

2.参考区间

成人:280～360mg/L;儿童:1 岁 100mg/L,1～3 岁 168～281mg/L。

3.临床意义

PAB 浓度降低主要见于:①肝胆系统疾病,如肝炎、肝硬化、肝癌及胆汁淤积性黄疸等,尤其是对早期肝炎和急性重症肝炎有特殊的诊断价值;②营养不良、慢性感染和恶性肿瘤晚期等。PAB 浓度增高见于 Hodgkin 病。

4.评价

(1)诊断价值

①联合使用清蛋白、PAB、CRP 和视黄醇结合蛋白能非常准确地反映营养状态和评估治疗反应。PAB 反映近期体内营养状况较清蛋白更好。

②由于 PAB 的半衰期(约 2 天)较其他血清蛋白短,故 PAB 较清蛋白能更早期、更灵敏地反映肝细胞受损情况。

（2）与检查相关的临床须知

①PAB用于评估营养状态,特别是监测急性疾病患者营养支持反应。

②患者PAB浓度低于180mg/L,则需要每周检查两次,直至出院。

二、胆红素代谢功能

胆红素主要来源于衰老红细胞破坏后的血红蛋白（80%～85%）,另外也可来源于肌红蛋白、细胞色素P450、过氧化物酶,以及造血过程中在骨髓部位破坏的未成熟红细胞等。生理情况下,血液循环中衰老红细胞在肝、脾及骨髓的单核-吞噬细胞系统中破坏而释放的血红蛋白,转变为游离珠蛋白和血红素。血红素在微粒体血红素氧化酶的作用下,生成胆绿素,胆绿素被催化而变为胆红素。这种胆红素未与葡萄糖醛酸结合,称为未结合胆红素（UCB）,UCB在血液中主要与清蛋白结合形成脂溶性的胆红素-清蛋白复合物,不能经肾小球滤出,所以尿液中无UCB。

UCB经血液循环运送至肝脏,与清蛋白分离并被肝细胞摄取,在葡萄糖醛酸转移酶的作用下,生成结合胆红素（CB）。CB为水溶性,可经过肾脏排出。CB随着胆汁排入肠道后,在肠道细菌的作用下形成尿胆原,尿胆原被氧化为尿胆素、粪胆素等,80%～90%的尿胆原随粪便排出体外,10%～20%的尿胆原由肠壁吸收,经肝门静脉进入肝脏,大部分尿胆原又被肝细胞摄取转变为CB而排入肠道,少部分经肝门静脉进入体循环,再由肾脏排出。

（一）血清胆红素

1.标本类型

空腹采集静脉血,分离血清。

2.参考区间

血清总胆红素（STB）、CB与UCB的参考区间见表3-2-6。

表3-2-6　血清STB、CB、UCB的参考区间

种类	年龄	参考区间（μmol/L）
STB	新生儿	0～1天:34～103;1～2天:103～171;3～5天:68～137
	成人	3.4～17.1
CB	成人	0～6.8
UCB		1.7～10.2
CB/STB		0.2～0.4

3.临床意义

血清STB、CB、UCB的临床意义与评价见表3-2-7。

表3-2-7　血清STB、CB、UCB的临床意义与评价

临床意义	评价
判断有无黄疸及程度	隐性黄疸或亚临床黄疸:STB为17.1～34.2μmol/L
	轻度黄疸:STB为34.2～171μmol/L

临床意义	评价
判断黄疸类型	中度黄疸:STB 为 171～342μmol/L
	重度黄疸:STB＞342μmol/L
	溶血性黄疸:STB 增高伴 UCB 增高,CB/STB＜20％
	胆汁淤积性黄疸:STB 增高伴 CB 增高,CB/STB＞50％
	肝细胞性黄疸:STB、CB、UCB 均增高,CB/STB 为 20％～50％

4.评价

(1)诊断价值:凡是胆红素生成过多或肝细胞对胆红素摄取、结合障碍,以及胆红素排泄障碍,均可使血清胆红素浓度增高。血清胆红素的变化对了解肝脏功能、鉴别黄疸的类型、判断病情严重程度及预后有重要意义。

(2)影响因素

①标本采集后立即送检,并避光保存。

②检查前 24 小时不能使用造影剂,高脂肪肉类可导致胆红素浓度降低(干扰化学反应)。长期禁食或厌食可使胆红素浓度增高。

③标本有气泡或震荡后均可导致胆红素浓度降低。

(3)与检查相关的临床须知

①过量的胆红素可导致黄疸,新生儿黄疸可能提示溶血性黄疸或先天性黄疸。

②成人胆红素临界值为 200μmol/L。

(二)尿液胆红素与尿胆原

1.标本类型

新鲜尿液。

2.参考区间

胆红素:定性为阴性,定量≤2mg/L。尿胆原:定性为阴性或弱阳性,定量≤10mg/L。

3.临床意义

(1)胆红素阳性:尿液胆红素阳性见于胆汁淤积性黄疸、肝细胞性黄疸,而溶血性黄疸为阴性。

(2)尿胆原增高:尿胆原阴性见于胆汁淤积性黄疸,阳性见于肝细胞性黄疸,而溶血性黄疸为强阳性。胆红素、尿胆原等检查有助于对黄疸进行诊断和鉴别诊断(表 3-2-8)。

表 3-2-8　不同类型黄疸的鉴别诊断

标本	指标	健康人	溶血性黄疸	肝细胞性黄疸	胆汁淤积性黄疸
血清	总胆红素	正常	增高	增高	增高
	未结合胆红素	正常	增高	增高	正常/增高
	结合胆红素	正常	增高/正常	增高	增高
尿液	颜色	浅黄	深黄	深黄	深黄

续表

标本	指标	健康人	溶血性黄疸	肝细胞性黄疸	胆汁淤积性黄疸
	尿胆原	弱阳性	强阳性	阳性	阴性
	尿胆素	阴性	阳性	阳性	阴性
	胆红素	阴性	阴性	阳性	阳性
粪便	颜色	黄褐	深色	黄褐或变浅	变浅或白陶土色
	粪胆素	正常	增高	降低/正常	降低/消失

4.评价

(1)诊断价值:尿胆原是反映肝细胞受损的灵敏指标,其灵敏度高于尿液胆红素。尿液胆红素是黄疸诊断和鉴别诊断的重要指标。

(2)影响因素:检查标本要新鲜、不可久置,并要避光保存。

三、胆汁酸代谢功能

胆汁酸(BA)是胆固醇的代谢产物,是胆汁的主要成分。生理情况下,人体每天合成1~1.5g胆固醇,其中0.4~0.6g在肝脏内转化为胆汁酸。胆汁中90%的天然胆汁酸是结合胆汁酸。胆汁酸随胆汁排入肠道后,在细菌的作用下,转变为次级胆汁酸[包含脱氧胆酸和石胆酸],其中95%的胆汁酸被肠壁重吸收,经门静脉回流入肝脏,并经肝细胞再合成为结合胆汁酸,随胆汁重新进入肠道(胆汁酸的肠肝循环),以弥补肝脏胆汁酸合成能力的不足,满足肠道对脂质消化的需要。

(一)标本类型
空腹采集静脉血,分离血清。

(二)参考区间
0~10μmol/L。

(三)临床意义
生理情况下,进食后血清BA浓度可一过性增高,病理情况下,血清BA浓度增高主要见于。

1.肝细胞损伤

急性肝炎、慢性活动性肝炎、酒精性肝病、肝硬化和肝癌等患者血清BA浓度明显增高。如果胆汁酸、转氨酶和胆红素增高不成比例,可考虑肝硬化,这可能与门脉分流、肠道中次级胆汁酸经分流的门静脉系统直接进入体循环有关。

2.胆汁淤积

胆石症、胆道肿瘤、肝内外胆管阻塞患者BA排泄受阻,使血清BA浓度增高。

3.其他

右心衰竭、肝脏淤血等患者血清BA浓度增高。

（四）评价

1.诊断价值

血清 BA 浓度变化可以反映肝细胞的合成、摄取功能，以及胆道的排泄功能，是诊断肝细胞损伤的灵敏指标，尤其是对早期轻微损伤时的诊断较其他指标更灵敏。

2.影响因素

（1）采血前 12 小时不宜进食大量脂肪，采血前 4 小时不能进食。

（2）检查方法不同，BA 检查结果的差异性较大，根据需要可于餐后 2 小时采集标本检查血清胆汁酸，餐后 2 小时检查结果较空腹更灵敏。

3.与检查相关的临床须知

胆汁酸不受溶血的影响，因此，其反映肝细胞受损的能力较血清胆红素更具特异度，并可用于鉴别肝细胞性黄疸（血清胆汁酸增高）与溶血性黄疸（血清胆汁酸不增高）。

四、丙氨酸氨基转移酶

肝脏中此酶含量最高，所以当肝脏受到损伤时，大量的酶释入血液，血中该酶的含量升高。因此，血清谷丙转氨酶反映肝细胞的损伤，用于诊断肝脏疾病。

（一）别名

谷丙转氨酶。

（二）英文缩写

GPT、ALT、SGPT。

（三）参考值

小于 40U/L。

（四）影响因素

（1）溶血可导致 ALT 活力升高，严重黄疸及混浊血清应稀释后再进行测定。

（2）多种药物如氯丙嗪、异烟肼、利福平、苯巴比妥、可待因、抗肿瘤药物、某些抗生素、吗啡等可使 ALT 活性升高。

（3）中药五味子可使 ALT 降低。

（4）正常新生儿 ALT 活性较成年人高出 2 倍左右，出生后 3 个月降至成人水平。

（五）临床意义

（1）ALT 主要存在于肝、肾、心肌、骨骼肌、胰腺、脾、肺、红细胞等组织细胞中，同时也存在于正常体液如血浆、胆汁、脑脊液及唾液中，但不存在于尿液中，除非有肾脏损坏发生。

（2）当富含 ALT 的组织细胞受损时，ALT 可从细胞中释放增加，从而导致血液中 ALT 活力上升。ALT 活力升高常见于。

①肝胆疾病：ALT 测定对肝炎的诊断、疗效观察和预后估计均具有重要价值，如急性肝炎时 ALT 活性显著升高，而慢性肝炎、肝硬化、肝癌时仅轻度升高。ALT 活性对无黄疸、无症状肝炎的早期诊断阳性率较高，且出现时间较早，其活性高低随肝病进展和恢复而升降，据此可判断病情和预后。若出现黄疸加重、ALT 降低的所谓"酶胆分离"现象，常是肝坏死（重型肝

炎）的先兆。此外,在肝脓肿、脂肪肝、胆管炎及胆囊炎时亦可升高。

②心血管疾病:如心肌炎、急性心肌梗死、心力衰竭时的肝脏淤血等。

③其他疾病:如骨骼肌疾病、传染性单核细胞增多症、胰腺炎、外伤、严重烧伤、休克时也可引起 ALT 活性升高。

（六）采血要求及注意事项

空腹 12 小时取静脉血。

五、天门冬氨酸氨基转移酶

该酶在心肌细胞中含量较高,所以当心肌细胞受到损伤时,大量的酶释放入血,使血清含量增加,因此血清天门冬氨酸氨基转移酶一般用于心脏疾病的诊断。

（一）别名

谷草转氨酶。

（二）英文缩写

GOT,AST,SGOT。

（三）参考值

小于 40U/L。

（四）影响因素

(1)溶血可导致 AST 活性升高,应注意避免。

(2)很多药物如利福平、四环素、庆大霉素、红霉素、卡那霉素、氯霉素、环孢菌素、非那西丁、苯巴比妥、口服避孕药、地西泮、磺胺类、呋喃类等,尤其是长期使用时,由于对肝细胞有损害,可引起 AST 增高。

(3)妊娠时,血清 AST 活性可升高。

(4)正常新生儿 AST 活性较成年人高出 2 倍左右,出生后 3 个月降至成人水平。

（五）临床意义

(1)AST 也是体内最重要的氨基转移酶之一,它主要存在于心肌、肝、骨骼肌、肾、胰腺、脾、肺、红细胞等组织细胞中,同时也存在于正常人血浆、胆汁、脑脊液及唾液中,但在无肾脏损害的尿液中不能检出。

(2)心肌中 AST 含量最为丰富,因此其对心肌梗死的诊断具有一定意义,当发生 AMI 时血清 AST 活力一般上升至参考值上限 4～5 倍,若达参考值上限 10～15 倍则往往有致死性梗死发生。但由于 AST 在急性心肌梗死时升高迟于 CK,恢复早于 LDH,故其对急性心肌梗死的诊断价值越来越低。

(3)肝细胞也含有较多的 AST,因此各种肝病时,AST 随着 ALT 活性升高而上升,AST/ALT 比值测定对肝病的诊断有一定意义。急性病毒性肝炎时,比值<1;慢性肝炎、肝硬化时,比值常>1;原发性肝癌时,比值常>3。因此,同时测定 ALT、AST 活性并观察其在病程中变化,对肝病的鉴别诊断和病情监测有重要意义。

（4）AST 水平升高还见于进行性肌营养不良、皮肌炎；肺栓塞、急性胰腺炎、肌肉挫伤、坏疽及溶血性疾病等。

（六）采血要求及注意事项

空腹 12 小时取静脉血。

六、血清碱性磷酸酶

正常人血清中的碱性磷酸酶主要来自肝和骨骼，碱性磷酸酶测定主要用于诊断肝胆和骨骼系统疾病，是反映肝外胆道梗阻、肝内占位性病变和佝偻病的重要指标。

（一）英文缩写

ALP,AKP。

（二）参考值

成人：27～107U/L。

（三）影响因素

（1）不同年龄及性别者，其血清 ALP 活性差异较大。

（2）进食高脂餐后或高糖饮食，血清 ALP 活力升高，高蛋白饮食则血清 ALP 活力下降。

（3）剧烈运动后，血清 ALP 略有上升。

（4）妊娠时，胎盘产生 ALP，可致血清活力明显升高，妊娠 9 个月时血清 ALP 可达正常水平的 2～3 倍。

（5）血清和肝素抗凝血浆均可使用，其余抗凝剂可抑制 ALP 活性，应避免使用。

（四）临床意义

1.生理性增高

儿童在生理性的骨骼发育期，碱性磷酸酶活力可比正常人高 1～2 倍。

2.病理性升高

（1）骨骼疾病如佝偻病、软骨病、骨恶性肿瘤、恶性肿瘤骨转移等。

（2）肝胆疾病如肝外胆道阻塞、肝癌、肝硬化、毛细胆管性肝炎等。

（3）其他疾病，如甲状旁腺机能亢进症。

3.病理性降低

见于重症慢性肾炎、儿童甲状腺机能不全、贫血等。

（五）采血要求及注意事项

空腹 12 小时取静脉血。

七、γ-谷氨酰转肽酶

临床上此酶测定主要用于诊断肝胆疾病，是胆道梗阻和肝炎活动的指标。

（一）别名

γ-谷氨酰转移酶、转肽酶。

（二）英文缩写

γ-GT,GGT。

（三）参考值

≤40U/L。

（四）影响因素

（1）嗜酒或长期接受某些药物如苯巴比妥、苯妥英钠、安替比林者，血清 γ-GT 活性常升高。

（2）口服避孕药会使 γ-GT 测定结果增高。

（五）临床意义

（1）γ-谷氨酰转肽酶分布于肾、肝、胰等实质性脏器，肝脏中 γ-GT 主要局限于毛细胆管和肝细胞的微粒体中，可用于对占位性肝病、肝实质损伤（慢性肝炎和肝硬化）的诊断及观察酒精肝损害的过程。

（2）轻度和中度增高者主要见于病毒性肝炎、肝硬化、胰腺炎等。

（3）明显增高者见于原发性或继发性肝癌、肝阻塞性黄疸、胆汁性肝硬化、胆管炎、胰头癌、肝外胆道癌等。特别在判断恶性肿瘤患者有无肝转移和肝癌术后有无复发时，阳性率可高达 90%。

（4）γ-GT 作为肝癌标志物的特异性升高，急性肝炎、慢性肝炎活动期及阻塞性黄疸、胆道感染、胆石症、急性胰腺炎时都可以升高。

（六）采血要求及注意事项

空腹 12 小时取静脉血。

第三节　糖代谢紊乱检查

一、概述

血糖是指血液中的葡萄糖。正常情况下空腹血糖浓度相对恒定在 3.89～6.11mmol/L（70～110mg/dL）范围内，这是在激素、神经以及肝、肾等多种因素调节下，血糖的来源和去路保持动态平衡的结果，也是肝、肌肉、脂肪组织等各组织器官代谢协调的结果，对维持组织器官的正常生理活动具有重要意义。在各种病理因素的作用下，糖代谢紊乱，导致血糖水平异常，引起一系列临床症状。

（一）血糖及血糖调节

在机体的糖代谢中，葡萄糖居于主要地位，其他单糖所占比例小，且主要进入葡萄糖途径进行代谢。血糖浓度的维持取决于血糖的来源和去路的平衡。

由于机体的能量需求，血糖处于不断的变化和调节中，但在多种激素的精细调节下，血糖的来源和去路仍保持动态平衡，使血糖浓度维持在较窄的范围内。其中降低血糖的激素主要是胰岛素，另外胰岛素样生长因子（IGF）也能使血糖降低；升高血糖的激素有胰高血糖素、肾上腺素、皮质醇和生长激素等。此外，甲状腺素、生长抑素等激素也能间接地影响糖的代谢，从而影响血糖水平。除激素外,血糖的浓度也会受到其他各种生理因素(如饮食、运动、睡眠、月经周期、黎明现象、妊娠、药物),以及多种病理因素(如颅脑损伤、呕吐、腹泻、高热、麻醉、感染、毒血症、胰腺炎、胰腺癌)等的影响。

(二)糖尿病及其代谢紊乱

空腹血糖浓度超过 7.0mmol/L 时称为高血糖症,若超过肾糖阈值(8.9～10mmol/L)时则出现尿糖。高血糖症有生理性和病理性之分,病理性高血糖症主要表现为空腹血糖受损(IFG)、糖耐量减低(IGT)或糖尿病。空腹血糖受损和糖耐量减退是正常糖代谢与糖尿病之间的中间状态,是发展为糖尿病及心血管病变的危险因子和标志。糖尿病是糖代谢紊乱最常见、最重要的表现形式。

1.糖尿病的定义与分型

糖尿病是一组由于胰岛素分泌不足或(和)胰岛素作用低下而引起的代谢性疾病,其特征是高血糖症。

糖尿病是一组复杂的代谢紊乱疾病,主要是由于葡萄糖的利用减少导致血糖水平升高而引起,其发病率呈逐年上升趋势,并随年龄而增长。

糖尿病的典型症状为多食、多饮、多尿和体重减轻,有时伴随视力下降,并容易继发感染,青少年患者可出现生长发育迟缓现象。长期的高血糖症将导致多种器官损害、功能紊乱和衰竭,尤其是眼、肾、神经、心血管系统。糖尿病可并发危及生命的糖尿病酮症酸中毒昏迷和非酮症高渗性昏迷。

根据病因糖尿病可分为四大类型,即 1 型糖尿病(T1DM)、2 型糖尿病(T2DM)、其他特殊类型糖尿病和妊娠糖尿病(GDM)。在糖尿病患者中,90％～95％ 为 T2DM,5％～10％ 为T1DM,其他类型仅占较小的比例。

空腹血糖受损反映了基础状态下糖代谢稳态的轻度异常,糖耐量减低反映了负荷状态下机体对葡萄糖处理能力的减弱。两者作为正常糖代谢与糖尿病之间的中间状态,是发展为糖尿病及心血管病变的危险因子和标志。它们作为糖尿病的前期阶段,统称为糖调节受损(IGR),可单独或合并存在。

2.糖尿病的病因及发病机制

糖尿病的发病机制有两种:一是机体对胰岛素的作用产生抵抗,最后引起胰腺功能受损;二是胰腺 β 细胞的自身免疫性损伤。多种因素共同作用共同参与,引起胰岛素分泌的绝对和(或)相对不足,导致糖尿病的发生。

(1)1 型糖尿病:T1DM 作为一种多基因遗传病,已确认的相关易感基因约有 20 多个,目前认为与 6 号染色体上的人类白细胞抗原(HLA)有很强的关联性。发病风险是由 HLA 的DRB1、DQA1 和 DQB1 三位点间复杂的相互作用决定的,不同民族、不同地区报道的与T1DM 易感性相关联的 HLA 单体型不尽相同。除 HLA 外,其他的易感基因还包括 INS、CTLA4、PTPN22 等。T1DM 存在着遗传异质性,遗传背景不同的亚型在病因和临床表现上也不尽相同。

T1DM 也是一种 T 细胞介导的自身免疫性疾病,涉及体液免疫与细胞免疫异常。60％～80％新确诊的 T1DM 患者体内会发现多种自身抗体。

风疹病毒、腮腺炎病毒、柯萨奇病毒、脑心肌炎病毒和巨细胞病毒、肝炎病毒等都与 T1DM 有关。病毒感染可直接破坏胰岛 β 细胞,激发自身免疫反应,诱导多种抗原及细胞因子的表达,最终引起胰岛 β 细胞的损伤,导致 T1DM 的发生。此外,动物实验还发现链佐星、四氧嘧啶、锌螯合物以及灭鼠剂 N-3-吡啶甲基 N′-4-硝基苯基脲可造成胰岛 β 细胞自身(或非自身)免疫性破坏,但在人类,这类物质诱发糖尿病的重要性不是十分明显。流行病学研究发现,儿童食用亚硝基盐(亚硝基化合物)会导致 T1DM 发病率增高。

(2)2 型糖尿病:T2DM 是遗传和环境因素共同作用而形成的多基因遗传性复杂疾病。T2DM 具有明显的遗传倾向和家族聚集性。研究表明,本病与一些特异性遗传标志物有关,如印第安人、瑙鲁人的 T2DM 与 HLA 型相关,墨西哥裔美国人 T2DM 与 Rh 血型相关,但由于 98% 以上的 T2DM 具有极大的异质性,并且其遗传因素和环境因素差别极大,虽然对本病的候选基因进行了大量研究,但其遗传基因仍不明确。

环境因素是 T2DM 的另一类致病因子,可促使和(或)加速疾病的显现,主要包括年龄、营养因素、肥胖、缺乏体力活动、子宫内发育不良、不良生活习惯(如吸烟和饮酒)和精神压力等。同时随年龄增加,周围组织对胰岛素的敏感性减弱,胰岛 β 细胞的功能缺陷亦加重,故 40 岁以上者 T2DM 的发病率显著上升。

食物热量和结构会影响血浆脂肪酸水平,其水平升高会加重胰岛素抵抗和 β 细胞功能损害。肥胖常是 T2DM 的伴随和前导因素,目前认为,肥胖患者是否发生 T2DM 取决于胰岛素抵抗的程度和 β 细胞的功能。多采用体重指数(BMI)、腰/臀围比值(WHR)、内脏脂肪容积、腹内脂肪层等指标预测发病的危险性。伴有其他危险因子(如高血压、高 BMI、糖尿病家族史)的人,其体力活动不足会促进 T2DM 的发展。

目前普遍认为,胰岛素抵抗(IR)和 β 细胞分泌缺陷是 T2DM 发病机制的两个主要环节。胰岛素抵抗是 T2DM 和肥胖等多种疾病发生的主要诱因之一,也是 T2DM 病理生理的基本组成部分,其特征性表现是:降低胰岛素刺激肌肉和脂肪组织摄取葡萄糖的能力,同时也抑制肝脏合成糖原的能力。其发生机制为:体内一定数量的生物化学组成成分(如 α-2-HS-糖蛋白、PC-1、RAD、TNF-α 等)能降低胰岛素在靶细胞上刺激胰岛素受体的生化功能,细胞内糖原、脂肪、蛋白质合成降低,导致葡萄糖转运体(GLUT)向细胞表面的转运不足。简单而言,IR 是指单位浓度的胰岛素细胞效应减弱,即机体对正常浓度胰岛素的生物反应性降低的现象。在 IR 状态下,为维持血糖稳定,迫使胰岛 β 细胞分泌更多的胰岛素进行代偿,导致高胰岛素血症,引发一系列代谢紊乱。IR 是 T2DM 早期的缺陷,约 90% 的患者存在胰岛素抵抗,患者对胰岛素生物反应性降低了大约 40%。

3.各型糖尿病的主要特点

(1)1 型糖尿病:指因胰岛 β 细胞破坏导致胰岛素绝对缺乏所引起的糖尿病,按病因和发病机制分为免疫介导性糖尿病和特发性糖尿病。

①免疫介导性 1 型糖尿病:主要是由于胰岛 β 细胞的自身免疫性损害导致胰岛素分泌绝对不足引起,大多数损害是由 T 细胞介导的,多数患者体内存在自身抗体,在高血糖症出现的数年前,患者血清中存在的自身抗体就可检出。

特点:a.任何年龄均可发病,典型病例常见于青少年;b.起病较急;c.血浆胰岛素及 C 肽含量低,糖耐量曲线呈低平状态;d.β细胞自身免疫性损伤是重要的发病机制,多数患者可检出自身抗体;e.治疗依赖胰岛素为主;f.易发生酮症酸中毒;g.遗传因素在发病中起重要作用,与HLA某些基因型有很强的关联。

②特发性1型糖尿病:其显著特点是具有T1DM的表现,如易发生酮症酸中毒、依赖胰岛素生存等,但没有明显的自身免疫反应的证据,也没有HLA基因型的相关特点,这一类患者极少,主要见于非裔及亚裔人。

(2)2型糖尿病:是一组以空腹及餐后高血糖为主要特征的代谢异常综合征,主要表现为胰岛素抵抗和胰岛β细胞功能减退。胰岛素抵抗干扰了胰岛β细胞的分泌,导致胰岛β细胞功能减退,不能产生足量的胰岛素,表现为早期胰岛素相对不足和后期胰岛素绝对不足。

特点:①典型病例常见于40岁以上肥胖的中老年成人,偶见于幼儿;②起病较慢;③血浆中胰岛素含量绝对值并不降低,但在糖刺激后呈延迟释放;④胰岛细胞胞质抗体(ICA)等自身抗体呈阴性;⑤初发患者单用口服降糖药一般可以控制血糖;⑥发生酮症酸中毒的比例不如T1DM;⑦有遗传倾向,但与HLA基因型无关。

(3)特殊类型糖尿病:往往继发于其他疾病,病因众多,但患者较少,此处仅介绍几种。

①β细胞功能缺陷性糖尿病:包括成人型糖尿病和线粒体糖尿病。

成人型糖尿病的高血糖症出现较早,常在25岁之前发病,称为青年人中的成年发病型糖尿病(MODY),表现为胰岛素分泌的轻度受损和胰岛素作用缺陷。为常染色体显性遗传,目前已发现多个基因位点突变,已明确第一型(MODY3)主要是12号染色体上肝细胞核转录因子(HNF-1α)基因发生点突变,第二型(MODY2)主要是7号染色体葡萄糖激酶基因发生变异,第三型(MODY1)变异发生在20号染色体的转录因子HNF-4α上。其他几型虽然具有相同的临床表现,但尚不清楚特定的缺陷基因。

1997年,美国糖尿病协会(ADA)将线粒体糖尿病列为特殊类型糖尿病。本病属于母系遗传,也可散发,人群中发病率为0.5%～1.5%,发病年龄多在30～40岁。临床上可表现为从正常糖耐量到胰岛素依赖糖尿病的各种类型,最常见的是非胰岛素依赖型糖尿病,常伴有轻度至中度的神经性耳聋,患者无肥胖,无酮症倾向。目前已发现20余种线粒体的基因突变与发病有关,如线粒体tRNA 3243 A→G突变、ND1基因3316 G→A突变等,这些基因的突变导致胰腺β细胞能量产生不足,引起胰岛素分泌障碍而致糖尿病的发生。

②胰岛素作用遗传性缺陷糖尿病:主要因胰岛素受体变异所致,较少见,一些患者可伴有黑棘皮病,女性患者可有男性化表现和卵巢囊肿。若为儿童患者,胰岛素受体基因的变异可致严重的胰岛素抵抗,称为矮妖精貌综合征。

③胰腺外分泌性疾病所致糖尿病:包括胰腺炎症、肿瘤、感染、纤维钙化性病变、损伤和胰切除、囊性纤维化病、血色病等均可引起继发性糖尿病。

④内分泌疾病所致糖尿病:当拮抗胰岛素作用的激素(如生长激素、皮质醇、胰高血糖素和肾上腺素)在体内过量产生时可引发糖尿病,如肢端肥大症、库欣综合征、胰高血糖素瘤、嗜铬细胞瘤、甲状腺功能亢进症、生长抑素瘤、醛固酮瘤等。去除导致激素过度分泌的因素后,血糖可恢复正常。

（4）妊娠糖尿病：指在妊娠期间发现的糖尿病，包括任何程度的糖耐量减低或糖尿病发作，不排除妊娠前存在糖耐量异常而未被确认者，无论是否使用胰岛素或饮食治疗，也无论分娩后这一情况是否持续。但已知糖尿病伴妊娠者不属此型。分娩 6 周后，按复查的血糖水平和糖尿病的诊断标准重新确定为：①糖尿病；②IFG；③IGT；④正常血糖。妊娠糖尿病的发生与很多因素有关，多数患者在分娩后血糖将恢复正常水平。

4.糖尿病的主要代谢紊乱

正常情况下，人体细胞内能量代谢主要由血糖供给，多余的血糖可转化为糖原、脂肪和蛋白质贮存起来。患糖尿病后，由于胰岛素的绝对或（和）相对不足，机体组织不能有效地摄取和利用血糖，不仅造成血糖浓度增高，而且使组织细胞内三大营养物质的消耗增加，以满足机体的供能需要。

（1）糖尿病时体内的主要代谢紊乱：在糖代谢上，肝、肌肉和脂肪组织对葡萄糖的利用减少，糖原合成减少，而肝糖原分解和糖异生增多，导致血糖升高。

在脂肪代谢上，脂肪组织摄取葡萄糖及从血浆清除甘油三酯减少，脂肪合成减少；脂蛋白脂肪酶活性增加，脂肪分解加速，血浆游离脂肪酸和甘油三酯浓度升高；当胰岛素极度不足时，脂肪组织大量动员分解产生大量酮体，当超过机体对酮体的氧化利用能力时，酮体堆积形成酮症，进一步发展为酮症酸中毒。

在蛋白质代谢上，蛋白质合成减弱，分解代谢加速，可导致机体出现负氮平衡、体重减轻、生长发育迟缓等现象。

（2）糖尿病并发症时体内的主要代谢紊乱：长期的高血糖可导致多种并发症的产生，尤其是病程长、病情控制较差的糖尿病患者。按并发症的起病快慢，可分为急性并发症和慢性并发症两大类。急性并发症除常见的感染外，还有糖尿病酮症酸中毒昏迷、糖尿病非酮症高渗性昏迷、糖尿病乳酸性酸中毒昏迷等；慢性病变主要是微血管病变（如肾脏病变、眼底病变、神经病变）、大血管病变（如动脉粥样硬化）以及心、脑、肾等的病变和高血压等。

①糖尿病酮症酸中毒昏迷：是糖尿病的严重急性并发症。常见于 1 型糖尿病患者伴应激时。诱发因素为感染、手术、外伤和各种拮抗胰岛素的激素分泌增加。当机体代谢紊乱发展到脂肪分解加速、酮体生成增多、血浆中酮体积累超过 2.0mmol/L 时称为酮血症。酮体进一步积聚，发生代谢性酸中毒时称为酮症酸中毒，表现为严重失水、代谢性酸中毒、电解质紊乱和广泛的功能紊乱。除尿酮呈强阳性外，血酮体常＞5mmol/L、HCO_3^- 降低、血 pH＜7.35，病情严重时可致昏迷，称为糖尿病酮症酸中毒昏迷。

糖尿病酮症酸中毒的发病机制主要是由于胰岛素的绝对或相对不足，拮抗胰岛素的激素（如胰高血糖素、皮质醇、儿茶酚胺及生长激素）分泌增多，肝糖原分解加速，糖异生加强，导致血糖增加，但机体不能很好地利用血糖，各组织细胞反而处于血糖饥饿状态，于是脂肪分解加速，血浆中游离脂肪酸增加，导致酮体生成增加而利用减慢，血酮体累积引起酮症。

②糖尿病非酮症高渗性昏迷：多见于 60 岁以上 2 型糖尿病病情较轻者及少数 1 型糖尿病患者。常见的发病诱因有：口服噻嗪类利尿剂、糖皮质激素、苯妥英钠，腹膜透析或血液透析，甲亢，颅内压增高使用脱水剂治疗，降温疗法，急性胰腺炎，严重呕吐、腹泻、烧伤、尿崩症、高浓度葡萄糖治疗等各种原因引起的失水、脱水等。

发病机制复杂,未完全阐明。血浆渗透压升高程度远比糖尿病酮症酸中毒明显,加上本症患者有一定量的内源性胰岛素,故在血糖极高的情况下,一般不易发生酮症酸中毒。而且脂肪分解和胰岛素拮抗激素增高不及酮症酸中毒突出。

③糖尿病乳酸性酸中毒昏迷:乳酸是糖代谢的中间产物,由丙酮酸还原而成,正常人乳酸/丙酮酸比值为 10:1,处于平衡状态。患糖尿病后,由于胰岛素的绝对和相对不足,机体组织不能有效地利用血糖,丙酮酸大量还原为乳酸,使体内乳酸堆积增多。

④糖尿病慢性并发症:长期的高血糖会使蛋白质发生非酶促糖基化反应,糖基化蛋白质分子与未被糖基化的分子互相结合交联,使分子不断加大,进一步形成大分子的糖化产物。这种反应多发生在那些半衰期较长的蛋白质分子上,如胶原蛋白、晶状体蛋白、髓鞘蛋白和弹性硬蛋白等,引起血管基膜增厚、晶状体混浊变性和神经病变等病理变化。由此引起的大血管、微血管和神经病变,是导致眼、肾、神经、心脏和血管等多器官损害的基础。

(三)低血糖症

低血糖指血糖浓度低于空腹血糖的参考水平下限,目前无统一的界定标准,多数学者建议空腹血糖浓度参考下限为 2.78mmol/L(50mg/dL)。

低血糖的临床症状因人而异,缺乏特异性,主要是与交感神经和中枢神经系统的功能异常相关。主要临床表现为战栗、多汗、恶心、心跳加速、轻度头昏头痛、饥饿和上腹部不适等非特异性症状。除某些疾病外,血糖快速下降(即使未降至低血糖水平)者也可出现上述症状,但血糖缓慢下降至低血糖水平者却不一定有上述症状。

当血糖低于 1.11mmol/L 或 1.67mmol/L(20mg/dL 或 30mg/dL)时,会引起严重的中枢神经系统功能障碍,出现头痛、意识错乱、视力模糊、眩晕以至于癫痫发作,严重者可出现意识丧失等症状甚至死亡。这些症状又称神经低血糖症。血糖恢复至正常水平可以迅速改善或纠正上述症状,但长时间的低血糖可导致脑功能不可逆的损伤。

1.新生儿与婴幼儿低血糖

新生儿血糖浓度远低于成人,平均约 1.94mmol/L(35mg/dL),并在出生后由于肝糖原耗尽而迅速下降。因此,在无任何低血糖临床表现的情况下,足月新生儿的血糖可低至 1.67mmol/L(30mg/dL),早产儿可低至 1.1mmol/L(20mg/dL)。

新生儿期低血糖往往是短暂的,较常见的原因包括早产、母体糖尿病、GDM 和妊娠子痫等。而婴幼儿早期发生的低血糖很少是短暂的,可能是遗传性代谢缺陷或酮性低血糖所致,多因禁食或发热性疾病而进一步降低。

2.成人空腹低血糖

成人低血糖可能是由于肝脏生成葡萄糖的速率下降或机体对葡萄糖的利用增加所致。低血糖相当普遍,而真性低血糖(低血糖紊乱)并不多见。真性低血糖常提示有严重的疾病并可能危及生命。通常血糖浓度<3.0mmol/L(55mg/dL)时,开始出现低血糖有关症状,血糖浓度<2.78mmol/L(50mg/dL)时,开始出现脑功能损伤。

诊断低血糖紊乱的经典诊断试验是 72 小时禁食试验。血糖浓度降低合并低血糖的体征或症状,就可诊断为低血糖紊乱,仅有血糖降低不能确诊。如果禁食期间未出现有关低血糖的体征或症状,则可以排除低血糖紊乱。

3.餐后低血糖

餐后低血糖可由多种因素引发。这些因素包括药物、胰岛素抗体、胰岛素受体抗体和先天性缺陷(如果糖-1,6-二磷酸酶缺乏)等,也包括反应性低血糖,又称功能性低血糖。

在第三届国际低血糖专题讨论会上,反应性低血糖被定义为一种临床病症,患者在日常生活中有餐后低血糖症状,并且血糖浓度低于 2.5~2.8mmol/L(45~50mg/dL)。其血糖标本的要求比较特殊,需要使用动脉化的静脉血或毛细血管血。

患者在餐后约 1~3 小时有疲乏、肌痉挛、心悸等自觉症状,通过进食可缓解 30~45 分钟。这类患者有时也可无症状但有低血糖,或血糖浓度正常却有自觉症状的情况。餐后低血糖比较少见,要确诊餐后低血糖必须要在餐后出现症状的同时出现低血糖,若怀疑本病,可进行 5 小时进餐耐量试验或 5 小时葡萄糖耐量试验。

4.糖尿病性低血糖

T1DM 和 T2DM 患者在药物治疗期间经常发生低血糖,称糖尿病性低血糖。使用胰岛素治疗的 T1DM 患者,每周大约出现 1~2 次症状性低血糖,每年大约 10% 的患者受严重低血糖的影响。而住院患者,由于胰岛素的强化治疗,其发生低血糖的概率约高 2~6 倍。由于口服降糖药或使用胰岛素,T2DM 患者亦可发生低血糖,但其发生率低于 T1DM 患者。

糖尿病患者发生低血糖的病理生理机制包括:①血糖反馈调节机制受损:T1DM 患者胰高血糖素对低血糖的反应下降,而后肾上腺素分泌不足,增加了低血糖发生的风险。其他能刺激胰高血糖素和肾上腺素分泌的因素可以纠正这类低血糖。T2DM 患者在该方面的缺陷不明显。②无症状低血糖:50% 的长期糖尿病患者在低血糖时没有神经性低血糖症状的出现,由于血糖降低而无症状,因此容易发生严重的低血糖。这可能与肾上腺素对低血糖的反应降低有关,尤其是经胰岛素强化治疗的 T1DM 患者。

5.甲苯磺丁脲耐量试验

降糖药甲苯磺丁脲又称甲糖宁,静脉注射后可刺激胰腺释放胰岛素。通过测定注射甲苯磺丁脲后血糖浓度和胰岛素浓度的变化,可以用于空腹低血糖、胰岛细胞瘤的研究和鉴别糖尿病类型。

甲苯磺丁脲耐量试验:静脉注射 1mg 甲苯磺丁脲前和注射之后的 2、15、30、60、90、120 分钟分别取血,测定葡萄糖和胰岛素浓度。结果:①健康人在 30 分钟后,血糖浓度较空腹时下降 50%,120 分钟时恢复到基础值(注射前)。②空腹低血糖患者的最低血糖浓度显著下降,且 2 小时血糖浓度不能恢复到基础值。

该试验还可用于鉴别糖尿病:如果 20 分钟时的血糖浓度仍维持在基础水平的 80%~84%,则其患糖尿病的可能性有 50%。但该试验不能用于糖尿病的诊断。

测定胰岛素浓度能提供进一步的诊断:正常人 2 分钟时胰岛素峰值低于 $150\mu IU/mL$;胰岛细胞瘤患者其峰值增高,并且 60 分钟时胰岛素的浓度仍高,这是胰岛细胞瘤最重要的诊断依据。

(四)糖代谢的先天性异常

糖代谢的先天性障碍是由于糖代谢相关酶类发生先天性异常或缺陷,导致某些单糖或糖原在体内贮积。多数为常染色体隐性遗传,患者症状轻重不等,可伴有血糖水平降低。临床常见有半乳糖代谢异常、果糖代谢异常、戊糖代谢紊乱和糖原贮积症等。

二、血液葡萄糖测定

血液葡萄糖(Glu)测定在评估机体糖代谢状态、诊断糖代谢紊乱相关疾病、指导临床医师制定并适时调整治疗方案等方面具有重要价值。血液葡萄糖简称血糖,血糖测定包括空腹血糖和随机血糖测定。酶学方法是测定血糖的主要方法,主要包括己糖激酶法、葡萄糖氧化酶法和葡萄糖脱氢酶法。酶学方法的特异度和敏感度较高,适用于全自动生化分析仪。

(一)己糖激酶法

原理:葡萄糖和三磷酸腺苷(ATP)在己糖激酶(HK)的催化作用下发生磷酸化反应,生成葡萄糖-6-磷酸(G-6-P)和二磷酸腺苷(ADP)。G-6-P在葡萄糖-6-磷酸脱氢酶(G-6-PD)的催化下脱氢,氧化生成6-磷酸葡萄糖酸(6-PG),同时使烟酰胺腺嘌呤二核苷酸磷酸(NADP$^+$)或烟酰胺腺嘌呤二核苷酸(NAD$^+$)分别还原成还原型烟酰胺腺嘌呤二核苷酸磷酸(NADPH)或还原型烟酰胺腺嘌呤二核苷酸(NADH)。反应式如下。

$$葡萄糖 + ATP \xrightarrow{HK} G\text{-}6\text{-}P + ADP$$

$$G\text{-}6\text{-}P + NAD(P)^+ \xrightarrow{G\text{-}6\text{-}PD} 6\text{-}PG + NAD(P)H + H^+$$

反应式中NADPH或NADH生成的速率与样本中葡萄糖浓度成正比,NADPH或NADH均在波长340nm处有吸收峰,可用紫外可见分光光度计监测340nm处吸光度升高速率,计算血葡萄糖浓度。

1.手工检测

(1)试剂

①酶混合试剂

反应混合液:pH7.5。

三乙醇胺盐酸缓冲液(pH7.5):50mmol/L。

MgSO$_4$:2mmol/L。

ATP:2mmol/L。

NADP:2mmol/L。

HK:≥1500U/L。

G-6-PD:2500U/L。

②葡萄糖标准液5mmol/L。

(2)操作:速率法测定:将预温的混合试剂和样本混合,37℃反应,吸入自动分析仪,比色杯光径1.0cm,在340nm处连续读取吸光度值,监测吸光度升高速率(ΔA/min)。

①终点法测定:按表3-3-1操作。

②表3-3-1中各管充分混匀,在37℃水浴,放置10分钟后,紫外可见分光光度计波长340nm,比色杯光径1.0cm,用蒸馏水调零,分别读取各管吸光度(A$_U$、A$_C$、A$_S$和A$_B$)。

表 3-3-1　葡萄糖己糖激酶法测定操作步骤

加入物(mL)	测定管(U)	校准管(C)	标准管(S)	空白管(B)
血清	0.02	0.02	—	—
葡萄糖标准液	—	—	0.02	—
生理盐水	—	2.0	—	0.02
酶混合试剂	2.0	—	2.0	2.0

(3)结果计算

①速率法:血葡萄糖$(mmol/L)=\Delta A/min\times\dfrac{1}{6.22}\times\dfrac{1.02}{0.02}=\Delta A/min\times8.2$。

②终点法:血葡萄糖$(mmol/L)=\dfrac{A_U-A_C-A_B}{A_S-A_B}\times$葡萄糖标准液浓度。

2.自动化分析仪检测

(1)试剂:主要活性成分包括:ATP、Mg^{2+}、$NADP^+$ 或 NAD^+、HK、G-6-PD、缓冲液、防腐剂、葡萄糖定标品等。

(2)操作:参照各分析仪配套的用户指南及具体分析说明。不同实验室具体反应条件会因所使用的仪器和试剂而异,在保证方法可靠的前提下,应按仪器和试剂说明书设定测定条件,进行定标品、质控品和样品分析。

①定标:定标品可溯源至放射性核素稀释质谱法(ID-MS)或美国国家标准与技术研究院(NIST)标准参考物质(SRM)965。每个实验室应根据工作实际情况建立合适的定标频率。如下情况发生时应进行定标:试剂批次改变;质量控制方案要求时或质控值显著变化;对分析仪进行了重要的维护保养,或更换了关键部件。

②质量控制:每个实验室应当建立合适的室内质控品的检测频率和质控评价规则。每次定标后或每天检验标本时,均应做室内质控品的测定,只有质控品在控后,方可检测标本。

③样本上机检测。

(3)结果计算:全自动分析仪自动计算各样本的葡萄糖浓度。

单位换算公式:$mg/dL\times0.0555=mmol/L$。

3.注意事项

己糖激酶法是推荐的葡萄糖测定参考方法。虽然第1步反应非特异性,但第2步有较高的特异性,使总反应的特异性相对高于葡萄糖氧化酶法;试剂成本略高。轻度的溶血、黄疸、脂血症、维生素C、肝素及 EDTA 等对此方法干扰较小或无干扰。但是严重溶血的样本,由于红细胞中释放出较多的有机磷酸酯和一些酶,可干扰样本中葡萄糖浓度和 NAD(P)H 之间的成正比计算关系,从而影响测定结果。在非常罕见的丙种球蛋白血症的病例,特别是 IgM 型中,血液葡萄糖的测定结果可能不可靠。

全血葡萄糖浓度比血浆或血清低12%～15%。取血后如全血放置室温,血细胞中的糖酵解会使葡萄糖浓度降低,因此标本采集后应尽快分离血浆或血清;用氟化钠-草酸盐抗凝可抑制糖酵解,稳定全血中的葡萄糖,但有文献报道用氟化钠-草酸盐抗凝的血标本,室温放置在

1小时内仍有少量葡萄糖会酵解,之后葡萄糖水平可在至少72小时内保持相对稳定。

(二)葡萄糖氧化酶法

β-D-葡萄糖在葡萄糖氧化酶(GOD)的催化作用下氧化生成D-葡萄糖酸,并产生过氧化氢(H_2O_2),在过氧化物酶(POD)的催化作用下,H_2O_2氧化色原性氧受体(如联大茴香胺、4-氨基安替比林、联邻甲苯胺等),生成有色化合物,紫外可见分光光度计505nm处读取吸光度值。反应式如下。

$$\beta\text{-D-葡萄糖} + 2H_2O + O_2 \xrightarrow{\text{GOD}} \text{D-葡萄糖酸} + 2H_2O_2$$

$$H_2O_2 + \text{色原性氧受体} \xrightarrow{\text{POD}} \text{有色化合物} + H_2O$$

1.手工检测

(1)试剂:主要成分如下。

①0.1mol/L磷酸盐缓冲液(pH7.0)。

②酶试剂:GOD 1200U,POD 1200U,4-氨基安替比林10mg,加上述磷酸盐缓冲液至80mL,调节至pH7.0,再加磷酸盐缓冲液至100mL,2~8℃保存,可稳定3个月。

③酚溶液:重蒸馏酚100mg溶于100mL蒸馏水中,避光保存,2~8℃保存,可稳定1个月。

④酶酚混合试剂:酶试剂及酚溶液等量混合,避光保存。

⑤12mmol/L苯甲酸溶液。

⑥葡萄糖标准液5mmol/L。

(2)操作:按表3-3-2操作。

混匀,置37℃水浴中,保温15分钟,紫外可见分光光度计波长505nm,比色杯直径1.0cm,以空白管调零,分别读取标准管和测定管的吸光度。

表3-3-2　葡萄糖氧化酶法测定操作步骤

加入物(mL)	测定管(U)	标准管(S)	空白管(B)
血清	0.02	—	—
葡萄糖标准液	—	0.02	—
蒸馏水	—	—	0.02
酶酚混合试剂	3.0	3.0	3.0

(3)结果计算

$$\text{血葡萄糖(mmol/L)} = \frac{\text{测定管吸光度}}{\text{标准管吸光度}} \times \text{葡萄糖标准液浓度}$$

2.自动化分析仪检测

(1)试剂:试剂主要活性成分包括:GOD、POD、色原性氧受体或铁氰化物、缓冲液、葡萄糖定标品等。

(2)操作:参照各分析仪器配套的用户指南及具体分析说明。不同实验室具体反应条件会因所使用的仪器和试剂而异,在保证方法可靠的前提下,应按仪器和实际说明书设定测定条件,进行定标品、质控品和样品分析。

3.注意事项

(1)方法学特点:葡萄糖氧化酶法第 1 步反应有较高的特异性;第 2 步反应易受干扰,此方法的特异性低于己糖激酶法。该法仅对 β-D-葡萄糖高度特异,而葡萄糖 α 和 β 构型各占 36% 和 64%,要使葡萄糖完全反应,必须使 α-葡萄糖变旋为 β 构型。某些商品试剂中含有葡萄糖变旋酶或通过延长孵育时间,促进 α-D-葡萄糖转变为 β-D-葡萄糖。

(2)干扰因素:尿素、胆红素、血红蛋白和谷胱甘肽;高浓度的尿酸、维生素 C、胆红素、肌酐、L-半胱氨酸、左旋二苯丙胺酸、多巴胺、甲基多巴、柠檬酸等可与色原性受体竞争 H_2O_2,产生竞争抑制作用,可抑制呈色反应。在非常罕见的丙种球蛋白血症的病例,特别是 IgM 型中,血液葡萄糖的测定结果可能不可靠。

(三)葡萄糖脱氢酶法

β-D-葡萄糖在葡萄糖脱氢酶(GDH)的催化作用下,氧化生成 D-葡萄糖酸内酯,同时使 NAD^+ 还原成 NADH。反应式如下。

$$\text{β-D-葡萄糖}+NAD^+\xrightarrow{GDH}\text{D-葡萄糖酸内酯}+NADH$$

可用紫外可见分光光度计监测 340nm 处吸光度升高速率,计算血葡萄糖浓度。

上述反应中生成的 NADH 在硫辛酰胺脱氢酶(DLD)的催化下,使噻唑兰(MTT)还原呈蓝色,紫外可见分光光度计 490nm 处读取吸光度值。反应式如下。

$$MTT+NADH\xrightarrow{DLD}MTTH(\text{蓝色})+NAD^+$$

1.手工检测

(1)试剂:主要成分如下:

①磷酸盐缓冲液(pH7.6):120mmol/L 磷酸盐、150mmol/L 氯化钠和 1.0g/L 叠氮钠,用磷酸或氢氧化钠调节至 pH7.6(25℃),4℃保存。

②酶混合液:GDH≥4500U/L,变旋酶≥90U/L,NAD 2.2mmol/L,4℃保存,可稳定 12周。若试剂吸光度大于 0.4(波长 340nm,光径 1.0cm,用蒸馏水调零)时,提示酶混合液要重新配制。

③葡萄糖标准液 5mmol/L。

(2)操作:按表 3-3-3 操作。

表 3-3-3　葡萄糖脱氢酶法测定操作步骤

加入物	测定管(U)	标准管(S)	空白管(B)
血清、血浆、尿液(μL)	10	—	—
葡萄糖标准液(μL)	—	10	—
蒸馏水(μL)	—	—	10
酶酚混合试剂(mL)	2	2	2

充分混匀,置 20℃室温中 10 分钟或 37℃水浴中 7 分钟,紫外可见分光光度计波长 340nm,比色杯直径 1.0cm,以空白管调零,读取测定管和标准管吸光度。

（3）结果计算

$$血葡萄糖(mmol/L)=\frac{测定管吸光度}{标准管吸光度}×葡萄糖标准液浓度$$

2.自动化分析仪检测

（1）试剂：主要成分包括：GDH、NAD^+、MTT、DLD、葡萄糖定标品、缓冲液等。

（2）操作：参照各分析仪器配套的用户指南及具体分析说明。不同实验室具体反应条件会因所使用的仪器和试剂而异，在保证方法可靠的前提下，应按仪器和实际说明书设定测定条件，进行定标品、质控品和样品分析。

①定标：定标品可溯源至放射性核素稀释质谱法（ID-MS）或美国国家标准与技术研究院（NIST）标准参考物质（SRM）965。每个实验室应根据实际工作情况建立合适的定标频率。

如下情况发生时应进行定标：试剂批次改变时定标；质量控制方案要求时或质控值显著变化；对分析仪进行了重要的维护保养，或更换了关键部件。

②质量控制：每个实验室应当建立合适的检测室内质控品的频率和质控评价规则。每次定标后或每天检验标本时，均应做室内质控品的测定，只有质控品在控，方可检测标本。

③样本上机检测。

（3）结果计算：全自动分析仪自动计算各样本的葡萄糖浓度。

单位换算公式：$mg/dL×0.0555=mmol/L$。

3.注意事项

葡萄糖脱氢酶法对葡萄糖的特异性较高，其测定结果与 HK 法具有良好的一致性。因反应过程无需氧的参与，因此不受氧分压的影响。一般浓度的抗凝剂或防腐剂，如肝素、EDTA、柠檬酸盐、草酸盐、氟化物、碘乙酸等不干扰测定。一定浓度的胆红素、血红蛋白、维生素 C、谷胱甘肽、尿酸、尿素、肌酐等不干扰测定。

（四）参考区间

成人空腹血浆（清）葡萄糖（FPG）：3.9～6.1mmol/L（70～110mg/dL）。

（五）临床意义

1.血糖升高

①生理性血糖升高：饭后 1～2 小时，摄入高糖食物，情绪激动或剧烈运动后会导致生理性血糖升高；②糖尿病：空腹血糖≥7.0mmol/L，或口服葡萄糖耐量试验中 2 小时血糖≥11.1mmol/L，或随机血糖≥11.1mmol/L 同时有糖尿病症状（其中任何一项有异常均应于另一日重复测定），三项中有一项超过即可诊断为糖尿病，血糖是糖尿病诊断的重要指标；③内分泌疾病：嗜铬细胞瘤、甲状腺功能亢进症、皮质醇增多症、生长激素释放增多等空腹血糖水平亦升高；④胰腺病变：急性或慢性胰腺炎、胰腺肿瘤、胰腺大部分切除术后等；⑤严重的肝脏病变：肝功能障碍使葡萄糖向肝糖原转化能力下降，餐后血糖升高；⑥应激性高血糖：颅脑损伤、脑卒中、心肌梗死等；⑦药物影响：激素、噻嗪类利尿药、口服避孕药等；⑧其他病理性血糖升高：妊娠呕吐、脱水、缺氧、窒息、麻醉等。

2.血糖降低

①生理性低血糖:饥饿及剧烈运动后;②胰岛素分泌过多:如胰岛β细胞增生或肿瘤、胰岛素瘤、口服降糖药等;③升高血糖的激素分泌不足:如胰高血糖素、肾上腺素、生长激素等。

三、口服葡萄糖耐量试验

口服葡萄糖耐量试验(OGTT)是在口服一定量葡萄糖后2小时内做系列血糖测定,可用于评价个体的血糖调节能力,判断有无糖代谢异常,是诊断糖尿病的指标之一,有助于早期发现空腹血糖轻度增高但未达到糖尿病诊断标准的糖耐量异常患者。

(一)原理

正常人在服用一定量葡萄糖后,血液葡萄糖浓度升高(一般不超过8.9mmol/L或160mg/dL),刺激胰岛素分泌增多,使血液葡萄糖浓度短时间内恢复至空腹水平,此现象称为耐糖现象。若因内分泌失调等因素引起糖代谢异常时,口服一定量葡萄糖后,血液葡萄糖浓度可急剧升高或升高不明显,而且短时间内不能恢复至空腹血葡萄糖浓度水平,称为糖耐量异常。

(二)操作

WHO推荐的标准化OGTT。

(1)试验前3天,受试者每日食物中含糖量不低于150g,且维持正常活动,停用影响试验的药物(如胰岛素)。

(2)空腹10～16小时后,坐位抽取静脉血,测定血葡萄糖浓度(称空腹血浆葡萄糖)。

(3)将75g无水葡萄糖(或82.5g含1分子水的葡萄糖)溶于250～300mL水中,5分钟之内饮完。妊娠妇女用量为100g;儿童按1.75g/kg体重计算口服葡萄糖用量,总量不超过75g。

(4)服糖后,每隔30分钟取血1次,测定血浆葡萄糖浓度共4次,历时2小时(必要时可延长血标本的收集时间,可长达服糖后6小时)。其中,2小时血浆葡萄糖浓度(2小时PG)是临床诊断的关键。

(5)根据各次测得的血葡萄糖浓度与对应时间作图,绘制糖耐量曲线。

(三)参考区间

成人(酶法):FPG<6.1mmol/L;服糖后0.5～1小时血糖升高达峰值,但<11.1mmol/L;2小时PG<7.8mmol/L。

(四)结果计算

1.正常糖耐量

FPG<6.1mmol/L,且2小时PG<7.8mmol/L。

2.空腹血糖受损

FPG≥6.1mmol/L,但<7.0mmol/L,2小时PG<7.8mmol/L。

3.糖耐量减低

FPG<7.0mmol/L,同时2小时PG≥7.8mmol/L,但<11.1mmol/L。

4.糖尿病

FPG≥7.0mmol/L,且2小时PG≥11.1mmol/L。

（五）注意事项

1.试验前准备

整个试验过程中不可吸烟、喝咖啡、喝茶或进食。

2.影响因素

对于糖尿病的诊断，OGTT 比空腹血糖测定更灵敏，但易受样本采集时间、身高、体重、年龄、妊娠和精神紧张等多因素影响，重复性较差，除第一次 OGTT 结果明显异常外，一般需多次测定。

3.临床应用

临床上大多数糖尿病患者会出现空腹血糖增高，且血糖测定步骤简单，准确性较高，因此首先推荐空腹血糖测定用于糖尿病的诊断。但我国流行病学研究结果提示仅查空腹血糖，糖尿病的漏诊率较高（40%），所以建议只要是已达到糖调节受损的人群，即空腹血糖受损或糖耐量受损的患者均应行 OGTT 检查，以降低糖尿病的漏诊率。但 OGTT 检查不能用于监测血糖控制的效果。

4.静脉葡萄糖耐量试验

对于不能承受大剂量口服葡萄糖、胃切除术后及其他可致口服葡萄糖吸收不良的患者，为排除葡萄糖吸收因素的影响，可按 WHO 的方法进行静脉葡萄糖耐量试验。

（六）临床意义

（1）OGTT 是诊断糖尿病的指标之一，其中 FPG 和 2 小时 PG 是诊断的主要依据。糖尿病患者 FPG 往往超过正常，服糖后血糖更高，恢复至空腹血糖水平的时间延长。

（2）有无法解释的肾病、神经病变或视网膜病变，其随机血糖 <7.8 mmol/L，可用 OGTT 了解糖代谢状况。

（3）其他内分泌疾病如垂体功能亢进症、甲状腺功能亢进症、肾上腺皮质功能亢进症等均可导致糖耐量异常，且各有不同的特征性 OGTT 试验曲线。

（4）急性肝炎患者服用葡萄糖后在 0.5～1.5 小时之间血糖会急剧增高，可超过正常。

四、糖化血红蛋白测定

成人的血红蛋白（Hb）通常由 HbA（97%）、HbA_2（2.5%）和 HbF（0.5%）组成。HbA 又可分为非糖化血红蛋白，即天然血红蛋白 HbA_0（94%）和糖化血红蛋白 HbA_1（6%）。根据糖化位点和反应参与物的不同，HbA_1 可进一步分为 HbA_1a、HbA_1b 和 HbA_1c 等亚组分。其中血红蛋白 α_1c（HbA_1c）占 HbA_1 的 80%，化学结构为具有特定六肽结构的血红蛋白分子。其形成过程是血红蛋白 β 链的 N 末端缬氨酸与葡萄糖的醛基首先发生快速加成反应形成不稳定的中间产物醛亚胺（西佛氏碱），继而经过 Amadori 转位，分子重排缓慢形成稳定不可逆的酮胺化合物，即 HbA_1c。HbA_1c 浓度相对恒定，故临床常用 HbA_1c 代表总的糖化血红蛋白水平，能直接反映机体血糖水平，是临床监控糖尿病患者血糖控制水平的较好的检测指标。

糖化血红蛋白（GHb）测定方法多达 60 余种，主要分为两大类：①基于电荷差异的检测方法，包括离子交换层析、高效液相色谱分析（HPLC）和电泳法等；②基于结构差异的检测方法，包括亲和层析法和免疫法等。21 世纪后,新酶法问世,果糖基缬氨酸氧化酶可作用于糖化的缬氨酸,产生过氧化氢与色原反应,从而测定 HbA₁c。临床上多采用免疫比浊法和 HPLC 法。其中 HPLC 法,是国际临床化学联合会(IFCC)推荐的测定糖化血红蛋白的参考方法。

(一)HPLC 法

用偏酸性的缓冲液处理 Bio-Rex70 阳离子交换树脂,使之带负电荷,与带正电荷的 Hb 有亲和力。HbA_0 与 HbA_1 均带正电荷,但 HbA_1 的两个 β 链的 N 末端正电荷被糖基清除,正电荷较 HbA_0 少,造成二者对树脂的附着力不同。用 pH6.7 的磷酸盐缓冲液可首先将带正电荷较少、吸附力较弱的 HbA_1 洗脱下来,用紫外可见分光光度计测定洗脱液中的 HbA_1 占总 Hb 的百分数。

HPLC 法是基于高效液相层析法原理,使用阳离子交换柱通过与不同带电离子作用来将血红蛋白组分分离。利用 3 种不同盐浓度所形成的梯度洗脱液使得包括 HbA_1c 在内的血红蛋白中的多种成分很快被分离成 6 个部分,并用检测器对分离后的各种血红蛋白组分的吸光度进行检测。分析结束后,以百分率表示各种血红蛋白组分结果。

1.手工检测

(1)试剂

①0.2mol/L 磷酸氢二钠溶液:称取无水 Na_2HPO_4 28.396g,溶于蒸馏水并加至 1L(即试剂 1)。

②0.2mol/L 磷酸二氢钠溶液:称取 $NaH_2PO_4 \cdot 2H_2O$ 31.206g,溶于蒸馏水并加至 1L(即试剂 2)。

③溶血剂:pH4.62,取 25mL 试剂 2,加 0.2mL Triton X-100,加蒸馏水至 100mL。

④洗脱剂Ⅰ(磷酸盐缓冲液,pH6.7):取 100mL 试剂 1,150mL 试剂 2,于 1000mL 容量瓶内,加蒸馏水至 1L。

⑤洗脱剂Ⅱ(磷酸盐缓冲液,pH6.4):取 300mL 试剂 1,700mL 试剂 2,加蒸馏水 300mL,混匀即成。

⑥Bio-Rex70 阳离子交换树脂:200~400 目,钠型,分析纯级。

(2)操作

①树脂处理:称取 Bio-Rex70 阳离子交换树脂 10g,加 0.1mol/L NaOH 溶液 30mL,搅匀,置室温 30 分钟,其间搅拌 2~3 次。然后,加浓盐酸数滴,调至 pH6.7,弃去上清液,用约 50mL蒸馏水洗 1 次,用洗脱剂Ⅱ洗 2 次,再用洗脱剂Ⅰ洗 4 次即可。

②装柱:将上述处理过的树脂加洗脱剂Ⅰ,搅匀,用毛细滴管吸取树脂,加入塑料微柱内,使树脂床高度达到 30~40mm 即可,树脂床填充应均匀,无气泡无断层即可。

③溶血液的制备:将 EDTA 抗凝血或毛细管血 $20\mu L$,加于 2mL 生理盐水中,摇匀,离心,吸弃上清液,仅留下红细胞,加溶血剂 0.3mL,摇匀,置 37℃ 水浴中 15 分钟,以除去不稳定的 HbA_1。

④柱的准备:将微柱颠倒摇动,使树脂混悬,然后去掉上下盖,将柱插入 15mm×150mm的大试管中,让柱内缓冲液完全流出。

⑤上样:用微量加样器取 $100\mu L$ 溶血液,加于微柱内树脂床上,待溶血液完全进入树脂床

后,将柱移入另一支 15mm×150mm 的空试管中。

⑥层析洗脱:取 3mL 洗脱剂 I,缓缓加于树脂床上,注意勿冲动树脂,收集流出物,此即为 HbA$_1$(测定管)。

⑦对照管:取上述溶血液 50μL,加蒸馏水 7.5mL,摇匀,此即为总 Hb 管。

⑧比色:用紫外可见分光光度计波长 415nm,比色杯光径 10mm,以蒸馏水作空白,测定各管吸光度。

⑨微柱的清洗和保存:用过的柱先加洗脱剂 II 3mL,使 Hb 全部洗下,再用洗脱剂 I 洗 3 次,每次 3mL,最后加洗脱剂 I 3mL,加上下盖,保存备用。

(3)结果计算:$HbA_1(\%) = \dfrac{测定管\ A}{对照管\ A \times 5} \times 100\%$。

2.自动化分析仪检测

(1)试剂:试剂主要成分参阅手工试剂。各商品试剂组分及浓度存在一定差异。

(2)操作:不同实验室具体反应条件会因所使用的仪器和试剂而异,在保证方法可靠的前提下,应按仪器和实际说明书设定测定条件,进行定标品、质控品和样品分析。

(3)参考区间:成人糖化血红蛋白。

$HbA_1(\%)$:5.0%～8.0%。

$HbA_1c(\%)$:3.6%～6.0%。

3.注意事项

(1)环境要求:层析时环境温度对结果有较大影响,规定的标准温度为 22℃,需要严格控制温度。

(2)标本类型及稳定性:抗凝剂 EDTA 和氟化物不影响测定结果,肝素可使结果增高。标本置于室温超过 24 小时,可使结果增高,于 4℃冰箱可稳定 5 天。

(3)干扰因素:溶血性贫血患者由于红细胞寿命短,HbA_1c 可降低。HbF、HbH 及 Hb Bart's 可与 HbA$_1$ 一起洗脱下来,使结果假阳性;有 HbC 和 HbS 的患者,结果可偏低。

(二)亲和层析法

1.原理

用于分离糖化和非糖化 Hb 的亲和层析凝胶柱,是交联间-氨基苯硼酸的琼脂糖珠。硼酸与结合在 Hb 分子上葡萄糖的顺位二醇基反应,形成可逆的五环化合物,使样本中的糖化 Hb 选择性地结合于柱上,而非糖化的 Hb 则被洗脱。再用山梨醇解离五环化合物以洗脱糖化 Hb,在波长 415nm 处分别测定解析液的吸光度,计算糖化血红蛋白的百分率。

2.试剂

(1)洗涤缓冲剂(WB)含 250mmol/L 醋酸铵,50mmol/L 氯化镁,200mg/L 叠氮钠,调节至 pH8.0,贮于室温。

(2)洗脱缓冲剂(EB)含 200mmol/L 山梨醇,100mmol/L Tris,200mg/L 叠氮钠,调节至 pH8.5,贮于室温。

(3)0.1mol/L 及 1mol/L 盐酸溶液。

3.操作

(1)标本:静脉采血,EDTA 或肝素抗凝,充分混匀,置 4℃可保存 1 周。

(2)溶血液制备:将抗凝全血离心,吸去血浆、白细胞及血小板层。吸 $100\mu L$ 压积红细胞至小试管中,加 2mL 蒸馏水充分混匀,静置 5 分钟后,重新混匀,离心,上清液应清亮。

(3)层析柱准备:层析柱装 0.5mL 固相凝胶,保存于 4℃,防止直射阳光。如凝胶变为紫红色应弃去。测定前取出置室温,拔去顶塞,倾去柱中液体,再除去底帽,将层析柱插入试管中,加 2mLWB,让洗涤液自然流出并弃去。当液体水平面在凝胶面上成盘状时即停止。

(4)非结合部分(NB)的洗脱:将上述经平衡洗涤过的层析柱插入 15mm×150mm 标为"NB"的试管中。加 $50\mu L$ 清亮的溶血液至盘状液面的顶部,让其流出。加 0.5mL WB 液,让其流出。此步应确保样品完全进入凝胶。加 5mL WB 液,让其流出。以上洗脱液总体积为 5.55mL,混合。

(5)结合或糖化部分(B)的洗脱:将上述层析柱转入标为"B"的试管中。加 3mL EB 液,让其流出,混匀。

(6)比色:紫外可见分光光度计,波长 415nm,以蒸馏水调"0"点,分别测定 NB 及 B 管的吸光度。

(7)层析柱的再生:用过的层析柱应尽快再生。加 0.1mol/L HCl 5mL,让其流出并弃去;再加 1mol/LHCl 3mL,让其流出并弃去;最后加 1mol/L HCl 3mL,塞上顶塞,并盖上层析柱尖端的底帽。在层析柱上标注用过的次数,放置 4℃冰箱暗处保存。一般用 5 次后即弃去。

详细操作应严格按照试剂盒说明书要求。

4.结果计算

$$HbA_1(\%)=\frac{3.0A_B}{5.55A_{NB}+3.0A_B}\times100\%$$

5.参考区间

成人糖化血红蛋白:5.0%～8.0%。

6.注意事项

(1)方法学特点:环境温度对本法影响很小。不受异常血红蛋白的影响。不稳定的 HbA_1 的干扰可以忽略不计。

(2)标本类型及稳定性:抗凝剂选择 EDTA 和肝素均可,于 4℃冰箱可保存一周。

(三)免疫比浊法

1.原理

利用 TTAB(四癸基三甲铵溴化物)作为溶血剂,用来消除白细胞物质的干扰(TTAB 不溶解白细胞)。血液样本不需要去除不稳定 HbA_1 的预处理,用浊度抑制免疫学方法测定。

先加入抗体缓冲液,样本中的糖化血红蛋白(HbA_1c)和其抗体反应形成可溶性的抗原抗体复合物,因为在 HbA_1c 分子上只有一个特异性的 HbA_1c 抗体结合位点,不能形成凝集反应。然后,加入多聚半抗原缓冲液,多聚半抗原和反应液中过剩的抗 HbA_1c 抗体结合,生成不溶性的抗体-多聚半抗原复合物,再用比浊法测定。

同时在另一通道测定 Hb 浓度,溶血液中的血红蛋白转变成具有特征性吸收光谱的血红蛋白衍生物,用重铬酸盐作标准参照物,进行比色测定 Hb 浓度。

根据 Hb 含量和 HbA_1c 含量,计算出 HbA_1c 的百分比。

2.试剂

(1)HbA_1c 测定试剂

①R1 试剂:0.025mol/L MES(2-吗啉乙基磺酸)缓冲液;0.015mol/L Tris 缓冲液(pH6.2);HbA_1c 抗体(绵羊血清,≥0.5mg/mL)和稳定剂。

②R2 试剂:0.025mol/L MES 缓冲液;0.015mol/L Tris 缓冲液(pH6.2);HbA_1c 多聚半抗原(≥8μg/mL)和稳定剂。

③标准液:人血和绵羊血制备的溶血液,9g/LTTAB 和稳定剂。

(2)Hb 测定试剂 0.02mol/L 磷酸盐缓冲液(pH7.4)和稳定剂。

(3)溶血试剂:9g/L TTAB 溶液。

(4)质控物:正常值或异常值两种。

(5)0.9% NaCl。

3.操作

(1)于小试管中,加溶血试剂 1mL,加入人 EDTA 或肝素抗凝血 10μL,轻轻旋涡混匀,避免形成气泡,待溶血液的颜色由红色变为棕绿色后(大约 1～2 分钟)即可使用。此溶血液于 15～25℃ 可稳定 4 小时,2～8℃ 可稳定 24 小时。

(2)根据不同型号生化分析仪及配套试剂设定参数,测定 HbA_1c 浓度和测定 Hb 浓度。详细操作程序,必须根据仪器和配套试剂盒的说明书。

4.结果计算

(1)IFCC 计算方案:$HbA_1c(\%) = \dfrac{HbA_{1c}}{Hb} \times 100\%$。

(2)DCCT/NGSP 计算方案(糖尿病控制和并发症试验/美国糖化血红蛋白标准化方案):

$HbA_1c(\%) = 87.6 \times \dfrac{HbA_{1c}}{Hb} + 2.27$。

5.参考区间

成人 HbA_1c:IFCC 计算方案:2.8%～3.8%;DCCT/NGSP 计算方案:4.8%～6.0%。

6.注意事项

(1)定标:当更换试剂批号、更换比色杯和质控结果失控时需要重新定标。

(2)不需用溶血试剂预处理。

(3)干扰因素:胆红素浓度<855μmol/L,甘油三酯<9.12mmol/L,类风湿因子<750U/mL,抗坏血酸<2.84mmol/L 时对本法无干扰。

(四)酶法

1.原理

用直接酶法测定样本中 HbA_1c 的百分比,而不需另外检测总血红蛋白,处理后的样本与氧化还原剂反应,去除小型分子和高分子干扰物质,变性后的全血样本在蛋白酶作用下分解出氨基酸,其中包括糖化血红蛋白 β 链上的缬氨酸,糖化的缬氨酸作为果糖缬氨酸氧化酶

(FVO)的底物,被特异地清除 N-末端缬氨酸,并且产生 H_2O_2,在过氧化物酶的作用下氧化色原底物而呈色,进行比色法测定。

2.试剂

主要成分包括:CHES 缓冲剂、还原剂、蛋白酶、FVO、辣根过氧化物酶、底物等。

3.操作

(1)EDTA 抗凝全血,2~8℃ 保存可稳定 24~36 小时,使用前混匀;将 $20\mu L$ 全血与 $250\mu L$ 溶血剂混合,避免产生泡沫,室温孵育 15~20 分钟,其间轻轻混匀几次,当其变为澄清的深红色液体时,证明全血已完全溶解,处理后的样本要于当天检测,室温可稳定 4 小时。

(2)参数如下:

温度:37℃。

主波长:700nm。

反应模式:二点终点法。

不同实验室具体反应条件会因所使用的仪器和试剂而异,在保证方法可靠的前提下,应按仪器和试剂说明书设定测定条件,进行定标品、质控样品和样品分析。

4.结果计算

$$HbA_{1c}(\%) = \frac{\Delta A\text{测定}}{\Delta A\text{标准}} \times \text{标准液浓度}$$

5.参考区间

成人 HbA_{1c}:3.6%~6.0%。

6.注意事项

甘油三酯<7.6mmol/L,总胆红素。<450μmol/L,血红蛋白<200g/L,葡萄糖<75.2mol/L 时对本法无显著干扰,高 HbF(>10%)可能致测定结果不准确。

(五)临床意义

(1)HbA_{1c} 与红细胞寿命和平均血糖水平相关,是评价糖尿病患者长期血糖控制较理想的指标,可反映过去 2~3 个月的平均血糖水平,不受每天血糖波动的影响。

(2)与微血管和大血管并发症的发生关系密切。HbA_{1c} 水平升高,糖尿病视网膜病变、肾脏病变、神经病变、心血管事件发生风险均相应增加。

(3)HbA_{1c} 对于糖尿病发生有较好的预测能力。

2010 年,ADA 发布的糖尿病诊治指南中正式采纳以 $HbA_{1c} \geq 6.5\%$ 作为糖尿病的诊断标准之一。HbA_{1c} 水平在 5.7%~6.4% 为糖尿病高危人群,预示进展至糖尿病前期阶段,患糖尿病和心血管疾病风险均升高。2011 年 WHO 也推荐 $HbA_{1c} \geq 6.5\%$ 作为糖尿病诊断切点。

五、胰岛素

血浆胰岛素能反映胰岛 β 细胞的功能。在 OGTT 同时检查血浆胰岛素水平即进行胰岛素释放试验,以了解胰岛 β 细胞分泌功能、β 细胞数量和有无胰岛素抵抗。胰岛素水平的变化可反映人体的胰腺功能及糖代谢情况,主要用于胰岛素瘤的诊断,也可用于糖尿病的辅助诊断和治疗监测。

(一)标本类型

血清或血浆。多采集空腹(8~16 小时)静脉血。胰岛素释放试验标本采集方法同OGTT。

(二)参考区间

4.0~15.6U/L(化学发光免疫法);17.8~173.0pmol/L(电化学发光免疫法)。

(三)临床意义

1.诊断胰岛素瘤

胰岛素瘤诊断依据:①血浆(血清)胰岛素大于 50U/L,血糖降低(小于 1.66mmol/L);②静脉注射甲苯磺丁脲后,持续性低血糖伴高胰岛素血症(快速增高与快速降低);③C 肽抑制失败伴血糖水平降低(小于 1.66mmol/L),胰岛素/血糖比值大于 0.3。

2.早期诊断糖尿病

1 型糖尿病患者胰岛素分泌绝对减少,2 型糖尿病患者早期、中期胰岛素水平正常或略高,晚期水平下降。

另外,嗜铬细胞瘤、垂体功能低下症、促肾上腺皮质激素缺乏症、肾上腺皮质功能不全、营养不良等患者的胰岛素浓度可降低。而胰岛 β 细胞瘤、家族性高胰岛素血症、肢端肥大症、巨人症和库欣综合征患者胰岛素浓度可增高。

(四)评价

1.诊断价值

胰岛素水平对于确诊胰岛素瘤具有重要意义,也是糖尿病分型诊断及低血糖诊断与鉴别诊断的指标。

2.影响因素

(1)血液中的抗胰岛素抗体会对免疫法检查产生干扰。

(2)外源性注射胰岛素或口服降糖药可引起胰岛素水平增高。

(3)妊娠中晚期的孕妇可出现相对胰岛素抵抗。

3.与检查相关的临床须知

(1)对于接受高剂量生物素治疗的患者,必须在末次生物素治疗 8 小时后采集标本。

(2)少数患者极高浓度的抗胰岛素抗体、链霉亲和素会影响检查结果。

(3)胰岛素瘤导致的胰岛素分泌过多是难以预测的,可产生极度危险的低血糖状态,以致患者呈昏迷状态。因此必须教会患者及其家属如何处置这种危急状态,并且时刻保持警惕。

六、C 肽

C 肽是胰岛素原转化为胰岛素过程中形成的无生物学活性多肽。C 肽反映了胰岛素的内源性释放。C 肽的半衰期较胰岛素长(约 35 分钟),不受肝酶的灭活,仅在肾脏中降解,部分以原形从尿液排出。

(一)标本类型

血清或血浆。多采集空腹(8 小时)静脉血。

(二)参考区间

0.78～1.89 μg/L(化学发光免疫法);0.26～1.30nmol/L(电化学发光免疫法)。

(三)临床意义

1.C 肽浓度增高

肾衰竭、服用口服降糖药、胰岛素瘤、胰腺或 β 细胞移植、2 型糖尿病等。

2.C 肽浓度降低

胰岛素给药后(假性低血糖)、全胰切除术后、1 型糖尿病等。

(四)评价

1.诊断价值

C 肽作为胰岛素生成的指标,反映了内源性 β 细胞的功能。C 肽主要用于鉴别低血糖,更能反映胰腺的分泌功能与内生胰岛素水平,也可用于监测胰岛素瘤术后的恢复情况。随机 C 肽浓度有利于鉴别 1 型与 2 型糖尿病。

(1)鉴别空腹低血糖:用于鉴别诊断是胰岛素瘤的过度分泌导致的低血糖,还是患者注射胰岛素而导致的低血糖,以保证合理治疗。

(2)手术疗效评估:胰岛素瘤术后 C 肽浓度增高,说明有残留的肿瘤组织,若随访中 C 肽浓度不断增高,提示有肿瘤复发或转移的可能。

2.影响因素

(1)C 肽有助于了解葡萄糖/胰岛素比值和有关胰岛素分泌等情况,C 肽则不受外源性胰岛素影响。

(2)C 肽的半衰期约为胰岛素的 10 倍,难以准确反映胰岛素的急剧变化。

(3)C 肽浓度增高也与肾衰竭、服用磺脲类药物有关。

(4)某些患者体内的嗜异性抗体可对检查结果产生影响。

3.与检查相关的临床须知

(1)C 肽与胰岛素无交叉免疫反应,药用胰岛素不含 C 肽,因此 C 肽不受外源性胰岛素和胰岛素抗体的影响,故应用放免法检查 C 肽可代表内源性胰岛素水平,用来评价胰岛细胞功能较胰岛素更优越。

(2)为了鉴别胰岛素瘤与外源性胰岛素导致的低血糖,可以检查胰岛素/C 肽比值,比值小于 1.0 为内源性胰岛素分泌增多,比值大于 1.0 为外源性胰岛素增多。

(3)C 肽大于 1.8 μg/L 的糖尿病患者不需要胰岛素治疗即可控制病情。C 肽大于 2 μg/L 或更高者则提示胰岛素瘤。

七、β-羟丁酸

β-羟丁酸(β-HB)、乙酰乙酸和丙酮总称为酮体,β-羟丁酸约占 78%。β-羟丁酸主要来源于游离脂肪酸在肝脏的氧化代谢。当糖代谢发生障碍时,脂肪分解加速,不能充分氧化,就会产生大量中间产物酮体,当超过了肝外组织利用速度时,血液中酮体增加,形成酮血症。过多的酮体从尿液中排出,形成酮尿症。

(一)标本类型

血清。

(二)参考区间

0.03～0.30mmol/L(β-羟丁酸脱氢酶法)。

(三)临床意义

1.糖尿病酮症酸中毒

β-羟丁酸浓度增高可用于酮症酸中毒的鉴别诊断和监测病情变化。严重酸中毒患者 β-羟丁酸与乙酰乙酸的比值增高至 16:1(健康人为 2:1),因此,监测糖尿病酮症酸中毒患者的乙酰乙酸可能造成误诊。在酮症酸中毒的早期阶段,β-羟丁酸与乙酰乙酸的比值可达到最高点。治疗后该比值将随着 β-羟丁酸被氧化成乙酰乙酸而降低。因此,通过跟踪监测 β-羟丁酸可以更真实地反映酮症酸中毒的状况。

2.其他

各种原因所致的长期饥饿、妊娠高血压综合征、营养不良、严重脱水、急性乙醇中毒、剧烈运动后等也可使血液酮体增高。此外,通过检查早晨空腹 β-羟丁酸水平,可了解严重损伤、败血症、营养支持治疗等患者体内的脂肪、蛋白质代谢情况。

(四)评价

1.诊断价值

尿液酮体检查主要用于糖代谢障碍和脂肪不完全氧化的判断与评价。糖尿病酮症酸中毒或昏迷时,尿液酮体的价值更大,并能与低血糖、心脑血管病的酸中毒或高血糖渗透性糖尿病昏迷相区别(尿液酮体一般不高)。但应注意糖尿病酮症患者肾衰竭导致肾阈值增高时,尿液酮体亦可减少,甚至完全消失。

2.影响因素

硝基盐试验是目前常用的酮体检查方法,该方法只能检查乙酰乙酸,因而有可能低估了总酮体浓度,在评价酮症酸中毒的治疗尤其是结果解释时应加以注意。

3.与检查相关的临床须知

(1)不同病因引起酮症的酮体成分可不同,即使同一患者不同病程也可有差异。在糖尿病酮症酸中毒早期,酮体的主要成分是 β-羟丁酸,乙酰乙酸很少或缺乏,此时检查可导致对总酮体量估计不足。

(2)在糖尿病酮症酸中毒症状缓解后,乙酰乙酸浓度反而较急性期增高。因此,必须注意病情发展,并及时分析检查结果的可靠性。

八、乳酸

乳酸是糖代谢的中间产物,主要来源于骨骼肌、脑、皮肤、肾髓质和红细胞。血液乳酸浓度与乳酸产生的速度以及肝脏对乳酸代谢的速度有关,约 65% 的乳酸由肝脏代谢。乳酸循环是指葡萄糖在外周组织转化为乳酸,而乳酸在肝脏中又转化为葡萄糖的过程。

(一)标本类型

全血、血浆或脑脊液。

(二)参考区间

静脉全血:0.5～1.7mmol/L;静脉血浆:0.6～2.2mmol/L;动脉血浆:0.3～0.8mmol/L;脑脊液:1.1～2.1mmol/L(乳酸脱氢酶法)。

(三)临床意义

1.高乳酸血症

(1)糖尿病酮症酸中毒:由于胰岛素绝对或相对不足,糖尿病患者不能有效利用血糖,丙酮酸大量还原为乳酸,导致体内乳酸堆积。高乳酸血症的严重程度常提示疾病的严重程度。当血液乳酸大于10.5mmol/L时,患者的存活率仅为30%左右。

(2)其他:糖原积累症、肝脏疾病、休克的不可逆期、心肺功能失代偿期及某些药物均可引起乳酸增高。

2.脑脊液乳酸

脑脊液乳酸浓度增高主要见于脑血管意外、颅内出血、细菌性脑膜炎、真菌感染、癫痫等中枢神经系统疾病。

(四)评价

1.诊断价值

健康人乳酸/丙酮酸比值为10∶1,如血液乳酸浓度极度增高标志着人体处于低氧血症并伴有高乳酸血症的状态。

2.影响因素

(1)采集标本前应保持空腹和完全静息至少2小时。

(2)乳酸检查标本为全血、血浆和脑脊液,采集血液标本时不可用压脉带且禁止用力握拳。

(3)采用肝素-氟化钠抗凝剂较好。由于血细胞会引起葡萄糖代谢产生乳酸,使其浓度增高,应使用含氟化钠或碘乙酸盐的采血管。

(4)血液标本采集后,将标本管置冰浴中送检,尽快分离血浆,放冰室保存待查。

3.与检查相关的临床须知

乳酸增高可促进肝脏的清除作用,但当其浓度达到2mmol/L时,肝脏对其摄取就会达到饱和。如果乳酸生成过多或肝脏处于缺氧状态,则不能有效清除乳酸,使乳酸在血液中堆积而引起高乳酸血症或乳酸性酸中毒。

九、丙酮酸

丙酮酸是糖酵解途径的产物,主要来源于红细胞、肌肉和各组织细胞。红细胞经常产生丙酮酸,休息状态时丙酮酸和乳酸呈平行关系,当肌肉收缩使氧相对缺乏时,糖代谢以无氧糖酵解为主,乳酸增多,但乳酸/丙酮酸比值维持正常,它们均进入肝脏、脑组织和心脏等部位继续氧化。当组织严重缺氧时,乳酸/丙酮酸比值增高,可导致高乳酸血症。

（一）标本类型

全血，血浆。

（二）参考区间

静脉全血：0.03～0.10mmol/L；静脉血浆：＜0.10mmol/L（酶法）。

（三）临床意义

丙酮酸浓度增高见于维生素 B_1 缺乏症患者，因维生素 B_1 缺乏使丙酮酸氧化障碍，引起血液丙酮酸浓度增高。丙酮酸浓度增高也可见于糖尿病、充血性心力衰竭、严重腹泻等，严重感染和肝脏疾病时也可有丙酮酸浓度增高，并伴有高乳酸血症。

（四）评价

1.诊断价值

血液丙酮酸浓度可用于评价先天代谢紊乱所致的血清乳酸浓度增高、与乳酸/丙酮酸比值增高有关的先天代谢紊乱。

2.影响因素

（1）丙酮酸在血液中很不稳定，采集标本后 1～2 分钟就可出现明显下降，必须在 4℃条件下尽快分离出血浆，并尽快检查。

（2）需要空腹采集血液标本，用压脉带的时间不要超过 2 分钟。

3.与检查相关的临床须知

建议同时检查血液乳酸，以得到乳酸/丙酮酸比值，有助于了解循环衰竭的严重程度。乳酸/丙酮酸比值越高，组织缺氧越严重。乳酸/丙酮酸比值对乙醇引起的酮症酸中毒的诊断也有价值。

第四节　脂质和脂蛋白代谢紊乱检查

一、总胆固醇

总胆固醇（TC）是指血液中各脂蛋白所含胆固醇之总和，血液中胆固醇在低密度脂蛋白（LDL）中最多，其次是高密度脂蛋白（HDL）和极低密度脂蛋白（VLDL），在乳糜微粒（CM）中最低。血清总胆固醇增高是引起动脉粥样硬化和缺血性心脑血管疾病的重要危险因子。

（一）标本类型

血清或血浆（空腹 12 小时）。

（二）参考区间

理想范围：＜5.18mmol/L；边缘增高：5.18～6.19mmol/L；增高：≥6.20mmol/L。

（三）临床意义

1.TC 浓度增高

（1）原发性：多基因遗传性高胆固醇血症、家族性高胆固醇血症（LDL 受体缺陷）、家族性联合高脂血症等。

（2）继发性：甲状腺功能减退症、糖尿病控制不良、肾病综合征、胆管梗阻、厌食症、Cushing综合征、急性间歇性卟啉病，以及使用皮质类固醇等。

2.TC 浓度降低

见于严重肝脏疾病、重度贫血、甲状腺功能亢进症、营养不良、吸收不良、大面积烧伤、戈谢病、高密度脂蛋白缺乏症、肺结核等。

（四）评价

1.诊断价值

TC 主要用于动脉粥样硬化、心肌梗死和冠状动脉栓塞的危险性评估和调脂治疗效果的监测。TC 与 CHD 有关，并且是 CHD 的重要筛查项目。

（1）血清高胆固醇与动脉粥样硬化有关，降低和控制血清 TC 可降低冠心病发病率，并阻止粥样硬化斑块发展。

（2）由于酯化胆固醇的酶是肝脏合成分泌的，因此检查胆固醇酯在总胆固醇中的比例还有助于了解肝功能。

2.影响因素

（1）静脉压迫 3 分钟可使 TC 浓度增高 10%，采集血液标本时应避免长时间使用压脉带。

（2）由于影响血清 TC 浓度的因素较多，很难确定一个参考区间。因此，将胆固醇浓度划分为合适水平、边缘增高和增高 3 个水平。

（3）雌激素可降低 TC 浓度，妊娠可增加 TC 浓度；秋冬季 TC 浓度增高，春夏季 TC 浓度降低；坐位 TC 浓度较站立位低，卧位 TC 浓度较坐位低。血浆 TC 浓度较血清低 10%。

（4）检查前 7 天患者要正常饮食，采集标本前 48 小时应戒酒，持续性空腹伴有酮症可引起TC 浓度增高。

3.与检查相关的临床须知

（1）血清 TC 浓度受生理因素，如饮食结构、体力劳动强度和环境因素、性别和年龄等影响。中青年男性 TC 浓度高于女性；女性绝经后 TC 浓度高于同年龄男性。

（2）新生儿 TC 浓度很低，哺乳期后很快接近成人水平。随着年龄增长 TC 浓度有增高趋势，70 岁后又下降，男性较明显。

（3）TC 浓度大于 5.18mmol/L，应复查并取平均值报告。如果 2 次结果相差 10% 以上，需要进行第 3 次检查。TC 浓度大于 8.7mmol/L，与 CHD 具有显著的相关性。

（4）一旦确诊为高脂血症，则应减少动物脂肪摄入，并多食用不饱和脂肪酸，增加水果、蔬菜及谷类食物的摄入量。

（5）心肌梗死后不能立即检查 TC，建议 3 个月之后再检查。

（6）TC 浓度大于 5.18mmol/L 的健康体检者均应进行其他 CHD 危险因子的检查，开始治疗前应重新检查。

二、三酰甘油

三酰甘油（TG）又称中性脂肪。TG 有外源性 TG（主要由食物经肠道摄取，经胸导管入血)和内源性 TG(由肝脏合成)。TG 主要存在于 CM 和前 β 脂蛋白中,是体内脂肪组织的主要成分,也是人体能量供应的重要来源。TG 参与了 TC 和 CE 的合成,并与血栓形成有密切关系。

(一)标本类型

血清或血浆(空腹 12 小时)。

(二)参考区间

理想范围:<1.7mmol/L;边缘增高:1.7～2.2mmol/L;增高:≥2.26mmol/L。

(三)临床意义

1.高三酰甘油血症

TG 浓度大于 1.70mmol/L 是冠心病的一个独立危险因子。原发性高三酰甘油血症(HTG)见于 Ⅰ、Ⅱb、Ⅲ、Ⅳ、Ⅴ型高脂血症。继发性 HTG 见于糖尿病、痛风、胆汁淤积性黄疸、甲状腺功能减退症、肾病综合征、妊娠、口服避孕药、酗酒等患者。

2.低三酰甘油血症

TG 浓度小于 0.56mmol/L,原发性低三酰甘油血症见于无 β-脂蛋白血症。继发性低三酰甘油血症见于继发性脂质代谢异常,如消化系统疾病、内分泌疾病、恶性肿瘤晚期、恶病质及应用肝素等药物。

(四)评价

1.诊断价值

TG 主要用于疑似动脉粥样硬化和人体对脂肪代谢能力的评估。TG 和 TC 都是动脉粥样硬化性疾病的危险因子,由于 TG 和 TC 浓度变化相对独立,因此同时检查更有意义。TG 检查可用于计算 LDL-C,并且常用于血液和血浆混浊度的评价。

(1)当高 TG 同时伴有 TC、LDL-C 增高,HDL-C 降低,并同时存在冠心病的其他危险因子时,对动脉粥样硬化和冠心病的诊断更有意义。

(2)TG 浓度与胰岛素抵抗有关,TG 浓度是糖尿病的独立危险因子。

(3)TG 浓度重度增高有助于诊断急性胰腺炎。

2.影响因素

(1)人群中血清 TG 浓度呈明显的正偏态分布。

(2)静脉压迫时间过长和将带有血凝块的血清保存时间太长都会造成结果偏高。

(3)大量肉食和饮酒、妊娠和口服避孕药、急性疾病、流感和寒冷、肥胖、运动量减少和吸烟可导致 TG 浓度增高。剧烈运动、持续性体重下降可致 TG 浓度降低。

3.与检查相关的临床须知

(1)血清 TG 浓度受生活条件和饮食方式、年龄、性别等影响,成年后随着年龄增长 TG 浓度逐渐增高(中青年男性高于女性,50 岁后女性高于男性)。

(2)TG 浓度大于 5.65mmol/L,提示高三酰甘油血症,乳糜微粒与动脉粥样硬化无关,但与胰腺炎有关。

(3)血清清澈透明提示血清 TG 浓度一般小于 4mmol/L。

(4)TG 浓度变化与某些紊乱有关。①TG 浓度小于 1.7mmol/L,与疾病状态无关;②TG

浓度为 1.7～5.65mmol/L,与外周血管疾病和需要特殊治疗的各种遗传性高脂蛋白血症有关;③TG 浓度大于 5.6mmol/L,与胰腺炎的发生有关;④TG 浓度大于 11.3mmol/L,与Ⅰ、Ⅴ型高脂蛋白血症和高危胰腺炎发生有关;⑤TG 浓度大于 56.5mmol/L,与角膜环、视网膜脂血、肝脾大等有关。

(5)排除饮酒、脂肪摄入或富有皮质醇和雌激素等药物时,TG 大于 11.3mmol/L,可考虑为原发性脂质疾病。

三、磷 脂

磷脂包括磷脂酰胆碱、溶血磷脂酰胆碱、神经磷脂、脑磷脂等。

(一)标本类型
血清或血浆(空腹 12 小时)。

(二)参考区间
1.3～3.2mmol/L(化学法和酶法)。

(三)临床意义

1.高脂血症

血清磷脂与 TC 密切相关,二者呈平行关系,高胆固醇血症时常有高磷脂血症,但磷脂增高一般晚于 TC;TG 增高时磷脂也会增高。

2.胎儿继发性呼吸窘迫综合征(ARDS)

磷脂及其主要成分的检查是诊断 ARDS 的重要依据之一。

3.其他

胆汁淤滞、原发性胆汁淤积性肝硬化、脂肪肝、肾病综合征等患者磷脂也增高。

(四)评价

1.诊断价值

磷脂检查并不能为血浆磷脂异常的检查提供帮助,但是在磷脂浓度、组成和分布异常的情况下,可以用于描述总磷脂,评估个体磷脂水平。

2.影响因素

磷脂浓度受饮食、环境、性别和年龄等因素的影响。

四、高密度脂蛋白胆固醇测定

高密度脂蛋白(HDL)主要由肝脏和小肠合成,是颗粒直径最小、密度最大的脂蛋白,其中脂质和蛋白质部分几乎各占一半,HDL 中的载脂蛋白以 apoAI 为主。HDL 是一类异质性的脂蛋白,不同亚组分在形状、密度、颗粒大小、电荷和抗动脉粥样硬化特性等方面均不相同。HDL 将胆固醇从周围组织转运到肝脏进行再循环或以胆酸的形式排泄,此过程称为胆固醇逆转运。大量流行病学资料表明,血清高密度脂蛋白胆固醇(HDL-C)水平与冠心病发病呈负相关,具有抗动脉粥样硬化作用。但最新研究显示血清 HDL-C 水平已不足以作为 HDL 功能效应的度量指标,研究 HDL 异质性以寻找更加有效地反映 HDL 的功能指标,近年受到广泛重视,其中最受关注的是前 β_1-高密度脂蛋白,它不仅与 HDL 成熟过程有关,而且在外周细胞胆固醇外流、酯化以及转运中起着重要作用。

HDL-C 测定没有决定性方法,参考方法为超速离心结合肝素-锰(Mn)沉淀法。第一代的直接测定法,有肝素-Mn 法、磷钨酸-镁(PTA-Mg)法、硫酸右旋糖苷-镁(DS-Mg)法和聚乙二醇(PEG)法等;其操作相对简便,被临床实验室作为常规测定方法使用。其中 DS 50000-Mg 法为 CDC 指定的比较方法;PTA-Mg 法亦常被作为比较方法使用。此两种方法在临床实验室中应用最广泛。1995 年,中华医学会检验分会曾推荐 PTA-Mg 法作为常规方法。沉淀法的主要缺点是标本需预处理,不能直接上机测定,且高 TG 标本中 VLDL 沉淀不完全而影响测定结果。第二代的测定方法是磁性硫酸葡聚糖法。第三代的测定方法是匀相测定法,由于匀相测定法免去了标本预处理步骤,可直接上机测定,被临床实验室广泛接受。中华医学会检验分会血脂专业委员会推荐匀相测定法作为临床实验室测定 HDL-C 的常规方法。

(一)匀相测定法

1.原理

基本原理有以下几类。

(1)PEG 修饰酶法(PEG 法)

①CM、VLDL、LDL＋α-环状葡聚糖硫酸盐＋Mg^{2+}→CM、VLDL、LDL 和 α-环状葡聚糖硫酸盐的可溶性聚合物。

②HDL-C＋PEG 修饰的 CEH 和 COD→胆甾烯酮＋H_2O_2。

③H_2O_2＋酚衍生物＋4-AAP＋POD→苯醌亚胺色素。

(2)选择性抑制法(SPD 法)

①CM、VLDL 和 LDL＋多聚阴离子＋多聚体→CM、VLDL、LDL 和多聚阴离子生成聚合物并被多聚体掩蔽。

②HDL-C＋表面活性剂＋CEH 和 COD→胆甾烯酮＋H_2O_2。

③同"(1)PEC 修饰酶法(PEC 法)"中③。

(3)抗体法(AB 法)

①CM、VLDL 和 LDL＋抗 ApoB 抗体→CM、VLDL、LDL 和抗 ApoB 抗体的聚合物。

②HDL-C＋CEH 和 COD→胆甾烯酮＋H_2O_2。

③同"(1)PEG 修饰酶法(PEG 法)"中③。

(4)过氧化氢酶法(CAT 法)

①CM、VLDL、LDL＋选择性试剂＋CEH 和 COD→胆甾烯酮＋H_2O_2。

②H_2O_2＋过氧化氢酶→$2H_2O$＋O_2。

③HDL-C＋CEH 和 COD＋过氧化氢酶抑制剂→胆甾烯酮＋H_2O_2。

④同"(1)PEG 修饰酶法(PEG 法)"中③。

2.试剂

不同方法间试剂成分亦各不相同,现将修饰法的组成介绍于下。

试剂 1:MOPS 缓冲液 30mmol/L,pH7.0;α-环状葡聚糖硫酸盐 0.5mmol/L;硫酸葡聚糖 0.5g/L;$MgCl_2$ 2mmol/L;EMSE 0.3g/L。

试剂 2：MOPS 缓冲液 30mmol/L，pH7.0；PEG 修饰胆固醇酯酶 1.0U/L；PEG 修饰胆固醇氧化酶 5.0kU/L；辣根过氧化物酶（HRP）30kU/L；4-AAP 0.5g/L。

定标品：定值人血清。

注：MOPS：3-(N-吗啉基)丙磺酸；EMSE：N-乙基-N-(3-甲基苯基)-N-琥珀酰乙二胺。

3.操作

自动生化分析仪测定过程为血清样品与试剂 1 混合，温育一定时间读取特定波长下的吸光度 A_1，加入试剂 2，迟滞一定时间后测定吸光度 A_2。主要反应条件如下。

样品：$2.4\mu L$。

试剂：R1，$210\mu L$；R2，$70\mu L$。

波长：600nm（主）/700nm（副）。

反应温度：37℃。

温育时间：5 分钟。

迟滞时间：5 分钟。

反应类型：二点终点法。

不同实验室具体反应条件会因所使用的仪器和试剂而异，在保证方法可靠的前提下，应按仪器和试剂说明书设定测定参数，进行定标品、空白样品和血清样品分析。

4.结果计算

$$HDL\text{-}C(mmol/L)=\frac{样本\ A_2-样本\ A_1}{标准\ A_2-标准\ A_1}\times 标准血清浓度$$

5.注意事项

(1)匀相测定法的精密度均较好：PEG 法、SPD 法、AB 法和 CAT 法的总 CV％分别为 0.6～3.1、1.1～2.7、1.4～1.8 和约 2.0。准确性：据欧洲六个实验室和欧美七个临床中心的两份评价报告，得出 PEG 法和参考方法（RM）比较：PEG 法＝(1.03～1.07)RM－(2.9～17)mg/L，r＝0.967～0.993，平均偏差 0.48％～3.9％，总误差 6.6％～13.19％。SPD 法与 RM 比较：SPD 法＝(0.907～0.972)RM＋(10.7～29.1)mg/L，r＝0.978～0.982，偏差 1％～4.4％，总误差 6.0％～10.1％。AB 法偏差大约为 1％，总误差 5％；CAT 法的准确性经 CRMLN 证明合格。DCM 法与 PEG 法的相关性良好：CAT 法＝1.09PEG 法－94mg/L，r＝0.966。线性范围：PEG 法为 3～150mg/dL(0.08～3.9mmol/L)；SPD 法为 4～200mg/dL(0.1～5.2mmol/L)；AB 法为 1～180mg/dL(0.026～4.68mmol/L)；CAT 法为 9～149mg/dL(0.23～3.87mmol/L)。一些常见干扰物对上述测定结果无显著干扰，见表 3-4-1。

表 3-4-1　常见干扰物质对不同方法的干扰程度

方法	Hb(g/L)	Bili(mg/L)	LDL-C(mg/L)	TG(mg/L)	VLDL-TG(mg/L)
PEC	10	100	3000～6000	10000～18000	
SPD	6	300	2000		19000
AB	2	500	6000	160	9000
CAT	5	250		17000	

(2)标本稳定性:标本贮密闭瓶内置 2～8℃,可稳定数天,-20℃可稳定数周,-70℃可长期保存。

(二)超速离心结合选择性沉淀法(CDC 参考方法)

美国 CDC 采用本法测定参考血清的靶值,并用于评价常规方法的准确性,被认为是目前测定 HDL-C 最准确的方法。

1.原理

超速离心除去 VLDL,然后用肝素-Mn 沉淀 LDL,上清中的 HDL-C 用 ALBK 法测定。

2.操作

(1)超速离心:血清 5mL 在 1.006kg/L 密度液中分离 CM 与 VLDL。用 Beckman 5.3 转头,40000r/min 离心 18.5 小时,设置温度 18℃,最高达 25℃。用切割法去除上层的 VLDL,将下层 LDL 与 HDL 定量转移至 5mL 容量瓶中。

(2)选择性沉淀试剂为肝素(5000 美国药典单位/mL)及 1mol/L 氯化锰(试剂级 $MnCl_2 \cdot 4H_2O$ 197.91g 溶于 1L 水中)。取超离心后标本 2mL,加入肝素 80μL,混合,再加入氯化锰 100μL,混合,放入冰水浴中 30 分钟,4℃、1500×g 离心 30 分钟,上层液供 HDL-C 测定。

3.结果计算

$$HDL\text{-}C(mmol/L) = \frac{测定管\,A}{标准管\,A} \times 校准血清胆固醇浓度 \times 1.09(加沉淀剂的稀释因数)$$

(三)硫酸葡聚糖-Mg 沉淀法(CDC 指定的比较方法)

由于 HDL-C 测定的参考方法难以推广,此法经详细评价与参考方法有可比性,已由 CDC 的 CRMLN(胆固醇参考方法实验室网络)标准化组织指定的对比方法,但最后一步胆固醇测定要用参考方法(ALBK 法)。

1.原理

以硫酸葡聚糖 DS50(MW 50000±5000)与 Mg^{2+} 沉淀血清中含 ApoB 的脂蛋白[LDL、VLDL、Lp(a)]后,测定上清中的 HDL-C。

2.试剂

(1)DS 沉淀试剂:称取 DS50 1.0g、$MgCl_2 \cdot 6H_2O$ 10.16g 及叠氮钠(NaN_3)50mg,溶于去离子水中,定量至 100mL,室温放置至少可稳定 1 年。

(2)胆固醇测定试剂:同 ALBK 法 TC 测定。

3.操作

血清 0.5mL 与 DS 沉淀剂 50μL 混合,放置室温 5～30 分钟,12000×g 离心 5 分钟或 1500×g 离心 30 分钟,上清液供 ALBK 法测定胆固醇。如离心后上层血清混浊,表示含 ApoB 的脂蛋白沉淀不完全,可用 0.22μm 孔径滤膜过滤,或将血清用生理盐水作 1:1 稀释后重新测定。

4.结果计算

$$HDL\text{-}C(mmol/L) = \frac{测定管\,A}{标准管\,A} \times 校准血清胆固醇浓度 \times 1.1(加沉淀剂的稀释因数)$$

(四)磷钨酸-镁沉淀法

此法曾为中华医学会检验分会的推荐方法,目前基层单位仍在应用,虽不能实施全自动化操作,但测定结果能满足临床要求。

1.原理

在 Mg^{2+} 存在下,PTA 能选择性地沉淀 CM、VLDL、LDL 和 Lp(a),离心后上层液中仅保留 HDL,用胆固醇酶法试剂测定上层液中 HDL-C 含量。

2.试剂

(1)沉淀剂:PTA 4.4g 和 $MgCl_2$ 11.0g,溶于 900mL 去离子水中。溶解后,用 1mol/L NaOH 校正 pH 至 6.1 ± 0.1,用去离子水补足到 1L。

(2)胆固醇测定酶法试剂:与 TC 测定相同。

(3)定标品:低 TC 的定值血清。

3.操作

(1)HDL 分离:小离心管中分别加入 $200\mu L$ 血清和 $200\mu L$ 沉淀剂,混匀,置室温 15 分钟,然后 3000r/min 离心 15 分钟,上清液供测定。

(2)胆固醇测定:酶法测定,可手工操作或自动分析仪测定。

4.结果计算

$$HDL\text{-}C(mmol/L) = \frac{测定管\ A}{标准管\ A} \times 校准血清胆固醇浓度 \times 2(加沉淀剂的稀释因数)$$

5.注意事项

(1)标本稳定性:血清在室温放置时,各类脂蛋白之间还会进行脂质交换,游离胆固醇不断酯化,故须及时测定,否则应低温保存。

(2)离心:常规离心机在夏季高温或离心时产生高热会使沉淀不完全,应低温离心。沉淀后的上清液必须澄清。在血清严重混浊时,中密度脂蛋白(IDL)与 VLDL 不易沉淀完全。此时可用生理盐水将血清作 1:1 稀释后再行沉淀,测得结果乘以 2。血清沉淀后必须吸出上清液。否则应在 4 小时内完成胆固醇测定。

(五)参考区间

成年男性 HDL-C 为 1.16~1.42mmol/L(45~55mg/dL);女性为 1.29~1.55mmol/L(50~60mg/dL)。正常人 HDL-C 约占 TC 的 25%~30%。

我国《中国成人血脂异常防治建议》提出的标准(2007)为。

理想范围:>1.04mmol/L(>40mg/dL)。

升高:≥1.55mmol/L(60mg/dL)。

降低:<1.04mmol/L(<40mg/dL)。

NCEP ATPⅢ 提出的医学决定水平。

(1)<1.03mmol/L(40mg/dL)为降低,CHD 发生风险增高。

(2)≥1.55mmol/L(60mg/dL),CHD 发生风险降低。

ArIPⅢ 将 HDL-C 从原来的<35mg/dL(0.9mmol/L)提高到<40mg/dL(1.03mmol/L)是为了让更多的人得到预防性治疗(男性将从原来的 15%提高到约 40%,女性从原来的 5%提高到 15%的人群被划归高危人群)。

(六)临床意义

影响血清 HDL-C 水平的因素很多,主要有。

（1）年龄和性别：儿童时期男女 HDL-C 水平相同；青春期男性开始下降，至 18～19 岁达到最低点，以后男性低于女性，女性绝经后与男性接近。

（2）种族：黑人比白人 HDL-C 高，美国人群高于中国人群，中国人群与日本、欧洲人群接近。

（3）饮食：高糖及素食时 HDL-C 降低。

（4）肥胖：肥胖者常有 TG 升高，同时伴有 HDL-C 降低。

（5）饮酒与吸烟：饮酒使 HDL-C 升高，吸烟使 HDL-C 降低。

（6）运动：长期足量的运动使 HDL-C 升高。

（7）药物。

（8）疾病：HDL-C 与冠心病呈负相关，HDL-C 低于 0.9mmol/L（35mg/dL）是冠心病发生的危险因素，HDL-C 大于 1.55mmol/L（60mg/dL）被认为是冠心病的负危险因素。HDL-C 降低也多见于心、脑血管病，肝炎，肝硬化等患者。

五、低密度脂蛋白胆固醇测定

低密度脂蛋白（LDL）由极低密度脂蛋白（VLDL）转化而来，LDL 颗粒中含胆固醇酯 40%、游离胆固醇 10%、TG 6%、磷脂 20%、蛋白质 24%，血液中胆固醇含量最多的是脂蛋白。LDL 中载脂蛋白 95% 以上为 apoB100。根据颗粒大小和密度高低不同，可将 LDL 分为不同的亚组分。LDL 将胆固醇运送到外周组织，大多数 LDL 是由肝细胞和肝外的 LDL 受体进行分解代谢。LDL 胆固醇（LDL-C）水平升高是独立的致动脉粥样硬化危险因素，其中小而密的 LDL 易于氧化，具有更强的致动脉粥样硬化作用。

LDL-C 测定没有决定性方法，LRC（脂类研究所）和 CDC 的参考方法是超速离心结合沉淀法，称 β 定量法。1972 年，Friendewald 等介绍一个简单的，根据 TC、HDL 和 TG 含量来计算 LDL-C 的公式（F 公式），该公式是建立在 $TG(mg/dL) \div 5 = VLDL-C$ 的基础上。因此，在实际应用中此公式计算有不少限制。但由于 F 公式计算简便，曾为临床实验室广泛使用。

20 世纪 80 年代发展的选择性沉淀法，称第一代的直接测定法，加入相对特异的试剂，如肝素（pH5.1）、聚乙烯硫酸盐（PVS）等沉淀 LDL，离心后测定上层液中的胆固醇含量，和 TC 之差即 LDL-C。但这些早期的沉淀法不能代替较方便的 F 公式计算，在精密度、准确度或特异性方面无优越性。第二代方法是 20 世纪 90 年代初发展的免疫分离法和肝素磁珠法，这两种方法只是在沉淀法的基础上对标本处理，在其处理上用新的方法取代了离心步骤，并无实质性的改进，在我国并未推广。第三代方法于 1998 年首先由日本学者报道，适合自动分析仪用的匀相测定法。由于匀相测定法免去了标本预处理步骤，可直接上机测定，在自动分析仪普及的基础上很快被临床实验室接受。中华医学会检验分会已推荐匀相测定法作为临床实验室测定 LDL-C 的常规方法。

（一）匀相测定法

1.原理

基本原理有如下几类。

（1）增溶法（Sol 法）

①VLDL、CM 和 HDL 由表面活性剂和糖化合物封闭。

②LDL-C+表面活性剂+CEH 和 COD $\longrightarrow$ 胆甾烯酮+H_2O_2。

③H_2O_2+4-AAP+POD+HSDA $\longrightarrow$ 苯醌亚胺色素。

（2）表面活性剂法（SUR 法）

①VLDL、CM 和 HDL+表面活性剂 1+CEH 和 COD $\longrightarrow$ 胆甾烯酮+H_2O_2。

H_2O_2+POD $\longrightarrow$ 清除 H_2O_2，无色。

②LDL-C+表面活性剂 2+CEH 和 COD $\longrightarrow$ 胆甾烯酮+H_2O_2。

③H_2O_2+4-AAP+POD+HSDA $\longrightarrow$ 苯醌亚胺色素。

（3）保护法（PRO）

①LDL+保护剂（保护 LDL 不与酶发生反应）。

非 LDL-C+CEH 和 COD $\longrightarrow$ H_2O_2+过氧化氢酶 $\longrightarrow$ H_2O。

②LDL-C+去保护剂+CEH 和 COD $\longrightarrow$ 胆甾烯酮+H_2O_2。

③H_2O_2+4-AAP+POD+HDAOS $\longrightarrow$ 显色。

（4）过氧化氢酶法（CAT 法）

①非 LDL-C+非离子表面活性剂+CEH 和 COD $\longrightarrow$ 胆甾烯酮+H_2O_2。

H_2O_2+过氧化氢酶 $\longrightarrow$ H_2O。

②LDL-C+离子型表面活性剂+CEH 和 COD $\longrightarrow$ 胆甾烯酮+H_2O_2。

过氧化氢酶+NaN_3 $\longrightarrow$ 抑制。

③H_2O_2+4-AAP+POD+HSDA $\longrightarrow$ 苯醌亚胺色素。

（5）紫外法（CAL 法）

①LDL+Calixarene $\longrightarrow$ 可溶聚合物。

非 LDL-C+CE 和 CO+肼 $\longrightarrow$ 胆甾烯酮腙。

②LDL-C+去氧胆酸+β-NAD+CEH 和 CH $\longrightarrow$ 胆甾烯酮腙+β-NADH。

2.试剂

方法不同，试剂成分亦各不相同，现将增溶法的组成介绍于下。

试剂 1：MOPS 缓冲液 50mmol/L，pH6.75；α-环状葡聚糖硫酸盐 0.5mmol/L；硫酸葡聚糖 0.5g/L；$MgCl_2$ 2mmol/L；EMSE 0.3g/L。

试剂 2：MOPS 缓冲液 50mmol/L，pH6.75；POE-POP 4.0g/L；胆固醇酯酶≥1.0KU/L；胆固醇氧化酶≥3.0KU/L；辣根过氧化物酶≥30KU/L；4-AAP 2.5mmol/L。

定标品：定值人血清。

3.操作

自动生化分析仪测定过程为血清样品与试剂 1 混合，温育一定时间读取特定波长下的吸光度 A_1，加入试剂 2，迟滞一定时间后测定吸光度 A_2。主要反应条件如下。

样品：2μL。

试剂：R1，180μL；R2，60μL。

波长：600nm（主）/700nm（副）。

反应温度：37℃。

温育时间：5分钟。

迟滞时间：5 分钟。

反应类型：二点终点法。

不同实验室具体反应条件会因所使用的仪器和试剂而异，在保证方法可靠的前提下，应按仪器和试剂说明书设定测定参数，进行定标品、空白样品和血清样品分析。

4.结果计算

$$LDL\text{-}C(mmol/L)=\frac{样本\ A_2-样本\ A_1}{标准\ A_2-标准\ A_1}\times 标准血清浓度$$

5.注意事项

(1)标本稳定性：标本贮密闭瓶内置 2～8℃，可稳定 7 天，−70℃ 可稳定 30 天，EDTA 抗凝血浆测定值会偏低。

(2)LDL-C：测定的参考方法和化学沉淀法实际上均包括 IDL 和 Lp(a)中胆固醇，过去流行病学的基础资料也都基于上述测定方法。因此 NCEP 在"对 LDL-C 测定的建议"中指出，新方法应明确其测定值是否包含 IDL-C 和 Lp(a)-C，但此点目前还未得到权威性的评价。

(3)分析性能：NCEP 的 ATPⅢ中提出以 LDL-C 作为高胆固醇血症的分类和治疗标准。因此，测定的准确性尤为重要。5 种匀相测定法的分析性能评价见表 3-4-2、表 3-4-3。

表 3-4-2　LDL-C 匀相测定法分析性能的评价结果

方法	不精密度 CV(%)	不准确度 偏差(%)	总误差(%)	测定范围 (mg/dL)	测定管 LDL	IDL	VLDL
SOL	0.7～3.1	0.8～11.2	<12	0.7～410	97～105	52～64	16
SUR	<3.1	3.9～5.1	<12	0.4～1000	87	31～47	19
PRO	≤1.2	≤3.2	<5.7	1～300	—	—	—
CAL	≤0.6	—	—	400	—	—	—

表 3-4-3　LDL-C 匀相测定法测定下述物质无显著干扰的浓度

方法	Bili(mg/L) 结合	非结合	Hb(g/L)	维生素 C(mmol/L)
SOL	250	500	6	2.84
SUR	258	400	10	150mg/L
PR0	234		5.3	
CAL	300		5	500mg/L

上述 5 种匀相测定的产品目前均已通过 CDC 和 CRMLN 认证。

(二)β-定量法(CDC 参考方法)

1.原理

本法为超速离心结合选择性沉淀法，即用超速离心除去<1.006kg/L 的组分(含 VLDL 和 CM)后，再用肝素-Mn 沉淀分离，同时测定去 VLDL 和 CM 的组分[含 HDL、LDL、IDL 和 Lp(a)]和沉淀后的上清液(含 HDL)中的胆固醇含量，二者之差即为 LDL[包括 IDL 和 Lp(a)]胆固醇含量。

2.操作

超速离心、选择性沉淀二步骤与 HDL-C 参考方法相同,只是胆固醇测定时除测定沉淀后上层的 HDL-C 外,还同时测定超离心后的下层液(含 HDL 和 LDL)胆固醇。

3.结果计算

LDL-C=下层胆固醇－HDL-C。

也可以计算 VLDL-C:TC－下层胆固醇。

4.注意事项

(1)所得 LDL-C 值也包括 IDL-C 和 Lp(a)-C。

(2)Ⅲ型高脂蛋白血症:Ⅲ型高脂蛋白血症时出 GM 的 β-VLDL,在超速离心后与 VLDL 同在上层,而电泳分析则位于 LDL 位置,因此称为漂浮的 β。这种脂蛋白含胆固醇多于 VLDL,正常人及其他高脂蛋白血症时,上层 VLDL-C 与血浆 TG 之比<0.3,Ⅲ型高脂蛋白血症时,此比值>0.3(可以为 0.4 或更高),有助于Ⅲ型高脂蛋白血症的诊断。

(三)PVS 沉淀法

1.原理

血清中聚乙烯硫酸盐、聚乙二醇甲醚(PVS)选择性地沉淀 LDL,离心后上层液中含 HDL、VLDL 和 CM,用胆固醇测定酶试剂分别测定上层液和血清 TC 含量,二者之差即 LDL-C 含量。

2.试剂

(1)沉淀剂:聚乙烯硫酸盐 700mg,PVS 160mL 和 EDTA-Na$_2$·2H$_2$O 1.86g,溶于 1L 去离子水中。

(2)胆固醇测定酶试剂:与 TC 测定相同。

(3)标准液:定值人血清。

3.操作

(1)LDL 分离:小离心管中分别加入 200μL 血清和 100μL 沉淀剂,混匀,置室温 15 分钟,然后 1500×g 离心 10 分钟,上清液供测定用。

(2)胆固醇测定:见表 3-4-4。

表 3-4-4　胆固醇测定操作步骤

加入物	试剂空白	标准管	测定管	
			T-C	非 LDL-C
去离子水(μL)	20	—	—	—
标准液(μL)	—	20	—	—
上清液(μL)	—	—	—	20
血清(μL)	—	—	20	—
酶试剂(mL)	2.0	2.0	2.0	2.0

各管混匀,置 37℃水浴 5 分钟,分光光度计波长 500 或 520nm,以空白调零,读取各管吸光度 A。

4.结果计算

$$TC(mmol/L) = \frac{TC\text{ 测定管 }A}{\text{标准管 }A} \times \text{标准血清浓度}$$

$$\text{非 }LDL\text{-}C(mmol/L) = \frac{\text{非 }LDL\text{-}C\text{ 测定管 }A}{\text{标准管 }A} \times \text{标准血清浓度}$$

$$LDL\text{-}C(mmol/L) = TC(mmol/L) - \text{非 }LDL\text{-}C(mmol/L)$$

5.注意事项

(1)本法沉淀物中包括 IDL 及 Lp(a)。

(2)干扰因素:血清 TG 水平很高时,部分标本会因 VLDL 沉淀不完全,而导致结果偏低。故当血清严重混浊时,用生理盐水将血清稀释一倍后测定。除高 VLDL 外,显色反应的干扰物同 TC 测定。

(3)血清与沉淀剂混合后,放置时间不得超过 1 小时。

(4)分析性能:本法精密度好,批内与批间 CV<2%。

(四)Friedewald 公式计算法

1.结果计算

Friedewald 原公式按旧单位 mg/dL 计算,假设血清中 VLDL-C 为血清 TG 量的 1/5 量计(以重量计),则:LDL-C = TC - HDL-C - TG/5。按法定计量单位 mmol/L 计算,则应为 LDL-C = TC - HDL-C - TG/2.2。

2.注意事项

(1)公式使用条件:只有 TC、TG、HDL-C 三项测定都准确,符合标准化要求,才能计算得 LDL-C 准确值。公式假设 VLDL-C 与 TG 之比是固定不变的。在高 TG 血症时,VLDL-C/TG 比例变化较大,其他脂蛋白中 TG 含量也增多。

(2)下列情况下不应采用公式计算:

①血清中存在乳糜微粒时。

②血清 TC 水平>4.52mmol/L(400mg/dL)时。

③血清中存在异常 β-脂蛋白(Ⅲ型高脂蛋白血症)时。

(五)参考区间

LDL-C 水平随年龄上升,中、老年人平均约 2.7~3.1mmol/L(105~120mg/dL)。

我国《中国成人血脂异常防治建议》提出的标准(2007)为。

理想范围:<3.37mmol/L(<130mg/dL)。

边缘升高:3.37~4.12mmol/L(130~159mg/dL)。

升高:>4.14mmol/L(>160mg/dL)。

NCEP,ATPⅢ提出的医学决定水平。

理想水平:<2.58mmol/L(100mg/dL)。

接近理想:2.58~3.33mmol/L(100~129mg/dL)。

边缘增高:3.64~4.11mmol/L(130~159mg/dL)。

增高:4.13~4.88mmol/L(160~189mg/dL)。

很高:≥4.91mmol/L(≥190mg/dL)。

(六)临床意义

增高:见于高脂蛋白血症、急性心肌梗死、冠心病、肾病综合征、慢性肾衰竭和糖尿病等,也可见于神经厌食及孕妇。

减低:见于营养不良、慢性贫血、骨髓瘤、创伤和严重肝病等。

此外,LDL-C水平与缺血性心脏病发生相对危险及绝对危险上升趋势及程度等与TC相似。LDL-C水平增高见于家族性高胆固醇血症,Ⅱa型高脂蛋白血症。

ATPⅡ以TC作为高血液胆固醇的分类和治疗标准,是因为Framingham建立的数据中,TC与动脉粥样硬化发生危险的相关性更强。ATPⅢ中提出以LDL-C作为分类和治疗的标准主要是疗效观察时以降低LDL-C为标准。ATPⅢ中把高血液胆固醇分成5个等级,但NCEP、非正式的意见是患者的治疗仍以三分类为基础。

六、血清载脂蛋白测定

载脂蛋白(Apo)是血浆脂蛋白(LP)中的蛋白质部分,在LP代谢中具有重要的生理作用。Apo不仅构成并稳定LP的结构,且修饰并影响LP代谢有关的酶活性,亦可识别LP受体,参与LP与细胞表面受体的结合代谢途径。常见的Apo主要有ApoAⅠ、ApoAⅡ、ApoB100、ApoCⅡ、ApoE和Apo(a)。近年来研究发现,血浆Apo水平的变化与脂质代谢异常密切相关,并对冠心病患病风险有一定的预测价值。

(一)免疫透射比浊法测定ApoAⅠ和ApoB

ApoAⅠ是ApoA族中所占比例最多的一种组分,主要存在于HDL中,CM、VLDL和LDL中也有少量存在。血清ApoAⅠ可以反映HDL水平,并与HDL-C呈显著正相关。ApoB主要成分是B100,其次为B48。正常情况下,每一个LDL、IDL、VLDL与Lp(a)颗粒中均含有一分子ApoB100。大约有90%的ApoB分布在LDL中,故血清ApoB主要反映LDL水平,它与血清LDL-C水平呈明显正相关。

ApoAⅠ测定的决定性方法为氨基酸分析,候选参考方法为RIA法。ApoB测定没有决定性方法,候选参考方法为ELISA法。各种免疫化学方法都可作ApoAⅠ、ApoB和ApoE的常规测定。如单向免疫扩散法(RID)、电免疫分析(EIA,即火箭电泳法)、放射免疫分析(RIA)法、酶联免疫吸附分析(ELISA)法及免疫浊度法[散射比浊(INA)法及透射比浊(ITA)法]等。比浊法是目前最常用的方法,简单快速,可以自动化批量分析。INA法需要光散射测定仪(如激光浊度计),相比而言,ITA法设备要求较低,可用生化自动分析仪测定,适合临床实验室应用,目前国内外生产的试剂盒大都采用此法。

血清ApoAⅠ和ApoB分别与试剂中的特异性抗人ApoAⅠ和ApoB抗体相结合,形成不溶性免疫复合物,产生浊度,340nm波长处测定吸光度。浊度高低反映血清标本中ApoAⅠ和ApoB的含量。

$$\text{ApoAⅠ抗原+抗ApoAⅠ抗体} \longrightarrow \text{抗原-抗体复合物}$$

$$\text{ApoB抗原+抗ApoB抗体} \longrightarrow \text{抗原-抗体复合物}$$

1.手工检测

(1)试剂

①ApoAⅠ试剂

试剂1：Tris缓冲液50mmol/L;pH8.0;PEG6000 40g/L;表面活性剂;防腐剂。

试剂2：Tris缓冲液100mmol/L;pH8.0;羊抗人ApoAⅠ抗体;防腐剂。

②ApoB试剂

试剂1：同ApoAⅠ试剂1。

试剂2：Tris缓冲液100mmol/L;pH8.0;羊抗人ApoB抗体;防腐剂。

③参考血清：定值血清。

(2)操作

①步骤见表3-4-5。

混匀各管,置37℃水浴5分钟,分光光度计波长340nm,以各自的试剂空白管调零。读取各管吸光度A。

②标准液：按表3-4-6稀释成5个浓度。

(3)结果计算：手工法：读取各标准管的吸光度A,绘制吸光度-浓度曲线,测定管对照校准曲线,计算ApoAⅠ和ApoB含量。

表3-4-5　载脂蛋白比浊测定操作步骤

加入物	ApoAⅠ测定		ApoB测定	
	试剂空白	测定管	试剂空白	测定管
去离子水(μL)	5	—	10	—
血清(μL)	—	5	—	10
试剂1(mL)	1.0	1.0	1.0	1.0
ApoAⅠ试剂2(mL)	0.2	0.2	—	—
ApoB试剂2(mL)	—	—	0.2	0.2

表3-4-6　不同浓度标准液的配制

标准液	标准物(μL)	水(μL)	转换因子
S1	50	200	0.2
S2	100	150	0.4
S3	150	100	0.6
S4	200	50	0.8
S5	不稀释	—	1.0

2.自动化分析仪检测

(1)同"1.手工检测"。

(2)操作

①自动生化分析仪测定过程为血清样品与试剂1混合,温育一定时间后读取特定波长

下的吸光度 A_1,加入试剂 2,迟滞一定时间后测定吸光度 A_2,$\Delta A = A_2 - A_1$。主要反应条件如下。

样品:2μL。

试剂:R1:250μL;R2,50μL。

波长:340nm(主)/700nm(副)。

反应温度:37℃。

温育时间:5 分钟。

迟滞时间:5 分钟。

反应类型:两点法。

②标准液:按表 3-4-6 稀释成 5 个浓度。

不同实验室具体反应条件会因所使用的仪器和试剂而异,在保证方法可靠的前提下,应按仪器和试剂说明书设定测定参数,进行定标品、空白样品和血清样品分析。

(3)结果计算:仪器法:通过计算标准液吸光度差值 ΔA,建立标准液吸光度-浓度工作曲线。根据样本的 ΔA,在工作曲线上读取对应的浓度值。用非线性 Logit-log4P(5P)或拟合曲线处理,以测定管 ΔA 计算 ApoA Ⅰ和 ApoB 含量。

3.参考区间

成人血清 ApoA Ⅰ:平均值约 1.40~1.45g/L,女性略高于男性,不同年龄变化不明显,血脂正常者多在 1.20~1.60g/L 范围内。

成人血清 ApoB:无论性别含量均随年龄上升,70 岁以后不再上升或开始下降。中青年人平均 0.80~0.90g/L,老年人平均 0.95~1.05g/L。

4.注意事项

(1)干扰因素:胆红素<1026μmol/L,血红蛋白<10g/L,三酰甘油<11.3mmol/L 时,对结果无明显干扰。

(2)方法学特点:抗血清的纯度和效价,保持抗原、抗体比例的合适性是至关重要的。

(3)校准血清定值:其可靠性是 ApoA Ⅰ和 ApoB 准确测定的基本保证,校准血清的定值要求非常严格。ApoA Ⅰ和 ApoB 测定的标准化工作已完成,生产厂家可以向美国华盛顿大学的西北脂类研究实验室申请靶值转移计划,使定标品溯源到 WHO 国际参考材料(ApoA Ⅰ:SP1-01,ApoB:SP3-07)的值。有条件单位亦可用原始标准给定标品定值,但原始标准的制备、纯度及其定值所用的方法和标准均有严格规定。

(4)抗原位点的暴露:血清 HDL 颗粒中 ApoA Ⅰ以及 LDL、VLDL 颗粒中 ApoB 的抗原位点不全位于脂蛋白颗粒的表面,因此必须经过预处理。最简单的方法是在反应体系中加入表面活性剂,表面活性剂有助于脂蛋白中抗原位点的暴露,使之能充分地与特异性抗体起反应,还可减轻血清空白的浊度,对高 TG 样本的正确测定尤为重要。PEG 6000 有促进抗原-抗体反应的作用,其浓度的选择亦很重要。PEG 在 10~60g/L 范围内反应性随浓度增高而增高,但高于 50g/L 时,非特异性反应(某些血清蛋白的沉淀)会加大,一般采用 40g/L。

5.临床意义

HDL 是一系列颗粒大小、组成不均一的脂蛋白。病理状态下 HDL 脂类与组成往往发生变化。ApoA Ⅰ 的升降不一定与 HDL-C 成比例。同时测定 ApoA Ⅰ 与 HDL-C 对病理生理状态的分析更有帮助。冠心病、脑血管病患者 ApoA Ⅰ 水平下降。家族性高 TG 血症患者HDL-C 常偏低,但 ApoA Ⅰ 不一定降低,并不增加冠心病危险。家族性混合型高脂血症患者,ApoA Ⅰ 与 HDL-C 均会轻度下降,冠心病危险性增加。ApoA Ⅰ 缺乏症(如 Tangier 病:是罕见的遗传性疾病)、家族性低 α 脂蛋白血症、鱼眼病患者 ApoA Ⅰ 与 HDL-C 水平极低。

ApoB 水平高低的临床意义也与 LDL-C 相似。多数临床研究指出,ApoB 是各项血脂指标中较好的动脉粥样硬化标志物。在少数情况下,可出现高 ApoB 血症而 LDL-C 浓度正常的情况,提示血液中存在较多小而密的 LDL,测定 ApoB 更具有优势。对高 ApoB 血症的冠心病患者实施药物干预显示,降低 ApoB 水平可以减少冠心病发病并促进粥样斑块的消退。此外,ApoB 增高亦可见于肾病综合征、未控制的糖尿病、活动性肝炎和肝功能低下等患者。

(二)免疫透射比浊法测定 ApoE

ApoE 具多态性,同一基因位点上存在着三个主要复等位基因:ε2、ε3、ε4,编码产生 3 种基因,即 E_2、E_3、E_4。ApoE 主要存在于 CM、VLDL、IDL 和 CM 残粒中,ApoE 的浓度与血浆 TG含量呈正相关。ApoE 主要由肝脏和脑合成,近年来发现肾、骨骼、肾上腺、卵巢颗粒细胞及巨噬细胞均可合成 ApoE。其中,脑中生成的 ApoE 可能参与细胞内的脂类再分配,以维持脑环境中胆固醇平衡。目前常规测定 ApoE 的方法主要为 ITA。

1.原理

血清 ApoE 与试剂中的特异性抗人 ApoE 抗体相结合,形成不溶性免疫复合物,使反应液产生浊度,在波长 340nm 处测定吸光度,浊度高低反映血清标本中 ApoE 的含量。

$$ApoE 抗原 + 抗 ApoE 抗体 \longrightarrow 抗原\text{-}抗体复合物$$

2.试剂

(1)试剂 1:Tris 缓冲液 100mmol/L;PEG 6000＜4％;叠氮钠 0.1％。

试剂 2:羊抗人 ApoE 抗体。

(2)参考血清:定值人血清。

3.操作

(1)自动生化分析仪测定过程为血清样品与试剂 1 混合,温育一定时间后读取特定波长下的吸光度 A_1,加入试剂 2,迟滞一定时间后测定吸光度 A_2,$\Delta A = A_2 - A_1$。主要反应条件如下。

样品:3μL。

试剂:R1,180μL;R2,60μL。

波长:340nm(主)/700nm(副)。

反应温度:37℃。

温育时间:5 分钟。

迟滞时间:5 分钟。

反应类型:两点法。

不同实验室具体反应条件会因所使用的仪器和试剂而异,在保证方法可靠的前提下,应按仪器和试剂说明书设定测定参数,进行定标品、空白样品和血清样品分析。

(2)标准液:按表3-4-6稀释成5个浓度。

4.结果计算

通过计算标准液吸光度差值ΔA,建立标准液吸光度-浓度工作曲线。根据样本的ΔA,在工作曲线上读取对应的浓度值。也可用非线性Logit-log4P(5P)或拟合曲线处理,以测定管ΔA计算ApoE含量。

5.参考区间

成人血清ApoE:2.7～4.9mg/dL(此参考区间引自试剂说明书)。

6.注意事项

(1)标本稳定性:样本2～8℃可稳定2周。如果需要保存更长时间,标本必须冷冻。

(2)干扰因素:若标本中含有的干扰物浓度满足以下要求,对检测结果无影响:胆红素≤400μmol/L、血红蛋白≤5g/L、乳糜≤0.3%、维生素C≤0.5g/L、肝素钠≤100IU/L。

7.临床意义

ApoE生理功能有:①是LDL受体的配体,也是肝细胞CM残粒受体的配体,它与脂蛋白代谢有密切相关性;②ApoE具有多态性,多态性与决定个体血脂水平与动脉粥样硬化发生发展密切相关;③参与激活水解脂肪的酶类,参与免疫调节及神经组织的再生。

ApoE多态性不仅与CHD、动脉粥样硬化的发生发展及危险性密切相关,而且与Alzheimer病(AD)发生有关联。ApoE多态性主要由其基因多态性所决定,另外也受到翻译后化学修饰的影响。ApoE基因可以调节多种生物学功能,对ApoE及其基因多态性的研究是目前医学研究的热点之一。ApoE表型和基因型的检测方法很多,先后采用等电聚焦电泳和基因分析术进行检测。认为基因型测定优于蛋白表型,因为ApoE翻译后修饰会影响蛋白分析。脑肿瘤中发现有高浓度的ApoE,推断它可能作为神经胶质细胞瘤的标记。

(三)免疫透射比浊法测定脂蛋白(a)

脂蛋白(a)[Lp(a)]和LDL结构相似,除含有ApoB外,还含有一个特异的与纤维蛋白溶酶原(PLG)结构相似的Apo(a)。Apo(a)多肽链中Kringle IV-2有3～40个不等的拷贝数,形成Apo(a)不同的多态性,相对分子质量在187000～662000之间变动。血清Lp(a)水平与Apo(a)多态性呈负相关。Apo(a)的生理功能尚未完全阐明,可能参与血清脂质到组织细胞的转运。血清高Lp(a)作为心脑血管动脉粥样硬化性疾病的独立危险因素已得到公认。Lp(a)的免疫化学定量方法包括RID、免疫电泳测定(IEA)、ELISA、RIA、荧光免疫测定(FIA)、INA、ITA和乳胶凝集免疫透射比浊法(LAITA)。目前临床实验室测定血清Lp(a)最常用的方法是ITA。IFCC规定Lp(a)测定标准化计划采用ELISA为参考方法。

1.原理

血清Lp(a)与试剂中的特异性抗人Lp(a)抗体相结合,形成不溶性免疫复合物,使反应液产生浊度,在波长340nm测吸光度,浊度高低反映血清标本中Lp(a)的含量。

$$Lp(a)抗原＋抗Lp(a)抗体 \longrightarrow 抗原-抗体复合物$$

2.试剂

(1)Lp(a)试剂

①试剂 1:磷酸盐(PBS)缓冲液 60mmol/L,pH8.0;PEG6000 30g/L;NaCl 100mmol/L;EDTA1.0mmol/L;表面活性剂、防腐剂。

②试剂 2:PBS 缓冲液 100mmol/L,pH8.0;兔抗人 Lp(a)抗体(按滴度);防腐剂、稳定剂。

(2)标准液 Lp(a)浓度在 1000mg/L 左右的定值人血清,标准液按表 3-4-6 稀释成 5 个浓度。

3.操作

自动生化分析仪测定过程为,血清样品与试剂 1 混合,温育一定时间后读取特定波长下的吸光度 A_1,加入试剂 2,迟滞一定时间后测定吸光度 A_2,$\Delta A = A_2 - A_1$。主要反应条件如下。

样品:12μL。

试剂:R1,210μL;R2,30μL。

波长:340nm(主)/800nm(副)。

反应温度:37℃。

温育时间:5 分钟。

迟滞时间:5 分钟。

反应类型:两点法。

不同实验室具体反应条件会因所使用的仪器和试剂而异,在保证方法可靠的前提下,应按仪器和试剂说明书设定测定参数,进行定标品、空白样品和血清样品分析。

4.结果计算

通过计算标准液吸光度差值 ΔA,建立标准液吸光度-浓度工作曲线。根据样本的 ΔA,在工作曲线上读取对应的浓度值。也可用非线性 Logit-log4P(5P)或拟合曲线处理,以测定管 ΔA 计算 Lp(a)含量。

5.参考区间

人群中血清(浆)中 Lp(a)水平呈偏态分布,个体差异极大。虽然个别人可高达 1000mg/L 以上。但 80% 的正常人在 200mg/L 以下。一般将 Lp(a)参考值定位 300mg/L 以下,高于此水平者冠心病危险性明显增高。基于标准化的 Lp(a)参考值有待确定。

6.注意事项

(1)干扰因素:胆红素<200mg/L,血红蛋白<5g/L,TG<6mmol/L 时,对结果无明显干扰。由于 Apo(a)和 PLG 结构的相似性和基因的同源性,二者存在交叉免疫反应,这对免疫化学测定会有影响。

(2)Lp(a)测定的标准化问题 IFCC Lp(a)测定的国际标准化工作已取得系列进展。参考方法为双抗体夹心 ELISA 法,分别采用单克隆抗体 A-6(识别 Kringle Ⅳ-2)和 A-40(识别 Kringle Ⅳ-9)为包被、检测抗体。由于每一个 Lp(a)分子仅含一个 Kringle Ⅳ-9 拷贝,该法对 Apo(a)多态大小不敏感。参考物质包括一级、二级定标品;2004 年二级定标品 SRM 2B 被 IFCC 正式接受为 Lp(a)的国际参考物质。Apo(a)具有多种多态性,其分子大小的不均一性对免疫化学测定 Lp(a)的结果有着不同程度的影响。由于参考物质与待测样本中 Apo(a)的大小、分布不可能完全一致，即使采用国际参考物质亦不能避免测定结果的不准确性，从而高估或低估 Lp(a)值。另外，Apo(a)分子大小的不均一性对不同测量程序的测定结果影响程度不同，即抗体对不同分子大小的 Apo(a)反应性和亲和性间的差别，导致不同测量程序间结果的可比性出现差异。因此，不同测量程序、商品试剂盒间的测定结果存在着差异。

7.临床意义

Lp(a)水平主要由遗传因素决定，基本不受性别、年龄、饮食、营养及环境影响。同一个体的 Lp(a)水平相当恒定，不同个体的差异很大。家族性高 Lp(a)与冠心病发病倾向相关，急性时相反应（如急性心肌梗死、外科手术、急性风湿性关节炎）、缺血性心脑血管疾病、肾病综合征、尿毒症、糖尿病肾病、除肝癌以外恶性肿瘤等均可使它上升。肝脏疾病（慢性肝炎除外）可使 Lp(a)水平下降。高 Lp(a)水平是动脉粥样硬化性疾病的独立危险因素，但在动脉粥样硬化病变形成中，Lp(a)与 ApoB 起协同作用。冠状动脉搭桥手术者，高 Lp(a)易于引起血管再狭窄。因为 Apo(a)与 PLG 在结构上有同源性，Apo(a)可能与 PLG 竞争细胞表面的 PMC 受体，或者直接抑制 PLG 的激活，从而抑制纤维蛋白的溶解，促进动脉粥样硬化的形成。

第五节 体液与酸碱平衡紊乱检查

一、概述

体液是指机体内存在的液体，包括水和溶解于其中的物质。正常情况下，人体通过精细的调控系统，使内环境与外环境之间以及内环境各部分之间不断地进行物质交换，以保持体液容量、电解质、渗透压和酸碱度的相对稳定，为细胞、组织及器官维持正常的生理状态及发挥正常的生理功能提供重要条件。

在正常情况下，机体的内环境相对稳定。但在病理情况下，各种致病因素的作用超过机体的调控能力时，将引起体液容量、组成和酸碱度发生改变，造成水、电解质和酸碱平衡紊乱，从而影响组织器官的正常生理功能，甚至危及患者生命。因此，水、电解质和酸碱平衡的生物化学检验已成为临床许多疾病诊断、治疗评估和预后判断的重要依据。

（一）体液平衡及其紊乱

体液以细胞膜为界，分为细胞内液（ICF）和细胞外液（ECF）。细胞外液根据存在部位不同又分为血管内液和组织液。各部位体液之间受机体生理机制的调节处于动态平衡。

1.水平衡及其紊乱

水平衡是指每天进入机体的水，经机体代谢在体液间转移交换，最后等量地排出体外，使各部分体液保持动态平衡的过程。人体内的总体水（TBW）约 2/3 分布在 ICF，1/3 存在于 ECF，ECF 又被毛细血管内皮分隔为 3/4 的组织液和 1/4 的血管内液。临床实验室常以血液为检测对象，包括血管内液（血浆或血清）和全血，组织液（包括脑脊液、胸腹腔积液、关节液、胃液等），排出体外的液体（如尿液）也常常作为标本进行分析。

水平衡由水增加和水排出两部分的调节来维持。在正常情况下，水增加由摄入水、体内物质氧化产生水及肾小管重吸收水 3 部分组成，而水排出由尿液排出、呼吸排出、皮肤蒸发排出以及肠道排出 4 部分组成。两者的平衡通过神经内分泌调节来实现。当两者平衡失调时，水平衡被打破，水平衡紊乱发生。水平衡紊乱包括脱水、水过多或水中毒，同时也包括总体水变化不大，但水分布有明显差异，即细胞内水减少而细胞外水增多，或细胞内水增多而细胞外水减少。水平衡紊乱往往伴随体液中电解质的改变及渗透压的变化。

(1)脱水：机体总体水量减少称为脱水，包括水来源减少或水排出过多两种主要机制。临床上常见的失水原因有：①消化道丢失。如呕吐、腹泻等丢失大量体液。②肾脏丢失。如尿崩症、肾小管疾病、糖尿病等增加尿液排出量。③肺脏丢失。如呼吸道、神经系统疾病造成的呼吸加快、加深，从而排出水分增多。④皮肤丢失。如高热、剧烈运动大量出汗排出水分增多；烧伤、烫伤、电击伤等造成大范围皮肤受损，使水分从创面渗出丢失。⑤各种原因造成的水摄入不足。

根据细胞外液中水和电解质(主要是 Na^+)丢失的比例和性质，临床上将脱水分为高渗性脱水、等渗性脱水和低渗性脱水三种。

①高渗性脱水：细胞外液中水丢失多于 Na^+ 的丢失，使细胞外液渗透压升高，多见于水摄入不足，或水从肾脏、皮肤和呼吸道丢失增加等。水从细胞内液向细胞外液转移，使细胞内液减少，表现出细胞内脱水。临床表现因失水程度而异，通常为口渴、体温上升、尿少及各种神经症状，进而出现体重下降。高渗性脱水的特点为：a.细胞外液量和细胞内液量均减少，尿量减少。b.血液中电解质浓度增加，血浆$[Na^+]>150mmol/L$。

②等渗性脱水：细胞外液中丢失的水和电解质基本平衡，表现为细胞外液丢失而细胞内液量不变。等渗性脱水常见于大面积烧伤、消化液丢失、胸腔积液或腹腔积液引流等。等渗性脱水的特点为：a.细胞外液量减少，细胞内液正常，血浆渗透压正常。b.血浆 Na^+ 浓度为 $130\sim150mmol/L$。c.由于细胞外液量减少，造成有效循环血容量减少和循环障碍，表现出尿少、口渴以及严重者血压下降等临床表现。

③低渗性脱水：细胞外液中电解质丢失多于水的丢失，造成细胞外液渗透压降低，细胞外液中水分向细胞内液转移，表现出细胞内水肿。低渗性脱水常见于过量使用排钠性利尿剂等。该型脱水的患者因细胞内水肿，表现出恶心、呕吐、四肢麻木、无力以及神经精神症状。低渗性脱水的特点为：a.血浆$[Na^+]<130mmol/L$。b.严重者因循环血量急剧减少易发生肾功能衰竭。

(2)水过多和水中毒：当机体摄入水过多或排出减少，使体液中水增多、血容量增多以及组织器官水肿，若过多的水进入细胞内，导致细胞内水过多则称为水中毒。一般水增加使体液超过体重的 10% 以上时，可出现水肿症状。引起水过多和水中毒的原因有：①ADH 分泌过多，包括垂体肿瘤和异源性 ADH 分泌综合征；②充血性心力衰竭；③肾功能障碍；④肝硬化等。

2.电解质平衡及其紊乱

体液中电解质具有维持体液渗透压、保持体内液体正常分布的作用，其中主要阳离子有钠离子(Na^+)、钾离子(K^+)、钙离子(Ca^{2+})和镁离子(Mg^{2+})，主要阴离子包括氯离子(Cl^-)、碳酸氢根离子(HCO_3^-)、磷酸根离子(HPO_4^{2-}，$H_2PI_4^-$)、硫酸根离子(SO_4^{2-})等，各部分体液中阳离子当量总数和阴离子当量总数相等,保持电中性。

细胞外液中的阳离子主要是 Na^+,阴离子主要是 Cl^-,其次是 HCO_3^-。细胞内液中的阳离子主要是 K^+,其次是 Mg^{2+},阴离子以无机磷酸根为主。细胞外液中的阳离子主要是 Na^+,而细胞内液中的阳离子主要是 K^+,这种分布主要依赖于细胞膜上的钠-钾泵的主动转运功能,钠-钾泵将 Na^+ 从细胞内泵出到细胞外,同时将细胞外的 K^+ 收回到细胞内,因此,钠-钾泵在维持细胞内、外液电解质的平衡起着重要的作用。

(1)钠平衡紊乱

①钠代谢及调节:正常成人钠的来源主要是食物中的 NaCl,随食物进入消化道的 NaCl 几乎全部以离子形式被人体吸收,每天 NaCl 需要量约为 4.5～9.0g。Na^+ 主要通过肾脏排泄,少量通过汗液排出。

Na^+ 是细胞外液中的主要阳离子,在维持细胞外液容量、酸碱平衡、渗透压和细胞生理功能方面起着重要作用。钠的主要生理功能有:a.参与酸碱平衡的调节;b.维持体液容量,维持细胞外液渗透压;c.维持肌肉、神经的应激性。Na^+ 的平衡主要通过细胞外液量和血浆钠的浓度变化进行调节,当细胞外液容量减少或血浆钠浓度降低时,可通过激活肾素-血管紧张素-醛固酮系统,促使近曲小管重吸收 $NaHCO_3$,Na^+ 排泄即减少;当细胞外液容量增加时,心房和心室压力增大,分泌利钠肽增多,减少肾髓质集合管重吸收 Na^+,使钠排泄增加并引起尿量增加,促进水的排出。

成人血清钠为 135.0～145.0mmol/L。细胞外液 Na^+ 浓度的改变可由钠、水任一含量的变化而引起,因此钠平衡紊乱常伴有水平衡紊乱。

②高钠血症:血清 Na^+ 浓度大于 145.0mmol/L 称为高钠血症。高钠血症可因摄入钠增多或体液中水丢失增多引起。根据发生的原因和机制,高钠血症分为浓缩性高钠血症和潴留性高钠血症两种。浓缩性高钠血症最常见,临床上主要见于水排出过多而无相应的钠丢失,如尿崩症、水样泻、换气过度、大汗以及糖尿病患者。高钠血症使细胞外液渗透压增高,出现口渴,并因细胞内水向细胞外转移,导致细胞内脱水。

③低钠血症:血清中 Na^+ 浓度小于 135.0mmol/L 称为低钠血症。低钠血症可由水增多或钠减少引起,临床上常见于水增多引起的低钠血症,根据病因可分为肾性和非肾性两大类原因。

a.肾性原因:肾排钠过多所致低钠血症,见于肾上腺功能低下、渗透性利尿、肾素生成障碍以及急、慢性肾功能衰竭等。

b.非肾性原因:常见于循环血容量减少继发抗利尿激素(ADH)大量分泌导致水潴留引起的稀释性低钠血症,如肝硬化腹水患者;另外,心衰患者、肝硬化腹水患者等使用排钠性利尿剂也常发生低钠血症;其他如腹泻、大量出汗、出血、呕吐、肠瘘和烧伤等患者,当体液大量丢失时仅仅补充了水分。低钠血症患者因细胞外液渗透压降低,导致水由细胞外向细胞内转移,出现细胞水肿,严重者可出现脑水肿。

(2)钾平衡紊乱

①钾代谢及调节:人体 K^+ 主要来自食物。果品、蔬菜、肉类均含丰富的 K^+。成人每天需 2～3g K^+。人体中的 K^+ 98%存在于细胞内液,细胞外液 K^+ 仅占 2%。在正常情况下血清钾

浓度为 $3.5\sim5.5mmol/L$，细胞内液中 K^+ 浓度为 $150.0mmol/L$，两者相差约 40 倍，维持这种梯度平衡，主要依赖于细胞膜上的"钠-钾泵"的作用。体内钾的主要生理功能有：a.参与酸碱平衡的调节；b.维持细胞内液的渗透压；c.维持肌肉、神经的应激性；d.参与细胞内物质的合成代谢。

钾主要在消化道以离子的形式吸收，而体内钾的主要排出途径是经肾脏从尿中排出。肾对钾的排泄受多种因素的影响，如酸碱紊乱可影响肾脏对钾的排泄：碱中毒时，尿钾排泄减少；酸中毒时，尿钾增多。另外，肾脏排 K^+ 量受 K^+ 的摄入量、远端肾小管钠浓度、血浆醛固酮和皮质醇的调节。一般情况下，K^+ 的摄入与排出在量上保持一致，但在无 K^+ 摄入时，仍有部分 K^+ 将从尿中排出。因此，长期禁食患者或 K^+ 摄入不足时容易出现低钾血症。

钾平衡紊乱与否，要考虑钾总量和血钾浓度，由于血钾总量的 98% 存在于细胞内，血浆钾浓度并不能反映体内总量情况。血浆钾浓度要比血清低 $0.5mmol/L$ 左右，因为血液凝固时，血小板及其他血细胞中钾释放一部分到血清中。由于血清或血浆钾比细胞内钾容易测定，因此，实际临床工作中常用血清钾浓度来反映机体的钾水平，因此，要特别注意总体钾含量不变，而 K^+ 在体液的不同部位发生转移对血钾浓度产生影响。影响血钾浓度的因素有：a.血液酸碱紊乱造成细胞内外的 H^+-K^+ 交换，从而影响血钾浓度。酸中毒时血清钾升高，碱中毒时血清钾降低。b.细胞外液稀释时，血钾降低；浓缩时，血钾增高。c.手术患者输注葡萄糖，当葡萄糖进入细胞时，钾离子伴随葡萄糖进入细胞中，造成血钾降低。

②高钾血症：血清钾浓度高于 $5.5mmol/L$ 时，称为高钾血症。临床上引起高钾血症的原因有。

a.钾输入过多：多见于钾溶液输入过快或过量，服用含钾丰富的药物，输入大量库存血等引起。

b.钾排泄障碍：如肾小管性酸中毒，肾小管分泌 K^+ 障碍。酸中毒时，肾小管 H^+-Na^+ 交换增加，Na^+-K^+ 交换减少，使钾排泄减少。

c.钾由细胞内向细胞外转移：常见于大面积烧伤、挤压伤等组织细胞大量破坏，细胞内钾释放入血；代谢性酸中毒时，作为酸碱平衡调节的一部分，血浆 H^+ 转移至细胞内，细胞内钾交换到细胞外。

高钾血症时，临床上出现一系列神经肌肉症状，如震颤、肌肉酸痛、感觉异常、软弱、苍白和肢体湿冷等一系列类似缺血现象。神经及神经肌肉连接处兴奋性抑制及心肌膜电位改变，可导致心内传导阻滞，出现心动过缓、心室纤颤等心律不齐，引起循环功能衰竭，最后，心脏停搏于舒张期。

③低钾血症：血清钾浓度低于 $3.5mmol/L$ 时，称为低钾血症。临床上引起低钾血症的原因有。

a.钾摄入不足：如术后长时间进食不足，每天钾的摄入量<3g，并持续 2 周以上，导致体内缺钾，发生低钾血症。

b.钾排出增多：常见于严重呕吐、腹泻、胃肠减压和肠瘘等，因消化液丢失造成低钾。肾上腺糖皮质激素有排钾保钠作用，长期使用可致低血钾。

c.钾由细胞外进入细胞内：如输入过多葡萄糖，尤其是加用胰岛素促进葡萄糖进入细胞合成糖原时,钾也进入细胞内;大量输入碱性药物或代谢性碱中毒时,H^+ 从细胞内移至细胞外中和碱性,伴有细胞外钾进入细胞内,均可致低血钾。

d.血浆稀释也可造成低钾血症。如细胞外液水潴留时,血钾浓度相对降低,而体内总钾量和细胞内钾正常,常见于水过多和水中毒,或过多过快补液而未及时补钾时发生。

低血钾由于改变了细胞内外 K^+ 的比例而影响了神经、肌肉的兴奋性,以及 K^+ 对细胞膜的功能和酶活性的影响,使患者出现相应低血钾的临床症状。低钾血症的临床表现与低钾的程度和发生速度有关。肌无力为突出表现,腱反射减弱或消失,严重者呼吸肌麻痹。可出现精神异常、昏迷、心率增快、期前收缩、心力衰竭、心搏骤停、恶心、呕吐、腹胀甚至肠麻痹等。

(3)氯平衡紊乱:氯离子(Cl^-)是细胞外液的主要阴离子,具有调节机体渗透压和酸碱平衡的功能,并参与胃液中胃酸的生成。

氯主要来源于食物中的 NaCl,而肾脏是氯的主要排出途径。氯在体内的变化基本与钠一致,但血清氯水平多与碳酸氢盐水平呈相反关系,因为氯和碳酸氢盐是细胞外液中的两种主要阴离子,机体为了重吸收和再生更多的碳酸氢盐,就必须从尿中排出较多的氯以维持电解质平衡。

正常血清氯为 $96\sim105mmol/L$。血清氯增高常见于高钠血症、高氯性代谢性酸中毒、过量注射生理盐水等;而血清氯减低在临床上较为多见,常见原因为氯化钠摄入不足或丢失增加。

(二)酸碱平衡及其紊乱

细胞发挥正常生理功能有赖于适宜的内在环境,如 pH、渗透压、电解质等条件必须相对稳定,以保证不同酶系发挥催化作用和物质代谢的正常进行。正常人细胞外液的 pH 始终保持在一定的水平,变动范围很小,如血液的 pH 在 $7.35\sim7.45$ 之间。机体通过各种调节机制将体液酸碱度维持在一定范围内,称为酸碱平衡。酸碱度超出正常范围,机体即处于酸碱平衡紊乱状态,包括酸中毒或碱中毒。

1.血气分析和酸碱度

血气分析与酸碱指标测定是临床急救和监护患者的一组重要生化指标,尤其对呼吸衰竭和酸碱平衡紊乱患者的诊断和治疗起着关键的作用。利用血气分析仪可测定出血液氧分压(PO_2)、二氧化碳分压(PCO_2)和 pH 三个主要项目,并由这三个指标计算出其他酸碱平衡相关的诊断指标,从而对患者体内酸碱平衡、气体交换及氧合作用做出全面的判断和认识。

(1)血液中的气体及酸碱度:血液中的气体主要是指血液中的 O_2 和 CO_2。有机体与外界环境进行气体交换的过程称为呼吸,在呼吸过程中有机体从外界环境摄取氧气,并将代谢过程中产生的二氧化碳排出体外。血液的功能是将肺吸入的 O_2 运至组织,同时将代谢过程中产生的 CO_2 运至肺部而排出体外。

氧在血液中以化学结合和溶解的两种方式进行运输。其中主要以与 Hb 化学结合的方式,占血液中总氧量的 98.5%;物理溶解在血液中的氧量极少,约占血液总氧量的1.5%,但决定了 PO_2 的大小。在肺泡和组织进行 O_2 交换时,均需首先溶解在血液中,再与 Hb 结合或释放,而且血液中 PO_2 的改变将直接影响 Hb 与 O_2 的结合。

血液中 O_2 主要以 HbO_2 形式运输,氧结合量是全部 Hb 可结合的 O_2 量;氧含量是实际与 Hb 结合的 O_2 量。血氧饱和度是血液中 HbO_2 量与 Hb 总量之比。

$$血氧饱和度(\%)=\frac{氧含量}{氧结合量}\times100=\frac{HbO_2}{HbO_2+HHb}$$

血液中的 CO_2 由物质代谢产生,在血液中有 3 种存在形式:①物理溶解(占总量的 8.8%);②HCO_3^- 结合(占总量的 77.8%);③与 Hb 结合成氨基甲酸血红蛋白(占总量的 13.4%)。CO_2 从组织进入血液后溶解于血浆中,其中少量 CO_2 与水作用生成 H_2CO_3(血浆中无碳酸酐酶),大部分 CO_2 向红细胞内扩散。进入红细胞中的 CO_2 有 2 种代谢方式:①在碳酸酐酶(CA)作用下,与 H_2O 反应生成 H_2CO_3,H_2CO_3 再迅速解离成 H^+ 和 HCO_3^-。HCO_3^- 通过红细胞膜进入血浆,它是血液运输 CO_2 的最主要形式。②与 Hb 结合成氨基甲酸血红蛋白(HbNHCOOH)。

血液的酸碱度通常用 pH 表示,pH 为氢离子浓度的负对数值。血液和细胞外液的氢离子浓度约为 40nmol/L,与之对应的 pH 为 7.40。血液 pH 主要取决于[HCO_3^-]/[H_2CO_3]缓冲对,据 H-H 公式。

$$pH=pK_a+1g\frac{[HCO_3^-]}{[H_2CO_3]}=pK_a+1g\frac{[HCO_3^-]}{\alpha\times PaCO_2}$$

式中 pK_a 值为 6.1(37℃),α(CO_2 溶解常数)为 0.03mmol/(L·mmHg)(37℃)。当血浆 HCO_3^- 为 24.0mmol/L,PCO_2 为 40mmHg(5.3kPa)时,血浆 pH 为 7.40。由 H-H 公式可以看出,[HCO_3^-]/(α·PCO_2)只要维持在 20:1,血液 pH 即可维持正常。任何原因引起[HCO_3^-]或 PCO_2 改变而使该比例变化都将伴随 pH 的改变。

(2)血气标本的采集、处理与分析:血气分析的标本为全血,通过血气分析仪测定 pH、PCO_2 和 PO_2。临床上常用动脉血作为分析样品,标本的采集和处理对分析结果影响较大。

①血气分析标本的采集及处理:血气分析标本为全血,采血部位可选用桡动脉、肱动脉、股动脉和足背动脉,以桡动脉最常用,静脉血一般在动脉血采集困难时才使用。血气分析时,动脉血与静脉血的 PO_2 有明显的差异。静脉血因 O_2 已被组织所利用,PO_2 较低,PCO_2 要高 2~8mmHg,pH 要低 0.02~0.05。

采集血气标本时,患者应处于安静舒适状态,要求患者处于静息状态 30 分钟后采血。穿刺时要尽量减轻患者的紧张感和疼痛感,因为短暂的急促呼吸或屏气都会使测定结果发生改变。当患者正进行氧吸入而不能采集血气标本时,要注明氧气流量,以便计算该患者每分钟吸入的氧量,而对于可暂停吸氧的患者,在停止吸氧后 20 分钟再进行采血。

血气标本收集采用无菌的、含肝素的 1~5mL 注射器,推荐使用玻璃注射器,避免塑料注射器通过管壁进行气体互换。要保证抗凝剂的量(每毫升血 0.05mg 肝素),可以用足够的液体肝素(500U/mL 或 5mg/mL)吸入注射器,尽可能湿润注射器整个内表面,然后排出液体肝素,只留下注射器死角区的肝素(约 0.1mL)即可。收集标本时应避免血液与大气接触。大气中的 PCO_2 大约为 0.25mmHg,比血液中(40mmHg)少得多,血液暴露在空气中会降低 CO_2 含量和 PCO_2,pH 会升高。大气中的 PO_2(155mmHg)要比动脉血高 60mmHg,比静脉血高 120mmHg。标本暴露到空气中,PO_2 会升高,而当患者以氧治疗时,可能会使实际 PO_2 降低。

全血采集后,因血细胞继续进行代谢,O_2不断被消耗,CO_2不断产生,故应尽可能在短时间内测定,不宜存放。如果血标本采集后30分钟内不能检测,应将标本放入冰水中保存,使其温度降至0~4℃,但最多不能超过2小时。

②标本的测定:需使用血气分析仪进行测定,其原理是电极电位法。使用前都要对电极进行二点标定,一般由仪器自动完成。pH电极系统用低pH缓冲液(37℃,pH6.841)和高pH缓冲液(37℃,pH7.383)进行定标;PO_2和PCO_2电极采用两种不同含量的混合气体进行定标。定标通过后,即可对血样或控制物进行测定。分析完成后仪器自动打印出检测结果。

2.酸碱平衡的调节

正常人体血液pH能够恒定地维持在7.35~7.45之间,这依赖于人体有一整套完善地调节酸碱平衡的机制,以维持血液中酸性和碱性物质按一定的比例构成缓冲体系。酸碱平衡的调节体系主要包括血液缓冲体系、肺呼吸和肾脏调节机制,体内其他器官也有一定的调节作用,如肌肉组织、肝脏、骨骼组织等。

(1)血液的缓冲作用:血液中存在多种缓冲对,血浆中有$NaHCO_3/H_2CO_3$、Na_2HPO_4/NaH_2PO_4等;红细胞中有$KHbO_2/HHbO_2$、KHb/HHb、$KHCO_3/H_2CO_3$、K_2HPO_4/KH_2PO_4等。其中以$[HCO_3^-]/[H_2CO_3]$缓冲体系最为重要,其理由是:①HCO_3^-的含量较其缓冲体系高;②HCO_3^-浓度与H_2CO_3浓度比值为20:1,缓冲酸的能力远远比缓冲碱的能力大;③HCO_3^-与H_2CO_3的浓度易于通过肾和肺调节。

(2)肺的调节作用:当pH下降、PCO_2上升、PO_2降低时,通过颈动脉窦、主动脉弓等感受器刺激呼吸中枢,促使呼吸加深加快,排出更多的CO_2,降低血液中酸的含量。当pH上升、PCO_2下降时,通过使呼吸减慢减少CO_2排出,升高血液中酸的含量。因H_2CO_3能通过肺以CO_2气体形式排出体外,故称为挥发性酸;而其他不能通过肺排出体外的酸称为固定酸,如H_2SO_4、$H_2PO_4^-$、乳酸等有机酸。

(3)肾的调节作用:肾主要通过以下几个方面实现对酸碱的调节作用:①肾小管分泌H^+(在尿液中与固定酸根结合而排出),回收Na^+(重吸收$NaHCO_3$);②肾小管分泌NH_3,NH_3在尿液中与H^+形成NH_4^+而排出;③当HCO_3^-浓度超过肾阈值(28mmol/L)时,肾可直接排出多余的HCO_3^-。因此,肾的作用主要是调节HCO_3^-及排泄固定酸。成人每天通过肾可以排出70~100mmol可滴定酸、非挥发性酸(主要为硫酸盐和磷酸盐)。

3.单纯性酸碱平衡紊乱

酸碱平衡紊乱的发生主要是由于$[HCO_3^-]/[H_2CO_3]$比例发生变化,任何一方的浓度增减或者两者同时发生变化均可引起酸碱平衡的紊乱。由于HCO_3^-的改变主要是受机体代谢因素变化的影响,所以将原发性血浆HCO_3^-水平下降导致的酸中毒,称为代谢性酸中毒;而原发性HCO_3^-增多所造成的碱中毒,称为代谢性碱中毒。与之对应的是H_2CO_3的改变表示机体呼吸性因素的变化,所以将原发性H_2CO_3增多造成的酸中毒,称为呼吸性酸中毒;而原发性H_2CO_3减少所造成的碱中毒,称为呼吸性碱中毒。

出现酸碱平衡紊乱后,机体依赖血液缓冲系统、肺呼吸及肾脏的调节作用,使$[HCO_3^-]/[H_2CO_3]$比值恢复正常水平,称为代偿过程。经过代偿,血液pH维持在7.35~7.45之间,称为代偿性酸中毒或代偿性碱中毒。如果病情超出了机体调节的限度,pH超出正常参考区间,称为失代偿性酸中毒或失代偿性碱中毒。

单纯性酸碱平衡紊乱分为4种:代谢性酸中毒、代谢性碱中毒、呼吸性酸中毒及呼吸性碱中毒。其主要生化指标变化的共同特征是pH与酸或碱中毒一致,PCO_2和$[HCO_3^-]$呈同向变化,原发指标改变更明显。

(1)代谢性酸中毒:原发性$[HCO_3^-]$降低,$[HCO_3^-]/[H_2CO_3]$比值降低,血液pH下降。

①病因:a.固定酸的产生或摄入增加,超过了肾脏排泄酸的能力。如糖尿病酮症酸中毒、乳酸性酸中毒、缺氧、休克、摄入过多的酸性物质或药物等。b.酸性物质产生正常,但排泄减少,如肾功能衰竭、醛固酮缺乏等。c.体内碱丢失过多,使$[HCO_3^-]/[H_2CO_3]$比值降低。如腹泻丢失过多的HCO_3^-等。

②相关指标变化:a.血液pH可正常(完全代偿)或降低(代偿不全或失代偿);b.HCO_3^-浓度原发性下降;c.PCO_2代偿性下降;d.K^+(由细胞内转移至细胞外)增高,当固定酸增多时,阴离子间隙(AG)增高;如HCO_3^-丢失过多时,AG正常,K^+浓度下降(由于K^+丢失)而Cl^-浓度增高。

③代谢性酸中毒的代偿机制:a.呼吸调节:H^+浓度增加刺激呼吸中枢,加大通气量,通过深而快的呼吸使CO_2排出,维持$[HCO_3^-]/[H_2CO_3]$比值接近正常,使pH恢复到正常范围。b.肾脏的调节:在非肾病所致的酸中毒时,肾才能发挥调节作用。肾可通过H^+-Na^+交换,分泌有机酸以及排泄NH_4^+,调节和恢复血浆HCO_3^-浓度及pH,同时使尿液酸化。肾代偿调节较慢,约需数小时到几天。

(2)代谢性碱中毒:原发性$[HCO_3^-]$升高,$[HCO_3^-]/[H_2CO_3]$比值升高,血液pH升高。

①病因:a.酸性物质大量丢失。如呕吐、胃肠减压等胃液的大量丢失,肠液HCO_3^-因未被胃酸中和而吸收增加,导致$[HCO_3^-]/[H_2CO_3]$比值升高。b.摄入过多的碱,如治疗溃疡时碱性药物服用过多。c.胃液丢失,Cl^-大量丢失,肾小管细胞的Cl^-减少,导致肾近曲小管对HCO_3^-重吸收增加;排钾性利尿剂也可使排Cl^-多于排钠,均造成低氯性碱中毒。d.低钾患者由于肾小管K^+-Na^+交换减弱,H^+-Na^+交换增强,使$NaHCO_3$重吸收增多,导致碱中毒。

②相关指标变化:a.血液pH可正常(完全代偿)或升高(代偿不全或失代偿);b.$[HCO_3^-]$原发性升高;c.PCO_2代偿性上升。

③代谢性碱中毒的代偿机制:a.缓冲作用:血液中增加的HCO_3^-由来自磷酸盐、细胞内液及蛋白质中的H^+中和($HCO_3^-+H^+\rightarrow CO_2+H_2O$),维持pH在正常的范围;b.呼吸调节:pH增加将抑制呼吸中枢,使CO_2潴留,PCO_2升高,调节$[HCO_3^-]/[H_2CO_3]$比值趋向正常,维持pH的稳定;c.肾脏的调节:肾脏通过使尿中HCO_3^-排出增多,改善碱中毒的程度。

(3)呼吸性酸中毒:原发性CO_2潴留增多,使H_2CO_3水平增高,$[HCO_3^-]/[H_2CO_3]$比值降低,血液pH下降。

①病因:a.呼吸中枢抑制,如中枢神经系统(CNS)损伤药物(麻醉药和巴比妥类药等)、CNS创伤、CNS肿瘤或CNS感染等;b.肺和胸廓疾病,如肺部感染、异物阻塞、气胸、肿瘤压迫、慢性梗阻性肺病、肺纤维化、哮喘(严重)、呼吸窘迫综合征等。

②相关指标变化:a.血液 pH 可正常(完全代偿)或下降(代偿不全或失代偿);b.血浆 PCO_2 原发性升高;c.HCO_3^- 浓度代偿性升高。

③呼吸性酸中毒的代偿机制包括:a.血液缓冲作用:急性期在 $10\sim15$ 分钟内即出现血浆 HCO_3^- 浓度明显升高,维持 pH 在正常的范围;b.呼吸调节:高碳酸血症可以刺激呼吸中枢,使呼吸加快加深,加速 CO_2 排出;c.肾脏调节:主要表现为肾小管加强排 H^+ 保 Na^+ 作用,增加 HCO_3^- 的重吸收,使血浆中 HCO_3^- 增多。

(4)呼吸性碱中毒:原发性 CO_2 排出增多,使 H_2CO_3 水平降低,$[HCO_3^-]/[H_2CO_3]$ 比值增高,血液 pH 升高。

①病因:a.非肺部性因素刺激呼吸中枢致呼吸过度,如代谢性脑病(如由肝脏疾病引起)、CNS 感染(如脑膜炎、脑炎)、脑血管意外、颅内手术、缺氧(如严重贫血、高原反应)、甲状腺功能亢进症、精神紧张、水杨酸中毒等。b.肺部功能紊乱致呼吸过度,如肺炎、哮喘、肺栓塞等。c.其他,如呼吸设备引起通气过度、癔症等。

②相关指标变化:a.血液 pH 可正常(完全代偿)或升高(代偿不全或失代偿);b.PCO_2 原发性下降;c.HCO_3^- 浓度代偿性下降。

③呼吸性碱中毒的代偿机制包括:a.血液缓冲作用:在急性期由红细胞内 Hb 和组织中缓冲对提供 H^+,消耗 HCO_3^-,使 HCO_3^- 浓度降低;b.肾脏调节:主要由肾小管减少 H^+ 的分泌,使 H^+-Na^+ 交换减少,肾小管对 HCO_3^- 的重吸收减少,从而增加 HCO_3^- 排出。

4.混合性酸碱平衡紊乱

当机体同时存在 2 种或 3 种单纯性酸碱平衡紊乱时,称为混合性酸碱平衡紊乱。

(1)加重型二重酸碱平衡紊乱:本类型是指两种性质的酸中毒或碱中毒同时存在,pH 变化明显,PCO_2 和 $[HCO_3^-]$ 呈反向变化。

①代谢性酸中毒合并呼吸性酸中毒:此型有明显的 pH 降低,可见于严重肺水肿、甲醇中毒、心搏骤停和严重肺心病等。由于代谢性酸中毒为 $[HCO_3^-]$ 原发性降低,PCO_2 代偿减少;呼吸性酸中毒为 PCO_2 原发性增高,$[HCO_3^-]$ 经代偿升高,因此两者可能互相抵消而增、减不明显。一般情况下,原发变化比继发变化显著,AG 可增高,血浆 K^+ 多增高,若有低 K^+ 则表示严重 K^+ 缺乏。

②代谢性碱中毒合并呼吸性碱中毒:此型 pH 明显升高,常见于临终前的患者,也可见于严重肝病伴呕吐或利尿失钾者,或见于败血症、中枢神经系统疾病伴呕吐或明显利尿者。由于代谢性碱中毒为原发性 $[HCO_3^-]$ 增高,经代偿出现 PCO_2 增高;而呼吸性碱中毒则为原发性 PCO_2 降低,代偿使 $[HCO_3^-]$ 减少。所以两型碱中毒合并存在时,$[HCO_3^-]$ 与 PCO_2 的变化因相互抵消而变化不如单纯性碱中毒明显,造成 $[HCO_3^-]$ 升高,而 PCO_2 降低,或者 $[HCO_3^-]$ 下降,而 PCO_2 升高,出现反向变化。

(2)相反型二重酸碱平衡紊乱:本类型是指某型酸中毒伴有某型碱中毒,包括以下 3 种情况。

①代谢性酸中毒伴呼吸性碱中毒:常见于水杨酸中毒、肾功能衰竭或糖尿病酮症伴有高热

呼吸过度、严重肝病或败血症者。该型紊乱的 pH 可高可低或正常,取决于两种紊乱的不同程度,而[HCO_3^-]与 PCO_2 都明显降低,表现为同向显著降低。

②呼吸性酸中毒伴代谢性碱中毒:常见于慢性肺功能不全患者及呕吐、利尿剂使用患者。呼吸性酸中毒由于 CO_2 潴留而[HCO_3^-]代偿升高,代谢性碱中毒通过呼吸抑制使 PCO_2 继发增高,结果[HCO_3^-]与 PCO_2 增高,表现为同向明显升高,而 pH 变化不明显。

③代谢性酸中毒伴代谢性碱中毒:见于肾功能衰竭或糖尿病酮症酸中毒或乳酸性酸中毒患者发生呕吐、胃液引流时。患者的血液生化特征为 pH 变化不明显,[HCO_3^-]与 PCO_2 呈相反变化。高 AG 对该型紊乱的诊断有重要意义,当患者 AG 增高但[HCO_3^-]增高或正常或[HCO_3^-]降低小于 AG 增高,可能为混合性代谢性酸、碱中毒。

(3)三重酸碱平衡紊乱(TABD):三重酸碱平衡紊乱是在呼吸性酸碱平衡紊乱基础上合并代谢性酸中毒伴代谢性碱中毒。可见于肺功能不全致 CO_2 潴留,同时使用强利尿剂使 K^+ 排出过多,出现呼吸性酸中毒合并代谢性酸中毒伴代谢性碱中毒;严重肝病所致的呼吸性碱中毒,伴乳酸与酮症性酸中毒,同时由于呕吐所致代谢性碱中毒,表现为呼吸性碱中毒合并代谢性酸中毒伴代谢性碱中毒。

二、钾平衡

钾是人类细胞内液中最重要的阳离子,占总钾量的 98%。其中血浆钾浓度仅占钾总浓度的 0.3%。健康人每天摄入钾的差异很大,但血钾却相对恒定,主要由于肾脏排钾是维持钾平衡的一个重要调节机制。钾平衡包括摄入与排出平衡和细胞内外平衡。血钾检查的适应证:①高血压;②心律失常;③服用利尿剂或泻药;④已知有其他电解质紊乱;⑤急性和慢性肾衰竭;⑥腹泻、呕吐;⑦酸碱平衡紊乱;⑧重症监护患者的随访监测。

(一)标本类型
血清、尿液。

(二)参考区间
血清:3.5~5.5mmol/L(离子选择电极法);尿液:25~125mmol/24h(离子选择电极法)。

(三)临床意义
1.血钾增高

血清钾浓度超过 5.5mmol/L 称为高钾血症。高钾血症的发生机制和原因见表 3-5-1。

表 3-5-1 高钾血症的发生机制和原因

机制	原因
摄入增多	高钾饮食、静脉输注大量钾盐、输入大量库存血液等
排出减少	①急性肾衰竭少尿期、肾上腺皮质功能减退症,导致肾小球排钾减少
	②长期使用螺内酯、氨苯蝶啶等潴钾利尿剂
	③远端肾小管上皮细胞泌钾障碍,如 SLE、肾移植术后、假性低醛固酮血症等

机制	原因
细胞内钾外移增多	①组织损伤和血细胞破坏,如严重溶血、大面积烧伤、挤压综合征等 ②缺氧和酸中毒 ③β-受体拮抗剂、洋地黄类药物可抑制 Na^+-K^+-ATP 酶,使细胞内钾外移 ④家族性高血钾型周期性瘫痪(Hypp) ⑤血浆晶体渗透压增高,如应用甘露醇、高渗葡萄糖盐水等静脉输液,可使细胞内脱水,导致细胞内钾外移增多
假性高钾	①采集标本时上臂使用压脉带压迫时间过久(几分钟)、间歇性握拳产生的酸中毒,可引起细胞内的钾释放 ②血管外溶血 ③白细胞增多症:白细胞计数>500×10^9/L,若标本放置后可因凝集而释放钾 ④血小板增多症,PLT 计数>600×10^9/L 可引起高钾血症

2.血钾降低

血清钾浓度低于 3.5mmol/L 称为低钾血症。其中血清钾 3.0～3.5mmol/L 为轻度低钾血症;2.5～3.0mmol/L 为中度低钾血症;小于 2.5mmol/L 为重度低钾血症。低钾血症的发生机制和原因见表 3-5-2。

表 3-5-2　低钾血症的发生机制和原因

机制	原因
分布异常	①细胞外钾内移,如应用大量胰岛素、低钾型周期性瘫痪、碱中毒等 ②细胞外液稀释,如心功能不全、肾性水肿或大量输入无钾盐液体时,导致血钾降低
丢失过多	①频繁呕吐、长期腹泻、胃肠引流等 ②肾衰竭多尿期、肾小管性酸中毒、肾上腺皮质功能亢进症、醛固酮增多症等使钾丢失过多 ③长期应用呋塞米、依他尼酸和噻嗪类利尿剂等排钾利尿剂
摄入不足	①长期低钾饮食、禁食和厌食等 ②饥饿、营养不良、吸收障碍等
假性低钾	血液标本未能在 1 小时内处理,白细胞计数>100×10^9/L,白细胞可从血浆中摄取钾

3.尿钾变化

尿液钾浓度降低常见于酸中毒、肾衰竭、肾病综合征合并尿量减少、肾上腺功能减退等;尿液钾浓度增高常见于内分泌紊乱、糖尿病酮症酸中毒、代谢性碱中毒、肾小管功能不全等。

（四）评价

1.诊断价值

钾离子是评估人体内钾水平和诊断酸碱失衡、水失衡的指标。

2.影响因素

(1)血浆钾与血清钾浓度有差别,一般血浆或全血钾比血清低 0.2～0.5mmol/L,这可能与血液凝固时血小板破裂释放出一部分钾有关,因此血清或血浆钾参考区间略有差异。

(2)标本保存对血钾浓度可产生影响,如全血标本冷藏后,可导致血钾浓度增高,主要是因为冷藏标本由于糖酵解被抑制,Na^+-K^+-ATP 酶活性降低导致细胞内钾外移,使血钾浓度增高;或当标本分离前全血标本置于 37℃,由于糖酵解增强钾进入细胞内,导致血钾降低。

(3)标本溶血、血清分离不及时、采集标本时握拳和压脉带使用时间过长可引起血钾假性增高。因此建议采集标本时不使用压脉带,或在针头进入静脉后立即松开压脉带。

(4)高白细胞和高血小板可引起血清钾假性增高,但血浆钾无变化。

(5)静脉注射青霉素钾可引起高钾血症,青霉素钠可以增加钾的排出。

(6)伴有血小板增多的 PV 和 MDS 患者,可有血钾假性增高,其原因是在凝血过程中释放出大量血小板。因此,对于此患者应该采用肝素抗凝血标本,而不能使用血清标本。

3.与检查相关的临床须知

(1)尿钾检查有利于判断病因,肾外失钾引起的尿钾一般小于 15mmol/24h,大于 20mmol/24h 以上则提示肾性失钾。

(2)钾缺乏最常见的原因是胃肠道丢失,钾消耗最常见的原因是静脉输液时未添加足够的钾剂。

(3)低血钾可导致肌肉无力及瘫痪、肾衰竭、心律失常甚至心跳停止等。高血钾患者可导致肌肉无力、心律失常、肢体湿冷等症状。观察血钾是否平衡,除了观察血钾浓度外,还需要综合其他影响血钾的因素,如肾脏功能、醛固酮水平、酸碱平衡、电解质等。

(4)血清钾的危急值小于 2.5mmol/L 可引起心室颤动,大于 8.0mmol/L 可引起肌肉兴奋(包括心肌兴奋)。

三、钠平衡

钠是细胞外液的主要阳离子,44%存在于细胞外液,9%存在于细胞内液,47%存在于骨骼中。血清钠多以氯化钠的形式存在,血钠检查的适应证:①水、电解质平衡紊乱;②其他电解质超出参考区间;③多尿、口渴感减弱;④酸碱平衡紊乱;⑤肾脏疾病;⑥高血压;⑦某些内分泌疾病,如甲状腺功能减退症、盐皮质激素过多或缺乏症;⑧水肿;⑨摄入过量的钠。

(一)标本类型

血清,肝素或 EDTA 抗凝血浆;尿液。

(二)参考区间

血清或血浆:135～145mmol/L(离子选择电极法);尿液:27～387mmol/24h(离子选择电极法)。

(三)临床意义

血清钠浓度超过 145mmol/L,并伴有血液渗透压过高者,称为高钠血症。血清钠浓度低于 135mmol/L 称为低钠血症。高钠血症、低钠血症的发生机制和原因分别见表 3-5-3 和表 3-5-4。

表 3-5-3　高钠血症的发生机制和原因

机制	原因
水分摄入不足	水源断绝、进食困难、昏迷等
水分丢失过多	大量出汗、烧伤、长期腹泻、呕吐、糖尿病性多尿、胃肠引流等

机制	原因
内分泌病变	肾上腺皮质功能亢进症、原发性或继发性醛固酮增多症,肾小管排钾保钠,使血钠增高
摄入过多	进食过量钠盐或输注大量高渗盐水;心脏复苏时输入过多的碳酸氢钠等

表 3-5-4　低钠血症的发生机制和原因

机制	原因
丢失过多	①肾性丢失:慢性肾衰竭多尿期和大量应用利尿剂
	②皮肤黏膜性丢失:大量出汗、大面积烧伤时血浆外渗,丢失钠过多
	③医源性丢失:浆膜腔穿刺丢失大量液体等
	④胃肠道丢失:严重的呕吐、反复腹泻和胃肠引流等
细胞外液稀释	常见于水钠潴留
	①饮水过多而导致血液稀释,如精神性烦渴等
	②慢性肾衰竭、肝硬化失代偿期、急性或慢性肾衰竭少尿期
	③尿崩症、剧烈疼痛、肾上腺皮质功能减退症等的抗利尿激素分泌过多
	④高血糖或使用甘露醇,细胞外液高渗,使细胞内液外渗,导致血钠降低
消耗性低钠或摄入不足	①肺结核、肿瘤、肝硬化等慢性消耗性疾病,由于细胞内蛋白质分解消耗,细胞内液渗透压降低,水分从细胞内渗到细胞外,导致血钠降低
	②饥饿、营养不良、长期低钠饮食及不恰当的输液等

尿钠变化:尿钠浓度降低见于:①血钠减少,如胃肠道和大量出汗失钠;②肾上腺皮质激素释放增加导致肾小管重吸收钠增加;③长期慢性肾病和低钠饮食。尿钠浓度增高常见于:①严重多尿、肾小管重吸收功能降低,导致尿钠增加;②肾上腺皮质功能减退,尿排钠增加;③各种疾病导致的肾小管重吸收功能减退,导致钠排出增加等。

(四)评价

1.诊断价值

钠离子主要用于评估电解质、酸碱平衡、水平衡、水中毒和脱水。血钠浓度可以反映水平衡状态而不是钠平衡状态。

2.影响因素

(1)标本可放置在 4℃ 或冷冻保存,对血钠结果影响不大。溶血标本对血钠变化也不明显,因为红细胞中钠仅占血浆的 1/10。

(2)重度脂血症或高蛋白血症可导致假性低钠血症(采用血清稀释法)。血糖每增高 5.5mmol/L,血清钠约降低 1.6mmol/L。

(3)皮质类固醇、钙、氟化物和铁可引起钠水平增高。肝素、硫酸盐和利尿剂可引起钠水平降低,高三酰甘油或低蛋白可导致低钠血症。

3.与检查相关的临床须知

(1)通过临床症状、体征、血钠浓度和渗透压可以判断血钠代谢紊乱状况。低钠血症患者血浆渗透压下降可导致细胞水肿,尤其是脑细胞水肿,可出现相应的神经系统症状,严重时出现抽搐和昏迷。

（2）高钠血症可导致高渗状态，使细胞失水，也可出现一系列神经系统症状，如乏力、头痛、易于激动等。对于血钠浓度异常的患者，血浆渗透压和尿液渗透压的监测有助于判断病因。如高钠血症患者尿液渗透压小于 300mmol/（kg·H₂O）者为尿崩症引起，包括中枢性或肾性；300～800mmol/（kg·H₂O）者为中枢性尿崩症伴随血容量减少；大于 800mmol/（kg·H₂O）者多为不显性失水、原发性饮水过少症以及钠盐输注过多引起。

（3）血清钠的危急值小于 125mmol/L 可引起虚弱和脱水，90～105mmol/L 可引起严重的神经系统症状和血管问题，大于 152mmol/L 可导致心血管和肾脏症状，大于 160mmol/L 可引起心力衰竭。

（4）尿液渗透压高于血浆渗透压的正常血容量患者发生低钠血症，提示抗利尿激素分泌失调综合征（SIAHD）、黏液水肿、低钾血症，或渗透压调节功能恢复。

（5）治疗钠平衡紊乱不是根据血钠浓度，而是根据患者细胞外液容量的多少。

四、氯平衡

氯离子是细胞外液的主要阴离子，但在细胞内外均有分布。血氯检查的适应证：①酸碱平衡紊乱；②水钠平衡紊乱；③重症监护患者出现危险情况时。

（一）标本类型
血清，肝素或 EDTA 抗凝血浆，尿液。

（二）参考区间
血清或血浆：95～105mmol/L（离子选择电极法）；尿液：100～250mmol/L（离子选择电极法）。

（三）临床意义
1.血氯浓度增高

血氯浓度超过 105mmol/L 称为高氯血症，其发生机制和原因见表 3-5-5。

表 3-5-5 高氯血症的发生机制和原因

机制	原因
排出减少	急性或慢性肾衰竭少尿期、尿道或输尿管梗阻、心功能不全等
血液浓缩	频繁呕吐、反复腹泻、大量出汗等导致水分丧失、血液浓缩
吸收增加	肾上腺皮质功能亢进症，如库欣综合征及长期应用糖皮质激素等，使肾小管对 NaCl 吸收增加
代偿性增高	呼吸性碱中毒过度呼吸，使 CO_2 排出增多，HCO_3^- 减少，血氯代偿性增高
低蛋白血症	肾脏疾病时的尿蛋白排出增加，血浆蛋白质减少，使血氯增加，以补充血浆阴离子
摄入过多	食入或静脉补充大量的 NaCl、$CaCl_2$、NH_4Cl 溶液等

2.血氯浓度降低

血氯浓度低于 95mmol/L 称为低氯血症。

（1）摄入不足：饥饿、营养不良、低盐治疗等。

（2）丢失过多：①严重呕吐、腹泻、胃肠引流等，丢失大量胃液、胰液和胆汁，致使氯的丢失

大于钠和 HCO_3^- 的丢失;②慢性肾衰竭、糖尿病以及应用噻嗪类利尿剂,使氯由尿液排出增多;③慢性肾上腺皮质功能不全,由于醛固酮分泌不足,氯随钠丢失增加;④呼吸性酸中毒,血 HCO_3^- 增高,使氯的重吸收减少。

3.尿氯离子变化

尿液氯离子降低常见于:大量出汗、剧烈呕吐、高氯性酸中毒、长期低盐饮食、肾衰竭晚期以及使用肾上腺皮质激素等。尿液氯离子增高常见于:肾小管损伤、肾上腺皮质功能降低、使用利尿剂等。

(四)评价

1.诊断价值

(1)血氯有助于评估 AG 正常和增高的代谢性酸中毒,以及有助于鉴别原发性甲状旁腺功能亢进症(血氯增高)和肿瘤(血氯正常)导致的高钙血症。

(2)血氯有助于诊断水平衡状态。

2.影响因素

(1)婴幼儿血氯浓度高于儿童和成人。

(2)血氯增高与静脉注入过多的盐有关。

3.与检查相关的临床须知

(1)血氯的变化常与血钠的变化密切相关,对综合判断电解质的紊乱,以及明确高氯性酸碱平衡异常具有很大的帮助。

(2)氯离子在血浆和血清中稳定,轻度溶血对结果影响不大,因为红细胞中的氯离子浓度不足血清或血浆中的 50%。

(3)氯离子能自由通过血-脑脊液屏障,当血清氯离子浓度降低或脑脊液中蛋白浓度增高时,脑脊液中氯离子可以进入血液,因此血清和脑脊液中氯离子浓度变化有助于神经系统疾病的诊断。

(4)血氯危急值小于 70mmol/L,大于 120mmol/L。

五、血液中的气体及运输

生命的基本特征是不断地从环境中摄入营养物质、水、无机盐和氧气,同时又不断地排出废物、呼出二氧化碳。机体代谢所需的氧气全靠呼吸器官不断从空气中摄取,并通过血液循环,输送到全身各脏器和组织,再将代谢产物二氧化碳排出体外。

(一)氧气的运输

氧气在血液中的运输方式有两种,即物理溶解和与 Hb 结合。PO_2 和物理溶解量可直接影响动脉血氧饱和度,决定血浆和组织间的氧分压差,从而影响氧在血液和组织间的弥散。血红蛋白是氧的主要载体,氧和血红蛋白结合成为氧合血红蛋白(HbO_2)是氧气在血液中的主要运输形式。

动脉血的以下两种特性将保证足够的氧气被运送到组织:动脉血 PO_2 高(90mmHg,11.97kPa),从而建立起从动脉血到组织细胞的扩散梯度,使 O_2 易于弥散进入组织;血的 O_2

结合功能正常,这主要指血红蛋白的"质"和"量"正常,Hb 必须在肺部能与 O_2 结合,在组织能释放 O_2。血红蛋白对 O_2 的亲和力太大会引起缺氧,因为 O_2 在毛细血管界面不能被释放。血红蛋白浓度过低将引起贫血性缺氧。

(二)二氧化碳的运输

血液中 CO_2 有 3 种存在与运输形式,即物理溶解、HCO_3^- 形式及与 Hb 结合成氨基甲酰血红蛋白($HHbNHCOOH$)。其中以 $HHbNHCOOH$ 形式运输的占运输总量的 13%～15%,以溶解状态运输的占 8.8%。组织细胞中产生的 CO_2 进入血液的静脉端毛细血管,使血浆中 CO_2 升高,其中大部分 CO_2 又扩散入红细胞,在红细胞碳酸酐酶作用下,生成 H_2CO_3,再解离成 H^+ 和 HCO_3^-,并以 HCO_3^- 形式随血液进入肺部。因肺部 PCO_2 低,PO_2 高,红细胞中 HCO_3^- 又与 H^+ 结合,生成 CO_2 和 H_2O,CO_2 通过呼吸排出体外。

六、血气分析常用指标及临床意义

pH、PO_2 和 PCO_2 是血气分析最基本的 3 个指标,除此之外,还有很多通过计算得到的指标也是临床诊断酸碱失衡非常有用的指标。

(一)pH

健康人的动脉血 pH 维持在 7.35～7.45。$cHCO_3^-$ 与 $cdCO_2$(CO_2 溶解量)的比值是决定血液 pH 的主要因素,二者任何一方改变均能影响 pH,而且相互间可进行代偿性增减,若同时按比例增高或降低,其 pH 不变。因此 pH 应用有它的局限性:pH 只能决定是否有酸血症或碱血症,pH＞7.45 为碱血症,pH＜7.35 为酸血症,pH 正常不能排除有无酸碱失衡;单凭 pH 不能区别是代谢性酸碱失衡还是呼吸性酸碱失衡。

(二)无呼吸影响的酸碱度

无呼吸影响的酸碱度(pHNR)是指将血标本用 5.33kPa(40mmHg)的 CO_2 平衡后所测得的 pH,它是排除了呼吸因素干扰的 pH,因此,更能反映代谢性酸碱平衡。正常人 pHNR 与 pH 基本一致。pH＞或＜pHNR,说明 pH 有呼吸因素介入,存在呼吸性酸中毒或呼吸性碱中毒。

(三)动脉血氧分压

动脉血氧分压(PO_2)是指血浆中物理溶解氧的张力。出生时较低,成年人 PO_2 在 83～108mmHg(5.05～14.4kPa)。氧在血液中的溶解量与 PO_2 成正比,而吸入气体氧分压的高低决定于吸入气体中氧的浓度。当 O_2 从肺泡进入血液后,大部分进入红细胞与血红蛋白可逆性地结合,形成 HbO_2;在组织中 PO_2 降低,HbO_2 离解,释放 O_2 供组织利用。因此,氧分压与组织供氧情况密切相关。当动脉血 PO_2 低于 20mmHg(2.67kPa)时,组织就失去了从血液中摄取 O_2 的能力。PO_2 是缺氧的敏感指标,PO_2 下降见于肺部通气和换气功能障碍,PO_2 低于 55mmHg(7.31kPa)即有呼吸衰竭,低于 30mmHg(4kPa)将危及生命。PO_2 升高主要见于过度输 O_2 治疗。

(四)血红蛋白氧饱和度

血红蛋白氧饱和度(SO_2)指血红蛋白实际结合氧量与应当结合氧量之比,它反映了动脉血氧与血红蛋白结合的程度。

$$SO_2 = 氧含量/氧容量 \times 100\%$$

血氧含量是指机体血液中与 Hb 实际结合的氧量;而氧容量(亦称氧结合量)是指血液中的 Hb 在完全充分和氧结合后(HbO_2)所含的氧量。

根据其检测方法不同,血红蛋白氧饱和度又有不同的称谓。临床和实验室标准委员会(CLSI)明确规定的 3 种检测途径是:Hb 氧饱和度(SO_2)、氧合 Hb 分数(FO_2Hb)和估计氧饱和度($SatO_2$)。在 Hb 的质和量都正常的情况下,3 种途径的值非常相似,可以互换。但对于某些严重疾病和异常血红蛋白病的患者,三者相差较大,如混用易引起错误结论。

(1)SO_2 的计算公式为:$SO_2 = \dfrac{cHbO_2}{cHbO_2 + cHHb}$。

式中,$cHbO_2$ 为氧合血红蛋白浓度,$cHHb$ 为还原血红蛋白浓度,二者之和即为血红蛋白结合 O_2 的能力。该法未测定 HbCO、MetHb 或 SulfHb,因此 SO_2 用于异常血红蛋白病患者时,会造成误解。CLSI 推荐当临床使用 SO_2 及之后的计算参数之前,应估计异常血红蛋白的百分含量。正常成年人 SO_2 为 $94\% \sim 98\%$。

(2)HbO_2 分数的计算公式为:$FO_2Hb = \dfrac{cHbO_2}{ct_2Hb}$

式中总血红蛋白浓度(ctHb)等于 HbO_2、HHb、HbCO、MetHb 或 SulfHb 的总和。这个值要求测定所有血红蛋白种类。FO_2Hb 参考值为 $90\% \sim 95\%$。动脉血的 FO_2Hb 降低,提示有低 PO_2 或 Hb 携带 O_2 的能力受损。血可携带 O_2 的量取决于 3 个主要因素:①红细胞中正常 Hb 量;②PO_2;③Hb 对 O_2 的亲和力。

(3)$SatO_2$ 是通过 pH、PO_2 和 Hb 估算出 SO_2。常常在报告中将"$SatO_2$"代替 SO_2,计算值 $SatO_2$ 能估计正常 Hb 对 O_2 的亲和力、正常 2,3-二磷酸甘油酸(2,3-DPG)浓度以及异常血红蛋白的存在。该估计值与测定值的差异仅为 6%。

(五)血红蛋白 50% 氧饱和度时氧分压

SO_2 与 PO_2 成正比例关系,当 PO_2 降低时,SO_2 也随之降低;当 PO_2 升高时,SO_2 也随着升高;若以 PO_2 值为横坐标,血氧饱和度为纵坐标作图,即得氧解离曲线。氧解离曲线受各种因素的影响会发生左移或右移。观察曲线左移或右移的指标为血红蛋白 50% 氧饱和度时氧分压(P_{50})。正常人在体温 $37℃$、pH7.4、PCO_2 5.32kPa(40mmHg)时,P_{50} 等于 3.54kPa(26.6mmHg)。P_{50} 可反映血液输氧能力以及氧与血红蛋白的亲和力:P_{50} 增加,提示氧解离曲线右移,氧与 Hb 的亲和力降低,Hb 易释放氧;P_{50} 降低,提示氧解离曲线左移,氧与 Hb 的亲和力增加,Hb 易结合氧。因此,P_{50} 降低时,尽管血红蛋白氧饱和度较高,实际上组织仍然缺氧。

影响 P_{50} 的因素很多,凡能影响氧与 Hb 结合的因素均可影响 P_{50}。P_{50} 增加,氧解离曲线右移(血红蛋白与 O_2 的亲和力降低),引起的主要原因有:高热、酸中毒、高碳酸血症、高浓度的 2,3-DPG 以及异常血红蛋白存在。2,3-DPG 浓度的增加主要见于:慢性碱中毒、贫血和慢性缺氧。P_{50} 降低,氧解离曲线左移(血红蛋白与 O_2 的亲和力增加),引起的主要原因有:低热、急性碱中毒、低浓度的 2,3-DPG、HbCO 和 MetHb 增加或异常血红蛋白。2,3-DPG 浓度的降低见于持续几个小时酸中毒的状态下。最初由于酸中毒增加的 P_{50}，又因 2,3-DPG 的降低，酸中毒逐渐被代偿，致使 P_{50} 降到正常范围以下。

(六)二氧化碳分压

二氧化碳分压(PCO_2)是指血浆中物理溶解 CO_2 的压力，其参考区间是 $4.67\sim6.00kPa$（$35\sim45mmHg$）。CO_2 的弥散能力较大，约为 O_2 的 25 倍，血液 PCO_2 基本反映了肺泡 PCO_2 的平均值。PCO_2 代表酸碱平衡失调中的呼吸因素，它的改变可直接影响血液 pH。PCO_2 的升高或降低，有原发性和继发性两种原因所致。PCO_2 与 CO_2 的产生成正比关系，它与肺泡通气量成反比关系。PCO_2 的意义如下。

1.判断肺泡通气状态

PCO_2 升高表示肺泡通气量降低，PCO_2 降低则表示肺泡通气量增加，为肺泡通气过度。

2.判断呼吸性酸碱失衡的性质

$PCO_2<4.65kPa$（$35mmHg$）提示通气过度，有呼吸性碱中毒存在。$PCO_2>6.65kPa$（$50mmHg$）提示正常的呼吸机制已不健全，体内有 CO_2 的潴留。

3.判断代谢性酸碱失衡的代偿情况

在代谢性酸中毒时，若 PCO_2 下降，提示已通过呼吸进行代偿；在代谢性碱中毒时，若 PCO_2 上升，亦提示已有代偿。

(七)二氧化碳总量

二氧化碳总量($ctCO_2$ 或 TCO_2)是指存在于血浆中各种形式的 CO_2 的总和。其中大部分（95％）是 $cHCO_3^-$，少量为物理溶解，还有少量以碳酸、蛋白质氨基甲酸酯及 CO_3^{2-} 等形式存在，其参考区间是 $24\sim32mmol/L$。$ctCO_2$ 在体内受呼吸和代谢两方面因素的影响，但主要受代谢因素影响。其实际计算公式为：$ctCO_2 = HCO_3^- + PCO_2\times0.03mmol/L$。

(八)二氧化碳结合力

二氧化碳结合力(CO_2CP)表示来自 HCO_3^- 和 H_2CO_3 两者所含的 CO_2 的总量，故受代谢和呼吸两方面因素的影响。其参考区间是 $23\sim31mmol/L$ 或 $50\sim70vol\%$。CO_2CP 减少可能是代谢性酸中毒或呼吸性碱中毒，CO_2CP 增加则可能是代谢性碱中毒或呼吸性酸中毒。

(九)实际碳酸氢根和标准碳酸氢根

实际碳酸氢根(AB)是指人体血浆中实际的 $cHCO_3^-$，AB 参考区间在 $21.4\sim27.3mmol/L$。当机体发生代谢性酸碱失衡时，由于缓冲作用，体内较多的固定酸或固定碱可使 $cHCO_3^-$ 随之改变。如代谢性酸中毒时血中 $cHCO_3^-$ 下降；代谢性碱中毒时血中 $cHCO_3^-$ 增加。因此，AB 是体内代谢性酸碱失衡的重要指标，但其含量也受呼吸因素改变的影响，可因呼吸性酸碱紊乱的 PCO_2 变化而继发性改变，为了排除呼吸因素的影响，在特定条件下计算出的 $cHCO_3^-$ 数值即为标准碳酸氢根(SB)。SB 是指在体温 37℃时，PCO_2 在 $5.32kPa$（$40mmHg$），血红蛋白在 100％氧饱和条件下测得的 $cHCO_3^-$，它排除了呼吸因素的影响，反映代谢因素，因此称为标准碳酸氢根，SB 参考区间在 $21.3\sim24.8mmol/L$。SB 减少为代谢性酸中毒，SB 增加为代谢性碱中毒。SB 是代谢变化的较好指标，但不能表明体内 HCO_3^- 的实际量，在酸碱失衡诊断上应把 AB 与 SB 两个指标结合起来分析，才更有参考价值。AB 与 SB 两者皆正常，为酸碱内稳状态正常;AB 与 SB 二者均低于正常,为代谢性酸中毒未代偿;AB 与 SB 二者均高于正常,为代谢性碱中毒未代偿;AB＞SB 提示 CO_2 潴留,多见于通气功能不足所致的呼吸性酸中毒;AB＜SB 提示 CO_2 排出过多,见于通气过度所致的呼吸性碱中毒。

(十)缓冲碱

缓冲碱(BB)是全血中具有缓冲作用的阴离子的总和。缓冲碱有以下几种形式。

(1)血浆缓冲碱(BBp)是由血浆中 HCO_3^- 和 Pr^-(蛋白质阴离子)组成。

(2)全血缓冲碱(BBb)是由血浆中 HCO_3^- 和 Pr^-、Hb^- 和少量 HPO_4^{2-} 组成。

(3)细胞外液缓冲碱(BBecf)是由血浆中 HCO_3^- 和 Pr^- 加上血红蛋白相当于 50g/L 时的缓冲碱(BBHbs)的总和。因为正常人 Hb 是以 150g/L 计算,血液在细胞外液中占 1/3,因此,细胞外液以 Hb50g/L 计算。但实际上 Hb 并非都是 150g/L,应根据患者实测血红蛋白计算细胞外液缓冲碱($BBHb_{1/3}$)。

(4)正常缓冲碱(NBB)是指在 37℃时,一个标准大气压下,使血样在 PCO_2 为 5.32kPa 的氧混合气中平衡,血红蛋白充分氧合并调整 pH 至 7.40,此时测得血样的 BB 值为 NBB。NBBp 和 BBp 在正常情况下相等;若 BBp＞NBBp,为代谢性酸中毒,反之,若 BBp＜NBBp,为代谢性碱中毒。由于 BB 指标不仅受血浆蛋白和血红蛋白明显影响,而且还受呼吸因素及电解质的影响。因此,它不能确切反映代谢性酸碱平衡情况。但 BB 比 HCO_3^- 更能全面地反映体内中和酸的能力。

(十一)剩余碱

剩余碱(BE)是指在标准条件下,即温度 37℃,一个标准大气压,PCO_2 为 5.32kPa (40mmHg)时,血红蛋白完全氧合,用酸或碱将 1L 血液的 pH 调整至 7.40,所需加入的酸碱量,即 $\Delta BB(\Delta BB = BB-NBB)$。与 BB 相似,BE 也有以下几种表示形式:BEp、BEb、BEHbs、$BEHb_{1/3}$。正常人 BE 值在 0 附近波动。BE 为正值增加时,说明缓冲碱增加,为代谢性碱中毒;BE 为负值增加时,说明缓冲碱减少,为代谢性酸中毒。呼吸性酸碱中毒时,由于肾的代偿,也可使 BE 发生相应改变。

(十二)阴离子间隙

阴离子间隙(AG)指血清中所测定的阳离子总数与阴离子总数之差。其计算公式如下:$AG(mmol/L)=[Na^+-(Cl^-+cHCO_3^-)]$。AG 是近年来评价体液酸碱状况的一项重要指标,它可鉴别不同类型的代谢性酸中毒。其意义在于,一是 AG 增加。cH^+ 增加引起的代谢性酸中毒,如糖尿病酮症酸中毒、乳酸酸中毒和肾功能不全等,有机酸增高,HCO_3^- 被消耗,pH 降低。二是 AG 正常型。$cHCO_3^-$ 降低而 cCl^- 增高的患者,如腹泻失去 HCO_3^- 而 Cl^- 增加;肾小管中毒导致对 HCO_3^- 重吸收障碍及 H^+ 排泄障碍。AG 减少型少见。

七、酸碱平衡及其紊乱

机体通过酸碱平衡调节机制调节体内酸碱物质含量及比例,维持血液 pH 在正常范围内的过程,称为酸碱平衡。体内酸性或碱性物质过多,超出机体的代偿能力,或者肺和肾功能障碍使调节酸碱平衡的功能障碍,均可使血浆中 HCO_3^- 和 H_2CO_3 的浓度及其比值的变化超出正常范围而导致酸碱平衡紊乱。而酸碱平衡紊乱常伴随电解质参数的改变,特别是代谢性酸碱平衡紊乱。因此,血浆(清)电解质检测常伴随血气分析一起检测。

(一)单纯性的酸碱平衡紊乱

传统上将单纯性的酸碱平衡紊乱分为 4 种:代谢性酸中毒、代谢性碱中毒、呼吸性酸中毒和呼吸性碱中毒。因肺和肾脏代偿机制,实验室的结果对于直接分类这些紊乱是比较困难的。

1. 代谢性酸中毒

代谢性酸中毒是指原发性 HCO_3^- 减少而导致 pH 下降。常见原因有。

(1)HCO_3^- 直接丢失过多。常见于严重腹泻、肠道瘘管或肠道引流等含 HCO_3^- 的碱性肠液大量丢失;肾小管酸中毒及大量使用碳酸酐酶抑制药导致肾小管对 HCO_3^- 重吸收减少。

(2)固定酸产生过多,HCO_3^- 缓冲丢失。常见于乳酸性酸中毒、酮症性酸中毒。

(3)外源性固定酸摄入过多。常见于水杨酸中毒、含氯的呈酸性药物摄入过多时可导致体内易解离出 HCl 而引发酸中毒。

(4)固定酸排泄障碍。常见于严重肾功能衰竭患者。

(5)血液稀释使 HCO_3^- 浓度下降。见于快速输入大量无 HCO_3^- 的液体,使血液中 HCO_3^- 稀释,造成稀释性代谢性酸中毒。

(6)高血钾。各种原因引起细胞外液 K^+ 增多时,与细胞内 H^+ 交换,引起细胞外 H^+ 增加,导致代谢性酸中毒。这种酸中毒时体内 H^+ 总量并未增加,H^+ 从细胞内溢出,造成细胞内 H^+ 下降,故细胞内呈碱中毒,在远曲小管由于小管上皮分泌 H^+ 减少,尿液呈碱性,引起反常性碱性尿。

根据 AG 值的变化,可将代谢性酸中毒分为:AG 增高型代谢性酸中毒和 AG 正常型代谢性酸中毒;AG 增高型是指除了含氯以外的任何固定酸的血浆浓度增加时的代谢性酸中毒,如乳酸和酮症性酸中毒等;当 HCO_3^- 浓度降低,而同时伴有 Cl^- 浓度代偿性升高时,则呈 AG 正常型或高血氯性代谢性酸中毒,如消化道直接丢失 HCO_3^-。

实验室检查:HCO_3^- 原发性降低,所以 AB、SB、BB 均降低,AB<SB,BE 负值加大,pH 下降,通过呼吸代偿,PCO_2 继发性下降。

2. 代谢性碱中毒

代谢性碱中毒是指原发性 HCO_3^- 增多而导致的 pH 升高。常见原因如下。

(1)H^+ 丢失。H^+ 是由细胞内的 H_2CO_3 解离生成的,因此,每丢失 1mmol,必然同时生成 1nmol/L HCO_3^-,后者返回血液引起 HCO_3^- 增多,造成代谢性碱中毒。H^+ 丢失主要通过胃和肾丢失,如由于剧烈呕吐而导致的含 HCl 胃液大量丢失,利尿药导致排 H^+ 增加。

(2)HCO_3^- 过量负荷。常见于消化道溃疡患者服用过多的 $NaHCO_3$,或矫正代谢性酸中毒时滴注过多的 $NaHCO_3$。

(3)H^+ 向细胞内转移。低钾血症时因细胞外 K^+ 浓度降低,引起细胞内 K^+ 向细胞外转移,同时细胞外 H^+ 向细胞内转移,可发生代谢性碱中毒,此时,细胞内 H^+ 增多,肾排泌 H^+ 增多,尿液呈酸性称为反常性酸性尿。

此外,肝功能衰竭时,血氨过高,尿素合成障碍也常导致代谢性碱中毒。

Cl^- 测定有助于寻找代谢性碱中毒的原因,分为 Cl^- 响应型、Cl^- 抵抗型以及外源性碱。

实验室检查:血浆 $cHCO_3^-$、$cdCO_2$、PCO_2 和 TCO_2 均增高,$cHCO_3^-/cdCO_2 > 20$。单一的代谢性碱中毒,$cHCO_3^-$ 每增加 10mmol/L,PCO_2 增高 6mmHg(0.8kPa),如 PCO_2 比预期值高,提示伴有呼吸性酸中毒的双重酸碱紊乱。未被代偿的代谢性碱中毒 pH 可用 $cHCO_3^-$ 加上 15 等于 pH 的后两位数来估算,如 $cHCO_3^-$ 为 35mmol/L,pH=(35+15)=7.50。AB、SB、BB 均升高,AB>SB,BE 正值加大。

3.呼吸性酸中毒

呼吸性酸中毒是指原发性 PCO_2(血浆 H_2CO_3)增高而导致 pH 下降。临床上主要是由于呼吸道通气障碍而导致 CO_2 潴留,使 PCO_2 升高而引发呼吸性酸中毒。

根据病程,呼吸性酸中毒可分为急性和慢性。急性呼吸性酸中毒常见于急性气道阻塞、急性心源性肺水肿、中枢或呼吸肌麻痹引起的呼吸骤停及急性呼吸窘迫综合征。慢性呼吸性酸中毒见于气道及肺部慢性炎症引起的慢性梗阻性肺病及肺部广泛纤维化或肺不张时,一般指 PCO_2 高浓度潴留持续达 24 小时以上者。

实验室检查:血浆 $cdCO_2$、PCO_2、$cHCO_3^-$ 以及 $ctCO_2$ 均增加。因 $ctCO_2$ 增加,$cHCO_3^-/cdCO_2$ 降低,pH 下降。急性期,PCO_2 每增加 10mmHg(1.33kPa),$cHCO_3^-$ 增加 1mmol/L,如果呼吸性酸中毒持续下去,$cHCO_3^-$ 的变化会达到 3.5mmol/L。主要由肾脏代偿。PCO_2 每增加 15mmHg(2.0kPa),pH 改变在急性期为 0.10,慢性期<0.05。例如,急性期 PCO_2 增加 30mmHg(4.0kPa),pH 下降到 7.20;同样情况,慢性期 pH 下降到 7.31。这些近似值能给出重要临床信息,上例中,$cHCO_3^-$ 增加 3mmol/L,PCO_2 增加 30mmHg(4.0kPa),pH 为 7.20,判断为急性呼吸性酸中毒;如 pH 为 7.31 时,判断为慢性呼吸性酸中毒。通过肾等代偿后,AB、SB、BB 均升高,AB>SB,BE 正值加大。

4.呼吸性碱中毒

呼吸性碱中毒是指血浆 H_2CO_3 浓度或原发性 PCO_2 减少,而导致 pH 升高。肺通气过度是各种原因引起的呼吸性碱中毒的基本发生机制,与呼吸性酸中毒类似,呼吸性碱中毒也可分为由直接刺激呼吸中枢而引起以及由肺部系统而引起两类。根据病程,可分为急性和慢性呼吸性碱中毒。

实验室检查:$cdCO_2$、PCO_2、$cHCO_3^-$ 和总 CO_2 都降低,$cHCO_3^-/cdCO_2$ 增加。

急性期,PCO_2 每减少 10mmHg(1.33kPa),$cHCO_3^-$ 降低 2mmol/L;PCO_2 减少 20mmHg(2.66kPa),cH^+ 减少 16mmol/L[$cH^+=0.8(PCO_2)=0.8 \times 20=16$]。假如最先 cH^+ 为 40mmol/L,现在应是 24mmol/L(40-16=24),相当于 pH7.61。慢性呼吸性碱中毒,PCO_2 每减少 10mmHg(1.33kPa),$cHCO_3^-$ 降低 5mmol/L,pH 接近正常,即 $cH^+=0.17(PCO_2)=0.17 \times 20=3.40$;$cH^+=40-3.40=36.6$。相当于 pH7.43。

(二)混合性酸碱平衡紊乱

2 种或 3 种单纯性酸碱平衡紊乱同时存在时,称为混合性酸碱平衡紊乱。

1.二重酸碱平衡紊乱

常见类型有呼吸性酸中毒合并代谢性酸中毒、呼吸性酸中毒合并代谢性碱中毒、呼吸性碱中毒合并代谢性酸中毒、呼吸性碱中毒合并代谢性碱中毒、代谢性酸中毒合并代谢性碱中毒。

(1)呼吸性酸中毒合并代谢性酸中毒

①原因:常见于心搏和呼吸骤停、急性肺水肿、慢性阻塞性肺疾病(COPD)严重缺氧、严重低钾血症累及心肌或呼吸肌、药物及一氧化碳中毒。

②特点:由于呼吸性和代谢性因素指标均朝酸性方面变化,因此 HCO_3^- 减少时呼吸不能代偿,PCO_2 增多时肾也不能代偿,二者不能互相代偿,呈严重失代偿状态,pH 明显减低,并形成恶性循环,有致死后果,患者 SB、AB 及 BB 均降低,AB>SB,AG 增大。

(2)代谢性碱中毒合并呼吸性碱中毒

①原因:常见于各种危重患者,引起呼吸性碱中毒的原因有机械性通气过度、低氧血症、败血症、颅脑外伤等,引起合并代谢性碱中毒的原因有呕吐、胃肠引流、大量输入库存血及碱性药物、频繁使用利尿药等。

②特点:因呼吸性和代谢性因素指标均朝碱性方面变化,PCO_2 降低,血浆 $cHCO_3^-$ 升高,二者之间得不到互相代偿的关系,呈严重失代偿,不论原因如何,预后都极差。血气指标 SB、AB、BB 均升高,AB<SB,PCO_2 降低,pH 明显升高,血浆 K^+ 浓度降低。

(3)呼吸性酸中毒合并代谢性碱中毒

①原因:常见于慢性阻塞性肺疾病或慢性肺源性心脏病,在通气未改善之前滥用 $NaHCO_3$,或过急地过度人工通气,或大量使用利尿药之后。

②特点:PCO_2 和血浆 $cHCO_3^-$ 均升高且升高程度均已超过彼此正常代偿范围,AB、SB、BB 均升高,BE 正值加大,pH 变化不大。

(4)代谢性酸中毒合并呼吸性碱中毒

①原因:可见于糖尿病、肾衰竭或感染性休克及心肺疾病等危重患者伴有发热和机械通气过度;慢性肝病、高血氨、并发肾衰竭;水杨酸或乳酸盐中毒,有机酸(水杨酸、酮体、乳酸)生成增多,水杨酸盐刺激呼吸中枢可发生典型的代谢性酸中毒合并呼吸性碱中毒。

②特点:PCO_2 和血浆 $cHCO_3^-$ 均降低,二者不能互相代偿,均小于代偿的最低值,pH 变动不大,甚至在正常范围。

(5)代谢性酸中毒合并代谢性碱中毒

①原因:常见于严重胃肠炎时呕吐加腹泻并伴有低钾血症和脱水;尿毒症患者或糖尿病患者剧烈呕吐。

②特点:由于导致血浆 HCO_3^- 升高和降低的原因同时存在,因此相互抵消,常使血浆 HCO_3^- 及血液 pH 在正常范围内,PCO_2 也常在正常范围内或略高略低变动。对 AG 增高型代谢性酸中毒合并代谢性碱中毒时,测量 AG 值对诊断该型有重要意义,AG 增大部分(ΔAG)应与 HCO_3^- 减少部分(ΔHCO_3^-)相等。但 AG 正常型代谢性酸中毒合并代谢性碱中毒则无法用 AG 及血气分析来诊断,需结合病史全面分析。

2.三重酸碱平衡紊乱

由于同一患者不可能同时存在呼吸性酸中毒和呼吸性碱中毒,因此,三重酸碱平衡紊乱只存在 2 种类型:①呼吸性酸中毒合并 AG 增高型代谢性酸中毒和代谢性碱中毒。多见于严重肺心病、呼吸衰竭伴肾功能不全。该类型的特点是 PCO_2 明显增高,AG>16mmol/L,$cHCO_3^-$

一般也升高,cCl^-明显降低。②呼吸性碱中毒合并 AG 增高型代谢性酸中毒和代谢性碱中毒。该类型的特点是 PCO_2 明显降低,$AG>16mmol/L$,$cHCO_3^-$ 可高可低,Cl^- 一般低于正常。

第六节　甲状腺激素检查

一、甲状腺素

甲状腺素(T_4)是甲状腺分泌的主要产物。甲状腺素由两分子的二碘酪氨酸(DIT)在甲状腺内偶联生成,又称为四碘甲腺原氨酸,即 $3,5,3',5'$-四碘甲腺原氨酸($3,5,3',5'$,TT_4)。在生理情况下,外周血液有 99% 以上的 TT_4 与甲状腺素结合球蛋白(TBG)结合,仅约 0.04% 是有生物活性的游离 T_4(FT_4)。TT_4 和 FT_4 可以反映甲状腺激素分泌以及采用 T_4 治疗时组织中 T_4 的有效性。甲状腺素检查的适应证:可疑原发性甲状腺功能亢进症(甲亢)或甲状腺功能减退症(甲减),甲亢治疗的随访监测,可疑继发性甲亢等。

(一)标本类型
血清。

(二)参考区间
65~155nmol/L(化学发光法)。

(三)临床意义
1.TT_4 增高

TT_4 浓度受 TBG 浓度的影响,高浓度 TBG 可使 TT_4 浓度增高。TT_4 浓度增高主要见于:甲亢、先天性甲状腺素结合球蛋白增多症、甲状腺激素不敏感综合征、原发性胆汁性肝硬化、严重感染、心功能不全、肾脏疾病、肝脏疾病等。此外,妊娠以及口服避孕药或雌激素等药物也可使血液 TT_4 浓度增高。

2.TT_4 降低

主要见于甲减、低甲状腺结合球蛋白血症、缺碘性甲状腺肿、慢性淋巴细胞性甲状腺炎等。此外,在甲亢治疗的过程中、恶性肿瘤、糖尿病酮症酸中毒、心力衰竭等原因也能导致 TT_4 浓度降低。

(四)评价
1.诊断价值

TT_4 常与 TSH 共同作为诊断甲减和甲亢的首选检查项目,也可以用于追踪接受抗甲状腺药物治疗的甲减患者。

2.影响因素

(1)苯妥英钠参与 TBG 的结合位点竞争,可能干扰 TT_4 以及 FT_4 检查结果。

(2)避免溶血、标本反复冻融。

(3)服用黄体酮、海洛因、美沙酮及过量碘剂可引起 TT_4 浓度增高。

3.与检查相关的临床须知

(1)检查前禁止服用苯妥英钠、水杨酸制剂等药物。

(2)TT_4 浓度大于 258nmol/L 可能是甲状腺风暴，TT_4 浓度小于 26nmol/L 可能导致黏液水肿性昏迷。

(3)新生儿 TT_4 浓度增高是 TBG 浓度增高所致。妊娠第 2～3 个月 TT_4 浓度增高与黄体酮增高有关。

二、游离甲状腺素

FT_4 是 TT_4 的生理活性形式，FT_4 不受其结合蛋白浓度高低和结合特性改变的干扰。

(一)标本类型

血清。

(二)参考区间

10.3～25.7pmol/L(化学发光法)。

(三)临床意义

1.FT_4 增高

多见于甲亢危象、多结节性甲状腺肿、甲状腺激素不敏感综合征等。

2.FT_4 降低

主要见于甲减患者应用抗甲状腺药物、糖皮质激素、多巴胺、苯妥英钠等，也可见于肾病综合征。

(四)评价

1.诊断价值

FT_4 作为反映甲状腺激素活性的指标，其灵敏度高于 TT_4，FT_4 浓度增高对甲亢的诊断价值优于 TT_4。

2.影响因素

(1)非甲状腺病患者 FT_4 浓度低。

(2)甲状腺自身抗体、类风湿因子、呋塞米可干扰 FT_4 检查结果。

(3)血清特异性抗体可与免疫球蛋白试剂发生反应，从而干扰实验结果，经常接触动物或动物血清制品的患者检查结果会受影响。

(4)肝素、胺碘酮等药物可以使结果偏高，苯妥英钠、糖皮质激素等可使结果偏低。

3.与检查相关的临床须知

FT_4 对甲减和甲亢的诊断灵敏度与 TSH 相似，但在监测甲状腺素治疗时 TSH 更好，在诊断中枢性甲状腺功能减退症(CH)和快速检查甲状腺功能方面 FT_4 更好。

三、三碘甲腺原氨酸

80％的三碘甲腺原氨酸($3,5,3'TT_3$)是由 TT_4 在肝、肾脏演变而来，20％由甲状腺直接分泌的。血液中 99.5％的 TT_3 与 TBG 等蛋白质结合，只有 0.3％以游离状态存在，游离状态

$T_3(FT_3)$具有生物活性。血清TT_3、FT_3浓度变化反映了T_4转化为T_3的情况。T_3检查的适应证:TT_4和FT_4浓度正常的T_3型甲亢的确诊,亚临床甲亢患者的确诊,对原发性甲减严重程度的评估,对Graves病的诊断评估。

(一)标本类型

血清。

(二)参考区间

$1.6\sim3.0nmol/L$(化学发光法)。

(三)临床意义

1.TT_3增高

(1)TT_3可作为判断甲亢是否复发的指标。TT_3诊断甲亢的灵敏度高于TT_4,某些患者TT_4增高前TT_3已增高。

(2)TT_3浓度增高而TT_4不增高是T_3型甲亢的特点,见于功能亢进型甲状腺瘤、多发性甲状腺结节性肿大。

2.TT_3降低

甲减患者TT_3浓度可降低,但由于甲状腺仍具有产生TT_3的功能,所以TT_3浓度降低并不明显,有时甚至会轻度增高。此外,TT_3浓度降低也可见于肾病综合征、肢端肥大症、肝硬化以及使用雌激素等。

(四)评价

1.诊断价值

TT_3是诊断甲亢最灵敏的指标(诊断T_3型甲亢的特异性指标),但不是诊断甲减的灵敏指标。

2.影响因素

(1)血清嗜异性抗体可与免疫球蛋白试剂发生反应,从而干扰检查结果,经常接触动物或动物血清制品的患者检查结果易受影响。

(2)妊娠、使用黄体酮和美沙酮、海洛因等可使TT_3浓度增高。空腹可使TT_3浓度降低。

3.与检查相关的临床须知

(1)检查前停用含碘食物及药物。

(2)Graves病患者治疗前TT_3或FT_3浓度增高是复发率高的指标。

(3)在T_4浓度正常的甲亢患者中,有5%的患者T_3浓度增高,因此当T_4浓度正常而怀疑甲亢时应检查TT_3。

(4)TT_3的危急值为小于$0.77mmol/L$或大于$4.62mmol/L$。

四、游离三碘甲腺原氨酸

游离三碘甲腺原氨酸(FT_3)是TT_3的生理活性形式,但FT_3仅占TT_3的$0.1\%\sim0.3\%$。

(一)标本类型

血清。

(二)参考区间

$6.0\sim11.4pmol/L$(化学发光法)。

（三）临床定义

1.FT_3 增高

FT_3 对诊断甲亢的灵敏度非常高,早期或具有多发先兆的 Graves 病的患者血清 FT_4 处于临界值,但 FT_3 浓度已经明显增高。T_3 型甲亢时 TT_3 浓度增高较 TT_4 明显,FT_4 浓度可正常,但 FT_3 浓度已明显增高。此外,FT_3 浓度增高还可见于甲亢危象、甲状腺激素不敏感综合征等。

2.FT_3 降低

见于低 T_3 综合征、应用糖皮质激素、慢性淋巴细胞性甲状腺炎晚期等。

（四）评价

1.诊断价值

FT_3 是诊断甲亢较为灵敏的指标之一,也是诊断甲状腺危象的灵敏指标。

2.影响因素

（1）服用苯妥英钠、多巴胺、糖皮质激素等药物可使检查结果偏低。

（2）经常接触动物或动物血清制品的患者检查结果会受影响,血清嗜异性抗体可与免疫球蛋白试剂发生反应,从而干扰检查结果。

（3）高海拔地区人群的 FT_3 浓度可增高。

3.与检查相关的临床须知

在非甲状腺疾病中,低浓度的 FT_3 不具有特异性。

五、反三碘甲腺原氨酸

反三碘甲腺原氨酸(rT_3)是在甲状腺以外的组织器官（主要在肝脏）由 T_4 经酶解脱碘生成。血液 rT_3 浓度与 TT_3、TT_4 成一定比例关系。rT_3 的生理活性小于 TT_4 的 10%。对原因未明的低浓度 T_3、T_4 患者检查 rT_3 有意义。

（一）标本类型

血清。

（二）参考区间

$0.2\sim0.8nmol/L$（化学发光法）。

（三）临床意义

1.rT_3 增高

①甲亢;②非甲状腺疾病:糖尿病、肝硬化、尿毒症、心力衰竭、脑血管病等;③低 T_3 综合征。

2.rT_3 降低

①甲减:甲减患者血清 rT_3 浓度明显降低,对轻型或亚临床型甲减诊断的准确性比 T_3、T_4 高;②慢性淋巴细胞性甲状腺炎:rT_3 浓度降低常提示甲减。

（四）评价

1.诊断价值

rT_3 浓度增高诊断甲亢的符合率接近 100%。

2.影响因素

(1)分离后的血清标本在 2～8℃可稳定 12 小时，−20℃可保存 30 天。避免反复冻融标本。

(2)高血脂或复融后混浊的冷冻标本会对检查结果产生影响。

(3)普萘洛尔、地塞米松、丙硫嘧啶等可导致 rT_3 浓度增高。应用抗甲状腺药物治疗时，rT_3 浓度降低较 TT_3 慢，当 rT_3、TT_4 浓度低于参考区间时提示用药过量。

3.与检查相关的临床须知

TT_3、rT_3 对于严重的非甲状腺疾病和监测治疗过程有价值，但 rT_3 对于常规甲状腺疾病诊断无价值。

六、促甲状腺素

(一)英文缩写
TSH。

(二)参考范围
0.27～4.2uIU/mL。

(三)影响因素
(1)采用血清检测。

(2)在 4 小时内分离血清，4℃冷藏可稳定 4 天。

(3)新生儿、年老、妊娠时 TSH 值偏高。

(4)长期饥饿、长期低碘膳食、寒冷刺激及低氧血症升高。

(四)临床意义
TSH 在垂体前叶的特异性嗜碱细胞内生成。垂体释放 TSH 是机体发挥甲状腺素生理作用的中枢调节机制，刺激甲状腺素的生成和分泌。

1.TSH 增高

见于：①原发性甲状腺功能减低症(甲减)、克汀病、甲状腺发育不全、特发性黏液性水肿、慢性甲状腺炎；②手术切除甲状腺后甲减、放射治疗、抗甲状腺药物治疗后甲减；③垂体 TSH 肿瘤(垂体性甲亢)、TSH 分泌不恰当综合征、缺碘性地方性甲状腺肿、异位 TSH 综合征、组织对甲状腺激素不敏感综合征；④急性传染性肝炎、肝硬化、原发性肝癌、糖尿病、原发性甲状腺功能减低症、垂体肿瘤伴泌乳闭经，甲状腺激素贮备减少症。

2.TSH 减少

见于：①原发性甲状腺功能亢进、自主性甲状腺腺瘤、亚急性甲状腺炎急性期、甲状腺激素替代治疗；②垂体或下丘脑性甲低、垂体肿瘤(泌乳素瘤,库欣病,肢端肥大症)、垂体功能减退症、合并于垂体功能减低的继发性甲状腺功能减低症；③使用糖皮质激素、多巴胺、生长抑素等药物；④Digeore 综合征,抑郁症。

七、甲状腺球蛋白

(一)英文缩写
Tg。

(二)参考范围
0.01～85ng/mL。

(三)影响因素
(1)防止标本溶血。

(2)及时分离血清,如不当时测定,可冷冻贮存。

(四)临床意义
甲状腺球蛋白绝大多数由甲状腺细胞合成并释放进入甲状腺滤泡的残腔中。TSH、甲状腺体内碘缺乏和甲状腺刺激性免疫球蛋白等因素可刺激产生。在先天性甲状腺功能低下患者,检测可鉴别甲状腺完全缺损、甲状腺发育不全。甲状腺球蛋白也被认为是甲状腺体形完整性的特殊标志物。可用于鉴别亚急性甲状腺炎和假的甲状腺毒症。

八、抗甲状腺球蛋白抗体

(一)英文缩写
Anti-Tg。

(二)参考范围
2.1～70。

(三)影响因素
(1)防止标本溶血。

(2)及时分离血清,如不当时测定,可冷冻贮存。

(四)临床意义
自身免疫性甲状腺炎、慢性淋巴细胞性甲状腺炎、甲状腺功能减退症、亚急性甲状腺炎、甲状腺癌等升高。桥本甲状腺炎、甲状腺功能亢进患者血清中有高价自身抗体,尤以桥本甲状腺炎检出率为高,达90～95％。

九、抗甲状腺过氧化物酶抗体

(一)英文缩写
Anti-TPO。

(二)参考范围
0～34IU/mL。

(三)影响因素
同抗甲状腺球蛋白抗体测定。

（四）临床意义

与抗 TG 抗体大致相同，见于桥本甲状腺炎、甲亢、原发性甲状腺功能低下症，有辅助诊断、疗效判定价值。某些患者抗 TG 抗体阴性，抗 TM 抗体阳性，故两种抗体同时测定，可提高抗甲状腺自身抗体检出水平。由于 TPO 除定位于微粒体外，也定位于甲状腺上皮细胞膜，其功能与甲状腺素的生物合成有关。因此目前认为抗 TPO 自身抗体可能干扰 TPO 的酶活性，并通过反应使甲状腺细胞损伤。

十、甲状腺素结合力

（一）英文缩写

T-Uptake。

（二）参考范围

0.8～1.3TBI（甲状腺素的结合位点数）。

（三）影响因素

防止标本溶血，及时分离血清。

（四）临床意义

甲状腺素是甲状腺调节系统的组成部分，参与机体的整体代谢活动。由于甲状腺素的大部分与运载蛋白质结合，因此在血清甲状腺结合力正常的情况下，测定总甲状腺素才能提供有价值的信息。血中游离的甲状腺素与结合的甲状腺素处于平衡状态。尽管游离的甲状腺素可能在正常范围，但运载蛋白质含量的变化仍可导致总甲状腺素的改变。甲状腺素结合力测定可了解 TBI。总甲状腺素和 TBI 的商得出的游离甲状腺素指数，反映了 TBG 含量及甲状腺素含量这两种变化因素。

第七节　女性激素检查

一、黄体生成素

黄体生成素（LH）是垂体前叶分泌的促性腺激素。对于女性，LH 经血流到达卵巢，在下丘脑-垂体-卵巢调节环路中发挥作用，控制月经周期。LH 在月经周期的中期呈现最高峰，诱导排卵和形成黄体。在男性，LH 主要刺激睾丸细胞产生睾酮。因此，LH 是卵巢和睾丸类固醇激素生物合成的主要调节因子。LH 检查的适应证：评估异常月经周期，不孕症的诊断，围绝经期激素替代疗法的评估。

（一）标本类型

血清。

（二）参考区间

LH 参考区间（化学发光法）见表 3-7-1。

表 3-7-1　LH 和 FSH 参考区间（化学发光法）（IU/L）

性别	分期	LH	FSH
女性	卵泡期	5～30	4～7
	排卵前期	4～5	4～15
	黄体期	4～5	4～5
	绝经期	30～200	30～200
男性		6～23	4～3

（三）临床意义

1.LH 增高

原发性性腺发育不全、多囊卵巢综合征（PCOS）、绝经期、子宫内膜异位症等。

2.LH 降低

垂体或下丘脑功能不全、厌食症、食欲旺盛、晚期前列腺癌、重度抑郁、营养不良、Kallmann 综合征等。

（四）评价

1.诊断价值

（1）主要用于异常月经周期、不孕症的评估以及围绝经期激素替代治疗的评估。连续检查 LH 可用于卵巢排卵预测（在 LH 增高后 30 小时发生排卵）。

（2）与卵泡刺激素（FSH）联合检查可用于鉴别男性原发性和继发性性腺功能减退症。

2.影响因素

（1）血清嗜异性抗体对免疫球蛋白试剂发生反应，从而干扰实验检查结果，常与动物或动物血清制品接触的患者易受上述影响。

（2）地高辛、口服避孕药和吩噻嗪等可使 LH 浓度降低。

3.与检查相关的临床须知

（1）解释结果需要结合患者整体临床状况，包括病史以及其他相关信息。

（2）血清 LH 增高是 PCOS 的常见特征，但总睾酮检查是诊断多囊卵巢综合征的最佳指标。

二、卵泡刺激素

卵泡刺激素（FSH）是垂体前叶分泌的促性腺激素，其合成和释放受下丘脑促性腺激素释放激素（GnRH）的影响。女性 FSH 在下丘脑-垂体-卵巢调节环路中发挥作用，控制月经周期，可促进卵泡成熟，并在月经周期中与 LH 同步变化。FSH 对于青春期发育和男女生育功能非常重要。FSH 检查的适应证：评估异常月经周期、不孕症的诊断、围绝经期激素替代疗法的评估。

（一）标本类型

血清。

（二）参考区间

FSH 参考区间（化学发光法）见表 3-7-1。

（三）临床意义

1.FSH 增高

原发性性腺功能衰竭、卵巢或睾丸发育不全、绝经后、Klinefelter 综合征等。

2.FSH 降低

下丘脑功能紊乱、脑垂体功能紊乱、妊娠、厌食症等。

（四）评价

1.诊断价值

FSH 主要用于异常月经周期的评估、不孕症诊断的评估以及围绝经期激素替代治疗的评估。FSH 和 LH 浓度持续增高提示为原发性卵巢衰竭；若降低或低于参考区间提示为继发性卵巢衰竭。

2.影响因素

（1）检查结果受体内嗜异性抗体干扰，接受免疫球蛋白治疗的患者可产生抗体。

（2）皮质类固醇、口服避孕药可使结果降低。

3.与检查相关的临床须知

（1）由于垂体分泌 FSH 呈脉冲式，应多次采集标本进行检查，单次标本检查不能反映实际情况。

（2）解释检查结果必须结合患者的病史及其他相关信息。

（3）绝经前女性的基础 FSH 与年龄、月经周期和规律性、吸烟有关。由于 FSH 随着月经周期变化，因此，FSH 并不能准确地提示绝经状态到绝经期的转变。

（4）FSH 可参与诊断女性闭经、男性青春期延迟、性无能和不孕症。

三、泌乳素

泌乳素（PRL）是由垂体前叶分泌的多肽激素，其功能是触发和维持产后乳汁的分泌。PRL 检查的适应证见表 3-7-2。

表 3-7-2　PRL 检查的适应证

性别	适应证
女性	闭经、月经稀少，无排卵性月经周期，黄体功能不全，溢乳，乳房痛、乳腺病，男性化表现，不孕症
男性	性欲和性功能障碍，伴有或不伴有乳腺发育的性腺功能减退
两者均有	下丘脑和垂体病变

（一）标本类型

血清。

（二）参考区间

男性<15μg/L；女性<20μg/L；分娩时 150～200μg/L（化学发光法）。

（三）临床意义

1.PRL 生理性增高

睡眠、哺乳、乳头刺激、妊娠、产后泌乳、应激状态（如胰岛素引起的低血糖、手术等）。

2.PRL 病理性增高

甲减、垂体肿瘤（泌乳素瘤等）、下丘脑-垂体轴病变、肾衰竭、HIV 感染、SLE、晚期多发性骨髓瘤等。

（四）评价

1.诊断价值

血清 PRL 主要用于诊断高泌乳素血症。

2.影响因素

（1）PRL 分泌具有昼夜节律性变化，白天逐渐降低，睡眠后又逐渐增高，清晨到达峰值。因此，应于 8 时～10 时采集血液标本。

（2）吩噻嗪、氟哌啶醇、利血平、甲基多巴、雄激素、阿片制剂、西咪替丁、甲氧氯普胺等，以及妊娠可使 PRL 浓度增高。应用左旋多巴可使 PRL 浓度降低。

3.与检查相关的临床须知

（1）PRL 浓度大于 $200\mu g/L$ 提示泌乳素瘤，但是，泌乳素瘤患者 PRL 浓度也可轻度增高。

（2）PRL 浓度轻度增高或高于参考区间上限伴有明显的临床表现，建议连续多次检查 PRL，如多次 PRL 浓度均在参考区间上限，可采用多巴胺激动剂进行诊断性治疗。

（3）解释检查结果应根据病史以及其他临床信息。

（4）伴有乳腺女性化的性腺功能减退症状是男性高泌乳素血症的特点，如性欲减退和性功能丧失或溢乳等。

四、睾酮测定

睾酮（T）主要由男性睾丸 Leydig 细胞合成，肾上腺和女性卵巢也能少量分泌。分泌入血后，98％以上的睾酮与白蛋白和性激素结合蛋白结合，少量以游离状态存在。男性中，睾酮的主要功能是诱导胎儿性分化，促进并维持男性第二性征发育，维持男性性功能，促进蛋白质合成和骨骼生长，增加基础代谢等。此外，睾酮与 LH 共同促进精子的形成及成熟，并与精子活动力和精小管的代谢有关。女性中，睾酮对于维持女性青春期正常生长发育及某些代谢的调节有重要作用。

睾酮的测定一般采用化学发光免疫测定（CLIA）法和电化学发光免疫测定（ECLIA）法。

（一）CLIA 法

1.原理

采用竞争结合酶免疫法测定。将样本和样本处理液、小鼠抗人睾酮单克隆抗体、碱性磷酸酶（ALP）标记的睾酮以及包被着山羊抗小鼠多克隆抗体的顺磁性微粒一起添加到反应管中。经样本处理液作用，样本中的睾酮从载体蛋白中释放出来，并与睾酮-ALP 结合物竞争结合于特异的抗睾酮单克隆抗体。捕获抗体将生成的抗原-抗体复合物结合在固相上。在反应管内完成温育后,结合在固相上的物质将置于一个磁场内被吸住,而未结合的物质将被冲洗除去。然后,将化学发光底物添加到反应管内,它在 ALP 的作用下迅速发光,所产生的光量与样本内睾酮的浓度成反比,通过多点校准曲线确定样本中睾酮的量。

2.试剂

与分析仪配套的商品化睾酮测定成套试剂盒。

3.操作

按仪器和试剂说明书设定测定条件,进行定标品、质控品和待测样品的测定。

4.参考区间

血清样本:男性:1.75~7.81μg/L。

女性:<0.1~0.75μg/L。

血浆样本:男性:1.68~7.58μg/L。

女性:<0.1~0.90μg/L。

此参考区间引自商品化试剂说明书。

5.注意事项

(1)标本类型及稳定性:推荐使用血清或血浆(肝素)样本进行检测,不推荐使用 EDTA 抗凝血浆,同一实验室不可交互使用两种类型的样本。样本在 2~8℃可保存 14 小时,在 −20℃可保存 6 个月,并避免反复冻融。

(2)结果报告:在介于检测下限和最高定标品值之间的分析范围内,可进行样本的定量测定。若样本含量低于测定下限,以小于该值报告结果;若样本含量高于最高定标品值,则以大于该值报告结果。也可将样本用"SO"定标品 1:1 稀释后重新测定。

(3)干扰因素:应注意某些患者体内可能存在的异嗜性抗体对测定结果的影响。

(二)ECLIA 法

1.原理

采用竞争法测定。样本和生物素化的抗人睾酮单克隆抗体一起孵育,睾酮与标记抗体的结合位点结合形成免疫复合物。在反应体系中添加链霉素包被的磁珠微粒和钌标记的睾酮衍生物,钌标记的睾酮衍生物与未被占用的生物素化睾酮抗体结合形成抗体-半抗原复合物。上述两种复合物通过生物素-链霉素之间的反应结合到固相载体上。将反应液吸入测量池中,通过电磁作用将磁珠吸附在电极表面,未与磁珠结合的物质被除去。给电极加以一定的电压,使复合体化学发光,发光强度与样本中的睾酮含量成反比,通过分析仪的定标曲线得到睾酮的测定结果。

2.试剂

与分析仪配套的商品化睾酮测定成套试剂盒。

3.操作

按仪器和试剂说明书设定测定条件,进行定标品、质控品和待测样品的测定。

4.参考区间

男性:20~49 岁:2.49~8.36μg/L。

≥50 岁：1.93～7.40μg/L。

女性：20～49 岁：0.084～0.481μg/L。

≥50 岁：0.029～0.408μg/L。

此参考区间引自商品化试剂说明书。

5.注意事项

(1)标本类型及稳定性：血清和肝素锂、EDTA 抗凝血浆均可用于检测。样本在 2～8℃可保存 14 小时，在－20℃可保存 6 个月，并避免反复冻融。检测前离心去除样品中的沉淀。冷藏的试剂和样本在室温中平衡至 20～25℃再上机测定。

(2)干扰因素：应注意少数病例中极高浓度的分析物特异性抗体、链霉亲和素或钌抗体对检测结果的影响。药物"诺龙"(INN 国际通用命名)对测定结果会产生明显的干扰，使用该药物进行治疗的患者不建议进行睾酮检测。女性出现异常升高的睾酮值时必须使用萃取法或经过验证的 LC-MS/MS 串联质谱方法进行确定。

(三)临床意义

(1)男性体内睾酮水平减低时，可见于生殖功能障碍、垂体功能减退症、泌乳素过高症、肝硬化、慢性肾功能不全及克兰费尔特综合征等。

(2)男性体内睾酮水平升高时，可能由于先天性肾上腺皮质增生症、睾丸良性间质细胞瘤及下丘脑-垂体-睾丸轴异常等原因所致。

(3)女性体内睾酮水平上升可能提示雄激素综合征(AGS)、PCOS、间质泡膜增殖症、先天性肾上腺增生症、卵巢肿瘤、肾上腺肿瘤、肾上腺发育不良、卵巢功能障碍或下丘脑-垂体-卵巢轴紊乱等。

五、雌二醇测定

雌二醇(E_2)是生物活性最强的一种雌激素，主要由卵巢分泌，肾上腺和男性的睾丸也可少量分泌。血液循环中 98％的 E_2 结合于白蛋白和性激素结合球蛋白(SHBG)上，只有少量以游离状态存在。E_2 主要促进女性生殖上皮、乳腺、子宫、长骨的生长及第二性征发育，参与脂质代谢，调节血管平滑肌细胞和内皮细胞的许多功能，在排卵的控制机制中起着核心作用。E_2 缺乏将导致闭经、生殖器萎缩及骨质疏松和心血管疾病等，可影响青春期发育前的女孩第二性征的发育。

雌二醇的测定一般采用 CLIA 法和 ECLIA 法。

(一)CLIA 法

1.原理

采用竞争结合酶免疫法测定。将样本添加到含包被着山羊抗兔多克隆抗体-兔抗人 E_2 单克隆抗体的顺磁性微粒和缓冲溶液的反应管中。20 分钟后，再添加 E_2-ALP 结合物。样本中的 E_2 与 E_2-ALP 结合物竞争结合于一定数量抗人 E_2 单克隆抗体的结合位点，形成免疫复合物。在反应管内完成温育后，结合在固相上的物质在磁场内被吸附住，而未结合的物质被冲洗除去。然后，将化学发光底物添加到反应管内，其在 ALP 的作用下迅速发光，所产生光的量与

样本内 E_2 的浓度成反比,通过多点校准曲线确定样本中 E_2 的量。

2.试剂

与分析仪配套的商品化 E_2 测定成套试剂盒。

3.操作

按仪器和试剂说明书设定测定条件,进行定标品、质控品和待测样品的测定。

4.参考区间

男性:$<20\sim47\mu g/L$。

绝经后女性(未使用激素治疗):$<20\sim40\mu g/L$。

未孕女性:卵泡中期*:$27\sim122\mu g/L$。

黄体中期**:$49\sim291\mu g/L$。

排卵周期***:$95\sim433\mu g/L$。

注:*范围为从人体 LH 峰值(0 天)的 $-6\sim-8$ 天;**范围为从人体 LH 峰值(0 天)的 $+6\sim+8$ 天;***范围为人体 LH 峰值(0 天)的 -1 天。

此参考区间引自商品化试剂说明书。

5.注意事项

(1)标本类型及稳定性:推荐使用血清或血浆(肝素)样本进行检测。样本在 $2\sim8℃$ 下可稳定 2 天,若 2 天内无法完成检测,应在 $-20℃$ 或低于 $-20℃$ 冷冻保存,并避免反复冻融。

(2)结果报告:在介于检测下限和最高定标品值之间的分析范围内,可进行样本的定量测定。若样本含量低于测定下限,以小于该值报告结果;若样本含量高于最高定标品值,则以大于该值报告结果。也可将样本用"SO"定标品 1:1 稀释后重新测定。

(3)干扰因素:应注意某些患者体内可能存在的异嗜性抗体对测定结果的影响。孕中期和孕晚期女性的雌二醇测定结果可能会受体内高水平雌三醇的影响。

(二)ECLIA 法

1.原理

采用竞争法测定。将样本和生物素化的抗人 E_2 单克隆抗体一起孵育,E_2 与标记抗体的结合位点结合形成免疫复合物。在反应体系中添加链霉素包被的磁珠微粒和钌标记的 E_2 衍生物,钌标记的 E_2 衍生物与未被占用的生物素化 E_2 抗体结合形成抗体-半抗原复合物。上述两种复合物通过生物素-链霉素之间的反应结合到固相载体上。将反应液吸入测量池中,通过电磁作用将磁珠吸附在电极表面,未与磁珠结合的物质被除去。给电极加以一定的电压,使复合体化学发光,发光强度与样本中的 E_2 含量成反比,通过分析仪的定标曲线得到 E_2 的测定结果。

2.试剂

与分析仪配套的商品化 E_2 测定成套试剂盒。

3.操作

按仪器和试剂说明书设定测定条件,进行定标品、质控品和待测样品的测定。

4.参考区间

男性:$7.63\sim42.6ng/L$。

未孕女性卵泡期:12.5~166ng/L。

排卵期:85.8~498ng/L。

黄体期:43.8~211ng/L。

妊娠女性:前3个月:215~>4300ng/L。

绝经后女性:<5.00~54.7ng/L。

儿童:男孩:<5.00~20.0ng/L。

女孩:6.0~27.0ng/L。

此参考区间引自商品化试剂说明书。

5.注意事项

(1)标本类型及稳定性:血清和肝素锂、EDTA抗凝血浆均可用于检测。样本在2~8℃下可稳定保存2天,在−20℃下6个月内稳定,并避免反复冻融。检测前离心去除样品中的沉淀。冷藏的试剂和样本应在室温中平衡至20~25℃再上机测定。避免过度振荡产生泡沫影响测定。

(2)干扰因素:少数病例中极高浓度的分析物特异性抗体、链霉亲和素或钌抗体会影响检测结果。对于接受高剂量生物素治疗的患者(>5mg/d),必须在末次生物素治疗8小时后采集样本;接种过兔血清疫苗的患者样本可能会影响测定结果。

(三)临床意义

(1)E_2检测是检查下丘脑-垂体-性腺轴功能的指标之一,主要用于青春期前内分泌疾病的鉴别诊断、闭经或月经异常时对卵巢功能的评价。

(2)E_2水平可反映卵泡成熟度,E_2的测定有助于监测排卵的情况。也可用于不孕不育的治疗和判定体外受精(IVF)的排卵时间。

(3)肾上腺皮质增生或肿瘤、睾丸肿瘤、卵巢肿瘤、男性乳房增生症、原发性或继发性性早熟、无排卵功能性子宫出血、多胎妊娠、肝硬化等患者E_2均升高。

(4)下丘脑病变、腺垂体功能减退、原发性或继发性卵巢功能不足、绝经期、皮质醇增多症、葡萄胎、无脑儿等患者体内E_2均降低。重症妊娠期高血压疾病患者血中E_2水平往往较低,若血中E_2水平特别低,则提示有胎儿宫内死亡的可能。

六、游离型雌三醇测定

雌三醇(E_3)是三种主要的自然雌激素之一,在非妊娠妇女和男性中可产生少量的E_3,是E_2的代谢产物,具有较弱的雌激素活性。在中晚期妊娠妇女中,90%的E_3来自胎盘和胎儿。血液循环中的E_3主要与其他蛋白如白蛋白、性激素结合球蛋白结合,以结合型E_3存在,少量以游离状态存在。妊娠时,胎盘和胎儿产生的E_3中只有游离型E_3(uE_3)会进入母体循环系统,而结合型则从尿液中排出。因此母体血液中游离型E_3的浓度能够反映胎盘功能和胎儿的健康状况,对于胎盘功能的监测、异常妊娠及胎儿疾病的诊断和鉴别诊断具有重要意义。

游离型E_3通常用CLIA法测定。

（一）原理

采用竞争结合酶免疫法测定。将样本、E_3-ALP结合物以及包被着山羊抗兔IgG和兔抗人E_3多克隆抗体的顺磁性微粒添加到反应管中。样本中游离型E_3与E_3-ALP结合物竞争性地结合于一定数量的兔抗人E_3多克隆抗体上的结合位点，形成免疫复合物。产生的免疫复合物与固相上的捕获抗体结合。在反应管内完成温育后，结合在固相上的物质在磁场内被吸住，而未结合的物质被冲洗除去。然后，将化学发光底物添加到反应管中，底物在ALP的作用下迅速发光，所产生光的量与样本中游离型E_3的浓度成反比，通过多点校准曲线确定样本中游离型E_3的量。

（二）试剂

与分析仪配套的商品化游离型E_3测定成套试剂盒。

（三）操作

按仪器和试剂说明书设定测定条件，进行定标品、质控品和待测样品的测定。

（四）参考区间

实验室需确立本实验室的参考区间，以确保能正确地反映某一特定人群的情况。

（五）注意事项

1.标本类型及稳定性

以血清或肝素抗凝血浆作为检测样本。样本在$2\sim8℃$可保存14小时，在$-20℃$可保存6个月，并避免反复冻融。

2.结果报告

在介于检测下限和最高定标品值之间（$0.017\sim6.9\mu g/L$）的分析范围内，可进行样本的定量测定。若样本含量低于测定下限，以小于该值报告结果；若样本含量高于最高定标品值，则以大于该值报告结果。也可将样本用"SO"定标品1∶1稀释后重新测定。

3.干扰因素

应注意某些患者体内可能存在的异嗜性抗体对测定结果的影响。

（六）临床意义

1.监测胎盘功能

胎盘功能不良、胎盘硫酸脂酶缺乏症以及妊娠期高血压疾病影响子宫胎盘血液循环者，均可出现uE_3值下降。

2.监护高危妊娠

定期动态监测孕妇血液或尿液雌三醇含量，可帮助估计孕期；uE_3明显降低，提示胎儿宫内窘迫，临床应严密监测胎动、胎心等指标，并针对实际情况积极采取相应措施。

3.协助诊断胎儿疾病

胎儿宫内生长发育迟缓、因孕妇吸烟过多或营养不良而影响胎儿发育者，uE_3下降；胎儿先天性肾上腺发育不全或因无脑儿等畸形影响肾上腺功能者，uE_3下降至约仅为正常值的10%左右。

七、孕酮测定

孕酮(P)是一种重要的孕激素,主要由黄体细胞和妊娠期胎盘合成,是睾酮、雌激素及肾上腺皮质激素的前体。正常男性和女性产生的孕酮水平很低,分泌入血后主要结合于白蛋白和性激素结合蛋白在体内进行循环。孕酮水平与黄体的发育和萎缩有关,但在女性月经周期排卵期间,血中孕酮水平很低。在排卵前一天可观察到孕酮水平升高,黄体期孕酮合成显著增加。在月经周期中,孕酮的主要作用是促进子宫内膜增厚,使其中血管和腺体增生,引起分泌以便受精卵(胚胎)着床。妊娠时,孕酮可维持妊娠,抑制子宫肌层收缩。孕酮还能作用与乳腺,促进乳腺腺泡与导管的发育为泌乳作准备。

孕酮的测定一般用 CLIA 法和 ECLIA 法。

(一)CLIA 法

1.原理

采用竞争结合酶免疫法测定。将样本添加进含兔抗人孕酮抗体、孕酮-ALP 结合物以及包被着山羊抗兔抗体的顺磁性微粒的反应管中。样本内的孕酮与孕酮-ALP 结合物竞争性地结合于一定数量的兔抗人孕酮抗体上的结合位点。产生的免疫复合物与固相上的捕获抗体结合。在反应管内完成温育后,结合在固相上的物质在磁场内被吸住,而未结合的物质被冲洗除去。然后,将化学发光底物添加到反应管中,底物在 ALP 的作用下迅速发光,产生光的量与样本内孕酮的浓度成反比,通过多点校准曲线确定样本中孕酮的量。

2.试剂

与分析仪配套的商品化孕酮测定成套试剂盒。

3.操作

按仪器和试剂说明书设定测定条件,进行定标品、质控品和待测样品的测定。

4.参考区间

男性:0.14～2.06μg/L。

未孕女性排卵中期:0.31～1.52μg/L。

黄体中期:5.16～18.56μg/L。

绝经期[*]:<0.08～0.78μg/L。

妊娠女性,前 3 个月:4.73～50.74μg/L。

中 3 个月:19.41～45.30μg/L。

注:[*] 未使用激素治疗。

此参考区间引自商品化试剂说明书。

5.注意事项

(1)标本类型及稳定性:推荐使用血清样本进行检测,避免使用脂血样本。样本在 2～8℃可保存 14 小时,在−20℃可保存 6 个月,并避免反复冻融。

(2)结果报告:在介于检测下限和最高定标品值之间的分析范围内,可进行样本的定量测定。若样本含量低于测定下限,以小于该值报告结果;若样本含量高于最高定标品值,则以大于该值报告结果。也可将样本用"S0"定标品以 1:2 稀释后重新测定。

(3)干扰因素:应注意某些患者体内可能存在的异嗜性抗体对测定结果的影响。

(二)ECLIA 法

1.原理

采用竞争法测定。将样本和生物素化的抗人孕酮单克隆抗体、钌标记的孕酮衍生物及达那唑一起孵育,样本中的孕酮与钌标记的孕酮衍生物竞争性地结合于生物素化的抗人孕酮抗体的结合位点,形成免疫复合物。添加链霉素包被的磁珠微粒,上述免疫复合物通过生物素-链霉素之间的反应结合到固相载体上。将反应液吸入测量池中,通过电磁作用将磁珠吸附在电极表面,未与磁珠结合的物质被除去。给电极加以一定的电压,使复合体化学发光,发光强度与样本中的孕酮含量成反比,通过多点校准曲线确定样本中孕酮的量。

2.试剂

与分析仪配套的商品化孕酮测定成套试剂盒。

3.操作

按仪器和试剂说明书设定测定条件,进行定标品、质控品和待测样品的测定。

4.参考区间

男性:0.2~1.4μg/L。

女性:卵泡期:0.2~1.5μg/L。

排卵期:0.8~3.0μg/L。

黄体期:1.7~27μg/L。

绝经后:0.1~0.8μg/L。

此参考区间引自商品化试剂说明书。

5.注意事项

(1)标本类型及稳定性:血清和抗凝血浆均可用于检测。如果采用枸橼酸钠抗凝血浆,测定结果必须通过+10%予以校准。样本在 2~8℃下可稳定保存 5 天,在-20℃下 6 个月内稳定,并避免反复冻融。冷藏的试剂和样本应在室温中平衡至 20~25℃再上机测定;避免过度振荡产生泡沫影响测定。

(2)干扰因素:对于接受高剂量生物素治疗的患者(>5mg/d),必须在末次生物素治疗8 小时后采集样本;保泰松在治疗剂量水平给药会对检测产生干扰(孕酮检测值下降)。少数病例中极高浓度的分析物特异性抗体、链霉亲和素或钌抗体会影响检测结果。

(三)临床意义

(1)排卵及黄体功能的监测:孕酮水平与黄体的发育和萎缩有关,检测孕酮可用于监测排卵以及黄体期的评估,有助于生育诊断。

(2)体外受精-胚胎移植(IVF-ET)的预后评估。

(3)异位妊娠的鉴别诊断:异位妊娠时血孕酮水平偏低;测定血孕酮水平在宫外孕的鉴别诊断中可以作为参考依据。

(4)血孕酮水平升高见于葡萄胎、轻度妊娠期高血压疾病、糖尿病孕妇、多胎妊娠、先天性17α-羟化酶缺乏症、先天性肾上腺增生、卵巢颗粒层膜细胞瘤、卵巢脂肪样瘤等疾病。

（5）血孕酮水平降低见于黄体生成障碍和功能不良、多囊卵巢综合征、无排卵型功能失调、先兆流产、胎儿发育迟缓、死胎、严重妊娠期高血压疾病、妊娠性胎盘功能不良等疾病。

八、人绒毛膜促性腺激素测定

人绒毛膜促性腺激素（hCG）是一种主要由人体胎盘滋养层细胞产生的糖蛋白类激素，某些低分化的肿瘤细胞也可少量合成。hCG 由 α 和 β 两个亚基组成，α 亚基与 FSH、LH、TSH 的结构相似，可产生交叉反应，β 亚基主要参与 hCG 与受体的相互作用并产生生物学效应。hCG 的主要功能是促进卵巢黄体转变为妊娠黄体，调节类固醇类激素的合成，使受精卵着床胚胎免受排斥。在妊娠早期，母体血液和尿液中 hCG 即可迅速升高，并随着孕期的进展逐步升高，8～10 周达到峰值。目前，化学发光和电化学发光免疫测定法可特异性地识别 β 亚基，避免了 FSH、LH、TSH 对测定结果的干扰，不仅可以检测完整的 hCG，同时也可检测出样本中游离的 β 亚基，对于某些异位分泌 hCG 的肿瘤患者的诊断和疗效监测具有重要意义。

hCG 的测定一般用 CLIA 法和 ECLIA 法。

（一）CLIA 法

1.原理

采用双位点酶免疫法（夹心法）测定。将样本添加到含兔抗人 β-hCG-ALP 结合物和包被着山羊抗小鼠 IgG-小鼠抗人 β-hCG 单克隆抗体复合物的顺磁性微粒的反应管中。样本中 β-hCG 和固相上的抗人 β-hCG 单克隆抗体结合。同时，兔抗人 β-hCG-AIP 结合物与 β-hCG 上另外的抗原位点结合。在反应管内完成温育后，结合在固相上的物质在磁场内被吸住，而未结合的物质则被冲洗除去。然后，将化学发光底物添加到反应管内，其在 ALP 的作用下迅速发光，产生的光量与样本内 β-hCG 的浓度成正比，通过多点校准曲线确定样本中 β-hCG 的量。

2.试剂

与分析仪配套的商品化 β-hCG 测定成套试剂盒。

3.操作

按仪器和试剂说明书设定测定条件，进行定标品、质控品和待测样品的测定。

4.参考区间

男性：<0.5～2.67IU/L。

未孕女性：<0.5～2.90IU/L。

妊娠女性：0.2～1 孕周：5～50IU/L。

1～2 孕周：50～500IU/L。

2～3 孕周：100～5000IU/L。

3～4 孕周：500～10000IU/L。

4～5 孕周：1000～50000IU/L。

5～6 孕周：10000～100000IU/L。

6～8 孕周：15000～200000IU/L。

8～12 孕周：10000～100000IU/L。

此参考区间引自商品化试剂说明书。

5.注意事项

(1)标本类型及稳定性:推荐使用血清和肝素抗凝血浆样本进行检测。样本在 2～8℃下可稳定保存 5 天,在－20℃下 6 个月内稳定,并避免反复冻融。

(2)结果报告:在介于检测下限和最高定标品值之间的分析范围内,可进行样本的定量测定。对于 hCG 含量在 1000～200 000IU/L 的样本,可选择仪器自动稀释模式或机外预稀释模式重新测定,稀释方法和稀释倍数见试剂说明书。若总 hCG 水平与临床情况不相符,必须通过 hCG 测定的其他方法或尿液测定确认结果。

(3)干扰因素:应注意某些患者体内可能存在的异嗜性抗体对测定结果的影响。

(二)ECLIA 法

1.原理

采用双抗体夹心法测定。将样本、生物素化的抗人β-hCG单克隆抗体和钌标记的抗人β-hCG单克隆抗体混合孵育,反应形成免疫复合物。添加包被链霉亲和素的磁珠微粒,免疫复合物与磁珠通过生物素-链霉素的作用结合。将反应液吸入检测池中,检测池中的微粒通过电磁作用吸附在电极表面,将未结合物质去除。对电极加一定电压后产生化学发光,发光的量与样本中 β-hCG 的浓度成正比,通过分析仪的定标曲线得到 hCG 的测定结果。

2.试剂

与分析仪配套的商品化 β-hCG 测定成套试剂盒。

3.操作

按仪器和试剂说明书设定测定条件,进行定标品、质控品和待测样品的测定。

4.参考区间

男性:0～2.6IU/L。

未孕女性:绝经前:0～5.3IU/L。

绝经后:0～8.3IU/L。

妊娠女性:3 孕周:5.40～72.0IU/L。

4 孕周:10.2～708IU/L。

5 孕周:217～8245IU/L。

6 孕周:152～32177IU/L。

7 孕周:4059～153767IU/L。

8 孕周:31366～149094IU/L。

9 孕周:59109～135901IU/L。

10 孕周:44186～170409IU/L。

12 孕周:27107～201615IU/L。

14 孕周:24302～93646IU/L。

15 孕周:12540～69747IU/L。

16 孕周:8904～55332IU/L。

17 孕周:8240～51793IU/L。

18 孕周：9649～55 271IU/L。

此参考区间引自商品化试剂说明书。

5.注意事项

（1）标本类型及稳定性：血清和抗凝血浆均可用作为检测样本。样本在 2～8℃下可稳定保存 3 天，在－20℃下 12 个月内稳定，并避免反复冻融。检测前离心去除样品中的沉淀。冷藏的试剂和样本应在室温中平衡至 20～25℃再上机测定。

（2）干扰因素：对于接受高剂量生物素治疗的患者（＞5mg/d），必须在末次生物素治疗 8 小时后采集样本。少数病例中极高浓度的分析物特异性抗体、链霉亲和素或钌抗体会影响检测结果。

（三）临床意义

（1）正常妊娠的诊断及妊娠异常的监测：女性停经后，妊娠女性血液和尿液中 hCG 即开始逐渐升高，定量测定母体血液和尿液中 hCG 是确定妊娠的重要标志。hCG 下降预示流产威胁或稽留流产、宫外孕、妊娠中毒或宫内死亡等妊娠异常。

（2）异位妊娠的诊断：异位妊娠妇女与同孕龄妇女相比，hCG 水平较低，只有 50％的异位妊娠妇女尿妊娠试验阳性。妊娠开始 5 周内，异位妊娠女性的 β-hCG 升高幅度远较同孕龄正常妊娠妇女的低。

（3）滋养层细胞疾病的辅助诊断与疗效监护：葡萄胎、绒癌患者 hCG 浓度较高，术后逐渐下降，葡萄胎清除不全、绒毛膜上皮癌变等患者，hCG 下降后又继续上升。所以动态监测 hCG 水平变化可用于评价治疗效果，尤其是评价化疗效果。

（4）睾丸与卵巢生殖细胞肿瘤的诊断和监测：还用于早期检测宫外孕、紧迫流产或有葡萄胎史的高危患者的恶性滋养细胞肿瘤。

（5）评估唐氏综合征（21-三体综合征）的风险：hCG 检测和 AFP 及其他参数如准确的孕龄、母亲的体重结合也有助于唐氏综合征的风险评估。在唐氏综合征的妊娠中，母亲的血清 AFP 浓度降低而血清 hCG 浓度大约是正常人群中位数的 2 倍。

第八节　心肌损伤检查

一、血清肌钙蛋白测定

肌钙蛋白（Tn）是存在于骨骼肌和心肌细胞中的一组收缩蛋白。心肌肌钙蛋白（cTn）是肌钙蛋白复合体中与心肌收缩功能有关的一组蛋白，由心肌肌钙蛋白 T（cTnT，是调节蛋白的部分）、肌钙蛋白 I（cTnI，含抑制因子）和肌钙蛋白 C（cTnC，与钙结合的蛋白）三个亚单位组成的蛋白复合物。TnT 和 TnI 是心肌特有的抗原，可利用抗 cTnT 和 cTnI 的特异抗血清进行测定。当心肌损伤或坏死时，可因心肌细胞通透性增加和（或）cTn 从心肌纤维上降解下来而导致血清 cTn 增高，前者呈迅速而短暂性升高，后者呈持续性升高。因此，血清 cTn 浓度可反映心肌损伤的情况,是心肌损伤的特异性标志物。通常采用 ECUA 法和 CLIA 法测定。

(一)ECLIA 法测定 cTnT

1.原理

待测样本中的 cTnT 与钌标记的抗 cTnT 的单克隆抗体和生物素化的抗 cTnT 另一位点的单克隆抗体在反应体系中混匀,形成双抗体夹心抗原-抗体复合物。加入链霉亲和素包被的磁性微粒与之结合,在磁场的作用下,捕获抗原-抗体复合物的磁性微粒被吸附至电极上,各种游离成分被吸弃。电极加压后产生光信号,其强度与样本中一定范围的 cTnT 含量成正比。

2.试剂

购买与仪器配套的商品成套试剂盒。

3.操作

按仪器操作说明书进行,只需分离血清上机,包括加样、分离、搅拌、温育、打印结果在内的各项操作均由仪器自动进行。

4.参考区间

高敏 cTnT 测定:$<0.014\mu g/L$(此参考区间引自试剂说明书)。

5.注意事项

轻度溶血、脂血、黄疸标本不影响检测结果,但标本应置于 $-20℃$ 存放,并避免反复冻融,$2\sim8℃$ 可保存 24 小时。有沉淀的样本检测前必须先作离心处理。添加叠氮化合物的样本和质控品均不能使用。

(二)CLIA 法测定 cTnI

1.原理

待测样本中的 cTnI 与生物素化的鼠抗 cTnI 单克隆抗体和 HRP 标记的鼠抗 cTnI 单克隆抗体结合,形成双抗体夹心大分子免疫复合物,此复合物被固相微孔中的链霉亲和素捕获,其余游离成分被吸弃。加入发光底物后,结合的 HRP 与底物反应产生光信号。光信号的强弱与样本中一定范围的 cTnI 的含量成正比。

2.试剂

购买与仪器配套的商品成套试剂盒。

3.操作

按仪器操作说明书进行,只需分离血清上机,包括加样、分离、搅拌、温育、打印结果在内的各项操作均由仪器自动进行。

4.参考区间

高敏 cTnI 测定:$<0.034\mu g/L$。

以上参考区间引自试剂说明书。由于各厂商的产品不同以及各地区的实验室差异,各实验室应建立自己的参考区间,其上限为正常参考人群的第 99 百分位值,并且在第 99 百分位值处的 $CV\leqslant10\%$。

5.注意事项

(1)标本类型及稳定性:轻度溶血、脂血、黄疸标本不影响检测结果,但标本应置于冰箱存放,$2\sim8℃$ 可保存 7 天,$-20℃$ 可保存 4 周,并避免反复冻融。

（2）方法学特点：由于 cTnI 检测方法种类繁多，传统的 cTnI 检测方法由于灵敏度相对不高，难以检测到血液循环中低水平的 cTnI，各实验室在选择检测试剂时需注意。

（三）临床意义

cTn 对心肌损伤具有很高的敏感性和特异性，已取代 CK-MB mass（CK-MB 质量）成为急性冠状动脉综合征（ACS）诊断的首选心肌损伤标志物。当心肌缺血导致心肌损伤时，首先是在胞质中游离的少量 cTnI 和 cTnT 迅速释放进入血液循环，外周血中浓度迅速升高，在发病后 4 小时内即可测得。随着心肌肌丝缓慢而持续的降解，cTnI 和 cTnT 不断释放进入血液循环，升高持续时间可长达 2 周，有很长的诊断窗口期。

随着高敏感 cTn（hs-cTn）检测方法的发展，ESC 在 2011 年颁布的 NSTE-ACS 指南中已将 hs-cTn 作为 ACS 诊断和危险分层的主要依据。

非 ACS hs-cTn 升高的心源性病因有：稳定型心绞痛、急性和重度慢性心力衰竭、高血压危象、快速或缓慢性心律失常、心脏挫伤、心脏消融、起搏、心脏电复律、心内膜活检、心肌炎等疾病；主动脉夹层、主动脉瓣膜疾病、肥厚性心肌病、心尖球形综合征、肺动脉栓塞和重度肺动脉高压。

非 ACS hs-cTn 升高的非心源性病因有：急性和慢性肾衰竭、急性神经系统病变（包括卒中或蛛网膜下隙出血）、甲状腺功能减退症、浸润性疾病（如淀粉样变性、血色病、结节病、硬化病）、药物毒性（如阿霉素、氟尿嘧啶、曲妥珠单抗、蛇毒）、烧伤>30％体表面积、横纹肌溶解和严重疾病患者（呼吸衰竭、脓毒症等）。

二、血清肌红蛋白测定

肌红蛋白（Mb）相对分子量 17800，存在于心肌和骨骼肌中，不存在于平滑肌等其他组织中。因此血中检测到肌红蛋白是横纹肌损伤的结果。Mb 存在于细胞质中，大约占肌肉蛋白总量的 2％。可与氧分子可逆性结合，亲和力高于血红蛋白，在横纹肌中可能起着转运和贮存氧的作用。

Mb 分子量小，更易从坏死肌肉细胞（如心肌梗死、创伤）中释放。大量运动后肌红蛋白达到病理值并恢复至参考区间的时间早于其他肌酶。Mb 对于需冠脉手术的心肌梗死患者的早期诊断价值优于其他标志物。此外，由于可以迅速被肾脏清除，肾衰竭的患者特别是晚期患者的血清 Mb 可能出现异常。

常采用乳胶增强透射比浊法、ECLIA 法和非均相免疫法测定。

（一）乳胶增强透射比浊法测定

1.原理

Mb 致敏乳胶颗粒是大小均一的聚苯丙烯乳胶颗粒，颗粒表面包被有兔抗人 Mb 抗体。样本中 Mb 与乳胶颗粒表面的抗体结合后，使相邻的乳胶颗粒彼此交联，发生凝集反应产生浊度。该浊度与样本中的 Mb 浓度成正比，在 570nm 处测定吸光度，可计算样本中 Mb 的浓度。

2.试剂

（1）试剂Ⅰ：甘氨酸缓冲液（pH9.0），NaN_3 1.0g/L。

（2）试剂Ⅱ：致敏乳胶悬液，兔抗人 Mb IgG 致敏乳胶颗粒，NaN_3 1.0g/L。

(3)Mb 定标品。

3.操作

(1)测定条件。

温度:37℃。

波长:570nm。

比色杯光径:1.0cm。

反应时间:5分钟。

(2)按照表 3-8-1 进行操作。

表 3-8-1　　Mb 乳胶增强透射比浊法测定操作步骤

	测定管	标准管	空白管
试剂Ⅰ(μL)	200	200	200
待检血清(μL)	20		
Mb 定标品(μL)		20	
蒸馏水(μL)			20
混匀,保温 5 分钟,以空白管调零,测得各管吸光度为 A_1			
试剂Ⅱ(μL)	150	150	150
混匀,保温 5 分钟,以空白管调零,测得各管吸光度为 A_2			

4.结果计算

$$\Delta A = A_2 - A_1$$

采用非线性多点定标模式,以不同浓度定标品的 ΔA,绘制标准曲线,测定管 ΔA 从标准曲线上查出测定结果。

5.参考区间

成人 Mb:$< 70\mu g/L$。

6.注意事项

(1)方法学特点:本法适用于各种类型的半自动、全自动生化分析仪,严格按照仪器说明书设定参数进行操作。

(2)试剂要求:本法试剂应避光,于 2～8℃可保存 12 个月,－20℃可保存更长时间,但不宜反复冻融。

(二)ECLIA 法

1.原理

待测样本中的 Mb 与钌标记的抗 Mb 单克隆抗体和生物素化的抗 Mb 另一位点单克隆抗体在反应体系中混匀,形成双抗夹心抗原-抗体复合物。加入链霉亲和素包被的磁珠微粒与之结合,在电磁场的作用下,捕获抗原-抗体复合物的磁珠微粒吸附至电极上,各种游离成分被吸弃。电极通电加压后产生光信号,其强度与样本中一定范围内的 Mb 含量成正比。

2.试剂

购买专用商品试剂盒。

3.操作

按试剂和仪器操作说明书进行,只需分离血清上机,包括加样、分离、搅拌、温育、打印结果在内的各项操作均由仪器自动进行。

4.参考区间

男性:28～72ng/mL;女性:25～58ng/mL(此参考区间引自试剂说明书)。

5.注意事项

样本在 2～8℃可保存 1 周,-20℃下可保存 3 个月。高浓度生物素制剂治疗的患者必须在停药 8 小时后方可检测。

(三)非均相免疫法

1.原理

样本和包被有特异性 Mb 单克隆抗体的二氧化铬粒子共同孵育,形成颗粒/Mb 复合物,通过磁性分离和清洗过程清除未结合的组分。随后,颗粒/Mb 复合物与轭合物试剂(β-吡喃半乳糖苷酶标记的特异性 Mb 单克隆抗体)共同孵育,形成抗原-抗体复合物,再次通过磁性分离和清洗过程清除未结合的组分。抗原-抗体复合物上的 β-吡喃半乳糖苷与显色底物氯酚红-β-d-吡喃半乳糖苷(CPRG)结合。CPRG 水解释放显色基团(CPR)。样本中 CK-MB 酶的浓度与 CPR 颜色成正比。

2.参考区间

男性:16～96ng/mL;女性:9～82ng/mL(此参考区间引自试剂说明书)。

3.注意事项

样本在 2～8℃可保存 7 天,-20℃下可保存 28 天。

(四)临床意义

血清肌红蛋白升高见于心肌损伤、横纹肌溶解症等。

肌红蛋白水平在心脏病发作或其他肌肉损伤后的 0.5～1 小时内开始升高,并维持高水平 5～12 小时。

心肌损伤后血中的肌红蛋白升高早于其他心肌损伤标志物,其阴性结果能有效地排除心脏病发作,但其阳性结果必须通过肌钙蛋白检测来确认。

由于血液中的肌红蛋白能被肾脏迅速清除,所以测定肌红蛋白也有助于观察急性心肌梗死病程中有无再梗死发生以及梗死有无扩展,同时肌红蛋白也是急性心肌梗死溶栓治疗中评价有否再灌注的较为敏感和准确的指标。

三、血清肌酸激酶同工酶 MB 质量测定

肌酸激酶(CK)是由 M 和 B 两种亚单位组成的二聚体,在细胞质内共有 3 种同工酶,即 CK-MM、CK-MB 和 CK-BB。正常心肌中 CK-MB 的含量很低,同骨骼肌无明显差异。心脏疾病时 CK-MB 的含量可达总 CK 的 15%～20%。慢性病变如心室肥大、冠状动脉疾病时可使心肌细胞合成 CK-MB。骨骼肌的慢性病变也可促使 CK-MB 含量增加。CK-MB 质量(CK-MB mass)是指检测血液中 CK-MB 酶的浓度水平而非此酶的活力。通常采用 ECLIA 法和非均相免疫法测定。

（一）ECLIA 法

1.原理

待测样本中的 CK-MB 与钌标记的抗 CK-MB 单克隆抗体和生物素化的抗 CK-MB 另一位点单克隆抗体在反应体系中混匀,形成双抗夹心抗原-抗体复合物。加入链霉亲和素包被的磁珠微粒与之结合,在电磁场的作用下,捕获抗原-抗体复合物的磁珠微粒吸附至电极上,各种游离成分被吸弃。电极通电加压后产生光信号,其强度与样本中一定范围内的 CK-MB 含量成正比。

2.试剂

购买专用商品试剂盒。

3.操作

按试剂和仪器操作说明书进行,只需分离血清上机,包括加样、分离、搅拌、温育、打印结果在内的各项操作均由仪器自动进行。

4.参考区间

男性:<3.61ng/mL;女性:<4.87ng/mL(此参考区间引自试剂说明书)。

5.注意事项

样本在 18～23℃可保存 4 小时,2～8℃可保存 8 小时,−20℃下可保存 3 个月,标本仅可冻融 1 次。高浓度生物素制剂治疗的患者必须在停药 8 小时后方可检测。

（二）非均相免疫法

1.原理

样本和包被有特异性 CK-B 亚单位单克隆抗体的二氧化铬粒子以及轭合物试剂(β-吡喃半乳糖苷酶标记的特异性 CK-MB 同工酶单克隆抗体)共同孵育,形成抗原-抗体复合物。通过磁性分离和清洗过程清除未结合的组分。抗原-抗体复合物上的 β-吡喃半乳糖苷与显色底物氯酚红-β-d-吡喃半乳糖苷(CPRG)结合。CPRG 水解释放显色基团(CPR)。样本中 CK-MB 酶的浓度与 CPR 颜色成正比。

2.试剂

购买专用商品试剂盒。

3.操作

按试剂和仪器操作说明书进行,只需分离血清上机,包括加样、分离、搅拌、温育、打印结果在内的各项操作均由仪器自动进行。

4.参考区间

成人 CK-MB mass:<3.6ng/mL(此参考区间引自试剂说明书)。

5.注意事项

样本在室温可保存 12 小时,4℃可保存 3 天,−20℃下可保存 1 个月。

（三）临床意义

血清 CK-MB 质量升高常见于肌肉损伤,通常用于心肌梗死的诊断。

在发生急性心肌梗死后 3～8 小时内,可在血液中检测到 CK-MB 质量的升高,并且维持一段时间的高水平。

在其他的一些疾病中,如脑卒中、横纹肌溶解症,也可发现 CK-MB 质量的升高。

CK-MB 质量的测定避免了其活性检测中可能遇到的干扰(如巨 CK 等),具有较好的灵敏性和准确性。

四、血清心脏型脂肪酸结合蛋白测定

脂肪酸结合蛋白(FABP)分布于哺乳动物的心肌、小肠、肝脏、脂肪、脑、表皮等组织细胞中。已发现的 FABP 包括心脏型(H-FABP)、小肠型(I-FABP)、肝脏型(L-FABP)、脂肪细胞型(A-FABP)、脑细胞型(B-FABP)、肾脏型(K-FABP)、骨骼肌型(S-FABP)、牛皮癣相关型(PA-FABP)及表皮型(E-FABP)九种类型。

H-FABP 特异地存在于心肌组织中,约占心脏全部可溶性蛋白质的 4%~8%。H-FABP 与心肌细胞内的长链脂肪酸相结合,将其从细胞质膜向脂化和氢化部位运输,从而进入能量代谢体系氧化分解最终生成三磷酸腺苷(ATP),为心肌收缩提供能量。

急性心肌梗死时,血清 H-FABP 在胸痛发生后 4.5 小时即出现显著升高,8.5 小时左右达到峰值,已逐渐被认为是心肌梗死早期诊断的重要生化指标之一。

通常采用 ELISA 法和金标记免疫层析法测定。

(一)ELISA 法

1.原理

采用 ELISA 双抗体夹心法。将抗人 H-FABP 抗体包被在固相载体上,加入待测样本,若样本中含有 H-FABP,则与载体上的抗人 H-FABP 结合,再加入酶标记的抗 H-FABP 抗体,加入酶底物/色原显色。显色程度与 H-FABP 含量成正比。

2.试剂

购买专用试剂盒,必须使用经国家食品药品监督管理局批准的试剂。

3.操作

参照试剂盒说明书操作。

4.结果计算

不同试剂盒结果计算方法不同。

5.参考区间

不同方法测定结果可能有一定差异。

6.注意事项

不同批号的试剂不能混用,每批试剂应分别制作定标曲线。试剂盒应避光贮存于 2~8℃,使用时应恢复至室温。

(二)金标记免疫层析法

1.原理

将特异性 H-FABP 抗体固定于硝酸纤维素膜上某一区带作为检测带。在样品区滴加样品后,借助毛细管作用,样本中的 H-FABP 与金标记物及包被在硝酸纤维素膜上的特异性抗体结合,出现呈色的阳性信号。

2.试剂

购买专用试剂盒,必须使用经国家食品药品监督管理局批准的试剂。

3.操作

参照试剂盒说明书操作。

4.结果计算

参照试剂盒说明书。测试线和质控线均出现有色条带为阳性;仅质控线出现有色条带为阴性;质控线不出现有色条带,即使测试线出现有色条带均判为试验失败,提示试剂失效或操作不当,应重做试验。

5.参考区间

阴性。

(三)临床意义

血清心脏型脂肪酸结合蛋白升高见于早期急性心肌损伤。

临床上有三分之一以上的 ACS 患者在缺乏典型临床症状时就已经发生心肌损伤的病理变化,cTn、CK-MB 等心肌标志物的血清浓度只有在心肌坏死后才会升高,而在心肌缺血时无明显变化,近年来有文献报道,H-FABP 在急性心肌缺血时具有敏感性高、检测时间早等优点,有助于 ACS 的早期诊断。

五、血清缺血修饰白蛋白

人血清白蛋白(HSA)氨基末端序列为人类所特有,是过渡金属包括 Cu、Co 和 Ni 主要的结合位点。组织缺血时释放的产物使血液循环中部分 HSA 氨基末端结合位点发生改变,与金属离子结合能力下降,这部分发生改变的 HSA 称为缺血修饰白蛋白(IMA)。

心肌缺血是 ACS 的最常见病因之一。心肌缺血时,白蛋白受羟自由基-(OH)损害,导致 N 末端序列的 2~4 个氨基酸发生 N 乙酰化或缺失,与过渡金属离子结合能力降低或丧失,转化为 IMA。IMA 在心肌缺血后数分钟内迅速升高,是评价心肌缺血发生非常早期的指标。

白蛋白-钴结合法(ACB 法)测定 IMA。

(一)原理

血清中白蛋白与试剂中 CO^{2+} 结合后,反应液中剩余的游离 CO^{2+} 与有机显色剂反应生成红褐色产物。当样本中含有较多的 IMA,加入同等量的钴试剂后,由于 IMA 与 CO^{2+} 的结合能力降低,反应液中剩余的游离 CO^{2+} 浓度较高,加入显示剂后形成较多的红褐色产物。在特定波长下比色,吸光度高低在一定范围内和游离 CO^{2+} 浓度成正比,与定标品进行比较,即可计算出样本中 IMA 浓度。

(二)试剂

购买专用商品试剂盒。

(三)操作

按仪器操作和试剂说明书进行,只需分离血清上机,包括加样、分离、搅拌、温育、打印结果在内的各项操作均由仪器自动进行。

(四)参考区间

成人 IMA:<64.7U/mL(此参考区间引自试剂说明书)。

（五）注意事项

1.标本类型及稳定性

不可使用 EDTA、枸橼酸盐等抗凝血浆。采血前，建议患者不接受抗凝药物或溶栓治疗。血清分离后应尽快进行检测，长期保存应置于−20℃。

2.影响因素

血清白蛋白<30g/L 或>55g/L 时，对结果解释应慎重。IMA 值与白蛋白浓度呈负相关，白蛋白每升高 1g/L，IMA 下降 2.18U/mL。血乳酸浓度在 3.0～11.0mmol/L 时，IMA 检测值会降低 7%～25%。

（六）临床意义

IMA 和传统心肌坏死标志物不同，可评价早期可逆性心肌缺血。IMA 在心肌缺血发作 5～10分钟后血中浓度即可升高，于 2～6 小时达峰值，12～24 小时基本恢复正常。作为评估心肌缺血的早期诊断指标，IMA 值的高低与心肌缺血的程度相关，可显著提高心肌缺血早期诊断的敏感性，但对心肌缺血个体是否发生心肌梗死不敏感。

IMA 可用于 ACS 的危险分层和指导治疗。2003 年，由于 IMA 在急性心肌缺血诊断中有极高的阴性预测值，FDA 推荐其为 ACS 的排除指标。IMA 结合心电图和肌钙蛋白检测结果，有助于 ACS 的早期诊断，早期干预治疗，改善患者的预后和减少病死率。

IMA 的心脏特异性较低，其升高还可见于休克、终末期肾病和某些肿瘤患者，但不见于外伤、组织缺氧、骨骼肌缺血、自身免疫性疾病、良性胃肠疾病和外周血管疾病患者。因此，IMA 在用于排除急性冠脉综合征时，需结合患者临床资料、心电图、肌钙蛋白及其他生化标志物。

六、B 型利钠肽

B 型利钠肽(BNP)，也称为脑利钠肽或心室利钠肽，是脑和心室产生的一种神经激素。它主要由心室容量性扩张和压力负荷过大而引起分泌。血液利钠肽有 BNP 和氨基末端利钠肽前体(NT-pro BNP)两种形式。其生理作用相似，主要有促进尿和尿钠的排泄、血管扩张、抑制肾素活性、抑制醛固酮活性、抑制交感活性和抑制血管平滑肌增生，因此两者都可作为心力衰竭的标志物。

（一）标本类型

血浆。

（二）参考区间

<100ng/L。

（三）临床意义

1.早期诊断 CHF

BNP 是一个较为可靠的 CHF 诊断指标，其增高程度和 CHF 严重程度相一致，是诊断心力衰竭首选的实验室检查指标。

2.判断 CHF 的预后和预测危险程度

BNP 是心力衰竭预后和危险分层的预测指标。而且血浆 BNP 与活动受限程度有很好的相关性,同时也是心功能状况恶化的预测指标。

3.排除 CHF 诊断

BNP 有很高的阴性预测值,BNP 正常可排除心力衰竭。

4.对呼吸困难的鉴别诊断

BNP 用于鉴别 CHF 和非心源性因素引起的呼吸困难,如 COPD,其特异度高,阴性预测值高。BNP 可以提高对呼吸困难诊断的准确性,但不是唯一的诊断指标,仍然需要结合病史、体征和其他检查。

(四)评价

1.诊断价值

BNP 对 CHF 诊断具有重要的早期诊断价值,在预测 CHF 危险程度及判断预后方面有重要价值。BNP 诊断 CHF 的灵敏度和特异度均较高,BNP 大于 100ng/L 时的灵敏度 90%,特异度为 76%。BNP 小于 100ng/L 时的阴性预测值为 90%。所以,BNP 具有很高的阴性预测值和鉴别诊断价值。

尽管 BNP 和 NT-pro BNP 的生理作用相似,都能作为诊断 CHF 的标志物,但其在诊断 CHF 方面各有特点,主要包括。

(1)健康人群血浆 BNP 和(或)NT-pro BNP 水平相似。但在 NYHA 心功能分级 Ⅰ～Ⅲ级患者中,NT-pro BNP 比 BNP 高 4 倍。而且,在心功能受损时,NT-pro BNP 增高超过 BNP。因此,NT-pro BNP 比 BNP 更适合作为早期心力衰竭的标志物。

(2)左室射血分数(LVEF)、运动时间和肌酐清除率是 NT-pro BNP 的独立预测因子。

2.影响因素

(1)抗凝剂对 BNP 和 NT-pro BNP 的检查结果有影响,如枸橼酸盐抗凝血浆检查值较 EDTA 抗凝血浆低。

(2)采集标本前停用 β 受体拮抗剂和钙离子通道阻滞剂、强心剂、利尿剂和血管扩张剂等。

(3)溶血、黄疸以及脂血对 BNP 和 NT-pro BNP 可有一定的影响。BNP 和 NT-pro BNP 浓度也与年龄有一定关系。

(4)某些心肺疾病、肾衰竭、肝硬化等患者血浆 BNP 和 NT-pro BNP 浓度也可增高,应结合临床资料进行分析。

3.与检查相关的临床须知

(1)BNP 是较为可靠的 CHF 诊断指标,如果临床怀疑 CHF 时,应首选 BNP,其阳性者再进一步做超声和其他检查。

(2)在一般人群中,不推荐 BNP 作为左心衰竭的筛查指标,有明显 CHF 症状的患者,BNP 也不是必查项目,但 BNP 有助于指导和监测心力衰竭的治疗和判断预后。

七、半乳糖凝集素-3

半乳糖凝集素是凝集素超家族中的一个家族,广泛分布于各种动物体内。其中,半乳糖凝集素-3(Gal-3)主要存在于细胞质,偶尔也存在于细胞核和线粒体。它广泛分布于肿瘤细胞、上皮细胞、成纤维细胞和巨噬细胞及其他炎性细胞,但在肾脏、心脏、大脑、肝脏、胰腺中也有少量表达。Gal-3 在心力衰竭的病理生理过程中起重要作用,它能够趋化巨噬细胞游走,促进纤维细胞增生,诱导心肌纤维化,从而导致心肌重构。在心肌重构过程中 Gal-3 浓度增高,为诊断心力衰竭提供重要的预后信息。

（一）标本类型

血浆。

（二）参考区间

建立本实验室参考区间。

（三）临床意义

CHF 患者血浆 Gal-3 浓度明显增高,而且 Gal-3 加速了 CHF 的发生与发展,其与 CHF 患者的不良预后相关,高浓度 Gal-3 增加了 CHF 的发生率和病死率。对于伴有呼吸困难的失代偿期的 CHF 患者,血浆 Gal-3 浓度与患者的心功能明显相关,并可作为 4 年病死率的有效评价指标。

（四）评价

1.诊断价值

(1)血浆 Gal-3 浓度是 AHF、CHF 有力的预测指标,对于 LVEF 正常的 CHF 患者也有预测价值。

(2)血浆 Gal-3 浓度是 CHF 患者预后独立的预测指标,尤其对 LVEF 正常的 CHF 患者。

2.影响因素

(1)若使用 ELISA 双抗体夹心法检查,RF 及自身抗体等对检查有潜在的影响。

(2)溶血、黄疸以及脂血对 Gal-3 浓度可有一定的影响。

3.与检查相关的临床须知

由于 Gal-3 具有多种生物学功能,血浆 Gal-3 浓度与 CHF 和心肌重构关系密切,而组织细胞的 Gal-3 则与其他因素(如恶性肿瘤等)密切相关。

八、超敏 C-反应蛋白

C-反应蛋白(CRP)是急性时相反应蛋白,任何感染、创伤、手术都可导致其增高。CRP 是感染的重要标志物,是更灵敏、更实用的损伤或炎症指标。以往临床一直检查 CRP,但其灵敏度不高。近年来,由于采用了超敏感检查技术,能准确地检查出低浓度的 CRP,即超敏 C-反应蛋白(hs-CRP),从而提高了检查的灵敏度和准确度。

（一）标本类型

血清。

（二）参考区间

<3.0mg/L。

（三）临床意义

1.炎症指标

hs-CRP 作为非特异性炎症指标,与其他临床资料相结合,主要用于:

(1)筛查微生物感染。

(2)评价炎症性疾病的活动度。

(3)监测系统性红斑狼疮、白血病和外科手术后并发症的感染(血清 hs-CRP 浓度再次增高)。

(4)新生儿败血症和脑膜炎的监测。

(5)监测肾移植后的排异反应。

(6)监测宫内感染等。

2.CHD 的独立危险因素

CRP 与 CHD 密切相关,是 CHD 的独立危险因素。CRP 浓度增高反映了动脉硬化患者存在轻度的炎症过程,也可以预测斑块破裂的可能性,是 CHD 的独立预测因子。

3.判断 CHD 的预后

hs-CRP 与冠状动脉疾病的不良预后有关,比其他炎性因子更能反映 CHD 的进程。因此,hs-CRP 是判断 CHD 患者预后与评价疗效的指标之一。

(四)评价

1.诊断价值

(1)hs-CRP 是灵敏但不特异的炎症指标,其在许多炎症和急性时相反应中均有增高,只能辅助判断炎症过程。

(2)hs-CRP 是动脉粥样硬化的一个独立的危险因子,其浓度增高与 CAD 患者心血管事件的发生率和病死率相关,也可以预测心血管疾病的急性并发症和血管成形术后的再狭窄。

(3)hs-CRP 不仅对评价慢性炎症有价值,也可用于血管炎症和心血管危险分层。hs-CRP 浓度与健康人群未来发生心血管事件的风险密切相关,可作为筛查未来发生心血管事件的指标。2003 年,AHA 和 CDC 制定了判断心血管疾病发生危险性的新标准。

①hs-CRP 浓度小于 1mg/L 为低度危险。

②hs-CRP 浓度为 1~3mg/L 为中度危险。

③hs-CRP 浓度大于 3mg/L 为高度危险。

hs-CRP 浓度≥2mg/L 是我国患者发生心血管疾病的有效预测因子。

2.影响因素

(1)免疫比浊法检查 hs-CRP 时,RF 及自身抗体等可使结果假性增高,脂血标本及纤维蛋白也可使结果假性增高。

(2)外科手术、应激状态及其他急性时相反应均可使 hs-CRP 浓度增高。孕妇及新生儿 hs-CRP 浓度较高。

(3)溶血、黄疸可对 hs-CRP 的检查有一定的影响。

3.与检查相关的临床须知

(1)采集标本前禁止进行剧烈运动、心导管术等,以免使 hs-CRP 浓度增高。

(2)使用激素类药物可对检查结果有影响,应在使用前采集标本进行检查。

(3)单次检查并不能反映 hs-CRP 的基础水平,连续或多次检查可以监测 hs-CRP 浓度的变化。

九、白细胞介素-6

白细胞介素-6(IL-6)既有促炎作用又有抗炎活性,IL-6 不仅可以由免疫细胞及免疫辅助细胞产生,也可以由血管成分(血管平滑肌细胞)及缺血心肌细胞等产生;它不仅参与炎症反应,而且也参与心脏代谢调节。IL-6 与多种心血管疾病相关,在许多心血管疾病的病理生理进程中发挥重要作用。

(一)标本类型

血清。

(二)参考区间

<10ng/L。

(三)临床意义

IL-6 浓度增高与 CHD 危险程度和不良预后相关。不稳定型心绞痛(UAP)患者 IL-6 浓度不仅关系到病情严重程度,而且也是其并发症的预测因子。发生并发症的 UAP 患者 IL-6 浓度较无并发症者高。

CHF 患者 IL-6 浓度增高。IL-6 浓度与左心室功能不全(LVD)的严重程度相关,也与交感神经、肾素-血管紧张素系统激活程度相关。因此,IL-6 浓度增高提示心功能分级降低、射血分数减少及预后差。另外,心肌 IL-6 表达增高可加重 CHF。因此,IL-6 也可能是心功能恶化的一个预测指标。

IL-6 浓度增高也见于。

(1)多克隆 B 细胞激活或自身免疫性疾病患者,如 SLE 等。

(2)淋巴细胞系肿瘤,如 MM、淋巴瘤等。

(3)烧伤、急性感染、移植排异反应等。

(四)评价

I.诊断价值

IL-6 作为炎症指标,对许多心脏相关疾病有一定诊断价值。但特异度低,不能作为确定性标志物。

2.影响因素

(1)采用某些免疫学方法检查 IL-6 时,RF、自身抗体及纤维蛋白均可使结果假性增高。

(2)外科手术、外伤等均可使 IL-6 浓度增高。

(3)溶血、黄疸以及脂血可对 IL-6 浓度可有一定的影响。

3.与检查相关的临床须知

(1)采集标本前禁止进行剧烈运动、心导管术等,以免使 IL-6 浓度增高。

(2)激素类药物可对检查结果有影响,应在使用前采集血液标本。

第四章　临床免疫检验

第一节　细胞免疫检测

一、中性粒细胞免疫功能检测

中性粒细胞属于小吞噬细胞,来源于骨髓干细胞,是血液中数目最多的白细胞,约占白细胞总数的50%～70%。其细胞质中有大量分布均匀的中性细颗粒,内含髓过氧化物酶、溶菌酶、碱性磷酸酶和酸性水解酶等,与细胞的吞噬和消化功能密切相关。中性粒细胞具有活跃的吞噬功能和有效的杀菌能力,也能对趋化性刺激物产生强烈反应。中性粒细胞趋化功能、中性粒细胞黏附功能、中性粒细胞吞噬与杀菌功能的检测,可以直接反映中性粒细胞的免疫功能,可辅助临床对疾病进行诊断和治疗。中性粒细胞免疫功能的检测方法因检测不同功能而各异。

(一)中性粒细胞趋化功能检测

中性粒细胞可对趋化性刺激物(如补体产物、趋化因子等)产生强烈反应。在这些趋化因子作用下定向运动,如在发生急性细菌性感染时,受趋化因子的吸引,聚集于炎症部位,成为病损处主要的具有免疫活性的细胞。通过观察中性粒细胞的运动情况,可判断其趋化功能。中性粒细胞趋化功能检测方法较多,但检测原理相近。此处介绍经典的琼脂糖胶板法和滤膜小室法。

1.琼脂糖胶板法

(1)原理:通过观察中性粒细胞的运动情况可判断其趋化功能。在趋化因子吸引下,中性粒细胞向趋化因子做定向移动。在琼脂糖凝胶上打孔,加入趋化因子,根据中性粒细胞在琼脂糖胶中移动的距离,即可判定其趋化能力。

(2)试剂

①趋化因子制备:有以下两种制备方法:a.大肠埃希菌培养液:将大肠埃希菌培养过夜,取上清液过滤除菌,取滤液用 NaOH 调 pH 至中性。用时以 199 培养基作 1:5 稀释。b.酵母多糖活化人血清:新鲜混合人血清,加入 PBS 洗过的酵母多糖,置 37℃水浴 1 小时,振荡混匀,离心后取上清液。用时以 199 培养基作 1:10 稀释。

②白细胞悬液:常规方法分离外周血白细胞,将细胞浓度调整为 2.5×10^7 个细胞/mL。

③15.0g/L 灭菌琼脂糖:优质琼脂糖粉 1.5g 加双蒸馏水 100mL,沸水浴融化,高压灭菌。

④吉姆萨染液:专用商品试剂。

(3)操作

①融化琼脂糖胶液,加入等体积二倍浓缩的 199 或 RPMI 1640 培养基、灭活小牛血清及适量青霉素、链霉素,混匀。

②干洁净载玻片上浇注上述胶液,使其充分凝固。每份检样打直径 3mm 孔 3 个,按上、中、下排列。孔距 2mm。

③上孔加趋化因子,中孔加白细胞悬液,下孔加对照培养基(199 或 1640)。

④将玻片置湿盒,在 5% CO_2 的环境中 37℃温育 4~8 小时。

⑤将玻片浸于甲醇固定,然后除胶膜,用吉姆萨染液染色镜检。

(4)结果计算:用测微器(40×)观察细胞向上孔(趋化因子)移动距离(mm),称为趋化运动距离(A),而细胞向下孔(培养基)移动距离(B)称随机运动距离。A/B 之比值即为趋化指数。每份检样可设 2~3 组复孔,以均值表示。

(5)参考区间:各实验室应建立自己的参考区间。如用文献或说明书提供的参考区间,使用前应加以验证。

(6)注意事项

①应通过预试验选择趋化因子和白细胞的最适浓度。

②浇注琼脂糖胶板时应于水平台面上进行,以保持胶板厚度均匀。

③为使结果有可比性,孔径、孔距及加样量都应严格标准化。

2.滤膜小室法

(1)原理:特制的 Boyden 趋化室,上室内置白细胞悬液,下室内置趋化因子,中间隔以一定孔径的滤膜。白细胞受趋化因子吸引,从上室穿过滤膜进入下室。检测从滤膜上穿过来的中性粒细胞数,即可判定受检患者中性粒细胞的趋化功能。本法还可用于检测淋巴细胞和其他细胞的趋化功能。

(2)试剂

①趋化因子、白细胞悬液:制备方法同琼脂糖胶板法。

②培养基:在此实验中,199 培养基、RPMI 1640 培养基、Eagle 培养基、5.0g/L 乳清蛋白水解物(用 Hanks 液配制)均可用,含与不含小牛血清或 AB 型人血清对结果无影响,故可选用 5.0g/L 乳清蛋白水解物。

(3)操作:取直径 13mm 正中有 5.5mm 小孔的滤纸片,于其上重叠一张滤膜,置趋化室两室之间。从外侧孔向下室内注入趋化因子至满,同时设培养基对照(用另一趋化室)。封闭小孔。取白细胞悬液加入上室。将趋化室置湿盒于 37℃温育 2 小时。取出滤膜,于丙醇或甲醇中固定,苏木精染色,蒸馏水漂洗,异丙醇(或乙醇)中脱水。最后于二甲苯中透明。用油镜检查。

(4)结果计算:滤膜原来面向上室的一面,镜检时为淋巴细胞与单核细胞,而面向下室的一面则含移动过来的中性粒细胞。观察时应移动镜头焦距,计算 5 个高倍视野中的中性粒细胞数(阴性对照观察 20~30 个视野)。

(5)参考区间：各实验室应建立自己的参考区间。如用文献或说明书提供的参考区间,使用前应加以验证。

(6)注意事项

①为使试验结果有较好的可重复性,正式试验前应通过预试验选择最适的白细胞浓度和趋化因子浓度。

②在读取测试结果时,应注意固定采用一种计数方法(滤膜下表面计数或滤膜内计数)。

3.临床意义

中性粒细胞趋化功能缺陷时,其从血液循环向炎症部位的迁移减少,导致反复感染。中性粒细胞趋化功能缺陷见于 Chediak-Higashi 综合征、高 IgE 综合征、糖尿病、肾衰竭、肝硬化等。类风湿关节炎的循环免疫复合物也影响中性粒细胞的趋化功能。

(二)中性粒细胞黏附功能检测

当中性粒细胞在趋化因子作用下,随着血流到达损伤或炎症附近的血管中,与血管内皮细胞结合;在刺激因子进一步作用下,中性粒细胞与内皮细胞的黏附增强,可抵抗血流的冲击,为透过血管内皮做好准备。此处介绍检测中性粒细胞黏附功能的简易方法。也可用免疫组化或流式细胞术(FCM)检测中性粒细胞上多个黏附分子 CD18、CD11 和 CD15 等的表达,进而评估黏附功能。

1.原理

利用中性粒细胞可黏附于尼龙纤维表面的特点,观察其黏附功能。

2.操作

取尼龙纤维(200 型,粗 3 旦尼尔)70mg,塞入尖端口径为 1mm 左右的毛细吸管内 15mm,将毛细吸管竖立于试管内,注入肝素抗凝血 1mL,使之通过尼龙纤维。涂片计数通过其前、后的中性粒细胞数。

3.结果计算

黏附率(%)＝1－(通过尼龙纤维后的中性粒细胞数/通过尼龙纤维前的中性粒细胞数)×100%

4.参考区间

各实验室应建立自己的参考区间。如用文献或说明书提供的参考区间,使用前应加以验证。

5.注意事项

(1)塞有尼龙纤维的毛细吸管在试验前置 37℃约 20 分钟。肝素抗凝血也应在 37℃下平衡,并在采血后尽快试验。

(2)通过尼龙纤维前、后都要计数白细胞总数和涂片染色计算中性粒细胞所占百分率。

(3)每次试验应设同性别健康人对照。所用尼龙纤维重量应相同。

(4)此试验结果受尼龙纤维的量影响甚大,尼龙量越多,塞的越紧,吸附率越高。故应注意每一步操作都要严格规范。

6.临床意义

中性粒细胞的黏附功能异常,可能是黏附分子缺陷,如其细胞表面的黏附结构 CD18/CD11

表达下调,导致中性粒细胞黏附功能缺陷,患者中性粒细胞不能进入炎症部位,从而引起感染的快速播散。

(三)中性粒细胞吞噬与杀菌功能检测

中性粒细胞吞噬和杀菌的先决条件是识别和结合细菌。中性粒细胞借助于表面的补体受体 CR1 和 IgG 的 Fc 受体 FcγR Ⅰ(CD64)、FcγR Ⅱ(CD32)、FcγR Ⅲ(CD16),将特异性抗体(IgG)和补体结合的细菌识别和吞噬。吞噬后中性粒细胞溶酶体中的多种蛋白水解酶和杀菌物质以及代谢过程中产生的大量氧自由基可将细菌杀灭。中性粒细胞吞噬与杀菌功能检测方法主要有白色念珠菌法、溶菌法和硝基四氮唑蓝还原试验法。目前还有通过检测 NADPH 氧化酶等方法评估中性粒细胞杀菌能力。

1.白色念珠菌法

(1)原理:白细胞与白色念珠菌共育后加入亚甲蓝染液做活体染色,可观察白细胞对念珠菌的吞噬情况。如白色念珠菌被染成蓝色,说明已被杀死,而活菌不被染色。

(2)试剂

①白细胞悬液:常规方法提取白细胞,用含 10% 新鲜的人 AB 型混合血清的 199 或 RPMI 1640 培养基配成油镜下 3~4 个细胞/视野的浓度。

②白色念珠菌悬液:自血平板培养基上取新生长白色念珠菌菌落 1 个,于生理盐水中混悬,调整浓度约为 $6×10^6$/mL。

③亚甲蓝染液:取亚甲蓝 0.1g,溶于 1000mL 蒸馏水中,滤纸过滤后使用。

(3)操作:取白细胞悬液加白色念珠菌悬液,充分混匀后将试管加塞,于 37℃ 温育 45 分钟。取出后离心弃上清液,混匀沉淀后滴片,加亚甲蓝溶液染色,用油镜检查。在油镜下,被中性粒细胞吞噬的白色念珠菌,如其已死亡则会被染成蓝色。

(4)结果计算:计数 100 个中性粒细胞,记录其中吞噬有白色念珠菌的细胞数,即为吞噬率;计数 100 个中性粒细胞,记录其中吞噬有染成蓝色的白色念珠菌的细胞数即为杀菌率。

吞噬率(%)=吞噬白色念珠菌的中性粒细胞数/100 个中性粒细胞×100%

杀菌率(%)=吞噬染成蓝色的白色念珠菌的中性粒细胞数/100 个中性粒细胞×100%

(5)参考区间:各实验室应建立自己的参考区间。如用文献或说明书提供的参考区间,使用前应加以验证。

(6)注意事项:为使结果有较好的可重复性,每次试验的白细胞浓度、菌液浓度、反应时间和条件均应统一、规范。

2.溶菌法

(1)原理:中性粒细胞在调理素参与下与细菌共育,然后定时取出,于蒸馏水中使细胞溶解后培养,计算菌落数,即可判定中性粒细胞的杀菌功能。

(2)试剂

①白细胞悬液:制备方法同趋化功能检测,最终用含 1.0g/L 明胶的 Hanks 液配成 $5×10^6$ 个细胞/mL。

②菌液:取金黄色葡萄球菌或大肠埃希菌纯培养一接种环,接种于胰酶大豆肉汤(或普通肉汤)中培养 18 小时,离心洗涤,用生理盐水或 Hanks 液校正至 620nm 波长时,吸光度为

0.025(菌数约 $1×10^8$/mL)。

③调理素:混合的新鲜人血清,用 Hanks 液配成 20％浓度。

(3)操作:取白细胞悬液加调理素和菌液,混匀后置 37℃水浴,持续振荡混匀。定时(0 分钟、30 分钟、60 分钟、90 分钟)用定量接种环取 $1μL$(也可用微量加样器取 $1μL$)加至 1mL 蒸馏水中,溶解中性粒细胞,振荡混匀后,取出 0.1mL 涂布于营养琼脂平板表面。37℃培养 18 小时,计算菌落数。

(4)结果计算:杀菌率(％)=1-(30 分钟、60 分钟、90 分钟菌落数之和/0 分钟时的菌落数)×100％

(5)参考区间:各实验室应建立自己的参考区间。如用文献或说明书提供的参考区间,使用前应加以验证。

(6)注意事项:如用待测血清代替调理素进行检查,可检测待测血清的调理活性。

3.硝基四氮唑蓝还原试验法

(1)原理:中性粒细胞在吞噬或受到刺激时,细胞内氧化代谢明显增加,磷酸戊糖支路被激活,细胞内氧消耗,产生大量 H_2O_2,并在过氧化物酶作用下释放大量单体氧,使硝基四氮唑蓝(NBT)还原为甲臜。NBT 是一种淡黄色的水溶性染料,其还原产生的甲臜为蓝黑色颗粒,沉淀于胞质中。常用的刺激物有胶乳颗粒和细菌内毒素。这里介绍以胶乳颗粒为刺激物的方法。

(2)试剂

①30.0g/L 右旋糖酐:右旋糖酐 15.0g 溶于生理盐水 500mL 中,必要时用 $0.2μm$ 滤膜过滤、除菌,2~8℃下保存。

②NBT 溶液:用 0.15mol/L pH7.2 PBS 配成 1.3g/L,临用前配。

③葡萄糖溶液:3.2mg/mL。

④甲基绿染液:甲基绿 0.5g,溶于蒸馏水 100mL 中,滤纸过滤后置室温保存。

⑤聚苯乙烯胶乳:直径 $0.8μm$,10％悬液,可购商品试剂。

(3)操作

①取待测肝素抗凝血与 30.0g/L 右旋糖酐等体积混匀。静置 1 小时,吸取血浆层,计数白细胞数(应含 $7×10^6$ 个细胞)。低速离心,吸弃血浆。

②向沉积的细胞管中加入正常人新鲜血清 0.35mL、葡萄糖溶液 0.05mL 和 NBT 溶液 0.1mL,充分混匀,室温放置 2 分钟。

③向管内加聚苯乙烯胶乳 $10μL$,混匀,置 37℃ 14~15 分钟。

④低速离心,吸弃上层液,混匀沉积的细胞,涂片,晾干,甲醇固定 3 分钟,水洗,晾干。

⑤用甲基绿染液染色 3 分钟,水洗,晾干。用油镜检查。

(4)结果计算:计数 200 个中性粒细胞,NBT 试验阳性细胞的胞质中有大小不等的深蓝色颗粒,计算阳性细胞百分率。

(5)参考区间:各实验室应建立自己的参考区间。如用文献或说明书提供的参考区间,使用前应加以验证。

(6)临床意义:NBT 还原试验为慢性肉芽肿检测的筛选试验。性连锁家族性致死性肉芽肿(FFG)患者阳性细胞数常<10%;FFG 基因携带者呈中间值,NBT 阳性细胞在 35%~65%。

二、自然杀伤细胞

自然杀伤细胞(NKC)是一群既不需经抗原刺激,也不需抗体参与,能直接杀伤某些靶细胞的淋巴细胞,其表型为 CD3$^-$/CD56$^+$/CD16$^+$。

(一)标本类型

EDTA 抗凝静脉血。

(二)参考区间

7%~40%。

(三)临床意义

1.NKC 活性降低或数量减少

(1)肿瘤:特别是中晚期或伴有转移的患者;某些白血病和白血病前期患者 NKC 活性随着病情进展而逐渐降低,以急性期降低最为明显,缓解期 NKC 活性也偏低。

(2)感染:柯萨奇病毒、心肌炎病毒、流感病毒等感染性疾病 NKC 活性降低;某些细菌和真菌性感染疾病 NKC 活性降低。

(3)免疫缺陷症:先天性白细胞颗粒异常综合征患者伴有先天性 NKC 缺陷;重症联合免疫缺陷症患者 T 淋巴细胞、B 淋巴细胞、NKC 功能同时缺陷。

(4)噬血细胞综合征:NKC 活性降低或 NKC 完全缺乏。

2.NKC 活性增高或数量增高

MM、肺结核等疾病。NKC 肿瘤患者 NKC 数量常增多,同时伴有免疫表型的异常和功能异常。

(四)评价

1.诊断价值

NKC 天然杀伤能力是评估 NKC 功能状态的一个重要指标,也是诊断噬血细胞综合征的条件和指标之一。

2.与检查有关的临床须知

标本要及时送检、尽快检查,并避免标本凝固。

三、淋巴细胞亚群检测

按照表面分子标志的不同,淋巴细胞亚群可以分为 T 淋巴细胞亚群、B 淋巴细胞亚群、NK 细胞亚群和 DC 亚群等,例如,T 细胞主要测定细胞膜上的分化抗原群(CD):CD3、CD4 和 CD8。CD3 为所有 T 细胞的特有标志,CD4 是辅助性 T 细胞(Th)的标志,CD8 是细胞毒性 T 细胞(Tc)或抑制性 T 细胞(Ts)的标志。B 细胞表面标志主要为膜免疫球蛋白或表面免疫球蛋白(mIg 或 sIg)IgM 和 IgD 以及 CD 抗原 CD19、CD20、CD22 等。NK 细胞是固有免疫系统中重要的细胞,其特异表面标志主要为 CD56 和 CD16。DC 细胞按照其前体细胞的不同,可以分为髓系起源的髓样树突状细胞(mDCs)和淋巴系起源的浆细胞样树突状细胞(pDCs),其表

面标志为 $Lin^-DR^+CD11c^+CD123^{low}$、$Lin^-DR^+CD11c^-CD123^{bri}$，其中 Lin 为单一荧光标记的 LIN cocktail 抗体，包含 CD3（T 细胞）、CD19 和 CD20（B 细胞）、CD56（NK 细胞）、CD14（单核细胞）等。

目前对淋巴细胞亚群的检测主要有 FCM、免疫荧光法、AP-AAP 桥联酶免疫法等。

（一）淋巴细胞表型亚群检测

1.T 细胞亚群表型检测

（1）原理：根据 T 细胞亚群的表面标志或者其他标志，用适当的荧光素标记特异性单克隆抗体与淋巴细胞反应，通过流式细胞仪测定，即可了解相应细胞的阳性百分比和荧光强度。一般 CD3 细胞主要分为两群细胞：$CD3^+CD4^+$ 细胞为 Th 细胞，$CD3^+CD8^+$ 为 Tc/Ts 细胞。

（2）试剂：试剂组成一般为不同荧光素标记的单克隆抗体、溶血剂、固定剂和质控品等。

（3）操作：按试剂盒所附的使用说明书或实验室制定的 SOP 进行操作。一般操作步骤为：专用管设定和加载荧光素标记单克隆抗体→质控物或待测样品→加入溶血剂→加入缓冲剂→加入细胞固定剂→上机检测→软件分析。如进行细胞数绝对值计数，则在上机检测前加入特制的荧光素标记抗体微球。

（4）结果计算：有如下三种表达方式，包括细胞荧光强度、阳性细胞百分比、绝对细胞计数等，临床上常采用后两种方式来报告结果。

（5）参考区间：目前国内尚无统一的参考区间，一般建议的参考区间为 CD3：61％～85％；CD4：28％～58％；CD8：19％～48％；CD4/CD8：1.5～2.5。各实验室应建立自己的参考区间。如用文献或说明书提供的参考区间，使用前应加以验证。

（6）注意事项

①方法学特点：FCM 方法采用流式细胞仪进行，简单方便，重复性好，已经成为临床实验室主要的检测方法；免疫荧光法与一般间接免疫荧光法相同，因其方法容易引起荧光淬灭，而且主观性比较强，在临床中使用较少。而 AP-AAP 桥联酶免疫法是采用桥联酶免疫法，操作烦琐，抗体浓度及孵育温度等不易掌握，在临床中使用较少。

②对于 CD4 细胞或者 CD8 细胞进行分析时，严格来说，应使用 CD3/CD4/CD8 三色荧光，真正的 T 辅助细胞应是 $CD3^+CD4^+CD8^-$，真正的 T 杀伤细胞或者抑制细胞应是 $CD3^+CD4^-CD8^+$。

③对荧光素标记抗体用量应做预试验，以找到最佳抗体使用浓度。

④每份样品检测的同时必须设置同型对照，即用荧光素标记的正常小鼠 Ig（Ig 亚类与荧光抗体相同）与荧光素标记的抗 CD 单抗同时检测。在分析待测血样结果时应减去同型对照的阳性结果，或以同型对照管为阴性管。

⑤在进行多色荧光样本分析时，应注意不同荧光染色所带来的颜色干扰，需要进行相应的颜色补偿设置。

（7）临床意义

①CD4 淋巴细胞减少：见于巨细胞病毒感染、慢性活动性肝炎、恶性肿瘤、遗传性免疫缺

陷病、艾滋病、应用免疫抑制剂的患者。CD4 绝对值的变化可用于艾滋病的免疫状态分析、疗效观察及预后判断。

②CD8 淋巴细胞增多:见于传染性单核细胞增多症急性期、自身免疫性疾病,如 SLE、艾滋病初期、慢性活动性肝炎、肿瘤及病毒感染等。

③CD4/CD8 比值异常:比值降低:SLE 肾病、传染性单核细胞增多症、急性巨细胞病毒感染、骨髓移植恢复期等。艾滋病患者比值显著降低,多在 0.5 以下。比值增高:见于肺腺癌、扁平上皮癌、类风湿关节炎、1 型糖尿病等。此外,还可用于监测器官移植的排斥反应,若移植后 CD4/CD8 较移植前明显增加,则可能发生排斥反应。

2.B 细胞亚群检测

(1)原理:同 T 淋巴细胞亚群的检测。

(2)试剂:试剂组成一般为不同荧光素标记的单克隆抗体、溶血剂、固定剂、质控品等。

(3)操作:按试剂盒所附的使用说明书或实验室制定的 SOP 进行操作。一般操作步骤为:专用管设定和加载荧光素标记单克隆抗体→质控物或待测样品→加入溶血剂→加入缓冲剂→加入细胞固定剂→上机检测→软件分析。

(4)结果计算:临床上常采用阳性细胞百分比来报告结果。

(5)参考区间:目前国内尚无统一的参考区间,一般建议的参考区间 B 细胞为 11.74% ± 3.73%。各实验室应建立自己的参考区间。如用文献或说明书提供的参考区间,使用前应加以验证。

(6)注意事项

①B 细胞根据不同的发育阶段,可以分为初始 B 细胞、成熟 B 细胞、记忆性 B 细胞、浆细胞等,可以根据相应的分子指标来反映疾病的进展过程。

②对于 B 淋巴细胞,CD19 为其共有的细胞表面标志。CD20 在 B 淋巴细胞激活后逐渐失去,而 CD22 只存在于成熟的 B 细胞中,因此只能部分反映 B 细胞在体内的表达情况。

(7)临床意义:CD19 阳性细胞增多,提示 B 细胞增殖增加,常见于 B 细胞恶性增殖性疾病和自身免疫性疾病,如急性淋巴细胞白血病、慢性淋巴细胞白血病、多发性骨髓瘤及系统性红斑狼疮等;CD19 阳性细胞降低主要见于体液免疫缺陷病,如严重联合免疫缺陷病、性联丙种球蛋白缺乏症等。

3.NK 细胞检测

(1)原理:同 T 淋巴细胞亚群检测,对于 NK 细胞,其分子标志为 $CD3^- CD16^+ CD56^+$。

(2)试剂:试剂组成一般为不同荧光素标记的单克隆抗体、溶血剂、固定剂和质控品等。

(3)操作:按试剂盒所附的使用说明书或实验室制定的 SOP 进行操作。一般操作步骤为:专用管设定和加载荧光素标记单克隆抗体→质控物或待测样品→加入溶血剂→加入缓冲剂→加入细胞固定剂→上机检测→软件分析。

(4)结果计算:临床上常采用阳性细胞百分比来进行结果判定。

(5)参考区间:目前国内尚无统一的参考区间,一般建议的参考区间 NK 细胞为 7%～40%。各实验室应建立自己的参考区间。如用文献或说明书提供的参考区间,使用前应加以验证。

(6)注意事项

①CD16(FcRⅢ)表达于大多数 NK 细胞上,但也表达于中性粒细胞。此抗原 NK 细胞的表达较弱,并在 NK 细胞活化时丢失。

②CD56 表达于大多数 NK 细胞上,也表达于一些 T 淋巴细胞,与 CD3 联合使用可以区分 CD3$^+$/CD56$^+$ T 淋巴细胞和 CD3$^-$/CD56$^+$ NK 细胞。联合使用 3 种抗体可最完全地鉴定所有的 NK 细胞。NK 细胞或表达 CD16,或表达 CD56,但它们不表达 CD3。CD16 和 CD56 联合使用,根据荧光强度可将 NK 细胞从双阴性细胞中区分出来。这样运用该试剂组合,NK 细胞可形成独立的群体与其他细胞相区分。

(7)临床意义:NK 细胞活性可作为判断机体抗肿瘤和抗病毒感染的指标之一。NK 细胞升高见于宿主抗移植物反应者;NK 细胞降低见于血液系统肿瘤、实体瘤、免疫缺陷病、艾滋病和某些病毒感染患者中。

4.DC 检测

(1)原理:同 T 淋巴细胞亚群检测,目前 DC 尚没有比较统一、特异的表面分子标志,而且由于细胞谱系来源不同,以及 DC 分化发育阶段不同,其分子标志也会发生变化,因此需要综合多种分子标志来进行检测,如四色试剂 LIN1-FITC/CD123-PE/Anti-HLA-DR-PerCP/CD11c-APC。

(2)试剂:试剂组成一般为不同荧光素标记的单克隆抗体、溶血剂、固定剂和质控品等。

(3)操作:按试剂盒所附的使用说明书或实验室制定的标准化操作流程进行操作。一般操作步骤为:专用管设定和加载荧光素标记单克隆抗体→质控物或待测样品→加入溶血剂→加入缓冲剂→加入细胞固定剂→上机检测→软件分析。

(4)结果计算:临床上常采用阳性细胞百分比来报告结果。

(5)参考区间:各实验室应建立自己的参考区间。如用文献或说明书提供的参考区间,使用前应加以验证。

(6)注意事项

①不同发育阶段 DC 具有不同的功能,甚至产生完全相反的作用。如未成熟 DC 可诱导免疫耐受,成熟 DC 可诱导免疫激活,因此对其功能的测定需要考虑到其发育是否处于不同的阶段,需要采用相应的分子标志。

②DC 的功能受多种因素的影响,即使同一 DC 在不同的微环境下,可能表现不同功能。

(7)临床意义:DC 可以维持调节机体的免疫耐受,如果 DC 数量减少、功能失衡,则可导致自身免疫性疾病的发生,如系统性红斑狼疮、自身免疫性糖尿病。另外,DC 还介导机体的抗感染和抗肿瘤免疫过程,通过 DC 成熟、活化,分泌细胞因子、有效的抗原提呈等过程来发挥抗感染和抗肿瘤过程。

(二)淋巴细胞功能亚群检测

1.Th1/Th2 细胞检测

(1)原理:Th1 细胞主要分泌 IL-2、IFN-γ、IFN-α 和 TNF 等,其中 IFN-γ 为 Th1 最为特异性的细胞因子,Th2 细胞主要分泌 IL-4、IL-5、IL-6、IL-9、IL-10 和 IL-13 等,其中 IL-4 为 Th2 最为特异性的细胞因子,对于 Th1 和 Th2 细胞的检测,主要是采用 FCM,其原理同 T 淋巴细胞亚群检测。但由于涉及胞内细胞因子的检测,需要将细胞表面进行穿破,然后将细胞因子抗体标记进行检测。

(2)试剂:试剂组成一般为荧光素标记的细胞特异性单克隆抗体、荧光素标记的细胞因子特异性单克隆抗体、细胞培养液(内含有丝分裂原和抗生素)、破膜剂等。

(3)操作:按试剂盒所附的使用说明书或实验室制定的 SOP 进行操作。一般操作步骤为:新鲜无菌待测样本或质控品→加入细胞培养液→温育反应→取细胞并加至预备的荧光素标记的细胞特异性单克隆抗体管→温育反应→加固定剂→温育反应→洗涤→加破膜剂→加荧光素标记的细胞因子特异性单克隆抗体管→温育反应→洗涤→上机检测→软件分析。分析 $CD3^+$ $CD8^-$ $IFN-γ^+$ 细胞即 Th1 细胞百分比,$CD3^+$ $CD8^-$ $IL-4^+$ 细胞即 Th2 细胞百分比。

(4)结果计算:临床上常采用阳性细胞百分比来报告结果,其中 Th1 或 Th2 的百分比=(刺激 Th1 或 Th2 细胞分泌细胞因子的百分比-刺激 Th1 或 Th2 细胞阴性对照百分比)。

(5)参考区间:各实验室应建立自己的参考区间。如用文献或说明书提供的参考区间,使用前应加以验证。

(6)注意事项

①Th1 细胞和 Th2 细胞是 Th 细胞主要的两群细胞,均为 Th0 在一定的条件下极化发展而来,在机体受到异己抗原攻击时,会出现 Th1/Th2 漂移的现象,即 Th1 和 Th2 细胞中某一亚群功能升高,另一亚群功能降低。静息状态下,Th0 分化为 Th1 和 Th2 的能力非常弱,能检测到的 IFN-γ 和 IL-4 也微乎其微,因此,我们检测的 Th1 和 Th2 细胞实际上是检测 Th 细胞对刺激素刺激的反应能力,在进行 Th1 细胞检测的同时,也进行 Th2 细胞的检测。

②常选择 PMA 作为 Th 细胞分化检测的刺激剂,但 PMA 可介导入 $CD4^+$ T 细胞的内吞,因此在分析时采用 $CD3^+$ $CD8^-$ 反设门的策略进行分析。

③在检测过程中涉及胞内细胞因子的检测,因此在进行刺激和破膜染色的时候,需要严格按照流程进行操作,并设定一定的阴性对照管。在通常情况下,未刺激的 Th 细胞分泌的细胞因子非常少,可忽略不计。

(7)临床意义:Th1/Th2 亚群两者相互之间的平衡在免疫应答调节中起着关键作用,因此 Th1/Th2 平衡失调与多种疾病的发生、发展和预后有着密切关系。目前已发现许多感染性疾病、自身免疫病、过敏性疾病以及移植排斥反应等都与 Th1/Th2 平衡有关。Th1 细胞升高见于结核病、丙肝病毒感染、多发性硬化、类风湿关节炎、接触性皮炎以及移植排斥反应等。Th1 细胞降低见于艾滋病和过敏性哮喘等疾病。

2.Th17 细胞检测

(1)原理:Th17 细胞不同于 Th1、Th2 细胞的 $CD4^+$ T 细胞亚群,其主要分泌 IL-17(IL-17A),还包括 IL-17F 以及 IL-21、IL-22、IL-6、TNF-α 等细胞因子,因此命名为 Th17 细胞。对

于 Th17 细胞的检测,同 Th1 细胞检测一样,主要是采用 FCM。

(2)试剂:试剂组成一般为荧光素标记的细胞特异性单克隆抗体、荧光素标记的 IL-17 单克隆抗体、细胞培养液(内含有丝分裂原和抗生素)和破膜剂等。

(3)操作:按试剂盒所附的使用说明书或实验室制定的 SOP 进行操作。一般操作步骤为:新鲜无菌待测样本或质控品→加入细胞培养液→温育反应→取细胞并加至预备的荧光素标记的细胞特异性单克隆抗体管→温育反应→加固定剂→温育反应→洗涤→加破膜剂→加荧光素标记的 IL-17 单克隆抗体管→温育反应→洗涤→上机检测→软件分析。分析 $CD3^+CD8^-$ IL-17 细胞即 Th17 细胞百分比。

(4)结果计算:临床上常采用阳性细胞百分比来报告结果。Th17 的百分比 =(刺激 T 细胞分泌细胞因子的百分比 - 刺激 T 细胞阴性对照百分比)。

(5)参考区间:各实验室应建立自己的参考区间。如用文献或说明书提供的参考区间,使用前应加以验证。

(6)注意事项

①Th17 通过在 IL-12 的作用下,可以分泌产生 IFN-γ 及 IL-17,提示 Th17 与 Th1 之间存在发育上的某种联系。

②在自身免疫病中,Th17 细胞与调节性 T 细胞互为制约,相互平衡的两种 $CD4^+$ T 细胞亚群,两者之间的平衡可以限制自身免疫病的发生。

(7)临床意义:Th17 被认为是介导自身免疫病的一群 Th 细胞亚群,其通过分泌炎症介质 IL-17 诱导严重的自身免疫反应,如缺失 Th17 细胞能防止或减轻自身免疫性脑脊髓炎(EAE)等自身免疫病的发病。在各种自身免疫病,包括类风湿关节炎、多发性硬化、SLE、自身免疫性糖尿病以及哮喘等患者都检测到 Th17 细胞表达增高,同时在移植排斥反应早期也发现 Th17 细胞表达升高。在某些细菌感染性疾病中,如幽门螺杆菌感染,由于其分泌 IL-17 这一炎性细胞因子,参与了细菌感染后炎症反应。

3.调节性 T 细胞检测

(1)原理:调节性 T 细胞(Treg)是 $CD4^+$ T 细胞的一个亚群,其表达 CD4、CD25 分子,一度认为 $CD4^+CD25^+$ 为 Treg 细胞,后来发现转录因子脊椎动物叉头样转录因子(Foxp3)是其更为特异的分子标志。对于 Treg 细胞的检测,同 Th1 细胞检测一样,主要是采用 FCM。

(2)试剂:试剂组成一般为荧光素标记的细胞特异性单克隆抗体、荧光素标记的 Foxp3 单克隆抗体、细胞培养液(内含有丝分裂原和抗生素)和破膜剂等。

(3)操作:按试剂盒所附的使用说明书或实验室制定的 SOP 进行操作。一般操作步骤为:新鲜无菌待测样本或质控品→加入细胞培养液→温育反应→取细胞并加至预备的荧光素标记的细胞特异性单克隆抗体管→孵育→加固定剂→温育反应→洗涤→加破膜剂→加荧光素标记的 Foxp3 单克隆抗体管→孵育→洗涤→上机检测→软件分析。分析 $CD4^+CD25^+$Foxp3 细胞即 Treg 细胞百分比。

(4)结果计算:临床上常采用阳性细胞百分比来报告结果。Treg 的百分比 =(刺激 T 细胞分泌细胞因子的百分比 - 刺激 T 细胞阴性对照百分比)。

（5）参考区间：各实验室应建立自己的参考区间。如用文献或说明书提供的参考区间，使用前应加以验证。

（6）注意事项

①Treg 细胞根据起源、发育和激活要求以及作用机制不同，可以分为天然产生的自然调节性 T 细胞（nTreg）和诱导产生的适应性调节性 T 细胞（iTreg），除此外，还有 Th3 和 Tr1，它们通常不表达或低表达 Foxp3，也被认为是调节性 T 细胞。

②Treg 细胞与 Th17 细胞表面的大部分趋化受体均相同，Th17 细胞与 Treg 细胞在许多组织中均同时存在；但与 Th17 细胞介导炎性反应和自身免疫疾病的功能相反，Treg 细胞具有抗炎性反应和维持自身免疫耐受的功能，二者的动态平衡可能与机体发生适当强度的免疫应答密切相关。但目前对这两种细胞的关系还没有定论。

（7）临床意义：Treg 细胞被认为是可以拮抗 Th17 细胞功能的一群 CD4+ T 细胞，在免疫病理、移植物耐受、阻止自身免疫反应和维持机体免疫平衡方面发挥重要的作用。在各种自身免疫病和移植排斥反应中，包括类风湿关节炎、SLE、自身免疫性糖尿病、早期移植排斥反应者等患者都检测到 Treg 细胞表达降低。同时在细菌或者病毒感染性疾病、过敏性哮喘等都可以发现 Treg 细胞数量降低，功能被抑制。在实体肿瘤患者中，发现 Treg 细胞数目明显增加，可抑制机体的抗肿瘤应答，清除 Treg 细胞可以重建抗肿瘤免疫。

四、淋巴细胞增殖试验

细胞增殖是指细胞个体分裂导致细胞数量增加。在细胞增殖的过程中，细胞代谢旺盛，细胞个体的 DNA、蛋白质合成增加。因此，可通过检测细胞增殖后的数量和测定细胞 DNA、蛋白质合成代谢来了解。目前，用于检测细胞增殖的方法主要有 ^{3}H-TdR 掺入法、细胞内酶法和 FCM。在临床和科研工作中涉及淋巴细胞增殖检测的试验主要为混合淋巴细胞培养（MLC）和淋巴细胞转化试验。

（一）混合淋巴细胞培养

1.原理

混合淋巴细胞培养又称混合淋巴细胞反应，是指两个无关个体、功能正常的淋巴细胞在体外混合培养时，由于 HLA Ⅱ类抗原中 D 和 DP 抗原不同，可相互刺激对方的 T 细胞发生增殖，此为双向混合淋巴细胞培养，若将其中一方的淋巴细胞先用丝裂霉素 C 处理或照射使之细胞中 DNA 失去复制能力，但仍能刺激另一方淋巴细胞发生转化，成为单向混合淋巴细胞培养。两个个体间 HLA 抗原差异程度越大，反应越强烈，可通过细胞数量或 ^{3}H-TdR 掺入率检测反应细胞的增殖水平。如用经照射的、已知 D 位点抗原的纯合子分型细胞（HTC）作为刺激细胞，则可检测待检者的 D 位点抗原型别。EB 病毒转化的 B 淋巴母细胞表达高水平的 HLA Ⅱ类抗原，常作为单向混合淋巴细胞培养中的刺激细胞。

2.试剂

试剂及材料组成一般为刺激细胞：N23 细胞系；反应细胞：外周血单个核细胞和细胞培养基等。

3.操作

按试剂盒所附的使用说明书或实验室制定的 SOP 进行操作,主要操作过程如下。

(1)刺激细胞的准备:常用的刺激细胞有 EB 病毒转化的 B 淋巴母细胞(如 N23 细胞株,经过克隆化)、HTC 或 PBMC。取处于对数生长期的 N23 细胞,离心后重悬于新鲜完全培养基中,调整细胞数为$(1\sim2)\times10^6$/mL,移置塑料培养瓶或 50mL 离心管中,用^{60}Co 照射 3000rad。

(2)反应细胞的准备:分离纯化待检个体的 PBMC。

(3)混合淋巴细胞培养:按 2×10^6 PBMC:1×10^6 照射的 N23 细胞/4mL 10% FCS RPMI1640 比例在培养瓶中进行混合淋巴细胞培养,培养瓶保持直立,培养 4 天内不要晃动,第 5 天加入 1mL 新鲜培养基。如要测定^{3}H-TdR 掺入率,一般可在混合淋巴细胞培养的第 5 天进行。

4.结果判定

按照不同检测试剂盒提供的说明书来判读。

5.参考区间

待测者抗原与刺激细胞抗原相同,结果应为阴性。

6.注意事项

(1)方法学特点:细胞内酶法如 MTT 法检测细胞内线粒体活性实验,因不需特殊仪器、操作简单、结果准确、无放射性核素污染而较为常用。但混合淋巴细胞培养必须以受检者的淋巴细胞作为检测标本,这大大地限制了检测方法的应用范围,而且还存在细胞培养周期过长、操作步骤复杂等缺点。

(2)注意无菌操作:刺激细胞接受照射剂量要准确,使细胞暂时存活,但失去增殖的能力。

7.临床意义

若待检者抗原与标准 HLA-D 抗原或刺激细胞抗原相同,混合淋巴细胞培养不发生增殖,可作为器官移植前的组织配型。

(二)淋巴细胞转化试验

T、B 淋巴细胞与有丝分裂原在体外共同培养时,受到后者的刺激可发生形态学和生物化学的变化,部分小淋巴细胞转化为不成熟的母细胞,并进行有丝分裂,这种方法称为淋巴细胞转化试验。常见检测方法有形态学检测方法和 MTT 检测方法。淋巴细胞转化率的高低可以反映机体的免疫水平,因此可作为测定机体免疫功能的指标之一。

1.形态学法

(1)原理:淋巴细胞在体外培养时,受到刺激物的刺激后可表现为细胞体积增大、代谢旺盛、蛋白质和核酸合成增加。在显微镜下可观察到转化细胞体积增大,核膜清楚,染色质疏松呈细网状,核/细胞比例变小。而未转化细胞体积小,核染色体致密,核/细胞比例大。计数转化细胞和未转化细胞,得出转化率,可以反映机体的免疫功能。

(2)试剂:试剂及材料组成一般如下,细胞:T 淋巴细胞或 B 淋巴细胞(流式分选法或磁珠分选法分离外周血淋巴细胞);刺激因子:根据实验目的不同选择有丝分裂原,一般 T 淋巴细胞可选植物血凝素(PHA)、刀豆蛋白 A(CoA)、美洲商陆有丝分裂原(PWM),B 淋巴细胞可选葡萄球菌 A 蛋白(SPA)或美洲商陆有丝分裂原;RPMI1640(含 10％胎牛血清)培养基。

(3)操作:按试剂盒所附的使用说明书或实验室制定的 SOP 进行操作,主要操作过程如下。

①取静脉血 3mL,分离外周血单个核细胞,根据实验目的分离 T 或 B 淋巴细胞。

②待测细胞培养于 96 孔细胞培养板中,每孔细胞悬液 100μL。加入所需浓度的有丝分裂原或特异抗原,37℃、5％ CO_2 培养箱培养 3～5 天。

③培养结束后收集细胞进行涂片染色,显微镜下观察并计数转化的淋巴细胞。

(4)结果计算:形态学计数法:转化率＝(60.1±7.6)％。

(5)注意事项:注意无菌操作。标本采集后立即送检,不可放置过长时间。分离细胞操作轻柔,防止损伤细胞。

2.溴化甲基噻唑二苯四唑法

(1)原理:淋巴细胞增殖时,活细胞可摄取可溶性的黄色染料即溴化甲基噻唑二苯四唑(MTT),在细胞内 MTT 被线粒体中的琥珀酸脱氢酶还原为不溶性的蓝紫色结晶甲臜,而死细胞无此功能。其形成的量与细胞增殖的程度成正比。二甲基亚砜、异丙醇或无水乙醇等有机溶剂能溶解甲臜后,在酶标仪 560nm 波长读吸光度(A)值可了解细胞增殖情况。此试验常用于了解待测的淋巴细胞对有丝分裂原(如 PHA、ConA)和特异抗原刺激的反应能力。

(2)试剂

①MTT:取 5mg MTT 溶于 1mL PBS 中,过滤除菌后 4℃避光保存。

②溶剂:可选用的有二甲基亚砜、无水乙醇、100g/L SDS(含 0.01mol/L HCL)、50％异丙醇(含 10％ Triton Ⅹ-100)。

③培养基:RPMI1640(含或不含 10％胎牛血清)。

④有丝分裂原或特异抗原:根据研究目的选择。

(3)操作:试验目的不同,操作程序也有所不同,大致步骤的步骤如下。

①用淋巴细胞分离液(比重 1.077～1.079g/mL,由泛影葡胺、聚蔗糖按一定比例配成,可购商品)自外周血中分离单个核细胞,用培养液将细胞配成 $1×10^6$/mL 悬液。

②待测细胞培养于 96 孔细胞培养板中,每孔细胞悬液 100μL。加入所需浓度的有丝分裂原或特异抗原,37℃、5％ CO_2 培养箱培养 72 小时。

③终止培养前 4 小时,加入 MTT 试剂 10～20μL(终浓度为 0.5～1ng/mL)至每孔中,37℃、5％ CO_2 培养箱培养 2～4 小时。

④每孔加入二甲基亚砜(或其他溶剂)100μL,振荡,使甲臜充分溶解。

⑤每次试验设不加有丝分裂原或特异抗原(用溶解有丝分裂原或特异抗原的溶剂替代)的对照孔。

(4)结果判定:在酶标仪 560nm 波长(溶剂不同所用波长可能不同)测吸光值(A)值,以测定孔 A 值/对照孔 A 值的比值≥2 为有意义。

（5）注意事项

①培养基、胎牛血清等对细胞增殖有较大影响,更换厂家或批号时,应与原培养基、胎牛血清比对。

②由于影响试验结果的因素很多,故选用的试剂、操作规程均应统一和规范。

3.临床意义

根据淋巴细胞的转化情况,可反映机体的细胞免疫水平。淋巴细胞转化率降低表示细胞免疫水平低下,可见于运动失调性毛细血管扩张症、恶性肿瘤、霍奇金病、淋巴瘤、淋巴肉芽肿、重症真菌感染、重症结核、瘤型麻风等。此外,本试验还可帮助观察疾病的疗效和预后,经治疗后转化率由低值转变为正常者表示预后良好,反之则预后不良。

五、细胞因子检测

细胞因子是一类由多种细胞产生的、具有广泛多样生物学作用的蛋白质或多肽分子。目前可将细胞因子分为白细胞介素、干扰素、肿瘤坏死因子超家族、集落刺激因子、趋化因子、生长因子等,以下介绍部分细胞因子及受体的检测。

（一）白细胞介素检测

1.白细胞介素-2 检测

白细胞介素-2(IL-2)是在淋巴细胞增殖分化过程中重要的细胞生长因子,以下主要介绍生物素-亲和素系统的双抗体夹心 ELISA 法检测 IL-2。

（1）原理:以抗人 IL-2 单克隆抗体包被于聚苯乙烯反应板上,加入待测标本(血清、体液)及标准品与固相抗 IL-2 单抗结合,以及生物素化抗人 IL-2 抗体,最后形成抗 IL-2 抗体-IL-2-生物素化抗人 IL-2 抗体复合物,后依次加入辣根过氧化物酶标记的链霉亲和素、酶底物/色原溶液后呈色,显色(吸光度)强度与待测标本中 IL-2 水平在一定范围内呈正相关。

（2）试剂:试剂组成一般为包被抗人 IL-2 的微孔板、生物素化抗人 IL-2 抗体、酶标记的链霉亲和素、酶底物/色原溶液、IL-2 标准品和浓缩洗涤液等。

（3）操作:按试剂盒所附的使用说明书或实验室制定的 SOP 进行操作,主要操作过程如下:设定和加载空白对照、标准品、质控物和待测样品→温育反应→加入生物素化抗体→温育反应→洗涤→加入酶标记的链霉亲和素→温育反应→洗涤→加入酶底物/色原溶液→温育反应→终止→比色。

（4）结果计算:根据标准品的浓度及对应的吸光度值,绘制出标准曲线,再根据待测标本的吸光度值,在标准曲线上计算出待测样品中 IL-2 的浓度。

（5）参考区间:各实验室应建立自己的参考区间。如用文献或说明书提供的参考区间,使用前应加以验证。

（6）注意事项

①试剂盒的应按要求温度条件进行保存,温度过高或过低都会影响试剂盒的检测效果;不同厂家及批号的试剂盒不能混用。

②为保证实验结果有效性,每次实验请使用新的标准品溶液。

③实验开始前,各试剂均应平衡至室温(试剂不能直接在 37℃溶解);实验前应预测样品含量,如样品浓度过高时,应对样品进行稀释,以使稀释后的样品符合试剂盒的检测范围,计算时再乘以相应的稀释倍数;此外,待测标本应澄清,溶血、黄疸等都会影响结果。

④检测过程中应严格控制每一步的反应时间,反应时间过长或过短会造成假阳性或假阴性结果。

⑤每一步反应之后应彻底洗涤反应孔,对未结合物质洗涤不充分会增加非特异性显色,造成假阳性影响检测结果。

⑥终止液的加入顺序应尽量与底物液的加入顺序相同。为了保证实验结果的准确性,在加入终止液后立即进行检测。

(7)临床意义:IL-2 可提高人体对病毒、细菌、真菌和原虫等感染的免疫应答,促进细胞毒性 T 淋巴细胞(CTL)、自然杀伤细胞(NK 细胞)、淋巴因子激活的杀伤细胞(LAK 细胞)和肿瘤浸润性淋巴细胞(TIL)增殖,并使其杀伤活性增强,进而清除体内肿瘤细胞和病毒感染细胞等;IL-2 还可以增加抗体和干扰素(IFN)等细胞因子的分泌,在机体免疫应答中具有非常重要的作用,是一种免疫增强剂,具有抗病毒、抗肿瘤和提高机体免疫功能等作用。IL-2 的表达异常与临床多种疾病有密切关系,尽管外周血、尿液中 IL-2 水平,或激活淋巴细胞上清液中 IL-2 水平的异常没有疾病特异性,但是可作为相关疾病的辅助诊断、预后及疗效观察提供可靠数据。

①IL-2 升高:肿瘤、心血管病、肝病等疾病时均可使 IL-2 水平升高,在器官移植后早期排斥反应时也出现 IL-2 表达升高。

②IL-2 降低:在多种原发性免疫缺陷病和继发性免疫缺陷病时均可伴有 IL-2 水平降低,如 SLE、麻风和艾滋病等。

2.白细胞介素-4 检测

白细胞介素-4(IL-4)是由活化的 T 细胞和肥大细胞产生的细胞因子,能够促进 B 细胞的增殖和分化,参与 B 细胞对蛋白质抗原发生免疫应答。血清中 IL-4 的检测常用 ELISA 法。

(1)原理:为生物素-亲和素系统的双抗体夹心 ELISA 法,参考 IL-2 检测。

(2)试剂:试剂组成一般为包被抗人 IL-4 的微孔板、生物素化抗人 IL-4 抗体、酶标记的链霉亲和素、酶底物/色原溶液、IL-4 标准品和浓缩洗涤液等。

(3)操作:按试剂盒所附的使用说明书或实验室制定的 SOP 进行操作,主要操作过程如下:设定和加载空白对照、标准品、质控物和待测样品→温育反应→加入生物素化抗体→温育反应→洗涤→加入酶标记的链霉亲和素→温育反应→洗涤→加入酶底物/色原溶液→温育反应→终止→比色。

(4)结果计算:根据标准品的浓度及对应的吸光度值,绘制出标准曲线,再根据待测样本的吸光度值,在标准曲线上计算出待测样品中 IL-4 的浓度。

(5)参考区间:各实验室应建立自己的参考区间。如用文献或说明书提供的参考区间,使用前应加以验证。

(6)注意事项:参见 IL-2 检测中的注意事项。

(7)临床意义:IL-4是一种作用多向性细胞因子,它可作用于多种细胞系,对T细胞、B细胞、肥大细胞、巨噬细胞、造血细胞和胸腺细胞均有免疫调节作用;IL-4可以促使B细胞分泌多种抗体如IgG、IgA和IgE等,IL-4可增强单核-巨噬细胞MHC Ⅱ类抗原的表达,IL-4还可以协同IL-3共同刺激肥大细胞增殖以及活化细胞毒性T细胞;IL-4是典型的由Th2细胞产生的细胞因子,对T、B淋巴细胞的发育以及体液免疫反应、抗体产生都有重要作用;血清中IL-4水平检测缺乏疾病特异性,异常的水平能反映机体免疫功能的失衡,在硬皮病、多发性硬化、自身免疫甲状腺疾病、炎性肠道疾病、支气管哮喘和特异性皮炎等变态反应过敏性疾病时,机体的IL-4水平显著增加;通过测定人体外周血、体液或培养上清液中IL-4水平可辅助临床某些疾病的诊断。

3.白细胞介素-6检测

白细胞介素-6(IL-6)主要由巨噬细胞、T细胞、B细胞和血管内皮细胞等多种细胞产生,IL-6的检测常用ELISA法。

(1)原理:为生物素-亲和素系统的双抗体夹心ELISA法,参见IL-2检测。

(2)试剂:试剂组成一般为包被抗人IL-6的微孔板、生物素化抗人IL-6抗体、酶标记的链霉亲和素、酶底物/色原溶液、IL-6标准品和浓缩洗涤液等。

(3)操作:按试剂盒所附的使用说明书或实验室制定的SOP进行操作,主要操作过程如下:设定和加载空白对照、标准品、质控物和待测样品→温育反应→加入生物素化抗体→温育反应→洗涤→加入酶标记的链霉亲和素→温育反应→洗涤→加入酶底物/色原溶液→温育反应→终止→比色。

(4)结果计算:根据标准品的浓度及对应的吸光度值,绘制出标准曲线,再根据待测样本的吸光度值,在标准曲线上计算出待测样品中IL-6的浓度。

(5)参考区间:各实验室应建立自己的参考区间。如用文献或说明书提供的参考区间,使用前应加以验证。

(6)注意事项:参见IL-2检测中的注意事项。

(7)临床意义:IL-6是炎症免疫反应中重要的细胞因子之一,能够促进B细胞分泌抗体、促进T细胞生长和IL-2的产生等;此外,还可以调节多种细胞的生长与分化,具有调节免疫应答、急性期反应及造血功能,并在机体的抗感染免疫反应中起重要作用;IL-6在多种疾病时均有明显改变,其水平与疾病的活动期、肿瘤的发展变化、排斥反应程度以及治疗效果都密切相关;对患者体液中IL-6水平的检测可反映患者的病情变化,但其缺乏疾病特异性,通过对IL-6水平的检测了解患者的病情和疗效。

①IL-6在某些肿瘤中表达升高,如浆细胞瘤、慢性淋巴细胞白血病、急性髓样白血病、多发性骨髓瘤、Lennert淋巴瘤、霍奇金病、心脏黏液瘤和宫颈癌等。

②术后、烧伤、急性感染、器官移植排斥反应等疾病时,患者体液(血清、尿液、囊液、培养基上清液)中也可观察到IL-6明显升高。

4.白细胞介素-8检测

白细胞介素-8(IL-8)又称中性粒细胞因子,是炎症性疾病的重要介质,IL-8的检测常用ELISA法。

（1）原理：为生物素-亲和素系统的双抗体夹心 ELISA 法，参见 IL-2 检测。

（2）试剂：试剂组成一般为包被抗人 IL-8 的微孔板、生物素化抗人 IL-8 抗体、酶标记的链霉亲和素、酶底物/色原溶液、IL-8 标准品和浓缩洗涤液等。

（3）操作：按试剂盒所附的使用说明书或实验室制定的 SOP 进行操作，主要操作过程如下：设定和加载空白对照、标准品、质控物和待测样品→温育反应→加入生物素化抗体→温育反应→洗涤→加入酶标记的链霉亲和素→温育反应→洗涤→加入酶底物/色原溶液→温育反应→终止→比色。

（4）结果计算：根据标准品的浓度及对应的吸光度值，绘制出标准曲线，再根据待测样本的吸光度值，在标准曲线上计算出待测样品中 IL-8 的浓度。

（5）参考区间：各实验室应建立自己的参考区间。如用文献或说明书提供的参考区间，使用前应加以验证。

（6）注意事项：参见 IL-2 检测中的注意事项。

（7）临床意义：IL-8 在抗感染、免疫反应调节以及抗肿瘤方面有重要作用；在炎症信号刺激下由巨噬细胞、内皮细胞和其他细胞产生，能够调节 T、B 淋巴细胞成熟分化，对特异性和非特异性的免疫细胞具有强烈的趋化作用，其中主要是对中性粒细胞的趋化和激活作用，对淋巴细胞和嗜碱性粒细胞也有重要的趋化作用。作为一种主要的炎症因子，IL-8 水平在感染及某些自身免疫性疾病的情况下在炎症局部、血清和体液中均有显著增加。临床上可通过测定 IL-8 水平来进行相关疾病的诊断、鉴别诊断和预后判断，虽然缺乏疾病特异性，但对于相关疾病的诊断具有重要参考意义。

①IL-8 与类风湿关节炎和麻风密切相关，IL-8 趋化中性粒细胞产生软骨降解酶引起滑膜损伤，在该病患者的滑液中可检测到 IL-8 水平升高。

②在某些与中性粒细胞积聚有关炎症和呼吸系统疾病的局部或血清患者中 IL-8 也有明显增高，如肺纤维化、呼吸窘迫综合征、慢性支气管炎和支气管扩张等。

③IL-8 还与败血症休克、内毒素血症、输血溶血反应、酒精性肝炎、胃炎、炎症性结肠炎和急性脑膜炎球菌感染等密切相关，这些疾病患者 IL-8 升高水平与局部组织的炎细胞浸润相一致。

5.白细胞介素-10 检测

白细胞介素-10（IL-10）是一种多功能负性调节因子，主要由 Th2 细胞、活化的 B 细胞、单核细胞和巨噬细胞产生，IL-10 的检测常用 ELISA 法。

（1）原理：为生物素-亲和素系统的双抗体夹心 ELISA 法，参见 IL-2 检测。

（2）试剂：试剂组成一般为包被抗人 IL-10 的微孔板、生物素化抗人 IL-10 抗体、酶标记的链霉亲和素、酶底物/色原溶液、IL-10 标准品和浓缩洗涤液等。

（3）操作：按试剂盒所附的使用说明书或实验室制定的 SOP 进行操作，主要操作过程如下：设定和加载空白对照、标准品、质控物和待测样品→温育反应→加入生物素化抗体→温育反应→洗涤→加入酶标记的链霉亲和素→温育反应→洗涤→加入酶底物/色原溶液→温育反应→终止→比色。

(4)结果计算:根据标准品的浓度及对应的吸光度值,绘制出标准曲线,再根据待测样本的吸光度值,在标准曲线上计算出待测样品中 IL-10 的浓度。

(5)参考区间:各实验室应建立自己的参考区间。如用文献或说明书提供的参考区间,使用前应加以验证。

(6)注意事项:参见 IL-2 检测中的注意事项。

(7)临床意义:IL-10 参与免疫细胞、炎症细胞和肿瘤细胞等多种细胞的生物调节,在自身免疫性疾病、严重感染性疾病、肿瘤及移植免疫等多种疾病中发挥重要作用;此外,作为一种抗炎性因子,IL-10 还具有下调炎症反应、拮抗炎性介质的作用。临床上可通过测定 IL-10 水平来进行相关疾病的诊断、鉴别诊断和预后判断,虽然缺乏疾病特异性,但对于相关疾病的诊断具有重要参考意义。

①IL-10 与炎症:在感染流感病毒 A 的过敏性体质患者中,外周血 IL-10 水平明显减少;肾小球疾病、慢性肾衰竭患者 IL-10 明显升高,且透析后较透析前明显增加,可能对尿毒症患者肾功能改善有重要提示意义。

②IL-10 与器官移植排斥反应:IL-10 参与调节移植排斥反应,其表达水平与移植物存活时间呈正相关。

③IL-10 与肿瘤:在某些肿瘤中应用免疫组化技术也可发现 IL-10 水平升高,如黑色素瘤、卵巢癌和结肠癌细胞、基底细胞癌、肺癌组织、脑胶质瘤组织、结直肠癌的瘤组织、淋巴结和癌旁组织。

④IL-10 与自身免疫病:IL-10 具有很强免疫抑制及免疫调控作用,在类风湿关节炎的发病中 IL-10 水平升高。

6.白细胞介素-17 检测

白细胞介素-17(IL-17)是近来发现的一种促炎症细胞因子,主要由活化的记忆性 CD4 T 淋巴细胞分泌,IL-17 的检测常用 ELISA 法。

(1)原理:为生物素-亲和素系统的双抗体夹心 ELISA 法,参见 IL-2 检测。

(2)试剂:试剂组成一般为包被抗人 IL-17 的微孔板、生物素化抗人 IL-17 抗体、酶标记的链霉亲和素、酶底物/色原溶液、IL-17 标准品和浓缩洗涤液等。

(3)操作:按试剂盒所附的使用说明书或实验室制定的 SOP 进行操作,主要操作过程如下:设定和加载空白对照、标准品、质控物和待测样品→温育反应→加入生物素化抗体→温育反应→洗涤→加入酶标记的链霉亲和素→温育反应→洗涤→加入酶底物/色原溶液→温育反应→终止→比色。

(4)结果计算:根据标准品的浓度及对应的吸光度值,绘制出标准曲线,再根据待测样本的吸光度值,在标准曲线上计算出待测样品中 IL-17 的浓度。

(5)参考区间:各实验室应建立自己的参考区间。如用文献或说明书提供的参考区间,使用前应加以验证。

(6)注意事项:参见 IL-2 检测中的注意事项。

(7)临床意义:IL-17 具有招募中性粒细胞、促进多种细胞释放炎症因子、促进细胞增殖及肿瘤生长等多种生物学作用,与许多炎症反应和自身免疫性疾病的发生、发展有着重要的联系。IL-17 在类风湿关节炎、多发性硬化、哮喘、系统性红斑狼疮以及移植排斥中 IL-17 的表达均会升高。

(二)干扰素-γ 检测

干扰素-γ(IFN-γ)是机体一类重要的细胞因子,具有广谱抗病毒、抗肿瘤和免疫调节功能,根据干扰素细胞来源不同、理化性质和生物学活性的差异,可分为 IFN-α、IFN-β、IFN-γ;IFN-γ也叫 Ⅱ型干扰素,主要由活化 T 细胞和 NK 细胞产生,人 IFN-γ成熟分子以同源二聚体糖蛋白形式存在,当前临床上主要使用 ELISA 法、放射免疫法(RIA)检测 IFN-γ。

1.原理

为生物素-亲和素系统的双抗体夹心 ELISA 法,参见 IL-2 检测。

2.试剂

试剂组成一般为包被抗人 IFN-γ 的微孔板、生物素化抗人 IFN-γ 抗体、酶标记的链霉亲和素、酶底物/色原溶液、IFN-γ 标准品和浓缩洗涤液等。

3.操作

按试剂盒所附的使用说明书或实验室制定的 SOP 进行操作,主要操作过程如下:设定和加载空白对照、标准品、质控物和待测样品→温育反应→加入生物素化抗体→温育反应→洗涤→加入酶标记的链霉亲和素→温育反应→洗涤→加入酶底物/色原溶液→温育反应→终止→比色。

4.结果计算

根据标准品的浓度及对应的吸光度值,绘制出标准曲线,再根据待测样本的吸光度值,在标准曲线上计算出待测样品中 IFN-γ 的浓度。

5.参考区间

各实验室应建立自己的参考区间。如用文献或说明书提供的参考区间,使用前应加以验证。

6.注意事项

参见 IL-2 检测中的注意事项。

7.临床意义

IFN-γ 有着广泛的生物学活性:①免疫调节功能:诱导单核细胞、巨噬细胞、DC、血管内皮细胞等 MHC Ⅱ抗原的表达,使其参与抗原递呈和特异性免疫识别的过程,促进巨噬细胞对病原微生物的杀伤作用;②广谱抗病毒功能:诱导病毒感染细胞产生多种抗病毒蛋白,增强免疫活性细胞对病原体的杀伤作用,并协同促进机体对病毒感染细胞的清除;③抑制细胞增殖、诱导细胞凋亡:能够干扰细胞周期,抑制细胞增殖与生长,有着重要的抗肿瘤作用。

a.IFN-γ 与感染:IFN-γ 能诱导细胞对病毒感染产生抗性,它通过干扰病毒基因转录或病毒蛋白组分的翻译,从而阻止或限制病毒感染。

b.IFN-γ 与肿瘤:恶性实体瘤患者外周血淋巴细胞产生干扰素的能力明显降低,细胞免疫缺陷的患者 IFN-γ 产生能力下降,如 AIDS 患者,这也是导致致死性病毒感染的原因之一。

c.IFN-γ 与自身免疫性疾病:自身免疫性疾病患者血清中,IFN-γ 水平明显上升,如类风湿关节炎、硬皮病、活动性红斑狼疮,而非自身免疫患者血清中很少能查到 IFN-γ 改变,因此血清 IFN-γ 水平测定能区分是否患自身免疫性疾病,以及了解疾病的活动期。

(三)肿瘤坏死因子-α 检测

肿瘤坏死因子-α(TNF-α)是一种重要的促炎细胞因子。

1.原理

为生物素-亲和素系统的双抗体夹心 ELISA 法,参见 IL-2 检测。

2.试剂

试剂组成一般为包被抗人 TNF-α 的微孔板、生物素化抗人 TNF-α 抗体、酶标记的链霉亲和素、酶底物/色原溶液、TNF-α 标准品、待测样品和浓缩洗涤液等。

3.操作

按试剂盒所附的使用说明书或实验室制定的 SOP 进行操作,主要操作过程如下:设定和加载空白对照、标准品、质控物和待测样品→温育反应→加入生物素化抗体→温育反应→洗涤→加入酶标记的链霉亲和素→温育反应→洗涤→加入酶底物/色原溶液→温育反应→终止→比色。

4.结果计算

根据待测标本的吸光度值从标准曲线中得出相应的 TNF-α 浓度。

5.参考区间

各实验室应建立自己的参考区间。如用文献或说明书提供的参考区间,使用前应加以验证。

6.注意事项

参见 IL-2 检测中的注意事项。

7.临床意义

TNF-α 参与多种免疫性炎症的发生和发展过程,是自身免疫病和全身性炎症反应综合征等主要介质;主要由单核巨噬细胞、中性粒细胞、NK 细胞以及活化的 T 淋巴细胞等产生;TNF-α 的生物学活性非常复杂,包括造血、免疫和炎症的调节,对血管和凝血的影响和对多种器官(肝、心脏、骨、软骨、肌肉和其他组织)的作用,能够增强细胞毒性 T 细胞的作用,增加MHC 抗原的表达,引起白细胞增多和内皮细胞黏附性增强;此外,能够抑制多种肿瘤细胞和病毒感染细胞。正常情况下,血浆中有低水平的 TNF-α 存在,具有增强抗病毒、抗肿瘤、抗感染能力的作用。TNF-α 在炎症反应、免疫系统的发展、细胞凋亡及脂质代谢中起着重要的作用,与许多疾病包括哮喘、克罗恩病、类风湿关节炎、神经性疼痛、肥胖症、糖尿病、自身免疫性疾病及肿瘤等密切相关。但是 TNF-α 的异常不具有疾病特异性,对血清或体液中 TNF-α 浓度的检测不能成为鉴别诊断疾病的特异指标,但可作为疾病病情变化、治疗效果以及预后判断的评价指标。

(四)可溶性白细胞介素-2 受体检测

可溶性白细胞介素-2 受体(sIL-2R)是 IL-2R 的 α 链由细胞内脱落释放入体液的可溶形式。血清 sIL-2R 能与 T 细胞 mIL-2R 竞争结合 IL-2,阻止 IL-2 对免疫细胞活化增殖的刺激作用,并能结合活化 T 细胞周围的 IL-2,从而抑制 IL-2 介导的免疫反应,即具有抑制细胞免疫的作用;同时,血清 sIL-2R 也是 T 细胞活化的标志之一。临床对于 sIL-2R 的检测多采用

ELISA 法,其中夹心 ELISA 法是一种较简单的检测方法,国外已广泛应用于临床及基础免疫学研究。

1.原理

为生物素-亲和素系统的双抗体夹心 ELISA 法,参见 IL-2 检测。

2.试剂

试剂组成一般为包被抗人 IL-2R 的微孔板、生物素化抗人 IL-2R 抗体、酶标记的链霉亲和素、酶底物/色原溶液、IL-2R 标准品和浓缩洗涤液等。

3.操作

按试剂盒所附的使用说明书或实验室制定的 SOP 进行操作,主要操作过程如下:设定和加载空白对照、标准品、质控物和待测样品→温育反应→加入生物素化抗体→温育反应→洗涤→加入酶标记的链霉亲和素→温育反应→洗涤→加入酶底物/色原溶液→温育反应→终止→比色。

4.结果计算

根据标准品的浓度及对应的吸光度值,绘制出标准曲线,再根据待测样本的吸光度值,在标准曲线上计算出待测样品中 sIL-2R 的浓度。

5.参考区间

各实验室应建立自己的参考区间。如用文献或说明书提供的参考区间,使用前应加以验证。

6.注意事项

参见 IL-2 检测中的注意事项。

7.临床意义

sIL-2R 是由细胞表达产生的 IL-2 游离受体,它与膜受体竞争 IL-2,阻止 IL-2 与膜受体的结合,作为一种免疫抑制因子,广泛存在于人的血清、尿液及脑脊液中,能降低机体的免疫力,它在多种疾病的血清水平上都有明显改变,例如:白血病及淋巴系统恶性疾病、肿瘤、AIDS 与其相关的免疫缺陷疾病、病毒感染性疾病、器官移植后排斥反应、自身免疫性疾病,如系统性红斑狼疮活动期及麻风等患者的血清、尿液、胸腹水等体液中均可检测到有明显增高,其上升水平与疾病的活动期、肿瘤的发展变化、排斥反应程度以及治疗效果都密切相关,因此,对患者体液中 sIL-2R 水平的动态监测可以反映患者的病情变化。

(五)转化生长因子-β 检测

转化生长因子-β(TGF-β)是一类高度多效性的多肽因子,当前对于 TGF-β 有许多检测方法,包括生物检测法、免疫检测法如放射免疫分析、免疫放射测量分析(IRMA)、ELISA 法等。

1.原理

为生物素-亲和素系统的双抗体夹心 ELISA 法,参见 IL-2 检测。

2.试剂

试剂组成一般为包被抗人 TGF-β 的微孔板、生物素化抗人 TGF-β 抗体、酶标记的链霉亲和素、酶底物/色原溶液、TGF-β 标准品和浓缩洗涤液等。

3.操作

按试剂盒所附的使用说明书或实验室制定的 SOP 进行操作,主要操作过程如下:设定和加载空白对照、标准品、质控物和待测样品→温育反应→加入生物素化抗体→温育反应→洗涤→加入酶标记的链霉亲和素→温育反应→洗涤→加入酶底物/色原溶液→温育反应→终止→比色。

4.结果计算

根据标准品的浓度及对应的吸光度值,绘制出标准曲线,再根据待测样本的吸光度值,在标准曲线上计算出待测样品中 TGF-β 的浓度。

5.参考区间

各实验室应建立自己的参考区间。如用文献或说明书提供的参考区间,使用前应加以验证。

6.注意事项

参见 IL-2 检测中的注意事项。

7.临床意义

TGF-β 作用几乎涉及医学的各个分支,既可以刺激某些细胞增殖,又同时具有极强的抑制细胞增殖的作用,它参与对骨骼、心脏、肝脏、卵巢、睾丸、肾上腺以及造血系统和免疫系统的调节;几乎所有的细胞均可以合成和分泌 TGF-β,TGF-β 的检测及研究对于了解机体免疫调控状态、造血功能、细胞分化能力及相关疾病发病机制都有着重要的意义,TGF-β 是一种重要的机体调控因子,其在血清或体液中的升高或降低并无疾病特异性,不能成为疾病的诊断与鉴别的特异指标;但其异常水平可以作为临床判断机体代谢、炎症反应、纤维化等的非特异性指标之一,对肿瘤、心血管疾病、自身免疫性疾病及移植排斥等相关疾病有重要提示作用。

第二节　体液免疫检测

一、免疫球蛋白 M

免疫球蛋白 M(IgM)占免疫球蛋白的 5%～10%,当人体受到抗原刺激后,IgM 是最早出现的抗体,具有很强的凝集抗原的能力,在感染早期的免疫防御中起到重要作用。

(一)标本类型
血清。

(二)参考区间
IgM:0.5～2.6g/L(ELISA 法)。IgM:0.40～2.80g/L(免疫比浊法)。

(三)临床意义
血清 IgM 浓度变化的临床意义见表 4-2-1。

表 4-2-1　血清 IgM 浓度变化的临床意义

变化	临床意义
病理性增高	提示近期感染,见于病毒性肝炎初期、RA、SLE 等。脐血 IgM＞0.2g/L 提示宫内感染。原发性巨球蛋白血症患者 IgM 呈单克隆性明显增高
病理性降低	IgG 型重链病、IgA 型 MM、先天性免疫缺陷症、免疫抑制疗法后、淋巴系统肿瘤和肾病综合征等

(四)评价

1.诊断价值

IgM 可有效地激活补体系统,参与病原生物感染早期的免疫应答。IgM 具有很强的抗感染作用,在杀菌、溶血、促进吞噬与凝集作用方面是 IgG 的 500～1000 倍,因此,IgM 是急性感染或近期感染灵敏的诊断指标之一。

2.影响因素

不同年龄、不同性别 IgM 浓度不一样,婴幼儿低于成人,女性稍高于男性。

3.与检查相关的临床须知

(1)从妊娠 20 周起,胎儿自身就可合成大量 IgM,胎儿和新生儿 IgM 浓度是成人水平的 10%,随年龄增长而增高,8～16 岁达到成人水平。

(2)新生儿脐血 IgM 浓度大于 0.2g/L 表明可能有子宫内感染(如风疹病毒、巨细胞病毒感染、梅毒、弓形体感染)。

二、免疫球蛋白 G

免疫球蛋白 G(IgG)主要由脾脏和淋巴结中的浆细胞合成与分泌,是人体含量最多和最主要的免疫球蛋白,占免疫球蛋白总量的 70%～80%,在人体免疫防御中起着重要作用,大多数抗病原生物类抗体均属 IgG。另外,IgG 也是唯一能通过胎盘的免疫球蛋白,通过天然被动免疫使新生儿获得免疫性抗体。

(一)标本类型

血清。

(二)参考区间

7.0～16.6g/L(ELISA 法);7.0～16.0g/L(免疫比浊法)。

(三)临床意义

血清 IgG 浓度变化的临床意义见表 4-2-2。

表 4-2-2　血清 IgG 浓度变化的临床意义

变化	临床意义
病理性增高	①多克隆性增高(IgG、IgA、IgM 均增高)常见于各种慢性感染、慢性肝脏疾病、淋巴瘤、肺结核、链球菌感染,以及自身免疫性疾病,如 SLE、RA 等 ②单克隆性增高常见于免疫增殖性疾病,如 MM,以 IgG 型多见,其次为 IgA 型,IgD 型和 IgE 型罕见

变化	临床意义
病理性降低	常见于各种先天性和获得性体液免疫缺陷病、联合免疫缺陷病,也可见于重链病、轻链病、肾病综合征、病毒感染、甲亢和使用免疫抑制剂等

(四)评价

1.诊断价值

IgG 出现于 IgM 之后,其增高是再次免疫应答的标志。IgG 作为免疫功能紊乱常规检查中的一个主要的非特异性指标,在免疫相关疾病的诊断、疗效观察及发病机制研究中具有重要作用。此外,IgG 可以通过胎盘进入胎儿体内,使胎儿获得免疫性抗体,同时 IgG 也是引起 HDN 的抗体。

2.影响因素

不同年龄、不同性别 IgG 浓度不一样,婴幼儿低于成人,女性稍高于男性。

3.与检查相关的临床须知

由于 IgG 可以通过胎盘屏障,在孕期 22～28 周间,胎儿血清 IgG 浓度与母体血清 IgG 浓度相等,出生后来自母体的 IgG 逐渐减少,到第 3～4 个月婴儿血清 IgG 浓度降至最低,随后婴儿自身逐渐开始合成 IgG,血清 IgG 浓度逐渐增高,16 岁前达到成人水平。

三、免疫球蛋白 A

免疫球蛋白 A(IgA)主要由肠系膜淋巴组织中的浆细胞产生,分为血清型 IgA 与分泌型 IgA,前者占免疫球蛋白的 10%～15%,后者主要存在于分泌液(唾液、泪液等)中,IgA 具有抗病原生物、抗毒素的作用,分泌型 IgA 在人体局部免疫中起着重要作用,是人体抗感染、抗过敏的重要免疫屏障。

(一)标本类型
血清。

(二)参考区间
0.7～3.5g/L(ELISA 法);0.7～5.0g/L(免疫比浊法)。

(三)临床意义
血清 IgA 浓度变化的临床意义见表 4-2-3。

表 4-2-3 血清 IgA 浓度变化的临床意义

变化	临床意义
病理性增高	IgA 型 MM、SLE、RA、肝硬化、湿疹和肾脏疾病等
病理性降低	反复呼吸道感染、非 IgA 型 MM、重链病、轻链病、原发性和继发性免疫缺陷病、自身免疫性疾病、代谢性疾病等

(四)评价

1.诊断价值

免疫球蛋白 A 具有抗病原生物、抗毒素的功能,分泌型 IgA 对保护呼吸道、消化道黏膜等具有重要意义,与局部感染、炎症或肿瘤病变密切相关。IgA可作为呼吸道感染、免疫功能紊乱疾病的辅助检查指标。

2.影响因素

不同年龄、不同性别IgA浓度不一样,婴幼儿低于成人,女性稍高于男性。

3.与检查相关的临床须知

(1)儿童IgA浓度比成人低,且随着年龄增长而增高,16岁前达到成人水平。

(2)IgA不足者易患自身免疫性疾病,并且可产生IgA抗体。

四、免疫球蛋白E

免疫球蛋白E(IgE)为健康人群血清中最少的一种免疫球蛋白,主要由鼻咽部、扁桃体、支气管及胃肠道黏膜固有层的浆细胞合成,它是一种亲细胞性介导Ⅰ型变态反应的抗体,与寄生虫感染、变态反应及皮肤过敏等有关。

(一)标本类型

血清。

(二)参考区间

男性:IgE 31~5500μg/L,女性:IgE 31~2000μg/L(ELISA法)。<100IU/mL(免疫比浊法)。

(三)临床意义

1.血清IgE浓度变化

血清IgE浓度变化的临床意义见表4-2-4。

表4-2-4　血清IgE浓度变化的临床意义

变化	临床意义
病理性增高	IgE型MM、重链病、肝脏疾病、结节病、RA、寄生虫感染,以及各种过敏性疾病,如过敏性哮喘、过敏性鼻炎、间质性肺炎、荨麻疹、嗜酸性粒细胞增多症、疱疹样皮炎等
病理性降低	先天性或获得性丙种球蛋白缺乏症、恶性肿瘤、长期应用免疫抑制剂和共济失调性毛细血管扩张症(Louis-Bar综合征)等

2.特异性IgE水平变化

主要用于过敏引起的疾病,如过敏性哮喘、过敏性鼻炎、过敏性休克、荨麻疹、特应性皮炎、食物过敏症等的诊断、鉴别诊断及寻找过敏原。尤其是对过敏性哮喘的诊断,其特异度强、灵敏度高,对寻找变应原有重要意义。

(四)评价

1.诊断价值

IgE主要用于Ⅰ型变态反应性疾病的辅助诊断。IgE还能介导抗体依赖性的细胞介导的细胞毒(ADCC)作用,与其他免疫球蛋白一起对免疫功能紊乱性疾病的诊断与疗效观察提供依据。血清总IgE检查作为一种筛查试验,对超敏与非超敏反应性疾病的鉴别诊断有一定的价值,但无特异性。

2.影响因素

IgE受遗传、种族、性别、年龄、地域、环境及吸烟史多种因素影响。

3.与检查相关的临床须知

婴儿脐血IgE浓度很低，出生后随着年龄增长而逐渐增高，12岁时达到成人水平。

五、M蛋白检测

M蛋白(MP)即单克隆免疫球蛋白，是单克隆B淋巴细胞或浆细胞异常增殖而产生的大量均一的、具有相同氨基酸序列以及空间构象和电泳特性的Ig。因临床上多出现于MM、巨球蛋白血症和恶性淋巴瘤患者的血或尿中，故称之为"M蛋白"。

(一)检测方法

检测M蛋白的方法很多且各具特点，实验室应根据实际情况合理选用。M蛋白血症的检测与鉴定有赖于多种免疫学分析方法进行综合判断。

1.多发性骨髓瘤与巨球蛋白血症患者M蛋白的检测与鉴定

(1)血清总蛋白定量：约90%的患者血清总蛋白含量升高(70%的患者>100g/L)，约10%的患者含量正常或偏低(如轻链病时)。

(2)血清蛋白区带电泳：依据单克隆Ig种类不同，M蛋白可以在α_2-γ区形成深染区带，以β、γ区多见。光密度计扫描图为一基底狭窄、高而尖的蛋白峰，高宽比值≥ 1(α_2峰和β峰)或≥ 2(γ峰)。

(3)血清Ig定量：为初筛试验，一般M蛋白所属Ig均明显升高，其他Ig则正常或显著降低。

(4)血清游离轻链定量：κ型或λ型游离轻链含量升高，κ/λ比值异常。

(5)免疫电泳(IE)：是一种定性方法，可确定M蛋白的类别(IgG、IgA、IgM)和型别(轻链)。M蛋白可与相应的抗重链血清、抗轻链血清形成迁移范围十分局限的致密沉淀弧，据此排除或鉴别M蛋白血症。

(6)免疫固定电泳(IFE)：灵敏度高，是临床上最常用的方法。血清或尿液先进行区带电泳，形成不同的蛋白区带，再加入特异性抗重链或抗轻链血清，抗血清即可与相应的蛋白区带形成抗原-抗体复合物，洗去未结合的蛋白质，最后经染料(如氨基黑、丽春红)染色，并对比正常人抗血清参考泳道，即可对M蛋白进行鉴定。

(7)尿游离轻链检测：分为定性和定量两种方法，目前已有定量检测游离轻链的商品试剂盒，一般采用免疫比浊法进行检测。定性试验同本-周蛋白定性检查，亦可采用轻链-清蛋白-戊二醛免疫电泳法，具体步骤为：取尿液5mL，加入2.0g/L牛血清清蛋白(BSA)0.25mL，再加0.5%戊二醛0.25mL，混匀后室温下放置30分钟。在戊二醛的存在下，尿游离轻链能与BSA结合。按常法与抗轻链血清进行对流免疫电泳，轻链与抗κ人血清反应产生白色沉淀线。此法阳性检出率100%，假阳性率仅为4%。尿中含有轻链200μg/mL时即可检出。也可采用上述免疫固定电泳对本-周蛋白进行检测和分型。

2.重链病时的M蛋白检测与鉴定

与多发性骨髓瘤相同，但尚需采用选择性免疫电泳予以证实。将抗Fab或多价抗轻链血清与融化琼脂混匀制成琼脂板,按常法打孔、加样、电泳。抗体槽中可加相应的抗 Ig 血清(如检测 γ 重链病加抗 IgG 血清,检测 α 重链病加抗 IgA 血清等)。电泳时血清中正常 Ig 被琼脂中抗 Fab 或抗轻链血清选择性阻留,重链则继续向阳极移动,形成单一沉淀弧。

3. 7S IgM 病的 M 蛋白检测与鉴定

除上述方法外,还须证实 7S IgM 的存在。IgM 通常为五聚体,沉降系数为 19S,而 7S IgM 病患者 IgM 为单体,沉降系数为 7S。证实 7S IgM 的存在有两种方法:一种是在测定总 IgM 含量后,将 1~2mL 待测血清过 Sepharose 6B 柱,再根据洗脱峰面积算出 7S IgM 占总 IgM 的百分比,IgM 总量乘以百分比即得 7S IgM 含量。另一种方法是植物血凝素(PHA)选择性电泳。此法原理是五聚体 IgM 可与 PHA 结合,而单体 IgM 不与 PHA 结合。制备含 PHA 的琼脂(2mg/mL),常法制板、打孔、加样、电泳。五聚体 IgM 被琼脂中 PHA 选择性阻留,7S IgM 则继续向阳极移动,并可与随后加于抗体槽中的抗 IgM 血清反应,形成单一沉淀弧。

4. 半分子病的 M 蛋白检测与鉴定

半分子是指由一条重链和一条轻链组成的 M 蛋白。检测与鉴定方法和多发性骨髓瘤相同,但尚需对"半分子"进行鉴定。方法如下。

(1)免疫电泳法鉴定半分子 M 蛋白的电泳迁移率。与 Ig 相比,半分子 M 蛋白泳向正极,可达 α_2 区。

(2)十二烷基硫酸钠-聚丙烯酰胺凝胶电泳推算 M 蛋白的分子量。

(3)超速离心法测定 M 蛋白的沉淀系数。

(4)Fc 抗原决定簇的确定。用相应抗重链血清区分半分子病患者(M 蛋白)与正常人相应的 Ig 类别。

(二)临床意义

M 蛋白血症大致可分为恶性 M 蛋白血症和意义不明的 M 蛋白血症(MGUS)两类。前者多见于:多发性骨髓瘤、原发性巨球蛋白血症、7S IgM 病、半分子病、慢性淋巴细胞白血病和不完全骨髓瘤蛋白病(C 端缺陷)等。后者分两种,一种继发于其他恶性肿瘤(如恶性淋巴瘤),另一种为良性 M 蛋白血症,较多见于老年人。

六、循环免疫复合物检测

抗原与其相应的抗体形成免疫复合物(IC)。正常情况下,这是机体清除病理性抗原的生理机制,循环在血液里的免疫复合物即循环免疫复合物(CIC)。这些 CIC 可使补体系统发生级联活化反应,导致各种免疫病理损伤,形成免疫复合物病,如血管炎、类风湿关节炎和Ⅲ型超敏反应性疾病等。

目前已建立多种 CIC 检测方法(如物理法、补体法、抗球蛋白法和细胞法),总的分抗原特异法(选择性检测由某种特定抗原如甲状腺球蛋白、癌胚抗原、HBsAg 形成的 CIC)和抗原非特异法(不考虑形成 CIC 的抗原种类)两种。前者较多用于科研,常规实验室一般只开展抗原非特异性 CIC 的检测。

(一)聚乙二醇(PEG)沉淀比浊法

1.原理

PEG是一种不带电荷的直链大分子多糖,能非特异性沉淀蛋白质。低浓度PEG可使大分子量的CIC自液相析出。此外,PEG还可抑制CIC解离,促进CIC进一步聚合成更大的凝聚物而被沉淀。利用免疫比浊法即可确定CIC的存在与含量。实验室常用分子量6000,终浓度3.5%的PEG。

2.试剂

使用专用商品化试剂盒或自行配制试剂,自配试剂配方如下。

(1)0.1mol/L pH8.4硼酸盐缓冲液(BBS):硼酸 H_3BO_3 3.40g,硼砂($NA_2B_4O_7 \cdot 10H_2O$)4.29g,蒸馏水溶解加至1000mL,用G3或G4号滤器过滤备用。

(2)PEG-NaF稀释液:NaF 10.0g,PEG 600040.9g,BBS溶解后加水至1000mL,用G3或G4号滤器过滤备用。

(3)热聚合人IgG:将人IgG(10ng/mL)置63℃水浴加热20分钟,立即转至冰浴,冷却后通过Sephacryl S-300柱或Sepharose 4B柱,收集第一蛋白峰。实验时用不含CIC的健康人血清配成不同浓度标准品及阳性对照。

3.操作

商品化试剂盒按说明书操作,自配试剂按以下步骤操作。

(1)取待测血清0.15mL,加入BBS 0.3mL(1:3稀释)。

(2)按表4-2-5所示,加入各液体(待测血清最终稀释倍数为1:33,PEG 6000终浓度为3.5%)。

表4-2-5 PEG沉淀法操作步骤

加入物	待测管	对照管
BBS(mL)	—	2.0
PEG-NaF稀释液(mL)	2.0	—
1:3稀释待测血清(mL)	0.2	0.2
37℃水浴1小时		

(3)37℃水浴1小时。

(4)热聚合人IgG(120μg/mL、60μg/mL、30μg/mL、15μg/mL、7.5μg/mL)均按待测管操作。

(5)用对照管调0,分光光度计于波长495nm处测量吸光度。商品化试剂盒也可在比浊仪上直接测量光散射值。

4.结果判定

(1)定性检测:待测血清浊度值=(待测管吸光度值-对照管吸光度值)×100,以大于正常人浊度值均值加2个标准差为阳性。

(2)定量检测:以不同浓度的热聚合人IgG标准品为横坐标,相应的光散射值为纵坐标,制备标准曲线。通过标准曲线得出待测血清中CIC含量。

5.参考区间

定性试验为阴性;定量试验采用试剂盒说明书提供的参考值,或通过调查本地区一定数量的不同年龄、性别的健康人群,建立自己实验室的参考区间。如用文献或说明书提供的参考区间,使用前应加以验证。

6.注意事项

(1)低密度脂蛋白可引起浊度增加,故宜空腹采血。

(2)血清标本应避免反复冻融,以防造成假阳性。

(3)此法简便、快速,但易受温度和大分子蛋白影响,特异性稍差,仅适用于筛查。

(二)ELISA 法

1.原理

补体第一成分 C1q 能与 IgG 或 IgM 类抗体的 Fc 段形成的免疫复合物,因此可根据 C1q 来检测 CIC 含量。以 IgG 为例:先将 C1q 包被于聚苯乙烯反应板微孔,加入待测血清使 CIC 与 C1q 结合,洗涤后再加入酶标记的抗人 IgG 抗体,在固相上形成 C1q-CIC-酶标记抗人 IgG 复合物,洗涤除去未结合物,最后加入酶底物溶液进行呈色反应,呈色强度反映待测血清中 CIC 含量。

2.试剂

专用商品化试剂盒,内含包被有 C1q 的微孔反应板、人 CIC(可结合 C1q)标准品、阳性与阴性对照血清、酶标记的兔(或山羊)抗人 IgG、酶底物溶液、稀释液、洗涤液和终止液等。

3.操作

按试剂盒说明书或实验室制定的 SOP 进行操作,主要操作流程如下:准备试剂→加标准品及待测血清→温育反应→洗板→加酶标试剂→温育反应→加酶底物溶液→洗板→显色→终止→测定。

4.结果计算

以不同浓度的 CIC 标准品为横坐标,相应的吸光度值为纵坐标,制备标准曲线。通过所测吸光度值从标准曲线获得待测血清中 CIC 含量。

5.参考区间

采用试剂盒说明书提供的参考区间,或通过调查本地区一定数量的不同年龄、性别的健康人群,建立自己实验室的参考区间。如用文献或说明书提供的参考区间,使用前应加以验证。

6.注意事项

(1)方法学特点:ELISA 法特异性和灵敏性优于 PEG 沉淀比浊法,最低检测限可达 $0.1\mu g/mL$ 热聚合 IgG,但 C1q 不稳定,故本法稳定性较差。

(2)试剂应于 2～8℃保存,不可冷冻保存。复溶后的标准血清和对照血清应分装后于－20℃保存,2～8℃只能保存 24 小时。

(3)尽可能使用新鲜标本,避免反复冻融。待测血清(血浆)于 2～8℃只能保存 3 天,长期保存宜置－20℃。血清不要加热灭活。

（三）临床意义

CIC 升高最常见于感染性疾病和自身免疫性疾病。CIC 的消长一般可反映疾病的严重程度，并可据此监测治疗效果及判断预后。但一次检测的意义不大，首次检测后的数周必须做第二次检测才能证实其与疾病的相关性。ELISA 法对类风湿关节炎、SLE 和血管炎患者的 CIC 检测阳性率分别是 $80\%\sim85\%$、$75\%\sim80\%$ 和 $73\%\sim78\%$。PEC 沉淀比浊法与 ELISA 法类似但检出率稍低，两法结果未必完全符合。

CIC 的检测主要用于诊断与循环免疫复合物相关的疾病、监测疗效和评估病情严重性。免疫复合物主要在机体免疫反应过程中（如急性感染过程中）形成的，如在急性免疫复合物引起的肾小球肾炎中，其血清中的浓度可超过正常参考值高限的 10 倍以上。

低浓度的循环免疫复合物可散见于正常人，亦可在无明显疾病时一过性出现。

持续增高的免疫复合物提示有慢性原发性疾病存在，包括各种风湿病、肿瘤和慢性感染等。

七、补体检测

补体（C）是存在于人和脊椎动物血清及组织液中一组具有酶原活性的蛋白质，包括 30 多种可溶性蛋白及膜结合蛋白，统称为补体系统，广泛参与机体免疫防御和免疫调节。

补体按生物学功能分成三类，即：①补体固有成分，包括 C1（q、r、s）、C2、C3、C4、C5～C9、B 因子、D 因子和 P 因子以及它们的裂解成分和灭活成分等；②补体调控蛋白，如 H 因子、I 因子、C1 抑制物、S 蛋白、CD59、膜辅助因子和衰变加速因子等；③补体受体，如 CR1～CR5、C3aR、C5aR、C1qR 和 B 因子受体等。补体约占血清总蛋白的 $5\%\sim6\%$，多属于糖蛋白且大部分属于 β-球蛋白，C1q、C8 和 P 因子等为 γ-球蛋白，C1s、C9 和 D 因子为 α-球蛋白。补体易受各种理化因素影响，机械振荡、紫外线照射等均可破坏其活性。补体经 56℃30 分钟即可灭活，室温下亦很快失活，在 0～10℃中活性仅能保持 3～4 天。

检测补体的方法有两种：免疫溶血法主要用于经典途径（CH_{50}）和旁路途径（AH_{50}）活性的检测；免疫化学法（单向免疫扩散法、免疫电泳法、免疫透射比浊法和免疫散射比浊法）主要用于 C3、C4 和 C1q 等补体单个成分含量的检测。溶血法便捷、无需特殊设备，但敏感性较低，影响因素较多，只是检测总补体活性，无法明确特定补体成分的具体含量。单向免疫扩散法和免疫电泳法因其操作烦琐和重复性较差，而趋于淘汰。免疫透射比浊法和免疫散射比浊法具有简单、快速、定量准确、重复性好且自动化程度高等优点，是目前临床实验室的常用检测方法。

（一）补体经典途径溶血活性（CH_{50}）检测

1.原理

补体最主要的生物学活性是免疫溶细胞作用。抗体（溶血素）致敏的绵羊红细胞（SRBC）可通过活化补体（C1～C9）激活经典途径，导致 SRBC 溶解。在一定范围内（如 $20\%\sim80\%$ 溶血率），溶血程度与补体活性呈正相关，常以 50% 溶血率（CH_{50}）作为判断指标。CH_{50} 主要反映补体（C1～C9）经经典途径活化的活性，如果新鲜血清（补体来源）加入致敏羊红细胞后，CH_{50} 水平下降，说明其补体系统中的一个或若干成分含量或活性不足。

2.试剂

(1)缓冲液(pH7.4)

①贮备液:NaCl 75g,三乙醇胺 28mL,1mol/LHCl 177mL,MgCl$_2$ · 6H$_2$O 1.0g,CaCl$_2$ · 2H$_2$O 0.2g。先将 NaCl 溶于 700mL 蒸馏水中,加入三乙醇胺及 HCl。MgCl$_2$ 及 CaCl$_2$ 分别用 2mL 蒸馏水溶解后,逐一缓慢加入,再用蒸馏水加至 1000mL。4℃保存备用。

②应用液:1 份贮备液加 9 份蒸馏水混匀,4℃保存备用。

(2)2% SRBC 悬液:新鲜羊血或无菌阿氏保存液保存羊血(4℃可保存 3 周),使用时用生理盐水洗涤 2 次。第 3 次时加入应用液,2500r/min 离心 10 分钟。取压积细胞用应用液调制成 2%悬液。标准化红细胞浓度时,可将 2% SRBC 悬液以应用液稀释 25 倍,用分光光度计(542nm 波长处)测量吸光度(以应用液调零)。每次实验的红细胞吸光度必须一致,否则应调整悬液浓度。

(3)抗 SRBC(溶血素):使用时,须根据效价以应用液稀释至 2 单位。如效价为 8000,应按 1:4000 稀释。

(4)致敏羊红细胞:2% SRBC 加等量 2 单位抗 SRBC,混匀,于 37℃水浴 10 分钟。

3.操作

(1)取待测血清 0.2mL,加应用液 3.8mL,1:20 稀释。

(2)按表 4-2-6 所示操作。

表 4-2-6　CH$_{50}$检测操作步骤

管号	1:20 稀释血清(mL)	应用液(mL)	致敏羊红细胞(mL)	CH$_{50}$(U/mL)
1	0.10	1.40	1.0	200.0
2	0.15	1.35	1.0	133.0
3	0.20	1.30	1.0	100.0
4	0.25	1.25	1.0	80.0
5	0.30	1.20	1.0	66.6
6	0.35	1.15	1.0	57.1
7	0.40	1.10	1.0	50.0
8	0.45	1.05	1.0	44.4
9	0.50	1.00	1.0	40.0
10	—	1.50	1.0	—

(3)各液混匀,37℃水浴 30 分钟。

(4)50%溶血管为标准管:取 0.5mL 致敏 SRBC 悬液,加 2.0mL 蒸馏水,混匀,将其全部溶解。

4.结果计算

将各管经 2000r/min 离心 5 分钟,先肉眼观察,再用分光光度计(542nm 波长,0.5cm 比色杯)测量吸光度(A),以和 50%溶血管最接近的一管为终点管,查表 4-2-6,结果乘以稀释倍数即可算出待测血清 CH$_{50}$单位(U/mL)。计算公式:CH$_{50}$(U/mL)=(1/终点管血清用量)×稀释倍数。

5.参考区间

一般 CH_{50} 参考区间为 $50\sim100U/mL$。各实验室应根据本室使用的检测系统,检测一定数量的健康人群,建立自己的参考区间。如用文献或说明书提供的参考区间,使用前应加以验证。

6.注意事项

(1)补体对热不稳定,室温下易失活,故待测血清必须新鲜,无溶血。

(2)缓冲液和致敏羊红细胞均应新鲜配制,反应容器应洁净。

(3)各种试剂应于冰浴中预先冷却,操作也应在冰浴中进行,以保持补体活性。

(4)本试验为初筛试验,CH_{50} 降低只反映补体系统 C1~C9 等 9 种成分活性下降,不能具体提示何种成分低下。

7.临床意义

CH_{50} 活性增高:在急性炎症、肿瘤(如骨髓瘤、肝癌)、感染、组织损伤、自身免疫性疾病(如类风湿关节炎、SLE)等,常可见补体活性的升高。

CH_{50} 活性降低:①合成减少:如先天性补体缺陷症、各种肝病患者(如肝炎、肝硬化、肝癌等)、免疫功能不全等;②消耗增加:多见于急性肾小球肾炎、系统性红斑狼疮活动期、类风湿关节炎等;③丢失过多:如大面积烧伤、肾病综合征。

(二)补体旁路途径溶血活性(AH_{50})检测

1.原理

先用 EGTA[乙二醇双(α-氨基乙基)醚四乙酸]螯合血清中 Ca^{2+},封闭 C1 作用,以阻断经典活化途径。再用可使 B 因子活化的未致敏兔红细胞(RE)激活补体旁路途径,导致 RE 溶血。类似于 CH_{50},其溶血率与补体旁路途径的活性呈正相关,也以 50% 溶血率为判别指标,即 AH_{50}。

2.试剂

(1)0.1mol/L EGTA:取 NaOH 3.5g,加蒸馏水 85mL,再加 EGTA 19g,溶解后用蒸馏水补足至 500mL。

(2)巴比妥缓冲液原液:NaCl 21.5g,巴比妥 1.44g,巴比妥钠 0.94g,蒸馏水加至 500mL。

(3)稀释液:0.1mol/L EGTA 80mL,巴比妥缓冲原液 180mL,$MgCl_2 \cdot 6H_2O$ 0.41g,蒸馏水加至 1000mL,以 1mol/L NaOH 溶液调 pH 至 7.5。

(4)0.5% RE:新鲜 RE 或无菌 Alsever 液保存 RE(4℃可保存 2 周),使用前用生理盐水洗涤 2 次,稀释液洗涤 1 次(2000r/min 离心 10 分钟),取压积细胞用缓冲液配制成 0.5% RE 悬液。

(5)50% 溶血标准管:0.5% RE 0.2mL,加蒸馏水 0.8mL。

3.操作

(1)待测血清 0.3mL 加稀释液 0.9mL(1:4 稀释),37℃水浴 10 分钟。

(2)按表 4-2-7 所示加入各试剂。

表 4-2-7 AH$_{50}$检测操作步骤

反应液	试管号				
	1	2	3	4	5
1:4 待测血清(mL)	0.10	0.15	0.20	0.25	0.30
稀释液(mL)	0.50	0.45	0.40	0.35	0.30
0.5% RE(mL)	0.40	0.40	0.40	0.40	0.40

(3)混匀,37℃水浴 30 分钟后,2000r/min 离心 5 分钟。

(4)先目测,再用分光光度计(542nm 波长,0.5cm 比色杯)测量吸光度(A),以和 50%溶血管最接近的一管为终点管。

4.结果计算

以出现 50%溶血的被检血清最小含量管作为判定终点。查表 4-2-7,结果乘以稀释倍数即可算出待测血清 AH$_{50}$单位(U/mL)。计算公式:AH$_{50}$(U/mL)=(1/终点管血清用量)×稀释倍数。

5.参考区间

一般为 16.3~27.1U/mL。各实验室应建立自己的参考区间。如用文献或说明书提供的参考区间,使用前应加以验证。

6.注意事项

同 CH$_{50}$检测。

7.临床意义

补体 C3、C5~C9、P 因子、D 因子、B 因子等成分参与补体旁路活化,任何成分的异常均可引起旁路溶血活性的改变。AH$_{50}$增高多见于甲状腺功能亢进症、感染、某些自身免疫病、肾病综合征、慢性肾炎和肿瘤等。降低则见于慢性活动性肝炎、肝硬化和急性肾炎等疾病。

(三)补体 C3、C4 含量检测

1.原理

血清 C3、C4 含量均常用免疫比浊法检测。早期多用单向环状免疫扩散法,现一般用速率散射比浊法。

2.试剂

专用商品化试剂盒,内含标准品、缓冲液、稀释液和抗血清等。

3.操作

按仪器和试剂盒说明书或实验室制定的 SOP 操作。

4.结果计算

将 C3、C4 标准血清稀释成不同浓度后与待测血清同时检测。以 C3、C4 标准品浓度为横坐标,相应的光散射值为纵坐标,制备标准曲线。根据标本所测光散射值由标准曲线获得待测血清中 C3、C4 含量。

5.参考区间

C3:0.9~1.8g/L;C4:0.1~0.4g/L。如用文献或说明书提供的参考区间,使用前应加以验证。

6.注意事项

(1)补体易失活、降解。待测血清在室温(20～25℃)放置不得超过 6 小时,2～8℃放置不得超过 24 小时,故抽血后应及时分离血清并尽快测定。否则于－20℃保存标本,但应避免反复冻融标本。

(2)不同厂家、不同批号试剂不可混用,在有效期内及开启稳定期内使用试剂。

(3)轻度脂血、溶血、黄疸的标本不影响本法的检测结果。

7.临床意义

C3、C4 含量增高:C3、C4 属急性时相反应蛋白,故在急性炎症、全身性感染、风湿热急性期、皮肌炎、心肌梗死、Reiter 综合征、严重创伤、恶性肿瘤和妊娠等时含量均可升高,但对疾病的诊断意义不大。

C3、C4 含量降低:见于补体合成能力下降的疾病,如肝炎、肝硬化;补体消耗或丢失过多疾病,如活动性的 SLE、各类免疫复合物病(类风湿关节炎、冷球蛋白血症、血清病等)和大面积烧伤等;先天性补体缺乏,如遗传性 C3、C4 缺乏症。

在自身免疫性溶血性贫血和遗传性神经血管瘤时,C3 一般正常,而 C4 常下降;在 SLE时,C4 的降低常早于 C3。

(四)补体 C1q 含量检测

1.原理

早期多用单向免疫扩散法,现多用速率散射比浊法。

2.试剂

专用商品化试剂盒,内含缓冲液、系列标准品、稀释液和抗血清等。

3.操作

按仪器和试剂盒说明书或实验室制定的 SOP 操作,仪器全自动化运行。

4.结果计算

将 C1q 标准血清稀释成不同浓度后与待测血清同时检测。以 C1q 标准品浓度为横坐标,相应的光散射值为纵坐标,制备标准曲线。根据标本所测光散射值由标准曲线获得待测血清中 C1q 含量,通常由仪器直接打印报告。

5.参考区间

临床实验室应该根据所用的方法采用相应的参考区间。如用文献或说明书提供的参考区间,使用前应加以验证。

6.注意事项

参见补体 C3、C4 含量检测。

7.临床意义

C1q 是补体 C1 的重要组成成分,主要参与补体的经典激活途径。其增高见于血管炎、骨髓炎、类风湿关节炎、痛风、硬皮病等。降低见于 SLE 和活动性混合性结缔组织病等。

第三节　自身免疫检测

多数自身免疫性疾病患者血液中都存在针对自身组织器官、细胞和细胞内成分的抗体,称为自身抗体,而健康人无或极少出现这类自身抗体。自身抗体对自身免疫性疾病的诊断、监测和疗效评价具有重要意义。

一、常用自身抗体筛查项目

(一)类风湿因子

类风湿因子(RF)是变性 IgG 刺激人体产生的一种自身抗体,无种属特异性。主要存在于类风湿关节炎 RA 患者的血清和关节液内。常见的 RF 主要为 IgM 型,也有 IgG、IgA 和 IgE 型。RF 检查的适应证:可疑类风湿关节炎、Ⅱ型混合型冷球蛋白血症。

1.标本类型

血清。

2.参考区间

1:1 阴性(胶乳凝集法);阴性(ELISA 法);小于 20000U/L(免疫比浊法)。

3.临床意义

(1)类风湿性疾病:①RF 阳性率可高达 70%~90%;②IgG 型 RF 与患者的滑膜炎、血管炎和关节外症状有关;IgM、IgA 型的效价与病情严重程度和骨质破坏有关;如 IgM 型 RF 大于 80kU/L 常提示预后不良。

(2)其他自身免疫性疾病:RF 阳性还可见于多发性肌炎、硬皮病、干燥综合征(SS)、SLE、AIHA、慢性活动性肝炎等。

(3)感染性疾病:传染性单核细胞增多症、结核病、感染性心内膜炎等 RF 也可呈阳性,但特异度不高。

4.评价

(1)诊断价值:RF 主要用于鉴别 RA 与其他慢性炎症性关节炎,是 RA 诊断标准之一(表4-3-1,表 4-3-2)。但 RF 特异性、阳性预测值较低。

表 4-3-1　美国风湿病学会(ACR)的 RA 诊断标准(1987 年)

标准	评价
晨僵	关节及其周围僵硬感至少持续 1 小时(≥6 周)
3 个或 3 个区域以上关节部位的关节炎	软组织肿胀或积液(不单纯是骨隆起)累及以下 14 个区域(左侧或右侧近端指间关节、掌指关节、腕关节、跖趾关节、踝关节、膝关节)中 3 个或以上(病程≥6 周)
手关节炎	腕关节、掌指关节或近端指间关节中,至少有 1 个关节肿胀(病程≥6 周)
对称性关节炎	两侧关节同时受累(双侧近端指间关节、掌指关节及跖趾关节受累时,不一定绝对对称)(病程≥6 周)
类风湿结节	在骨突部位,伸肌表面或关节周围有皮下结节

标准	评价
RF 阳性	任何检查方法证实血清 RF 异常(而该方法在健康人群中的阳性率<5%)
影像学改变	在手或腕的后前位相上有典型的 RA 影像学改变;必须包括骨质侵蚀或受累关节及其邻近部位有明显的骨质脱钙

注:以上 7 条满足 4 条或 4 条以上,并除外其他关节炎可诊断为 RA。

表 4-3-2　ACR/欧洲抗风湿病联盟(EULAR)的 RA 分类及评分标准

项目	程度	评分
关节受累情况(0~5 分)	1 个中到大关节	0
	2~10 个中到大关节	1
	1~3 个小大关节	2
	4~10 个中到大关节	3
	超过 10 个小大关节	5
血清学检查(0~3 分)	RF 和抗环瓜氨酸肽(CCP)抗体(抗 CCP 抗体)均阴性	0
	RF 或抗 CCP 抗体低滴度阳性	2
	RF 或抗 CCP 抗体高滴度阳性	3
急性时相反应蛋白(0~1 分)	CRP 和 ESR 均无异常	0
	CRP 或 ESR 异常	1
症状持续时间(0~1 分)	<6 周	0
	≥6 周	1

注:①受累关节是指关节肿胀、疼痛;②小关节包括:掌指关节、近端指间关节、第 2~5 跖趾关节、腕关节,不包括第 1 腕掌关节、第 1 跖趾关节和远端指间关节;③大关节是指肩关节、肘关节、髋关节、膝关节和踝关节;④≥6 分可诊断为 RA。

(2)影响因素:血清标本应新鲜,置于 2~8℃不超过 2 天,长时间保存要在−20℃条件下保存,否则会出现假阴性。

(3)与检查相关的临床须知

①目前常采用 IgG 吸附的胶乳颗粒凝集试验,只能检出 IgM 类 RF。采用 RIA 或 ELISA 等方法可检查 IgG 和 IgA 类 RF。

②RF 滴度可判断 RA 活动性,持续高滴度 RF 提示处于 RA 活动期。RF 是否转阴或降低,可作为评价 RA 药物疗效的一种指标,也可以作为预后判断的一项客观指标。如果在患者血清中存在高效价的 RF 并伴有严重的关节功能受损时,提示预后不良。

③低滴度 RF 可见于健康老人。

(二)非器官特异性抗体

非器官特异性抗体主要包括抗核抗体(ANA)、抗线粒体抗体(AMA)和抗 DNA 抗体。ANA 是指抗各种细胞核成分(包括脱氧核糖核蛋白、DNA、可提取性核抗原和 RNA 等)的自身抗体的总称。AMA 是一种针对细胞质中线粒体内膜和外膜蛋白成分的抗体,无器官和种属特异性,主要是 IgG。抗 DNA 抗体主要有抗双链 DNA(ds-DNA)抗体及抗单链 DNA(ss-DNA)抗体。非器官特异度抗体检查的适应证见表 4-3-3。

表 4-3-3　非器官特异度抗体检查的适应证

指标	适应证
ANA	怀疑系统性风湿性疾病(SRD),如 SLE、SS、系统性硬化症、皮肌炎、混合性结缔组织病(MCTD)等。排除 SLE 与 MCTD。可疑药物介导的红斑狼疮
AMA	可疑原发性胆汁性肝硬化,鉴别原发性胆汁性肝硬化(PBC)与肝外胆汁淤积
抗 ds-DNA 抗体	可疑 SLE,监测 SLE 病情等

1.标本类型

血清。

2.参考区间

阴性。

3.临床意义

(1)ANA 阳性

①35%～75%的 65 岁以上的老年人呈阳性(低滴度阳性)。

②最多见于 SLE,对于未经治疗的 SLE,其阳性率达 80%～100%;尤其是活动期 SLE 几乎 100%阳性,经皮质激素治疗后,阳性率可降低。

③所有药物性狼疮、MCTD;系统性硬化病(85%～95%)、多发性肌炎(30%～90%)、自身免疫性肝炎(狼疮样肝炎)(95%～100%)、原发性胆汁性肝硬化(95%～100%)。其他还见于干燥综合征、RA、桥本甲状腺炎、重症肌无力等。

(2)AMA 阳性:见于原发性胆汁性肝硬化(阳性率达 90%以上)、慢性活动性肝炎和门脉性肝硬化(阳性率为 25%),但胆总管和肝外胆汁淤积为阴性。此外,健康人群也有少数人呈阳性(阳性率低于 10%)。

(3)抗 ds-DNA 抗体阳性:常见于 SLE,活动期 SLE 患者阳性率 70%～90%,效价较高,并与疾病活动性密切相关。其他自身免疫性疾病也有少量抗 ds-DNA 抗体阳性,但此类患者一般认为是 SLE 重叠综合征。抗 ss-DNA 抗体阳性可见于多种自身免疫性疾病。

4.评价

(1)诊断价值

①ANA 作为自身免疫性疾病非常灵敏的指标,尤其是活动性 SLE 非常灵敏的指标,常作为筛查自身免疫性疾病的主要指标。但是 ANA 阴性不能完全排除 SLE,还要进行其他检查。

②AMA 是 PBC 的特异性抗体,且抗体效价甚高,M2 亚型效价大于 1:80 时对 PBC 的特异度达 97%,灵敏度达 98%。同时也是 PBC 与胆道梗阻的鉴别指标。但 AMA 抗体滴度与 PBC 的活动度和预后无关。

③抗 ds-DNA 抗体对 SLE 有很高的特异度,可用于鉴别 SLE 和其他自身免疫性疾病,几乎所有 SLE 患者血清抗 ds-DNA 抗体均为阳性,也是 SLE 的诊断标准之一(表 4-3-4),对 SLE

的诊断和治疗监控极为重要。高滴度抗 ss-DNA 抗体仅见于 SLE,且滴度高低与疾病活动度和肾小球肾炎发生呈中度相关。抗 ss-DNA 抗体阳性可见于多种自身免疫性疾病,但特异度较差。

表 4-3-4　美国风湿病学会(ACR)的 SLE 诊断标准(1997 年)

病变	标准
颊部红斑	在两颊突出部位、固定、扁平或隆起的红斑
盘状红斑	片状高起于皮肤的红斑,黏附有角质脱屑和毛囊栓,陈旧性病变可发生萎缩性瘢痕
光过敏	对日光有明显的反应,引起皮疹
口腔溃疡	无痛性口腔或鼻咽部溃疡
关节炎	非侵蚀性关节炎,累及 2 个或更多的外周关节,有压痛、肿胀或积液
浆膜炎	胸膜炎或心包炎
肾脏病变	尿蛋白>0.5g/24h 或＋＋＋,或管型(红细胞、血红蛋白、颗粒或混合管型)
神经病变	癫痫发作或精神病,除外药物或已知的代谢紊乱
血液学异常	溶血性贫血,或白细胞减少,或淋巴细胞减少,或血小板减少
免疫学异常	抗 ds-DNA 抗体阳性,或抗酶性核蛋白(Sm)抗体阳性,或抗磷脂抗体阳性(抗心磷脂抗体、狼疮抗凝物、至少持续 6 个月的梅毒血清试验中具备 1 项阳性)
抗核抗体	任何时间或未用药物诱发药物性狼疮的情况下,抗核抗体滴度异常

注:符合 4 项或 4 项以上者,在除外感染、肿瘤和其他结缔组织病后,可诊断为 SLE。

(2)影响因素:血清标本应新鲜,置于 2~8℃不超过 2 天,长时间保存要在－20℃条件下保存,否则会出现假阴性。溶血、脂血、黄疸对检查结果影响较小。

(3)与检查相关的临床须知

①ANA 在风湿性疾病的总体阳性率只有 50%,由于其特异度低,不能作为不同自身免疫性疾病之间的鉴别指标。如果 ANA 呈阳性,则需要检查其他特异性的自身抗体来进一步明确诊断。连续监测血清 ANA 滴度对自身免疫性疾病的病情观察、疗效判断及预后评估具有重要价值。

②ANA 可分成周边型、均质型、斑点型及核仁型 4 种主要的荧光核型,核型的确定对临床诊断有进一步参考价值(表 4-3-5)。

表 4-3-5　ANA 荧光类型特点、相关抗体及疾病的关系

荧光类型	特点	相关抗体	疾病
均质型	细胞核呈均匀一致的荧光	抗 ds-DNA 抗体、抗组蛋白抗体、抗核小体抗体	SLE、硬皮病、皮肌炎
边缘型	细胞核边缘有荧光带	抗 ds-DNA 抗体	SLE 活动期
颗粒型或斑点型	细胞核内有散在的荧光颗粒	抗 Sm 抗体、抗 SSA 抗体、抗 SSB 抗体、抗核糖核蛋白(RNP)抗体等	SS、硬皮病等
核仁型	核仁呈均匀的荧光	抗 Scl-70 抗体、抗原纤维蛋白抗体、抗 PM-Scl 抗体	进行性系统性硬化病(PSS)、重叠综合征

二、抗甲状腺球蛋白抗体与抗甲状腺过氧化物酶抗体检测

抗甲状腺球蛋白抗体（A-TG）的靶抗原为甲状腺球蛋白（TG），是一种由甲状腺上皮细胞合成和分泌的可溶性的碘化糖蛋白，由两个分子量为 330000 的单体组成，有 2748 个氨基酸残基，是甲状腺素的生物合成前体。抗甲状腺过氧化物酶靶抗原的主要成分是由 933 个氨基酸残基组成的分子量约 100000 的甲状腺过氧化物酶（TPO），表达在细胞表面。该酶可与 TG 协同作用将 L-酪氨酸碘化，并将一碘酪氨酸和二碘酪氨酸联结成为甲状腺激素 T_4、T_3 和 rT_3。检测该类抗体的主要适应证为自身免疫性甲状腺疾病（包括突眼性甲状腺肿和桥本甲状腺炎等），对该类疾病诊断具有重要意义。

（一）间接免疫荧光法

1.原理

采用人或猴甲状腺的冷冻组织切片作为抗原基质片，于基质片上滴加稀释的待测血清，如血清中含有 A-TG 或 A-TPO 存在，则可与细胞中的 TG 或 TPO 抗原结合形成抗原-抗体复合物。经充分洗涤除去未结合物后，再滴加异硫氰酸荧光素标记的抗人 IgG（FITC-抗人 IgG）于抗原片上，形成抗原-抗体-荧光素标记的抗人 IgG 反应复合物，经充分洗涤后在荧光显微镜下观察反应结果。

2.试剂

试剂组成：人或猴甲状腺的冷冻组织切片，FITC-抗人 IgG，阳性和阴性对照，含吐温的 PBS 和封片剂等。

3.操作

按试剂盒说明书或实验室制定的 SOP 进行操作，主要操作过程如下。

标本稀释→加至抗原基质片→温育反应→洗涤→加FITC-抗人 IgG→温育反应→洗涤→封片→荧光显微镜下观察结果。

4.结果判定

A-TG 因与甲状腺滤泡的胶质反应，故荧光模式表现为滤泡腔内的网状荧光，如果仅个别滤泡腔内胶质有荧光，则应判断为阴性。A-TPO 可引起甲状腺细胞质和细胞表面顶部着染荧光，在未固定的冷冻组织切片中，可见滤泡上皮细胞的胞质呈现颗粒型荧光，若所有细胞的胞核或胞质均有荧光，则提示可能还存在 ANA、AMA 等自身抗体。

5.参考区间

正常人血清 A-TG 和 A-TPO 抗体为阴性，滴度均 <1：10。

6.注意事项

（1）由于 TPO 与髓过氧化物酶可能存在交叉反应性，因此，核周边型抗中性粒细胞胞质抗体（p-AN-CA）阳性的患者，可能出现 A-TPO 假阳性。

（2）本试验仅为初筛试验，结果阳性时应进一步用其他方法确认。

（二）ELISA 法

1.原理

用提取的 TG 天然抗原或基因重组的 TPO 抗原包被 ELISA 反应板微孔,使其固相化。加入稀释的待测血清,如标本含有 A-TG 或 A-TPO,即可与包被的抗原结合形成固相抗原与抗体的复合物,再依次加入 HRP-抗人 IgG 二抗、酶底物溶液,即可产生颜色反应,呈色程度用酶标仪检测。

2.试剂

试剂组成:包被抗原的微孔板、酶标记的抗体、酶底物溶液以及阴性对照、阳性对照、标本稀释液和浓缩洗涤液等。

3.操作

按试剂盒使用说明书或实验室制定的 SOP 进行操作,主要操作过程如下。

标本稀释→加载标准品或标本→温育反应→洗涤→加酶标记二抗→温育反应→洗涤→显色→终止反应→判读结果。

4.结果判定

按照试剂盒说明书的要求判定结果,一般原则为首先判定阴性对照、阳性对照、校准物和(或)质控物检测值是否符合试剂盒说明书要求。

(1)定性检测:若显色程度低于 cut-off 值为阴性,若高于 cut-off 值则为阳性。

(2)定量检测:酶标仪检测标准反应孔的吸光度值,绘制吸光度→浓度标准曲线,通过标准曲线即可获得标本中 A-TG、A-TPO 抗体浓度。

5.参考区间

正常人血清 A-TG、A-TPO 为阴性。各实验室应建立自己的参考区间。如用文献或说明书提供的参考区间,使用前应加以验证。

6.注意事项

(1)方法学特点:胶乳凝集法操作简单,不需要特殊设备,可进行定性或以滴度判断的半定量检测,适合基层医院开展,但其灵敏度低、特异性差,且只能检出标本中的 IgM 型 RF,应用受到限制;免疫比浊法可对 RF 进行定量检测,测定结果的准确性、敏感性显著高于胶乳凝集法,但需要特殊的检测设备;ELISA 法敏感性高,但手工操作及实验室环境及仪器设备条件等可使得其检测的板间变异较大,故每块反应板上都应严格设置阳性与阴性对照,每批试验都应制作标准曲线,若能提供阳性判定值(CO)质控血清,对于结果判读更有价值;ELISA 法可对不同 Ig 类型的 RF 进行定量检测,但由于 IgM 型 RF 起关键作用,其他类型 RF 临床需求较少,因此医院开展较少。

(2)试剂准备:试剂不经复温直接使用会降低反应温度而影响反应效果。

(3)标本要求:血清标本应新鲜,置于 2～8℃须在 48 小时内使用,超过 48 小时须置于−20℃保存。

(4)操作要求:标本加样应准确,稀释度升高或降低会造成假阴性或假阳性结果;每次加载标本例数不宜过多,否则会增加每个反应孔间的反应时间差异;洗涤不充分会增加非特异染色,从而影响结果判断;反应时间应严格控制,延长或缩短反应时间将影响检测结果。

(三)电化学发光免疫分析法

1.原理

检测 A-TG 和 A-TPO 采用竞争法。待测标本中 A-TG、A-TPO 与三联吡啶钌 $[Ru(bpy)_3]^{2+}$ 标记的纯化 A-TG、A-TPO 竞争结合生物素化的 TG 或 TPO,利用链霉亲和素包被的磁性微粒将上述结合的抗原-抗体复合物吸附,待测标本中 A-TG 或 A-TPO 越多,与生物素化的 TG 或 TPO 结合的就越多,磁性微粒捕获的三联吡啶钌标记的 A-TG、A-TPO 与生物素化的 TG 或 TPO 结合物就越少。洗去未结合物,流动池中充以电子供体三丙胺(TPA),电极上通电,三联吡啶钌与 TPA 发生电化学发光反应,发光强度与待测标本中 A-TG、A-TPO 水平成反比。

2.试剂

试剂组成:三联吡啶钌 $[Ru(bpy)_3]^{2+}$ 标记的纯化 A-TG 或 A-TPO、生物素化的 TG 或 TPO、链霉亲和素包被的磁性微粒、阴性和阳性定标液以及通用的标本稀释液、洗涤液和清洁液等。

3.操作

按仪器和试剂盒使用说明书或实验室制定的 SOP 进行操作。

4.结果计算

全自动电化学发光免疫分析仪的数据分析系统可以自动给出检测结果,应根据校准物和质控物的数据判定结果的有效性。

5.参考区间

正常人血清 A-TG、A-TPO 为阴性。各实验室应建立自己的参考区间。如用文献或说明书提供的参考区间,使用前应加以验证。

6.注意事项

(1)方法学特点:电化学发光免疫测定方法的主要优点是自动化检测,分析灵敏度和分析精密度高,且线性范围宽,但由于需要特殊检测仪器和配套试剂,成本较高。

(2)患者准备:对于接受高生物素治疗的患者,必须在末次生物素治疗 8 小时后才能采集标本。

(3)标本准备:标本应新鲜,置于 2~8℃须在 48 小时内使用,超过 48 小时应置于 −20℃ 保存;待测标本和质控品禁用叠氮化物防腐,以防影响免疫反应。

(4)试剂准备:冷藏试剂使用前需预温至 20℃,并避免产生气泡;不同批号试剂不能混用,每批试剂应分别制作标准曲线。

(5)结果对比要求:在疗效或随访监测中,测定值的比较必须使用相同的检测方法和试剂,否则必须使用新旧两种方法和试剂进行平行测定,确定无差异后方可进行比较分析。

(6)γ-球蛋白影响:高 γ-球蛋白血症中病理性的 IgG 对检测有影响,可导致假阴性。

(7)轻度脂血、溶血不影响结果:标本胆红素 $<25mg/dL$、溶血 HB$<0.5g/dL$、脂质 $<1500mg/dL$ 对结果影响较小。

（四）临床意义

1.A-TG 抗体

（1）自身免疫性甲状腺疾病：包括桥本甲状腺炎（阳性率 36％～100％）；原发性黏液性水肿（阳性率 72％）；Graves 病（阳性率 50％～98％）。

（2）自身免疫性内分泌疾病：糖尿病（阳性率 20％）；Addison 病（阳性率 28％）；恶性贫血（阳性率 27％）。

（3）其他：甲状腺癌（阳性率 13％～65％）；非毒性甲状腺肿（阳性率 8％）。

SLE 等结缔组织病患者血清 A-TG 检出率 20％～30％。A-TG 阳性尤其高水平阳性者，对治疗方法的选择应慎重。对部分 A-TG 低水平阳性者做甲状腺活检研究发现，甲状腺组织中均有局限性的淋巴细胞浸润。

2.A-TPO 抗体

该抗体主要以 IgG 类为主，主要见于自身免疫性甲状腺病，如桥本甲状腺炎（阳性率 85％～100％）、Graves 病（阳性率 65％）、原发性黏液性水肿患者；也见于其他器官特异性自身免疫病，如 1 型糖尿病（阳性率 14％）、Addison 病（阳性率 31％）、恶性贫血（阳性率 55％）及产后甲状腺炎（阳性率 15％）等。目前认为，A-TPO 为人类自身免疫性甲状腺炎较理想的标志抗体，阳性结果可支持自身免疫性甲状腺疾病的诊断。

3.A-TG 与 A-TPO 抗体

两者联合检测对自身免疫性甲状腺疾病的检出率可提高至≥98％。正常人群若该类抗体阳性，则提示存在患自身免疫性甲状腺病的危险性。高滴度抗体似与疾病的严重程度无明确关系，随着病程的延长或缓解，抗体滴度可下降。如在疾病的缓解期抗体水平再度升高，提示有疾病复发的可能。

三、抗促甲状腺素受体抗体检测

抗促甲状腺素受体抗体（TRAb）的生物学效应包括促进或者阻断 TSHR，促进甲状腺的发育，抑制 TSH 与 TSHR 结合。即使同一患者其生物学效应也会随病情的发展而改变，例如，从阻断 TSH 受体的功能变为刺激 TSH 受体的功能或者反之，但后一种情况相对较为少见。桥本甲状腺炎和黏液性水肿患者中，抑制性 TRAb 可穿过孕妇胎盘并导致暂时性的新生儿甲状腺功能减退。检测 TRAb 主要在怀疑患有 Graves 病时进行，并对区分和鉴别诊断 Graves 病与播散自主性甲状腺病具有重要意义。

（一）电化学发光免疫分析法

1.原理

利用葡萄球菌 A 蛋白（SPA）-抗原夹心法的原理检测 TRAb。首先将稀释的待检标本、标准液、质控液分别与 TSHR 抗原包被的纳米磁性微珠混匀，置 37℃温育 10 分钟，外加磁场沉淀，用洗涤液循环清洗沉淀复合物 1 次，再加入 ABEI（[N-(4-氨基丁基)-N-乙基]-氯基-2,3-二氢酚噻嗪-1,4-二酮）标记的 SPA，混匀，置 37℃温育 10 分钟，形成"夹心三明治"，外加磁场沉淀，用洗涤液循环清洗复合物 1 次，直接进入样品测量室，仪器自动泵入发光底物，自动监测 3

秒内发出的相对光强度(RLU)。根据 TRAb 浓度与 RLU 成一定的比例关系,仪器自动拟合计算 TRAb 浓度。

2.试剂

试剂组成:TSHR 抗原包被的纳米磁性微珠、ABEI 标记的 SPA、高和低浓度校准品以及通用的标本稀释液、洗涤液和清洁液等。

3.操作

按仪器和试剂盒使用说明书或实验室制定的 SOP 进行操作。

4.结果判定

全自动发光免疫分析仪的数据分析系统可以自动给出检测结果,应根据校准物和质控物的数据判定结果的有效性。

5.参考区间

正常人血清 TRAb 为阴性。各实验室应建立自己的参考区间。如用文献或说明书提供的参考区间,使用前应加以验证。

6.注意事项

参见电化学发光免疫分析法"抗甲状腺球蛋白抗体与抗甲状腺过氧化物酶抗体检测"注意事项。

(二)ELISA 法

1.原理

采用竞争 ELISA 法模式。将标本加至预包被 TSHR 抗原的微孔板温育,如标本中含有 TRAb,即可与固相 TSHR 抗原反应,并抑制在第 2 次温育中加入的生物素化 TSH 与固相 TSHR 结合,洗涤后加入 HRP 标记的链霉亲和素进行第 3 次温育,最后加入过氧化物酶底物 $3,3',5,5'$-四甲基联苯胺(TMB)发生颜色反应,颜色的深浅与 TRAb 的水平成反比。

2.试剂

试剂盒组成一般为包被 TSHR 抗原的微孔板、生物素化 TSH、HRP 标记的链霉亲和素、酶底物溶液、终止液以及阴性对照、阳性对照、标本稀释液和浓缩洗涤液等。

3.操作

按试剂盒使用说明书或实验室制定的 SOP 进行操作,主要操作过程如下。

标本稀释→加载标准品或标本→温育反应→洗涤→加生物素化 TSH→加酶标记的链霉亲和素→温育反应→洗涤→酶底物显色→终止反应→结果判读。

4.结果判定

(1)定性检测:若显色程度低于 cut-off 值为阴性,若高于 cut-off 值则为阳性。

(2)定量检测:酶标仪检测标准反应孔的吸光度值,绘制吸光度-浓度标准曲线,通过标准曲线即可获得标本中 TRAb 抗体水平。

5.参考区间

正常人血清 TRAb 为阴性。各实验室应根据本室使用的检测系统,检测一定数量的正常人群,建立自己的参考区间。如用文献或说明书提供的参考区间,使用前应加以验证。

6.注意事项

参见 ELISA 法"抗甲状腺球蛋白抗体与抗甲状腺过氧化物酶抗体检测"注意事项。

（三）临床意义

检测 TRAb 的适应证主要为甲亢的鉴别诊断，内分泌性眼病的评估及 Graves 病治疗后的随访等。

TRAb 作为诊断 Graves 病的重要标志物，阳性率可达 90%～100%，可用于 Graves 病和播散自主性甲状腺病的鉴别诊断。TRAb 水平与疾病的活动性相关，可用于判断病情和疾病预后。长期使用甲状腺拮抗剂治疗的患者，若 TRAb 水平仍然很高，则提示有较高的复发风险。Graves 病孕妇妊娠末期（分娩前 3 个月）若出现 TRAb 水平升高，则预示胎儿有发生甲亢的风险。若 TRAb 水平正常，则可采用抗 TPO 抗体（阳性发生率 60%～70%）作为 Graves 病的诊断依据。

四、抗乙酰胆碱受体抗体检测

正常情况下肌肉兴奋有赖于运动神经末梢释放的神经介质乙酰胆碱与突触后膜（运动终板）上的乙酰胆碱受体（AchR）结合而实现。重症肌无力（MG）是一种神经肌肉系统疾病，由于患者体内的 AchR 自身抗体（AchR-Ab）与神经肌肉接头处的 AchR 结合，对其起封闭和破坏作用，使得神经冲动不能传导至肌肉而表现为肢体的软弱无力。哺乳动物骨骼肌纯化的 AchR 由 5 个亚单位（α_1、α_2、β、γ、δ）通过链间的二硫键连接而成，富含酸性氨基酸和糖性侧链。由于 α-银环蛇毒素（α-BGT）可高度选择性地与 AchR 的 α-亚单位结合，故在 AchR-Ab 的检测中常用 α-BGT 包被的反应板微孔捕获 AchR 使其固相化。临床上通常采用 ELISA 法检测抗乙酰胆碱受体抗体。

（一）原理

首先以 α-BGT 预包被的反应板微孔，再加入自肌肉中提取的 AchR，使二者特异结合形成固相包被抗原。依次加入待测血清和酶标记抗人 IgG，在反应板微孔上形成 α-BGT-AchR-AchR 抗体-酶标记抗人 IgG 复合物，洗去无关物质后加入酶底物溶液产生呈色反应。呈色强度与 AchR-Ab 水平成正比。

（二）试剂

试剂盒组成一般为包被 AchR 抗原的微孔板、HRP-抗人 IgG、酶底物溶液以及阴性对照、阳性对照、标本稀释液、浓缩洗涤液和反应终止液等。

（三）操作

按试剂盒使用说明书或实验室制定的 SOP 进行操作，主要操作过程如下。

标本稀释→加载标准品或标本→温育反应→洗涤→加 HRP-抗人 IgG→温育反应→洗涤→显色→终止反应→结果判读。

（四）结果判定

1.定性检测

显色程度低于 cut-off 值为阴性，若高于 cut-off 值则为阳性。

2.定量检测

酶标仪检测标准反应孔的吸光度值，绘制吸光度-浓度标准曲线，通过标准曲线即可获得标本中 AchR-Ab 水平。

（五）参考区间

正常人血清 AchR-Ab 为阴性。各实验室应建立自己的参考区间。如用文献或说明书提供的参考区间,使用前应加以验证。

（六）注意事项

参见 ELISA 法"抗甲状腺球蛋白抗体与抗甲状腺过氧化物酶抗体检测"注意事项。

（七）临床意义

抗 AchR 抗体是 MG 的主要自身抗体,MG 患者 AchR-Ab 总阳性率在 63%～90% 之间。AchR-Ab 水平基本上与病情严重程度相关,有效治疗后该抗体水平下降,临床恶化时又可上升。AchR-Ab 阳性检出率除与所用检测抗原有关外,还与肌无力的临床类型、人种和是否伴发其他自身免疫病等因素有关。有部分 MG 患者血清中检测不到 AchR-Ab,因此 AchR-Ab 阴性不能排除 MG 的诊断。

五、抗胰岛细胞抗体检测

胰岛细胞由分泌胰岛素的 β 细胞、分泌胰高血糖素的 α 细胞和分泌生长激素释放因子的 δ 细胞组成。抗胰岛细胞抗体(ICA)于 1974 年首次报道,主要靶抗原为胞质中谷氨酸脱羧酶(GAD)和酪氨酸磷酸酶 2(IA2),有器官特异性,但无种属特异性,也无激素特异性。ICA 可与分泌各种激素的胰岛细胞反应,主要见于 1 型糖尿病患者。ICA 主要为 IgG 类型,检测方法采用间接免疫荧光法,也可用重组的 GAD 或 IA2 包被聚苯乙烯微孔板,在与待测血清中的 ICA 结合后,再加入生物素化的 GAD 或 IA2 与酶标记的链霉亲和素,建立双抗原夹心 ELISA 法进行检测。

（一）抗胰岛细胞抗体的间接免疫荧光法检测

1.原理

以灵长类动物胰腺冷冻组织切片为抗原片,标本中 ICA 与胰岛细胞胞质内靶抗原结合,当滴加 FITC-抗人 IgG 后即可形成抗原-ICA-FITC-抗人 IgG 复合物。洗去未反应物,于荧光显微镜下观察,抗体阳性时胰岛细胞可呈现典型荧光。

2.试剂

试剂盒组成一般为灵长类动物胰腺冷冻组织切片、FITC-抗人 IgG、阳性和阴性对照、含吐温的 PBS 和封片剂等。

3.操作

按试剂盒说明书或实验室制定的 SOP 进行操作,主要操作过程如下。

标本稀释→加载标本→温育反应→洗涤→加FITC-抗人 IgG→温育反应→洗涤→封片→荧光显微镜下观察结果。

4.结果判定

当 ICA 阳性时,可见所有胰岛细胞胞质呈现均质型或颗粒型荧光。ICA 阳性时,待测标本进一步倍比稀释后可判定其抗体滴度。

5.参考区间

正常人血清 1:10 稀释 ICA 为阴性。

6.注意事项

(1)此法常作 ICA 的筛查试验,必要时可用重组 GAD(谷氨酸脱羧酶同工酶 GAD65)和重组酪氨酸磷酸酶 2(IA2)建立的双抗原夹心 ELISA 法予以证实。

(2)由于间接免疫荧光法检测的 ICA 可识别多种胰岛细胞抗原,故其敏感性高于检测 GAD、IA2、胰岛素等单一抗原-抗体的检测,但特异性低。

(3)ICA 的水平也可采用青少年糖尿病荧光单位(JDFU)表示,可通过国际参考实验室获得标准 JDFU 血清。

(二)抗谷氨酸脱羧酶抗体的 ELISA 法检测

GAD 由 CAD65 和 GAD67 两种异构体组成。GAD65 为 1 型糖尿病患者抗 GAD 抗体的主要靶抗原。抗 GAD 抗体检测时,多采用基因重组的 GAD65 异构体包被微孔板和制备生物素化的 GAD。

1.原理

采用双抗原夹心模式。将稀释后的待测血清加至包被有 GAD 抗原的反应板微孔,进行第一次温育时,标本中如有抗 GAD 抗体,即与固相抗原结合;洗涤后加入生物素化的 GAD 抗原,结合的抗体即可在固相抗原与生物素化抗原之间形成抗体桥。再加入酶标记的链霉亲和素与反应物中的生物素结合,洗涤后加入酶底物呈色,颜色的深浅与抗 GAD 抗体的水平成正比。

2.试剂

试剂盒组成一般为包被 GAD 抗原的微孔板、生物素化的 GAD 抗原、HRP-链霉亲和素、酶底物溶液以及阴性对照、阳性对照、标本稀释液、浓缩洗涤液和反应终止液等。

3.操作

按试剂盒使用说明书或实验室制定的 SOP 进行操作,主要操作过程如下。

标本稀释→加载标准品或标本→温育反应→洗涤→加生物素化的 GAD 抗原→酶标记的链霉亲和素→温育反应→洗涤→显色→终止反应→结果判读。

4.结果判定

正常人血清抗 GAD 抗体通常为阴性。

(1)定性检测:显色程度低于 cut-off 值为阴性,若高于 cut-off 值则为阳性。

(2)定量检测:酶标仪检测标准反应孔的吸光度值,绘制吸光度-浓度标准曲线,通过标准曲线即可获得标本中抗 GAD 抗体水平。

5.参考区间

正常人血清抗 GAD 抗体为阴性。各实验室应建立自己的参考区间。如用文献或说明书提供的参考区间,使用前应加以验证。

6.注意事项

参见 ELISA 法"抗甲状腺球蛋白抗体与抗甲状腺过氧化物酶抗体检测"注意事项。

（三）抗酪氨酸磷酸酶 2 抗体的 ELISA 法检测

1.原理

采用双抗原夹心模式。将稀释后的标本加至包被有酪氨酸磷酸酶 2(IA2)抗原的反应板微孔,第一次温育时,如标本中含有抗 IA2 抗体,即与固相抗原特异性结合;洗涤后加入生物素化的 IA2 抗原,结合的抗 IA2 抗体即可在固相抗原与生物素化抗原之间形成抗体桥。再加入酶标记的链霉亲和素,后者可与反应物中的生物素结合,洗涤然后加入酶底物呈色,颜色的深浅与抗 IA2 抗体的水平成正比。

2.试剂

试剂盒组成一般为包被 IA2 抗原的微孔板、生物素化的 IA2 抗原、HRP-链霉亲和素、酶底物溶液以及阴性对照、阳性对照、标本稀释液、浓缩洗涤液和反应终止液等。

3.操作

按试剂盒使用说明书或实验室制定的 SOP 进行操作,主要操作过程如下。

标本稀释→加载标准品或标本→温育反应→洗涤→加生物素化的 IA2 抗原→酶标记的链霉亲和素→温育反应→洗涤→显色→终止反应→结果判读。

4.结果判定

(1)定性检测:显色程度低于 cut-off 值为阴性,若高于 cut-off 值则为阳性。

(2)定量检测:酶标仪检测标准反应孔的吸光度值,绘制吸光度-浓度标准曲线,通过标准曲线即可获得标本中抗 IA2 抗体水平。

5.参考区间

正常人血清抗 IA2 抗体为阴性。各实验室应建立自己的参考区间。或者根据试剂盒说明书提供的参考值进行结果判定。

6.注意事项

参见 ELISA 法"抗甲状腺球蛋白抗体与抗甲状腺过氧化物酶抗体检测"注意事项。

（四）临床意义

(1)ICA 主要发现于 1 型糖尿病患者,起病初期(多为青少年)阳性率可达 85%,成人为 70%～80%。随病程的延长 ICA 检出率下降,病程达 10 年时该抗体阳性率不到 10%。检测 ICA 有助于评估 1 型糖尿病的发病风险,患者直系亲属如 ICA 阳性,则 5 年内发生糖尿病的风险＞50%。

(2)抗 GAD 抗体在糖尿病前期和 1 型糖尿病患者中的阳性率为 70%～90%,是糖尿病高危人群最敏感的指标。抗 GAD 抗体在大龄儿童和迟发性 1 型糖尿病患者中的阳性率更高。对于进展缓慢的 1 型糖尿病,亦即成人潜伏型自身免疫性糖尿病(LADA),抗 GAD 抗体可用于与 2 型糖尿病的鉴别诊断。抗 GAD 抗体还与一种罕见的神经疾病——僵人综合征(SMS)相关,阳性率为 60%～100%。

(3)抗 IA2 抗体在糖尿病前期和 1 型糖尿病患者中的阳性率为 50%～75%,年轻初发患者中的阳性率更高,并与初发病进展的速度有关。儿童抗 IA2 阳性提示很快发生临床症状明显的 1 型糖尿病。

六、抗胰岛素抗体和抗胰岛素受体抗体检测

(一)抗胰岛素抗体检测

胰岛素自身抗体(IAA)早在1956年发现,目前认为IAA是1型糖尿病的标志抗体之一。在少数胰岛素依赖型糖尿病患者,可因注射外源胰岛素产生IAA,是胰岛素依赖的主要原因之一。检测IAA的常用方法为化学发光免疫分析法。

1.原理

利用竞争抑制模式。待测标本中的IAA首先与一定量的游离胰岛素抗原反应,待测标本IAA+胰岛素+FITC标记的IAA形成复合物。再用包被抗FITC单抗的磁珠捕获,洗涤后加ABEI标记的IAA,与磁珠上的胰岛素空余位点结合,洗涤后加发光剂、增强剂,用仪器测定相对光强度(RLU)。RLU越低,IAA浓度越高。

2.试剂

试剂盒组成一般为包被羊抗FITC抗体的免疫磁珠、ABEI标记的抗胰岛素抗体、FITC标记的抗胰岛素抗体、纯胰岛素抗原、校准物以及通用的标本稀释液、洗涤液、发光剂及增强剂等。

3.操作

按仪器和试剂盒使用说明书或实验室制定的SOP进行操作。

4.结果判定

全自动发光免疫分析仪的数据分析系统可以自动给出检测结果,应根据校准物和质控物的数据判定结果的有效性。

5.参考区间

正常人血清IAA为阴性。各实验室应建立自己的参考区间。如用文献或说明书提供的参考区间,使用前应加以验证。

6.注意事项

参见电化学发光免疫分析法"抗甲状腺球蛋白抗体与抗甲状腺过氧化物酶抗体检测"注意事项。

7.临床意义

IAA可出现于1型糖尿病的亚临床期和临床期。现已证实5种Ig类别的IAA都存在,但以IgG类为主。这种抗体能结合胰岛素形成复合物,使胰岛素失活,这是糖尿病患者对胰岛素抵抗的主要原因之一。<5岁1型糖尿病患者IAA阳性率为$90\%\sim100\%$;>12岁患者IAA阳性率仅40%。成人患者阳性率则更低。

(1)IAA是胰岛素抵抗的原因之一。糖尿病患者长期使用胰岛素后,可因产生胰岛素抗体而对胰岛素逐渐不敏感。因此,可用检测IAA来监测患者对胰岛素的反应。

(2)用于评价胰岛素制剂的质量。胰岛素制剂(即免疫原)的纯度越高,患者使用后IAA检出率越低,临床治疗效果愈好。

(3)评估胰岛素自身免疫综合征。患者血清中检测出IAA时,总胰岛素及游离胰岛素浓度均明显升高。

(二)抗胰岛素受体抗体检测

抗胰岛素受体抗体(IRA)是由 Flier 等于 1975 年在研究合并黑色棘皮症的胰岛素抵抗综合征患者时首先发现。该抗体可与存在于细胞膜上的胰岛素受体结合,使细胞对胰岛素的亲和性降低。检测 IRA 时常用传代人淋巴细胞 IM-9(胞质膜上胰岛素受体丰富,细胞易于获得)或人胎盘制备的胰岛素受体抗原。IRA 检测方法有放射受体分析法(RRA)、免疫沉淀试验(IPA)和 ELISA 法,其中以 ELISA 法最为简便实用。

1.原理

将稀释后的待测标本加至包被有胰岛素受体(IR)抗原的反应板微孔,温育时如标本中含有 IRA,即可与固相 IR 抗原结合;洗涤后加入生物素化的抗人 IgG 再次温育,微孔上即可形成固相 IR 抗原-IRA-生物素化抗人 IgG 复合物。再加入酶标记的链霉亲和素,后者即可通过与生物素结合链接到固相复合物上,加入酶底物呈色,颜色的深浅与 IRA 的浓度成正比。

2.试剂

试剂盒组成一般为包被 IR 抗原的微孔板、生物素化抗人 IgG、HRP-链霉亲和素、酶底物溶液以及阴性对照、阳性对照、标本稀释液、浓缩洗涤液和反应终止液等。

3.操作

按试剂盒使用说明书或实验室制定的 SOP 进行操作,主要操作过程如下。

标本稀释→加载标准品或标本→温育反应→洗涤→加生物素的化抗人 IgG→酶标记的链霉亲和素→温育反应→洗涤→显色→终止反应→结果判读。

4.结果判定

(1)定性检测:显色程度低于 cut-off 值为阴性,若高于 cut-off 值则为阳性。

(2)定量检测:酶标仪检测标准反应孔的吸光度值,绘制吸光度-浓度标准曲线,通过标准曲线即可获得标本中 IRA 水平。

5.参考区间

正常人血清 IRA 为阴性。各实验室应建立自己的参考区间。如用文献或说明书提供的参考区间,使用前应加以验证。

6.注意事项

(1)参见 ELISA 法"抗甲状腺球蛋白抗体与抗甲状腺过氧化物酶抗体检测"注意事项。

(2)当待测标本同时含有抗胰岛素自身抗体时,对 IRA 的检测结果有干扰,需用其他方法加以校正。

7.临床意义

IRA 主要见于胰岛素抵抗综合征患者,该抗体的存在可导致胰岛素受体对胰岛素的亲和性显著降低,使糖尿病患者每日需要高剂量的胰岛素才能控制血糖。IRA 是一种多克隆 Ig,主要为 IgG 类,人类单核细胞、传代人淋巴细胞、人胎盘细胞、火鸡红细胞和大鼠肝脂肪细胞都已证明存在胰岛素受体(IR)。使用牛胰岛素治疗的患者,约 3 个月内可产生 IRA。此抗体可封闭 IR,阻断其与胰岛素的结合,从而增加患者的胰岛素用量。但 IRA 也可作为载体蛋白,延缓胰岛素的降解和延长其半衰期;能缓冲游离胰岛素浓度的变化,有助于对糖尿病稳定的治疗。不稳定性糖尿病患者 IRA 水平较低,有增生性视网膜病和肾脏病的糖尿病患者 IRA 水平较高。

第四节 感染免疫检测

一、艾滋病初筛实验

(一)英文缩写
HIV。

(二)参考范围
健康人呈阴性。

(三)影响因素
假阳性反应的原因多数尚不清楚。经验证明,一些含有针对 HLA 抗原的抗体和患自身免疫性疾病(如系统性红斑狼疮、风湿病等)、寄生虫病(如疟疾等)、其他病毒病(如病毒性肝炎等)患者以及孕妇、经常输血的患者的血清标本容易出现假阳性。越是在传染病流行率高、病种复杂的地区,发生假阳性反应的越多,这可能是由于一些传染病病原体与 HIV 某些抗原决定簇有交叉反应,在分析初筛实验结果时必须考虑到这些因素。

(四)临床意义
1.HIV 筛查试验的基本程序

(1)初筛试验:标本验收合格后,用初筛试剂进行抗体检测,如呈阴性反应,报告 HIV 抗体阴性;对呈阳性反应的标本,须进行重复检测。

(2)重复检测:对初筛试验呈阳性反应的标本,用两种不同原理或不同厂家的试剂重复检测,如两种试剂复测均呈阴性反应,则报告 HIV 抗体阴性;如均呈阳性反应,或一阴一阳,需送艾滋病确认实验室进行确认。应尽可能将重新采集的受检者血液标本和原有标本一并送检。

2.HIV 感染后的临床疾病谱非常广

由于免疫功能遭受破坏,艾滋病患者易患各种机会性感染,主要的病原体有卡氏肺囊虫、鸟型分枝杆菌、CMV 等。

3.HIV 的传染源是 HIV 携带者和艾滋病患者

从其血液、精液、阴道分泌物、乳汁、唾液、脑脊液、骨髓、皮肤及中枢神经组织标本中均可分离到 HIV 病毒。传播方式主要有三种。

(1)通过同性或异性间的性接触传播。

(2)输入含 HIV 的血液或血制品、器官或骨髓移植、人工授精、静脉药瘾者共用污染的注射器及针头。

(3)母婴垂直传播,包括经胎盘、产道或经哺乳等方式引起的传播。

日常生活接触不传播 HIV,即以下行为不传播 HIV:握手、接吻、共餐、生活在同一间房或办公室、共用电话、接触门把、便具、汗液、泪液及蚊子或其他昆虫叮咬。

二、肺炎支原体抗体

(一)英文缩写

MP。

(二)参考范围

健康人呈阴性。

(三)临床意义

(1)抗体滴度随时间而改变,发病后一至两周升高,三至四周达峰值水平,八至九周下降。1∶40 阳性为早期感染(或旧抗体存在),1∶80 阳性为近期感染。

(2)肺炎支原体是引起非典型性肺炎最常见的病原体。支原体肺炎的发病率可占到所有肺炎病例的 20%～30%。易感对象主要是 5～19 岁的儿童和年轻人。但近年来发现 65 岁以上老年人群发生的社区获得性肺炎中有 15% 是 MP 引起的;5 岁以下的婴幼儿也可发生感染,且一旦发病,症状往往更为严重。

三、甲型肝炎病毒检查

(一)英文缩写

HAV-IgM。

(二)参考范围

健康人呈阴性。

(三)临床意义

HAV 属于小 RNA 病毒科,为嗜肝 RNA 病毒,在体内主要在肝细胞内进行复制,通过粪-口途径传播,多数学者认为 HAV 不存在慢性携带状态。HAV 是二十面对称体球形颗粒,直径27～28nm,无包膜,病毒颗粒立体对称,沉降系数为 156～160 秒,病毒核酸为单链正肽RNA,由 7500 个核苷酸组成,核酸外面包裹 VP1、VP2、VP3、VP4 等四种衣壳蛋白。HAV 仅有一个血清型,因而只形成一个抗原-抗体系统。目前临床主要通过抗 HAV-IgM 和抗 HAV-IgG 对 HAV 进行检测。

血清中抗 HAV-IgM 在发病 1～2 周内出现,3 个月后滴度下降,6 个月后则不易测出,抗 HAV-IgM 阳性已被公认为是早期诊断甲型肝炎的指标。抗 HAV-IgG 出现较抗 HAV-IgM 稍晚,可长期或终身存在,抗 HAV-IgG 阳性表示既往感染,是一种保护性抗体,可用于检测机体或注射甲肝疫苗后是否具有对 HAV 的免疫力以及流行病学调查。

四、乙型肝炎检测

(一)英文缩写

HbsAg、HbsAb、HbeAg、HbeAb、HbcAb。

（二）参考范围

健康人呈阴性。

（三）临床意义

1.表面抗原呈阳性

急性 HBV 感染早期,慢性 HbsAg 携带者,传染性弱。

2.表面抗体呈阳性

HBV 感染后已恢复,或接受疫苗接种体内已有足够的免疫力。

3.表面抗原、e 抗原、核心抗原呈阳性

临床为大三阳,急、慢性乙肝病情处于活动期,有较强的传染性。

4.表面抗原、e 抗体、核心抗原呈阳性

临床为小三阳,急性 HBV 感染趋向恢复,传染性弱,长期持续易癌变。

5.表面抗原、核心抗原呈阳性

急性 HBV 感染,HbsAg 携带者,传染性较弱,慢性迁延性肝炎。

6.表面抗体、核心抗原呈阳性

既往感染仍有免疫力,非典型恢复型急性 HBV 感染中后期。

7.表面抗体、e 抗体、核心抗体呈阳性

急性 HBV 感染后康复,近期感染过 HBV,但有免疫力。

8.表面抗体、核心抗体呈阳性

HBV 感染后已恢复,有免疫力。

9.表面抗原、e 抗体呈阳性

急性 HBV 感染趋向恢复期,慢性 HbsAg 携带者,易转阴。

10.表面抗原、e 抗原呈阳性

早期 HBV 感染或慢性携带者,传染性强,易转成慢性肝炎。

11.表面抗原、e 抗原、e 抗体、核心抗体呈阳性

急性 HBV 感染趋向恢复,慢性肝炎。

12.e 抗原呈阳性

非典型性急性感染,提示非甲非乙型肝炎。

五、HBV 前 S 和抗前 S 抗体

（一）英文缩写

Pre-S。

（二）参考范围

ELISA 法呈阴性。

（三）临床意义

Pre-S 是 HBV 外膜蛋白成分,Pre-S 第 21～47 位氨基酸为肝细胞膜受体。HBV 可通过此受体黏附于肝细胞膜上,而进入肝细胞。Pre-S 抗原性较强,可刺激机体产生抗 Pre-S 抗体。

Pre-S 阳性提示病毒复制活跃,具有较强传染性;抗 Pre-S 抗体是 HBV 的中和抗体,机体较早出现表示预后良好。抗 Pre-S 抗体阳性见于急性乙肝恢复期,提示 HBV 正在或已被清除。

六、乙型肝炎病毒 DNA

(一)英文缩写
HBV-DNA。

(二)参考范围
<1000copy。

(三)影响因素
PCR 技术灵敏度很高,可由于实验操作不当、实验室设置不规范、消毒处理不彻底、标本收集不符合要求等造成污染,致使结果出现假阳性。因此必须严格按照 PCR 实验室要求进行操作,采血使用一次性试管,标本室温放置不能超过 6 小时,所用物品必须高压灭菌等。

(四)临床意义
血清 HBV-DNA 测定是评价 HBV 感染和复制最直接、最灵敏、最特异的指标,也是观察乙肝患者有无传染性最可靠的方法。血清 HBV-DNA 检测结果与乙肝五项指标的关系。

1.HBV-DNA 与 HBsAg

一般 HBsAg 阳性时,HBV-DNA 常阳性;但在 HBsAg 含量极低采用 ELISA 法检测不出时,可能会出现 HBsAg 阴性而 HBV-DNA 阳性的情况;或是患者正处于 HBV 感染早期,机体乙肝五项标志物尚未产生,但由于 PCR 检测具有极高的灵敏度,HBV-DNA 含量很低也可检出。

2.HBV-DNA 与 抗-HBs

HBV 感染恢复期抗-HBs 呈阳性,血清 HBV-DNA 一般为阴性,但少数患者特别是在肝组织 HBV-DNA 含量很高时,也可为阳性,提示体内 HBV 尚未完全被清除。

3.HBV-DNA 与 HBeAg、抗-HBe、抗-HBc

HBeAg 阳性时 HBV-DNA 几近全部为阳性;HBeAg 阴性、抗-HBe 和抗-HBc 阳性时,说明 HBV 复制减弱,其 HBV-DNA 阳性检出率仍可高达 80%,患者具有传染性。

除此之外还用于乙肝患者抗病毒药物的疗效观察、献血员筛查、血液制品及乙肝疫苗安全性评价。

七、丙型肝炎病毒检查(丙肝抗体、丙肝 RNA)

(一)英文缩写
抗-HCV、HCV-RNA。

(二)参考范围
丙肝抗体:阴性,丙肝 RNA:<80copy。

(三)影响因素
根据包被抗原不同所用试剂可分为第一代(抗原为 CIOO-3)、第二代(抗原包括 C 抗原、

NS_3、NS_4)、第三代(抗原又增加 NS_5)。随着检测试剂代数的增加,特异性和灵敏度也增加,但由于 HCV 易发生变异、不同患者抗 HCV 抗体出现阳转的时间差异较大(1 个月~1 年),故抗 HCV 抗体阴性也不能排除丙型肝炎。抗 HCV-IgM 的检测影响因素较多,如球蛋白、类风湿因子等,稳定性不如抗 HCV-IgG。

(四)临床意义

抗 HCV 分为抗 HCV-IgM 和抗 HCV-IgG,均为非保护性抗体,目前临床上检测的为总抗体,抗 HCV 阳性即是 HCV 感染的重要标志。抗 HCV-IgM 阳性见于急性 HCV 感染,一般持续 1~3 个月,是诊断 HCV 早期感染、病毒复制和传染性的指标,若持续阳性则提示病情易转为慢性;抗 HCV-IgG 出现晚于抗 HCV-IgM,抗 HCV-IgG 阳性表示体内有 HCV 感染,但不能作为早期诊断指标,低滴度抗 HCV-IgG 提示病毒处于静止状态,高滴度提示病毒复制活跃。

八、丁型肝炎病毒抗原抗体测定

(一)英文缩写

HDVAg 抗-HDV。

(二)参考范围

ELISA 法呈阴性。

(三)临床意义

HDV 是一种缺陷的单股负链 RNA 病毒,呈球形,直径为 35~37nm,其复制需依赖于 HBV 的存在,包括以 HBsAg 作为外壳,核心为 HDAg 和 HDV-RNA,只有与 HBV 共存才能感染患者。HDVAg 是 HDV 唯一的抗原成分,因此仅一个血清型,刺激机体所产生的抗 HDV 不是保护性抗体。临床诊断 HDV 感染主要依据为血清 HDAg、抗 HDV-IgM、抗 HDV-IgG 测定。

HDVAg:HDV 急性感染早期出现,但很快下降,一般 1~2 周即难以检测到慢性感染患者血清中 HDVAg 可持续阳性。短期内阴转预后较好,持续阳性表示肝损害严重,预后欠佳。

抗 HDV-IgM:抗 HDV-IgM 出现较早,但持续时间较短,用于急性感染早期诊断;抗 HDV-IgG:只能在 HBsAg 阳性患者中检出,是诊断慢性 HDV 感染的可靠指标,急性期时滴度低,慢性期感染滴度高,且 HDV 被清除后仍可持续多年。重叠感染 HBV 和 HDV 时,常表现为抗 HBc-IgM 阴性、抗 HDV-IgM 和抗 HBc-IgG 阳性,提示患者可能发展为肝硬化,且进展快。

九、戊型肝炎病毒抗体测定

(一)英文缩写

抗-HEV。

(二)参考范围

ELISA 法:阴性。

（三）临床意义

HEV 是引起肠道传播的戊型肝炎之病原体，传播方式及临床表现与甲肝相似，主要流行于亚洲、非洲、墨西哥等国家和地区，常通过饮用被污染的水源而导致戊肝暴发流行，散发病例分布于世界各地。

HEV 为二十面对称体球形颗粒，直径 $27 \sim 34nm$，是一种无包膜 RNA 病毒，在核苷酸和氨基酸水平高度同源性的基础上，具有广泛的地理分布和一定的遗传异质性。在猪、牛、绵羊、山羊和大鼠等动物中分离到 HEV 样病毒，提示 HEV 为人畜共患疾病。HEV 基因组为单股正链 RNA，结构简单，且不同于以往发现的单股正链 RNA，是一种新的 RNA 病毒类型，其基因组复制和基因表达策略、基因产物的性质和功能、病毒的组装机制等还不很清楚。根据 HEV 所发现的新特征，国际病毒分类委员会（ICTV）第 8 次报告建议将 HEV 暂归于一个独立的科，即 HEV 样病毒科。HEV 基因组全长约 7.5kb，至少有 2 个基因型，分别以 HEV 缅甸株和 HEV 墨西哥株为代表，我国分离的 HEV 株与缅甸株同源性较大，属于同一亚型，感染后可产生抗 HEV-IgM 和抗 HEV-IgG，两者均为近期感染的标志。

急性期患者血清中可检出抗 HEV-IgM，持续 $2 \sim 3$ 个月；恢复期可检出抗 HEV-IgG，持续约 1 年，提示戊肝病后免疫不能持久。戊肝为自限性疾病，一般不会转为慢性，但一部分患者，尤其是妊娠期若合并戊肝时，易发展为重症肝炎，可导致流产或死亡，病死率高达 $20\% \sim 30\%$；HBV 感染者重叠感染 HEV 也易发展为重症肝炎。

十、优生四项

（一）英文缩写

弓形虫（TO）、风疹病毒（RV）、巨细胞病毒（CMV）、单纯疱疹病毒（HSV-1，HSV-2）。

（二）参考范围

健康人呈阴性。

（三）临床意义

（1）妊娠期妇女感染弓形虫会引起流产、早产、胎儿宫内死亡、婴儿脑积水、神经发育障碍等。小动物身上多携带弓形虫。提醒家里养宠物的孕妇注意。

（2）妊娠期妇女感染风疹病会造成胎儿损伤，如新生儿畸形、肝脾肿大、神经发育障碍、先天性心脏病等。

（3）孕妇感染巨细胞病毒后会造成胎儿受损，最终导致胎儿宫内死亡。新生儿感染会造成黄疸、血小板减少性紫癜、溶血性贫血、脑损伤。

（4）孕妇感染 HSV 可使胎儿产生先天性感染，诱发流产、早产、死胎、畸形，新生儿 HSV 感染死亡率高，幸存者常有后遗症。女性生殖器 HSV 感染与宫颈癌的发生关系密切。HSV 分为 HSV-1 和 HSV-2 两种血清型。常见的为 HSV-1，主要引起皮肤、黏膜感染；HSV-2 主要引起生殖器感染和新生儿感染，并与宫颈癌的发生有关。

（四）采血要求及注意事项

早上空腹抽取静脉血 $4 \sim 6mL$，自凝。

十一、生殖抗体五项

(一)英文缩写

抗精子抗体(AsAb);抗卵巢抗体(AovAb);抗子宫内膜抗体(EmAb);抗 HCG 抗体;抗透明带抗体(AZPAb)。

(二)参考范围

健康人呈阴性。

(三)临床意义

生殖抗体五项阳性常致不孕不育的发生。

(四)采血要求及注意事项

早上空腹抽取静脉血 4～6mL,自凝。

第五节　肿瘤标志物免疫检测

肿瘤标志物(TM)是指在肿瘤发生和发展过程中,由肿瘤细胞合成、分泌或是由机体对肿瘤细胞反应而产生的一类物质。一般存在于血液、尿液、其他体液、细胞和组织中,可通过生物化学、免疫学及分子生物学等方法进行定性或定量检测,在肿瘤的辅助诊断、鉴别诊断、治疗监测及疗效评价、预后判断、复发监测及高危人群随访观察等方面都具有相应的应用价值。

一、甲胎蛋白检测

1963 年 Abelve 发现了可用于诊断原发性肝癌的甲胎蛋白(AFP),其是胚胎性抗原类肿瘤标志物,正常情况下此类胚胎抗原仅出现于胚胎期,出生后呈现低表达或不表达,AFP 可分为肝型和卵黄囊型,这两种 AFP 对刀豆素 A(Con A)和小扁豆凝集素(LCA)等凝集素的结合能力不同。LCA 同时能与肿瘤来源的肝型和卵黄囊型 AFP 结合,AFP 按照其与 LCA 亲和力大小型分为 AFP-L1、AFP-L2 和 AFP-L3 三种异质体。其中 AFP-L1 主要存在于良性肝脏疾病,AFP-L2 多由卵黄囊肿瘤产生,亦可见于孕妇血清中,AFP-L3 为肝癌细胞所特有,与 LCA 亲和力最强。

目前 AFP 的常用检测方法有 ELISA 法、化学发光免疫测定(CLIA)法、电化学发光免疫测定(ECLIA)法、时间分辨荧光免疫分析法、放射免疫法(RIA)、金标记免疫渗滤法及液相芯片技术。

(一)ELISA 法

1.原理

采用 ELISA 双抗体夹心模式。在微孔板上包被抗 AFP 单克隆抗体,在包被孔中分别加入标准品、阳性对照、阴性对照和血清标本,反应后加入酶结合物(HRP-抗 AFP 单克隆抗体)使特异性地形成固相抗 AFP 抗体-AFP-酶标抗 AFP 抗体复合物。洗去未结合在固相上的反应物,加入底物显色剂,测定 OD 值,显色程度在一定范围内与 AFP 含量成正比。

2.试剂

试剂组成：包被有抗 AFP 单克隆抗体的微孔板、一系列浓度的标准品、酶标记的抗体、酶显色底物溶液以及阴性对照、阳性对照、浓缩洗涤液、终止液等。

3.操作

按试剂盒使用说明书或实验室制定的 SOP 进行操作，主要操作流程如下。

设定和加载标准品、阴性对照、阳性对照、质控物及待测标本→温育反应→加入酶标记的抗 AFP 单克隆抗体→温育反应→洗涤→加入酶显色底物溶液→温育反应→终止反应→比色。

4.结果计算

（1）酶标仪检测：采用单波长（450nm）或双波长（450nm/620nm 或 630nm）比色测定，通常选用双波长比色。

（2）计算：以系列标准品浓度值的对数值为横坐标（X 轴），以标准品 OD 值的对数值为纵坐标（Y 轴），建立（log-log）标准曲线，计算待测标本的 AFP 含量。

5.参考区间

（1）正常人 AFP 含量≤20.0ng/mL。

（2）各实验室最好根据本室使用的检测系统，检测一定数量的正常人群，建立自己的参考区间。如用文献或说明书提供的参考区间，使用前应加以验证。

6.注意事项

（1）标本采集血清，含 EDTA、柠檬酸或肝素的血浆标本均可使用，待测标本不可用 NaN_3 防腐，检测前应充分离心标本。

（2）每次检测均应绘制标准曲线，所有的试剂和血清标本检测前应平衡至室温（20～25℃），确认加样器、温育设备、洗板设备均符合实验要求。

（3）采用贴壁加样方式，以避免产生气泡容易造成交叉污染，不要把酶标抗体加在微孔板上缘，以避免造成假阳性反应。

（4）标准品开启使用后，尽量在 1 个月内使用，否则应冻存，但应避免反复冻融。

（5）切勿盖错试剂瓶盖，不同试剂盒各组分不能混用，同种试剂盒的不同批号组分不能混用，不使用过期试剂，试剂使用后，应立即放回 2～8℃冰箱保存。

（6）洗涤要彻底，洗涤液应注满每孔，每孔液量不少于 $300\mu L$，洗板机洗板时洗涤液的最小残留量应小于 $3\mu L$。手工洗板每次洗涤均应甩干孔内液体，最后应将孔内液体在吸水纸上拍干，但不可用水过猛，避免产生气泡。

（7）试剂盒与待测标本、阳性对照以及废弃物均应视为生物危险品妥善处理。

（二）CLIA 法

1.原理

采用直接化学发光技术的双抗体夹心法检测。将待测标本、AFP 分析稀释液以及抗 AFP 包被的顺磁性微粒子混合；标本中存在的 AFP 结合到抗 AFP 包被的微粒子上；洗涤后，加入吖啶酯标记的抗 AFP 结合物，随后将预激发液和激发液添加到反应混合物中；测量的化学发光反应的结果，以相对发光单位（RLUs）表示；标本中 AFP 含量与系统检测出的 RLUs 成正比。

2.试剂

试剂组成:抗 AFP 包被的微粒子、吖啶酯标记的抗 AFP 结合物、标本稀释液以及通用的发光激发液、清洗缓冲液等。

3.操作

按试剂盒使用说明书或实验室制定的 SOP 进行操作,主要操作流程如下。

签收标本→离心→上机检测→审核报告→签发报告→标本保存。上机检测按仪器和试剂盒操作说明书设定参数,仪器全自动化运行。全自动发光免疫分析仪一般包括标本盘、试剂盘、温育系统、固相载体分离洗涤系统、发光信号检测系统、数据分析系统以及操作控制系统。

4.结果计算

(1)全自动发光免疫分析仪的数据分析系统自动给出检测结果,应根据校准物和质控物的数据判定结果的有效性。

(2)如待测标本中 AFP 浓度超过检测上限 1000ng/mL 时,应以稀释液稀释后重测,手工稀释结果应乘以稀释倍数,仪器自动稀释,所检测的结果会自动校正。

5.参考区间

(1)正常人血清 AFP<13.4ng/mL。

(2)各实验室最好根据本室使用的检测系统,检测一定数量的正常人群,建立自己的参考区间。如用文献或说明书提供的参考区间,使用前应加以验证。

6.注意事项

(1)校准:应定期由生产厂家专业工程师提供校准服务,对影响检测结果的仪器关键部分,如光源系统、孵育系统和加样系统进行校准,以及零部件的更换。

(2)维护:按照制定的 SOP,对仪器进行日、周和月维护,确保仪器处于良好的工作状态。

(3)性能验证:检测用于常规检测前,应进行性能验证,包括精密度、准确度、线性范围和携带污染率等。

(4)不同厂家、不同批号试剂不可混用,不能使用超过有效期的试剂盒,试剂开启后应在开瓶稳定期内使用,新批号的试剂需要重新定标,试剂盒第一次使用时需要颠倒混匀。

(5)待测标本在检测前应充分离心,以保证胶、纤维蛋白原、血细胞彻底分离,避免干扰检测系统的加样针吸取标本。

(6)试剂中所有人源材料,包括定标液等都应视为有潜在感染性的物质。

(7)由于检测方法与试剂特异性方面的差异,用不同方法检测同一待测标本得到的 AFP 浓度,其检测结果可能产生一定的变化。因此实验室报告结果应注明检测方法。不同检测方法间的结果不能直接比较,以免引起临床解释的错误。

(三)ECLIA 法

1.原理

ECLIA 法是一种在电极表面由电化学引发的特异性化学发光反应,包括电化学和化学发光两个过程,可对反应进行精确控制,将待测标本、生物素化的特异性 AFP 单克隆抗体和钌复合物标记的特异性 AFP 单克隆抗体混匀,形成抗原-抗体夹心复合物;加入链霉亲和素包被的磁珠微粒,上述形成的复合物通过生物素与链霉亲和素间的反应结合到微粒上;反应混合液吸到测量池中,微粒通过磁铁吸附到电极上,未结合的物质通过清洗涤液洗去,电极加电压后产生化学发光,通过检测发光强度以及校准曲线确定待测标本的结果。

2.试剂

试剂组成:包被链霉亲和素的磁珠微粒、生物素化的抗 AFP 单克隆抗体、钌复合物标记的抗 AFP 抗体、质控物和定标液以及通用的标本稀释液、洗涤液、清洁液等。

3.操作

按试剂盒使用说明书或实验室制定的 SOP 进行操作,主要操作流程参见 CLIA 法检测 AFP。

4.结果计算

(1)全自动电发光免疫分析仪的数据分析系统自动给出检测结果,根据校准物和质控物的数据判定结果的有效性。

(2)检测范围为 0.605～1210ng/mL。如待测标本中 AFP 浓度超过检测上限,应以稀释液稀释后重测,手工稀释结果应乘以稀释倍数,仪器自动稀释所检测的结果会自动校正。

5.参考区间

(1)正常人血清 AFP≤7.0ng/mL。

(2)各实验室最好根据本室使用的检测系统,检测一定数量的正常人群,建立自己的参考区间。如用文献或说明书提供的参考区间,使用前应加以验证。

6.注意事项

检测结果不受黄疸(胆红素<1112μmol/L 或<65mg/dL)、溶血(血红蛋白<1.4mmol/L 或<2.2g/dL)、脂血(脂肪乳剂<1500mg/dL)和生物素<60ng/mL 或<246nmoL/L 的影响;对于接受高剂量生物素(>5mg/d)治疗的患者,必须在末次生物素治疗 8 小时后才能采血。检测结果不受类风湿因子影响(RF<1500IU/mL)。

(四)临床意义

1.原发性肝癌的辅助诊断

AFP 测定主要用于原发性肝癌的辅助诊断,血清含量大于 400ng/mL 为诊断阈值,其诊断原发性肝癌的阳性率可达 60%～80%,但 AFP 阴性不能排除肝癌;AFP 的浓度与 HCC 分化有关,HCC 分化接近正常或分化极低时,AFP 常较低或测不出来,分化程度为Ⅱ、Ⅲ级时 AFP 浓度最高,肝坏死严重者 AFP 亦低。AFP 浓度还与 HCC 大小有关系,肝癌小于 3cm 者 AFP 阳性率为 25%～50%,4cm 者 AFP 多达 400ng/mL 以上,5cm 时 AFP 常升高至 700～1000ng/mL,为此 AFP 在 HCC 的诊断中强调动态观察,小肝癌应辅以其他 HCC 标志物及超声检测;AFP 可用于肝癌高危人群的筛查,尤其是乙型肝炎性肝硬化患者;AFP 还可用于肝癌的治疗效果及预后评估,如果 AFP>500ng/mL,提示患者存活期短;若手术切除肝癌后 AFP 下降,1 周内可降至正常,提示预后好;若术后 AFP>200ng/mL,提示肝癌有残留或有转移;若下降后又升高则提示肝癌可能复发。肝良性病变和妊娠,AFP 亦升高,但一般在 400ng/mL 以下。

2.内胚层分化器官的良性疾病

内胚层分化器官的良性疾病如酒精性肝炎、肝硬化、急性病毒性肝炎、慢性活动性肝炎、肠炎及遗传性酪氨酸血症等 AFP 也可呈中、低水平和暂时性或反复性升高,需加以鉴别伴有早期癌的肝病活动。其他疾病如胃癌或胰腺癌和结直肠癌等 AFP 亦可呈中、低水平和暂时性升高。

3.胎儿疾患

胚胎期 AFP 由卵黄囊和肝脏大量合成。随着胎儿发育,其清蛋白浓度逐渐升高,AFP 浓度不断下降。胎儿出生 12～18 个月后外周血中浓度小于 10μg/L,正常成人肝细胞几乎不产生 AFP。当胎儿患低氧症、宫内死亡、遗传缺陷、先天性神经管畸形、无脑儿和脊柱裂等疾病时,母体血清 AFP 异常增高。若胎儿有先天性肾病综合征、先天性食管及十二指肠闭锁、性染色体异常、脑积水、法洛四联症等时,羊水中 AFP 亦明显升高。

4.生殖细胞瘤的鉴别

血清 AFP 结合 β-hCG 还可用于生殖细胞瘤的鉴别诊断。生殖细胞瘤病理学上主要分为精原细胞瘤和非精原细胞生殖细胞瘤。精原细胞瘤 β-hCG 升高,AFP 不升高。80%～85% 的非精原细胞生殖细胞瘤 AFP 和(或)β-HCG 升高。当精原细胞瘤出现 AFP 升高时,应考虑存在非精原细胞生殖细胞瘤。血清 AFP 水平检测有助于精原细胞瘤和非精原细胞生殖细胞瘤的治疗方案选择。

二、甲胎蛋白异质体检测

甲胎蛋白异质体(AFP-L3)是重要的肝癌诊断标志物,AFP-L3 的常用检测方法是根据 AFP 异质体对植物血凝素[如 LCA、ConA 或豌豆凝集素(PSA)]结合能力的不同先进行异质体分离,然后应用免疫学方法进行定量检测;主要包括亲和交叉免疫电泳法、亲和电泳免疫印迹法和亲和吸附离心管法。前两种为经典方法,后者为推荐方法。

(一)亲和交叉免疫电泳法

1.原理

将待测血清置于含 LCA 的琼脂糖凝胶中电泳,与 LCA 结合的结合型 AFP 在电泳时被阻留,而非结合型 AFP 则向阳极侧泳动;然后,与首次电泳的方向垂直,在含抗 AFP 抗体的琼脂糖凝胶中做第二次电泳;此时被首次电泳分离的 AFP 异质体,将分别在含抗 AFP 的凝胶板中形成抗原-抗体复合物沉淀峰,根据峰的大小即可得到结合型或非结合型 AFP 所占的比例。

2.试剂

试剂组成:LCA、抗 AFP 血清、^{125}I-AFP 以及 10.0g/L 琼脂糖(用 pH8.6、0.25mol/L Tris-巴比妥缓冲液配制)。

3.操作

按试剂盒使用说明书或实验室制定的 SOP 进行操作,主要流程为。

(1)将 10.0g/L 琼脂糖融化后,在 6cm×12cm 洁净玻板的一侧浇注 2cm×12cm(厚 1.6mm)凝胶条(约需 3.84mL 凝胶液),凝固后于距内缘 2～3mm 处切一条 0.5cm×10cm 的槽。

（2）用 0.25mol/L 巴比妥缓冲液（PH8.6）将 LCA 稀释成 2mg/mL（－20℃可保存 1 个月），取 80μL 加入冷至 56℃的已融化琼脂糖凝胶 1mL 中，混合后浇注于上述槽中，待凝固后，于此凝胶条上距阴极端 0.5cm 处打一直径 0.2～0.3cm 的孔，距此孔 4.5cm 处打第二个孔（第二份标本）。

（3）两孔内各加一份待测血清，加样量 5～10μL。以 1.0g/L 溴酚蓝为指示剂，10V/cm 稳压电泳，至白蛋白泳出 4cm 时关闭电源。

（4）将抗 AFP 血清按效价与融化并冷至 56℃的琼脂糖胶液混合（琼脂糖最终浓度为 9.0g/L，抗 AFP 血清达到最适浓度），并浇注玻板的其余部分（4cm×12cm），约需含抗血清胶液 7.68mL，使凝固。

（5）于 LCA 胶条下 1.5mm 处空白凝胶内切割一条 0.2cm×10cm 的细槽，槽内注入混有 1.0g/L 溴酚蓝 5μL 的 ^{125}I-AFP 20μL（约 6 万～7 万 cpm）。如混入 0.35mL 融化的 10.0g/L 琼脂糖胶液中浇注更好。10V/cm 稳压电泳，电泳方向与第一次电泳垂直，至白蛋白泳出 4cm 时终止。

（6）电泳结束后，用滤纸覆盖于凝胶板表面，置 37℃干燥后，于暗室覆盖 X 线底片，室温曝光 48 小时，显影和定影后观察。

4.结果计算

将 X 线胶片置坐标纸上，以峰两侧水平线作基线，峰形下总面积（小格数）为 100%，各峰所占面积（小格数）与总面积的百分比即为 AFP 异质体（AFP-L3）的百分比。

5.参考区间

正常人血清 AFP-L3%（AFP-L3/总 AFP）＜10%。

6.注意事项

（1）操作烦琐，耗时、技术要求高，需要有研究经验的技术人员操作。

（2）待测血清或其他体液应避免溶血、脂血或微生物污染。

（3）由于实验中使用了放射性核素，存在污染风险，整个操作和废弃物的处理需按 RIA 国家规定进行。

（二）亲和电泳免疫印迹法

1.原理

将待测血清置于含 LCA 的琼脂糖凝胶中电泳。LCA 结合型 AFP 泳动速度慢，而 LCA 非结合型 AFP 泳动速度快，从而将 AFP 异质体分离；然后将其转移至吸附有鼠抗人 AFP 抗体的硝酸纤维膜（NC）上进行免疫印迹，再依次与酶标记的抗人 AFP 抗体和酶底物反应而呈色。通常，来自良、恶性肝病患者血清的 AFP 分子在 NC 膜上只能看见两条带（AFP L1 和 L3），跑在后面的就是 AFP-L3；来自卵黄囊肿瘤的 AFP 条带应位于 L1 和 L3 之间，以 L2 表示；利用光密度仪扫描，计算 AFP-L3 所占百分比。

2.试剂

试剂组成：LCA、马抗人 AFP 抗体、HRP 标记的兔抗人 AFP 抗体、结合了马抗人 AFP 抗体的硝酸纤维膜（将 NC 膜裁剪成与凝胶板相同大小，浸于最适稀释浓度的马抗人 AFP 抗体溶液中，5 分钟后取出，电吹风吹干，4℃保存，4 周内稳定）。

3.操作

按试剂盒使用说明书或实验室制定的 SOP 进行操作,主要流程为。

(1)用 25mmol/L Tris-巴比妥缓冲液(pH8.6)配制 10g/L 琼脂糖凝胶(内含 2.0g/L LCA),浇注玻板。凝胶厚度为 1.0mm,长 8cm,宽度视标本数而定,一般为 1cm 宽/每份标本。在负极侧 0.5cm 处切一条 7mm 长、1mm 宽的加样槽,槽内加待测血清 4μL,端电压 15V/cm 电泳 45 分钟,电泳结束取下琼脂糖凝板。

(2)将马抗人 AFP-NC 膜先用蒸馏水浸湿,仔细地覆盖于琼脂糖凝板上,再在 NC 膜上加数层滤纸,上面置 10g/cm² 的重物,约经 30 分钟后即将凝胶板上的 AFP 电泳区带转印至 NC 膜上。

(3)将免疫印迹的 NC 膜浸入用 2％g/L 牛白蛋白溶液最佳稀释的 HRP-兔抗人 AFP 抗体溶液中,37℃、1 小时后取出。NC 膜用洗涤液洗 3 次。最后将 NC 膜浸入酶底物溶液(DAB＋H_2O_2)中约 30 分钟,待显现出 2～3 条棕黄色区带后,用蒸馏水冲洗数次,终止反应。

(4)在光密度仪波长 490nm 处,扫描 NC 膜上显色的 AFP 分离带。

4.结果计算

(1)NC 膜上在阴极侧的区带为 LCA 结合型 AFP,阳极侧的区带为 LCA 非结合型 AFP;计算 LCA 结合型 AFP 分离带密度在所有分离带密度总和中所占的百分比。

(2)对血清总 AFP＞400ng/mL 的标本,建议使用正常人血清进行稀释,稀释后再检测,测值乘以稀释倍数。

5.参考区间

正常人血清 AFP-L3％(AFP-L3/总 AFP)＜10％。

6.注意事项

(1)待测血清或其他体液应避免溶血、脂血、微生物污染。

(2)每批次试验均应设置阴性、阳性对照;一抗和二抗的稀释度、作用时间和温度要经过预实验确定最佳条件。

(3)显色液必须新鲜配制使用,最后加入 H_2O_2;DAB 有致癌的潜在可能,操作时需谨慎。

(三)亲和吸附离心管法

1.原理

亲和吸附离心管中预装有偶联了 LCA 的亲和介质,该介质能特异性结合 AFP-L3;当待测标本流过离心管时,标本中 AFP-L3 通过与亲和介质的结合被留在了离心管内;经过清洗和洗脱过程后获得"处理后标本",处理后标本中含有 AFP-L3;配合使用 AFP 定量试剂盒检测处理前和处理后标本,通过计算即可获得待测标本中 AFP-L3 占总 AFP 的比率。

2.试剂

试剂组成:甲胎蛋白异质体亲和吸附离心管、清洗涤液和洗脱液,以及 AFP 定量检测试剂盒。

3.操作

按试剂盒使用说明书或实验室制定的 SOP 进行操作,主要流程为。

亲和吸附离心管的准备→加载标本并静置→清洗→洗脱→收集→检测。

4.结果计算

按照试剂盒使用说明书的要求计算和判定结果,一般原则为。

(1)当检测结果显示处理后标本中的 AFP-L3 含量≥1ng/mL 时,按照以下公式计算。

AFP-L3 比率＝[(处理后标本 AFP-L3 含量×2.5)/处理前标本 AFP 含量]×100%

(2)当检测结果显示处理后标本中 AFP-L3 含量<1ng/mL 时,无需计算 AFP-L3 比率,可直接判定为阴性结果。

(3)当检测结果显示处理后标本中 AFP-L3 含量≥400ng/mL 时,即待测标本中 AFP-L3 的含量≥1000ng/mL(处理后标本含量的 2.5 倍为待测标本中 AFP-L3 的含量),可判定阳性结果(≥10%)。

(4)如待标本总 AFP 含量>50000ng/mL,建议使用清洗涤液进行稀释,稀释后再检测,测值乘以稀释倍数。

5.参考区间

正常人血清 AFP-L3%(AFP-L3/总 AFP)<10%。

6.注意事项

(1)该法操作比较烦琐,需要两次检测 AFP 值,试剂和离心管价格均较高。

(2)血清要求清亮,如有混浊,务必再次离心,因为混浊血清会影响检测结果。

(3)冷藏试剂应置室温平衡 15～30 分钟后方可使用;不同批号的试剂不能混用。

(4)严格按照试剂说明书的规定贮存试剂,如亲和吸附离心管必须贮存于 2～8℃,不能低于 0℃,如果发现管内介质已经冷冻,则不能使用。

(5)对总 AFP 含量较低的患者进行 AFP-L3 检测,要参考所采用的 AFP 定量试剂盒的检出下限,并结合临床定期复查、随访。

(6)采用半自动化学发光法进行标本 AFP 检测时,为保证低值检测的准确,建议同时进行洗脱液的检测,计算结果时将洗脱液的检测值作为空白减去;采用全自动发光法检测时,应首先进行洗脱液的检测,当洗脱液检测值小于 1ng/mL 时,方可开展检测。为保证日常检测的准确,应定期检测洗脱液,以保证空白洗脱液检测值小于 1ng/mL。

(四)ELISA 法

1.原理

采用双抗体夹心 ELISA 法。抗人 AFP-L3 单抗包被微孔板,将待测标本加入微孔内孵育,洗涤后加入 HRP 标记的抗人 AFP-L3 抗体,使特异地形成固相抗体-AFP-L3-酶标抗体免疫复合物,洗涤后加入酶显色底物呈色,呈色强度与标本中 AFP-L3 浓度成正比。

2.试剂

试剂组成:包被抗人 AFP-L3 单抗的微孔板、HRP 标记的抗人 AFP-L3 抗体、酶显色底物溶液以及标准品和质控物。

3.操作

按试剂盒使用说明书或实验室制定的 SOP 进行操作,主要流程为。

试剂准备→加载标本(标准品、质控物和待测标本)→温育反应→洗涤→加酶标抗体→温育反应→洗涤→显色→终止反应→比色。

4.结果计算

按照试剂盒使用说明书进行结果判定,一般原则为。

(1)以每块微孔板为一个批次,同时检测阴阳性质控物,质控结果符合试剂盒说明书或实验室所规定的要求。

(2)标准品检测结果符合试剂盒说明书的要求;每批次试验后均需以系列标准品浓度为横坐标,相应吸光度值为纵坐标,制备标准曲线;根据待测标本的吸光度值可从标准曲线上获得相应的浓度,再乘以稀释倍数,即为 AFP-L3 的实际浓度。

(3)该法的线性范围为 $50\sim1600$ng/L,如待测标本中 AFP-L3 浓度超过此范围上限,应以标本稀释液稀释后重新检测(n 倍),测值乘以总稀释倍数($\times5\times n$)。

5.参考区间

正常人血清 AFP-L3%(AFP-L3/总 AFP)<10%。各实验室最好根据本室使用的检测系统,检测一定数量的正常人群,建立自己的参考区间。如用文献或说明书提供的参考区间,使用前应加以验证。

(五)临床意义

在原发性肝细胞癌诊断中 AFP-L3 特异性高于总 AFP,但敏感性与总 AFP 无明显差异;与其他指标如 AFP、AFP mRNA 或 α-L-岩藻糖苷酶(AFU)等联合检测,可提高对 HCC 诊断的准确率。

1.肝癌辅助诊断指标

AFP-L3 值与总 AFP 值无相关性,是独立于总 AFP 值的肝癌辅助诊断指标。AFP-L3≥10%应高度怀疑肝癌的存在;AFP-L3 为低值时也不能否定肝癌的存在,因为约有 15%～30%的 AFP 阳性肝癌患者 AFP-L3<10%。此外,某些肝脏良性疾病如急性肝炎、暴发性或重症肝炎、自身免疫性肝炎等也可能会出现 AFP-L3 的升高,建议与其他检查手段联合使用,综合判断。

2.有助于 HCC 的鉴别诊断

可区别原发性肝细胞癌与非原发性肝癌或者良性肝病引起的 AFP 升高;目前认为 AFP-L3>25%提示为原发性肝细胞癌。

3.HCC 治疗疗效、监测和预后的判断

通过动态分析 AFP-L3 的比率或绝对值变化,有助于 HCC 治疗疗效、复发转移的监测和预后的判断(只有当待测标本中 AFP-L3 的含量≥1000ng/mL 时,可直接用 AFP-L3 绝对值的变化进行监测)。

三、癌胚抗原检测

癌胚抗原(CEA)是一种由胎儿胃肠道上皮组织、胰和肝细胞所合成的糖蛋白。CEA 类似于 AFP,均为胚胎期产生的胎儿癌性抗原组,CEA 基因家族包括 2 个亚组的 17 个活化基因,属于非器官特异性肿瘤相关抗原。

目前 CEA 的常用检测方法有 ELISA 法、CLIA 法、ECLIA 法、金标记免疫渗滤层析法、RIA、时间分辨荧光免疫分析法及流式荧光免疫检测技术,其中以 ELISA 法最为常用。

(一)ELISA 法

1.原理

采用针对不同抗原决定簇的两个单克隆抗体分别制备成包被板和酶结合物,利用 ELISA 双抗体夹心法原理定量检测人血清标本中 CEA 含量。

2.试剂

试剂组成:包被有抗 CEA 单克隆抗体的微孔板、一系列浓度的标准品、酶标记的抗 CEA 单克隆抗体、酶显色底物溶液以及质控物、浓缩洗涤液、终止液等。

3.操作

按试剂盒使用说明书或实验室制定的 SOP 进行操作,主要操作流程如下。

设定和加载标准品、质控物和待测标本→加入酶标记的抗 CEA 单克隆抗体→温育反应→洗涤→加入酶显色底物溶液→温育反应→终止反应→比色。

4.结果计算

(1)酶标仪检测:采用单波长(450nm)或双波长(450nm/620nm 或 630nm)比色测定,通常选用双波长比色。

(2)计算:以系列标准品浓度值的对数值为横坐标(X 轴),以标准品 OD 值的对数值为纵坐标(Y 轴),建立(log-log)标准曲线,计算待测标本的 CEA 含量。

5.参考区间

(1)正常人 CEA 含量≤5.0ng/mL。

(2)各实验室最好根据本室使用的检测系统,检测一定数量的正常人群,建立自己的参考区间。如用文献或说明书提供的参考区间,使用前应加以验证。

(二)CLIA 法

1.原理

采用直接化学发光技术的双抗体夹心法进行检测。第一步,将标本和 CEA 抗体包被的顺磁微粒子混合,使标本中的 CEA 与 CEA 抗体包被的微粒子结合;第二步,经冲洗后加入吖啶酯标记的 CEA 抗体结合物,接着向反应混合物中加入预激发液和激发液,测量产生的化学发光反应强度,以相对发光单位(RLUs)表示。标本中 CEA 含量与系统检测到的 RLUs 成正比。

2.试剂

试剂组成:CEA 抗体包被的微粒子、吖啶酯标记的 CEA 抗体结合物、标本稀释液以及通用的发光激发液、清洗缓冲液等。

3.操作

按试剂盒使用说明书或实验室制定的 SOP 进行操作。

4.结果计算

(1)全自动发光免疫分析仪的数据分析系统可以自动给出检测结果,应根据校准物和质控物的数据判定结果的有效性。

(2)如待测标本中 CEA 浓度超过检测上限 1500ng/mL 时,应以稀释液稀释后重测,手工稀释结果应乘以稀释倍数,仪器自动稀释所检测的结果会自动校正。

5.参考区间

(1)正常人血清 CEA≤5.0ng/mL。

(2)各实验室最好根据本室使用的检测系统,检测一定数量的正常人群,建立自己的参考区间。如用文献或说明书提供的参考区间,使用前应加以验证。

(三)ECLIA 法

1.原理

采用双抗体夹心法原理。将待测标本、生物素化的 CEA 单克隆特异性抗体和钌复合物标记的 CEA 特异性单克隆抗体混匀,形成抗原-抗体夹心复合物;加入包被链霉亲和素的磁珠微粒,让上述形成的复合物通过生物素与链霉亲和素间的反应结合到微粒上;反应混合液吸到测量池中,微粒通过磁铁吸附到电极上,未结合的物质通过清洗涤液洗去,电极加电压后产生化学发光,通过检测发光强度以及校准曲线确定待测标本中 CEA 的浓度。

2.试剂

试剂组成:包被链霉亲和素的磁珠微粒、生物素化的抗 CEA 抗体、钌复合物标记的抗 CEA 抗体、质控物和定标液以及通用的标本稀释液、洗涤液、清洁液等。

3.操作

按试剂盒使用说明书或实验室制定的 SOP 进行操作。

4.结果计算

(1)全自动电发光免疫分析仪的数据分析系统可以自动给出检测结果,应根据校准物和质控物的数据判定结果的有效性。

(2)检测范围为 0.600～1000ng/mL。如待测标本中 CEA 浓度超过检测上限,应以稀释液稀释后重测,手工稀释结果应乘以稀释倍数,仪器自动稀释所检测的结果会自动校正。

5.参考区间

(1)正常人血清 CEA≤3.4ng/mL。

(2)各实验室最好根据本室使用的检测系统,检测一定数量的正常人群,建立自己的参考区间。如用文献或说明书提供的参考区间,使用前应加以验证。

6.注意事项

检测结果不受黄疸(胆红素<1129μmol/L 或<66mg/dL)、溶血(血红蛋白<1.4mmol/L 或<2.2g/dL)、脂血(脂肪乳剂<1500mg/dL)和生物素<120ng/mL 或<491nmol/L 的影响。对于接受高剂量生物素(>5mg/d)治疗的患者,必须在末次生物素治疗 8 小时后才能采血。检测结果不受类风湿因子影响(RF<1500IU/mL)。

(四)临床意义

(1)生理条件下,小肠、肝脏和胰腺细胞在胎儿早期合成 CEA 的能力较强,CEA 浓度较高。胎龄 6 个月后,其合成 CEA 能力逐步减弱,CEA 分泌量逐渐减少,出生后即与成人水平一致(<5μg/L,吸烟者为 15～20μg/L,6.5%的吸烟者可达 20～40μg/L),正常情况下 CEA 经由胃肠道代谢消除。病理条件下,位于胃肠道、呼吸道、泌尿道等空腔脏器部位的肿瘤大量分泌 CEA,这些 CEA 随即进入血液和淋巴系统循环,引起血清 CEA 水平异常升高,血清 CEA 水平检测结果呈阳性。

(2)CEA 属于非器官特异性肿瘤相关抗原,血清 CEA 升高主要见于:70%~90%的结肠腺癌患者 CEA 阳性,在其他恶性肿瘤中的阳性率顺序依次为胃癌、胰腺癌、小肠腺癌、肺癌、肝癌、乳腺癌、泌尿系癌肿。在妇科恶性肿瘤中,卵巢黏液性囊腺癌 CEA 阳性率最高,其次是 Brenner 瘤;子宫内膜样癌及透明细胞癌也有较高的 CEA 表达,浆液性肿瘤阳性率相对较低。

(3)良性肿瘤、炎症和退行性疾病(如胆汁淤积、结肠息肉、酒精性肝硬化、慢性肝炎、胰腺炎、溃疡性结肠炎、克罗恩病、肺气肿)CEA 含量会轻度或中度上升,但通常不超过 10ng/mL。吸烟者中约有 30% CEA 大于 5ng/mL。CEA 可以作为良性与恶性肿瘤的鉴别诊断依据。

(4)CEA 测定主要用于指导肿瘤治疗及随访。能对病情判断、预后及疗效观察提供重要的依据。CEA 的检测对肿瘤术后复发的敏感度极高,可达 80%以上,往往早于临床、病理检查及 X 线检查半年。CEA 正常不能排除恶性疾病存在的可能。与 CEA 发生反应的抗体与胎粪抗原(NCA2)也能反应。

四、酶类标志物

(一)α-L-岩藻糖苷酶

α-L-岩藻糖苷酶(AFU)是一种催化含岩藻糖基的糖蛋白、糖脂等生物活性大分子水解的溶酶体酸性水解酶,广泛存在于人体组织细胞、血液和体液中,参与体内糖蛋白、糖脂和寡糖的代谢。

1.标本类型

血清。

2.参考区间

<40U/L(速率法)。

3.临床意义

(1)AFU 活性增高:常见于原发性肝细胞癌,其阳性率为 81.2%。某些转移性肝癌、肺癌、乳腺癌、卵巢癌或子宫癌等患者血清 AFU 活性也可增高,甚至某些非肿瘤性疾病(如肝硬化、慢性肝炎和消化道出血等)患者血清 AFU 活性也有轻度增高。

(2)AFU 活性降低:见于岩藻糖苷贮积病,由于含岩藻糖苷的糖蛋白、糖脂和寡糖中的岩藻糖苷水解反应受阻,引起岩藻糖苷贮积病。

4.评价

(1)诊断价值

①AFU 是原发性肝细胞癌较为灵敏的指标,是原发性肝细胞癌的诊断标志物之一。动态观察血清 AFU 活性对判断原发性肝细胞癌的治疗效果、评估预后和预测复发有重要意义。

②AFP 阴性的原发性肝细胞癌和小肝癌患者血清 AFU 阳性率均为 70%以上,故 AFU 与 AFP 联合检查可提高原发性肝细胞癌诊断的阳性率(可达 93.1%以上)。

(2)影响因素:酶类标志物不稳定,易降解,应在标本采集后及时分离血浆,低温保存,并及时检查。

(二)前列腺酸性磷酸酶

前列腺酸性磷酸酶(PAP)是一种前列腺外分泌物中能水解磷酸酯的糖蛋白,在酸性环境中活性最强,能水解有机磷酸酯。

1.标本类型

血清。

2.参考区间

≤2.0μg/L(RIA、CLIA 法)。

3.临床意义

前列腺癌患者血清 PAP 活性明显增高,其增高的程度与肿瘤相关。前列腺增生、前列腺炎等患者血清 PAP 活性也可增高。

4.评价

(1)诊断价值:PAP 对前列腺癌的诊断、疗效观察、判断术后有无复发转移及预后有重要意义。PAP 对诊断前列腺癌的特异度高于 PSA(可达 96％),但灵敏度低于 PSA。两者同时检查可提高对前列腺癌诊断的阳性率。当前列腺癌病情好转时,血清 PAP 活性降低;PAP 活性再次增高时提示肿瘤复发、转移及预后不良。

(2)影响因素

①酶类标志物不稳定,易降解,应在标本采集后及时分离血浆,低温保存,并及时检查。

②前列腺按摩、前列腺穿刺、射精、导尿和直肠镜检查后,血清 PAP 活性可增高,应注意其对诊断的影响。

(三)神经元特异性烯醇化酶

神经元特异性烯醇化酶(NSE)在脑组织的活性最高,其次为外周神经和神经内分泌组织,非神经组织、血清和脑脊液 NSE 活性最低。它与神经内分泌组织起源的肿瘤有关,特别是小细胞肺癌(SCLC)。NSE 检查的适应证:SCLC、神经母细胞瘤、神经内分泌肿瘤的治疗效果和病情监测。

1.标本类型

血清、脑脊液。

2.参考区间

<13μg/L(ELISA 法);<16.3μg/L(ECLIA 法)。

3.临床意义

(1)小细胞肺癌:①SCLC 患者血清 NSE 活性明显增高,其诊断灵敏度为 80％,特异度为 80％～90％,而非小细胞肺癌(NSCLC)患者血清 NSE 活性无明显增高;②血清 NSE 活性与 SCLC 的临床分期呈正相关,故血清 NSE 对 SCLC 的病情监测、疗效评价及预测复发具有重要的价值。

(2)神经母细胞瘤:NSE 是神经母细胞瘤的标志物,其灵敏度可达 90％以上。发病时血清 NSE 活性明显增高,治疗有效时则降低,而复发后又增高。

四.评价

(1)诊断价值

①NSE 是 SCLC 高特异度和高灵敏度的标志物,对 SCLC 诊断的灵敏度为 80％,特异度

为 80%~90%。NSE 也是 SCLC 与 NSCLC 的鉴别诊断指标,但 NSE 更多用于观察神经内分泌肿瘤患者的疗效与病情变化。

②NSE 由于灵敏度高,也可作为神经母细胞瘤的标志物,其灵敏度达 90% 以上,对于神经母细胞瘤早期诊断具有较高的价值,同时也用于监测神经母细胞瘤的病情变化、评价疗效和预报复发。

(2)影响因素

①酶类标志物不稳定,易降解,应在标本采集后及时分离血清,低温保存,并及时检查。

②红细胞与血小板含有大量 NSE,溶血可使血清 NSE 活性增高,产生假阳性结果。

③ECLIA 法检查结果不受黄疸、溶血、脂血及生物素的影响,但对于接受高剂量生物素(>5mg/d)治疗的患者,必须在末次治疗 8 小时后才能采集标本。

(3)与检查相关的临床须知:NSE 活性增高也可见于良性病变,如良性肺部疾病、脑部疾病等(如脑血管性脑膜炎、脊髓小脑变性、脑缺血和脑梗死等)。

五、糖类标志物

(一)糖链抗原 19-9

糖链抗原 19-9(CA19-9)是一种既无肿瘤特异性又无器官特异性糖蛋白,也称为胃肠道癌抗原(GICA)。CA19-9 检查的适应证:可疑胰腺癌、肝癌、胆管癌或胃癌及其病情监测。结肠直肠癌和卵巢癌(次选标志物)的诊断与病情监测。

1.标本类型

血清。

2.参考区间

<37000U/L(ELISA、CLIA 法);<27000U/L(ECLIA 法)。

3.临床意义

(1)恶性肿瘤

①胰腺癌:胰腺癌患者血清 CA19-9 浓度显著增高,可达参考区间均值的 600 倍以上,其阳性率最高。CA19-9 浓度增高的程度与肿瘤的发展有关,CA19-9 浓度低者预后较好;胰腺癌治疗有效者 CA19-9 浓度下降,复发时 CA19-9 浓度可再度增高。

②其他恶性肿瘤:如肝癌和胆管癌、胃癌、结肠直肠癌、卵巢癌等患者血清 CA19-9 浓度也增高。

(2)良性病变:急性胰腺炎、胆汁淤积性胆管炎、胆石症、急性肝炎、肝硬化等患者血清 CA19-9 浓度也可有不同程度增高。

4.评价

(1)诊断价值

①CA19-9 是目前胰腺癌的首选肿瘤标志物,可用于胰腺、肝胆肿瘤和胃癌患者的诊断、治疗效果和复发的监测等。CA19-9 对胰腺癌的诊断价值优于 CEA。

②CA19-9 与 CEA 联合检查对胃癌诊断的准确率可达 85%。

（2）影响因素

①标本中存在 RF、嗜异性抗体可致 ELISA 法出现假阳性。溶血标本、细菌污染的标本易致检查结果不准确。

②为了保持抗原分子的稳定性，标本均应及时离心分离血清，于 4℃保存，并在 24 小时内检查完毕。

③ECLIA 法检查结果不受黄疸、溶血、脂血的影响，但对于接受高剂量生物素（＞5mg/d）治疗的患者，必须在末次治疗 8 小时后才能采集标本。

（3）与检查相关的临床须知

①许多良性病变患者血清 CA19-9 浓度不增高，急性肝、胆、胰腺病变或病情加重时，CA19-9 浓度可一过性短暂增高，或持续性轻度增高。当病情好转或痊愈后血清 CA19-9 浓度可恢复正常。

②未经治疗的恶性肿瘤患者血清 CA19-9 浓度明显增高，主要见于胰腺癌、肝癌、胆管癌和胃癌，肿瘤切除后 2～4 周恢复正常。肿瘤复发或转移时较早的表现为血清 CA19-9 浓度再度增高或持续增高。

（二）糖链抗原 50

糖链抗原 50（CA50）是一种以唾液酸糖酯和唾液酸糖蛋白为主的糖脂抗原，也是一种肿瘤相关抗原。

1.标本类型

血清。

2.参考区间

＜20000U/L（IRMA、CLIA 法）。

3.临床意义

CA50 浓度增高可见于胰腺癌、胆（管）囊癌、原发性肝细胞癌、卵巢癌、结肠直肠癌、胃癌、乳腺癌、子宫癌等患者，特别是胰腺癌患者血清 CA50 浓度增高最为明显。

另外，慢性肝脏疾病、溃疡性结肠炎、黑色素瘤、淋巴瘤、自身免疫性疾病等患者血清 CA50 浓度也可增高。

4.评价

（1）诊断价值

①CA50 是一种非特异性广谱肿瘤标志物，由于 CA50 与 CA19-9 有一定的交叉抗原性，所以主要用于消化系统恶性肿瘤（胰腺癌、结肠直肠癌）的辅助诊断。

②动态观察 CA50 浓度变化对监测肿瘤发展、判断疗效及预后、监测肿瘤复发有价值。

③CA50 对良性和恶性胸、腹水有鉴别诊断价值。

（2）影响因素

①标本中存在 RF、嗜异性抗体或被细菌污染，均可出现非特异性干扰而致假阳性。

②为了保持抗原分子的稳定性，标本均应及时离心分离血清，于 4℃保存，并在 24 小时内

检查完毕。

(三)糖链抗原 125

糖链抗原 125(CA125)为一种糖蛋白类肿瘤相关抗原,存在于卵巢肿瘤的上皮细胞内。CA125 检查的适应证:可疑卵巢癌,监测卵巢癌的治疗效果,作为 CA19-9 之后诊断胰腺癌的次选标志物。

1.标本类型

血清。

2.参考区间

<35000U/L(ELISA 法、CLIA、ECLIA 法)。

3.临床意义

(1)恶性肿瘤:卵巢癌患者血清 CA125 浓度明显增高,其阳性率高达 60%~90%。其他恶性肿瘤,如子宫颈癌、乳腺癌、胰腺癌、胆道癌、肝癌、胃癌、结肠直肠癌、肺癌等也有一定的阳性率。

(2)良性病变:良性卵巢瘤、子宫肌瘤、子宫内膜异位症、盆腔炎、卵巢囊肿等患者血清 CA125 浓度也可增高。肝硬化失代偿期患者血清 CA125 浓度明显增高。妊娠 3 个月内的孕妇血清 CA125 浓度也可增高。

4.评价

(1)诊断价值

①CA125 主要用于协助诊断卵巢癌,评估疗效和监测病情变化,是卵巢癌的首选标志物,但特异度差,确诊还需要结合临床症状、影像学特征等。

②CA125 可作为 CA19-9 之后的胰腺癌诊断的次选标志物。

(2)影响因素

①标本中存在 RF、嗜异性抗体可致 ELISA 法出现假阳性;溶血标本、细菌污染的标本易致检查结果不准确。

②为了保持抗原分子的稳定性,标本均应及时离心分离血清,于 4℃保存,并在 24 小时内检查完毕。

③ECLIA 法检查结果不受黄疸、脂血及生物素的影响,但对于接受高剂量生物素(>5mg/d)治疗的患者,必须在末次治疗 8 小时后才能采集标本。

(3)与检查相关的临床须知

①妊娠 3 个月内的孕妇血清 CA125 浓度可增高;一些处于月经期的非妊娠妇女血清 CA125 浓度也会轻度增高。

②CA125 的决定水平为 35000U/L,联合盆腔检查和超声检查可用于鉴别盆腔良性与恶性肿瘤。

(四)糖链抗原 15-3

糖链抗原 15-3(CA15-3)是由抗原决定簇、糖和多肽组成的糖蛋白,是一种与乳腺癌等恶性肿瘤相关的抗原。CA15-3 主要用于监测转移性乳腺癌患者的治疗效果和病情变化。

1.标本类型

血清。

2.参考区间

<31300U/L(CLIA 法);≤25000U/L(ECLIA 法)。

3.临床意义

(1)恶性肿瘤:乳腺癌早期患者血清 CA15-3 的阳性率低,0~Ⅰ期为 0,Ⅱ期<1%,Ⅲ期约为 12%;当有肿瘤多脏器转移时的阳性率可达 78%。乳腺癌治疗有效者 CA15-3 浓度降低,其增高则提示病情恶化。

其他恶性肿瘤,如肺癌、结肠癌、胰腺癌、卵巢癌、子宫颈癌、原发性肝细胞癌等患者血清 CA15-3 也有一定的阳性率。

(2)良性病变:如肝脏、胃肠道、肺、乳腺、卵巢等的非恶性疾病患者 CA15-3 也可呈阳性,但一般低于 10%。

4.评价

(1)诊断价值

①CA15-3 是目前用于乳腺癌诊断的重要指标,其灵敏度为 63%,但特异度低,不适用于乳腺癌的筛查或诊断,但可用于监测乳腺癌治疗效果和病情变化,是诊断乳腺癌转移的首选标志物。

②CA15-3 可作为 CA125 之后的卵巢癌诊断的次选标志物。

(2)影响因素

①为了保持抗原分子的稳定性,采集标本后应及时离心分离血清,于 4℃保存,并在 24 小时内检查完毕。

②ECLIA 法检查结果不受黄疸、溶血、脂血的影响,但对于接受高剂量生物素(>5mg/d)治疗的患者,必须在末次治疗 8 小时后才能采集标本。

(3)与检查相关的临床须知

①动态观察 CA15-3 浓度对乳腺癌的疗效观察、复发监测、判断转移具有重要价值。CEA 与 CA15-3 联合检查可提高乳腺癌复发和转移的诊断灵敏度。

②良性病变常伴有 CA15-3 浓度一过性增高,病情痊愈后则恢复正常。恶性肿瘤患者治疗前血清 CA15-3 浓度逐渐增高,其程度与肿瘤大小、分期以及转移部位有关。血清 CA15-3 浓度持续性增高提示治疗无效。

(五)糖链抗原 242

糖链抗原 242(CA242)是一种唾液酸化的鞘糖脂抗原,在健康人和良性病变患者血清 CA242 浓度较低,常作为胰腺癌和结肠直肠癌的标志物。

1.标本类型

血清。

2.参考区间

≤20000U/L(ELISA 法)。

3.临床意义

CA242 浓度增高主要见于胰腺癌、胆囊癌、结肠直肠癌、胃癌患者,也见于结肠、胃、肝、胰腺和胆道的非肿瘤性疾病患者。此外,卵巢癌、子宫癌和肺癌患者的阳性率较 CA50 高。

4.评价

(1)诊断价值:CA242 常作为胰腺癌和结肠直肠癌的标志物,并用于与良性的肝、胆、胰及肠道疾病相鉴别。但许多恶性肿瘤患者 CA242 浓度均增高,其特异度较差,因此,CA242 只是辅助诊断指标。

(2)影响因素

①标本中存在类风湿因子、嗜异性抗体可致 ELISA 法出现假阳性。溶血标本、细菌污染的标本易导致检查结果不准确。

②为了保持抗原分子的稳定性,标本均应及时离心分离血清,于 4℃ 保存,并在 24 小时内检查完毕。

(六)糖链抗原 72-4

糖链抗原 72-4(CA72-4)是一种糖蛋白抗原,为胃肠道和卵巢肿瘤的标志物。CA72-4 检查的适应证:胃癌的病情和疗效监测,黏蛋白型卵巢癌。

1.标本类型

血清。

2.参考区间

<6900U/L(ECLIA 法)。

3.临床意义

(1)恶性肿瘤:胃癌患者 CA72-4 阳性率为 45%,且其浓度与胃癌分期有明显的相关性,一般在 Ⅲ～Ⅳ 期 CA72-4 浓度增高,伴有转移者阳性率更高。CA72-4 浓度在术后可迅速下降至正常水平。

其他恶性肿瘤,如卵巢癌 CA72-4 阳性率为 67%、结肠直肠癌为 47%、乳腺癌为 40%、胰腺癌为 47%。

(2)良性病变:许多良性病变患者血清 CA72-4 浓度可增高,如胰腺炎、肝硬化、风湿性疾病、卵巢囊肿、良性胃肠道疾病等。

4.评价

(1)诊断价值

①CA72-4 是监测胃癌患者病情、评价疗效和判断胃癌转移的首选标志物,其灵敏度优于 CEA 和 CA19-9(胃癌次选标志物),可与 CEA 或 CA19-9 联合应用,CA72-4 不适用于筛查。

②CA72-4 是卵巢癌的次选标志物,与 CA125 联合检查对诊断原发性和复发性卵巢癌的特异度可达 100%。

(2)影响因素

①为了保持抗原分子的稳定性,标本均应及时离心分离血清,于 4℃ 保存,并在 24 小时内检查完毕。

②ECLIA 法检查结果不受黄疸、溶血、脂血及生物素的影响,但对于接受高剂量生物素(>5mg/d)治疗的患者,必须在末次治疗 8 小时后才能采集标本。

(3)与检查相关的临床须知

①CA72-4 与 CA19-9 联合检查对胃癌的诊断灵敏度从 42% 增加到 57%,而与 CEA 联合检查的灵敏度只增加到 51%。

②CA72-4 与 CEA 联合检查对结肠直肠癌的诊断灵敏度从 45% 增加到 60%。

③CA125 与 CA72-4 联合检查对卵巢癌的诊断灵敏度从 47% 增加到 58%,CA72-4 与癌相关血清抗原(CASA)联合检查对浆液性卵巢癌的诊断灵敏度从 36%～50% 增加到 61%,对黏液型卵巢癌从 21% 增加到 47%。

④恶性肿瘤患者治疗前血清 CA72-4 浓度逐渐增高,其程度与肿瘤大小、分期以及转移部位有关。良性病变患者血清 CA72-4 浓度常轻度增高或呈一过性增高,病情好转或痊愈后可恢复正常。

第五章 临床微生物检验

第一节 葡萄球菌检验

一、种属分类

葡萄球菌属隶属于微球菌科,过去根据生化反应和产生色素不同,将其分为金黄色葡萄球菌、表皮葡萄球菌和腐生葡萄球菌3个种,以后逐渐增加,目前已认识的有35个种和17个亚种。与人类感染有关的葡萄球菌主要有金黄色葡萄球菌、表皮葡萄球菌、华纳葡萄球菌、溶血葡萄球菌、人葡萄球菌、路邓葡萄球菌、腐生葡萄球菌、木糖葡萄球菌和模仿葡萄球菌。

除以上伯杰分类外,临床上常根据葡萄球菌是否产生凝固酶分为凝固酶阳性(如金黄色葡萄球菌)和凝固酶阴性葡萄球菌(CoNS)。

二、致病机制

葡萄球菌主要寄生在哺乳动物和鸟类的皮肤、皮肤腺和黏膜,与宿主呈共生关系。当皮肤黏膜屏障受损或侵入性治疗时,这些细菌可进入宿主,在适当的条件下大量繁殖引起感染性疾病。人类也可以通过直接食入或接触葡萄球菌产生的毒素而引起相关毒素性疾病。与葡萄球菌致病性相关的主要致病物质及毒素概述如下。

(一)血浆凝固酶

是能使人或兔等血浆发生凝固的酶类物质,分为两种:一种是分泌至菌体外的,称为游离凝固酶,作用类似凝血酶原物质,可被人或兔血浆中的协同因子激活变成凝血酶样物质,使纤维蛋白原变成纤维蛋白,从而使血浆凝固。另一种凝固酶结合于菌体表面并不释放,称为结合凝固酶或凝聚因子,存在于细菌表面的酶具有纤维蛋白原受体样作用,人或兔血浆中的纤维蛋白原与菌体受体结合、交联而使细菌凝聚。游离凝固酶采用试管法检测,结合凝固酶则以玻片法测试。

凝固酶与金黄色葡萄球菌的致病力密切相关,结合凝固酶使血浆纤维蛋白凝固在菌体表面形成保护层,不易被吞噬细胞吞噬,即使被吞噬也能在吞噬细胞内存活较长时间。倘若细菌迅速繁殖,产生大量凝固酶,则靠近病灶的小血管也可发生纤维蛋白的沉积,堵塞血管,导致局部组织缺血坏死。所形成的细菌血栓若受外力挤压而脱落,随血流转移至其他组织、器官,可在这些部位形成化脓性病灶。此外,病灶周围因有纤维蛋白的凝固和沉积,使细菌不易向外扩散,故葡萄球菌感染易局限化。

(二)葡萄球菌溶素

多数致病性葡萄球菌产生溶素,按抗原性不同,分为 α、β、γ、δ、ε 5 种,都是蛋白质,具有抗原性,可被相应抗体中和。对人类有致病作用的主要是 α 溶素,除对多种哺乳动物红细胞有溶血作用外,对白细胞、血小板、肝细胞、成纤维细胞、血管平滑肌等均有毒性作用,可引起组织坏死。β 溶素为神经鞘磷脂酶 C,能水解细胞膜磷脂,损伤红细胞、白细胞、巨噬细胞和纤维细胞,也与组织坏死和脓肿形成有关。

(三)杀白细胞素

由大多数致病性葡萄球菌产生,又称 Panton-Valentine(PV)杀白细胞素,有 F 和 S 两个组分。在细胞膜上,S 组分的受体主要是神经节苷脂 GM1,F 组分的受体则为卵磷脂。杀白细胞素与受体结合使得细胞膜结构发生改变,引起细胞对阳离子的通透性增加,导致人和动物中性粒细胞和巨噬细胞的损伤,直至细胞死亡。死亡的细胞可以形成脓栓,加重组织的损伤。大量吞噬细胞的损伤也可影响机体的免疫防御能力。近年来研究发现,PV 杀白细胞素在社区获得性耐甲氧西林金黄色葡萄球菌(CA-MRSA)中有很高的阳性率,可作为诊断 CA-MRSA 重要标志物。与 PVL 阴性的菌株相比,含有 PVL 基因的金黄色葡萄球菌显示了与胶原和黏蛋白较强的亲和力,由此推测,这可使金葡菌菌株更易于黏附并破坏呼吸道上皮,与其引起严重的坏死性肺炎可能有关。

(四)肠毒素

从临床分离的金黄色葡萄球菌,约 1/3 产生肠毒素;按抗原性和等电点等不同,葡萄球菌肠毒素分 A、B、C1、C2、C3、D、E、G 和 H 9 个血清型,同一细菌能产生 1 种或 2 种以上的肠毒素。产毒菌株污染牛奶、肉类、鱼虾、蛋类等食品后,可产生大量的肠毒素。肠毒素耐热,经 100℃煮沸 30 分钟不被破坏,也不受胰蛋白酶的影响,故误食污染肠毒素的食物后,肠毒素在肠道作用于相应的神经受体,传入并刺激呕吐中枢,引起呕吐等急性胃肠炎症状,称为食物中毒,发病率占食物中毒的首位。

(五)表皮剥脱毒素

引起人类或新生小鼠的表皮剥脱性病变,主要发生于新生儿和婴幼儿,引起葡萄球菌烫伤样皮肤综合征(SSSS)。

(六)毒性休克综合征毒素-1(TSST-1)

系噬菌体Ⅰ群金黄色葡萄球菌产生,可引起发热。TSST-Ⅰ可增加对内毒素的敏感性,增强毛细血管通透性。

(七)耐热核酸酶

对 DNA 或 RNA 有较强的降解能力,具有抗原性。唯有金黄色葡萄球菌产生此酶。故临床上也将此酶作为葡萄球菌鉴定重要指标之一。

(八)其他

葡萄球菌尚可产生葡激酶,亦称葡萄球菌溶纤维蛋白酶、透明质酸酶、脂酶等,分别与细菌的扩散和组织损伤有关。

三、实验室检查

（一）标本采集

根据患者临床表现、感染部位，采集脓液、伤口分泌物、血液、痰、支气管肺泡灌洗涤液、穿刺液、脑脊液、尿液、痰液、粪便和感染组织等标本。葡萄球菌对干燥和温度有较强的耐受性，因此，标本的采集和转运无需特殊的方法和注意事项。但值得注意的是，葡萄球菌广泛分布于人体皮肤和黏膜表面，采样时应严格做好皮肤消毒，避免皮肤定植菌污染标本。

（二）染色镜检

对于除血液以外的无菌体液，离心涂片后革兰染色镜检是非常有价值的，如见到革兰阳性球菌成堆排列，可初步报告为"找到革兰阳性球菌，成堆排列，疑为葡萄球菌"。

（三）分离培养

一般采用血琼脂培养基分离葡萄球菌属细菌，多数葡萄球菌在血平板上培养 24 小时可形成直径 1～3mm 的菌落。金黄色葡萄球菌的典型菌落呈光滑、边缘整齐、凸起、有色素（奶黄到橙黄），有明显的透明溶血环（β-溶血）。CoNS 24 小时的菌落呈平滑、闪光、轻度凸起、不透明。但是，金黄色葡萄球菌厌氧亚种、解糖葡萄球菌、金黄色葡萄球菌小菌落变异株（SCVs）和万古霉素敏感性减低，金黄色葡萄球菌则生长较慢，菌落较小，无溶血。

严重污染的标本（如粪便）应接种于选择培养基，如 D-甘露醇盐琼脂等，以抑制革兰阴性菌生长，且培养时间应延长至 48～72 小时。此外，葡萄球菌显色培养基也可用于从污染标本中分离葡萄球菌，如科玛嘉葡萄球菌分离培养基可以抑制铜绿假单胞菌生长，有助于从肺囊性纤维化患者的痰液中分离出金黄色葡萄球菌 SCVs 株。

（四）生化反应鉴定

大多数临床实验室使用商品化鉴定系统或自动化鉴定仪器对葡萄球菌进行鉴定，这些方法简单、快捷、准确率较高。血浆凝固酶试验是鉴定金黄色葡萄球菌重要的试验，但应注意的是在葡萄球菌属中，中间葡萄球菌、猪葡萄球菌凝固酶也可呈阳性，路邓葡萄球菌和施氏葡萄球菌可表现为凝集因子（玻片法血浆凝固酶试验）阳性，需要与金黄色葡萄球菌进一步鉴别。

（五）分子生物学检验

针对金黄色葡萄球菌种属特异性基因和甲氧西林耐药基因，可以使用多重 PCR 直接从标本中检测 MRSA。针对疑似 MRSA 感染暴发的菌株应进行分子同源性分析。脉冲场凝胶电泳是最普遍使用的分子分型技术，特别适用于局部暴发的调查研究。多位点序列分型（MLST）是近年来发展较快的以核苷酸序列分析为基础的病原菌分型方法，具有较高的分辨能力。其他分型技术，如随机扩增多态性 DNA、COA 的限制性酶切电泳或测序、SPA 测序等也经常用于金黄色葡萄球菌的基因分型。

（六）药敏试验

药敏试验方法和解释标准可参照 CLSI 执行，其中，最关键的是检测苯唑西林的敏感性。CLSI 推荐的 MRSA 常规检测方法有苯唑西林 MIC 法、头孢西丁 MIC 法和头孢西丁纸片扩散法。此外,显色培养基、多重 PCR 法、基因探针、胶乳凝集试验等方法也可用于快速检测 MRSA。

自动药敏系统和纸片扩散法检测万古霉素中介金黄色葡萄球菌(VISA)和万古霉素耐药金黄色葡萄球菌(VRSA)比较困难,结果不可靠,必须使用稀释法进行确认。此外,在使用万古霉素治疗金黄色葡萄球菌感染过程中,细菌容易从最初的敏感发展为中介或耐药,应注意动态监测金黄色葡萄球菌对万古霉素的敏感性。

四、检验结果的解释和应用

(一)细菌培养结果解释和应用

由于葡萄球菌在人体皮肤及黏膜广泛定植,当临床标本中分离到葡萄球菌时,首先要进行正确的菌种鉴定,再根据标本类型、细菌生长情况等因素综合判断是感染菌还是污染菌。

(1)从血液、穿刺液、脓液中分离出金黄色葡萄球菌一般认为是感染菌。从尿液标本中分离出金黄色葡萄球菌,且菌落计数大于 10^5 可认为是感染菌。而从痰液中分离出的金黄色葡萄球菌,且呈优势生长,同时痰液涂片细胞学检查为合格的痰标本,可认为是有意义的感染菌。

(2)从导管相关感染、人工器官感染和心内膜炎患者血液中分离的表皮葡萄球菌、溶血葡萄球菌、路邓葡萄球菌等可视为感染菌。从其他患者的血液,尤其是儿童血液标本中培养出CNS 应结合患者的临床表现、相关化验检查、阳性报警瓶数等综合考虑。从尿液标本中分离出腐生葡萄球菌和其他 CNS,且菌落计数大于 10^5 可认为是感染菌。从脓液、痰液中分离的CNS 多为污染菌或定植菌。

(二)药敏试验结果解释和应用

葡萄球菌对氨曲南、替莫西林、多黏菌素 B/黏菌素 E、萘啶酸和头孢他啶等天然耐药。目前在我国医院,临床分离的葡萄球菌 90% 以上为产青霉素酶(β-内酰胺酶)菌株,约有 50% 的金黄色葡萄球菌和 80% 的血浆凝固酶阴性葡萄球菌对甲氧西林耐药,而对万古霉素、达托霉素、利奈唑胺和替加环素耐药的葡萄球菌罕见,耐药率均低于 3%。

治疗葡萄球菌引起的感染,主要依据苯唑西林的敏感性。对于苯唑西林敏感的葡萄球菌感染,首选耐酶青霉素和第一代头孢菌素,其疗效优于万古霉素。对于苯唑西林耐药的葡萄球菌感染,可依据药敏试验结果选择万古霉素、头孢洛林、达托霉素、利奈唑胺等抗菌药物,可联合应用利福平或庆大霉素。

对于 MRSA 皮肤软组织感染,清创引流术为基本治疗,一般不需要使用抗菌药物,仅对多部位皮肤脓肿、难以引流的脓肿,以及高龄、幼小或用免疫抑制剂者的皮肤脓肿,或者伴有全身症状和体征的脓肿,才考虑应用抗菌药物。抗菌药物的选择应考虑针对 CA-MRSA,如克林霉素、甲氧苄啶-磺胺甲唑、四环素类、利奈唑胺等。

从无并发症的尿路感染患者尿中分离的腐生葡萄球菌可不做药敏试验,直接使用常规治疗药物(如呋喃妥因,TMP/SMZ,或一种喹诺酮类药物)等治疗,因为它们可在尿中达到较高的浓度,治疗反应是敏感的。

五、临床意义

（一）金黄色葡萄球菌与侵袭性感染

正常情况下金黄色葡萄球菌寄生于人体皮肤和黏膜表面，当天然的皮肤屏障受到损伤时，细菌可侵入机体，引起以下疾病。

1.皮肤软组织感染

主要有疖、痈、毛囊炎、脓痤疮、甲沟炎、麦粒肿、蜂窝织炎、伤口化脓等。

2.内脏器官感染

如肺炎、脓胸、中耳炎、脑膜炎、心包炎、心内膜炎等，主要由金黄色葡萄球菌引起。凝固酶阴性葡萄球菌主要侵犯免疫功能低下者及儿童，以呼吸道感染、尿路感染多见。

3.全身感染

如败血症、脓毒血症等，多由金黄色葡萄球菌引起，新生儿或机体防御系统严重受损对，表皮葡萄球菌也可引起严重败血症。

（二）金黄色葡萄球菌与毒素性疾病

1.食物中毒

进食含金黄色葡萄球菌肠毒素食物后 1～6 小时即可出现症状，如恶心、呕吐、腹痛、腹泻，大多数患者于数小时至恢复。

2.烫伤样皮肤综合征

由于金黄色葡萄球菌感染，并产生皮肤剥脱毒素引起，多见于新生儿、幼儿和免疫功能低下的成人，开始有红斑，1～2 天有皮肤起皱，继而形成水疱，至表皮脱落。

3.毒性休克综合征

由 TSST-1 引起，主要表现为高热、低血压、红斑皮疹伴脱屑和休克等，50％以上的患者有呕吐、腹泻、肌痛、结膜及黏膜充血，肝肾功能损害等。

4.假膜性肠炎

由于使用抗生素等原因造成菌群失调，使少数耐药性金黄色葡萄球菌大量繁殖，产生肠毒素，使肠黏膜发生炎症，形成有炎性渗出物，肠黏膜坏死组织和细菌组成的一层膜状物（假膜）。假膜性肠炎主要表现为顽固性腹泻。

（三）MRSA 与医院感染

由于抗生素的滥用，耐药菌株不断增多，尤其是耐甲氧西林金黄色葡萄球菌已成为医院感染主要的临床和流行病学问题。该菌抵抗力强，在医院环境中普遍存在，可在医护人员鼻腔中定植携带，并通过手传播。易感人群为频繁住院治疗、外科手术后、血液透析、长期护理、器官移植、肿瘤化疗等免疫功能低下的人群。

（四）社区获得性 MRSA 感染

自从 CA-MRSA 于 1982 年首先在美国密西西比州被报道以来，CA-MRSA 在 MRSA 感染中所占的比例呈逐年上升的趋势。调查显示，在所研究的 1100 株 MRSA 中 12％为 CA-MRSA，在 MRSA 所致皮肤和软组织感染中有 75％为 CA-MRSA。CA-MRSA 的传播特点是可以通过皮肤直接接触传播,也可通过共同运动器械、餐具等间接传播。好发于社区家庭成员之间,也可发生于学校、幼儿园和监狱等人口集中的社区中。2005年,报道了在职业运动员之间 CA-MRSA 的传播。

约 3/4 的 CA-MRSA 含有 PVL 基因,其编码产生的 PVL 蛋白(PV 杀白细胞毒素)可以导致白细胞裂解和凋亡。检测 PVL 基因可以作为其感染的诊断标准之一。有报道表明 PVL 阳性金黄色葡萄球菌引起的坏死性肺炎患者在住院 48 小时内死亡率为 37%,最终死亡率高达 75%。

CA-MRSA 与医院获得性 MRSA(HA-MRSA)的区别。

(1)感染人群:CA-MRSA 感染者以平素身体健康的青少年为主;HA-MRSA 感染者为频繁住院治疗、外科手术后、血液透析、长期护理等全身免疫功能低下的人群。

(2)毒力及致病性:CA-MRSA 菌株基因序列分析中含有 PV 杀白细胞毒素(PVL)基因,可产生杀白细胞毒素,致病力更强。在 CA-MRSA 中还有葡萄球菌肠毒素基因,可产生超抗原肠毒素 B 和肠毒素 C,可使患者发生变态反应,从而使免疫功能低下的患者出现中毒性休克综合征;HA-MRSA 毒素基因容易丢失,致病力相对较弱。

(3)耐药表型:CA-MRSA 除 mecA 基因外,不含有其他耐药基因,所以除对 β-内酰胺类抗生素耐药外,对非 β-内酰胺类抗菌药物多显示敏感;HA-MRSA 由于含有多个耐药基因,除对β-内酰胺类抗菌药物耐药外,对氨基糖苷类、大环内酯类和喹喏酮类抗菌药物也呈交叉耐药。

(4)基因型:CA-MRSA 携带Ⅳ型 SCCmee 基因盒,而 HA-MRSA 的 SCCmee 类型主要为Ⅱ型和Ⅲ型。

(五)凝固酶阴性葡萄球菌感染

CoNS 是人体正常微生态的组成部分,随着侵袭性治疗、免疫抑制药治疗和肿瘤放化疗的增多,CoNS 感染也逐渐增加。最常见的是表皮葡萄球菌和溶血葡萄球菌引起的感染。腐生葡萄球菌是泌尿道感染的重要机会致病菌,亦可引起前列腺炎、伤口感染及菌血症。里昂葡萄球菌可致心内膜炎、关节炎、菌血症和尿道感染等。其他 CoNS 引起感染的报道也在逐渐增多。CoNS 是异物在体内引起感染的主要原因,CoNS 特异或非特异地黏附于生物材料上是引起异物相关感染的第一步。从临床分离的表现为多糖黏附的 CoNS 通常在体外更容易产生生物膜。

六、鉴定要点

(一)与其他菌属鉴别

临床最常见的兼性厌氧球菌主要有链球菌属、肠球菌属、葡萄球菌属和微球菌属。主要鉴别特征如下。

1.细菌和菌落形态

临床标本直接涂片,葡萄球菌常成簇排列,呈葡萄样;链球菌属细菌常呈对或链状排列。在培养基上生长,葡萄球菌属和微球菌属菌落较大,多数有色素;链球菌和肠球菌属菌落较小,无色素。

2.生化试验

首先使用触酶试验进行鉴别,葡萄球菌和微球菌触酶试验阳性,链球菌和肠球菌的触酶试验为阴性;葡萄球菌属和微球菌属的鉴别可以使用杆菌肽和呋喃唑酮敏感性试验,葡萄球菌对杆菌肽耐药,而对呋喃唑酮敏感。

(二)属内细菌鉴别

(1)葡萄球菌属内细菌准确鉴定建议使用商品化或自动化鉴定系统,或根据生化反应表进行常规生化鉴定。

(2)在临床实际工作中,区别金黄色葡萄球菌和血浆凝固酶阴性葡萄球菌非常重要,所以应该掌握金黄色葡萄球菌的主要鉴别特征:金黄色葡萄球菌在普通平板上可产生脂溶性的黄色色素,在血琼脂平板上呈β-溶血。血浆凝固酶试验(+),耐热核酸酶试验(+),甘露醇发酵试验(+)是主要的生化反应特征性试验。

(3)从尿液中分离的葡萄球菌,可以根据新生霉素抗性鉴别是否为腐生葡萄球菌,阳性(耐药)可鉴定为腐生葡萄球菌。

七、抗菌药物敏感性

(一)耐甲氧西林色葡萄球菌(MRSA)

MRSA 的产生是由于敏感的葡萄球菌获得 mecA 基因所致,该基因编码青霉素结合蛋白 2a(PBP2a),该蛋白可以发挥几种 PBPs 的功能,但与 β-内酰胺类抗生素亲和力低,所以 MRSA 对所有 β-内酰胺类抗生素均耐药。近年来发现,编码 PBP2a 的 mecA 基因不是独立存在的,而是以基因岛(整合子)的形式存在,称为葡萄球菌 mec 基因盒(SCCmec)。SCCmec 中不但含有编码 PBP2a 的 mecA 基因,还吸引和整合了多种外源性的耐药基因,转座子和插入序列等,从而使 MRSA 的耐药性不断积累,呈现多重耐药。在临床上耐甲氧西林的血浆凝固酶阴性葡萄球菌的分离率远远高于 MRSA。

MRSA 的抗菌药物敏感性特征是对 β-内酰胺类药物,如青霉素类、β-内酰胺/β-内酰胺酶抑制剂复合物、头孢类、碳青霉烯类均耐药,对大环内酯类、喹诺酮类、氨基糖苷类抗菌药物多呈交叉耐药。糖肽类药物是目前临床治疗 MRSA 感染唯一疗效肯定的抗菌药物。

轻中度 MRSA 感染,可以根据药敏试验结果选择复方新诺明、多西环素、米诺环素或克林霉素治疗;重度 MRSA 感染的治疗目前有效的为糖肽类抗菌药物(万古霉素、替考拉宁),可以选用利奈唑胺、达托霉素、奎奴普丁-达福普丁。CA-MRSA 的耐药谱相对较窄,其感染的治疗与医院获得性 MRSA 有所不同:对直径<5mm 的皮肤脓肿,仅需切开引流;对较大的或多发性脓肿或伴有发热的病例,可使用双倍计量复方新诺明+利福平,或利奈唑酮;肺炎、菌血症或心内膜炎患者,可选用万古霉素、替考拉宁或利奈唑酮治疗。

(二)耐万古霉素的金黄色葡萄球菌(VRSA)

1.关于金黄色葡萄球菌对万古霉素敏感性的解释标准

不同国家不同时期有所不同。美国 CLSI 最新的检测标准为,MIC=0.5～2μg/mL 为敏感;MIC=4～8μg/mL 为中介(VISA);MIC≥16μg/mL 为耐药(VRSA)。值得注意的是

VISA/VRSA 检测较为困难,目前临床实验室常用的纸片扩散法及自动化仪器法均不能获得满意的结果,比较可靠的方法是稀释法或 E-TEST 方法。

2.VRSA 耐药机制

(1)获得耐药基因。金黄色葡萄球菌可以通过与肠球菌接触而获得其编码万古霉素耐药的基因(vanA 基因)。通过这种机制获得的耐药,一般呈高水平耐药,MIC 可以达到或超过 $128\mu g/mL$。

(2)细胞壁增厚。研究表明:在万古霉素中介的金黄色葡萄球菌不存在 Van 基因,共同的特点是细胞壁成分合成增加,导致细胞壁增厚。增厚的细胞壁,交联减少,使游离的 D-丙氨酰 D-丙氨酸侧链含量增加,这些游离的侧链可以与万古霉素结合,将万古霉素"扣留"在细胞壁中,阻止其到达作用靶位。

(3)青霉素结合蛋白(PBPs)表达改变。主要表现为具有转肽酶活性的青霉素结合蛋白 4(PBPs4)含量减少,活性降低。

(4)细菌生长速度减慢,对溶葡萄球菌酶的抵抗力增加,自溶时间延长也可能是细菌耐药的原因之一。

3.VISA/VRSA 感染及临床治疗

VISA/VRSA 感染目前在临床较为罕见,有文献报道治疗成功的用药方案有 SMZ/TMP+利福平;庆大霉素+利福平;万古霉素+奈呋西林+庆大霉素;利奈唑烷;利奈唑胺+SMZ/TMP+多西环素;万古霉素+妥布霉素;万古霉素+β-内酰胺类抗生素。

(三)大环内酯、林可霉素、链阳霉素耐药葡萄球菌

金黄色葡萄球菌对大环内酯类抗生素耐药主要有 2 种机制。

1.erm 基因编码的 23S rRNA 甲基化

erm 基因编码的金黄色葡萄球菌和凝固酶阴性葡萄球菌对大环内酯类抗生素可以有结构型或诱导型耐药(引起对大环内酯、林可霉素和 B 型链阳霉素耐药,也称为 MLSB),两者可以用 D-试验区别,具体方法是:在距 $15\mu g$ 红霉素纸片边缘 15mm 处放置含 $2\mu g$ 克林霉素纸片,孵育后,克林霉素抑菌环不出现"截平"现象,表示 erm 基因编码的结构型耐药,提示分离株对红霉素耐药,对克林霉素敏感;如果在邻近红霉素纸片侧,克林霉素抑菌环出现"截平"现象(称为"D"抑菌环),提示存在 erm 基因编码的诱导型克林霉素耐药,提示分离株对红霉素耐药,对克林霉素也耐药。

2.由 msrA 基因编码的外排机制

msrA 基因编码的耐药只对大环内酯类耐药,对克林霉素敏感。

(四)喹诺酮耐药葡萄球菌

葡萄球菌对第一代喹诺酮天然耐药,但对氟喹诺酮类敏感,但随着喹诺酮类抗生素使用量增加,耐药性也逐渐增加。主要耐药机制是由于染色体 gyrA 和 parC 基因突变导致药物与靶位 DNA 拓扑异构酶的亲和力降低。

第二节　链球菌检验

一、种属分类

链球菌属的分类比较紊乱,传统的分类方法常有以下 2 种。

(一)根据对红细胞的溶血能力

1.甲型溶血性链球菌

菌落周围有 1～2mm 宽的草绿色溶血环,称甲型溶血。这类链球菌亦称草绿色链球菌。此类链球菌多为条件致病菌。

2.乙型溶血性链球菌

菌落周围形成 2～4mm 宽,界限分明,完全透明的溶血环,完全溶血,称乙型溶血或 β-溶血。这类细菌又称溶血性链球菌,致病力强,可引起多种疾病。

3.丙型链球菌

不产生溶血素,菌落周围无溶血环,故又称不溶血性链球菌,一般不致病,可存在于乳类及粪便中。

(二)根据抗原结构分类

按 C 抗原不同可分类为 A、B、C、D、E、F、G、H、K、L、M、N、O、P、Q、R、S、T 18 个族。对人类致病的绝大多数属于 A 群(化脓链球菌)和 B 群(无乳链球菌),偶见 C、D、G 群链球菌感染。

二、致病机制

链球菌是人类常见的致病菌,链球菌不仅可以单独引起感染,而且也经常引起混合性感染或继发感染,还可以引起变态反应性疾病,其致病性与链球菌产生的多种酶和毒素有关。

(一)M 蛋白

是链球菌细胞壁中的蛋白质组分,具有抗吞噬和抗吞噬细胞内杀菌作用。纯化的 M 蛋白能使纤维蛋白原沉淀,凝集血小板、白细胞,溶解多形核细胞,并抑制毛细血管中细胞的移动。M 蛋白有抗原性,刺激机体产生特异性抗体,并与变态反应疾病有关。

(二)脂磷壁酸(LTA)

与细菌黏附于宿主细胞表面有关,大多数 LTA 位于细胞膜和肽聚糖之间,通过肽聚糖孔伸展至细菌细胞表面,人类口腔黏膜和皮肤上皮细胞、血细胞等细胞膜上均有 LTA 的结合位点。

(三)透明质酸酶

能分解细胞间质的透明质酸,使病菌易于在组织中扩散。又称为扩散因子。

(四)链激酶(SK)

又称链球菌溶纤维蛋白酶,是一种激酶,能激活血液中的血浆蛋白酶原,成为血浆蛋白酶,即可溶解血块或阻止血浆凝固,有利于细菌在组织中的扩散。耐热,100℃ 50 分钟加热仍保持活性。链激酶抗体能中和该酶的活性。

（五）链道酶

又名脱氧核糖核酸酶。主要由 A、C、G 族链球菌产生。此酶能分解黏稠脓液中具有高度黏性的 DNA,使脓汁稀薄易于扩散。产生的相应抗体有中和该酶的活性。

（六）链球菌溶血素

有溶解红细胞,杀死白细胞及毒害心脏的作用,主要有"O"和"S"2 种。

1.链球菌溶血素 O(SLO)

能破坏白细胞和血小板。动物实验证实对心脏有急性毒害作用,使心搏骤停。抗原性强,感染后 2~3 周,85％以上患者产生抗"O"抗体,病愈后可持续数月甚至数年,可作为新近链球菌感染或可能风湿活动的辅助诊断。

2.溶血素"S"(SLS)无抗原性

血琼脂平板上所见透明溶血是由"S"所引起,能破坏白细胞和血小板,给动物静脉注射可迅速致死。注射小鼠腹腔,可引起肾小管坏死。

（七）致热外毒素

是人类猩红热的主要致病物质,为外毒素,使患者产生红疹。该毒素是蛋白质,对热稳定,具有抗原性,则产生的抗体能中和该毒素的活性。但可分为 A、B、C3 种不同抗原性的毒素,无交叉保护作用,该毒素还有内毒素样的致热作用,对细胞或组织有损害作用。

三、实验室检查

（一）标本采集

根据感染部位不同,采集咽拭子、痰液、脓汁、血液、脑脊液等标本,对于妊娠 35~37 周的女性可采集阴道拭子。多数链球菌(如肺炎链球菌)对环境敏感,采集标本后应立即接种,延迟接种可能使细菌的分离率下降。

（二）染色镜检

链球菌属细菌为革兰阳性球菌,呈圆形或卵圆形,直径为 0.6~1.0μm,成对或链状排列。肺炎链球菌为矛头状,钝端相对,常成双排列,在人及动物体内或在含血液、血清培养基上可形成明显的荚膜。

（三）分离培养

链球菌细菌对营养要求较高,在普通培养基中不能生长,需要加入血液、血清、葡萄糖、氨基酸等方能生长良好。培养最佳 CO_2 浓度为 5％~10％,最适 pH 为 7.4~7.6,最适生长温度为 35℃~37℃。

在血琼脂平板上经 18~24 小时培养后形成灰白色、表面光滑、圆形、凸起、边缘整齐、直径为 0.5~0.75mm 的细小菌落,不同菌株周围可呈现 α(周围有灰绿色的狭窄溶血环)、β(周围有明显较大的完全透明环)、γ(不溶血)三种不同的特征性溶血现象。在血清肉汤中,化脓链球菌多呈絮状沉淀生长。肺炎链球菌营养要求高,培养时间过长,可产生荚膜多糖,常形成黏液样菌落,培养菌落中央塌陷,呈"脐窝"状。菌落形态和溶血特性有助于链球菌种属的鉴定。

（四）生化反应鉴定

血平板上生长的灰白色、半透明、针尖大小的菌落，在麦康凯琼脂平板上不生长，革兰染色为革兰阳性球菌，成链状排列，触酶（—）的细菌可初步鉴定为链球菌。根据溶血特征、生化反应、血清学试验可进一步鉴定（表 5-1-1、表 5-1-2）。

表 5-1-1　部分草绿色链球菌的鉴别

菌种	甘露醇	山梨醇	精氨酸	七叶苷	V-P	尿素酶	β-D-乙酰氨基葡糖苷酶
缓症链球菌	－	－	－	－	－	－	－
口腔链球菌	－	－	－	V	－	－	＋
格氏链球菌	－	－	＋	＋	－	－	＋
咽峡炎链球菌	－	－	＋	＋	＋	－	－
星座链球菌	－	－	＋	V	＋	－	V
中间链球菌	－	－	＋	V	＋	－	＋
变异链球菌	＋	＋	－	V	＋	－	－
唾液链球菌	－	－	－	＋	＋	V	－
牛链球菌	V	－	－	＋	＋	－	－

注：V 表示反应不定。

表 5-1-2　β 溶血链球菌鉴定

菌种	Lancefield	菌落大小[e]	宿主	杆菌肽	PYR[a]	V-P[a]	CAMP	马尿酸盐水解	海藻糖	山梨糖
化脓链球菌	A	大	人	＋[a]	＋	－[a]	－	－	＋	－
无乳链球菌	B	大	人，牛	－	－	－	＋	＋	v[a]	v[a]
停乳链球菌停乳亚种[b]	C	大	动物	－	－	－	－	－	＋	－
停乳链球菌似马亚种	A,C,G,L	大	人（动物）	－	－	－	－	－	＋	－
马链球菌马亚种	C	大	动物	－	－	－	－	－	－	－
马链球菌兽疫亚种[c]	C	大	动物（人）	－	－	－	－	－	－	＋
犬链球菌[c]	G	大	狗	－	－	－	＋	－	v[a]	－
咽峡炎群链球菌[d]	A,C,G,F,或无	小	人	－	－	＋	－	－	＋	－
豕链球菌[c]	E,P,U,V 或无	大	猪（人）	－	＋	＋	＋	v[a]	＋	＋

注：[a] 符号和缩写：＋，阳性；－，阴性；V，可变；PYR：吡咯烷酮芳胺酶试验；V-P：二乙酰试验。

[b] 停乳链球菌停乳亚种在血平板上呈 α-溶血。

[c] 主要是动物源性病原体，很少从人体内分离出。

[d] 一些咽峡炎群链球菌可能在血平板上呈 β-溶血，α-溶血或不溶血。

[e] 大菌落是指培养 24 小时后菌落＞0.5mm，小菌落＜0.5mm。

（五）抗原检测

用于链球菌的直接抗原检测的方法有乳胶微粒凝集试验（LA）、协同凝集试验（COA）、对流免疫电泳试验（CIE）及酶联免疫试验等。从咽喉部分离的化脓链球菌，通过直接检测 A 群特定糖类抗原进行快速抗原分析，其灵敏度可达 58%～96%。尿液标本中肺炎链球菌的抗原检测相对于传统的诊断方法，其灵敏度可达 50%～80%，特异性为 90%。美国 CDC 推荐对妊娠 35～37 周女性泌尿生殖道标本进行选择性肉汤培养，并对无乳链球菌进行直接抗原检测。

（六）分子生物学检测

单链化学发光核酸探针测定适用于从咽喉部分离的化脓链球菌的快速检测，通过确定特定的 rRNA 序列，其灵敏度和特异性分别为 89%～95% 和 98%～100%。通过实时荧光 PCR 技术检测无乳链球菌 cfb 基因可用于孕妇体内无乳链球菌的快速检测，其结果的特异性和灵敏度可达到 95.9% 和 94%。自溶基因 lytA、肺炎链球菌表面抗原 psaA 和肺炎链球菌溶血素基因 pyl 的 PCR 检测也已用于非典型肺炎链球菌的鉴定。

（七）药敏试验

A 群（化脓链球菌）和 B 群（无乳链球菌）β-溶血链球菌对青霉素和其他 β-内酰胺类抗生素一般都是敏感的，在临床工作中不必常规进行这些抗菌药物的药敏试验。但从青霉素过敏者分离的链球菌应做红霉素、克林霉素敏感性试验及克林霉素诱导耐药检测（D-试验）。

近年来，青霉素耐药的肺炎链球菌逐年增多，正确检测并报告肺炎链球菌对青霉素的敏感性非常重要。CLSI 推荐使用苯唑西林纸片扩散法检测肺炎链球菌对青霉素的敏感性，但对脑脊液中分离的肺炎链球菌要求必须采用可靠的 MIC 方法测试青霉素的敏感性。

多数情况下草绿色链球菌为正常菌群，不需要进行细菌鉴定和药敏试验，但在正常无菌部位（如脑脊液、血液、骨髓等）分离的草绿色链球菌，应采用 MIC 法检测对青霉素的敏感性。

四、检验结果的解释和应用

（一）细菌培养结果解释

化脓链球菌是人体重要的病原菌。细菌培养和快速抗原检测可以最大限度地减少不合理抗菌药物的使用。从咽拭子、痰液、脓液及女性生殖道标本中分离出的 β-溶血链球菌（化脓链球菌，停乳链球菌似马亚种、无乳链球菌）应考虑为致病菌，而从这些标本中分离的草绿色链球菌则多为定植菌。从痰标本中分离的肺炎链球菌应结合标本特征、生长数量及患者临床表现加以区分和报告。

（二）药敏试验结果解释和应用

（1）β-溶血链球菌包括 A 群（化脓链球菌）、B 群（无乳链球菌）、C 群和 G 群链球菌等，它们对常规用于治疗的青霉素和其他 β-内酰胺类抗生素都是敏感的，青霉素是治疗链球菌感染的首选药物，对严重感染者可用青霉素联合庆大霉素或克林霉素治疗，此外，大环内酯类、万古霉素也是临床治疗链球菌感染的备选药物。

（2）对于妊娠晚期女性预防新生儿B群链球菌感染，推荐使用青霉素和氨苄西林，低风险青霉素过敏女性推荐用头孢唑林，而高风险青霉素过敏者，建议使用克林霉素或万古霉素。

（3）针对肺炎链球菌感染，青霉素一直是治疗的首选药物，此外，阿莫西林、头孢菌素类等也可以用于治疗青霉素敏感的肺炎链球菌感染。近年来，耐青霉素肺炎链球菌（PRSP）逐渐增多，所以必须根据药敏试验结果选择抗菌药物。如果肺炎链球菌对青霉素 $MIC \leqslant 0.06\mu g/mL$（或苯唑西林抑菌圈≥20mm），对于非脑膜炎分离株可以预报青霉素（口服或注射）、氨苄西林-舒巴坦、阿莫西林、阿莫西林-克拉维酸、头孢克洛、头孢地尼、头孢妥仑、头孢吡肟、头孢噻肟、头孢泊肟、头孢丙烯、头孢唑肟、头孢曲松、头孢呋辛、氯碳头孢、多尼培南、厄他培南、亚胺培南、美罗培南等抗菌药物敏感。对于脑膜炎分离株，则表示需要使用注射类青霉素最大剂量静脉给药进行治疗。如果肺炎链球菌对青霉素 $MIC = 2\mu g/mL$，对于非脑膜炎感染者，肾功能正常成年人需要每4小时静脉给药至少200万单位（每天1200万单位），对于脑膜炎感染者则表示分离的肺炎链球菌对青霉素耐药。

五、临床意义

链球菌引起人类多种疾患，A族占90％以上，大致分为化脓性疾病、中毒性疾病和变态反应疾病3类。

（一）化脓性炎症

由皮肤伤口侵入，引起皮肤及皮下组织化脓性炎症，如疖痈、蜂窝织炎、丹毒等。沿淋巴管扩张，引起淋巴管炎、淋巴结炎、败血症等。经呼吸道侵入，常有急性扁桃体炎、咽峡炎，并蔓延周围引起脓肿、中耳炎、乳突炎、气管炎、肺炎等。不卫生接生，经产道感染，可造成"产褥热"。

（二）猩红热

由产生致热外毒素的A族链球菌所致的急性呼吸道传染病，临床特征为发热、咽峡炎、全身弥散性皮疹和疹退后的明显脱屑。

（三）链球菌感染后疾病

主要是病原菌引起的变态反应疾病。

1.风湿热

由A族链球菌的多种型别引起，临床表现以关节炎、肌炎为主。致病机制有2种：一是Ⅱ型变态反应，链球菌细胞壁多糖抗原和心肌瓣膜、关节组织糖蛋白有共同抗原性，胞壁蛋白抗原和心肌有共同抗原性。二是Ⅲ型变态反应，可能是M蛋白的免疫复合物沉积于心瓣膜和关节滑液膜上造成的。

2.急性肾小球肾炎

多见于儿童和少年，大多数由A族12型链球菌引起。临床表现为蛋白尿、水肿和高血压。也是一种变态反应性疾病。链球菌的某些抗原与肾小球基底膜有共同抗原，机体针对链球菌所产生的抗体与肾小球基底膜发生反应，属Ⅱ型变态反应。由链球菌的M蛋白所产生的相应抗体形成的免疫复物沉积于肾小球基底膜上，造成基底膜损伤，属于Ⅲ型变态反应。

（四）其他链球菌引起的疾病

1.B 群链球菌

又称无乳链球菌,当机体免疫功能低下时,可引起皮肤感染、心内膜炎、产后感染、新生儿败血症和新生儿脑膜炎。尤其对晚期妊娠的妇女,阴道分泌物中分离出 B 群链球菌时应预防用药,防止新生儿感染。

2.甲型(草绿色)链球菌

人类口腔和上呼吸道的正常菌群,若心脏瓣膜已有缺陷或损伤,本菌可在损伤部位繁殖,引起亚急性细菌性心内膜炎。在拔牙或摘除扁桃体时,寄居在口腔、龈缝中的草绿色链球菌可侵入血流引起菌血症。

3.肺炎链球菌

是大叶性肺炎的病原菌,可引起大叶性肺炎,也可伴有菌血症。此外,肺炎链球菌还可引起中耳炎、乳突炎、鼻窦炎、脑膜炎和心内膜炎。

4.猪链球菌

分布广泛,常存在于健康的哺乳动物(主要是猪)体内,传染源主要是病猪及病愈后带菌猪。流行病学调查表明猪链球菌患者大多为病猪处理工人或接触过病猪肉的人群以及打猎者。依据临床表现将人猪链球菌病分为 2 型:①败血症型。起病急,突起寒战、高热,体温常达40℃以上,伴有头痛,病例迅速进展为中毒性休克综合征、肾衰竭、肝衰竭、急性呼吸窘迫综合征等多脏器衰竭,预后较差,病死率极高。②脑膜炎型,头痛、高热,脑膜刺激征阳性,预后较好,病死率较低。

5.牛链球菌

属于 D 群链球菌,常寄居在人体的肠道、胆道和泌尿生殖道,引起尿路感染、化脓性腹部感染、败血症和心内膜炎,尤其是Ⅰ型牛链球菌与胃肠道良性肿瘤有关。

六、鉴定要点

(1)临床标本直接涂片,链球菌属细菌常成对或链状排列,可以初步报告"检出革兰阳性球菌,疑似链球菌"。肺炎链球菌呈芽头状,钝端相对,常成双排列,在人及动物体内或在含血液、血清培养基上可形成明显的荚膜。

(2)链球菌培养,营养要求较高,在普通培养基上不能生长,需加血液、血清和腹水方能生长。在液体培养基中一般呈长链状生长。在血琼脂平板上形成灰白色,半透明或不透明,表面光滑的细小菌落。肺炎链球菌培养 48 小时后,菌落中央塌陷,呈"脐窝"状,培养过久可出现自溶。不同菌株可发生不同溶血现象,菌落形态和溶血特性有助于细菌种属的鉴定。

(3)属间鉴定。链球菌属与葡萄球菌属和微球菌属的鉴别可以用触酶试验。革兰阳性球菌,触酶(-)为链球菌;触酶(+)为葡萄球菌和微球菌属。链球菌属与肠球菌属鉴别,可接种麦康凯琼脂平板,阳性(生长)为肠球菌;阴性(不生长)为链球菌。

(4)链球菌属内相关种的鉴定比较困难,使用自动化鉴定系统进行鉴定正确率也不高,血清学分群试验是鉴定链球菌最快、最准确的方法,有条件的单位可以做血清学分群试验。一般单位可通过生化反应进行初步分群,临床几种常见的链球菌鉴定特征如下。

①A 群链球菌:在血平板上呈 β-溶血,对杆菌肽(0.04U)敏感。

②B 群链球菌:在血平板上呈 β-溶血,对杆菌肽(0.04U)耐药,CAMP 试验(+),胆汁七叶苷试验阴性(不生长),马尿酸钠水解试验(+)。

③草绿色链球菌:在血平板上呈 α-溶血或不溶血,对 optochin 耐药,胆汁七叶苷试验阴性(不生长)。

④肺炎链球菌:在血平板上呈 α-溶血,对 optochin 敏感,菊糖分解(+),胆汁溶菌试验(+),荚膜肿胀试验(+)。

七、抗菌药物敏感性

(一)β-溶血型链球菌

β-溶血型链球菌包括 A 群(化脓链球菌)、B 群(无乳链球菌)、C 群和 G 群链球菌,最常见的致病菌是 A 群、B 群链球菌,它们对常规用于治疗的青霉素和其他 β-内酰胺类抗生素到目前为止都是敏感的,在临床工作中常规不需要进行敏感性试验。但对青霉素敏感的 B 群链球菌,可对克林霉素和(或)红霉素耐药,需要做红霉素和克林霉素敏感性试验。

耐大环内酯类 β-溶血链球菌可表现对克林霉素结构性耐药或诱导耐药,诱导克林霉素耐药可使用 D-试验来检测。

分娩期妇女感染 B 群链球菌预防用药,推荐使用青霉素和氨苄西林,低危险青霉素过敏的妇女推荐用头孢唑林,而高危险青霉素过敏者,建议使用克林霉素或红霉素。青霉素、氨苄西林和头孢唑林敏感的 B 群链球菌,可对克林霉素和(或)红霉素耐药。因此,当从青霉素严重过敏的妊娠妇女(过敏性反应高风险)分离到 B 群链球菌时,应对克林霉素和红霉素进行试验和报告。

(二)肺炎链球菌

青霉素一直是治疗肺炎链球菌感染的首选药物,此外,阿莫西林、大环内酯类、口服第二代头孢菌素均可以用于治疗青霉素敏感的肺炎链球菌感染。近年来,耐青霉素肺炎链球菌逐渐增多,在某些国家和地区可高达 40%~50%,且对其他 β-内酰胺类抗生素敏感性也有所降低,PRSP 菌种往往对大环内酯类、四环素类、喹诺酮类和磺胺类也耐药,因此对临床分离的肺炎链球菌做药敏试验很重要。

1.对 β-内酰胺类抗生素耐药

主要耐药机制不是因为产生 β-内酰胺酶,而是由于青霉素结合蛋白(PBPs)的改变,减低了对 β-内酰胺类抗生素的亲和力所引起。但不同的 β-内酰胺类药物受 PBPs 改变的影响程度不同,对肺炎链球菌的抗菌活性也不同。与青霉素比较,阿莫西林和一些非口服第三代头孢菌素较少受 PBPs 改变的影响,可保持较好活性,但第一代、第二代头孢更易受 PBPs 改变的影响,其对肺炎链球菌的抗菌活性较青霉素更低。对于耐青霉素的肺炎链球菌感染可以选用阿莫西林、氟喹诺酮类,注射用第三代头孢菌素等,对于严重感染可联合使用万古霉素。

2.对大环内酯类抗生素耐药

erm 基因介导的核糖体甲基化修饰是肺炎链球菌对红霉素耐药的最主要机制,它编码的核糖体甲基化酶可使肺炎链球菌 23S rRNA 的 2058 位的腺嘌呤残基 N26 位二甲基化。A2058 核苷酸是红霉素结合于细菌核糖体的关键位点,此位点的修饰可明显降低细菌与红霉素的结合能力,介导对所有大环内酯类、林可酰胺类和链阳菌素 B 高水平耐药(MIC≥256mg/L),即 MLS$_B$。mef 基因介导主动外排机制是肺炎链球菌对大环内酯类抗生素耐药的另一重要机制,由 mef 基因介导的耐药仅对红霉素耐药,但对克林霉素、喹奴普丁、达福普丁和酮环内酯敏感。由 mef(E)基因和 ermB 基因介导大环内酯类抗生素耐药有着明显的地域差异。在欧洲和东亚,携带 ermB 基因的肺炎链球菌菌株占优势,而在美国和加拿大,携带 mef(E)基因的肺炎链球菌菌株更多见,我国以携带 ermB 基因的肺炎链球菌为主。

3.对氟喹诺酮类耐药

酶靶位的改变,主要是由于 2 种拓扑异构酶——DNA 促旋酶和 DNA 拓扑异构酶Ⅳ活性位点的共同改变所致。DNA 促旋酶是由 gyrA 和 gyrB 编码。拓扑异构酶Ⅳ是由 parC 和 parE 编码。DNA 促旋酶和 DNA 拓扑异构酶Ⅳ的 1 个或多个基因发生突变,导致相应的氨基酸替代,使喹诺酮类药物不能与有效的靶位结合,导致耐药。最近研究显示,在肺炎链球菌中,低水平耐药与 ParC 或 ParE 突变有关,而高水平耐药则需同时有 gyrA(或 gyrB)和 ParC 的改变。

(三)草绿色链球菌

多数为正常菌群,不需要进行细菌鉴定和药敏试验,但在正常无菌部位(如脑脊液、血液、骨髓等)分离的草绿色链球菌,应使用 MIC 法检测对青霉素的敏感性。

第三节　皮肤癣菌检验

一、分类

皮肤癣菌是一类嗜角质的丝状真菌,具有无性期和有性期两种形态。大多数从环境和人体分离到的菌株处于无性期。按菌落特征及大型分生孢子的形态将皮肤癣菌分为 3 个属,即毛癣菌属、小孢子菌属及表皮癣菌属。有性期属于裸囊菌科、节皮菌属。

(一)毛癣菌属

约有 20 余种,其中约 8 个种存在有性期,约 14 个种能感染人和动物。常侵犯皮肤、毛发和甲板。该属大型分生孢子狭长,呈棍棒状或腊肠状,壁光滑,分隔多,头较钝。

(二)小孢子菌属

约有 18 个种,其中 9 个种存在有性期,约 13 个种可感染人或动物。可侵犯皮肤和毛发,一般不侵犯甲板,侵犯毛发主要引起发外感染,在发外产生大量孢子,呈镶嵌状或链状排列。该属大型分生孢子较多,呈纺锤形或梭形,壁粗糙,壁厚,分隔多。

（三）表皮癣菌属

絮状表皮癣菌是主要的致病种。主要侵犯人的皮肤和甲板，不侵犯毛发。大型分生孢子呈杵状或梨形，芭蕉样群生、末端钝圆、分隔少、有厚壁孢子，无小型分生孢子。

二、致病性

从生态学角度根据其来源及寄生宿主的不同，皮肤癣菌可分为亲人性、亲动物性和亲土性三类。引起人类皮肤癣菌病主要由亲人性皮肤癣菌引起，后两类偶可感染人类。

亲土性和亲动物性皮肤癣菌感染可以产生炎症性皮损，进展迅速，伴有疼痛和瘙痒。人群之间也可以相互传播。在临床上一般根据感染部位来命名皮肤癣菌病，如头癣、甲癣、手足癣等。通常，小孢子菌不侵犯甲板，表皮癣菌不侵犯毛发。

皮肤癣菌通常引起毛发、皮肤和甲板的感染，临床称为皮肤癣菌病或癣。临床疾病一般按照皮肤癣菌侵犯身体的不同部位而命名，如皮肤癣菌感染头皮及毛发称头癣；感染面部胡须区皮肤、须毛或儿童的眉毛称须癣；感染平滑皮肤称体癣；股癣是发生于腹股沟、会阴部和肛门周围的皮肤癣菌感染，是体癣的特殊类型；发生在手掌和指间的感染称手癣；发生在足跖部及趾间的感染称足癣；由皮肤癣菌引起的甲板和甲床感染称甲癣。

三、标本采集

（一）甲标本

采集标本前常规消毒病甲，以减少培养时的细菌污染，提高阳性率。采用钝刀从甲的变色、萎缩或变脆部位、健甲与病甲的交界处取材，取材标本量要足且有一定深度。建议取材后立刻进行真菌镜检及培养，应尽量剪碎后接种。对于甲沟炎患者，应用 75% 酒精清洁局部后采用棉拭子蘸取损害分泌物，每位患者至少应取两个拭子，放入无菌试管中以备镜检和培养。

（二）皮屑标本

采集标本前常规消毒取材区域。钝刀从损害边缘向外刮取或用剪刀剪去疱顶。如果鳞屑量较少或婴幼儿患者，可采用粘着透明胶带或粘着皮肤采样送检，将透明胶带粘着面紧压于损害之上，然后剥下，将粘着面向下贴在透明载玻片上送检。皮屑标本建议取材后立刻进行真菌镜检及培养。

（三）毛发标本

选择适当的毛发，应检测那些无光泽毛发或断发以及在毛囊口附近折断的毛发。用灭菌镊子将毛发从头皮拔除。不应去掉毛根部。如果怀疑头皮隐性感染，可用塑料梳子刷头皮后将其压在琼脂表面进行培养。毛发标本建议取材后立刻进行真菌镜检及培养。

四、实验室检查

（一）染色镜检

皮屑标本用 10% KOH 液、甲屑用 20% KOH 液处理后制成涂片；病发置载玻片上，加10% KOH 微加温使角质溶解。直接镜检或棉蓝染色后镜检。检查时应遮去强光，先在低倍镜下检查有无菌丝和孢子,然后用高倍镜观察孢子和菌丝的形态、特征、位置、大小和排列等。

皮肤癣菌感染在皮屑、甲屑镜检时可见有隔菌丝或成串孢子,病发可见发内孢子或发外孢子。

(二)分离培养

皮肤癣菌呈丝状型菌落,呈绒毛状、棉毛状、粉末状等,表明光滑、折叠、沟回状;颜色为白色、淡黄色、棕黄色、红色或紫色。在光镜下可见有隔、分支、无色的菌丝,菌丝旁有小型分生孢子侧生,多散在,呈半球形、梨形或棒状;不同属大型分生孢子有特征,是鉴定的重要依据。菌落观察在 25℃ SDA 培养基上描述其生长速度,即在 25℃培养 7 天测量菌落直径。非常快速生长:直径≥9cm;快速生长:直径 3～9cm;中等速度:直径 1～3cm;缓慢速度:直径 0.5～1cm;非常慢速度:直径≤0.5cm。

毛癣菌属生长速度属于慢到中等,质地光滑到毛状,表面呈白色、黄色、米黄色或红紫色,背面呈苍白色、黄色、褐色或红褐色。镜下见菌丝分隔、透明,分生孢子梗与营养菌丝无区别,小型分生孢子呈单细胞、圆形、梨形或棒形,孤立或像葡萄状群生。大型分生孢子呈多细胞、圆柱状、棒状或香烟形,壁光滑,常缺乏。有时存在关节型孢子和厚膜孢子。

小孢子菌属生长速度属于慢到快速,质地光滑、毛状或羊毛状。表面颜色呈白色、米黄色、黄棕色、黄色或锈色,背面呈苍白色、黄色、红色、褐色或红褐色。镜下可见分隔菌丝,分生孢子梗几乎没有或与营养菌丝无法区别。小型分生孢子单细胞,卵圆形到棒形,孤立。大型分生孢子梭形,壁薄或厚,有棘状突起,孤立,含 2～25 个细胞。

表皮癣菌生长缓慢,质地膜状变成毡状到粉状,表面呈黄色到土黄色,背面呈羚羊皮色到褐色,中心有不规则皱襞或脑回状沟。转种后容易发生绒毛状变异。镜下见大型分生孢子丰富,呈棒形、顶端钝圆、壁薄、光滑、孤立或成群,形成在菌丝侧壁或顶端,2～3 个一组。无小型分生孢子。在成熟菌落中形成大量厚壁孢子。

(三)微生物鉴定

将病变处标本接种于沙氏琼脂培养基上,25～30℃培养,选取生长 7～14 天的菌落,按照流程进行鉴定(图 5-3-1)。

皮肤癣菌的鉴定主要根据菌落的形态及镜下结构,尤其是大型分生孢子的特征,必要时辅以相应的鉴定试验。但皮肤癣菌在接种传代和保藏过程中极易发生变异,甚至有些初代培养的菌株就已发生了变异。另外,有时虽然为同一个种,但不同菌落的形态相差较大。这样给临床菌株的鉴定带来很大影响。

传统的皮肤癣菌鉴定方法。

(1)DTM 选择性培养基。用于皮肤癣菌筛选,绝大多数皮肤癣菌能使 DTM 培养基 1 周内由黄变红,与其他真菌相反。

(2)根据大型分生孢子的特征将皮肤癣菌的三个属分开。

(3)根据菌落的大体特征及镜下特征进一步区分到种。另外还有一些补充试验,如米饭培养基试验、毛发穿孔试验、尿素酶试验、玉米吐温琼脂培养基试验、毛癣菌琼脂 1～7 号、BCP-

MSG 培养基生长情况及有性型检测的交配试验等。Wood 灯（UV 光）对于皮肤癣菌病的鉴别诊断是有益的。皮肤癣菌感染的毛发在 UV 光下可产生荧光，其可用来选择病发镜检或培养。对于临床可疑皮肤癣菌感染的标本，可以接种在含有或不含有放线菌酮（0.5g/L）的培养基上。在确认阴性结果之前，培养应连续进行 3 周。

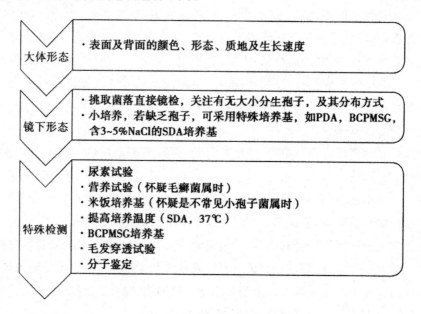

图 5-3-1　皮肤癣菌鉴定流程

（四）药敏试验

CLSI 的 M38-A3 丝状菌药物敏感性检测方案中专门规定了对皮肤癣菌的药物敏感性检测要求，可以作为临床药敏试验的检测方法。但其折点仍未确定。由于皮肤癣菌发生获得性耐药的报道还十分有限，因此临床实验室并不常规推荐对其进行药物敏感性检测，只是当疗效欠佳时才考虑实施。

五、检验结果的解释和应用

临床标本分离到皮肤癣菌一般认为是致病性的，但极少数情况下也存在定植情况，如头癣患者的密切接触者中可以出现头皮及毛发皮肤癣菌分离阳性，但不出现任何临床症状，这种情况应考虑存在潜伏感染，予以治疗。

皮肤癣菌一般不引起血源性感染，但在免疫受损患者可以侵犯真皮和皮下组织，引起肉芽肿性损害，此时深部组织中可以分离出皮肤癣菌。

皮肤癣菌对外用抗真菌药物均敏感，包括咪唑类药物如克霉唑、咪康唑、酮康唑、益康唑、联苯苄唑、异康唑、舍他康唑、卢力康唑；丙烯胺类药物如萘替芬、特比萘芬和布替萘芬；硫代氨基甲酸酯类药物如利拉萘酯；吗啉类药物如阿莫罗芬；其他药物如环吡酮胺。皮肤癣菌对系统抗真菌药物如氟康唑、伊曲康唑、特比萘芬均敏感。

六、临床意义

皮肤癣菌侵犯人体皮肤、指甲、毛发等部位的角蛋白组织并生长繁殖致病,不论年龄、性别,只要反复接触患者均可能被感染,易复发。因此,明确诊断病原体感染,可为临床治疗提供帮助。

七、评价

1.诊断价值

分离培养是诊断皮肤癣菌感染的直接证据。

2.影响因素

由于环境中丝状真菌较多,应注意鉴别。

第四节 暗色真菌检验

一、分类和命名

暗色真菌是指一组菌丝和(或)孢子的壁具有黑色素样颜色的真菌,菌落呈黑色或褐色,细胞多呈淡褐色至深褐色。暗色真菌属于子囊菌门,真子囊菌纲,分 6 个目 6 个科 14 个属,暗色真菌常见的致病菌集中于刺盾炱目的蔓毛壳科,包括枝孢瓶霉属的卡氏枝孢瓶霉、着色霉属的裴氏着色霉和 *F.monophora*、瓶霉属的疣状瓶霉、外瓶霉属的皮炎外瓶霉、棘状外瓶霉和离蠕孢属的穗状离蠕孢。

二、生物学特性

在 SDA 上,25～30℃培养 4 周,大多数暗色真菌在 1～2 周内均可形成绒毛样菌落(个别菌种初代培养呈酵母样),呈灰色、暗绿色,暗棕色或黑色,在马铃薯葡萄糖琼脂(PDA)或玉米粉琼脂(CMA)上生长良好,产孢丰富。根据其产孢结构特点可对其进行鉴定。致病性暗色真菌菌落、显微镜下特征、生理生化各不相同,见下所述。此外,甄氏外瓶霉还可以通过外抗原试验进行检测。

三、实验室检查

(一)标本采集

采取患者的脓液、分泌物、痂皮或活检组织等标本,对其进行显微镜检查和真菌培养等检查。

(二)镜检

取痂屑、渗出物、脓液或活检标本进行 KOH 涂片镜检可以发现单个或成对成簇的棕色厚壁多分隔的硬壳小体,直径为 $4\sim12\mu m$。硬壳小体对诊断着色芽生菌病有重要意义。暗色丝孢霉病在损害的分泌物或脓液及活检标本中可见暗色规则或串珠状菌丝、发芽或不发芽的酵母细胞(图 5-4-1)。

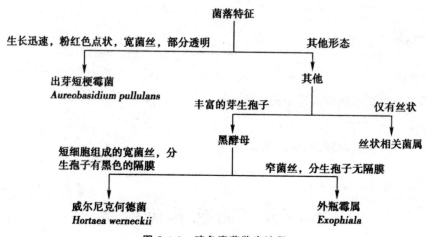

图 5-4-1　暗色真菌鉴定流程

(三)分离培养

将分泌物、脓液、活组织标本接种于沙氏琼脂斜面上,在 $25\sim30\,^{\circ}\!C$ 温度下培养 4 周,大多数致病性暗色真菌在 $1\sim2$ 周内均可形成绒毛样菌落(个别菌种初代培养呈酵母样),呈灰色、暗绿色、暗棕色或黑色,在马铃薯葡萄糖琼脂或玉米粉琼脂培养基上生长良好,产孢丰富。根据其产孢结构特点可对其进行鉴定。

(四)微生物鉴定

暗色真菌的鉴定主要包括形态学鉴定(基于孢子发生方式)、生理生化鉴定(温度、碳源和氮源同化)、血清学鉴定(外抗原试验)、分子生物学鉴定(核酸杂交、ITS 测序、RAPD、RFLP)。在组织病理中,某些暗色真菌黑色素量较低,常规染色不易看到真菌成分,可以采用 Fontana-Masson 染色,它可以将黑色素染色,因而被推荐作为和曲霉等造成的透明丝孢霉病的常规鉴别方法。

形态学鉴定依然是暗色真菌鉴定的重要手段,应用马铃薯琼脂或玉米琼脂培养基进行小培养是观察分生孢子的发生方式的理想手段。近年来,分子鉴定发展迅速,18S rRNA 基因因其保守性而被广泛应用,大部分暗色真菌可以由 ITS 测序进行菌种鉴定,但应用此方法作为鉴定金标准仍然存在争议。如链格孢霉属等一些种属,不同种间形态学存在差异,然而 ITS 区域可能相同,因此对于这些种属而言,ITS 是否没有足够的多态性,亦或是否我们定义了过多的种等问题仍然存在争议。对于某些少见菌种与 GenBank 比对时应注意,因为大约 10% 的序列可能存在出入,菌种鉴定不能全部依赖于测序,应当结合形态学鉴定及命名法。常见病原性暗色真菌鉴定特征介绍如下(表 5-4-1 和表 5-4-2)。

表 5-4-1 **致病性外瓶霉的鉴别**

菌种	BHIA+1% 葡萄糖 37℃	CDA	温度耐受		环痕梗	分生孢子
			37℃	42℃		
皮炎外瓶霉	酵母形（溶化的巧克力状）	发育不良	+	+	圆筒形,瓶状、罐状	单细胞性,球形,亚球形,卵圆形
丛梗孢外瓶霉	菌丝形	良	+	-	小球形,基部膨胀,有群集产生倾向	单细胞性,球形,亚球形,长椭圆形,香蕉形
甄氏外瓶霉	菌丝形（发育不良）	良	+	-	圆筒形,瓶状、罐状	单细胞性,球形,亚球形,椭圆形,长椭圆形
棘状外瓶霉	菌丝形	良	+	-	长瓶状-罐状尖端变尖,突起较长	单细胞性,球形-长椭圆形

表 5-4-2 **致病性瓶霉的鉴别**

菌名	菌落发育	菌落颜色	瓶梗	领状结构	分生孢子
疣状瓶霉	中等度	黑褐-灰褐色	烧瓶状	杯状着色较暗	卵圆-椭圆形无色
烂木瓶霉	快速	灰绿色	亚圆桶形-棍棒形	托盘形,漏斗状,着色暗或无色	有两种:①球形深褐色;②椭圆形-圆桶形-香肠形,无色
匐根瓶霉	快速	灰褐色	圆筒形、稍短	不明显（基部不细）,无色	香肠形-椭圆形-圆筒形,无色
寄生瓶霉	快速	淡灰色-灰绿色	圆桶形,混纹线状,稍长	浅杯状（基部稍稍变细）无色	圆桶形-香肠形

1.卡氏枝孢瓶霉

在 SDA 上,27℃培养 14 天后菌落直径可达 2cm;菌落紧密,橄榄绿色至黑色,有较清楚的暗色边界,表面可见棕绿色短的气生菌丝。显微镜下可见分生孢子呈单细胞性、褐色、表面光滑、椭圆形,底部有一暗色的脐,孢子大小为 $(1.5\sim3)\mu m\times(3\sim10)\mu m$,产孢方式主要为枝孢型,以向顶性方式排列为多分枝的分生孢子链。在某些菌株上可以观察到有清楚领状结构的瓶梗。本菌的最高生长温度为 37℃,不能液化明胶。

2.裴氏着色霉

在 SDA 上,27℃培养 14 天后菌落直径可达 2.5cm;表面平坦或高起有皱褶,表面绒毛状或絮状,橄榄绿色至黑色,可见灰色短而密集的气生菌丝。显微镜下可见多形性产孢,主要可见喙枝孢型、枝孢型产生的分生孢子,偶可见瓶型产孢。分生孢子单细胞性,呈椭圆形或圆筒形、长椭圆形,菌落大小为 $(1.5\sim3)\mu m\times(3\sim6)\mu m$。

3.*F.monophora*

是 2004 年根据 ITS 区序列分析从裴氏着色霉中分出的一个新种,主要分布在南美及非洲,在我国则主要集中在南方,引起的疾病谱较 *F.pedrosoi* 广,感染不仅仅限于皮肤和皮下组织,还可以引起脑部系统性感染。

4.疣状瓶霉

在 SDA 上,27℃培养 14 天后菌落直径达 2cm,褐色至黑色,表面密生灰色短的气生菌丝。

显微镜下可见瓶梗呈安瓿瓶形或葫芦形,产孢方式为瓶型产孢,顶端可见清楚的领口状结构。分生孢子在瓶梗的开口处依次产生,半内生性,由黏液包绕后聚集在瓶口顶端,分生孢子为单细胞性,呈近球形,无色至褐色,菌落大小为$(1\sim2)\mu m\times(3\sim4)\mu m$。

5.皮炎外瓶霉

又名皮炎王氏霉(Wan)。初代培养菌落呈黑色糊状,继代培育可产生气中菌丝。糊状菌落显微镜下可见酵母样芽生孢子,产菌丝菌落中可见圆筒形或瓶形的分生孢子梗即环痕梗,在菌丝末端或侧枝产生,周围聚集多个分生孢子。分生孢子呈圆形至卵圆形,菌落大小为$(1\sim3)$$\mu m\times(1.5\sim4)\mu m$。另有一种颗粒型菌落,显微镜下可见暗色的厚壁孢子样细胞团块或孢子链,有时这种细胞内部可纵横分隔。该菌可在42℃生长,不能利用硝酸钾,可与其他的外瓶霉相区别。

6.棘状外瓶霉

菌落潮湿发亮,呈黑色酵母样,主要由酵母细胞组成。继代培养逐渐产生短的绒毛状菌丝。显微镜下可见菌丝分枝分隔,分生孢子梗即环痕梗从菌丝末端或侧面产生,颜色较深,直立,与菌丝呈直角分枝,其顶端有一较长的鼻状突起即环痕产孢处,该突起为外瓶霉中最长的,环痕数目在外瓶霉中最多,可达30段以上。环痕孢子为单细胞性,呈透明或半透明,亚球形至椭圆形,光滑,大小为$2.5\mu m\times3.5\mu m$。本菌可在$38\sim39$℃生长,可利用硝酸盐。

7.穗状离蠕孢

菌落平坦扩展,呈絮状至毛状,灰黄色至橄榄色。菌丝棕色,分枝分隔。显微镜下可见分生孢子梗在菌丝末端或侧面产生,顶部产孢,呈膝状弯曲,孢子脱落后留下瘢痕。分生孢子以合轴方式产生,短柱状或卵圆形,两端钝圆,底部与分生孢子梗相连接部位有一痕。分生孢子一般为3细胞,两极均可发芽。

(五)药敏试验

可采用 CLSI 的 M38-A3 丝状菌药物敏感性检测方案,检测产孢暗色真菌的体外药物敏感性。暗色真菌的体外抗菌药物敏感性报道日渐增多,然而判读折点还没有确切的标准,临床相关性数据也不足。

四、检验结果的解释和应用

(一)真菌培养结果解释和应用

暗色真菌在自然界分布广泛,某些菌可以是实验室污染菌。因此对暗色真菌分离结果需要慎重解释。一般认为,从血液、穿刺液、脓液和肺组织中分离出的暗色真菌是感染菌,而从有菌开放部位中分离出的暗色菌则应结合直接镜检结果进行考虑。

(二)药敏试验结果解释和应用

总体而言,唑类药物抗暗色真菌药物敏感性数据较一致,其中以伊曲康唑有较好的活性,但是也有长期应用伊曲康唑治疗的裴氏着色霉感染患者对唑类药物耐药。新型三唑类药物泊沙康唑、伏立康唑对于暗色真菌也有广谱抗菌活性,而且泊沙康唑对于链格孢属、外瓶霉属的抗菌活性高于伏立康唑。

两性霉素 B 对于临床比较常见的暗色真菌如外瓶霉属、链格孢属体外抗菌活性较好，弯孢霉属、外瓶霉属、喙枝孢属偶尔会出现耐药。一些研究认为氟胞嘧啶对于不同暗色真菌导致的着色芽生菌病和暗色丝孢霉病有一定的抗菌活性，也有一些研究认为无抗菌活性。特比萘芬对于丝状真菌有着明确的抗菌活性，有报道认为特比萘芬对于链格孢属、弯孢霉属、离蠕孢属有着广谱的抗菌活性。棘白菌素类药物对于暗色真菌的药物敏感性不尽相同，有菌种特异性。

第五节 酵母样真菌检验

一、念珠菌属

念珠菌属约有 154 个种，大多数菌种在 37℃ 不生长，无致病性。在临床标本中常见的有白色念珠菌、热带念珠菌、光滑念珠菌、近平滑念珠菌、克柔念珠菌、葡萄牙念珠菌。白色念珠菌致病力最强也最为常见，但由非白色念珠菌引起的感染正逐年增加。

（一）生物学特性

念珠菌属细胞呈圆形或卵圆形，直径 $3\sim6\mu m$，革兰染色阳性，着色不均。以出芽方式繁殖，绝大多数可形成假菌丝，较长、分枝或弯曲，少数菌种产生真菌丝或厚膜孢子，不产生囊孢子、关节孢子，不能利用肌醇作为碳源。芽生孢子单个或簇状，形态从圆形、卵圆形到长形。大多数菌种需氧，在血平板或沙堡弱平板上，生长迅速，3 天内即可成熟，菌落呈奶酪样白色至淡黄色，光滑或扁平干燥、皱褶、膜状，依菌种而异。

（二）致病性

念珠菌是一种条件致病菌，病原体入侵机体后能否致病取决于其毒力、数量、入侵途经与机体的适应性以及机体对病原体的抵抗力等。

白色念珠菌致病力最强，对颊黏膜和阴道黏膜上皮细胞有较强的黏附能力，产生水溶性的内毒素，还能产生多种水解酶，如天冬酰胺蛋白酶、磷脂酶，损伤组织诱发病变。念珠菌酵母型一般不致病，但在体内转变成菌丝型有致病性，可以避免白细胞的吞噬作用。

宿主对病原菌的抵抗力，长期应用广谱抗菌药物、糖皮质激素、免疫抑制药，长期放置导管等医源性因素均易导致念珠菌的感染。表 5-5-1 列举了一些常见的易感因素。

表 5-5-1 念珠菌病常见易感因素

易感因素	举例
生理状态	怀孕期，年龄（老年人和婴儿）
创伤	浸渍，感染，烧伤创面
血液系统	中性粒细胞减少，细胞免疫缺陷（白血病，淋巴瘤，艾滋病，再生障碍性贫血）

易感因素	举例
内分泌系统	糖尿病,甲状旁腺功能减退症,Addison 综合征
医源性	化疗,皮质激素,口服避孕药,抗生素,导管,手术
其他	静脉药瘾,营养不良,吸收不良,胸腺瘤

(三)鉴定与鉴别

念珠菌属需与临床上其他酵母样真菌,如芽生裂殖菌属、隐球菌属、地丝菌属、马拉色菌属、红酵母属、酵母菌属、毛孢子菌属区别。在玉米吐温-80 琼脂上的形态,荚膜产生,尿素酶活性,在含放线菌酮培养基上生长能力,沙堡弱肉汤中的生长模式,对糖类的发酵同化作用,可以将念珠菌从别的酵母中区别开来。丰富的假菌丝和单细胞芽生孢子都是念珠菌属的常见特征,假菌丝可与隐球菌属区别。毛孢子菌属和地丝菌属产生大量的关节孢子,区别于念珠菌属。

1.白色念珠菌

(1)菌落特征:在沙堡弱培养基上 25℃孵育生长良好,24 小时可见菌落,菌落呈奶油样、光滑、柔软、有光泽,陈旧性培养物有皱褶,42℃及含放线菌酮培养基上均能生长。在显色培养基上呈蓝绿色菌落。

(2)显微镜特征:沙堡弱培养基上 25℃ 48 小时,多数可见芽生孢子;玉米吐温-80 琼脂平板上 25℃ 72 小时可见丰富的假菌丝和真菌丝,假菌丝中隔部伴有成簇的葡萄状小型分生孢子,菌丝顶端或侧支有厚壁孢子(在 30℃以上,不产生厚壁孢子)。

(3)芽管试验:将待测菌接种于 0.2~0.5mL 的动物血清(兔、人、小牛血清等)中,37℃(水浴箱)中孵育 2~4 小时,镜下观察,绝大部分白色念珠菌可产生典型芽管,其形态中形成芽管的孢子呈圆形,芽管较细,为孢子直径的 1/3~1/2,芽管连接点不收缩。孵育时间不得超过 4 小时,同时做对照试验。热带念珠菌孵育 6 小时后也能形成芽管,但芽体较宽。

都柏林念珠菌芽管试验阳性,也可产生厚膜孢子,以前常误认为白色念珠菌,但其 42℃培养几乎不长,显色培养基上呈深绿色,玉米吐温-80 琼脂平板上厚膜孢子丰富,成单、成对、链状、簇状排列。分子生物学方法显示两者核糖体 RNA 基因序列有差异。

(4)生化特性:能同化葡萄糖、麦芽糖、蔗糖(少数例外)、半乳糖、木糖、海藻糖,不能利用乳糖、蜜二糖、纤维二糖、半乳糖,不还原硝酸盐,尿素酶阴性。

2.热带念珠菌

(1)菌落特征:沙堡弱培养基上菌落呈奶油样、灰白色,柔软、光滑菌落,边缘或有皱褶。显色培养基上菌落暗蓝、蓝灰色。在沙氏肉汤管表面呈膜样生长。

(2)显微镜特征:在玉米吐温-80 琼脂平板上可见大量假菌丝,上附芽生孢子,不产生厚膜孢子。极少的菌株可有泪滴状厚膜孢子。在血清中不产生典型的芽管,少数菌株圆形孢子出芽处明显狭窄,"芽管"较粗。

(3)生化特性:除能同化葡萄糖、麦芽糖、蔗糖、半乳糖、木糖、海藻糖外,尚可同化纤维二糖,不同化 L-阿拉伯糖和鼠李糖,不利用硝酸盐,尿素酶阴性。

3.光滑念珠菌

(1)菌落特征:在沙堡弱培养基上生长较慢,2～3天有小菌落出现,灰白色,表面光滑,有折光。42℃能生长,在含放线菌酮培养基上不能生长。在显色培养基上呈紫色菌落。沙氏肉汤表面无膜样生长。

(2)显微镜特征:在玉米吐温－80琼脂平板上25℃孵育72小时,不产生真、假菌丝,只见卵圆形芽生孢子,菌体较小,为(2.5～4.0)μm×(3.0～6.0)μm[白色念珠菌(3.5～6.0)μm×(4.0～8.0)μm],排列成簇,居中者细胞比周围较大。不产生厚膜孢子,血清中不产生芽管。

(3)生化特性:能同化葡萄糖、麦芽糖、蔗糖和海藻糖,不发酵任何糖类,不利用硝酸盐,尿素酶阴性。

4.近平滑念珠菌

(1)菌落特征:在沙堡弱培养基上菌落奶油样至淡黄色、柔软、光滑或有皱褶。显色培养基上呈白色、淡粉色菌落。沙氏肉汤表面无膜样生长。

(2)显微镜特征:在沙堡弱培养基上酵母细胞,卵圆形或长倒卵形。在玉米吐温－80琼脂平板上有丰富的假菌丝,分枝链状,附着芽生孢子,不产生厚膜孢子。血清中不产生芽管。

(3)生化特性:生化反应与热带念珠菌相似,但本菌可同化L-阿拉伯糖,不同化纤维二糖,热带念珠菌则相反。

5.葡萄牙念珠菌

(1)菌落特征:在沙堡弱琼脂上菌落白色奶油样、光滑或皱褶、有光泽,边缘可出现假菌丝。42℃及含放线菌酮培养基上均能生长。沙氏肉汤表面无膜样生长。

(2)显微镜特征:在玉米吐温－80琼脂平板上,大量假菌丝,但也有部分菌株可不出现假菌丝。不产生厚膜孢子及芽管。

(3)生化特性:可同化葡萄糖、麦芽糖、蔗糖、半乳糖、纤维二糖、木糖、海藻糖,不利用硝酸盐,尿素酶阴性。与热带念珠菌的区别是能同化鼠李糖,而热带念珠菌不同化。

6.克柔念珠菌

(1)菌落特征:在沙堡弱琼脂上菌落灰白色、光滑、无光泽,边缘可以成叶状。42℃能生长,在含放线菌酮培养基上不能生长。显色培养基上呈粉红色菌落。沙氏肉汤中呈表面生长。

(2)显微镜特征:在玉米吐温－80琼脂平板上有大量假菌丝,少量芽生孢子卵圆形,游离或沿假菌丝主轴平行排列。

(3)生化特性:同化葡萄糖,对许多常用糖、醇不能同化。不利用硝酸盐,部分菌株尿素酶阳性。本菌与解脂念珠菌生物学性状极为相似,可在43～45℃下生长,不同化赤藓醇;解脂念珠菌则相反。

(四)抗真菌药物敏感性

念珠菌属抗真菌药物敏感试验,通常参照美国CLSI M27方案进行,目前只公布了氟康唑、5-氟胞嘧啶和伊曲康唑的药敏结果判定折点,氟康唑、5-氟胞嘧啶的药敏标准只适用于念珠菌和新型隐球菌,伊曲康唑的药敏标准只适用于黏膜感染的念珠菌,对黏膜外的侵袭性念珠菌感染伊曲康唑目前尚无公认的折点判定标准,药敏试验结果建议只报告MIC值。

大多数念珠菌对两性霉素B敏感,季也蒙念珠菌和葡萄牙念珠菌以及毛孢子菌对两性霉素 B 天然耐药,但 CLSI 方案不足以检测出两性霉素 B 耐药株,因为所有实验菌株对两性霉素 B 的 MIC 范围太窄。对唑类抗真菌药物可出现耐药,克柔念球菌对氟康唑天然耐药,光滑念珠菌对氟康唑也可出现耐药或剂量依赖性敏感。热带念珠菌对氟康唑也可出现高 MIC 值,白色念珠菌对氟康唑很少有耐药株,其耐药机制与泵出机制有关,细胞色素 P450 甾醇 14-去甲基化酶突变也可以导致唑类耐药。伊曲康唑对部分氟康唑耐药的念珠菌可以敏感,但两者存在交叉耐药,如光滑念珠菌。伏立康唑和卡泊芬净对绝大多数念珠菌敏感。5-氟胞嘧啶对念珠菌敏感但很容易产生耐药。抗真菌药物对临床常见念珠菌的敏感性见表 5-5-2。

表 5-5-2 临床常见念珠菌对抗真菌药物的敏感性

菌种	两性霉素 B	氟康唑	伊曲康唑	酮类	5-氟胞嘧啶
白色念珠菌	S	S	S	S	S
热带念珠菌	S	S	S	S	S
近平滑念珠菌	S	S	S	S	S
光滑念珠菌	I	IS-DD	S-DD		S
克柔念珠菌	I	R	RS-DD to R		I-R
季也蒙念珠菌	R	S	SS-DD		R

注。S:通常剂量下敏感;I:中度敏感;R:通常剂量下耐药;S-DD:剂量依赖性敏感。

(五)临床意义

念珠菌广泛存在于自然环境中,蔬菜、水果、植物的汁液,动物粪便,土壤,医院环境中皆可存在,但实验室污染较为少见。正常人的皮肤、口腔、肠道、阴道都能分离出本菌,以消化道带菌率最高,住院患者的上述标本中可有 $10\%\sim20\%$ 的分离率,因此,单纯培养阳性并不能确定感染。

念珠菌引起的感染称为念珠菌病,可侵犯皮肤、黏膜及内脏器官,引起皮肤/甲感染、鹅口疮、阴道炎,也可导致呼吸系统、泌尿系统感染,甚至可致败血症、心内膜炎脑膜炎等严重的侵袭性感染,常危及生命。

对于皮肤念珠菌病、口腔念珠菌病和外生殖器念珠菌病,根据临床表现,结合涂片镜检发现菌丝、假菌丝和孢子诊断不难,如标本直接涂片见大量菌丝,提示念珠菌为致病状态,对诊断有重大意义。

深部念珠菌病或侵袭性念珠菌感染的诊断比较困难,临床表现无特异性且易被基础疾病掩盖,病原学结果难于解释。侵袭性念珠菌感染的确诊通常需要通过侵入性的组织标本,而侵入性的操作常因患者病情的所限而难以实施。血液分离到念珠菌是诊断侵袭性念珠菌病的重要依据,但回顾性研究数据表明尸检确诊的病例中血培养阳性率<50%。念珠菌尿在住院患者尤其是留置导尿管或接受抗菌药物治疗的患者中比较多见,但其临床意义很难确定。不同于普通细菌可通过菌落计数或是否存在白细胞来确诊,对于低风险患者来讲,无症状的念珠菌尿通常没有临床意义,但能增加侵袭性念珠菌感染的风险;另一方面念珠菌尿又可能是泌尿系统侵袭性念珠菌感染或剖腹术后腹膜炎的证据。痰液、气道吸取物,甚至肺泡灌洗涤液中分离的念珠菌也都不足以诊断念珠菌性肺炎。念珠菌性脑膜炎儿童患者较为多见,但在成人脑脊

液中分离到念珠菌的情况较少见,需考虑是否存在标本污染。

为了提高侵袭性真菌感染(IFI)诊断的阳性率,近年来真菌抗原的检测受到极大的关注,1,3-β-D-葡聚糖抗原(G)和曲霉半乳甘露聚糖抗原(GM)的检测已成为真菌感染的诊断标准之一。1,3-β-D-葡聚糖广泛存在于除接合菌、隐球菌以外的真菌细胞壁中,占真菌细胞壁成分的50％以上,在酵母菌中含量最高。当发生IFI时,1,3-β-D-葡聚糖从细胞壁释放至血液或其他体液,但浅表真菌感染或定植很少有释放入血,因此,G试验是筛选IFI的有效方法,具有临床诊断意义。G试验阳性提示可能有曲霉或念珠菌感染,但通常在临床症状或影像学出现变化数天后才表达阳性。临床有效的抗真菌治疗能降低血浆中1,3-β-D-葡聚糖的含量,连续检测有助于病情变化和疗效反应的判断。但G试验的缺点是没有种属特异性,不能区分曲霉和念珠菌感染;在接受血液透析、抗癌药物等治疗及肝硬化等患者中可出现假阳性结果;敏感性和特异性的研究报道有较大差异,其临床应用价值还需前瞻性,大样本的临床研究证实。有关GM试验在曲霉菌中叙述。

念珠菌病主要是内源性感染,起源于正常菌群中真菌过度生长,但也可偶然由外源性感染,如念珠菌寄生在水果、奶制品等食物上,可因接触而感染,另外患有念珠菌性阴道炎妇女可因性接触而传染给男性,也可导致新生儿患口腔念珠菌病;已感染的供者角膜,经移植术后,可发生受者眼内炎。

能引起人类感染的念珠菌不超过10种,几乎所有的口腔念珠菌病和至少90％的念珠菌性阴道炎都是由白色念珠菌引起的。院内血流感染病原菌中念珠菌约占10％,绝大多数(97％)是由白色念珠菌、光滑念珠菌、近平滑念珠菌、热带念珠菌和克柔念珠菌引起的。值得注意的是,近年来随着侵袭性念珠菌病的增加,非白色念珠菌的分离率正逐年增加,特别是使用氟康唑作为预防性用药的患者常会增加克柔念珠菌和光滑念珠菌(对氟康唑耐药)感染的机会。见表5-5-3。

表 5-5-3　引起侵袭性念珠菌病的常见菌种

菌种	发生率
白色念珠菌	50％
热带念珠菌	15％～30％
光滑念珠菌	15％～30％
近平滑念珠菌	15％～30％
克柔念珠菌	1％
葡萄牙念珠菌	1％

一般念珠菌培养1～3天即可生长,7天不生长,报告阴性。

二、隐球菌属

隐球菌大约有78个种,与人类感染有关的菌种如下:新生隐球菌、白色隐球菌、罗伦隐球菌、浅黄隐球菌、地生隐球菌、指甲隐球菌。

（一）生物学特性

隐球菌属菌种是含有荚膜的酵母样真菌，1894 年意大利学者首次在桃子汁中检出。菌细胞为圆形、卵圆形，大小 $3.5\sim8\mu m$ 或以上。单个发芽，母体与子体细胞连结间有狭窄项颈，偶尔可见各种各样出芽，但假菌丝极少见，细胞壁易破碎，常成月牙形或缺陷细胞，尤其是在组织内染色后容易见到。在菌细胞周围存在荚膜，应用印度墨汁湿片法能证明荚膜的存在，经培养后得到的菌细胞一般无荚膜，但在 1% 蛋白胨水中培养可产生丰富的荚膜。

带有荚膜的典型菌落呈黏液状，随着菌龄的增长变成干燥、灰暗色，伴有奶油色、棕黄色、粉红色或黄色菌落。所有菌种皆能产生脲酶和同化各种糖类，但不发酵。根据同化各种糖类和硝酸钾的利用试验可以区别各个菌种。新生隐球菌的生化反应和 37℃ 生长可与其他菌种鉴别，但白色隐球菌和罗伦隐球菌亦可在 37℃ 生长。

新生隐球菌按荚膜多糖抗原的不同有 A、B、C、D 及 AD5 个血清型，我国以 A 型最多，未见 C 型。目前认为新生隐球菌有 3 个变种，新生变种相对应的荚膜血清型是 D 型，格鲁皮变种对应的血清型为 A 型，格特变种含 B、C 血清型。3 个变种区别见表 5-5-4。

表 5-5-4　新生隐球菌和其变种的生态和生化学特性

特征	新生隐球菌新生变种	新生隐球菌格特变种	新生隐球菌格鲁皮变种
血清学分型（兔多克隆抗血清）	D 型	B、C 型	A 型
主要地理学分布	北欧	热带和亚热带地区	全世界
有性繁殖状态	新生线黑粉菌	棒孢线黑粉菌	新生线黑粉菌
刀豆氨酸敏感性	S	R	S
同化甘氨酸	不同化	同化	不同化
同化胸腺嘧啶	同化（变成橙色）	同化（变成蓝绿色）	不同化（不变色）
与 13FI IgM 单克隆抗体免疫荧光结合模式	小斑点状	无资料	环形
通常被感染宿主的免疫状态	免疫低下	免疫正常	免疫低下

（二）致病性

新生隐球菌是引起隐球菌病的主要病原菌，致病物质主要是荚膜、酚氧化酶，37℃ 生长也是其致病的重要因素，磷脂酶可能也是潜在的毒力因子。酚氧化酶参与黑色素的产生，其作用是防止有毒的羟自由基形成，保护菌细胞氧化应激。健康人对该菌具有有效的免疫力，只有机体免疫力下降时，病原菌才易引起人体感染，艾滋病、糖尿病、淋巴瘤、恶性肿瘤、系统性红斑狼疮、白血病、器官移植及大剂量使用糖皮质激素是隐球菌感染的危险因素，特别是艾滋病患者，隐球菌感染是最常见的并发症之一。

（三）鉴别与鉴定

隐球菌属是酵母样真菌，需与其他酵母样菌区别，见图 5-5-1。隐球菌不形成假菌丝，可与念珠菌区别，隐球菌尿素酶阳性，而念珠菌只有解脂念珠菌和克柔念珠菌中的部分菌株阳性。与红色酵母菌的鉴别在于后者不同化肌醇，产生胡萝卜素；隐球菌不形成关节孢子，可与毛孢子菌和地丝菌区别。

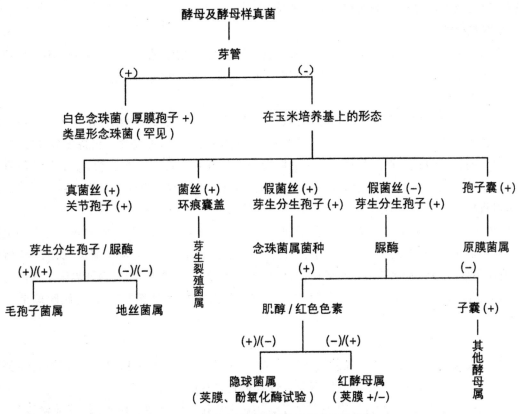

图 5-5-1 临床上重要酵母及酵母样真菌鉴别

隐球菌属内各菌种的鉴别可利用 37℃是否生长及糖同化试验。新生隐球菌酚氧化酶阳性,很易与其他菌种区别,属内鉴别见表 5-5-5。

表 5-5-5 与人类感染有关的隐球菌菌种鉴别

菌种	37℃生长	荚膜	尿素	酚氧化酶	糖同化试验					
					蔗糖	乳糖	半乳糖	棉子糖	卫矛醇	密二糖
新生隐球菌	+	+	+	+	−	+	+	+	+	−
白色隐球菌	−	+	+	−	+	+	+	+	+	+
罗伦隐球菌	+	+	+	−	+	+	+	+	+	+
浅黄隐球菌	−	−	+	−	+	+	+	+	+	+
地生隐球菌	−	+	+	−	+	−	+	+	−	−
指甲隐球菌	−	+	+	−	+	−	+	+	−	−

新生隐球菌的特点如下。

1.菌落特征

在沙堡弱培养基 25℃、37℃均能生长,3～5 天就有菌落生长,少数 2～3 周方见生长。菌落奶油色,光滑,因产荚膜渐变黏液样,浅褐色,从长期维持剂量治疗的 HIV 患者中分离的部分菌株不产荚膜,菌落与念珠菌菌落相似。在含咖啡酸培养基如 Bird seed 琼脂上形成棕黑色菌落。40℃及在含放线菌酮的培养基上不生长。

2.显微镜特征

在玉米吐温－80℃培养基25℃,见球形或椭圆形酵母细胞,直径2.5~10μm,不产生菌丝和厚膜孢子。第一代培养物有时可见小荚膜,继代培养不见荚膜。

3.墨汁染色

如脑脊液标本比较混浊,可直接进行墨汁染色,但离心沉淀可提高阳性率。用印度墨汁或优质绘图墨汁1滴,加脑脊液1滴,必要时加生理盐水1滴稀释,覆盖片。稍待3分钟左右,先低倍镜再高倍镜检查。在黑色背景下可见圆形孢子周围绕以透光的厚荚膜,宽度与菌体直径相当。菌体的大小和荚膜的宽窄在同一张片子上可有较大差异。有时可看到出芽的孢子。注意切勿将白细胞等误认为隐球菌,新生隐球菌的特征为:①圆形或卵圆形的孢子,大小不一,胞壁厚,边缘清晰,微调观察有双圈;②孢子周围有透亮的厚荚膜,孢子与荚膜之间的界限和荚膜的外缘都非常整齐、清楚;③孢子内有反光颗粒;④有的孢子生芽,芽颈甚细;⑤加KOH溶液后,菌体不破坏。任何圆形物体边缘模糊,内部无反光颗粒,外部有较窄、内外界限不清的透亮环,加KOH溶液后即消失者,不是隐球菌。但应注意新生隐球菌以外的其他隐球菌也有荚膜。

4.血清学检查

乳胶凝集试验检测脑脊液或其他体液标本中新生隐球菌荚膜多糖抗原,简便快速,特异性和灵敏度均较高,对直接镜检和分离培养阴性者更有诊断价值。

假阳性与以下因素有关:①类风湿因子;②肿瘤患者也会出现假阳性,但反应滴度很低;③毛孢子菌感染,该菌产生内荚膜,与隐球菌的荚膜多糖有交叉反应;④其他:如实验室移液管污染,反应板清洗中消毒剂或洗衣粉沾污,以及血管中代血浆之类等不明原因造成假阳性。

假阴性也可能出现在前带反应或者感染菌株荚膜贫乏。

5.生化特征

新生隐球菌不发酵各种糖类,但能同化肌醇、葡萄糖、麦芽糖、蔗糖、蕈糖,不能同化乳糖,尿素酶阳性。酚氧化酶阳性,在bird seed琼脂上,室温2~5天菌落呈棕黑色,亦可用咖啡酸纸片试验,即将新鲜分离物涂布在咖啡酸纸片上,放湿处22~35℃,30分钟纸片变褐黑色。与人类感染有关的隐球菌菌种鉴别见表5-5-5。

(四)抗真菌药物敏感性

两性霉素B对新生隐球菌具有杀菌活性,是治疗新生隐球菌脑膜炎和播散性隐球菌病的首选药物之一。氟康唑和伊曲康唑等唑类对大多数新生隐球菌都有抑菌作用,5-氟胞嘧啶通常是联合用药。棘球白素对新生隐球菌没有抗菌活性。

体外药敏试验表明,两性霉素B与氟康唑、伊曲康唑、泊沙康唑对新生隐球菌有协同作用,对两性霉素B治疗无反应的病例中分离的新生隐球菌,体外结果也显示两性霉素B和5-氟胞嘧啶或利福平有协同作用。

值得注意的是体外药敏方法的不同,结果的解释可能会有较大的差异。E-test法比CLSI推荐的微量稀释法更能检出两性霉素B的耐药株,但E-test法可能会把部分氟康唑、伊曲康唑和5-氟胞嘧啶敏感的新生隐球菌归到耐药株,相反,比色法会把部分氟康唑、5-氟胞嘧啶耐药株解释成敏感株。

新生隐球菌不同的变种对抗真菌药物的也有差异,格特变种对两性霉素 B 和 5-氟胞嘧啶的敏感性低于新生变种。

(五)临床意义

隐球菌中只有新生隐球菌是致病菌,鸽粪被认为是最重要的传染源,但该鸟类不是自然感染者,分离出本菌的动物还有马、奶牛、狗、猫、山羚羊、猪等,但无证据说明该病从动物传播给人,人传播人亦非常罕见。

吸入空气当中的孢子,是感染的主要途径,引起肺部感染,可为一过性,也可引起严重的肺部感染。新生隐球菌具有嗜神经组织性,由肺经血行播散主要引起 CNS 隐球菌病,约占隐球菌感染的 80%。起病常隐匿,表现为慢性或亚急性过程,起病前有上呼吸道感染史。少数患者急性起病,AIDS 患者最为常见,死亡率高。对于临床上出现 CNS 感染的症状、体征,脑脊液压力明显升高及糖含量明显下降的患者,应高度警惕隐球菌脑膜炎的可能,特别是免疫力低下,有养鸽史及鸽粪接触史者。

新生隐球菌还可侵犯皮肤、前列腺、泌尿道、心肌、眼睛、骨和关节,AIDS 患者隐球菌感染中,常见前列腺的无症状感染,而且在播散性隐球菌成功抗真菌治疗后,患者的尿液和前列腺液中隐球菌培养仍阳性,提示前列腺可能是隐球菌感染复发的重要储菌库。创伤性皮肤接种和吃进带菌食物,也会经肠道播散全身引起感染。

除新生隐球菌可引起感染外,现已发现白色隐球菌、罗伦隐球菌也有致病性,白色隐球菌引起皮肤、眼睛感染,罗伦隐球菌可引起中枢神经系统、皮肤感染及真菌血症。

三、毛孢子菌属

(一)分类

毛孢子菌属分为阿萨希毛孢子菌、白吉利毛孢子菌、皮肤毛孢子菌、倒卵状毛孢子菌、皮瘤毛孢子菌等。

(二)致病性

常见的是侵犯毛发和须部的毛结节菌病,由白吉利毛孢子菌引起。Watson 和 Kallicherum 是首例播散性毛孢子菌感染的报道者,该例患者患有支气管肿瘤且伴有脑转移。此后又有数十例报道,这些病例均系在原发病基础上的继发感染,且绝大多数被感染致死。近来发现大多是由阿萨希毛孢子菌感染引起。可有皮肤感染、肺部感染和播散性感染。

毛孢子菌属可引起毛发、指甲、皮肤以及系统感染,统称毛孢子菌病。临床较常见的有白毛结节和系统性毛孢子菌病。近来发现阿萨希毛孢子菌是皮肤、呼吸道和胃肠道的免疫受损患者和新生儿的条件致病菌。播散性感染和系统性念珠菌病有着同样的传播途径,且死亡率高。它可以被常规培养出来,但应与其他的酵母菌相鉴别。

1.毛结节菌病

多发生于毛发,毛干上附有白色或灰白色针尖大小至小米粒大小的结节,中等硬度,易于从毛干上刮下,镜下检查为真菌菌丝和孢子。此外,胡须、腋毛、阴毛等处也可发生结节。

2.系统性毛孢子菌病

多发生于原有基础疾病,如恶性肿瘤尤其是血液病、各种原因导致的白细胞减少症等。有时虽无免疫缺陷,但手术后可发病,如心瓣膜置换术、静脉导管、内镜等。可有持续发热,侵犯最多的部位是血液循环和肾,其次是肺、胃肠道、皮肤、肝、脾等,导致相关器官的损害。皮损好发于头面部、躯干部、前臂等,常对称分布,多为紫癜性丘疹、结节,中心发生坏死、溃疡、结痂。皮损真菌培养90%为阳性。在中性粒细胞减少的患者,可从皮肤和血液中分离到毛孢子菌。

(三)实验室检查

1.标本采集

临床常采集的标本为血液、脑脊液、骨髓、瓣膜组织、皮肤软组织等。

2.直接显微镜检查

镜下可见关节孢子、真假菌丝,芽生孢子。

3.分离培养

标本接种于SDA,27℃培养后菌落呈奶油色,湿润或干燥,有时呈脑回状,表面附有粉末状物。

4.鉴定

糖发酵阴性,重氮蓝B阳性,水解尿素。毛孢子菌有芽孢,地霉没有芽生孢子;两者都有关节孢子及有隔菌丝,地霉从关节角部发芽;毛孢子菌属尿素阳性,而地霉菌属尿素阴性。属内鉴别需用API20C进行。

(1)阿萨希毛孢子菌:此菌新近从白吉利毛孢子菌中分出来,新版API20C可鉴定出此菌。

①菌落特征:中等速度扩展生长,干燥,有时脓液样,表面呈粉状,边缘有宽而深的裂隙。

②显微镜检查:出芽细胞,无侧生分生孢子,关节孢子呈桶状。无附着孢。

(2)皮肤毛孢子菌

①菌落特征:SDA上中等速度扩展生长,培养10天后菌落呈奶酪样、圆形、脑回状、闪光,表面无粉状物。老后边缘有裂隙。

②显微镜检查:芽生细胞很多,反复接种菌丝增多。关节孢子呈柱状至椭圆形。

(3)倒卵状毛孢子菌

①菌落特征:菌落限制性生长,白色,有粉状物,中央有皱褶,边缘平坦。

②显微镜检查:芽生细胞,无侧生分生孢子,玻片培养可见附着孢。

(4)皮瘤毛孢子菌

①菌落特征:SDA上室温培养10天后菌落呈奶白色、圆形,脑回状较小。

②显微镜检查:芽孢、关节孢子及真假菌丝。

③核酸检测:rRNA基因测序发现腐质隐球菌,在CMA上生长关节孢子,经过分子生物学鉴定是两个毛孢子菌菌种,一个是真皮毛孢子菌,一个是 T.debeurmannianum。

(四)检验结果解释和应用

毛孢子菌广泛分布于世界各地,也是皮肤正常菌丛之一。毛孢子菌属可引起毛发、指甲、皮肤以及系统感染,统称为毛孢子菌病。毛孢子菌感染多见于白血病患者;亦可见于免疫功能低下的多发性骨髓瘤、再生障碍性贫血、淋巴瘤、器官移植及 AIDS 患者;它还可见于非免疫功能低下的白内障摘除术者、人工心脏瓣膜、静脉药瘾、长期腹膜透析及外用激素治疗的患者。

对于毛孢子菌临床实验室一般不需要进行药敏试验,确证为毛孢子菌感染可选择伏立康唑、多烯类抗真菌药物进行治疗,棘白菌素类对其无活性。

四、红酵母属

(一)分类

红酵母属属于撕裂孢子真菌,隐球酵母科,在生理学和形态学上与隐球菌属有许多相似点。广泛存在于自然界中,常见的种为黏红酵母、小红酵母和深红酵母。

(二)致病性

该属细菌通常可从土壤、空气、水中分离到,是潮湿皮肤上的正常定植菌,因此可以从浴室的窗帘、浴缸、牙刷等潮湿的环境中分离到。有时能从阴道脓肿、皮肤及粪便中分离获得。

由红酵母属导致的人类感染非常罕见,虽然也有关于其他种导致人类感染的报道,但只有深红酵母被肯定地认为能感染人类。有报道显示能引起红酵母脓毒症、心内膜炎、脑膜炎和脑室炎、腹膜透析性腹膜炎、中心静脉插管引发的脓毒症、系统性感染。当医院的仪器,如用来清洗支气管镜的毛刷被污染时,可能在院内引起小的暴发流行。红酵母脓毒症是最常见的感染,它主要见于患有癌症、细菌性心内膜炎或其他消耗性疾病,且这些患者正在接受癌症化疗或通过导管留置控制感染症状,其最主要来源是导管污染或静脉高营养。最常见的临床症状是发热,但有些患者可表现为中毒性休克,这些患者的血培养往往呈阳性,一旦感染源(如滞留的导管)去除,症状应会消失且血培养转阴。

(三)实验室检查

1.标本采集

根据患者临床表现、感染部位,采集标本。标本应于采集后 2 小时内送达实验室,若不能在 2 小时内送达,应于 4℃保存。

2.直接镜检

由于红酵母常为污染菌,偶见少数芽生孢子,不好判定,除非有大量酵母菌芽生孢子,结合培养,才能判定。黏红酵母细胞与胶红酵母的主要区别为前者硝酸盐阴性,后者阳性。

3.分离培养

在 SDA 培养基上中等速度生长,菌落呈红色或粉红色,黏红酵母菌落呈珊瑚红色到粉红色或橙红色,表面亮而光滑,但有时表面呈网状,多皱褶或呈波波状,质地软,不发酵但能同化某些糖类,如葡萄糖、麦芽糖、蔗糖、木糖和棉子糖等。

(四)检验结果解释和应用

红酵母属属于较湿润部位皮肤的正常定植菌,广泛分布于空气、土壤和海水中,能从人皮肤、肺、尿液和粪便等标本中分离出。较少引起人类感染,有引起脓毒症、脑膜炎、与腹膜透析相关的腹膜炎、与导管相关的脓毒症等。临床分离出该菌株需结合临床症状具体分析。

治疗方面的经验较少,有报道显示对于红酵母属真菌感染可用两性霉素 B±氟胞嘧啶或唑类治疗。

第六节 人类乳头状瘤病毒检验

人乳头瘤病毒（HPV）归类于乳多空病毒科（Papovaviridae）的乳头瘤病毒属，是一组嗜上皮组织的小双链 DNA 病毒。HPV 感染具有严格的种属特异性，仅感染人的皮肤和黏膜上皮，引起上皮的增生性改变，可引起皮肤、黏膜的寻常疣、扁平疣和尖锐湿疣（生殖器疣/性病疣），并与宫颈癌的发生有密切关系。

一、病毒一般特性

（一）病毒颗粒结构

HPV 是一种小 DNA 病毒，直径 45～55nm，衣壳呈二十面体立体对称，含 72 个壳微粒，没有囊膜，完整的病毒颗粒在氯化铯中浮密度为 1.34g/mL，在密度梯度离心时易与无 DNA 的空壳（密度 1.29g/mL）分开。

（二）基因组结构

HPV 基因组是一闭环双股 DNA，分子量为 5×10^6 kDa（道尔顿）。按功能可分为早期区（E 区）、晚期区（L 区）和非编码区（NCR）3 个区域。E 区分为 E1～E7 开放阅读框架，主要编码与病毒复制、转录、调控和细胞转化有关的蛋白。L 区分 L1 和 L2，分别编码主要衣壳蛋白和次要衣壳蛋白。NCR 负责转录和复制的调控。

（三）病毒基因分型

由于 HPV 的分离培养尚未成功，故其分类是基于 DNA 的同源性。根据 DNA 测序，HPV 已有 80 多个基因型，各型间的基因相似度小于 50%，若相似度大于 50%，而限制性内切酶谱不同者为 HPV 亚型。HPV 各型之间有共同抗原，即属特异性抗原，存在于 L1 蛋白，它与牛乳头病毒（BPV）有交叉反应。L2 蛋白为型特异性抗原，各型间不发生交叉反应。此外，HPV 感染具有明显的组织特异性，不同型别的 HPV 对身体不同部位的皮肤和黏膜的嗜向性不同，根据所感染的上皮不同可将 HPV 分为皮肤型和黏膜型。皮肤型如 HPV1 仅感染足底引起跖疣；HPV2、4、7 感染手部皮肤上皮；黏膜型 HPV 感染肛生殖器黏膜上皮。按照与生殖器肿瘤的关系，可将之分为低危型和高危型。低危型（HPV6、11）引起生殖器乳头状瘤或尖锐湿疣；高危型（HPV16、18、31、45、58 等）与子宫颈上皮内瘤的发生和恶变以及其他上皮性肿瘤的发生相关。

二、致病机制

HPV 主要通过直接或间接接触污染物品或感染者病变部位进行传播。HPV 通过表皮的微小损伤进入组织，感染皮肤、黏膜的基底层细胞。病毒侵入人体后，停留于感染部位的皮肤和黏膜中，不产生病毒血症。是否存在 HPV 特异性受体仍未确定，到目前为止，仍不清楚介导 HPV 入侵的细胞蛋白是否与细胞类型特异性有关，或其他因子与转录调节序列发挥主要的调节作用。因而，对 HPV 感染上皮细胞的机制还有待进一步研究。HPV 增殖性生活周期与感染细胞的分化相偶联,HPV 可能首先感染上皮干细胞或位于复层上皮的近下层的过渡性增殖细胞。体外试验表明,HPV 基因组首先以细胞核染色体外附加体形式增加拷贝数,随着受感染细胞的分裂,病毒 DNA 分布于 2 个子细胞中,其中一个子细胞退出细胞周期,离开基底层启动分化程序。另一个子细胞则在基底层继续分裂,作为病毒 DNA 的来源。随着感染细胞分化并向表层推移,晚期基因的转录和翻译在接近表层上皮细胞启动,在角化层细胞装配成病毒颗粒。嗜皮肤型 HPV 感染的细胞从上皮表层脱落,直接播散进入下一感染过程或在感染另一新的上皮表面之前持续存在于环境中。而生殖道 HPV 则在性交过程中直接播散。大多数研究发现生殖道 HPV 感染是一过性的,罕见同 HPV 型别的持续感染,持续性 HPV 感染通常与高危型 HPV 及病毒负荷有关。

如前所述,HPV 除了引起皮肤黏膜的良性增生性病变以外,最引人注目的是嗜黏膜型高危型 HPV 与下生殖道的恶性肿瘤有关,最常见的是子宫颈癌。HPV 的分子流行病学研究证实,高危型 HPV 感染是子宫颈癌发生的重要启动因子,在子宫颈癌标本中 HPV-DNA 检出率高达 80％以上,其中 HPV16 约占 60％,其他高危型(如 HPV18、31、45、58 等)占其余的 25％～30％。虽然高危型 HPV 感染在宫颈癌病因学中起主要作用,但仅有一小部分感染高危型 HPV 的宫颈上皮内病变会进展为浸润性宫颈癌,一个重要因素是自然产生的 HPV 型内序列变异。HPV 基因组中的 E2、E4、E5、E6、E7 蛋白决定 HPV 的病毒特性,如病毒 DNA 的复制、转录与细胞骨架的相互作用,永生化和转化。这些蛋白序列的一个或多个变异可能导致病毒生物学功能的改变,影响感染的临床结果。HPV 感染后自然消退的趋势与宫颈内皮肉瘤(CIN)分级呈负相关。半年至 20 年随访分析表明,只有一小部分 CIN1、CIN2 发展为浸润性宫颈癌(ICC),但由 CIN3 进展到 ICC 的危险性高达 12％。流行病学研究证实,参与从 CIN1 到 CIN3 和 ICC 进展的危险因素有:①病毒因素,如 HPV 持续存在,E6、E7 病毒基因持续表达于分裂周期的细胞,病毒 DNA 整合到宿主细胞染色体,失活的 E2 基因(由于病毒的整合或突变);②宿主因素,包括 HLA 基因型和 p53 多肽性以及 HPV 蛋白其他细胞内靶点的多肽性。

除子宫颈癌外,高危型 HPV 感染还与其他人体器官的恶性肿瘤发生有关,如喉癌、膀胱癌、口腔癌、食管癌等。

三、实验室检查

(一)标本采集、处理及注意事项

正确的标本采集和处理对实验结果具有重要影响。用棉棒从阴道和宫颈外口取分泌物和细胞,最好能取到一定的上皮细胞,并且在多个部位采集。将采集的标本放入含有标本保存液的管中,离心、洗涤。既要避免由于取材、保存不当造成的假阴性,也要避免由于标本之间的交叉污染造成的假阳性。若不能及时送检,标本应保存在 4℃,若长期保存应在 -20℃或 -70℃,并避免反复冻融。

(二)一般实验室检查

在实验室一般检查项目(血液常规、生化等)无特异性改变,血清学检测方面也没有简单易行的方法检测血清中抗体。所以实验室诊断主要依赖病毒抗原、核酸的检测以及组织病理改变。

(三)病原学检测

在 HPV 病原学检测方面,目前既无简单、敏感的血清学方法,也没有在体外细胞培养成功的报道,所以准确的实验室诊断多依赖病毒核酸检测。用于 HPV 的核酸检测技术有核酸杂交、PCR、芯片技术等。核酸杂交技术中,最常用的是杂交捕获方法,第二代杂交捕获法系统使用非放射性信号扩增方法,使标记的 RNA 探针与目的 HPV-DNA 进行杂交,此杂交体被捕获到微孔板上,再通过特异性的单克隆抗体检测,然后加入化学发光底物,完成对 HPV-DNA 的半定量检测。该法检测效能高,并可对 HPV 进行高危型(探针针对 16、18、31、33、35、39、45、51、52、56、58、59 和 68 共 13 个高危型)和低危型(探针针对 6、11、42、43 和 44 共 5 个低危型)分析,但不能检测出具体的病毒型别,敏感性不如 PCR,同时存在高、低危两型探针之间的交叉反应。PCR 方法由于敏感性高,操作简便,在临床逐渐得到广泛应用。根据引物的不同,可分为 HPV 型特异性或 HPV 通用型的 PCR。设计型特异的 HPV 引物用以检测某一特异的基因型时,需要对每一型别进行单独扩增和检测。我们可以选择保守或通用的引物,用以扩增 HPV 的多个型别。基因芯片技术可同时检测同一临床标本中的多种亚型,与杂交捕获第二代相比较,两者有相似的灵敏度和特异性,但基因芯片可确切分型,后者却不能分型。

(四)细胞、组织病理检查

1.细胞学检查

取阴道、子宫颈等部位的湿疣组织做成涂片后进行帕氏染色。在涂片中可以见到两种细胞,一种细胞为空泡化细胞,它来源于浅层的鳞状上皮细胞;另一种细胞称为角化不良细胞,可单个或成堆分布,胞质呈橙红色至淡黄色,核小而致密。在尖锐湿疣病的涂片中这两种细胞常可混合存在。

2.组织病理变化

组织病理学显示寻常疣表皮有乳头瘤性增生和角化过度,间有角化不全,棘层和粒层内有大量的空泡化细胞,核内充满嗜碱性的病毒包涵体,电镜下可见大量的病毒颗粒。

3.组织化学检查

取少量病损组织制成涂片,用特异性抗 HPV 的抗体作染色。如果病损中有病毒抗原,则抗原抗体结合,常用过氧化物酶-抗过氧化物酶复合物(PAP)方法,核可被染成红色,显示湿疣内的病毒蛋白。此法特异性强且较迅速,对诊断有帮助。

四、结果解释及应用

HPV 至今不能在体外用细胞培养,也无动物实验。人感染 HPV 后针对病毒主要衣壳蛋白产生免疫反应,抗体可存在多年,所以血清学检测无法区分现症感染和既往感染。目前准确地诊断 HPV 感染主要依赖于病毒核酸的检测。普通的分子杂交方法由于费时、操作烦琐,临床一般很少采用。杂交捕获是较早应用临床的、同时也是目前美国食品与药物管理局批准能够在临床使用的人乳头瘤病毒 DNA 检测技术,但逐渐地被更加敏感和特异的 PCR 方法取代。PCR 方法既可进行不分型的筛查检测,也可分型,并可以定量,目前在临床被广泛应用。芯片方法结合了 PCR 及杂交的方法,优点是可以进行高通量检测,满足大样本、多个型别同时检测。

第七节　疱疹病毒检验

一、单纯疱疹病毒

单纯疱疹病毒(HSV)是疱疹病毒的典型代表,由于在感染急性期发生水疱性皮疹即所谓单纯疱疹而得名。主要特点是宿主范围广泛,复制周期短,致细胞病变作用强,在细胞培养中容易扩散,在神经节中常形成潜伏感染。人类单纯疱疹病毒分为两型,即单纯疱疹病毒Ⅰ型(HSV-1)和单纯疱疹病毒Ⅱ型(HSV-2)。Ⅰ型主要引起生殖器以外的皮肤、黏膜(口腔黏膜)和器官(脑)的感染。Ⅱ型主要引起生殖器部位皮肤黏膜感染。

(一)生物学性状

病原体 HSV 具有典型的疱疹病毒科病毒的形态特征,病原体直径为 120～150nm,呈球形。其核心为 2 个互相接连的长片断(L)和短片断(S)组成的双股线状 DNA。蛋白衣壳为二十面体立体对称,核衣壳外有包膜。包膜上有脂质、糖类和蛋白质,易被脂溶剂所破坏。HSV可在多种细胞中增殖,产生细胞病变效应,出现细胞肿胀,变圆和产生核内嗜酸性包涵体。

(二)致病机制

人是单纯疱疹病毒的自然宿主,感染较为普遍。传染源是患者及病毒携带者。传染途径为直接密切接触病毒经口腔、呼吸道、生殖器黏膜及破损皮肤,眼结膜侵入体内。孕妇有生殖道感染还可于分娩时传给胎儿。HSV 感染 80％～90％为隐性感染,显性感染只占少数。感染 1～3 周后体内产生中和抗体及补体结合抗体,残存的病毒可能向周围神经沿神经轴转入三叉神经节(Ⅰ型疱疹病毒)或骶神经节(Ⅱ型疱疹病毒)而长期潜伏,进入静止状态。当某些诱发因素如受凉、日晒、吹风、创伤、感染、药物过敏、高热、月经、妊娠等破坏身体生理平衡时,神经细胞中出现病毒增殖所需的特异性转录酶,激活病毒而引起复发。

(三)临床表现

最常见的临床症状是黏膜或皮肤局部出现疱疹,HSV 感染偶尔可产生严重甚至致死的全身性感染。HSV 的感染可表现为原发性感染、潜伏感染及先天性感染。

(四)鉴定和鉴别要点

1.病毒分离与鉴定

分离 HSV 较易成功。可采取水疱液、唾液、角膜拭子或刮取物、阴道拭子、脑脊液等接种于兔肾、人胚肾等易感细胞培养。一般 2～3 天即出现细胞病变效应,特点为细胞肿胀、变圆、形成融合细胞等,可初步判定。再用中和试验、DNA 酶切电泳分析及 HSV-Ⅰ和 HSV-Ⅱ单克隆抗体间接免疫荧光染色法进行分型鉴定。

2.快速诊断

近年来开展的快速诊断方法较多,如电镜直接观察病毒颗粒,免疫荧光技术、免疫酶染色等观察细胞内病毒特异性抗原。也可用核酸杂交或 PCR 方法检测标本中有无病毒特异核酸。

3.血清学诊断

临床上常用免疫酶联吸附试验和间接免疫荧光法检测 HSV 特异性抗体。HSV 特异性 IgM 抗体阳性提示近期感染,通过检测 HSV 特异性 IgG 抗体进行血清流行病学调查。

(五)抗病毒药物的敏感性

近年来应用无环鸟苷(ACV)及其衍生物脱氧鸟苷治疗 HSV 的感染,有一定效果,但不能防止复发。

二、水痘-带状疱疹病毒

水痘-带状疱疹病毒(VZV)在儿童初次感染时引起水痘,恢复后病毒可潜伏在体内,少数人在青春期或成年后病毒再发而引起带状疱疹,故称为水痘-带状疱疹病毒。

(一)生物学性状

病原体:VZV 的生物学性状与 HSV 相似,只有 1 个血清型。实验动物及鸡胚对本病毒均部分敏感。只在人或猴成纤维细胞中增殖,形成局部灶性 CPE,受感染细胞出现嗜酸性核内包涵体和形成多核巨细胞。病毒不易向细胞外释放,可用感染细胞进行病毒传代培养。

(二)致病机制

人是 VZV 的唯一自然宿主,皮肤是病毒的主要靶细胞。传染源主要是水痘患者急性期的水痘内容物及上呼吸道分泌物或带状疱疹患者的水疱内容物。病毒借飞沫经呼吸道或接触传播。入侵病毒首先在局部淋巴结增殖,进入血流到达单核吞噬细胞系统并大量增殖,再次入血后形成第 2 次病毒血症,随血流散布到全身。约经两周潜伏期全身皮肤出现丘疹、水疱,并可发展为脓疱疹。

(三)临床表现

水痘一般病情较轻,偶发并发症,如病毒性脑炎或肺炎。但在细胞免疫缺陷、白血病或长期使用免疫抑制药的儿童可表现为重症,甚至危及生命。成人患水痘时,20％～30％并发肺炎,一般病情较重,病死率亦高。孕妇患水痘的表现亦较严重,并可引起胎儿畸形、流产或死产。水痘潜伏期 12～21 天,平均 14 天。临床上可分为前驱期和出疹期,前驱期可无症状或仅有轻微症状,也可有低热或中等发热及头痛、全身不适、乏力、食欲缺乏、咽痛、咳嗽等,持续1～2天即迅速进入出疹期。带状疱疹多限于身体一侧,皮损很少超过躯干中线,5～8 天后水疱内容物混浊或部分破溃、糜烂、渗液,最后干燥结痂。第 2 周痂皮脱落,遗留暂时性淡红色斑或色素沉着,一般不留瘢痕,病程 2～4 周。

(四)鉴定和鉴别要点

1.微生物诊断

刮取病损皮肤基底部细胞涂片,检测嗜酸性核内包涵体。

2.快速诊断

用单克隆抗体免疫荧光染色法检测 VZV 抗原或电镜直接检查水痘液中的病毒颗粒。

3.病毒分离

用人胚成纤维细胞,出现 CPE 时用中和试验和免疫学手段进行鉴定。

（五）抗病毒药物的敏感性

目前研制的减毒活疫苗有一定的预防作用,可对免疫低下儿童进行接种,但尚未达到广泛应用的水平。应用含特异性病毒抗体的人免疫球蛋白给免疫抑制患者注射,对预防和减轻VZV 感染有一定效果。无环鸟苷、阿昔洛韦及大剂量的干扰素,能限制水痘和带状疱疹的发展及缓解局部症状。

三、人类巨细胞病毒

（一）病原学

人类巨细胞病毒（HCMV)属疱疹病毒科 β 疱疹病毒亚科。人类是其目前已知的唯一宿主。1956 年首次自患者组织中分离。由于被感染的组织细胞增大,并具有巨大的核内包涵体,故命名为巨细胞病毒。不同毒株间核苷酸序列具有 80％以上的同源性,有共同抗原,暂定为一个血清型,因此临床检测可不受毒株型别影响。

HCMV 是直径为 180～250nm 的二十面体,是疱疹病毒科中最大的成员。由核、衣壳和包膜三部分组成。核心呈球状,直径约为 64nm,外包衣壳,直径约为 110nm,最外层为包膜。HCMV 为双股线性 DNA 病毒,分子量为(150～160)×10⁶D,大小为 240kb。其基因组分为两个区,即一个短单一序列(Us)和一个长单一序列(Ul)。HCMV 的基因分为 IE(即刻早期)、E(早期)和 L(晚期)三类,这些蛋白基因连锁调控,相继表达。其特异的蛋白质有结构蛋白、非结构蛋白和病毒相关的酶类。

HCMV 对脂溶剂及极端的物理条件非常敏感,在 20％乙醚中最多存活 2 小时。对冻融不稳定。pH<5,或置于 56℃ 30 分钟,或紫外线照射 5 分钟可被充分灭活,10％的漂白粉可使其感染性明显降低。保存病毒时,应将其迅速冷冻,保存于－80℃或液氮中,可保存三年。感染了病毒的细胞悬液,保存时需加入 10％血清以及 10％ DMSO,置－80℃或液氮中保存。

（二）致病性

HCMV 在人群中具有较高的感染率,发达国家成人感染率为 40％～60％,发展中国家可高达 100％。初次感染后常呈潜伏感染状态,并在免疫低下(如器官移植后、AIDS 等)时再活化而导致严重感染。HCMV 感染还与动脉粥样硬化、冠心病、肝炎、病毒性眼病、肾小球肾炎、特发性血小板减少性紫癜等具有相关性。另外先天性感染导致流产、死胎、早产比较常见。

患者和隐性感染者的血液、唾液、尿液、泌尿生殖道分泌物以及乳汁等均可长期或间歇地排出病毒。可通过宫内感染造成先天性感染,或通过密切接触尿液、唾液、宫颈阴道分泌物、乳汁等引起接触感染;也可通过输血、器官移植、骨髓移植、心脏手术等传播。

几种感染类型的主要临床表现:①先天性感染:病情可轻可重,严重者表现为黄疸、肝脾肿大、瘀点状皮疹,可累及泌尿、中枢神经等多系统,可见小头畸形、运动障碍、脉络膜视网膜炎,可致流产、死胎、早产等。②后天获得性感染:儿童感染 HCMV 后,多无症状,偶有肝肿大伴肝功能损害,尿和唾液中可持续数月排出病毒。正常成人感染 HCMV 后,多表现为隐性感染,无明显临床症状,或有类似传染性单核细胞增多症表现。③免疫低下者的 HCMV 感染:初次感染 HCMV 后常呈潜伏感染状态,并在器官或骨髓移植后、AIDS、应用免疫抑制剂等时再活化而导致严重感染,是造成免疫抑制和免疫低下患者机会感染的重要病原微生物,具有较高的死亡率。最明显的受损器官为肺脏,还可引起胃肠道损害,以及食管、胃、小肠或大肠溃疡,可致出血或穿孔,患者也可有腹泻症状。视网膜、肝脏和肾脏也常受累。

对病毒的易感性取决于年龄、免疫状态、经济情况等。宫内未成熟胎儿最易感,年长儿童和青壮年以隐性感染多见。免疫功能低下者,如器官或骨髓移植、恶性肿瘤、艾滋病、接受免疫抑制治疗、放疗、化疗等情况下的患者,常常发生较为严重的感染。多数人在幼年或青年时期获得感染,随着年龄的增长,血清抗体阳性率增高。

(三)实验室检查

1.一般实验室检查

外周血血常规检测可见白细胞数目减少或正常(少数出现白细胞增多)、血小板减少、淋巴细胞相对或绝对增高、异常淋巴细胞增多等。尿、便常规没有特异性提示,但当 HCMV 病毒感染累及肾脏致肾小球肾炎时可出现尿常规异常,或累及胃肠道时可出现腹泻、便血等引起的大便性状改变。当 HCMV 感染累及肝脏时,可出现肝炎所致的酶学改变,包括肝功能异常、黄疸变化;累及肾脏可出现肾功能下降。

2.病原学相关检测

(1)病毒的分离和培养:HCMV 可在人成纤维细胞(HEL)培养基中生长,有传统的病毒分离以及快速细胞培养。由于 HCMV 增殖很慢,传统的病毒分离需 2~4 周才能观察到细胞病变,对实验室设备及技术的要求高,不适于早期检测;在传统的细胞培养基础上将快速组织培养与免疫荧光技术结合,把 HEL 培养于 96 孔微孔板中,并向其中加入处理过的单克隆抗体,标本接种后 3 天即检出结果。

(2)抗体检测:检测人感染 HCMV 后所产生的特异性抗体,包括 IgG、IgM 和 IgA。IgA 应用较少,IgM 型抗体被作为活动性感染的诊断指标,但当患者处于免疫抑制状态时,有时难以产生有效抗体,故不能作为器官、骨髓移植受者等患者 HCMV 活动性感染的检测指标;IgG 型抗体阳性,表示既往感染,是病毒在体内潜伏的标志,潜伏感染状态被激活后 IgG 抗体滴度升高,当双份血清中 IgG 抗体阳性或滴度升高 4 倍或以上者则提示 HCMV 活动性感染。可采用 ELISA 方法,应用 HCMV 免疫原性蛋白[如基质磷蛋白 pp150 与 pp65;DNA 结合蛋白(p52)、pp38;糖蛋白 gB 和 gH 等]或多个抗原的重组蛋白/多肽作为抗原包被微孔板。也可采用免疫印迹通过敏感的生物分子亲和技术测定,克服了补体结合试验敏感性差的缺点,而比 ELISA 法具有更高的特异性,快速简便。临床上也可以采用 IFA 或 RIA。这两种方法中,由于前者没有放射污染问题,故应用较多,具有较好的敏感性及特异性,简便快速但需要荧光显微镜,并且对标本要求高。

(3)抗原检测:HCMV 抗原的检测主要是应用单克隆抗体与特异性抗原结合的原理,借免疫组化染色技术手段检测受检材料中的 HCMV 抗原。目前应用较多的是抗原血症的检测以及应用流式细胞仪检测 HCMV 抗原。主要针对即刻早期抗原(IEA)、早期抗原(EA)和晚期抗原(LA)进行检测。最常检测的是 pp65,即病毒的被膜蛋白,它由位于 CMV 衣壳和包膜之间的磷酸化蛋白构成,占病毒蛋白的 15%,是 CMV 基因 U/83 编码的 561 个氨基酸的产物,是 HCMV 活动性感染的早期标志性产物。

应用流式细胞仪检测 HCMV 抗原,具有检测客观、分析细胞数量大、参数多、统计结论可靠等特点,流式细胞技术与免疫组化染色相结合可以进行 HCMV 抗原的检测并定量,可以检测受感染细胞表面及细胞内的病毒抗原。由于不同的抗体可以标记不同的荧光素,所以 FCM 可同时检测同一种样本中的多种病毒或病毒抗原,同时获得多个分析参数。相比抗原血症检测,FCM 可以检测的标本除血液外,还适用于支气管肺泡灌洗涤液、尿标本以及经酶消化过的组织细胞等多种标本;相比 PCR 方法,FCM 可以确定病毒抗原的检出与细胞是否受到感染之间的关联。FCM 可以应用于病毒感染的早期诊断,操作简单,客观,容易标准化,比传统的免疫组织化学更加敏感,但缺点是设备昂贵,实验成本较高。

(4)核酸检测:主要包括核酸杂交技术、PCR 技术、芯片技术。

①核酸杂交技术:主要有斑点杂交和原位杂交。应用荧光素标记具有较高的敏感性,无放射性污染。斑点杂交不能观察受感染细胞的状态,而原位杂交实验弥补了这一缺点。核酸杂交技术具有快速、操作简便、特异性强、形态学定位好、敏感性高、探针稳定性高等优点。原位杂交可以用于检测 HCMV 的 DNA 或 mRNA,探针可以是 cDNA 探针、反义 RNA 探针、寡核苷酸探针。检测病毒 mRNA 可在活动性感染前 2～3 周即为阳性,早于抗原血症的检出,可早期诊断 HCMV 活动性感染。

②PCR 技术:由于 PCR 方法的高敏感性、高特异性、操作简便快速等优点,目前应用广泛。实时荧光 PCR 可用于监测免疫抑制患者的 HCMV 感染,其敏感性高于病毒分离和抗原血症检测。外周血中的白细胞或血浆、血清均可用于 HCMV PCR 的检测。另外,可以进行反转录 PCR(RT-PCR)反映病毒复制的标志。

③芯片技术:分为基因芯片和蛋白质芯片技术。基因芯片是指将大量已知 DNA 序列的探针固定于某种固相载体表面,形成致密、有序的 DNA 分子点阵。加入一次实验样本就可以一次性获得大量的数据并进行平行分析。蛋白质芯片是将大量蛋白质有规则地固定在介质载体上,利用蛋白质、酶与底物、蛋白质与其他小型分子之间的相互作用,达到检测蛋白质的目的,可适用于抗原血症的检测。随着技术日益完善,芯片将会有广阔的临床应用价值。

四、Epstein-Barr 病毒

(一)病原学

Epstein-Barr 病毒(EB 病毒,EBV)属于疱疹病毒科 γ 疱疹病毒亚科。1964 年 Burkitt 淋巴瘤细胞被成功地通过体外悬浮培养而建株。同其他疱疹病毒一样,成熟的 EB 病毒呈球形,其基本结构可分为类核、核衣壳和包膜三部分。EBV 由 162 个壳粒组成的核衣壳包绕一根双股螺旋 DNA 核心组成。核衣壳被一层含有多种蛋白的体被包绕,外面又围绕了一层缀以病毒糖蛋白脊的外脂质膜。电镜下可见单个病毒颗粒,直径为 180～200nm。

EBV 基因组是一个 172kb 大小的线性双股螺旋 DNA 分子,其中 G＋C 含量约占 60％。大体结构可分为如下几个部分:①末端重复序列(TR):位于基因组的两端,由长度为 0.5kb 的重复片段呈串联直接排列而构成;②内重复序列(IR);③DL 和 DR:此为 2 个有高度同源性的区域,由多个富含 G＋C、长度分别为 125bp(DL)和 102bp(DR)的重复片段加上 2kb 左右的单

一序列组成。在不同的病毒株具有以上重复序列的个数不一。EBV 编码大约 100 个基因,其中重要的有编码壳抗原(VCA)、早期抗原(EA)、核抗原(EBNA)的基因。

根据潜伏状态,EBV 抗原性可分成两大类。

1.病毒增殖感染时相关的抗原

包括 EBV 早期抗原(EBV 活跃增殖的标志)、EBV 病毒壳抗原(病毒增殖后期合成的结构蛋白)以及 EBV 膜抗原(EBV 的中和抗原)。

2.EBV 潜伏感染时表达的抗原

包括 EBV 核抗原(EBNA),包括 EBNA1、EBNA2、EBNA3A、EBNA3B、EBNA3C 和主导蛋白(TP)。

3.其他抗原

包括 EBV 编码的早期核糖核酸(EBERs)、终末蛋白(TP)。

(二)致病性

EB 病毒分布在全世界各地,95% 以上的成人携带此病毒。本病毒是传染性单核细胞增多症的病原。与鼻咽癌以及非洲儿童淋巴瘤的发生有密切的相关性。

人是 EBV 感染的宿主,主要通过唾液传播。大多数的 EBV 感染发生在幼儿,无明显症状。90% 以上 3~5 岁的幼儿均曾感染 EBV。90% 成人可检测出抗体,故对 EB 病毒感染具有免疫力。但发达国家仍有 50%~70% 的成人为无抗体的易感者。

EBV 是一种嗜 B 细胞的人类疱疹病毒,主要侵犯 B 细胞,对人的 B 淋巴细胞、咽上皮细胞和腺细胞有亲和力,近年发现 EBV 亦可以感染上皮细胞。一旦感染,EBV 将长期潜伏在人体 B 细胞中,受感染者将成为终生带毒者。

EB 病毒感染相关的疾病主要是侵犯机体的造血系统和淋巴系统,主要包括。

1.传染性单核细胞增多症(IM)

血清学检查确定为 EB 病毒感染的青少年或青壮年中很大一部分(可达 50%)临床表现为 IM,主要症状为一过性发热或持续数周的咽炎、淋巴结病、全身不适。急性 IM 患者的咽部可检测到高水平的 EB 病毒复制。IM 是一种自限性淋巴细胞增生性疾病,一般持续 3~6 周。大多数 IM 患者转变成无症状的病毒携带者,极少数的患者发展成慢性活动性 EB 病毒感染状态。

2.EBV 相关的血液系肿瘤

主要包括 Burkitt 淋巴瘤(BL)、移植后 B 细胞淋巴增殖性疾病(B-LPD)、T 细胞淋巴瘤以及 NK 细胞淋巴增殖性疾病、NK 细胞淋巴瘤/白血病以及霍奇金病(HD)。

3.EBV 相关的非血液系统恶性肿瘤

包括鼻咽癌、胃腺癌、平滑肌肉瘤等。

(三)实验检查

1.嗜异性抗体凝集试验

主要用于传染性单核白细胞增多症的辅助诊断,患者于发病早期血清可出现 IgM 型抗体,能凝集绵羊红细胞,抗体效价超过 1:100 有诊断意义,但只有 60%~80% 病例呈阳性,且少数正常人和血清病患者也含有此抗体,不过正常人和血清病患者的抗体经豚鼠肾组织细胞吸收试验,可变为阴性。

2.EBV 血清学检查

血清学检测是目前临床最常用的方法之一,对疾病的诊断有一定的参考价值。EBV 抗体有抗壳抗原抗体(抗 VCA)、抗早期抗原抗体(抗 EBEA)、抗核心抗原抗体(抗 EBNA)和抗膜抗原抗体(抗 MA)。检测 EBV 抗体的方法有荧光抗体方法,而 IF 法比 ELISA 法更敏感,故目前普遍使用间接 IF 法,但测定抗膜抗原抗体(抗 MA),需要更敏感的抗补体免疫荧光法。

3.分离培养

取唾液、咽漱液、外周血细胞及肿瘤组织等进行病毒分离,其中以咽漱液病毒分离率最高。临床实验室应用较少。

4.分子生物学检测

包括核酸杂交、PCR 或 RT-PCR 可检测病变组织内病毒基因组核酸,其中 PCR 方法敏感性高、特异性强以及短期内可以得到结果。Southem 印迹、PCR 方法是非定位性的,而采用免疫组织化学(IHC)和原位杂交(ISH)技术具有定位作用,能够确定病毒与组织和细胞的关系。进行 EB 病毒感染诊断应该多种检测方法相结合,监测病程的不同阶段,采用不同的实验室检测手段,如早期、急性期采用敏感性高的核酸检测的方法,而感染后可采用血清学检测方法。并且要求多种标本多次取材检测可以提高阳性率。

第六章 临床输血检验

第一节 ABO 血型系统

一、ABO 血型基因及 H 基因

（一）H 基因及其作用

H 基因的基因型为 HH 和 Hh，H 基因的遗传与 ABO 基因无关，H 基因位于人类第 19 号染色体上，编码产生 L-岩藻糖基转移酶，在该酶作用下，将 L-岩藻糖转移链接在红细胞膜上的 II 型载体糖链末端半乳糖上，形成 H 抗原。H 基因频率＞99.99%。

（二）ABO 血型基因及其作用

ABO 血型基因位于第 9 号染色体上长臂 3 区 4 带，ABO 血型系统受 A、B、O 三个等位基因控制，A 和 B 基因是常染色体显性基因，O 基因是无效等位基因（隐性基因）。

A 基因编码产生 N-乙酰基半乳糖胺糖基转移酶（A 酶），该酶将 N-乙酰半乳糖胺（A 抗原表位或抗原决定簇）链接到 H 抗原末端的半乳糖上，使之成为 A 抗原并具有 A 抗原特性；B 基因编码产生 D-半乳糖糖基转移酶（B 酶），该酶将 D-半乳糖（B 抗原表位）链接到 H 抗原末端的半乳糖上，使之成为 B 抗原并具有 B 抗原特性；O 基因编码的糖基转移酶无活性，不能修饰 H 抗原，因此 O 型红细胞表面有大量 H 抗原，而 A_1 或 A_1B 型者的红细胞，其 H 抗原大部分被转化为 A 和（或）B 抗原，所以 H 抗原很少。A 基因产生的糖基转移酶比 B 基因的多，因此，A 型红细胞上 A 抗原数量多于 B 型红细胞上 B 抗原数量。

（三）ABO 血型基因遗传和表型

1900 年，奥地利维也纳大学的 Landsteiner 发现了人类第一个血型系统，即 ABO 血型系统，ABO 血型系统主要有 A 型、B 型、O 型及 AB 型四种表型，其抗原、抗体组成见表 6-1-1。

表 6-1-1　人类红细胞 ABO 血型系统分型及其抗原、抗体

血型（表型）	红细胞表面抗原	血清中抗体	基因型
A	A	抗 B	AA，AO
B	B	抗 A	BB，BO
O	—	抗 A、抗 B 和（或）抗 AB	OO
AB	A，B	—	AB

1924 年 Bernstein 提出，ABO 血型遗传的基因座上，有 A、B、O 三个等位基因，是常染色体显性遗传，每个子代均可从亲代各得到一个单倍体，子代从父母双方各获得一种基因，可有 6 种基因组合，ABO 基因型与表型、表面抗原和血清抗体见表 6-1-1。因此，根据父母的血型可以推测子代的血型，有助于亲子鉴定，如父母都是 A 型，子代只可能是 A 型或 O 型，具体遗传表型见表 6-1-2。不过现在很少用 ABO 血型进行亲子关系鉴定，当用 ABO 血型判断遗传关系时，应注意特殊情况，如极罕见的顺式 AB 型，需要对家族血型进行分析才能得出正确结论。

表 6-1-2　亲代与子代 ABO 血型遗传

亲代血型	亲代基因型	子代遗传因子	子代血型
A×A	AO×AO	AA,AO,OO	O,A
	AO×AA	AA,AO	A
	AA×AA	AA	A

二、ABO 血型抗原

（一）抗原生化结构

红细胞 ABO 血型系统只有 A、B 两种抗原，A 抗原的表位是 N-乙酰半乳糖胺，B 抗原表位是 D-半乳糖，O 型红细胞表面只有 H 抗原，H 抗原是 H 血型系统唯一抗原，抗原表位是 L-岩藻糖，L-岩藻糖于血型载体糖链末端半乳糖上链接，形成 H 抗原，H 抗原是 A 抗原和 B 抗原的前身物质，即 A 抗原和 B 抗原是在 H 抗原的基础上形成的。其中 N-乙酰半乳糖胺链接在 H 抗原的载体糖链末端半乳糖上形成 A 抗原，D-半乳糖链接在 H 抗原的载体糖链末端半乳糖上形成 B 抗原，H、A、B 抗原的糖基结构见图 6-1-1。

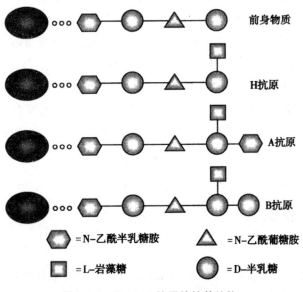

图 6-1-1　H、A、B 抗原的糖基结构

（二）抗原表达

5～6 周胎儿红细胞已可测出 ABH 抗原的存在,出生时红细胞所带的抗原数量大约为成人的 25％～50％,以后随年龄的增长而不断增强,到 20 岁左右达高峰,到老年时抗原性有所下降。A、B 抗原的表达在人的一生中相对稳定,但老年人的抗原可能减弱。A 型红细胞膜上抗原数量大约有 81 万～117 万个。B 型红细胞膜上抗原数量大约有 60 万～83 万个,在 AB 型红细胞膜上,A 抗原平均数量约为 60 万个,而 B 抗原平均数量约为 72 万个。

（三）抗原存在部位

血型载体糖链有 Ⅰ～Ⅵ型,其中Ⅱ型载体糖链链接在红细胞、血小板、淋巴细胞、内皮细胞、上皮细胞的固有成分上,形成血型抗原;Ⅰ型载体糖链末端半乳糖上链接的 H、A、B 抗原表位形成可溶性的血型抗原,可溶性的血型抗原广泛存在于体液和分泌液中,除脑脊液中不存在 ABH 物质外,以唾液中含量最丰富,其次血清、胃液、精液、羊水、汗液、尿液、泪液、胆汁及乳汁中。这种以可溶状态存在于血液、体液和分泌物中的 H、A、B 抗原(半抗原),称为血型物质。

凡是在体液中可检出 ABH 可溶性抗原(血型物质)的个体称为分泌型个体,在体液中不存在 ABH 可溶抗原物质的个体,称为非分泌型。汉族人 80％为分泌型个体。

一般情况下,血液、体液和分泌液中分泌的血型物质与机体血型抗原是一致的,如分泌型 A 型个体的体液和分泌液中含有 A 血型物质。血型物质也具有与相应抗体反应的性质,主要作用有:①辅助确定 ABO 血型,特别是对 ABO 抗原表达较弱者的血型鉴定或 ABO 血型亚型的鉴定;②检测羊水中的血型物质,预测胎儿血型;③血型物质可中和 ABO 血型系统中的天然抗体,不中和免疫抗体,有助于鉴别抗体性质;④不同血型混合血浆因血型物质相互中和血型抗体,可不考虑血型问题。

可溶 ABH 血型物质的产生取决于分泌 Se 或 FUT2 基因,其位于第 19 号染色体长臂上,Se 和 se 是 FUT2 等位基因,Se 是显性基因,se 是隐性基因。带有 SeSe 或 Sese 基因型的是分泌型基因个体,编码 L-岩藻糖转移酶,该酶能识别血型物质Ⅰ型前体糖链(可溶性游离存在),将岩藻糖转移到Ⅰ型前体糖链上,产生 H 物质,H 物质又可被转化为 A 或 B 物质。Se 基因并不影响红细胞上 ABH 抗原的形成。纯合子 sese 基因型是非分泌型基因个体,不能编码岩藻糖转移酶,不能形成 H 物质,血液、体液及分泌液中无 ABH 物质。

分泌型 ABH 血型物质与红细胞膜上的 ABH 抗原不同,其区别在于:①分泌型血型物质主要在Ⅰ型前体链上形成,红细胞膜上 ABH 抗原在主要红细胞膜上的Ⅱ型前体链上形成;②分泌型血型物质是糖蛋白,而红细胞上的抗原为糖脂、糖蛋白或糖鞘脂;③分泌型基因编码的岩藻糖转移酶主要作用于分泌组织的Ⅰ型前体链,而 H 基因编码的岩藻糖转移酶主要作用于红细胞膜上的Ⅱ型前体链。

三、ABO 血型抗体

（一）抗体产生

婴儿出生时,通常尚无自身产生的抗 A 和抗 B 抗体,但由于自然界中花粉、尘埃以及一些生物如细菌表面上具有类似于 A、B 抗原结构的抗原,婴儿会在不自觉中被这些外来抗原不断地免疫,开始逐渐地产生相应的抗 A 或抗 B 抗体。出生 3～6 个月后可查出抗体,5～10 岁时抗体达到高峰,成年人抗体水平随年龄增长,抗体水平逐步减少,65 岁以上者抗体水平较低,80 岁老年人抗体水平与 6 个月婴儿近似。由于环境中 A 型物质较多,B 型人中抗 A 的效价高于 A 型人中抗 B 的效价。

(二)抗体类别

正常情况下,ABO 血型抗体为天然抗体,以 IgM 为主,为完全抗体,但血液中也有少量的 IgG 和 IgA 抗体。O 型人血液中含抗 A、抗 B 和(或)抗 AB 抗体,其中抗 AB 不是抗 A 和抗 B 的混合物,因为将 B 细胞与 O 型血清孵育后,做放散试验,发现其放散液不仅与 B 细胞反应,同样也与 A 细胞反应。如果 O 型血清中的是抗 A 和抗 B 的混合抗体,则无此种现象发生,提示抗 AB 识别的是 A 和 B 抗原上共同的结构部位。抗 AB 以 IgG 为主,效价较高,可以通过胎盘,因此,O 型母亲亲子血型不合,易发生新生儿溶血病,而且在第一胎就可发生。利用 O 型血抗 AB 可检出较弱的 A、B 抗原,因此,在 ABO 亚型鉴定中常用 O 型血清。

(三)抗体临床意义

在输血方面:①ABO 血型不相容,首次输血即可引起严重的急性血管内溶血性输血反应,严重者将危及生命,因此,必须要输同型血。若不规则抗体效价较高时,还需选择同亚型血输注。②紧急情况下,可将 O 型血输给 A、B、AB 型或 AB 型接受 O、A、B 型血。

但需注意:①O 型抗体效价不能太高;②先输少量,观察反应,总量宜<400mL;③总血量过少者(如幼儿)不宜采用。

在妊娠方面:①宫颈分泌物内含有 ABO 凝集素,能损害血型不合的精子,减少受孕率。②母子血型不合的妊娠(如 O 型母亲怀 A 型胎儿),可引起新生儿溶血病或流产,但其严重程度低于 Rh 新生儿溶血病。

在器官移植方面:ABO 血型不合者极易引起急性排斥反应。

其他方面用途:①个体识别,可以通过父母的 ABO 血型推测子女的血型类型,根据唾液中血型物质也可帮助诊断血型;②法医学鉴定;③与某些疾病相关的调查等。

四、ABO 亚型

在同一血型抗原中,抗原结构、性能或抗原表位数有一定差异的血型属于亚型,此处主要以 A 亚型为例,阐述 ABO 亚型。

(一)A 亚型

在常见的 A 亚型中,A_1、A_2 亚型占全部 A 型血的 99.9%。

1.A_1 与 A_2

早在 19 世纪,von Dungern 等研究者通过血清学发现 A 型有 A_1 和 A_2 两种亚型。据统计约 1%～8% 的 A_2 型和 22%～35% 的 A_2B 型个体中有抗 A_1 抗体,在白种人中 A_2 亚型约占 20%,而亚洲人 A_2 亚型少见,基本上都是 A_1 亚型。统计数据显示 A_1 抗原表达数量为 81 万～117 万个 A 抗原,A_2 抗原表达数量为 24 万～29 万个 A 抗原,A_1 型和 A_2 型红细胞的差别不仅体现在红细胞膜上的抗原表位的数量上,而且存在质的不同,A_1 型和 A_2 型亚型红细胞实质上是由 H 抗原结构造成的。

A 亚型人中存在抗 A_1，A_2B 个体中产生抗 A_1 抗体的概率要比 A_2 个体高。血型鉴定或者交叉配血试验可受抗 A_1 干扰，导致正反定型不一致或交叉配血不符。抗 A_1 多数是 IgM 抗体，室温或低于室温是最佳反应温度，在 37℃有活性，则该抗体有临床意义，否则无。该抗体有临床意义时输血应选择 O 型红细胞，或者 A_2（或 A_2B）型红细胞，ABO 及其常见亚型抗原、抗体及抗原与抗血清反应见表 6-1-3。

表 6-1-3　ABO 及其常见亚型抗原、抗体及抗原与抗血清反应

血型	红细胞上抗原	血清抗 A、抗 B 抗体	与抗血清反应			
			抗 A	抗 B	抗 A_1	抗 H
A_1	A、A_1、H	抗 B	4+	—	4+	+
A2	A、H	抗 B、抗 A_1（1%～8%）	4+	—	—	2+
A_1B	A、A_1、B、H	—	4+	4+	4+	+
A_2B	A、B、H	抗 A_1（22%～35%）	4+	4+	—	2+
B	B、H	抗 A、抗 A_1（少见）		4+		+
O	H	抗 A、抗 B 和（或）抗 AB、抗 A_1（少见）	—	—	—	4+

注：A_1B 含 46 万～85 万个 A 抗原，A_2B 含 12 万个 A 抗原。

2.其他弱 A 亚型

其特征是：红细胞抗原数量明显减少，红细胞与抗 A 反应后出现弱凝集或者不凝集，可与抗 A,B 有不同程度凝集，与抗 H 反应较强，某些人血清中有抗 A_1。

（1）A_3：大部分 A_3 型的血液中没有抗 A_1，偶有 A_3 型的血液中有抗 A_1。A_3 型红细胞表面 H 抗原较强，分泌型的唾液中含有 A 物质。表面含 35000 个 A 抗原，A_3 型红细胞最大特点是细胞与抗血清反应呈混合凝集外观（MF），即 A_3 细胞与抗 A 孵育后，表现为数个红细胞形成的小凝块，周围有较多的游离红细胞包围。

（2）A_m：血液中一般不含有抗 A_1；分泌型唾液中含有 A 和 H 物质；表面含 700 个 A 抗原，红细胞与抗 A 和抗 AB 凝集极弱或不出现凝集，能够吸收抗 A，放散能力较强。

（3）A_x：血液中常含抗 A_1；分泌型唾液中有正常的 H 物质，A 物质很少；能吸收抗 A，放散能力强于 A_1 细胞。表面含 4800 个 A 抗原，与多数抗 A 不出现凝集反应，与 O 型人的抗 AB 发生凝集反应。血清中微量 A 糖基转移酶极少，多数情况下检测不出。

（4）A_y：分泌型唾液中含有 A 物质较少，而含 H 物质稍多；其表型与 A_m 相似，不同之处有：细胞吸收抗 A 后，其放散能力弱于 A_m；血清有微量 A 糖基转移酶，A_m 可检测到 A 酶活性。

（5）A_{el}：分泌型唾液中只含 H 物质，不含 A 物质；通常情况下不被抗 A 及抗 AB 凝集，经吸收放散试验可证实细胞结合了抗体；血液中有抗 A_1，检测不到 A 糖基转移酶。

（6）A_{end}：A_{end} 分泌型的唾液中仅有 H 物质，无 A 物质，但是细胞与抗血清反应的凝集可表现为混合凝集外观，但凝集弱于 A_3。表 6-1-4 为弱 A 亚型的特点。

表 6-1-4　弱 A 亚型的特点

表型	红细胞				血清			唾液	血清中糖基转移酶	红细胞抗原数（×10³）
	抗 A	抗 B	抗 A、B	抗 H	抗 A	抗 B	抗 A₁			
A₃	2＋MF	－	2＋MF	3＋	无	有	有时	A,H	有时	35
Aₘ	－/弱	－	－/＋	4＋	无	有	无	A,H	有	1
Aₓ	弱/－	－	2＋	4＋	＋/－	有	常有	A,H	罕见	5
Aᵧ	－	－	－	4＋	无	有	无	A,H	微量	1
A_el	－	－	－	4＋	部分	有	有	H	无	0.7
A_end	弱/MF	－	弱/MF	4＋	无	有	有时	H	无	3.5

注：Aₘ、Aᵧ、A_el 亚型只能通过吸收放散方法进行鉴定。

（二）B 亚型

B 亚型主要包括 B₃、Bₓ、Bₘ 和 B_el 等，鉴定技术与弱 A 亚型鉴定技术相同。AB 亚型常见的有 A₁B、A₂B、A₃B、AₓB、AB₂、AB₃、cisAB 等。表 6-1-5 为 B 表型的特点。

表 6-1-5　B 表型的特点

表型	红细胞				血清		唾液血型物质	血清中 B 型糖基转移酶
	抗 A	抗 B	抗 A、B	抗 H	常见抗体	意外抗体		
B	－	4＋	4＋	2＋	抗 A	无	B,H	有
B3	－	2＋MF	2＋MF	3＋	抗 A	无	B,H	有（弱）
Bₓ	－	弱	弱	3＋	抗 A	弱抗 B	B	无
Bₘ	－	－/弱	－/弱	3＋	抗 A	无	B,H	有（弱）
B_el	－	－	－	3＋	抗 A	有时有弱抗 B	H	无

五、特殊 ABO 血型

（一）B(A) 及 A(B) 表型

在应用单克隆抗体进行血型鉴定中，发现高效价的单克隆抗-A 不仅可以与 Aₓ 红细胞发生凝集反应，同时也可以与某些 B 型红细胞有弱凝集反应，即 B 细胞有微量的 A 抗原表达。此现象引起关注，经研究发现 B(A) 血型为常染色体显性遗传，正定型红细胞和抗-B 试剂出现强凝集反应，和抗-A 试剂出现弱凝集反应（＜＋＋），并易散开。反定型血清能够凝集 A₁ 和 A₂ 细胞。使用分子生物学技术，发现基因突变使 B 糖基转移酶在 234 或者 235 氨基酸出现多态性，在起到 B 糖基转移酶作用的同时，还能转移 N-乙酰半乳糖胺，产生了少量的 A 抗原。目前发现的 B(A) 型，多数是黑种人。

A(B) 的产生机制则是血液中 H 糖基转移酶增多，导致 H 抗原增多，红细胞表面过多的 H 抗原使得 A 糖基转移酶合成了微量 B 抗原。

（二）顺式 AB

顺式 AB(cisAB) 很少见。1964 年在一波兰家庭发现母亲是 A₂B 型，父亲是 O 型，两个子

女均为 A_2B 型,之后又发现了同样的家庭。该基因能够产生一种嵌合酶,同时产生 A 抗原和 B 抗原。

常见的 cisAB 表现为 A_2B_3 型,血清中可有抗-B 抗体。通常该血型 A 抗原表达要强于 B 抗原。细胞与 IgG 类抗-B 凝集反应强,与 IgM 类抗-B 凝集反应弱,甚至无凝集。cisAB 细胞与抗-H 反应呈强阳性,基本与 A_2 细胞相同。分泌型人的唾液中有正常 A、少量 B 和大量 H 血型物质。

(三)获得性 B

发生于 A 型人,出现一过性正反定型不符。表现为患者或献血者红细胞有 B 抗原,血清中存在抗-B,该抗体不与自身细胞反应,分泌液中有 A 物质和 H 物质。20 世纪 70 年代发现该类患者无 B 糖基转移酶,90 年代应用分子生物学技术研究表明该类患者不含有 B 基因,从而明确了获得性 B 的性质。

获得性 B 一般出现于肠道细菌感染者,肠道细菌进入血液后,其脱乙酰基酶的脱乙酰作用,使 A 抗原转变为类 B 抗原的半乳糖,与抗-B 试剂反应表现为弱凝集。获得性 B 只表现在 A 型,细胞在正常 pH 介质中,与抗-B 出现凝集反应;当抗-B 血清 $pH \leqslant 6.0$ 时,无凝集反应。单克隆试剂能否检出获得性 B 抗原,应在说明书中说明。

如果在血型鉴定中不重视反定型,又未能严格交叉配血,获得性 B 的受血者可能会因误判 AB 型而发生严重溶血性输血反应。

第二节   Rh 血型系统

1940 年,Landsteiner 和 Wiener 用恒河猴的红细胞免疫豚鼠和家兔,结果在豚鼠和家兔身上均可获得一种免疫血清,该血清不但凝集恒河猴的红细胞,也与部分人的红细胞产生凝集反应,说明这些人的红细胞跟恒河猴的红细胞有一种同样的抗原,就以恒河猴的英文单词前 2 个字母对此血型进行命名。

一、Rh 血型命名法

(一)CDE 命名法

又称为 Fisher-Race 命名法,由 Fisher 和 Race 于 1943 年提出,认为 Rh 基因是三种基因的复合体,每条染色体有三个连锁基因位点,每种基因决定一个抗原。这 3 个基因是以一个复合体形式遗传,如 CDe/cDe 只能以 CDe 或 cDe 遗传给子代。3 个连锁基因有 8 种基因组合,2 个染色体上的基因可形成 36 种遗传型。Rh 抗原命名为 C、D、E、c、d、e,但从未发现过 d 抗原及其活性,从而认为 d 抗原实际是不存在的,但仍保留"d"符号,以相对于 D。

(二)Wiener 命名法

又称为 Rh-Hr 命名法,一种学说 Wiener 认为 Rh 基因在染色体上仅有一个基因位点,由几个抗原因子组合成单个 Rh 抗原,每个因子能被相应的抗血清识别。Wiener 视 Rh 血型为一种复合抗原,而另一种学说 Fisher-Race 认为 Rh 血型为一种复合基因。但由于 D、E、c 分别存在于不同的肽链上,Wiener 的命名法常被看作不合理。Fisher-Race 命名法简单明了,故仍被多数人所采用。

(三)现代命名法

又称为数字命名法,是由 Rosenfield 等根据表型提出,用数字把抗原编号。这种方法是把血样与特定抗血清的反应结果根据抗原发现年代的先后编号,没有任何遗传意义,阳性结果与阴性结果具同等重要性,都要命名。常见的几个抗原分别命名是:D 为 RH1、C 为 RH2、E 为 RH3、c 为 RH4、e 为 RH5,Rh 系统的高频抗原如 RH17、RH29、RH32 等。数字命名法被 ISBT 红细胞抗原命名专业组肯定和规范后,已经用 RH1～RH57 等来命名目前发现的抗原。

Rh 抗原也可采用 6 位数字命名法,但很少使用。Rh 系统的现代命名应区别蛋白质、抗原、基因。蛋白质根据其抗原命名,如 RhD、RhCD、Rhce 等;抗原使用字母表示,如 D、C、c、E、e 等;基因使用斜体字表示,根据其所编码的抗原进行命名,如 RHCE * ce、RHCE * CE 等。

二、Rh 基因

Rh 基因位于第 1 号染色体上,由 RHD 和 RHCE 两个紧密连锁的基因构成。基因位点于 1p36.13～p34.3,并分别有 10 个外显子。基因产物分别是 RHD 和 RHCE 多肽。RHD 及 RHCE 基因方向相反,以 3' 端相邻,形成发夹样结构,两者间易于基因转换进行交换,形成杂交基因。该基因可产生杂合蛋白,这些杂交蛋白可表现出独特的抗原决定簇。

三、Rh 抗原

Rh 系统中,与临床关系最密切的抗原是 D、C、c、E、e。血型鉴定常规检测 D 抗原,其他抗原一般不进行常规检测。Rh 抗原一般都显示剂量效应,纯合子的抗原性要强于杂合子。

(一)Rh 表型

使用标准血清抗-D、抗-C、抗-c、抗-E、抗-e 试剂,能够检出上述 5 种常见的 Rh 抗原,称为 Rh 表型。D 抗原免疫原性最强,其次是 E 和 c,e 最弱。血清学检测不能确定 D 阳性者是 D/D 纯合子,还是 D/杂合子基因,即血清学检测不能等同于基因检测。

Rh 单倍型会影响红细胞 D 抗原表达水平。当某一个体有 C 基因时,D 抗原减少。例如, R2R2(DcE/DcE)与 R1R1(DCe/DCe)个体比较,前者 D 抗原量更多。不同单倍型个体,D 抗原强度也不同,依次为:R2R2(DcE/DcE)＞R2R1(DcE/DCe)＞R1R1(DCe/DCe)＞R2r(DcE/dce)＞R1r(DCe/dce)。

(二)D 抗原

D 抗原 ISBT 命名法记为 RH1 或者 004001。其抗原频率白种人约为 85%,黑种人约 95%,黄种人更高,为 99% 以上,亚洲的某些地方甚至高达 100%,我国汉族 D 抗原阳性率约为 99.7%。D 抗原只存在于人类的红细胞膜,体液和分泌液中无 D 抗原。

D 抗原位于 RHD 基因编码的 D 多肽链上,该多肽链由 416 个氨基酸组成,并贯穿红细胞膜 12 次,形成 6 个环。N 端和 C 端均位于胞质内。D 抗原表位结构较为复杂,多个表位涉及细胞外环,细胞内的氨基酸改变也能导致 D 表位的改变。目前用针对不同表位的单克隆抗体已经发现 D 抗原有 30 余种表位,用 epD1～epD9 表示。

D 抗原的表达有质的变化和量的变化。质的变化主要是指 D 抗原表位减少,这类人群也表现为 D 阳性,但是也有可能通过输血或者妊娠,针对缺失的抗原表位产生抗-D。

D 抗原量的变化表现为抗原数量多寡,而抗原表位正常。D 表型 D 抗原量最多,D_{el} 表型 D 抗原量最少。D 抗原数量正常约为 1 万～3 万,弱 D 约为 200～1 万,增强 D 约为 7.5 万～20 万。

(三)弱 D

红细胞膜上的 D 抗原数量减少为弱 D。一般情况下,弱 D 红细胞与 IgM 类抗-D 试剂反应呈阴性,抗球蛋白方法检测为阳性。弱 D 产生基于单个核苷酸的突变,其氨基酸改变位于细胞膜内或者是跨膜区,影响到 D 抗原多肽链插入细胞膜,使红细胞 D 抗原数量减少,但不会影响 Rh 蛋白的免疫反应性。这些突变形成弱 D 表型,分为弱 D1～D76 型,其中最常见的是弱 D1 型。如果 D 抗原阳性的个体,同时有 RHD 和 RHCE 基因,且两个基因不在同一条染色体上,由于位置效应也会使得 D 抗原减少。

弱 D 献血者和受血者在临床上意义不同。弱 D 献血者由于红细胞上带有 D 抗原,可以刺激阴性者产生抗-D,所以该类血液应作为阳性血供给临床。而对于弱 D 受血者,因常用的血清学技术无法鉴别是 D 抗原数量减少(弱 D),还是 D 抗原表位部分缺失(部分 D),此种情况一般认作 D 抗原阴性。

(四)部分 D

一些 D 抗原表达正常或减弱,并且血清中可含有抗-D 的 Rh 阳性者,称为部分 D。完整的 D 抗原应包括 9 个抗原决定簇,应用单克隆抗体,可以发现缺乏不同抗原决定簇的部分 D。通过分子生物学技术,测序结果发现部分 D 的产生多数是由于 RHD 基因部分被 RHCE 基因替代,产生了杂合基因。新基因产生的杂合蛋白不仅丢失了部分 D 抗原决定簇,而且可能会产生新的抗原。与弱 D 不同的是这些氨基酸的改变位于细胞膜外。

(五)放散 D(D_{el})

D 抗原在 D_{el} 红细胞上表达极弱,用常规的血清学方法常被漏检,易误判为 D 抗原阴性。但用吸收放散试验在放散液中可检测到抗-D,因此证明这些阴性细胞实际上带有微弱的 D 抗原。D_{el} 型由于 RHD 基因突变所致,与 Ce 单体有关,属于变异体。亚裔人种 D 阴性者中 D_{el} 约占 10%～30%,欧洲人约占 0.027%。

D_{el} 型血清学检测常为阴性,需要进行吸收放散试验和基因检测。

(六)D 抗原阴性

使用血清学方法检测红细胞,如果红细胞没有 D 抗原,为 D 抗原阴性。D 抗原阴性在白种人中较为常见,在亚洲人中则少见。种族不同,其 D 抗原阴性个体所携带的基因也有差异。白种人多数情况是完全缺乏 RHD 基因,而其他种族的 D 抗原阴性常因 RHD 基因失活突变所致。例如,非洲裔 D 抗原阴性的个体中,66% 是由于 RHD 基因中插入一段 37bp 碱基,导致编码 D 抗原密码子提前终止。另有 15% 具有 RHD-CE-D 杂合基因,表现为红细胞 C 抗原减弱,无 D 抗原。亚洲裔 D 抗原阴性的个体,部分由于一条染色体 RHD 基因突变,另一条染色体为 Ce 单倍型。亚洲 D 阴性者有 10%～30% 实际是 D_{el} 型。

(七)C/c 和 E/e 抗原

RHCE 基因编码 Cc 和 Ee 抗原。RHCE 有 50 多种等位基因,易发生突变,导致抗原表达改变或减弱。

1.复合抗原

包括 CE、Ce、cE、ce。ISBT 规范命名 CE 为 RH22,Ce 为 RH7 和 RH41 两种,cE 为 RH27,ce 为 RH6。

以往观点认为复合抗原是顺式基因的产物,该基因位于同一条染色体的单倍体的同一基因内。目前已经清楚复合抗原是同一蛋白质分子表达。

2.变异体

RHCE 基因突变会导致 C/c 和 E/e 抗原数量及质量改变,C 和 e 抗原改变频率较高。欧洲人中 C 抗原的改变与 RhCe 蛋白第一个细胞外环氨基酸突变有关,伴有 C^W 或者 C^X 抗原表达,还有可能产生新抗原。这些红细胞虽然表现为 C 抗原阳性,但是受到免疫刺激后,可能产生抗-C 或者抗-Ce。非洲人的 C 抗原表达的改变,与杂合基因(RH-CE-D)有关,该基因不编码 D 抗原,编码异常的 C 抗原。

RHCE 基因多处突变可发生 e 抗原的变异,常见于非洲人。该红细胞表达 e 抗原,但源于基因突变有可能产生抗-e,且容易误认为是自身抗体。

四、Rh 抗原抗体检测及其临床意义

(一)抗原检测

早期的抗 Rh 血清试剂来自于人体,以 IgG 为主,是多克隆抗体,效价不稳定,且实验方法较为复杂,目前已经被淘汰。现在临床检测 Rh 抗原的试剂是单克隆抗体,IgM 类抗体可在盐水介质、室温或 37℃ 环境中与被检细胞出现凝集反应;如果使用 IgG 类试剂应采用间接抗人球蛋白试验检测细胞是否具有相应抗原。在常规检测 D 抗原时,如果盐水法结果呈阴性,应根据具体情况进行间接抗人球蛋白试验。

现在可以应用分子生物学技术进行 RH 基因分型。检测基因主要用于近期大量输注异型血液(红细胞),用血清学方法鉴定 Rh 血型存在一定困难者。另外,对于 Rh 阴性的孕妇,检测胎儿父亲的 RHD 基因状态,有助于判断胎儿的 Rh 血型。如果父亲 RHD 基因是纯合子,那么胎儿是 D 阳性,就要监测孕妇抗体产生情况;如果父亲 RHD 基因是杂合子,可以从母亲血浆标本中提取胎儿 DNA 检测 D 基因。如果胎儿是 D 阴性,则不必进行抗体监测和采取新生儿溶血病预防措施。

目前基因检测费用较昂贵,还未常规应用于临床。

(二)抗体检测

Rh 血型抗体主要是通过免疫途径产生,如妊娠、输血等,绝大多数抗体是 IgG 类,IgM 类抗体比较少见,偶见 IgM 类抗-E 等抗体。Rh 抗体在体内可持续存在数年,如果再次接触该抗

原,再次免疫应答使抗体迅速产生并在短时间内达到高峰。该抗体最适反应温度是 37℃,红细胞经蛋白水解酶处理后可增强与抗体反应强度。

可应用各种血清学技术进行 Rh 抗体检测,包括抗体筛查和抗体鉴定。

(三)临床意义

1.新生儿溶血病

Rh 血型抗体主要是 IgG 类,与 HDFN 相关的主要是 IgG1 亚类。

抗-D 是 HDFN 最主要的病因,常发生于多次妊娠。Rh 血型抗体引起的 HDFN 要比 ABO 溶血严重。一是 ABO 血型抗原在出生时发育尚不完全,二是 ABO 溶血依赖于补体,而补体在新生儿时期量很少,且 Rh 抗体对于补体依赖性较差,并可同时引起血管内和血管外溶血,病情更为严重复杂,需要及时治疗。

2.溶血性输血反应

在临床输血中,Rh 血型抗原的意义仅次于 ABO 血型。与 ABO 血型不同的是,我国汉族人群中 Rh 阴性个体少见,Rh 抗体更少见。当 D 阴性的患者输注 D 阳性的红细胞时,并不是所有患者均产生抗 D。国外在志愿者中研究表明,重复免疫后产生抗体的概率大约是 80%～90%,而当 D 阴性患者首次输注 D 阳性红细胞,产生抗体的概率约为 32%左右。在我国汉族人群,比较常见的 Rh 抗体是抗-E,这与抗原分布有关。对于血液中有抗-E 的患者,大约从 50%的献血者中能够找到相合的血液。尽管 Rh 抗体少见,如果输血前检测漏检,会发生溶血性输血反应。

需要引起重视的是,自身免疫性溶血性贫血等疾病,其自身抗体有时具有特异性,除外抗-I,比较常见的是抗-e,其次是抗-c、抗-E、抗-D 和抗-C。这些抗体偶尔单独存在,更多的是同时存在。自身抗体干扰输血前检测的试验结果,较难发现同种抗体。因此应选择合适的血清学方法。

第三节 输血前检查

一、标本采集与要求

用于输血前检查的血液标本通常使用静脉血,必须有受血者或献血者信息的唯一性标识,标记不清的血液标本不能用于试验。进行血型鉴定和交叉配血试验时最好采用乙二胺四乙酸(EDTA)抗凝血,血液离心后应无溶血及明显乳糜。用于交叉配血的受血者标本应为 72 小时内的血标本,以反映其当前的免疫状态。

二、红细胞血型鉴定

人类血型系统纷繁复杂,血型不合的输血可导致同种免疫反应,出现临床输注无效或急性、迟发性输血不良反应。ABO、Rh 血型系统是两个重要的红细胞血型系统,抗原性很强,与临床输血关系最为密切,输血前一般常规检查 ABO、RhD 血型,主要通过血清学鉴定,也可通过分子生物学进行基因分型。

(一)血清学鉴定

1.ABO 血型鉴定

利用抗原抗体特异性反应的原理,使用已知的 ABO 特异性抗体检查红细胞上的未知 ABO 抗原,使用已知抗原阳性的红细胞检查血清中有无 ABO 血型抗体。

(1)鉴定方法:临床上一般使用生理盐水、凝胶等介质通过试管法、玻片法、微量板法和微柱凝胶卡法等进行检查。

①生理盐水法:试管法、玻片法、微量板法均可在生理盐水介质中开展红细胞抗原抗体反应试验,故又称盐水法。ABO 血型系统抗体以 IgM 为主,属于完全抗体,分子量较大,在室温生理盐水介质中能与相应红细胞抗原特异性结合,出现肉眼可见的凝集现象。以试管法为例,凝集强度的判断标准见表 6-3-1。

表 6-3-1 试管法凝集强度的判断标准

现象	反应强度	计分
背景清晰,一个大凝块,无游离的红细胞	4+	12
背景清晰,数个较大凝块和部分小凝块,无游离的红细胞	3+	10
背景清晰,凝块较小较多,游离红细胞较少	2+	8
背景混浊,凝块较细小较多,游离红细胞较多	1+	5
肉眼呈小颗粒样,显微镜下有细小凝块	±	2
背景混浊,肉眼和显微镜下均无凝集	—	0
背景清澈透明红色,液体中无红细胞凝块	完全溶血	/
背景清澈透明红色,液体中有红细胞凝块	不完全溶血	/
既有红细胞凝块,又有散在游离的红细胞	混合凝集	/

②微柱凝胶卡法:利用分子筛技术和免疫学技术,将特定配比的玻璃珠或葡聚糖凝胶颗粒填充于检测管中,制成微柱凝胶卡,在试剂卡的各个反应柱内发生红细胞抗原和抗体反应,在一定离心力的作用下,分离凝集和未凝集的红细胞,凝集的红细胞无法通过介质间隙,被留在反应柱的最上端,为阳性反应;而未凝集的单个红细胞在离心力作用下通过介质到达反应柱的最下端,为阴性反应,这样非常直观地将凝集和未凝集的红细胞分开,可以通过肉眼直接观察结果,也可使用自动化血型分析仪直接判读结果。微柱凝胶卡法结果判读明显优于传统的玻片法和试管法,且反应结果可以长期保存,主要用于 ABO、Rh 血型定型,也可以用于不规则抗体的筛选、鉴定和交叉配血等试验。

(2)质量控制:严格按操作规程进行血型鉴定,对 ABO 血型正反不符的标本,需要分析原因。

①试管法:a.所用器材必须清洁干燥,试管、滴管口径一致,一次性使用,防止交叉污染。b.试剂质量、性能符合要求,于 2~8℃保存,使用前需要平衡至室温。c.血液标本应新鲜,无细菌污染,无溶血。d.标本和试剂比例要合适,应先加抗体(血浆或血清),后加红细胞悬液,防止

血清或抗体漏加。e.严格按操作规程控制离心速度和时间,防止假阳性和假阴性。f.离心后先在光线良好的白色背景下观察上清液有无溶血(溶血结果视为阳性),然后再轻弹试管观察有无凝集,弱凝集结果必须在显微镜下予以确认。g.实验后标本置于2～8℃冰箱中保存7天,以备复查。

②玻片法:a.对器材、试剂、标本等的要求同试管法。b.混匀需充分,转动玻片动作要轻缓。c.室温太高细胞悬液易干涸,避免将玻片边缘干涸聚集的红细胞误认为抗原抗体反应的凝集。d.反应时间应充分,避免较弱凝集结果的误判。e.弱凝集必须用显微镜予以确认。

③微量板法:a.标本要求新鲜,避免脂血和溶血,否则可导致假阴性。b.反定型不符时,应用常规方法进行确认,可能是亚型、弱抗体或假凝集等情况。

④微柱凝胶卡法:a.标本新鲜,避免红细胞破碎或细菌污染引起的假阳性。b.建议使用EDTA-K_2或枸橼酸钠抗凝的血浆标本,血清标本应完全去除纤维蛋白,按说明书要求调整红细胞浓度。c.按临床操作规程要求的比例加样。d.试剂卡应于4℃冰箱竖立保存,使用前须平衡至室温,检查凝胶中有无气泡、卡液面是否干涸、卡封口是否完整,使用前需要离心处理以避免凝胶卡运输或放置过程中产生气泡。e.使用微柱凝胶卡进行ABO血型鉴定时,须先向检测管内加红细胞悬液,再在其上滴加血浆或抗体试剂,严格按说明书要求加样,加样动作轻柔,不能穿过空气柱。

(3)方法学评价:ABO血型鉴定方法各有利弊,详见表6-3-2。

表6-3-2　ABO血型鉴定的方法学评价

鉴定方法	优点	缺点
玻片法	操作简单,无需离心处理,常用于大规模普查和POCT检查	灵敏度差、费时,弱凝集易被误定阴性,不适用反定型检查
试管法	结果敏感、可靠,损伤用时短,适用于急诊;离心增强凝集反应,可发现较弱反应,结果可半定量;临床较常用	操作较玻片法复杂
微量板法	可自动化、标准化,适用于血液中心(或中心血站)大批量标本血型鉴定	自动鉴定需要特殊设备
微柱凝胶卡法	快速、简便、灵敏、结果可靠、易于判定,操作自动化和标准化,结果扫描后可长期保存,临床应用广泛	需特殊试剂和器材,成本较高;假阳性率高

(4)临床意义:①用于输血前检查:输血前先鉴定供受者的ABO血型,以便进行ABO同型配血和输血。②移植前检查:器官移植和干细胞移植最好选择供受体ABO同型,避免受体内的血型抗体作用于移植物血管内皮表面的ABO血型抗原,降低超急性排斥反应,以便成功移植。③诊断ABO-HDN:母子ABO血型是否相合,初步预测HDN患病的可能性。④ABO血型鉴定还可用于血型遗传学研究、法医学鉴定、亲子鉴定以及某些疾病的相关调查等。

2.Rh血型鉴定

Rh血型也是临床较重要的血型系统,其血型抗原性仅次于ABO血型。临床一般采用已知特异性抗体(或标准血清),如抗-D、抗-C、抗-E、抗-c、抗-e,检查红细胞上有无相应的Rh血型抗原,尤其RhD抗原是临床常规检查项目。红细胞膜上有D抗原者为Rh阳性,无D抗原者为Rh阴性。针对弱D、部分D或D_{el}等D变异型需要应用不同厂家或批号的试剂予以证实抗原有无。Rh 血型鉴定方法和质量控制类似于 ABO 血型。

3.其他红细胞血型鉴定

用已知特异性抗体(或标准血清),如 MNS 血型试剂(抗-M、抗-N、抗-S、抗-s)、PIPK 血型试剂(抗-P)、Kell 血型试剂(抗-K)、Kidd 血型试剂(抗-Jk^a、抗-Jk^b)等抗体检查红细胞上有无相应血型抗原。

4.ABO 亚型鉴定

ABO 血型以 A 亚型居多,A 亚型主要以 A_1、A_2 亚型为主,其抗原性很强,与抗体反应可出现较强的凝集现象。A_3、A_x、A_m、A_{el} 等亚型红细胞上 A 抗原数量很少,A 抗原性很弱,但其 H 抗原表达强于正常 A 和(或)B 型,弱于正常成人 O 型。A 抗原无法常规检出,甚至使用人源多克隆抗体、高效价的单克隆抗体都无法检出,必须通过更为敏感的血清学试验进行检查,如吸收放散试验、唾液血型物质检查和红细胞上 H 抗原强弱鉴别等。

(1)吸收放散试验:吸收试验和放散试验均可用于 ABO 亚型的鉴定。

①吸收试验:被检红细胞与已知效价的血清抗体反应后,血清中的抗体部分被红细胞上的弱抗原吸收,比较吸收前后血清抗体效价的变化,间接证明被检红细胞上有无相应抗原及其强度,判断被检红细胞是否为亚型及其种类。

②放散试验:利用抗原与抗体可逆性结合的原理,改变物理条件(56℃下放置 10 分钟)后,可把致敏在红细胞上的抗体释放出来,然后用已知抗原的红细胞(如酶处理的 Ac、Bc、Oc)检查放散液中的抗体强度及其类型,用于判定受检红细胞的 ABO 亚型。

③临床意义:可用于鉴定 ABO 亚型,确证 HDN、AIHA 和鉴定免疫性输血反应的特异性抗体,除去血清中不需要的抗体,分离鉴定混合抗体,浓缩低效价抗体,以及通过先吸收再放散以鉴定或制备单特异性抗体。a.吸收试验包括冷吸收(4℃)和热吸收(37℃),前者主要是针对 IgM 抗体,多用于 ABO 亚型的鉴定;后者针对 IgG 抗体,母体 IgG 抗体通过胎盘致敏在胎儿红细胞上,可导致 HDN。b.放散试验包括热放散(56℃)和化学试剂放散(如乙醚放散、磷酸氯喹放散等),热放散多用于 ABO 亚型的鉴定和诊断 ABO-HDN;化学试剂放散主要是针对 Rh 或者其他红细胞血型系统 HDN 的诊断,以及混合 IgG 抗体的鉴别。乙醚放散过程中红细胞几乎全部被破坏,无法再进行抗原检查,而磷酸氯喹放散方法红细胞不被破坏。

(2)凝集抑制试验:某些 ABO 亚型抗原以可溶性的形式存在于血液、唾液、尿液等体液中,也可以非溶解的形式存在于骨骼、皮肤、毛发等组织中。体液中的 ABO 抗原,又称为血型物质,可以与相应抗体结合。为了检测血型物质,先用特异性抗体与之结合,然后用已知抗原的红细胞验证特异性抗体是否被血型物质中和。若红细胞没有发生凝集反应,说明体液中的血型物质中和了特异性抗体;若红细胞发生凝集反应,说明红细胞与特异性抗体发生了反应,体液中无相应的血型物质。因此,这种反应称为凝集抑制试验,主要用于 ABO 亚型鉴定,唾液、毛发中血型物质检查,以及分泌型和非分泌型个体的鉴别。

(3)红细胞 H 抗原检查:ABO 亚型红细胞上 H 抗原表达强于正常 A 型或 B 型,弱于 O 型。只需使用抗-H 试剂检查红细胞上 H 抗原表达情况,就可以确认受检者是否为 ABO 亚型。

（二）分子生物学鉴定

临床分子生物学技术作为血清学技术的补充，二者各有优势，不能相互取代。例如，血型血清学无法明确判定的 ABO 亚型，为避免 HDN 而开展的无创性产前血浆胎儿游离 DNA 检测，某些血型基因遗传多态性调查，亲子鉴定和法医学鉴定等，均可通过分子生物技术进一步确认。血型分子生物学检测方法很多，如序列特异性引物 PCR 技术（PCR-SSP）、限制性内切酶片段长度多态性 PCR 技术（PCR-RFLP）、PCR-SSCP、PCR-SSOP、PCR-RDB、PCR-DNA 测序及 PCR 指纹图等，其中 PCR-SSP、PCR-RFLP 临床比较常用，主要用于红细胞血型系统（如 ABO、Rh、MNS 等）、白细胞 HLA 和人类血小板同种抗原（HPA）的基因分型和遗传多态性调查。

1.PCR-SSP

是通过能够识别特定等位基因的特异引物，PCR 扩增检测基因序列多态性的一种方法。

（1）基本原理：根据决定某等位基因的碱基性质，设计出一系列 3′ 端第一个碱基分别与各等位基因的特异性碱基相配对的序列特异性引物，在 PCR 反应时，只有 3′ 端第一个碱基与决定特定等位基因碱基互补的引物才能实现 DNA 片段的完全复制，最后根据是否有 PCR 产物进行等位基因的分型。

（2）操作步骤：设计引物→PCR 扩增→电泳分开 DNA 片段→结果判断。

（3）方法学评价：操作简便、快速，结果直观，用时较短，一般 3 小时内可取得分型结果，灵敏度、特异性较高，适用于小批量标本的检测。

2.PCR-RFLP

用特异性 PCR 引物扩增目的基因，由于特定位点的碱基突变、缺失或插入，特定位点无多态性，需对 PCR 扩增片段进行酶切处理，以检测其多态性。

（1）基本原理：PCR 扩增目的 DNA，用特异性内切酶消化切割扩增产物成不同大小片段，经琼脂糖凝胶电泳分离酶切产物。不同等位基因的限制性酶切位点分布不同，进而产生不同长度的 DNA 片段条带，分析受检标本的基因多态性。

（2）操作步骤：设计引物→扩增 DNA→限制性内切酶酶切 DNA→凝胶电泳分开 DNA 片段→结果判断。

（3）方法学评价：此法简便，分型时间较短，准确性、重复性好，大大提高了目的 DNA 的含量和相对特异性。但由于内切酶的使用，相应增加了研究成本，限制了该技术的广泛应用。

三、红细胞抗体检查

输血治疗前必须开展 ABO、RhD 血型鉴定和交叉配血试验，尤其是短期内实施了大量输血或有妊娠史、输血史的患者，还需要进行不规则抗体的筛查，以避免不规则抗体引起的输血反应。

（一）不规则抗体筛选

1.基本原理

在多种介质（如生理盐水、酶、抗人球蛋白等）中，用一组包含有 2～3 种人份的 O 型筛选红细胞与待检血清反应，根据反应结果判断待检血清中是否存在 IgM、IgG 型不规则抗体。在生理盐水中,IgM 抗体直接发生阳性反应;在酶、抗人球蛋白等介质中,才能检测到 IgG 抗体。

2.操作步骤

标记→加标本→混匀、离心→不同介质条件下观察与判断结果。为排除自身抗体干扰,需要增加自身红细胞作为对照试验。可通过试管法或微柱凝胶卡法进行不规则抗体筛查。

3.结果判断

任何一种筛选红细胞发生凝集或溶血反应,即视为阳性结果,说明血清中存在不规则抗体,应进一步进行不规则抗体鉴定。自身红细胞发生阳性反应,说明血清中存在着自身抗体。由于国产 O 型筛查红细胞仅限 3 种单人份,红细胞上有可能缺乏某些不规则抗体对应的抗原,导致不规则抗体的漏检。

4.临床意义

通过不规则抗体筛选,尽可能发现受血者血液中的不规则抗体,有效避免抗原阳性红细胞输注引起的 HTR。孕妇产前不规则抗体筛查可以及时有效地进行 HDN 的早期预防和治疗。

(二)不规则抗体鉴定

1.基本原理

谱细胞(8～16 种人份 O 型红细胞)与待检者血清在生理盐水、酶、抗人球蛋白等介质中反应,根据反应结果可鉴定待检血清中的 IgM 或 IgG 型不规则抗体的特异性。临床成套谱红细胞上应尽可能多地涵盖常见的具有临床意义的抗原,尽可能检出临床上常见的抗体,甚至某些稀有抗体。不同厂家的成套谱红细胞表型分布各具特点,临床可同时应用不同的谱红细胞进行检测,以避免不规则抗体的漏检。

2.操作步骤

类似不规则抗体筛选。

3.结果判断

依据谱红细胞抗原反应格局表,应用阴性排除原则判断抗体的特异性。单特异性抗体比较容易判断结果,而多特异性抗体或存在自身抗体时,鉴定相对较难,必要时通过红细胞吸收放散试验予以排除或确认。

(三)抗体效价测定

1.基本原理

待检者血清(或血浆)标本用生理盐水进行倍比稀释,与相应抗原阳性的红细胞进行反应,肉眼观察凝集情况,以观察到"1＋"凝集强度的最高稀释度作为判断终点,作为该血清(或血浆)的效价。临床上抗体效价测定为半定量试验,可通过试管法或微柱凝胶卡法进行检查。下面以试管法为例介绍抗体效价的具体检查方法。

2.操作步骤

标记→血清倍比稀释→加相应抗原阳性的红细胞→离心→不同介质条件下观察与判断结果。

3.结果判定及评分标准

以出现"1＋"凝集的最高稀释倍数作为待检抗体的效价,并根据各稀释血清的凝集强度进行评分。

4.质量控制

为保证检测结果准确可靠,需要注意:①血清倍比稀释时,稀释液容量越小,产生的误差越大,尽可能采用较大容量血清进行倍比稀释。②血清倍比稀释时,每次取液前应先将稀释液混匀,以保证准确稀释。③盐水介质中仅能检测 IgM 抗体,若出现溶血现象,说明存在抗原抗体反应,补体被激活,提示有重要临床意义。④检测 IgG 抗体,需要先通过 2-Me 或 DDT 裂解血清中的 IgM 抗体,然后再在酶、抗人球蛋白等介质下进行检测。⑤不同介质中 IgG 抗体的敏感性不同,结果报告时应注明检测方法。

四、交叉配血试验

交叉配血试验是在血型鉴定的基础上,进一步检测受血者和供血者血液中是否含有不相配合的抗原和抗体成分,包括主侧、次侧交叉配血试验。主侧配血试验:检测受血者血清或血浆中是否含有针对供血者红细胞的抗体;次侧配血试验:检测供血者血清或血浆中是否含有针对受血者红细胞的抗体。交叉配血的目的就是进一步避免因血型鉴定错误,或者因不规则抗体引起的 HTR。临床上一般选择 ABO、RhD 同型配合性的血液进行输血治疗。

(一)交叉配血技术

临床常用的配血技术有盐水法、凝聚胺法、抗人球蛋白法、酶法、微柱凝胶卡法等,其中盐水法仅能检出 IgM 抗体参与的抗原抗体反应,若要检测 IgG 抗体参与的免疫反应,须在盐水反应基础上再进行凝聚胺、抗人球蛋白、酶等介质下继续进行试验,以提高反应敏感性。理论依据:①红细胞表面含有丰富的唾液酸而使其带大量负电荷,在液体中红细胞相互排斥,保持约 25nm 的间距而不凝集。②IgG 抗体两个 Fab 片段的最大距离是 14nm,所以在盐水介质中 1 个 IgG 抗体只能结合 1 个红细胞,无法同时结合 2 个红细胞,导致红细胞仍处于散在游离状态,IgG 抗体与红细胞反应却无法出现肉眼所见的凝集现象。③凝聚胺、抗人球蛋白、酶、微柱凝胶等介质能促进 IgG 抗体与红细胞抗原的结合,既可以检测 IgG 抗体,也可以检出 IgM 血型抗体参与的免疫反应。

1.盐水配血试验

(1)基本原理:IgM 抗体为五聚体,分子量较大,在盐水介质中 1 个 IgM 抗体能结合多个红细胞,并出现肉眼可见的凝集现象。通过主、次侧交叉配合试验,可判断供受血者血液中有无相互反应的红细胞血型抗原和 IgM 抗体。

(2)操作步骤:标记主侧、次侧→制备标本→加标本(先加血清,再加红细胞)→混匀、离心→观察和判断结果。

(3)结果判断:红细胞凝集或溶血都视为阳性。主、次侧红细胞均不发生凝集或溶血,表示交叉配血结果相合。

(4)质量控制:为保证交叉配血结果准确可靠,临床输血相关的医务人员应具备高度的责任心,避免人为差错事故的发生。多人份供血时,不同供血者之间也需要进行交叉配血试验。具体的质量控制要求同试管法血型鉴定。

2.凝聚胺配血试验

(1)基本原理:红细胞表面带有大量的负电荷,在电解质溶液中吸引大量阳离子,被双层离子云围绕形成 zeta 电位。首先利用低离子强度溶液(LISS)降低溶液的离子强度,使红细胞zeta 电位降低,减少红细胞周围的阳离子云,增加抗原抗体之间的引力。再加入高价阳离子多聚物-凝聚胺溶液,中和红细胞表面的负电荷,缩短细胞间距,形成可逆的非特异性聚集,促使IgG 抗体参与凝集红细胞。最后加入悬浮液中和凝聚胺阳离子,仅由凝聚胺引起的非特异性凝聚会因电荷中和而使红细胞解聚集,而由 IgG 抗体介导的特异性凝聚依然存在。

(2)操作步骤:标记主、次侧→制备标本→加标本→加 LISS→加凝聚胺溶液→离心,弃上清→观察红细胞出现非特异性聚集→滴加悬浮液→再次观察是否凝集→判断结果。

(3)结果判断:轻轻摇动主、次侧管,肉眼观察凝集现象是否消失。在 1 分钟内红细胞凝集消失者为阴性,凝集不消失者为阳性。主、次侧均不凝集,表示交叉配血结果相合。

(4)质量控制:①试剂、标本质量合格。②无论标本或试剂,应先加抗体(血浆或血清),后加红细胞悬液,防止漏加抗体。③按临床操作规程要求加样和离心。④LISS 溶液加入后,适当静置 1~2 分钟以增加致敏时间。⑤凝聚胺溶液加入后,必须出现非特异性凝集,否则需要重做。⑥悬浮液中和凝聚胺阳离子后,应在 1 分钟内观察非特异性凝集是否消失。⑦由于红细胞 Kell 血型系统抗原带正电荷,溶液中的凝聚胺也带正电荷,所以凝聚胺配血试验不适合用于 Kell 血型抗原抗体的检测;而黄种人 K 抗原均为阴性,一般不会产生抗-K,所以该试验方法适用于黄种人群。⑧对于肝素治疗的患者,该试验需要增加凝聚胺试剂用量,直至红细胞出现非特异性凝集为止。⑨不适用于血液透析患者的配血。⑩配血后的标本应置 2~8℃冰箱中保存 7 天,以备复查。

3.抗人球蛋白配血试验

抗人球蛋白试验是经典的血清学方法,又称为 Coombs 试验,主要用于检测 IgG 抗体参与的抗原抗体反应,也可检测补体组分(如 C3、C4 及其片段)参与的免疫反应。抗人球蛋白试验分为直接抗人球蛋白试验(DAT)和间接抗人球蛋白试验(IAT)。IAT 适用于交叉配血试验。

(1)基本原理:在盐水介质中,IgG 血型抗体可以与红细胞结合,并致敏在红细胞上,红细胞仍游离存在,不出现肉眼所见到的凝集;在此基础上若加入抗人球蛋白试剂(第二抗体)时,该二抗的 Fab 片段与致敏红细胞上的 IgG 抗体 Fc 段结合,在不同红细胞间起搭桥作用,促使红细胞聚集,呈现凝集现象。

(2)操作步骤:标记主、次侧→制备标本→加标本→混匀后 37℃孵育 30 分钟→生理盐水洗涤 3 次,弃上清→加抗人球蛋白试剂→混匀后离心→观察凝集现象→判断结果。

(3)结果判断:轻轻摇动主、次侧管,肉眼观察是否凝集,凝集者为阳性。主、次侧管均不凝集,表示交叉配血结果相合。

(4)质量控制:①试剂、标本质量合格。②无论标本或试剂,应先加抗体(血浆或血清),后加红细胞悬液,防止漏加抗体。③按临床操作规程要求加样和离心。④IgG 抗体最佳反应温度为 37℃,所以需要 37℃孵育 30~60 分钟,便于抗原抗体更好地结合。⑤红细胞洗涤必须彻底,完全去除游离的血清抗体,避免其干扰抗人球蛋白抗体的反应,防止出现假阴性结果。⑥红细胞洗涤中途不能停止,防止 IgG 抗体从红细胞上解离。⑦红细胞洗涤后要求扣干,尽可能完全去除液体,避免抗人球蛋白抗体被稀释,影响反应结果。

4.酶法配血试验

(1)基本原理:红细胞表面含有丰富的唾液酸,带负电荷,使红细胞在液体中相互排斥而不凝集。蛋白水解酶可以消化和破坏红细胞表面的唾液酸,减少红细胞表面的负电荷,减弱红细胞之间的排斥力,缩短红细胞间距,方便与 IgG 血型抗体发生凝集反应。

(2)操作步骤:标记主、次侧→制备标本→加标本和酶→混匀后 37℃ 水浴 30 分钟→混匀,离心→观察凝集现象→判断结果。

(3)结果判断:轻轻摇动主、次侧管,肉眼观察是否凝集,凝集者为阳性。主、次侧管均不凝集,表示交叉配血结果相合。

(4)质量控制:①试剂、标本质量合格。②无论标本或试剂,应先加抗体(血浆或血清),后加红细胞悬液,防止漏加抗体。③严格按临床操作规程要求的比例加样和离心。④IgG 抗体的最佳反应温度为 37℃,所以需要 37℃ 孵育 30 分钟,便于抗原抗体更好地结合。⑤临床常用的蛋白水解酶有木瓜酶、菠萝酶、无花果酶、胰蛋白酶等,易失效,应分装冻存。⑥酶技术增加 Rh、Kidd 血型系统免疫反应,但可以破坏红细胞表面的 N、M、s、Fy^a、Fy^b 等抗原,所以不适用于 MNS、Duffy 血型系统抗原抗体反应。

5.微柱凝胶卡式配血试验

(1)基本原理:微柱凝胶卡上层填充抗人球蛋白试剂。按交叉配血试验的要求,将供受者的红细胞和血浆(血清)分别加入主、次侧反应室,37℃ 孵育以利于 IgG 抗体更好地与红细胞抗原结合,直接离心观察结果。参与反应的红细胞形成凝块,不能穿过凝胶层而停留在凝胶卡上层,游离红细胞则穿过凝胶层沉淀于底部。

(2)操作步骤:标记主、次侧→制备标本→加标本→37℃ 专用孵育器中孵育 15 分钟→离心后观察→判断结果。

(3)结果判断:红细胞完全沉于凝胶管底部,形成红细胞扣,为阴性;红细胞沉淀于凝胶表面或悬浮于凝胶中,为阳性。主、次侧反应均为阴性,表示交叉配血结果相合。

(4)质量控制:①试剂、标本质量合格。②按临床操作规程要求的比例加样和离心。先加红细胞,后加血清或血浆。③凝胶卡使用前先离心处理一下,以避免运输或放置过程中产生气泡而影响结果判断。④IgG 抗体的最佳反应温度为 37℃,所以需要 37℃ 孵育 15 分钟,以便于抗原抗体更好地结合。⑤凝胶中出现溶血现象为抗原抗体反应,需要排除其他原因造成的溶血。

(二)方法学评价

临床常用的配血技术各有优缺点,详见表 6-3-3。

表 6-3-3　不同配血技术的方法学评价

配血方法	优点	缺点
盐水法	最常用的配血方法,操作简便、快速,常用于无输血史或妊娠史的患者开展输血前检查	仅适用于 IgM 抗体与红细胞抗原发生的反应

配血方法	优点	缺点
凝聚胺法	快速、灵敏、结果可靠,临床应用最广泛;能检出 IgG 抗体参与的免疫反应	操作复杂且技术要求较高;但不适用于 Kell 血型检查
抗人球蛋白法	灵敏、特异、准确可靠,适用于有输血史或妊娠史的患者,是检查 IgG 抗体最可靠的方法	操作复杂、费时,试剂较贵
酶法	简便、灵敏、经济,适用于有输血史或妊娠史的患者,尤其适用于 Rh、Kidd 等血型系统	酶试剂稳定性较差,不适用 MNS、Duffy 血型系统检测
微柱凝胶卡法	操作简单、快捷、灵敏、准确,可自动化,结果可拍照长期保存,能检出 IgG 抗体,应用最广泛	需要特殊试剂和器材,成本较高

第四节　白细胞抗原系统

白细胞表达的粒细胞特异性抗原指的是人类中性粒细胞抗原(HNA),这是因为正常人血中嗜酸性粒细胞和嗜碱性粒细胞数量极少,这两类粒细胞抗原系统意义不大,鉴定也比较困难。

HLA 是白细胞与其他组织细胞共有的抗原。HLA 是人们对移植时的组织相容性研究中被认识的,组织相容性是指器官或组织移植时供者与受者相互接受的程度,组织相容性由供者与受者细胞表面组织抗原的特异性决定。人们把这种代表个体特异性的同种异体抗原称为移植抗原或组织相容性抗原。组织相容性抗原中能引起快而强排斥反应的抗原系统称为主要组织相容性系统,而引起慢而弱排斥反应的抗原系统称为次要组织相容性系统。编码主要组织相容性抗原的基因群称为主要组织相容性复合体(MHC)。MHC 编码的 MHC 分子具有重要的免疫学功能,这些功能包括:参与加工、处理和提呈抗原;参与 T 细胞的限制性识别;参与 T 细胞的分化、发育;参与调节 NK 细胞活性及参与免疫应答的遗传控制等。不同的脊椎动物都有各自的 MHC,人类的 MHC 即 HLA 复合体或 HLA 系统。HLA 在移植医学、输血医学及法医学等领域都有极其重要的意义。

一、粒细胞抗原系统

粒细胞抗原系统包括人类中性粒细胞抗原(HNA)和粒细胞抗体。这里我们将介绍 HNA 的命名、生化特性、人群中的 HNA 频率、粒细胞抗体的种类及其意义。

（一）HNA

早在 20 世纪初期,人们就发现某些患者的血清可以引起其他一些患者的白细胞发生凝集。之后,人们在多次输血患者血清中检测到粒细胞抗体。1960 年在对 1 例新生儿同种免疫性粒细胞减少症患儿的研究中,首次描述了 HNA,随后新的 HNA 不断被发现,它们的生物学特性及其功能逐步得到了描述。目前,已经发现的 HNA 有 10 种,归属于 5 个粒细胞抗原系统。

1.HNA 的命名

1998 年国际输血协会(ISBT)粒细胞抗原工作组在西班牙制定了粒细胞抗原命名法则,要点为。

(1)命名为人类中性粒细胞抗原。

(2)抗原糖蛋白膜位点在 HNA 后用数字依次编号。

(3)同一糖蛋白位点上的不同抗原用英文小写字母标示如 HNA-1a、HNA-1b 和 HNA-1c 等。

(4)新发现的 HNA 暂时用字母缩写命名直至粒细胞工作委员会提出正式命名。

(5)HNA 的等位基因编码依照国际人类基因图谱研究组的规定命名。

2.HNA 的生化特性

HNA-1 抗原系统包括 HNA-1a、HNA-1b 及 HNA-1c 三个抗原,均位于糖蛋白 $Fc\gamma RⅢb$ 上,$Fc\gamma RⅢb$ 只分布在粒细胞上,是 IgG1 和 IgG3 的低亲和力受体,它与 IgG 抗体的 Fc 段结合,静息的中性粒细胞主要通过 $Fc\gamma RⅢb$ 结合免疫复合物,进而将它们从循环中清除。编码 $Fc\gamma RⅢb$ 的基因为 FCGR3B,该基因位于第 1 号染色体长臂上。HNA-2a 是一个 $56000\sim64000Da$ 的糖蛋白,编码 HNA-2 的基因位于 19q13.2 上;HNA-3a 是一个 $70000\sim95000Da$ 的糖蛋白,编码 HNA-3a 的基因位于第 4 号染色体上;HNA-4a 位于 Leu-CAM 家族整合素超家族和 β_2(CD18)整合素上,而 HNA-5a 位于白细胞 β_2-整合素家族的 αL 链上(CD11a;LFA-1)。

3.HNA 的基因频率

HNA 基因在人群中的分布是不同的,不同人群中 HNA 基因频率如下(表 6-4-1)。

表 6-4-1　不同人群中各种 HNA 基因频率

人群	HNA-1a	HNA-1b	HNA-1c	HNA-1null	HNA-2a	HNA-3a	HNA-4a	HNA-5a
巴西人	100	83	11	NT	97	86～95	96	91
中国人	90	52	0	0～0.2	99	NT	NT	65
日本人	88	51～61	0	<0.4	89～99	NT	NT	NT
韩国人	78	75	<1	NT	86	NT	99	96
北美洲白种人	56～62	89	5	NT	97	NT	NT	96
欧洲白种人	52～54	87～89	5～7	0.2～0.8	87～97	89～99	96	96
非洲人	46～66	78～84	23～31	4	98	NT	NT	88
印度人	44	83	16	NT	NT	NT	NT	NT

注:NT:尚无相关研究报道。

(二)粒细胞抗体

与粒细胞抗原相对应,粒细胞抗体相应包括 HNA-1a 抗体、HNA-1b 抗体、HNA-1c 抗体、HNA-2 抗体、HNA-3a 抗体、HNA-3b 抗体、HNA-4a 抗体、HNA-4b 抗体、HNA-5a 抗体、HNA-5b 抗体 10 种,这些抗体产生后可通过免疫性反应引起粒细胞破坏或成为一些输血不良反应的原因之一(表 6-4-2)。

表 6-4-2　粒细胞抗体引起的疾病及输血不良反应

粒细胞抗体名称	粒细胞抗体引起的疾病或输血不良反应
HNA-1 抗体	新生儿同种免疫性粒细胞减少症
	自身免疫性粒细胞减少症
	输血相关性急性肺损伤
HNA-2 抗体	新生儿同种免疫性粒细胞减少症
	自身免疫性粒细胞减少症
	输血相关性急性肺损伤
	药物诱导的免疫性粒细胞减少症
	骨髓移植后同种免疫性粒细胞减少症
HNA-3a 抗体	输血相关性急性肺损伤
HNA-4a 抗体	新生儿同种免疫性粒细胞减少症
	自身免疫性粒细胞减少症
HNA-Sa 抗体	新生儿同种免疫性粒细胞减少症

注:有关 HNA-3b、HNA-4b、HNA-5b 三个 HNA 与疾病及输血不良反应的关系目前不详。

(三)粒细胞抗原系统的意义

1.粒细胞抗体引起多种免疫性粒细胞减少症

粒细胞抗体引起的免疫性粒细胞减少症包括新生儿同种免疫性粒细胞减少症、自身免疫性粒细胞减少症、药物诱导的免疫性粒细胞减少症和骨髓移植后同种免疫性粒细胞减少症等。

(1)新生儿同种免疫性粒细胞减少症(NAN):NAN 是一种与新生儿溶血性疾病的发病机制相似的以粒细胞减少为主要表现的综合征,发病概率约为 1:500。父亲遗传给胎儿的粒细胞抗原刺激母体产生粒细胞抗体,这种抗体属 IgG 抗体,它可通过胎盘引起新生儿粒细胞破坏。50%以上的 NAN 可以检出 HNA-1a 抗体、HNA-1b 抗体和 HNA-2 抗体,少部分 NAN 也可以检测出 HNA-1c 抗体、HNA-3a 抗体和 HNA-4a 抗体。

(2)自身免疫性粒细胞减少症(AIN):AIN 是由于机体产生针对自身粒细胞的自身抗体,引起粒细胞的破坏。分为原发性 AIN 和继发性 AIN,前者无明确的病因,后者常继发于自身免疫性疾病。引起 AIN 的粒细胞抗体有 HNA-1 抗体、HNA-2 抗体和 HNA-4a 抗体等。

(3)药物诱导的免疫性粒细胞减少症(DIN):DIN 的机制比较复杂,包括药物作为抗原诱导机体产生破坏粒细胞的抗体、药物相关的免疫复合物与粒细胞结合从而引起粒细胞破坏、药物通过补体介导的免疫性粒细胞破坏等。可以产生 DIN 的相关药物包括抗炎药、止痛药、抗精神病药、抗抑郁症药、抗惊厥药、抗甲亢药及抗生素等。药物诱导的免疫性粒细胞减少症常在患者接受药物治疗后数小时至 2 天内发生,之前患者常常接触过此种药物。

(4)骨髓移植后同种免疫性粒细胞减少症:骨髓移植后同种免疫性粒细胞减少症是指骨髓移植后由于患者体内的粒细胞抗体引起的免疫性粒细胞减少,其发病机制包括同种免疫作用与自身免疫作用两种,引起骨髓移植后同种免疫性粒细胞减少症的相关抗体包括 IgM 及 IgG 抗体。

2.粒细胞抗体引起的几种输血不良反应

粒细胞抗体引起的输血不良反应主要包括以下三种。

(1)输血相关性急性肺损伤(TRALI):TRALI 是指输入的血液中含有与受血者白细胞抗原相应的 HLA 抗体或 HNA 抗体而导致受血者出现的与左心衰竭无关的急性肺水肿症状与体征。粒细胞抗体引起 TRALI 的机制主要是输入含有 HNA 抗体的血制品时,供者血中的粒细胞抗体与受者体内的粒细胞在肺循环中凝集形成肺浸润并激活补体,中性粒细胞在肺血管内聚集、黏附,释放蛋白酶、酸性脂质和氧自由基等,使肺血管内皮细胞受损、血管通透性增强,液体由血管内外渗到肺间质和肺泡内,导致肺水肿及呼吸窘迫综合征的发生。

(2)发热性非溶血性输血反应(FNHTR):FNHTR 是指受血者在输血期间或输血后 1~2 小时内,体温升高 $1^{\circ}C$ 或 $1^{\circ}C$ 以上,不能用其他原因解释的发热反应。粒细胞抗体引起 FNHTR 的机制是:当患者体内产生粒细胞抗体时,输入的粒细胞与体内粒细胞抗体发生抗原抗体反应并激活补体,导致粒细胞破坏和致热原释放导致患者出现发热。

(3)输血相关性同种免疫性粒细胞减少症(TRAIN):TRAIN 发病率较低,其病因和发病机制是供血者血浆中含有高滴度 HNA 抗体(如 HNA-1b 抗体),而受血者体内有相应的抗原(如 HNA-1b 等),输血后通过免疫反应引起患者体内粒细胞的破坏。

二、人类白细胞抗原系统

(一)HLA 复合体分类

HLA 复合体位于人第 6 号染色体短臂 6p21.31,全为长 3600kb,共含有 224 个基因位点,其中 128 个为功能基因,96 个为假基因。HLA 基因具有多态性、多基因性和连锁不平衡等遗传特点,从而形成复杂的基因多样性。

HLA 复合体按其编码分子的结构、组织分布和功能、表达方式等特性不同,可分为三类,即 HLA-Ⅰ类、HLA-Ⅱ类和 HLA-Ⅲ类,各类基因都有多个基因位点。

1.HLA-Ⅰ类基因

位于第 6 号染色体的顶端,长度为 2000kb,包括经典 HLA-Ⅰ类基因和非经典 HLA-Ⅰ类基因。

(1)经典 HLA-Ⅰ类基因:又称为 HLA-Ⅰa 基因,包括 HLA-A、HLA-B 和 HLA-C 基因座位,每个基因座位上含有多个等位基因,编码三组高免疫原性、高度多态性的糖蛋白分子(HLA-A、HLA-B、HLA-C),即 HLA-Ⅰ类分子的重链。

(2)非经典 HLA-Ⅰ类基因:又称为 HLA-Ⅰb 基因,是免疫功能相关基因,包括 HLA-E、HLA-F、HLA-G、HLA-H、HLA-J,分别编码免疫原性与多态性均较低的分子(HLA-E、HLA-F、HLA-G、HLA-H、HLA-J)。例如,HLA-E 基因编码 NK 细胞表面上 C 型凝集素受体家族成员(CD94/NKG2)识别的专一性配体;HLA-E、HLA-F 在多种胚胎与成人组织中表达;HLA-G 特异地高表达于胎母界面的滋养层,在胎母免疫中起重要作用。

2.HLA-Ⅱ类基因

靠近染色体着丝点,从中心侧开始依次分别为 DP、DMA、LMP2、TAP1、LMP7、TAP2、DQ 与 DR 基因亚区域,包括经典 HLA-Ⅱ类基因(DP、DQ 和 DR)与非经典 HLA-Ⅱ类基因(TAP、LMP 和 DM)。经典 HLA-Ⅱ类基因编码经典 HLA-Ⅱ类分子,即双肽链(α、β)分子;TAP、LMP 和 DM 为与抗原加工和提呈有关的基因,其编码的分子为非经典 HLA-Ⅱ类分子。

3.HLA-Ⅲ类基因

位于 HLA-Ⅱ类和 HLA-Ⅰ类基因的中段,长度为 1000kb,包括 C4B、C4A、C2、Bf TNF 和 HSP70 基因,分别编码 C2、C4、B 因子、TNF-α、TNF-β 和 HSP-70 分子。

(二)HLA 等位基因的命名

HLA 是位于一对同源染色体上的等位基因,其命名遵循一定的原则。

(1)星号(＊)作为分隔符,星号前为基因座位,用大写字母 A、B、C、DR、DQ 及 DP 等表示。

(2)HLA 等位基因命名依赖于等位基因序列及与其有关联的基因序列。HLA 命名一般采用四组数字表示,数字间用冒号分隔开。第一组数字表示基因组,和血清学中的同种异型抗原特异性对应;第二组数字表示等位基因的亚型,根据 DNA 序列进行编号;第三组数字用于区分编码序列的同义突变的等位基因;第三组数字用于区分非编码区(内含子、5′或 3′侧翼非翻译区)序列多态性的等位基因。前两组的数字不同,核苷酸不同,其编码蛋白质的氨基酸序列也不同。

(3)等位基因数字后的字母表示基因表达状态,如"N""L""S""C""A"和"Q",分别表示"基因不表达""基因编码蛋白低表达""基因编码可溶性分泌型分子""等位基因产物为细胞质内分子""蛋白是否表达存在疑问""等位基因突变影响其正常表达水平"。

例如,HLA-A＊02 表示编码 HLA-A 抗原的等位基因,或序列同源性的其他 HLA-A＊02 等位基因;HLA-A＊02:101 表示一个特定 HLA 等位基因;HLA-A＊02:101:01 表示不同于 HLA-A＊02:101:02 同义突变的等位基因;HLA-A＊24:02:01:02L 表示编码区外发现突变,细胞表面编码蛋白明显减弱的等位基因;HLA-A＊02:101:01:02 表示 HLA-A＊02:101:01 编码区以外发生突变的等位基因;HLA-A＊24:09N 表示等位基因不表达;HLA-A＊30:14L 表示细胞表面编码蛋白明显减弱的等位基因;HLA-B＊44:02:01:02S 表示只编码分泌型分子的等位基因;HLA-A＊32:11Q 表示等位基因突变明显影响细胞表面表达,但是表达部位和水平尚待证实。

(三)HLA 分子的命名

根据 HLA 基因分类情况,其编码的产物依次分别被称为 HLA-Ⅰ类分子、HLA-Ⅱ类分子和 HLA-Ⅲ类分子,包括经典 HLA-Ⅰ类分子(HLA-A、HLA-B、HLA-C)和Ⅱ非经典 HLA-Ⅰ类分子(HLA-E、HLA-F、HLA-G、HLA-H、HLA-J)、经典 HLA-Ⅱ类分子(HLA-DP、HLA-DQ、HLA-DR)和非经典 HLA-Ⅱ类分子(HLA-LMP、HLA-TAP、HLA-DM 等)、HLA-Ⅲ类分子(C4、C2、B 因子、TNF-α、TNF-β、HSP-70)。不同个体 HLA 基因可以编码在化学结构及功能上均十分相似的分子。HLA 分子命名遵循下列原则。

（1）HLA-A、B、C、DR、DQ 及 DP 基因位点的产物依次 HLA-A、B、C、DR、DQ 及 DP 抗原来命名。

（2）HLA-A 抗原的特异性用基因位点后的数字表示，从 1 开始按顺序排列。HLA-A、HLA-B 抗原特异性的数字相互不重复，例如，有 HLA-A1、HLA-A2、HLA-A3 和 HLA-B7、HLA-B8，但没有 HLA-B1、HLA-B2、HLA-B3 和 HLA-A7 和 HLA-A8。

（3）通过细胞学技术与处理淋巴细胞试验确定 HLA-D、HLA-DP 特异性。

（4）一般情况下，基因产物单一，血清学特异。但是有些 HLA 抗原可以进一步裂解，如 HLA-A10 可以裂解为 HLA-A25 和 HLA-A26，裂解前为宽特异性，而裂解后为窄特异性，因此需进行宽特异性标记，如 HLA-A25(10)或 HLA-A26(10)。

（5）抗原特异性之间以"，"隔开，各位点之间以"；"隔开。例如，某个个体的 HLA 型别可以书写为 HLA-A2,25(10)。

（四）HLA 分子的组织分布

HLA 分子主要存在于细胞表面，也可出现于体液中，如血清、尿液、唾液、精液及乳汁中也可以检到游离的可溶性的 HLA-Ⅰ 和 HLA-Ⅱ 类分子。

1.HLA-Ⅰ 类分子

广泛分布于体内所有有核细胞表面，但是不同组织细胞表达 HLA-Ⅰ 类分子的密度不相同。淋巴细胞表达水平最高；其次为巨噬细胞、树突状细胞及中性粒细胞；而在心、肝、肺、成纤维细胞、肌细胞、神经细胞及角膜细胞 HLA-Ⅰ 类分子表达水平较低。某些特殊类型的红细胞（如网织红细胞）也能检出 HLA-Ⅰ 类分子，但成熟红细胞与滋养层细胞不表达 HLA-Ⅰ 类分子。

2.HLA-Ⅱ 类分子

表达范围极其狭窄，主要表达于某些免疫细胞表面，如树突状细胞、B 淋巴细胞、单核/巨噬细胞等。另外，精子细胞和活化 T 淋巴细胞表面也表达 HLA-Ⅱ 类分子，其表达水平与细胞分化及抗原刺激有关；某些组织上皮细胞和内皮细胞表达的 HLA-Ⅱ 类分子与某些自身免疫性疾病的发生有关。而未致敏的 T 细胞、中性粒细胞、肝、肾、脑及胎儿滋养层细胞等均不表达 HLA-Ⅱ 类分子。

第五节　白细胞抗原系统检测

人类白细胞抗原（HLA）具有重要的生物学作用和临床意义，进行 HLA 分型有助于了解其功能和临床应用。目前 HLA 分型技术已广泛应用于多个领域，如 HLA 群体遗传多态性、HLA 生物学功能、实体器官和造血干细胞移植供受者组织相容性配型、与某些疾病的关联、人类遗传进化、药物个性化选择、造血干细胞捐献者库等方面。随着研究的深入，经过多年的不断演变和发展，HLA 分型技术主要有血清学分型方法、细胞学分型方法、基因分型方法等。20 世纪 50 年代，HLA 研究初期主要采用血清学方法检测抗原，通过一系列的特异性抗体来指定 HLA 的多态性；随后在 1975 年第六届组织相容性协作会议上开始采用细胞学分型技术检测 HLA-D 抗原;20 世纪 90 年代,随着分子生物学技术的发展,逐步采用 HLA 基因分型方法。基因分型方法、血清学方法侧重点不同,血清学方法可检测抗原或抗体,而基因分型方法是检测其基因碱基核苷酸多态性的不同。实际应用中往往根据检测目的选择不同的方法,当侧重交叉配合和抗体筛选、确认(如实体器官移植等)时,则采用血清学技术;当侧重抗原的指定(如干细胞移植等)时,大多使用基因分型方法。

一、HLA 血清学检测

(一)HLA 抗原检测

检测 HLA 抗原的血清学分型方法是指用一系列已知的抗 HLA 标准分型血清来检测未知淋巴细胞表面的 HLA 抗原型别。HLA-Ⅰ类和Ⅱ类抗原均可以采用血清学方法检测,最常用和经典的血清学分型方法是 Terasaki 等建立的微量淋巴细胞毒试验。

1.微量淋巴细胞毒试验

补体依赖的微量淋巴细胞毒试验最早由美国加利福尼亚大学洛杉矶分校(UCLA)的 Terasaki 等引入 HLA 的分型研究,是国际通用的标准方法。微量淋巴细胞毒试验方法基于抗原抗体反应,在抗原抗体免疫复合物的基础上,利用补体的作用破坏细胞膜,再利用染料或其他方法鉴定和区分死活细胞。

微量淋巴细胞毒试验的原理是个体的淋巴细胞膜表面可表达特有的 HLA 抗原,试验过程中将分离的淋巴细胞加入到 72 孔微孔反应板中,然后在不同的反应孔内加入不同特性的 HLA 分型血清,当淋巴细胞表面 HLA 抗原与分型血清特性相对应时,淋巴细胞膜上抗原与该抗体结合后形成抗原抗体复合物,在补体参与下可损伤淋巴细胞膜,导致膜通透性改变或细胞死亡;然后添加适当的染料(如曙红)染色后,通过观察细胞是否被染色来判断待测细胞是否损伤或死亡,进而可判断淋巴细胞表面是否存在相应的抗原,从而进行 HLA 抗原指定。当淋巴细胞表面 HLA 抗原与抗血清特性相对应时,则发生抗原抗体反应,在补体参与下该淋巴细胞膜被破坏,细胞染色后在显微镜下呈灰黑色,无折光性,细胞肿胀,体积变大,死亡细胞数与抗原抗体反应强度成正比;当淋巴细胞表面 HLA 抗原与抗血清特性不相对应时,则无抗原抗体反应,染料不能进入淋巴细胞,细胞基本保持原有的大小,在显微镜下因不被着色而明亮,折光性强。

微量淋巴细胞毒试验的准确性很大程度取决于抗血清的质量、淋巴细胞活性和操作者细胞观察判定经验。开展微量淋巴细胞毒实验应进行质量控制,每次须设置阴性和阳性对照;阳性对照死细胞应大于 80%,阴性对照死细胞应小于 2%,否则实验结果不可靠。一般在相差显微镜下可清楚区分死细胞和活细胞,而死细胞占全部细胞的百分比可以较准确反映出抗原抗体反应强度,常采用记分方法表示。通用的判断记分方法为 NIH 计分法,其判定标准为:未实验或无法读数时,记分为 0;死细胞百分比≤10%时,记分为 1,表示阴性反应;死细胞百分比 11%~20%时,记分为 2,表示阴性反应;死细胞百分比 21%~50%时,记分为 4,表示可疑或弱阳性反应;死细胞百分比 51%~80%时,记分为 6,表示阳性反应;死细胞百分比>80%时,记分为 8,表示强阳性反应。

2.HLA 抗血清的来源

开展微量淋巴细胞毒试验,首先应具备相应的 HLA 抗体血清。产生 HLA 抗体的途径主要有:①同种免疫刺激产生 HLA 同种抗体,常见免疫方式为多次妊娠、反复输血和同种器官移植等,为多克隆抗体;②HLA 抗原免疫刺激动物产生 HLA 异种抗体,该方法获取的抗体为多克隆抗体;③杂交瘤技术获得单克隆抗体,目前大多数分型血清为单克隆抗体;④人群存在的天然抗体。

3.微量淋巴细胞毒试验的影响因素

微量淋巴细胞毒试验易受抗血清特性、淋巴细胞、反应温度和时间、补体特性和判定等方面的影响,从而影响其分型指定结果的准确性。

(1)HLA 抗血清

①抗血清的来源和抗体种类:早期大多通过人群筛选获取,为多克隆抗体,其存在明显的交叉反应。目前大多为单克隆抗体,其特异性有所提高。

②抗血清效价:抗血清需要有合适的效价,一般通过滴定方法选择最佳使用效价。抗体效价较低,其反应结果难以判断,容易导致抗原指定错误;而抗体效价过高容易产生假阳性。造成抗血清效价降低的主要原因有多次冻融、运输过程温度不当、冻干过程活力受损和冻存时间偏长等。

③HLA 抗血清特性:HLA 抗血清存在剂量效应、协同效应和交叉反应,会干扰实验结果,影响实验结果重复性。

④HLA 抗血清质量:纤维蛋白和其他杂质颗粒可以干扰试验结果判读,一般在制备血清反应板前通过高速离心方法去除。此外,抗血清应避免细菌污染。

(2)淋巴细胞

①淋巴细胞活性:分离出的淋巴细胞必须具有高活性,因此应尽量采用新鲜标本,活性下降易发生假阳性反应。常见活性下降的原因为保存和运输过程细胞悬液 pH 改变、剧烈摇动、标本处理不及时、标本不新鲜、人为损伤等。

②分离淋巴细胞纯度:分离出的淋巴细胞应具有高纯度,避免红细胞的污染。白血病患者分离淋巴细胞过程中可发生红细胞污染,红细胞污染严重时将造成判读的困难,常用 8.3g/L 氯化铵溶液处理破坏红细胞。

③淋巴细胞数量问题:抗原抗体反应有一定的最适比例,比例不当可引起抗原抗体反应的改变。淋巴细胞数量太少时,易造成假阳性;细胞数量过多时,易造成假阴性。

④淋巴细胞上抗原表达异常:部分白血病或肿瘤患者 HLA 抗原可出现减弱甚至缺失,少数患者则可能出现抗原增多现象,这将引起 HLA 分型错误。此外个体携带无效等位基因时,虽然拥有相应的基因序列,但并不表达抗原。

(3)孵育时间和温度:孵育时间和温度对微量淋巴细胞毒试验有明显影响。孵育时间过长,可能使某些 HLA 抗血清表现出弱交叉反应、某些抗体的反应强度增加,从而产生假阳性反应。孵育时间不足,将使抗原抗体结合不足,部分抗体反应得不到显示,特别是弱抗体反应,将产生假阴性结果。研究证实,25℃时淋巴细胞和 HLA 抗体的相互作用比 37℃更为敏感,因此孵育温度的范围以 20～25℃最为适宜。

(4)补体活性:补体对淋巴细胞毒试验存在影响,试验前应先对补体进行预试验,确认最适补体方案,包括补体量和反应时间。其影响主要体现在:①补体具有天然细胞毒性或活性偏高,可能导致部分淋巴细胞在未形成相应的抗原抗体结合物情况下被误杀死,造成假阳性;②补体活性偏低,不能有效杀死发生抗原抗体结合反应的淋巴细胞,HLA抗原和抗体的结合反应未被充分显示,导致假阴性。

(5)染色和固定:试验前应先对曙红染料进行预试验,观察其对死细胞的染色效果。曙红溶液采用蒸馏水配制,为非等渗溶液,长时间染色将使活细胞死亡而着色,染色时间一般控制在2～10分钟。由于甲醛能使活细胞有更大的折光性,因此使用曙红染色时,一般配合使用甲醛固定反应结果。此外,部分实验室已采用新的染料(荧光染料等)替代曙红。

4.血清学抗原分型方法评价

血清学方法可以检测HLA-Ⅰ类和HLA-Ⅱ类抗原。检测HLA-Ⅰ类抗原相对容易,而检测HLA-Ⅱ类抗原需要分离和纯化B淋巴细胞;此外,HLA-DPB1、HLA-DQA1的抗原表达弱,很难采用血清学确定抗原型别,目前在实际工作中常用于检测HLA-A、HLA-B抗原。

血清学方法指定抗原易受多种因素影响。由于HLA抗血清具有交叉反应、弱反应以及额外反应等特性,单一特异性的HLA分型血清难以获取,具有活性淋巴细胞的分离和保存也需要一定的技术保障,因此HLA血清学分型相比分子诊断技术而言,其错误率相对较高。由于活性淋巴细胞的保存相对困难、高质量的单价HLA分型血清来源有限以及基因诊断技术的不断发展和完善,导致血清学方法已被基因诊断技术逐步取代。但应注意到血清学方法检测的是抗原,而基因分型检测的是碱基多态性,两者间存在区别。

此外,在人群中部分HLA等位基因存在不表达的现象,即个体拥有该等位基因序列但在相应的细胞表面并不表达其抗原,在HLA血清学分型过程中会出现某一座位上只能检测到一个抗原的情况,而基因分型存在两个不同等位基因,因此在检测过程中当出现血清学方法和基因分型不一致时,应考虑到可能存在无效等位基因。

(二)HLA抗体检测

用于HLA抗体检测的方法有多种,可分为两大类:淋巴细胞毒方法和非淋巴细胞毒方法。常见的方法为淋巴细胞毒方法、流式细胞仪方法、ELISA方法、Luminex检测技术。以下主要介绍各种方法的基本原理和特性。

1.补体依赖的淋巴细胞毒方法

补体依赖的淋巴细胞毒方法(CDC)有多种,主要有微量淋巴细胞毒交叉配合试验和细胞板方法。补体依赖的淋巴细胞毒方法的原理是患者血清与供者淋巴细胞反应,当待检血清中无HLA抗体或抗体不能识别供者淋巴细胞表面相应HLA抗原时,则不发生抗原抗体反应,此时供者淋巴细胞为活细胞,染色后在显微镜下因不被着色而明亮,折光性强。当血清中存在的抗体能识别供者淋巴细胞相应HLA抗原时,则形成抗原-抗体复合物,在补体参与下进而损伤细胞膜,导致细胞膜破损或细胞死亡,从而使细胞膜通透性增加;细胞经染料染色后在显微镜下呈灰黑色,无折光性,细胞肿胀,体积变大。因此根据活细胞、死细胞数目比例,可以估计淋巴细胞毒的反应强度,依此可以判定受检者血清中是否存在HLA抗体以及抗体的强度。

微量淋巴细胞毒交叉配合试验属于经典的方法,可以检测血清中存在的HLA-Ⅰ类、

HLA-Ⅱ类抗体,包括 IgG 和 IgM 抗体,但敏感性较低。由于该方法利用补体特性来破坏细胞膜,只能检测补体结合的抗体,不能检测非补体依赖的抗体。此外该方法检测结果的准确性易受试验过程中的多种因素影响。

2.ELISA 方法

ELISA 方法检测 HLA 抗体根据包被物和反应情况有两种情形,ELISA 技术可测定补体依赖的 HLA 抗体和非补体依赖的 HLA 抗体,根据包被的抗原不同可鉴定出 HLA-Ⅰ类或HLA-Ⅱ类抗体。

ELISA 方法第一种方式的基本原理是首先将抗 HLA-Ⅰ类(或Ⅱ类)单克隆抗体直接包被在酶联检测板孔上,并捕获可溶性 HLA 抗原后制成 ELISA 反应板,然后在反应孔内加入待检标本。当待检标本中存在 HLA 抗体时,则形成单克隆抗体-可溶性 HLA 抗原-HLA 抗体复合物,洗涤后再加入抗人 IgG 酶标记抗体,可形成单克隆抗体-抗原-待检抗体-酶标记抗体复合物,洗涤后加入酶显色反应体系,根据显色程度判定结果。当待检标本中无 HLA 抗体时,则不发生抗原抗体反应及后续显色反应,标本反应孔不显色;当待检标本中存在 HLA 抗体时,则发生抗原抗体反应和后续显色反应,标本反应孔呈现颜色,显色程度与抗体强度呈现一定的关系;因此根据反应孔最后显色的程度来判定标本是否存在 HLA 抗体以及强度情况。

ELISA 方法第二种方式的基本原理是首先将纯化的可溶性 HLA 抗原直接包被在ELISA 板上,然后在反应孔内加入待测血清标本,如果待测血清中存在 HLA 抗体,则在相应的孔内发生抗原抗体反应,形成可溶性 HLA 抗原-HLA 抗体复合物,洗涤后加入酶标记的第二抗体,形成可溶性 HLA 抗原-HLA 抗体-酶标记抗体复合物,洗涤后加入酶显色反应体系,根据显色程度来判定结果。当待检标本中无 HLA 抗体时,标本反应孔不显色;当待检标本中存在 HLA 抗体时,标本反应孔呈现颜色,显色程度与抗体强度呈现一定的关系。由于其直接包被纯化的可溶性 HLA 抗原,因此可根据抗原包被的情况对抗体的特性进行分析。

3.流式细胞术

流式细胞术(FCM)可区分 IgG、IgM 类 HLA 抗体以及检测非补体依赖性抗体。其基本原理是以淋巴细胞作为靶细胞抗原,加入待测血清后进行反应。如果待测血清中存在 HLA 抗体,可在淋巴细胞表面形成相应的抗原-抗体复合物,洗涤后再加入荧光标记的第二抗体,则形成抗原-抗体-荧光标记抗体复合物,洗涤后经流式细胞仪测定淋巴细胞上的荧光值,依据淋巴细胞上荧光值大小判定是否存在 HLA 抗体。当待检标本中无 HLA 抗体时,淋巴细胞上不显示荧光;当待检标本中存在 HLA 抗体时,淋巴细胞上显示荧光,荧光值大小与抗体强度呈现一定的关系。该方法采用整个淋巴细胞作为靶细胞抗原,可能产生 5%～10% 的假阳性反应。根据荧光标记第二抗体的特性,可以检测所有的免疫球蛋白类型(IgG、IgM、IgA 等)。

4.Luminex 检测技术

Luminex 检测技术基本原理是以包被抗原的微球磁珠作为靶细胞,每种磁珠上包被一种抗原,多种磁珠可以在同一体系内反应,因此反应系统中可包含数种特异性抗原。当加入待测血清与磁珠孵育时,如果待测血清中存在 HLA 抗体,则包被不同 HLA 抗原的磁珠可以与相应的抗体结合,形成抗原-抗体复合物,洗涤后再加入荧光标记的抗人 IgG 抗体孵育,可形成抗原-抗体-荧光标记抗体复合物,洗涤后经 Luminex 仪测定微球磁珠上的荧光值并通过识别颜色区分磁珠种类,依据微球磁珠荧光值大小和每种磁珠的反应特性可判定 HLA 抗体的强度和特异性,该方法可区分 HLA-Ⅰ和 HLA-Ⅱ抗体,并可鉴定抗体的属性和强度。

5.抗体检测方法的比较

上述四种方法中最早建立并应用于临床的是补体依赖的淋巴细胞毒方法,该方法采用淋巴细胞作为靶细胞抗原,检测敏感性最低,而且易受多种因素影响,操作费时而且人为判定,实验间的变异较大。

ELISA 方法有多种检测试剂,该方法采用抗原包被技术,操作上较为简便,实验结果变异较小,为实验室常见的一种方法。ELISA 方法能检测 HLA-Ⅰ和 HLA-Ⅱ抗体,可区分免疫球蛋白类型和较为准确的定量分析,目前大多为筛选试剂。

流式细胞术采用淋巴细胞作为靶细胞抗原,结合了荧光检测技术特点,敏感性较高,能进行较为准确的定量,但需要特殊设备,操作较繁琐。该方法检测所有的免疫球蛋白类型(IgG、IgM、IgA 等),能区分 HLA-Ⅰ和 HLA-Ⅱ抗体。

Luminex 检测技术结合了荧光流式细胞仪和免疫标记技术,该技术敏感性高、特异性好,可区分 HLA-Ⅰ和 HLA-Ⅱ抗体,并进行抗体强度的计算,而且可以指定 HLA 抗体的抗原特性,目前大多数实验室采用该方法检测 HLA 抗体,但该技术需要特殊的设备、价格贵。

二、HLA 细胞学检测

通过血清学方法可以检测 HLA-A、HLA-B、HLA-C、HLA-DR 座位上的抗原,它们也称为 SD 抗原;而利用细胞学分型方法可指定 HLA-D 座位上的抗原,它们也称为 LD 抗原。在 HLA 研究发展过程中,曾利用细胞分型技术指定了多个 HLA-D、HLA-DP 抗原,但是由于分型细胞来源困难以及操作手续繁琐,而且指定偏差较大,目前采用细胞学分型方法指定 HLA 抗原应用不多。以下仅介绍混合淋巴细胞培养(MLC)、纯合子分型细胞(HTC)和预致敏淋巴细胞试验(PLT)的基本原理及其应用。

(一)混合淋巴细胞培养

混合淋巴细胞培养(MLC)或称混合淋巴细胞反应(MLR)是将两个无关个体功能正常的淋巴细胞在体外混合一起培养,由于两者的淋巴细胞膜上的组织相容性抗原不同,可互相刺激对方的 T 细胞发生增殖,导致对方的淋巴细胞分裂增殖和转化,其增殖反应强度与双方组织相容性抗原的差异程度成正比,两者相容性差异愈大,反应愈强烈。转化的淋巴母细胞表现为细胞体积增大,核内 DNA 和 RNA 合成增加等,可通过形态学方法计数转化的淋巴细胞百分数,也可通过测定激活的淋巴细胞摄取 DNA 合成前体物质的多少来判定。MLC 不仅用于 HLA-D 抗原分型,而且应用于实体器官移植前的快速相容性检测,它可以分为双向 MLC 和单向 MLC。

在双向 MLC 中,双方的淋巴细胞互相刺激而增生、转化,即双方的淋巴细胞既是刺激细胞,又是反应细胞;如果它们的抗原相同或相容,则刺激作用很小,细胞无变化;反之,如果双方抗原不相容,则刺激作用就大,细胞被活化并产生增殖。在单向 MLC 中,将一方的淋巴细胞用 X 线照射或用丝裂霉素 C 处理,使其丧失增殖反应能力而仍保留其抗原刺激效应,此时的

MLC 只有一方淋巴细胞发生增殖反应,故可了解单一个体淋巴细胞的刺激强度和应答程度。

(二)纯合子分型细胞方法

纯合子分型细胞(HTC)的基本原理是用已知 HLA-Dw 型别的经灭活的纯合子细胞作为刺激细胞,而待检细胞作为反应细胞,这两种细胞进行单向混合淋巴细胞培养。若不发生或仅发生弱的增殖反应,表明受检细胞具有与纯合子分型细胞相同的 HLA-Dw 型别,它可能为特定 HLA-Dw 型别的纯合子或杂合子;而发生增殖反应,表明受检细胞不具有与纯合子细胞拥有的 HLA-Dw 型别。因此该方法也称为阴性分型。

(三)预致敏淋巴细胞试验

预致敏淋巴细胞(PL)是一种仅对一种单体型具有识别增殖能力,而处于静止状态的小淋巴细胞。它作为应答细胞参与了初次 MLC 反应,经过增殖后又回到小淋巴细胞;当这种细胞遇到相应抗原刺激后,可迅速发生淋巴细胞转化和增殖。预致敏淋巴细胞试验(PLT)是将此种细胞作为已知的分型细胞,试验时将待检淋巴细胞处理作为刺激细胞,分别与一系列的预致敏淋巴细胞进行单向 MLC。如果待检细胞与预致敏淋巴细胞预先识别的抗原相同,预致敏淋巴细胞会迅速增殖。因预致敏淋巴细胞分型试验是用阳性反应作为判定标准,故 PLT 又称为阳性分型法。

三、HLA 分子生物学检测

个体 HLA 遗传学差异本质在编码其抗原产物的基因上,HLA 基因分型技术从 20 世纪 90 年代中期开始并逐步发展,伴随着聚合酶链反应(PCR)技术的成熟,HLA 分型技术已全面进入 DNA 分型阶段,主要的分型方法有:①以 PCR 为基础的分子生物学方法,包括:PCR-SSOP、PCR-SSP、PCR-RFLP;②以测序为基础的分子生物学方法,包括:单核苷酸多态性(SNP)、直接测序法(SBT)等;③其他分型方法,例如:流式分析技术、脉冲等电泳以及基于芯片分型等。

目前国内大多数实验室 HLA 分型均采用基因分型技术。值得注意的是,HLA 基因分型技术是检测个体 HLA 位点上等位基因的核苷酸序列情况,指定的是核苷酸序列的差异,而 HLA 血清学技术与细胞分型技术是检测 HLA 位点上的抗原情况。基因分型技术与其他两种分型技术在大多数情况下相符合,但是某些情况下可能出现不一致现象(如无效等位基因),分型时应引起重视。

四、人类白细胞抗原系统在医学中的应用

某些疾病状态可出现 HLA 表达异常,HLA 系统在移植医学、输血医学和法医学等学科中均具有重要作用。

(一)HLA 系统在移植医学中的应用

HLA 作为人体组织细胞的遗传学标志,在抗原识别、提呈、免疫调控、免疫应答等方面均具有重要意义,是器官移植免疫排斥反应的主要抗原。在器官移植中,移植物能否存活在很大程度上取决于供受者 HLA 型别是否匹配。

1.在实质器官移植中的应用

影响肾移植的基因位点主要为 HLA-A、HLA-B 及 HLA-DR 位点。HLA-DR 位点和移植后肾近期存活有关,而 HLA-A 及 HLA-B 位点和移植后肾远期存活有关。近几年,伴随着临床新型的免疫抑制剂的不断应用,HLA 不匹配肾移植的近期存活率已经明显提高,但是不匹配肾移植长期存活率还有待进一步验证,临床上仍应选择 HLA 位点匹配的供肾进行肾移植。目前,临床在肝脏移植和胸腔器官移植中,未完全要求 HLA 匹配移植。

2.在造血干细胞移植中的应用

造血干细胞来自骨髓、脐带血及外周血,含有大量的免疫细胞(如成熟的 T 淋巴细胞),可以引起严重的免疫排斥反应。在器官移植中,供、受者 HLA-A、HLA-B、HLA-C、HLA-DR、HLA-DQ 与 HLA-DP 基因位点可能全部匹配,也可能部分匹配。但在造血干细胞移植中,对上述基因位点匹配程度的要求最为严格,一般首选 HLA 基因位点全部匹配的同胞供者或者非血缘关系的供者。

(二)HLA 系统在输血医学中的应用

在输血医学中,HLA 抗原可以引起非溶血性发热反应、血小板输注无效、白细胞减少、输血相关性急性肺损伤、荨麻疹、嵌合体及输血相关移植物抗宿主病等多种输血反应。因此,对需要反复输血的患者,应注意选择 HLA 抗原相同的血液,避免急慢性输血反应的发生。

1.发热反应

临床较为常见的一种输血反应。受血者在输血期间或者输血后 1～2 小时内体温升高超过 1℃,通常与白细胞和(或)血小板抗体以及血液保存中产生的细胞因子(如白细胞介素等)有关。受血者因多次输血或多次妊娠,或者多次输注含有 HLA 抗原的血小板浓缩液,体内免疫产生 HLA 抗体,HLA 抗体与供者血液中的白细胞抗原发生免疫学反应,引起白细胞的破坏和致热原的释放,诱发机体温度升高。临床减少发热反应的有效途径是应用无热原技术配制血液保存液,输注去除白细胞的血液制品,输血前给予抗致热原性药物或常规解热药。

2.TRALI

是在输血过程中或者输血后 6 小时内发生的一种急性呼吸窘迫综合征。输注的血浆制品中含有白细胞抗体(HLA-Ⅰ抗体、HLA-Ⅱ抗体、粒细胞特异性抗体),或储血中存在生物活性脂质,与受者白细胞起反应并且激活补体,引起中性粒细胞黏附和肺内聚集,致内皮损伤和毛细血管渗漏,产生急性肺损伤、肺水肿或者呼吸窘迫等。为避免 TRALI 的发生,临床须严格掌握患者输血适应证,输血前供患者进行交叉淋巴细胞毒试验,选择无输血史或妊娠史供者的血浆制品,或避免输注多个供者的血浆。

3.PTR

患者输注血小板后,临床出血症状未见明显改善,血小板计数未见有效增高,有时反而下降。免疫因素与非免疫因素均可引起血小板输注无效。免疫因素,如受血者由于反复输血或妊娠体内免疫产生了 HLA 抗体,与供者血小板的 HLA 抗原结合,破坏输入的血小板,导致血小板输注无效。因此,患者输血前须进行血小板抗体筛选,选择 ABO 同型的 HLA 和血小板特异性抗原相配合的供者血小板进行输注。

4.嵌合体及输血相关性移植物抗宿主病(TA-GVHD)

嵌合体是指受者体内出现供者细胞。输血后嵌合体持续存在可能引起受者体内发生 TA-GVHD。来自于亲缘关系较近人群的新鲜血液成分(主要是 T 淋巴细胞),在受血者体内不被受血者免疫系统识别和排斥,而是把宿主 HLA 抗原作为外来抗原,被激活、增殖并且袭击宿主,输血后发生 GVHD。因此,临床输血应首选成分血液制品,避免用新鲜全血,输血前应用 γ 射线辐照处理,使淋巴细胞丧失复制和分化能力。

(三)HLA 在法医学中的应用

HLA 基因是一个最为复杂的遗传多态性系统,终生不变,被看作最能代表人体特异性的遗传标志。无关个体之间 HLA 型别完全相同的概率极低。HLA 基因型或者表型检测已成为法医学上个体识别和亲子鉴定的重要手段之一。

1.个体识别

将搜集到的血迹、分泌物或者其他组织标本进行 HLA 检测,并与要求被认定对象的 HLA 进行结果比对,从而得出排除或不排除的结论。

2.亲子鉴定

理论依据是孟德尔遗传的分离律。在肯定孩子的某个遗传基因来源亲生父(母)亲,而假设父(母)亲并不带有这个基因,可以排除假设父(母)亲是孩子的亲生父(母)亲;而假设父(母)亲带有这个基因,则不能排除假设父(母)亲是孩子的亲生父(母)亲的可能性。

第六节　血小板血型系统

一、血小板血型抗原

血小板血型抗原主要分为两类,即血小板相关抗原和血小板特异性抗原。血小板相关抗原是指血小板与其他细胞或组织共有的抗原,又称血小板非特异性抗原,包括 HLA 和某些红细胞血型系统抗原。血小板特异性抗原通常是血小板膜糖蛋白(GP)结构的一部分,由特有的抗原决定簇组成。

(一)血小板相关抗原

1.与红细胞血型系统共有的抗原

血小板表面存在着 ABO、Ii、Lewis、PIPK 等红细胞血型系统抗原,但没有发现 Rh、Duffy、Kidd、Kell、Lutheran 等血型系统抗原。ABO 血型抗原主要表达在血小板膜 GPⅡb、GPⅢa、GPⅣ、GPⅤ、PECAM-1、GPⅠb/Ⅸ、GPⅠa/Ⅱa 和 CD109 等上,其中 GPⅠa/Ⅱa 上表达的 ABO 血型抗原最多。血小板表面的 ABO 抗原大多是从巨核细胞分化而来的,少量是从血浆中吸附的,在血小板表面表达的数量明显少于红细胞。血小板表面的 ABO 抗原存在着个体差异,不同个体血小板表面的 ABO 抗原含量不同,即使同一个体不同血小板上的 ABO 抗原含量也不相同。ABO 抗原表达量与血清中糖基转移酶的活性密切相关。部分个体血清中糖基转移酶活性很高,血小板膜上会出现较高水平的 A 或 B 抗原,这就是临床上要求 ABO 同型血小板输注的原因之一,以降低血小板输注不良反应或避免 PTR。

2.与 HLA 系统共有的血型抗原

血小板上存在有 HLA-A、HLA-B 和 HLA-C 抗原,位于血小板内膜,是血小板膜的组成部分。迄今,在血小板表面未发现 HLA-DR、HLA-DP 和 HLA-DQ 抗原,但在特定细胞因子的刺激下,血小板表面可以表达 HLA-DR 抗原。血小板表面的 HLA 抗原大部分为内源生成的血小板膜蛋白,小部分是从血浆中吸附的。在 0℃ 条件下,使用氯喹或酸溶液处理血小板可以去除血小板表面的 HLA 抗原,为临床输血避免 PTR 提供了重要依据。

3.其他非特异性抗原

血小板表面除了 ABO 抗原、HLA 抗原外,还可表达 CD36、CD109。其中 CD36 是一种多功能的细胞膜糖蛋白,存在于血小板膜 GPⅣ 分子上,也可视为血小板特异性抗原。CD36 缺失的人群,多次输血或妊娠后可产生抗-CD36,可导致 PTR 或者输血后紫癜(PTP)。

(二)血小板特异性抗原

血小板特异性抗原又称为人类血小板抗原(HPA),是血小板膜 GP 携带的一类特异性抗原,是构成血小板膜结构的一部分,具有独特的遗传多态性和型特异性。血小板特异性抗原基因属于双等位共显性遗传系统,具有单核苷酸多态性。最新研究发现,HPA 并非只表达在血小板表面,也分布于其他细胞上,如 HPA-1 和 HPA-4 存在于成纤维细胞、内皮细胞和平滑肌细胞表面;HPA-5 存在于活化的 T 淋巴细胞和内皮细胞上。大部分 HPA 定位于细胞膜糖蛋白 Ⅱb/Ⅲa、Ⅰb/Ⅸ、Ⅰa/Ⅱa 和 CD109 上。

1.HPA 的命名

血小板特异性抗原起初以发现者或患者的名字进行命名,如 Bak、Ko、Gov、Mo、Max、Yuk 等抗原。1990 年 ICSH 和 ISBT 统一了国际命名方法:①人类血小板抗原系统用英文缩写 HPA 表示。②不同抗原系统按发现时间的先后顺序进行数字编号。③共显性双等位基因遗传系统中,"a"表示高频等位基因对应的抗原,"b"表示低频等位基因对应的抗原,而"w"则表示没有对应等位基因的抗原。

2.HPA 的种类

依据人类血小板抗原免疫多态性数据库(IPD-HPA),通过免疫血清学技术已经确定了 35 个血小板同种特异性抗原(HPA-1~HPA-29bw),其中 12 个对偶抗原已纳入了 6 个系统,即 HPA-1~HPA-5 和 HPA-15 系统。血小板基因多态性由 HPA 发生 SNP 引起,导致相应位置氨基酸变异。

(1)HPA-1 系统:是最早发现的血小板特异性抗原,位于 GPⅢa 分子上。由于 GPⅢa 多肽链第 176 位 T→C 的转换,导致 GPⅢa 分子第 33 位氨基酸 Leu→Pro 的替换,决定了 HPA-1a 和 HPA-1b 的特异性。不同地域和种族人群中,HPA-1a、HPA-1b 基因频率不同,HPA-1a 均高于 HPA-1b。HPA-1 抗原可以诱导产生特异性 HPA-1 抗体,导致 PTP 和新生儿同种免疫性血小板减少性紫癜(NAITP)等。

(2)HPA-2 系统:HPA-2 抗原位于 GPⅠbα 分子上,由于 GPⅠbα 多肽链第 482 位 C→T 转换,导致 GPⅠbα 分子第 145 位氨基酸 Thr→Met 的替换,产生了 HPA-2a 和 HPA-2b 抗

原。Ko^b(HPA-2a)为高频抗原,Ko^a(HPA-2b)为低频抗原,Ko抗原刺激机体所产生的抗体多为IgM型,可直接使血小板凝集。

(3)HPA-3系统:HPA-3抗原位于GPⅡb分子上,由于GPⅡb多肽链第2621位T→G的转换,导致GPⅡb分子氨基酸Ile→Ser的替换,产生了HPA-3a和HPA-3b抗原。

(4)HPA-4系统:HPA-4抗原位于GPⅢa分子上,由于GPⅢa多肽链第506位G→A的转换,导致GPⅢa分子氨基酸Arg→Gln的替换,产生了HPA-4a和HPA-4b抗原。

(5)HPA-5系统:HPA-5抗原位于血小板GPⅠa分子上,由于发生了第1600位G→A的转换,导致GPⅠa分子氨基酸Glu→Lys的替换,产生了HPA-5a和HPA-5b抗原。

(6)HPA-15系统:定位于CD109糖蛋白上,由于cDNA链第2108位发生了C→T的转换,导致CD109分子氨基酸Ser→Tyr的替换,产生了HPA-15a和HPA-15b抗原。

(7)其他HPA:随着血小板血型研究的深入,最近又有23个低频抗原的检出,有待进一步研究其等位基因多态性和分子结构。

二、血小板血型的临床意义

血小板表面存在众多复杂的血型抗原,主要有HPA以及相关抗原(HLA-A、HPA-B位点和ABO抗原)。通过输血、妊娠或骨髓移植等免疫刺激产生同种血小板抗体(HPA、HLA抗体)。血小板抗体是造成同种免疫性血小板减少症的直接原因。最常见的是血小板输注无效,输血后紫癜,胎儿、新生儿同种免疫性血小板减少症,自身免疫性血小板减少症等。

(一)血小板输注无效和输注后紫癜

1.血小板输注无效

多次接受输注的血小板减少症患者有可能出现输注后血小板上升低于预期值,甚至比输血前还要低,陷入血小板输注无效(PTR)状态。判定血小板输注的效果可以通过校正的血小板上升数(CCI)或血小板输注回收率来衡量。

$$CCI=\frac{[输血后血小板计数(\mu L)-输血前血小板计数]\times10^{11}\times体表面积(m^2)}{输入的血小板总数(\times10^{11})}$$

结果判定:输注后1小时CCI<7500,24小时CCI<4500说明血小板输注无效。

若一个体表面积为$1.5m^2$的患者接受了4×10^{11}的血小板输注后,其1小时血小板上升了25000/μL,按上述公式计算,其CCI应该为9375。

血小板输注回收率(PPR)。

$$PPR=\frac{(输血后血小板计数-输血前血小板计数)\times血容量}{输入的血小板总数(\times10^{11})}\times100\%$$

血小板输注后24小时回收率<20%为输注无效。

血小板计数单位为L,血容量按照每kg体重75mL计算。

若一个80kg体重的患者,输注了4×10^{11}的血小板输注后,其24小时血小板上升了25×10^9/L,按上述公式计算,其PPR应该为37.5%。

血小板输注无效通常由免疫和非免疫因素所导致的。

(1)免疫因素:反复输注血小板或有妊娠史的妇女,患者血清中可产生血小板同种抗体

（HLA 和 HPA 抗体），当再次输入具有相应抗原血小板后，会产生血小板抗原和抗体的免疫反应，然后导致输入的血小板被大量巨噬细胞吞噬，血小板的寿命进行性缩短，表现为血小板减少，临床疗效不佳。

（2）非免疫因素：非免疫因素如 DIC、发热、感染、脓毒血症、严重出血、脾大、异基因移植、输注前血小板贮存不佳、静脉使用两性霉素 B、血栓性血小板减少性紫癜等均可以导致血小板输注无效。

2.输血后紫癜

PTP 多发生在有输血和妊娠史的女性。与 PTP 有关的抗体通常是 HPA-1a 抗体，其他涉及的是 HPA-1b、HPA-2b、HPA-3a、HPA-3b、HPA-4a 等在 GPⅡb/Ⅲa 上的抗原所针对的抗体。国人 HPA-1a 的抗原频率＞99.99%，至今尚未发现该抗原阴性者。因此，HPA-1a 的抗原对国人意义不大。与红细胞抗体不同，PTP 患者自身抗原（通常 HPA-1a）阴性的血小板，与输入的抗原阳性的血小板一起也被破坏。这种导致自身血小板破坏的机制目前仍未完全阐明。可通过检测血清中的血小板抗体，结合血小板抗原定型、血小板基因分型，在急性期为本病提供诊断依据。

3.实验室检测

主要是进行血小板 HLA 和 HPA 抗体筛查及抗体特异性鉴定，以便进行配合型血小板输注，提高输注疗效。

4.治疗和预防

非免疫原因引起的 PTR 以治疗原发病为主，增加血小板的输入量来提高血小板输注效果。免疫因素引起的 PTR 必须采用配合型输注措施，否则盲目输注随机血小板将导致严重的输血反应。

（1）配合型血小板输注

①ABO 血型的选择：最好输注 ABO 血型同型的血小板。输注前一般不需要做主侧或次侧的红细胞交叉配血试验。有报道证实输注 ABO 不相合的血小板其 CCI 仅为相合的 77%。然而，紧急情况又无 ABO 同型血小板时，可输注 ABO 不同型血小板进行抢救。

②Rh 血型的选择：因为机器分离浓缩血小板悬液中可含有不等量的红细胞，对 Rh 阴性妇女若输注 Rh 阳性供者的机器分离浓缩血小板悬液，虽然血小板上没有 RhD 抗原，但若血小板制剂中混杂大量红细胞可能使受者产生 RhD 抗原同种免疫。因此，对 RhD 阴性的育龄妇女，最好避免使用 RhD 阳性供者的机器分离浓缩血小板悬液。急需输注血小板而又无法得到 RhD 阴性血小板时，输注 D 阳性供者血小板后，注射抗 D 免疫球蛋白，以防止免疫作用。

③交叉配型：为了解决血小板输血产生的同种免疫反应，最好的对策是对患者进行血小板抗体筛选进而对含有血小板抗体的患者进行"配合型血小板输注"。理想的血小板交叉配合试验应该包括 HLA 型和 HPA 型均能检测，达到配合型输注，可使血小板输注效果大大提高。

④配合型输注：由于反复多次输血患者产生的抗体可越来越多，有时同一患者体内可以同时产生多种特异性抗体，而使再次输注的交叉配型难度增加。目前国内外已有不少单位研究建立了 HPA、HLA 已知型单采血小板供者资料库。为血小板输注无效症患者提供 HPA、HLA 配合型供者血小板并获得很好疗效。

由于 HLA 抗原众多,故供者与受者 HLA 抗原完全一致的概率极低。在无 HLA-A、HPA-B 位点全相同的情况下,可采用交叉反应组(CREG)相同的配型策略。在每一个 HLA 分子实际上具有多个抗原位点,有些位点为多个 HLA 抗原所共有,称为公共抗原决定簇。根据抗原决定簇的特点,可将若干个交叉反应抗原组成几个 CREG。输注 CREG 内的不同 HLA 抗原将不会产生针对公共抗原决定簇的抗体。目前较为公认的有 9 个 CREG,它包含了 HLA-A、HPA-B 座位的 84 个等位基因。临床应用证明,在 CREG 水平上的 HLA 配型再加上 HPA 的同型输注可显著提高 PTR 患者的血小板输注后 1 小时或 24 小时回收率,降低产生同种免疫反应的风险。

在时间和血小板供者有限的情况下,应该尽量选择位点最匹配的供者的单采血小板。在同种免疫性血小板减少患者,HLA 匹配等级由高至低依次为 A、B1U、B1X、B2UX、C、D 和 R。A 级为供者和受者 4 个抗原完全匹配,如供者和受者的 HLA 表型均为 A1,A3;B8,B27。B1U 级为 HLA1 个抗原未知或空缺,如供者表型如前,受者 HLA 表型为 A1,—;B8,B27。B1X 级为存在 1 个 CREG 抗原,如供者表型如前,受者表型为 A1,A3;B8,B7。B2UX 级为存在 1 个抗原空缺和 1 个 CREG 抗原,例如供者表型如前,受者表型为 A1,—;B8,B7。C 级为存在一个错配抗原;D 级为存在 2 个或以上错配抗原;R 代表随机选择供者。在 A、B1U 或 B2U 的情况下,血小板输注后将会获得较佳的 CCI。而一些在血小板上表达较少的抗原的错配(B44,B45),也会获得较好的效果。

必须指出,进行配合型血小板输血时要严格掌握适应证,排除 DIC、发热、感染,活动性出血,脾大及脾功能亢进等临床非免疫性因素。因为由这些因素造成无效状态的患者,输入的血小板被额外地消耗或破坏,以致使配合型血小板输血收不到良好效果。

血小板半衰期为 3～4 天,因此对有发热、脾大、感染、DIC 等非免疫因素导致的血小板输注无效患者,可采用缩短输注周期,每隔 2～3 天或隔天输注的方法,并根据具体血小板计数,可适当增加输血小板量。一般成人一次输血小板为 1 人份机采血小板,可适当增加至 2 人份。

(2)预防措施:目前为了避免 PTR、PTP 的发生,提高血小板输注疗效,可以采取如下的预防措施:

①提倡大型的血液中心建立 HLA、HPA 已知型供者资料库,充分为患者提供 HLA、HPA 配合型(同型)的单采血小板。

②配合型血小板输注:对血小板输注无效患者应积极提倡做血小板抗体检查,特别对含有血小板(HLA 和 HPA)抗体的患者做血小板交叉配型试验是非常必要的。

③HLA 同种异型免疫反应的预防:采用过滤去除白细胞、紫外线(UV)照射灭活抗原呈递细胞(APC)功能等措施,可避免由于 HLA 抗体引发的血小板免疫性输血反应的发生。

④其他:有条件时也可通过血浆置换、静脉输注免疫球蛋白等措施避免血小板输血反应的发生。

(二)胎儿新生儿同种免疫性血小板减少症

胎儿新生儿同种免疫性血小板减少症(FNAIT)与胎儿新生儿溶血病(HDFN)的发病机制相似,妊娠期间由于母婴间血小板血型不同,胎儿的血小板抗原刺激母体产生血小板相关抗体,后者通过胎盘导致胎儿和新生儿血小板减少。FNAIT 是最常见的胎儿或新生儿血小板减少的原因,最严重的并发症是颅内出血。该病在白种人中的发生率约为 $1/2000\sim1/1000$,80%左右的 FNAIT 是由 HPA-1a 抗体引起的;但是在黄种人中,由于 HPA-1a 抗原频率极高,推测 HPA-3a 和 HPA-4a 抗体可能是引起 FNAIT 的主要原因。对母体和胎儿进行 HPA DNA 分型可为 FNAIT 的产前诊断提供依据,其实验诊断原理基本同 HDN:①母亲血清血小板特异抗体测定以鉴别是否血小板减少是由血小板特异抗体的反应引起的;②母亲和父亲血小板抗原的基因分型以证实前者体内的抗体产生机制。本症的治疗主要是静脉注射免疫球蛋白与配合血小板输注。一旦 FNAIT 的诊断确立,母亲再次妊娠时有同样的患病风险。此时给予静脉注射免疫球蛋白或类固醇激素的治疗可以达到比较好的效果。

(三)自身免疫性血小板减少症

自身免疫性血小板减少症(AITP)由于自身免疫系统失调,机体产生针对自身血小板相关抗原(包括 HPA、HLA 等)的抗体,从而引起免疫性血小板减少。慢性 ITP 临床上最为常见,往往在明确诊断前已经有数月至数年的隐匿性血小板减少,发病在性别上没有差异。疾病罕有自发缓解,治疗上可以首先采用类固醇激素或(和)静脉注射免疫球蛋白,有效的免疫抑制剂或(和)脾脏切除术可以作为二线治疗措施。急性 ITP 主要是在儿童出现的病毒感染后的突发性血小板减少,患者在发病 2~6 个月后多数会自发缓解。静脉注射免疫球蛋白或抗-D 免疫球蛋白在提升血小板数量上往往有效。

对患者血清和洗涤血小板的研究,发现患者的 IgG、IgM 和 IgA 同种抗体与一种或多种血小板膜表面的糖蛋白(Ⅱb/Ⅲa、Ⅰa/Ⅱa、Ⅰb/Ⅸ、Ⅳ和Ⅴ)作用。迄今为止,尚未发现血小板自身抗体特性与疾病的严重性相关或可以预测患者对治疗的反应性。由于巨核细胞表面存在与血小板相同的抗原成分,所以血小板自身抗体不仅可与自身或同种血小板结合,还能与巨核细胞结合而可能引起血小板的生成障碍。

体内针对自身血小板的抗体是本症血小板减少的主要原因。因此,ITP 治疗时血小板的输注仅在血小板计数低至可能引起导致生命危险的出血时($20\times10^9/L$)考虑应用。

第七节 血小板血型检测

在临床医学和输血实践中,传统血小板血型检测方法主要依靠血清学技术,通过已知抗原或抗体检测相应的血小板抗体或抗原,为协助临床诊断血小板免疫反应提供了重要依据。近年来,随着检测技术的进步,分子生物学技术开始应用于血小板血型基因分型。

一、血清学检测

血小板血型血清学检测包括血小板抗原鉴定、抗体筛查和鉴定以及交叉配血,但是血小板血型血清学检测发展缓慢,主要是由于缺乏能推广使用的单克隆抗体以及行之有效的抗原抗体反应检测技术。以下介绍目前国内外常用的血小板血型血清学检测方法。

(一)固相红细胞吸附技术

固相红细胞吸附技术(SPRCA)是使用未裂解的完整血小板,广泛用于血小板抗体(HLA

和 HPA)检测和交叉配合试验,也可用于血小板抗原鉴定以及血小板自身和药物依赖性抗体检测。简易致敏红细胞血小板血清学技术(SEPSA)和单克隆抗体固相血小板抗体试验(MASPAT)均属于这一技术,现以 SEPSA 为例进行介绍。

1.血小板抗体检测

将血小板固相包被在微孔中,再与患者血清孵育洗涤后加入抗人 IgG 多抗和人 IgG 致敏的指示红细胞,静置或离心,肉眼判读结果。如果患者血清中存在抗体,那么红细胞将在微孔底形成单层,判为阳性;否则指示红细胞将在微孔中央形成紧密的细胞扣,判为阴性。由于氯喹或酸可以破坏血小板表面的 HLA 抗原,故血小板经氯喹或酸预处理,则可区分抗-HPA 和抗-HLA;同时结合已知抗原特异性的血小板谱,可判断患者血清抗体特异性;若血小板未经预处理,则无法区分抗-HPA 和抗-HLA,仅能判断患者血清中有无血小板相关抗体。

2.血小板交叉试验

献血者血小板包被在微孔内,再加入患者血清,反应后经指示红细胞观察结果,取阴性献血者血小板(配合型血小板)进行输注。

3.血小板抗原鉴定

患者血小板被固定在微孔中后,加入已知特异性抗体反应,经过指示红细胞观察反应结果,并根据已知抗体判断血小板特异性抗原。

使用低离子强度介质(LISS)可以提高血小板抗原抗体反应的敏感性。SEPSA 技术可以同时检出 HPA 抗体和 HLA 抗体,操作简便、快速、微量、敏感,不需要特殊仪器。而且固相化的血小板及抗 IgG 指示细胞能长期保存,使用方便。该技术可大样本批量操作,适宜于免疫性血小板减少症的诊断、发病机制的研究,以及开展配合型血小板输注治疗等工作。

(二)单克隆抗体特异的血小板抗原固定试验

单克隆抗体特异的血小板抗原固定试验(MAIPA)是 1987 年报道的一项应用较为广泛的免疫学技术。血小板先结合人的同种抗体,然后与不同的抗血小板膜糖蛋白(抗 GⅠb、GPⅡb、GPⅢa、GPⅨ、HLA 等)的鼠抗人血小板单克隆抗体孵育。经洗涤后裂解血小板,将产物移至包被的羊抗鼠 IgG 微孔板内,通过加入辣根过氧化物酶标记的羊抗人 IgG,经酶底物显色可以检测血小板膜糖蛋白特异的同种抗体。

该项技术的特点是敏感性强,如血小板膜上表达很少的 HPA-5 抗原,也能很好地检测出来。该技术可以仅固定 GPs,因此可以去除血小板非特异性抗体,尤其是 HLA 抗体的干扰,单独检测 HPA 抗体。在疑为 FNAIT 时,采用本法可以对双亲进行配型,以检出许多低频的同种异体抗原。但是未知抗体检测必须使用一组单克隆抗体,后者不能对所有糖蛋白具有活性。患者体内的同种抗体与单克隆抗体和同一抗原决定簇反应,可以引起假阴性结果。

(三)改进的抗原捕获酶联免疫吸附试验

改进的抗原捕获酶联免疫吸附试验(MACE)是将献血者或随机混合血小板与患者血清混匀反应。血小板与抗体致敏,洗涤后加入血小板细胞裂解液,将裂解后的抗原-抗体复合物分别加入包被有抗 GPⅠb、GPⅡb、GPⅢa、GPⅨ、HLA 等小鼠抗人单克隆抗体的微孔内,复合物中的血小板膜蛋白与相应的抗体结合而被固定在微孔中。再加入酶标记的羊抗人-IgG(该二抗仅与原复合物中的抗体结合,而不与包被在微孔中的抗体结合),经底物显色,终止反应后测405nm处吸光度A,待测样本A值大于或等于2倍阴性对照A值为阳性。此法特异性较高,血小板无需氯喹或酸预处理就能区分血清中的HLA和HPA抗体。

(四)流式细胞术

1.血小板抗原鉴定

应用FCM鉴定血小板抗原,是取患者血小板与已知特异性的血小板抗体反应,再加入荧光素(如PE)标记的抗人-IgG,避光反应后加入PBS悬浮,上机分析。根据细胞在流式细胞仪上的前向角和侧向角确定血小板区域,排除红细胞、白细胞和碎片的干扰,并分析血小板区的荧光强度。阴性对照管内以血小板抗体阴性血清代替待检血清,根据阴性血清确定Cut off值,判断反应结果。可以根据已知血小板抗体的特异性来鉴定血小板抗原特异性。

2.血小板抗体检测和交叉试验

若检测已致敏在血小板上的血小板相关抗体,则血小板经洗涤后直接加入荧光标记抗人-IgG作为二抗,并上机检测。若检测血清中游离的血小板抗体,则需增加随机混合血小板与患者血清致敏步骤,其余步骤类似,该试验尚不能确定抗体特异性。

FCM法检测血小板抗体敏感性非常高,该法使用完整血小板,可以检测针对MAIPA和MACE法不易检测的裂解后不稳定GP表位的同种抗体。此法缺点是需要特殊仪器和专业操作人员,成本较高。

(五)微柱凝胶血小板定型试验

微柱凝胶血小板定型试验是建立在传统血小板检测和免疫微柱凝胶基础上的一项新技术。将血小板、待检血清和指示红细胞加到微柱反应腔中,经孵育和离心后,观察结果。如果血小板被抗体致敏,则形成血小板-血小板抗体-抗IgG-指示红细胞四位一体的凝集网络,离心后被滞留在微柱上面或中间,结果显示阳性;如指示红细胞离心后沉淀到柱底,则为阴性结果。该法操作简便、快速、敏感性强,结果易于观察。

(六)检测血小板自身抗体的试验

很多血小板抗体检测试验被用于ITP患者血小板自身抗体检测,虽然这些方法都较为敏感,但缺乏特异性。一些针对血小板GPⅡb/Ⅲa、Ⅰa/Ⅱa和(或)Ⅰb/Ⅸ复合物上的特异性表位的抗体检测方法可以提高区分ITP和非免疫性血小板减少症的特异性,但其敏感性较低。近年报道了使用洗涤血小板的放散液进行血小板谱检测的方法。在ITP患者自身血小板上,可检出与之结合的自身抗体,但约17%的案例在血清中未检出类似反应性的血小板自身抗体。

(七)检测药物依赖性血小板抗体的试验

各项检测血小板结合Ig抗体的血清学试验均可改良后用于检测药物依赖性血小板抗体。患者血清/浆与正常血小板同时在药物存在或不存在两种情况下进行检测。FCM法是最敏感和最常用的检测IgG和IgM型药物抗体的方法。然而,其他因素如药物抗体可能针对药物代谢物而非药物本身,很多药物的最适检测浓度尚未确定,疏水性药物较难溶解等,故药物抗体检测方法还存在较大局限性。

二、分子生物学检测

HPA 血清学分型受人源抗血清稀少及 FNAIT、PTP 或 PTR 患者较难获取足够的血小板用于血清学检测的限制,故一直希望有一种更实用的方法取代血清学方法。20 世纪 90 年代后,随着血小板同种抗原系统的相应基因序列被阐明,分子生物学技术的不断发展和对血小板抗原、基因结构研究的突破性进展,使血小板血型的基因分型成为可能。由于目前所知的大部分 HPA 等位基因多态性皆为单核苷酸多态性(SNP),故 HPA 的基因分型方法与 SNP 检测方法类似,目前主要有以下方法用于血小板抗原基因分型。

(一)PCR-限制性内切酶片段长度多态性

PCR-限制性内切酶片段长度多态性(PCR-RFLP)是扩增针对血小板目的等位基因的 DNA 片段,用特异性的核酸内切酶消化和电泳分析鉴定各等位基因。PCR-RFLP 法比较简单,DNA 纯度要求不高,实验重复性好,可进行大批量检测,如人群基因频率调查。缺点是酶切条件不易掌握,特别是双酶切时的反应体系和温度;而且 PCR-RFLP 法需要一定的限制性酶切图谱,故并非每一个 HPA 等位基因都可以直接使用此法进行分型。通过引物修饰产生"人为的酶切位点",使 PCR 产物能直接用于 RFLP,已能成功地用于大部分 HPA 等位基因分型。

(二)PCR-等位基因特异性寡核苷酸探针

PCR-等位基因特异性寡核苷酸探针(PCR-ASO)用一对特异性引物扩增包含 HPA 等位基因多态性的一段 DNA,然后将 PCR 扩增产物点样固定于杂交膜上,分别与 2 个 5′端标记有地高辛的特异性寡核苷酸探针进行杂交。这 2 个探针仅有一个碱基的差别,如在 HPA-1 系统中,分别针对 HPA-1a 和 HPA-1b。可根据杂交结果判断 HPA 特异性。PCR-ASO 具有特异性强的优点,但杂交过程,比较费时、繁琐,杂交背景较强或杂交信号较弱时,结果难以判断。

(三)PCR-序列特异性引物

PCR-序列特异性引物(PCR-SSP)是最简单常用的血小板 HPA 分型方法。将多态性核苷酸设计为引物的 3′端,就可以分别扩增不同的 HPA 等位基因,再进行电泳成像分析。该技术具有快速、简便和可靠之优点。在分型过程中,除引物设计必须合理、特异外,在反应中要仔细调节 Mg^{2+} 浓度,严格控制退火温度。

(四)DNA 序列分析

DNA 序列分析是利用 PCR 或克隆纯化制备 DNA 或 cDNA 模板,用 DNA 序列分析仪对 HPA 多态性位点进行序列分析。该法能直接检测 HPA 的未知多态性位点,但耗时较长,常用于新突变位点的检测。

血清学方法简单、快速、成本低,血型抗原的血清学定型是基因分型的前提。目前还没有合适的分子生物学方法进行血小板抗体检测和血小板交叉试验。分子生物学方法结果准确、可靠,样本要求低(不需要血小板)。两者各有所长,应相互参考,相互补充。目前,血小板血型抗原分型主要运用分子生物学技术,而血小板抗体检测和交叉试验主要运用血清学技术。针对不同实验检测目的,各实验室可以根据各种检测方法的特点,选择适合自己的实验方法。

第八节　血液成分的制备和保存

血液是人体的重要组成部分,发挥着重要的作用,由血细胞成分和血浆成分组成。人体的血容量是根据生理需要调节的,正常人的循环血容量的范围为(44~100)mL/kg,若体重及身高的比例合理,成年男性平均为77.6mL/kg,成年女性为65.2mL/kg。新生儿的血容量为85mL/kg,儿童的血容量和体重的比例与其年龄密切相关。输血是临床一种重要的治疗手段,与药物治疗不同,它给予患者的是正常人体所拥有的血液或血液成分,以恢复患者血液功能。传统的输血是给患者输注全血,但全血中所含的凝血因子、血小板、粒细胞等数量有限,且在保存过程中已大量失活或功能丧失,难以达到预期的治疗目的;而且输注大量全血又会带来不良反应,如增加心脏负担,引起循环超负荷、心力衰竭、肺水肿,甚至死亡等。随着对全血输注的缺点的认识深入和增加,从20世纪70年代起,现代输血医学越来越主张使用成分输血。成分输血就是应用经物理方法制备的高纯度、高浓度的血液组分制剂治疗疾病的输血措施,是现代输血医学发展史上的重要里程碑。成分输血因血液成分浓度高、质量好,输血治疗效果明显;血液成分的保存质量达到最优,时间达到最长;此外,成分输血可最大限度地减少输血反应(不良反应)。成分输血实现了一血多用,最大限度地节约血液,保护血液资源。

血液成分通常是指在一定条件下采用特定的方法将全血中分离的一种或多种成分血液制剂,单采血液成分也称为血液成分。常用的血细胞成分有红细胞、白细胞和血小板。红细胞成分制剂主要有浓缩红细胞、悬浮红细胞、单采红细胞、去白细胞红细胞悬液、洗涤红细胞悬液、冰冻红细胞、年轻红细胞和辐照红细胞等;白细胞成分制剂为浓缩白细胞、浓缩粒细胞、辐照白(粒)细胞、单采粒细胞;血小板成分制剂主要为浓缩血小板、单采血小板、汇集血小板、洗涤血小板、辐照血小板、冰冻血小板、去白细胞浓缩血小板、病毒灭活血小板等;血浆成分制剂有新鲜冰冻血浆、普通冰冻血浆、病毒灭活新鲜冰冻血浆、病毒灭活血浆、去冷沉淀血浆等;血浆蛋白制品有白蛋白、正常人免疫球蛋白、特异性免疫球蛋白、静脉注射免疫球蛋白(IVIG)、各种凝血因子制剂和抗凝血酶浓缩剂等。

一、全血的采集和保存

(一)全血的采集

全血是指采用特定的方法将符合要求的献血者体内一定量外周静脉血采集至塑料袋内,与一定量的保养液混合而成的血液制剂。

全血理论上讲含有血液的全部成分,包括血细胞及血浆成分。但基于所用的保养液,将致血液中某些成分丢失,但增加了保养液的成分;血液离开人体,其成分将随时间、保存条件及血液保护剂的不同而发生变化;同时全血的成分含量还受献血者个体差异的影响。全血的贮存时间长短主要取决于保养液和保存条件。随着贮存时间的延长,全血中的有效成分(红细胞、白细胞、血小板、凝血因子等)会逐渐减少或失活,相关成分功能(如2,3-DPG、ATP、红细胞变异能力、携氧能力等)逐渐降低甚至丧失;而一些有害成分(氨、游离血红蛋白、血钾、细胞碎片、泛素等)又会逐渐增加。

全血可按容量(mL)或单位进行计量,国外常将450mL全血计量为1单位;我国将200mL全血计量为1单位,即1单位全血为200mL全血。

全血可直接应用于临床输注,同时又可以作为血液成分制备的原料。全血的采集质量直接影响着全血本身和后续所制备的相关血液成分的质量。

全血采集多在血站(血液中心、中心血站)内进行,随着无偿献血工作的推广和方便献血者献血需要,现在采血(献血)场所是多元化的,目前将献血场所分为三类:固定献血场所(设置血站内、血站外的固定献血室)、临时献血场所(在机关、厂矿企业、社区、学校、医院等单位临时设置的献血场所)和献血车(流动采血车、流动献血屋)。所有的采血场所均应符合国家相关要求,一般应包括献血登记、血源管理、等候区、体检室、采血室、休息室、抢救室、检验室等,各区域应相对独立,人流、物流、信息流流向合理,具体按《献血场所配置要求》(WS/T 401—2012)执行。

我国已全面使用一次性密闭式无菌塑料血袋采集系统,采用开放式采血方式。此方式有助于提高采血效率和加强采血者与献血者的交流以减少献血不良反应的发生。

1.献血(采血)场所配置

献血场所的人员、设施、设备和器具、关键物料的配备按有关规定执行,所有物品、器材均应达到使用要求,按相关要求进行场所、物品消毒。

2.采血人员准备

采血人员调整好心理与情绪,进入献血者服务工作状态,情绪稳定,工作热情,说话和气,态度和蔼,耐心细致周到。熟悉采血技术操作规程,尤其应注意关键控制点和近期变更的操作步骤。采血人员着工作制服,不佩戴戒指、手镯(链)等饰物。采血人员保持手卫生,具体操作按照《医务人员手卫生规范》(WS/T 313—2009)的规定执行。

3.采血器材准备

(1)采血器材清单:建立采血器材卡片,列出采血所需的全部器材。采血人员按卡片准备和核查采血器材的种类和数量。采血器材的数量与预计采血量相适宜。一次性使用物品在有效期内且包装完好。采血器材准备工作应有专人复核。

(2)血袋质量检查:①无破损、无渗漏、无污染,抗凝剂和保养液无变色;②处于有效期内;③宜采用具有留样袋的血袋。

(3)标本管准备:①带有分离胶用于检测病毒核酸的标本管;②用于ELISA法、丙氨酸转氨酶(ALT)和血型检测的标本管。

(4)皮肤消毒剂:①一般选用含碘消毒剂,对碘过敏者可选用其他消毒剂;②所用消毒剂应当符合相应的国家标准要求;③处于有效期内。

(5)采血仪(秤):开启并检查采血仪(秤),检查证实处于正常状态。

(6)热合机:开启并检查热合机,证实处于正常状态。

(7)健康征询物料:体重磅秤、血压计、听诊器、献血者健康情况征询表、献血宣传资料等。

(8)快速检测设备、试剂与物料:ALT快速检测仪、ALT快速检测条、硫酸铜溶液(或血红蛋白快速检测仪)、乙型肝炎表面抗原(HBsAg)快速检测条、ABO血型试剂与反应板、扎指针等。

（9）其他器材：各种标签、电脑、扫描枪、血液保存冰箱（运输箱）、洗手液、各种记录表格、纪念品、献血证、抢救器材与药品等。

4.献血者准备

应加强宣传无偿献血知识，特别是对献血者应注意精神和饮食的细心询问和观察，建议并要求献血者献血前一晚应有充足的睡眠，献血当日早餐应为清淡饮食，餐量与平时相同；献血前可适当或鼓励饮用糖水、温水或饮料。献血者应认真、如实填写"献血者健康情况征询表"中的相关内容，并签名。血站应为献血者提供私密性强的环境，切实做好献血者隐私保护、个人信息保密。

5.献血者健康征询

应严格认真核对献血者身份信息；询问献血者健康状况，进行必要的体格检查；询问献血者的既往献血经历、近日休息等情况，评估出现献血不良反应的可能性和不适合献血的情况，解答献血者提问。

6.献血者快速检测

对献血健康征询符合《献血者健康检查要求》（GB 18467—2011）的献血者，再次核对献血者身份信息；选择献血者无名指进行皮肤消毒，应用扎指针扎刺，取血进行 ABO 血型、Hb、ALT、HBsAg 快速检测。

7.血液采集

在静脉穿刺前，应核对献血者身份。在血液采集过程中应当加强与献血者的沟通，尤其是进行每一项主要操作之前，应当与献血者沟通并取得配合。观察献血者面部表情和肢体语言，是否处于紧张、害怕甚至恐惧状态。如发现这些不利情况，则不急于采血，做好宽慰工作，待献血者解除思想顾虑，充分放松后开始采血。

应选择无损伤、炎症、皮疹、皮癣、瘢痕的皮肤区域为穿刺部位。选择上肢肘部清晰可见、粗大、充盈饱满、弹性好、较固定、不易滑动的静脉，通常选择的静脉主要有肘正中静脉、头静脉、前臂正中静脉、贵要静脉等；使用止血带可使静脉充盈，便于触及和穿刺。

用无菌棉拭蘸取适量使用皮肤消毒剂，以穿刺点为中心，自内向外螺旋式旋转涂拭，消毒面积不小于 6cm×8cm。消毒作用 1～3 分钟，消毒 2～3 遍。待消毒剂干后行静脉穿刺。

静脉穿刺成功后，如果使用的带留样袋的采血袋，松开留样袋夹子，使最先流出的血液流入留样袋，约 15～20mL，用作血液检测标本。夹闭留样袋夹子，松开阻塞件下端止流夹，使血液流入采血袋。如果使用不带留样袋的采血袋，松开夹子，使血液直接流入采血袋。

维持静脉穿刺点与血袋的落差，保持血流通畅。嘱献血者做握拳和松手动作，以促进静脉回流。血液开始流入采血袋后，即将其与抗凝剂轻匀混合。宜采用连续混合采血仪。应当对采血时间进行控制，一般情况下，采血 200mL 需要 3 分钟，采血 400mL 需要 6 分钟。200mL 全血采集时间＞5 分钟，或 400mL 全血采集时间＞10 分钟，应给予特殊标识，所采集的全血不可用于制备血小板。200mL 全血采集时间＞7 分钟，或 400mL 全血采集时间＞13 分钟，所采集的全血不可用于制备新鲜冰冻血浆。注意与献血者进行交流，观察献血者面容、表情，及时发现并处置献血反应。

采血结束和献血者休息与观察。采血量达到要求时,嘱献血者松拳,松开止血带,合闭止流夹,用创可贴/消毒棉球/纱布轻按静脉穿刺点,拔出针头后即加重按压,用弹力绷带包扎,松紧度适中。嘱献血者在献血者休息处用茶点,休息 10~15 分钟。如出现献血不良反应,按相应程序处理。

发给献血者无偿献血证和纪念品,表示感谢,鼓励定期献血。

8.留取标本与热合

检测结果用于判定血液能否放行的标本只能在献血时同步留取,不得在献血者健康检查时提前留取。将标本管内促凝剂或抗凝剂与血液充分混匀。

血袋及血液标本标识,一次只能对来源于同一献血者的一份血袋、标本管和献血记录进行标识。经核对后,将唯一性条形码标识牢固粘贴在采血袋、标本管、转移袋、血袋导管、献血记录单上。

在标本管与留样针/静脉穿刺针分离前开始标识,对采血袋和标本管的标识应当首先连续完成,不应中断。宜在标本管与留样针/静脉穿刺针分离前核查采血袋、血液标本、献血登记表,所标识的献血条形码应一致。宜采用计算机程序进行核查。

分段热合血袋导管,以供交叉配血、血型复查和血液标本保存使用。血袋应保留注满全血的导管至少 35cm。

(二)全血的保存

采集后的血液应按照要求进行暂存。全血采集后应尽快在合适的温度下保存。

全血保存时间的长短主要取决于保养液。全血保存液由保存 24 小时逐渐发展至现在可以保存 35 天,所用的抗凝剂主要有以下几种:①柠檬酸钠溶液,1914 年首先发现柠檬酸钠与血液中的钙作用可形成可溶性的螯合物;研发出第一个血液保存液,它由柠檬酸盐与葡萄糖组成;1918 年发现冷藏可以延长血液保存时间,开始用柠檬酸钠作为血液抗凝剂保存血液,实现了间接输血法的诞生,这是输血发展历史上的一大进步。单纯柠檬酸钠由于不含葡萄糖,保存期仅为 5 天。②柠檬酸-柠檬酸钠-葡萄糖保存液(ACD),从 1943 年第二次世界大战中开始使用该抗凝剂,在柠檬酸钠-葡萄糖保存液中加入柠檬酸。葡萄糖是正常红细胞酵解过程中的必需底物,其主要功能是氧化供能,延长红细胞的保存期,保存期可延长至 21 天。柠檬酸还可延缓保存中红细胞脆性的增加。③柠檬酸-柠檬酸钠-磷酸二氢钠-葡萄糖保存液(CPD),1957 年有人在 ACD 保存液中加入磷酸盐,使其 pH 有所提高(5.63),成为 CPD(柠檬酸盐-磷酸盐-葡萄糖)保存液,由于加入磷酸盐后 pH 的提高,使 2,3-DPG 下降速度减慢,保存 1 周后 2,3-DPG 不变,保存 2 周后仅下降约 20%。④柠檬酸盐-磷酸盐-葡萄糖-腺嘌呤(CPD-A),该保存液是在 CPD 的基础上增加了腺嘌呤,可以促进 ATP 的生物合成,有利于红细胞活性的维持,大大延长血液保存期,从原来的 21 天延长到 35 天。还有对部分配方进行稍加修改的改良保存液。各种保存液的有效期均是指红细胞在保存期其输入到人体 24 小时后红细胞仍有 70%以上存活率所对应的时间。

由于全血含一定量的抗凝剂(保养液),保存温度 2~6℃仅是红细胞的最佳保存温度,在此条件下,血液中凝血因子、白细胞、血小板等有效成分会很快失活。白细胞寿命只有 5 天,其中粒细胞死亡最快,淋巴细胞最慢。血小板在 24 小时内至少有 50%丧失功能,48 小时更为显著,72 小时后其形态虽然正常,但已失去止血功能。全血保存在 4℃超过 24 小时后仅含有少量的有功能活性的血小板和稳定的凝血因子(F Ⅱ、F Ⅶ、F Ⅸ、F Ⅹ)及纤维蛋白原。热不稳定性凝血因子 F Ⅴ和 F Ⅷ随时间延长而逐渐降低,F Ⅷ(抗血友病因子)保存 24 小时后活性丧失可达 50%,F Ⅴ保存 3～5 天也丧失活性可达 50%。全血保存至 21 天时 F Ⅴ的含量降低到正常水平的 30%,而 F Ⅷ降低到仅 15%～20%水平。所以,4℃保存 5 天的全血,基本成分是红细胞、血浆蛋白和稳定的凝血因子。随着保存时间的延长,各种血液成分的生理生化指标会发生改变,即所谓的贮存损伤。一般情况下这些贮存损伤引起的变化对受血者不会带来明显的临床影响,但应用于幼儿和新生儿受血者需特别注意。

全血保存时,其中各种成分的变化说明"全血不全",即全血中各种成分包括红细胞在内的各种成分的生物活性、生理功能随保存时间的延长,均有不同程度地衰减,起不到它们在循环中的生理作用。因此,国内外均把全血作为制备血液成分的原料,将全血及时分离制备成各种血液成分。

二、红细胞的制备和保存

血液成分制备的原则是采用手工或血细胞分离机方法将全血中各种血液成分制备成体积小、浓度高、纯度好的统一规格的有效治疗成分。

无论是手工法还是血细胞分离机方法,血液成分制备的原理是多利用离心、过滤、磁材料等物理的方法来分离,最常应用的是利用各种血液成分相对密度的差异,通过离心分层而得到浓度、纯度较高的单一成分。血液成分的相对密度分别是:血小板 1.030～1.060,淋巴细胞 1.050～1.078,粒细胞 1.080～1.095,红细胞 1.090～1.111,血浆 1.025～1.030。采用全自动血细胞分离机单采某种血液成分可得到比手工法纯度更高、剂量更大的单一成分。

手工法制备血液细胞成分最常用的是使用多联塑料采血袋和大容量低温离心机来完成的。

多联塑料采血袋是用于血液成分制备的原料全血采集的容器,也是各种血液成分制备的容器。它的使用经历了几十年的发展过程。常用的采血袋有二联袋、三联袋和四联袋等。

由于多联塑料采血袋在设计上做到了多个塑料单袋相连成密闭无菌系统,包括有采集全血的首袋、有添加液的子袋及 1～2 个空的卫星袋。在首袋使用的多是保养液,既能抗凝又有利于红细胞的保存。在成分分离制备过程中,大部分保养液随血浆分离而去,不利于红细胞的保存,为了克服这一问题,在采血多联袋中有一红细胞添加液联袋。制备血液成分时,将全血在采集到多联袋系统的首袋(含保养液的袋子)后,通过控制离心可将全血分成不同的层面:血浆在最上层,呈浅黄色;红细胞在最下层,呈红色;白细胞(含粒细胞、淋巴细胞等)为一灰白色的膜层(简称白膜层),悬浮在红细胞上层;在白膜层之上和血浆下层(下部分)为血小板层。基于不同的离心力,血小板分层可不同,同时不易观察,血小板常处在血浆层内。利用挤压的方法,将它们一一分到与首袋密闭相连的其他袋子中,再根据制备需要进一步离心制备得到较纯的单一成分。

血液成分制备时需要将多联袋装在设定的离心机中并在一定的条件下进行离心,然后采用挤压等方法制备出各种血液成分。一般需采用大容量低温离心机,离心机半径、离心转速、离心时间、离心温度、离心加速强度及离心刹车强度等均影响血液成分的分离效果。

离心力(RCF)计算公式为。

$$RCF(\times g) = 28.38 \times R \times (rpm/1000)^2$$

RCF 为相对离心力($\times g$);R 代表离心半径(英寸,inches),1 英寸=2.54cm;rpm 代表每分钟转速。

或根据以下简单公式。

$$RCF = 0.0000118 \times RN^2$$

RCF 为相对离心力($\times g$);R 代表离心半径(cm);N 代表每分钟转速(rpm)。

血液成分手工制备和保存还需要其他设备,包括:速冻冰箱-50℃、-20℃以下低温冰箱、高频热合机、血小板保存箱(22 ± 2)℃、冷沉淀融化箱、4℃恒温水浴制备冷沉淀装备、净化台(100 级,开放采血袋使用,多联袋可不需要净化台)、分离支架或分浆夹或全自动成分分离器、托盘天平(精确度为 1g)或自动电子平衡称、电子秤及无菌接口机,以及各种塑料采血袋和止血钳、离心用平衡物等。

血液成分手工制备一般应注意的事项为。

(1)收集已采全血的多联袋,在进行血液细胞成分制备前,应检查采血袋的热合部位是否漏血,各种标签是否齐全等。

(2)检查离心桶内壁是否光滑,有无遗留的硬物、尖锐物,如采血袋上封闭管路的硬塑卡子等。

(3)根据制备各种血液成分的要求,按不同规格型号的离心机,经实验摸索,设定不同转速、时间、温度进行离心。最高离心力不能超过 $5000\times g$。

(4)将多联袋规整地放入离心桶(最好先将离心桶置于离心套杯中)内,用平衡物平衡血袋。将平衡后盛有血袋离心桶(杯)对称放入离心机内。必须将所有的平衡物和多联袋上的连接塑料管盘放入离心桶中,防止因塑料管路缠绕而造成的损坏。

(5)开动离心机前,如配有稳压器应先开稳压器,再开动离心机,提前使温度达到设定温度。根据不同的分离要求设定时间、转速、升降速率等。

(6)开动离心机后,注意转速变化,观察有无异常噪声、气味、振动等。在未达到预定转速之前不要离开离心机。待离心机停稳后,打开离心机盖和防护盖,轻轻取出离心桶(杯),注意机器停止转动之前不得打开离心机盖(现在绝大部分离心机均有自动防护锁)。

(7)血液经离心后轻轻取出,进行外观检查。观察离心后血袋、塑料管有无渗漏,离心桶中有无血痕,如有破损应查找渗漏点。凡当血袋破漏者,血液应报废处理,并对离心桶进行有效的消毒处理。

(8)应观察离心后各种血液成分的分层情况,若血液成分分层不清,血脂严重,以及血细胞比容太低等不合格者,应重新离心或不再用于成分制备。

(9)每天工作结束前必须擦拭离心机内部,晾干离心仓,并清洁整理台面、地面。

红细胞是血液的主要成分之一,占全血总量的 40% 以上。由于全血的缺点,绝大多数临床输血不再使用全血,临床输血以输注红细胞制剂为主,比例可达 98% 以上,而且多数使用已滤除白细胞的悬浮红细胞制剂。红细胞制剂常见有浓缩红细胞、悬浮红细胞、去白细胞红细胞、洗涤红细胞、冰冻红细胞、年轻红细胞、辐照红细胞等。国外近年来开展单采红细胞制剂(如在美国,可从一个献血者单采2单位红细胞,或1单位红细胞和1单位血浆),我国部分单位有开展。

下面分别介绍常见的红细胞制剂的制备和保存等。

(一)浓缩红细胞

浓缩红细胞(CRBC)也称为压积红细胞或少浆全血,是将采集的全血中大部分血浆在全封闭的条件下分离后向剩余的部分所制成的红细胞成分血。浓缩红细胞可以在全血有效保存期内任何时间分离出部分血浆制备而成。一般推荐用二联塑料采血袋采集的全血制备浓缩红细胞。

1.制备方法

(1)用二联袋(装有保养液的主袋和一空的转移袋)采集200mL或400mL全血于主袋内。

(2)将二联袋在2~6℃低温离心机内离心,离心力为3400×g,离心8分钟,沉淀红细胞。

(3)轻轻取出离心后的全血,在低温操作台上用分浆夹将大部分血浆分入空的转移袋内。

(4)用高频热合机切断塑料袋间的连接管,制备成浓缩红细胞制剂。

2.浓缩红细胞的保存

浓缩红细胞含有全血中全部红细胞、白细胞、大部分血小板和少量血浆,具有补充红细胞的作用。浓缩红细胞制剂的保存与全血相同,温度为2~6℃,保存期与全血相同。含ACD-B、CPD保养液的浓缩红细胞保存期为21天,含CPDA-1保养液的浓缩红细胞保存期为35天。

(二)悬浮红细胞

悬浮红细胞(SRBC)又称添加剂红细胞,是将全血中的大部分(90%)血浆在全封闭的条件下分离后并向其中加入红细胞添加液制成的红细胞成分血。悬浮红细胞是目前国内临床应用最广泛的一种红细胞制剂,适用于大多数需要补充红细胞提高携氧能力的患者。一般采用三联袋方法制备悬浮红细胞。

1.制备方法

采集血液的容器为塑料袋,我国每次采血1U(200mL全血)、1.5U(300mL全血)或2U(400mL全血)。三联袋一般主袋内含有抗凝剂柠檬酸盐-葡萄糖(ACD)或柠檬酸盐-磷酸盐-葡萄糖(CPD),红细胞保存液袋和空袋。

将全血采集于三联袋的主袋内,在适宜条件下暂存和运输后送达成分血液制备间。制备时先将全血与抗凝剂充分混合后,在一定时间内(如需制备新鲜冰冻血浆,则应在6小时内)分离制备。具体方法为。

(1)用带有红细胞保存液(如MAP)的三联袋(或四联袋)采集全血。将装有全血的三联袋在大容量冷冻离心机内离心,温度为2~6℃,离心力3400×g,离心时间为7分钟。

(2)轻轻取出离心后的血袋悬挂于分离支架上或放入压浆板内,折断管道内塑料卡子,将上层不含血细胞的血浆分入空的转移袋内,注意不能有红细胞混入,用塑料卡子将血浆袋封闭。

(3)将与红细胞保存液相连的管道上的塑料卡子折断(或打开),把末袋中的保存液加入主袋红细胞内,使红细胞与保存液充分混匀。

(4)用高频热合机切断塑料袋间的连接管,封闭红细胞悬液袋上的所有管道,制成悬浮红细胞。

2.保存

悬浮红细胞制剂是含有全血中全部的红细胞、一定量白细胞、血小板、极少量血浆和保养液的混悬液。红细胞添加液种类较多,如 MAP(甘露醇-腺嘌呤-磷酸盐)、SAGM(生理盐水-腺嘌呤-葡萄糖-甘露醇)、CPDA-1、AS-1、AB-3、AS-5 等。一般保存在(4±2)℃,含 CPDA-1、MAP、SAGM 保养液的红细胞保存期为 35 天;含 AS-1、AS-3、AS-5 保养液的红细胞保存期为 42 天。

(三)去白细胞红细胞

去白细胞红细胞分为两种,即浓缩去白细胞红细胞(CLRBC)和悬浮去白细胞红细胞(SLRBC)。浓缩去白细胞红细胞与悬浮去白细胞红细胞的制备有两种方法:方法一是对采集的全血进行过滤,然后再按浓缩红细胞、悬浮红细胞制备方法制备的;方法二是对浓缩红细胞、悬浮红细胞进行过滤所得。大多数患者因输血、妊娠、移植等,体内产生白细胞抗体,这些抗体大部分属于人类白细胞抗原系统的同种抗体,当再次输入全血或其他含有白细胞的血液成分时,极有可能产生免疫性发热输血反应。有反复输血史和妊娠史的患者,再次输血时,有的会出现严重的 FNHTR。各种血液成分中均含有的一定数量的白细胞,因此去除全血或成分血制剂中的白细胞可减少发生输血不良反应的风险。一般认为去除后的白细胞低于每袋 5×10^8,可避免因白细胞抗体所致的 FNHTR,白细胞降至每袋 5×10^6 可以预防 HLA 抗体所致的同种免疫和与白细胞携带病毒有关疾病的传播。

1.制备方法

去除白细胞的方法很多,其效果依据方法不同而异,过滤法因滤除效果好,简单易行,适宜规模化开展,在血液成分分离制备中得到广泛采用。

血液过滤器有近几十年的发展历史,经历了三代的发展。滤器按其使用分两种:一种可供血站使用;另一种供医院患者床边使用。前者为在线式白细胞过滤系统,在采集全血后即可对其过滤处理,减少了因保存过程中白细胞破坏以及炎症因子产生、释放所带来的输血不良反应发生的风险。后者因过滤时间的关系,其效果仍存在缺陷,一般不建议在医院进行操作。白细胞滤器的操作步骤按生产厂家的要求和使用说明进行,将全血或悬浮、浓缩红细胞经去白细胞滤器过滤即制成相应的去白细胞全血和去白细胞红细胞制剂。

现以血站型白细胞过滤器为例介绍过滤器的使用步骤(实际操作时应严格按照生产厂家的操作说明书进行,并注意使用时间和温度)。

(1)使用含白细胞滤器的采血多联袋采集全血。

(2)打开去白细胞滤器前血袋导管夹,悬挂全血袋,血液在自身重力作用下,以(5~50)mL/min流速自动流入白细胞过滤器下端血袋中。

(3)血液过滤完后,关上血袋夹。

(4)打开旁路夹和血袋夹,将下端血袋中的空气排出。

(5)用高频热合机在滤器下方热合血袋导管并离断。

2.保存

目前采用过滤法的白细胞滤器多为第三代产品,减除白细胞可达 99%,一般可使白细胞降低至每袋 $1.0 \times 10^5 \sim 1.0 \times 10^6$,红细胞回收率大于 90%,血小板回收率大于 85%。

悬浮去白细胞红细胞制剂应保存在 2~6℃,含 CPDA-1、MAP、SAGM 保养液的红细胞保存期为 35 天;含 AS-1、AS-3、AS-5 保养液的红细胞保存期为 42 天。

浓缩去白细胞红细胞制剂应保存在 2~6℃,含 ACD-B、CPD 保养液的红细胞保存期为 21 天;含 CPDA-1 保养液的红细胞保存期为 35 天。

(四)洗涤红细胞

洗涤红细胞(WRBC)是在无菌条件下,将保存期内浓缩红细胞或悬浮红细胞等制剂用生理盐水洗涤,去除绝大部分非红细胞成分,并将红细胞悬浮在生理盐水中,即为洗涤红细胞。一般用生理盐水反复洗涤,可以降低白细胞和血小板,去除血浆蛋白。制备洗涤红细胞时的血浆清除率应≥98%,白细胞清除率应≥80%,红细胞回收率应≥70%。

1.制备方法

(1)封闭盐水联袋式洗涤法(手工法):用三联生理盐水袋或四联生理盐水袋洗涤红细胞时,使用无菌接口机连接红细胞袋和生理盐水袋。

四联袋洗涤红细胞:四联袋为 4 个容积为 300mL(或 350mL)的单袋,用塑料管道相连的密闭系统。每袋内装有 100~150mL 注射用生理盐水,各袋之间用导管夹夹住,彼此不相通。

①将连接管与红细胞袋相连,使首袋内的盐水缓慢流入红细胞袋内,边加盐水边混匀,后将中间塑料管用导管夹夹住。

②将 5 个袋子按要求放入离心机内离心。

③离心后将血袋轻轻取出,悬挂于支架上或放入分浆夹中,把上清液和白膜层分入转移袋(废液袋)中,热合并切断相连的导管,弃去废液袋。

④依次反复洗涤红细胞至少 3 次。

⑤最后一次挤出上清液及残余白膜后注入生理盐水制成洗涤红细胞。

(2)机器洗涤法:自动细胞洗涤机所采用全封闭系统,具有安全性好、洗涤时间短、洗涤质量高等优点。选择适用于血细胞洗涤设备所规定的贮存期以内的红细胞制剂,按照细胞洗涤设备操作说明书进行洗涤制备。

2.保存

手工洗涤红细胞可以除去红细胞制剂中 80%~90% 的白细胞和 99% 以上的血浆蛋白;使用机器洗涤后的红细胞制剂中,白细胞可减至 $5 \times 10^9/L$ 以下,几乎不含有任何血浆蛋白。

由于洗涤方法和条件不同,对洗涤红细胞的保存也不相同。国内规定,洗涤红细胞制剂的保存温度为 4~6℃,自制备好后尽早输注,最好在 6 小时内输用,一般不超过 24 小时。

(五)冰冻红细胞

冰冻红细胞(FRBC)又称为冰冻解冻去甘油红细胞(FTDRBC),是采用甘油作为冰冻保护剂深低温保存,根据需要再进行解冻、洗涤去甘油处理的红细胞制剂。冰冻红细胞是长期保存红细胞的一种理想方法。

1.制备方法

目前常用的主要有两种方法:高浓度甘油慢冻法和低浓度甘油超速冷冻法。两种方法都是以浓缩红细胞为材料。

(1)高浓度甘油慢冻法:甘油的最终浓度为40%,红细胞冰冻及保存温度为−86℃～−70。因输注前洗脱甘油的方法不同,可分为盐水洗涤法和糖浆洗涤法。

①盐水洗涤法

a.甘油化:按全血采集方法采集全血200mL,按浓缩红细胞的制备方法制备浓缩红细胞100mL,并在无菌条件下,将其转移至专用的三联袋,先按10mL/min的速度加入复方甘油溶液100mL,后再按20mL/min的速度加入复方甘油溶液60mL,整个过程中一定要加甘油充分振荡混匀,甘油加入好后在室温中静置平衡30分钟,后置于−80℃深低温冰箱中冻存。

b.解冻:冰冻红细胞解冻器具:40℃水浴箱、无菌空袋、9% NaCl 1袋、706代血浆1瓶、生理盐水2～3袋、分浆夹、不锈钢支架、挂钩、无菌接口机。

于输注前将贮存的冰冻红细胞从深低温冰箱取出,放入37～40℃恒温水浴中缓慢摇动,融化到全部解冻。

c.按1740×g,4℃离心已融解的冰冻红细胞12分钟,挤出上清液。

d.洗涤脱甘油:先加9% NaCl 80mL,速度10mL/min,同时振摇,加完后平衡5分钟,以同前速度再加706代血浆100mL,4℃ 1740×g离心7分钟,去上清液;加入706代血浆100mL,再加0.9% NaCl 150～200mL,3400×g离心9分钟,去上清液;加入0.9% NaCl 150～200mL混匀红细胞,3400×g离心9分钟,去上清液;最后快速加入0.9% NaCl 100mL混匀制成红细胞悬液供临床输注。同时留供配血用的标本约3mL。

②糖液洗涤法:又名团聚法,原理为存在于血浆中的γ-球蛋白与红细胞膜上的脂蛋白在pH5.2～6.1时量可逆性结合,当加入非电解质的蔗糖时,如果糖、葡萄糖、蔗糖等由于离子强度减小,离子间引力减小,与脂蛋白结合的球蛋白之间又可结合,使红细胞聚集成团块。当加入电解质如生理盐水等时,离子间引力增加,可使球蛋白之间的结合断开,或当升高pH时,也可使γ-球蛋白与红细胞膜上的脂蛋白之间的结合断开,所以红细胞又呈悬浮状态。

a.甘油化:向200mL全血分离后余下的100～120mL红细胞中缓慢加入等容积的甘油化试剂,大约10分钟,并不断摇荡混匀,室温静置平衡30分钟后放入−80℃低温冰箱保存。

b.解冻:同盐水洗涤法。

c.洗涤脱甘油:边搅拌边加入与甘油化红细胞等体积的50%葡萄糖,再加入蔗糖溶液,等待红细胞聚集沉淀后去除上清液。再用10%蔗糖溶液500mL反复洗涤2次,除去上清液。加入生理盐水混匀,离心后去除上清液,再加入生理盐水100mL制成细胞悬液。

(2)低浓度甘油超速冷冻法:由美国纽约血液中心Rowe首先建立。浓缩红细胞加入等体积的28%甘油化溶液,快速1.5～2.0分钟冷冻并保存在−196℃液氮中。输注前从液氮中取出,立即在45℃水浴中振荡快速解冻,利用细胞分离机或标准离心机分次洗涤,加16%甘露醇生理盐水300～350mL离心去上清液,加0.9% NaCl或0.2%葡萄糖的生理盐水1000～2000mL离心去上清液。加等体积的0.9% NaCl或0.2%葡萄糖的生理盐水悬浮。

2.保存

冰冻红细胞最大优点是可以长期保存,高浓度甘油冷冻的红细胞可以保存3年;低浓度甘油超速冷冻的红细胞可以保存 10 年以上。高浓度甘油冷冻的红细胞在 $-80℃$ 保存,超低温冰箱即可保存,广为人们所接受。

一般冰冻红细胞洗涤后在 $2～6℃$ 保存,24 小时内输注。

(六)年轻红细胞

年轻红细胞(YRBC)是一种具有较多的网织红细胞、酶活性相对较高、平均细胞年龄较小的红细胞成分。年轻红细胞的存活期明显长于成熟红细胞,半存活期为 44.9 天,而成熟红细胞仅为 29 天。因年轻红细胞,输入患者体内可相对延长存活期,所以对长期依赖输血的贫血患者、重型珠蛋白生成障碍性贫血患者疗效较好。国外大多采用血液细胞分离机制备。

1.制备方法

(1)离心、特制挤压板法:采集全血 400mL 于三联袋主袋内,离心力可选择 $1670×g$、$1960×g$、$2280×g$ 分别离心 5 分钟。将离心后的主袋放入特制挤压板上,先分出上层血浆(含血小板、白细胞),再分离红细胞袋上层约 100g 的红细胞至收集袋,即可获得 2U 年轻红细胞。

(2)离心分离钳法:采集全血 400mL,$4℃$ $2900×g$ 离心 10 分钟,去除上层 200mL 血浆,其余部分血浆与红细胞充分混匀,移入无菌空袋,置于离心桶内以 $4℃$ $3500×g$ 离心 30 分钟。用分离钳将红细胞上层 45% 和底部 55% 分开,将上部的红细胞与白膜层和部分血浆混匀,移入另一无菌空袋即为 2U 年轻红细胞,余下为年老红细胞 1 单位;将 100mL 保存液分别移入年轻红细胞和年老红细胞各 50mL。

(3)血细胞分离机法:用 Aminco 和 IBM 2997 型连续流动血细胞分离机制备,把浓缩红细胞引入分离机的加工袋中,生理盐水洗涤 2 次,再收集最先流出的红细胞,收集量为原来的一半,即为年轻红细胞。

(4)血细胞分离机采集法:应用血液细胞分离机的年轻红细胞采集程序,对献血者进行年轻红细胞采集。

2.保存

年轻红细胞制剂的保存与全血相同,温度为 $2～6℃$。含 ACD-B、CPD 保养液的年轻红细胞保存期为 21 天;含 CPDA-1 保养液的年轻红细胞保存期为 35 天。

(七)辐照红细胞

辐照红细胞(IRBC)是用射线照射灭活活性淋巴细胞的红细胞制剂,用来预防 TA-GVHD 的发生。

血液成分制剂中能引发 TA-GVHD 的主要成分是白细胞群,特别是淋巴细胞群。绝大部分红细胞血液成分中都含有足够量的能使易感受血者发生 GVHD 的淋巴细胞。患者出现 GVHD 有 3 个先决条件:①受体与供体之间组织相容性不同;②移植物(所输注的血液成分)中存在免疫活性细胞;③宿主无法清除这些免疫活性细胞。

采用辐照血液的方法则可灭活血液制剂中的活性淋巴细胞,达到预防 TA-GVHD 的目的。常用 γ 射线辐照红细胞等血液成分。红细胞制剂经 γ 射线照射后,淋巴细胞则完全失去活性或死亡。辐照后的红细胞并没有放射活性,因此对受体无任何放射损伤作用。国外应用 γ 射线照射血液日益增多,有的国家应用率已高达 95%。

1.辐照红细胞的制备

血液制剂的辐照剂量是以其对被照射物质的吸收剂量来计算,吸收剂量取决于照射量。血液制剂的最佳辐照剂量是完全消除供血者淋巴细胞的有丝分裂能力而不破坏其他血液细胞功能。

1993 年,美国 FDA 把照射中心的靶剂量定为 25Gy,其他部位的剂量不得低于 15Gy。欧洲学术委员会制定的照射剂量范围是 25～40Gy,英国规定的剂量范围是 25～50Gy。我国要求的照射剂量为 25～35Gy。

实际操作时应按照不同厂家提供辐照仪说明书要求进行。每次进行血液辐照处理时,应放置辐照剂量测试条,以观察辐照剂量是否达标,如剂量不达标,成分应按未辐照成分供临床使用,但保存期同经辐照的成分。

2.保存

美国 FDA 规定红细胞辐照后保存时间不超过 28 天,最好尽快输注,输后体内恢复率应≥75%;红细胞制剂保存的总时间不能超过未辐照的红细胞制剂保存时间。欧洲会议则推荐红细胞的辐照应在采血后 14 天内进行,并且辐照后红细胞的保存时间应在辐照后 14 天内。我国还未修订血液制剂制备与保存标准,可参照国外标准执行。通常情况下,血液辐照后宜尽快使用,不宜长时间贮存。

红细胞悬液经辐照后,对红细胞的功能有一定影响,随时间延长,红细胞 2,3-DPG、ATP、pH 的变化不大,但 K^+ 含量在一周内迅速升高。

三、血小板类成分

血小板是血液有形成分中相对密度最小的一种血细胞,相对密度约为 1.040,利用离心法可以从全血中分离提取较浓、较纯的血小板成分。目前血小板制备方法有两种。①手工法:制备浓缩血小板,可进行多人份汇集保存;②血细胞分离机法:从单一献血者直接采集达 1～2 个治疗剂量的单采血小板,将不需要的血液成分回输给献血者。美国规定一个治疗剂量血小板≥$3.0×10^{11}$个,我国规定一个治疗剂量血小板≥$2.5×10^{11}$个。

无论哪种类型采集的血小板均需要健康献血者 PLT 处于 $(150～450)×10^9/L$,HCT>0.36。若 PLT≥$250×10^9$,体重达 60kg 可 1 次性采集 2 个治疗剂量(≥$5.0×10^{11}$个)。血小板采集前禁服阿司匹林、吲哚美辛(消炎药)、保泰松、布洛芬、维生素 E、双嘧达莫(潘生丁)、氨茶碱、青霉素及抗过敏类药物。血小板单采献血间隔时间不少于 2 周,一年不超过 24 次。单采血小板后再捐献全血间隔时间应大于 4 周;全血献血后再单采血小板间隔时间应大于 3 个月。采集的血小板均需要去除白细胞、病毒灭活、辐照等处理,以制备高质量和安全的血小板制剂。

(一)浓缩血小板

将采集后 6 小时内置于 20～24℃保存和运输的全血,在全封闭条件下分离的血小板并悬浮在血浆内,称为浓缩血小板(PC),又称随机供者血小板或手工制备血小板。PC 制备方法包括 PRP 法和从白膜中提取血小板的白膜法。美国多使用 PRP 法,欧洲多使用白膜法,而我国两种方法都有使用。

1.制备方法及特点

(1)制备方法:200mL 全血应在 5 分钟内完成采集,400mL 全血应在 10 分钟内完成采集。

①PRP 法:通过三联袋或四联袋采集 400mL 全血,(22±2)℃条件下以 1328×g 离心 7 分钟,使红细胞、白细胞基本下沉,血小板因相对密度较轻,约 70% 保留于血浆中,为 PRP 层。将上层富血小板的血浆转移至空袋中,尽量减少红细胞的混入,热合断离主袋(浓缩红细胞)与转移袋(PRP)之间的导管。PRP 袋与空转移袋在(22±2)℃条件下以 2533×g 离心 12 分钟,使血小板下沉于袋底部,分离上层少血小板血浆进入空转移袋内,留下 40～60mL 的血浆和沉淀即为浓缩血小板,约含全血中 60% 的血小板。(22±2)℃静置 1～2 小时,使血小板自然解聚重新悬浮后置于血小板振荡器中保存。

②白膜法:四联袋采集全血 400mL 于主袋中,(22±2)℃条件下以 2793×g 离心 15 分钟,离心后主袋置于分浆夹内,分出上层大部分血浆至第 1 转移袋内,当主袋内血浆剩余量距白膜层大 2～3cm 时,20～30mL 血浆连同白膜层及白膜层下约 1cm 高度的红细胞被挤入第 2 个转移袋内(保证导管内无血液残留),即为少量血浆、白细胞、血小板、红细胞混悬液。主袋中加入红细胞保存液为悬浮红细胞。热合断离主袋与第 2 个转移袋。将第 2 个转移袋和另一个空转移袋整齐叠放入离心杯,加入适当填充物挤压避免袋体产生皱褶,(22±2)℃条件下以 269×g 离心 10 分钟使红细胞和白细胞下沉,离心后将上清液挤入空袋内,热合保留导管至少 15cm,即为浓缩血小板。白膜法操作简单,可一次性得到血浆、浓缩(或悬浮)红细胞和白膜层等产品。

③自动分离法:四联袋采集全血 400mL 于主袋中,全自动成分分离机通过自动挤压分离,利用挤压板上的界面传感器自动判断结果,从而实现对血浆、白膜层、红细胞、血小板成分的高效分离。

(2)特点

①手工制备的 PC 回收率大于 70%。a.PRP 法:血小板回收率较高,白细胞污染量较多。b.白膜法:血小板回收率较低,白细胞污染量少。

②全自动血液成分分离机在制备浓缩血小板的过程中,通过挤压板的配合,可以将白膜层最大限度地收集到转移袋中,避免白膜损失。在二次轻离心分离过程中,可以精准控制挤压板推进精度,保证血小板终产品的产率,红细胞混入率低。

2.适应证

综合评估病情、外周血小板数量和功能,以及引起血小板减少的原因等,才决定患者是否输注血小板。血小板输注分为预防性输注和治疗性输注。

(1)预防性输注:预防性输注在血小板输注中占主导地位,仅限于出血危险性较大的情况,可使 PLT 提高到安全水平,显著降低血小板低下者的出血概率和程度,特别是减少颅内出血和内脏大出血的危险性,降低死亡率,具有显著的临床价值,主要用于:①各种血小板生成障碍性疾病,如 AA、恶性血液病、大剂量放疗化疗等,均可引起血小板减少,当 $PLT < 5×10^9/L$ 时,无论有无明显出血都应及时输注血小板,以免发生颅内出血。②各种原因引起的 $PLT < 20×10^9/L$ 且伴有严重出血者,需要预防性血小板输注。③若 $PLT ≤ 50×10^9/L$,需要进行手术治疗者,应综合考虑手术大小和部位,进行预防性输注。

（2）治疗性输注：主要用于治疗存在活动性出血且血小板减少性疾病，如：①血小板生成减少引起的出血。②大量输血所致的血小板稀释性减少，PLT$<50\times10^9$/L并伴有严重出血者。③严重感染或DIC导致PLT低下并伴有出血者。④ITP患者体内存在血小板自身抗体，使自身血小板和输注的血小板破坏严重，应严格掌握输血指征：若脾切除治疗术前或术中有严重出血者，或者PLT$<20\times10^9$/L并伴有出血危及生命者。⑤血小板数量正常，但功能异常所致严重出血危及生命者。

3.保存

保存温度为（22±2）℃。为防止血小板聚集和被激活，并促进气体交换，血小板必须在恒定振荡条件下保存，水平振动频率60次/分钟，振幅5cm。使用普通采集袋可保存PC 24小时，专用采集袋可保存5天。血小板pH控制在6.0～7.4，pH过高或过低都可损伤血小板功能及活性，影响血小板输注疗效。

（二）单采血小板

使用血细胞分离机采集献血者的血小板所制成的血小板制剂，为单采血小板，又称机采血小板，即从单个献血者体内采集1～2个成人治疗剂量的血小板，且要求去除白细胞。在每份单采血小板制剂中，白细胞残留量在欧洲规定$\leqslant5.0\times10^6$个，在美国几乎能达到$\leqslant1.0\times10^6$个。血细胞分离机通过离心式、膜滤式和吸附柱式制备的单采血小板，具有纯度高、质量好等优点，临床应用广泛。

1.制备方法及特点

（1）制备方法：Amicus血细胞分离机采用类似PRP分离方法制备血小板。献血者的全血与抗凝剂混合后被泵入到分离袋中，通过离心分离成PRP及PC成分（包括白细胞和红细胞）。为了提高血小板收集效率并控制白细胞的混入，结合血液HCT与密度之间的正比关系（HCT越高、密度越大），通过界面探测系统与血浆再循环泵的联动性，将进入分离袋的血液成分HCT恒定在0.35，此时血液成分的密度大于血浆和血小板的密度、小于白细胞和红细胞的密度；在分离袋中只允许血浆和血小板被淘洗出来进入收集袋，而白细胞和红细胞回输给献血者。

抗凝全血进入分离袋后，密度较小的PRP将在靠近分离袋内壁的位置，而密度较大的CRBC在靠近分离袋外壁的位置。PRP从分离袋中泵入收集袋内；CRBC通过浓缩红细胞管路流出分离袋，最终还输给献血者。

白细胞按密度分类可分为密度较小的淋巴细胞、单核细胞和密度较大的粒细胞。白细胞的密度均大于血小板淘洗环境的密度，不能通过富血小板血浆管路，而随着压积红细胞还输回献血者。

PRP进入采集袋后，密度较大的血小板在离心力作用下留在收集袋内；而密度较小的血浆通过血浆管路流出收集袋。采集程序结束后，收集袋中为浓缩血小板和少量血浆；用于血小板再悬浮的血浆及副产品血浆留在血浆袋中，其余部分还输给献血者。

（2）特点

①机采血小板只采集血小板，可节省献血者资源，并且1次能从健康献血者血液中采集大于2.5×10^{11}个血小板，足够1位患者1次治疗。一次机采血小板相当于10～12U的手工浓缩

血小板(每 200mL 全血仅可提取约 2.0×10^{10} 个浓缩血小板)。机采血小板高度浓缩,纯度较高,白细胞含量低,红细胞混入量少,明显优于手工制备的浓缩血小板。

②单采血小板混入白细胞少,可减少输血传播性疾病的概率。单采血小板可减少多种异体抗原对患者的免疫刺激,降低 NHFTR 和 PTR 的发生率。

2.适应证

(1)急性血小板减少者,如大量失血、严重感染等。

(2)血小板生成障碍引起的血小板减少,如白血病、AA、淋巴瘤和恶性肿瘤等大剂量放化疗后的骨髓衰竭者,以及骨髓移植患者在移植成功前血小板过低,必须输入血小板以度过危险期。

(3)先天性或获得性血小板功能缺陷,如巨大血小板综合征、血小板无力症、血小板病、vWD 等,以及药物、肝肾疾病等引起的血小板功能异常者,虽然血小板数量正常,但可引起严重出血。

(4)预防性输注血小板应慎重选择适应证,血小板数量减少或血小板功能异常但无严重出血者不宜采用。

3.保存

保存温度和环境同浓缩血小板。

(三)汇集血小板

手工制备 PC 中血小板含量较低,要达到一个成人治疗剂量,需要约 5 袋 400mL 全血,因此将多人份 PC 汇集后经白细胞滤除处理,可提高血小板含量。

1.制备方法及特点

(1)制备方法:挑选保存 24 小时内合格的同型血小板,每 7 袋为 1 个汇集量导入汇集袋,然后悬挂汇集袋,使流速呈点线状进行白细胞滤除,滤除后热合断开滤器与成品袋,即为混合 PC。

(2)特点:汇集后血小板含量 $\geqslant 2.0 \times 10^{10}$ 个×汇集单位数,红细胞混入量 $\leqslant 1.0 \times 10^9$ 个×汇集单位数。

2.适应证

同浓缩血小板。

3.保存

$(22 \pm 2)℃$ 振荡保存,多单位血小板汇集后有细菌污染的可能,处理后的血小板必须在 6 小时内输注。

(四)少白细胞血小板

临床上常采用多个浓缩血小板(10~12U)给一个患者输注以达到治疗目的,每次输入的 PC 中白细胞 $> 1.0 \times 10^8$ 个,反复多次输注多人份的血小板容易产生 HLA 抗体,引起发热、同种免疫等输血反应。因此,去除血小板中的白细胞对降低临床输血不良反应尤显重要。

1.制备方法及特点

(1)制备方法

①单一单位离心法:用二联袋将 PRP 法制备的 PC 放于振荡器上完全解聚,在 $(22 \pm 2)℃$

条件下以 450×g 离心 10 分钟,沉淀 PC 中的红细胞和白细胞,将上清血小板悬液挤入空转移袋内,热合封闭导管即为少白细胞血小板。

②多个单位 PC 混合离心法:将 4 袋解聚后的 PC 转移入特制的转移袋(下端有凸出 2mL 的容器)中,390×g 离心 10 分钟,分离上层悬液即为少白细胞血小板。

③过滤法:用无菌接口机连接 PC 与滤除白细胞输血器,打开滤器上端止流夹,倒置滤器,当滤器完全被血小板混悬液浸润后放下滤器,调节滑轮对白细胞进行滤除。

④血细胞分离机法:仪器采用涡旋减少白细胞的原理,使血小板中白细胞含量降到≤5.0×10^6 个/治疗量。

(2)特点

①离心法:能去除 70%～95% 的白细胞,血小板损失较大,血小板回收率约为 70%。

②过滤法:以吸附为基础去除白细胞,临床床边使用滤器较为常用,操作简单,白细胞滤除率＞98%,血小板回收率＞90%,可以有效地避免同种免疫的发生,降低白细胞传播病毒的风险,是一种比较理想的减除白细胞的方法。但在制备过程中可能导致过滤器阻塞、细胞因子释放和血小板活化。

③血细胞分离机法:单采血小板纯度高,白细胞残留量低,不必再用白细胞滤器进行过滤,一般不会出现细胞因子释放和血小板活化。

2.适应证

单采血小板由于血小板纯度高,白细胞残留量低,适用于血小板数量和质量异常引起的出血或有潜在出血者,尤其适用于机体已产生 HLA 抗体的患者,以及骨髓移植需要血小板输血治疗的患者。

3.保存

(22±2)℃振荡保存,多单位血小板汇集后离心有细菌污染的可能,处理后的血小板必须在 24 小时内完成输注。

(五)洗涤血小板

浓缩血小板因残存有一定量的血浆、白细胞、红细胞,用于临床输血时会出现荨麻疹、发热、PTR、TA-GVHD 等不良反应,血小板洗涤后再进行输注可有效降低多种输血不良反应的发生。

1.制备方法及特点

(1)制备方法:可采用单人份或者多人份混合的 PC 进行制备。

贮存期内已解聚的 PC,在(22±2)℃条件下以 178×g 离心 3 分钟,去除袋底的白细胞和红细胞,将上清液中少白细胞的血小板转移至另一空袋内。在其中再加入 200mL 血小板洗涤液,(22±2)℃温度下以 2475×g 离心 15 分钟,移去上清。再加入 200mL 血小板洗涤液,静置 30 分钟,(22±2)℃温度下以 2475×g 再次离心 7 分钟,移去上清。然后加入不含有 IgA 的同型血浆或血小板洗涤液的悬浮剂,(22±2)℃静置 60 分钟,水平振荡解聚。

(2)特点:一般使用生理盐水、盐缓冲液和 ACD-A 或枸橼酸盐组成的洗涤液洗涤血小板。洗涤后血小板回收率为 90%,血浆去除率达 95% 以上,白细胞无显著改变。

2.适应证

洗涤血小板主要去除血浆中的有害抗体和引起输血小板不良反应的物质,适用于不能接受任何剂量 K⁺、机体有 IgA 抗体的患者,以预防或减少发热、荨麻疹和过敏反应。

3.保存

洗涤血小板必须在 4 小时内输注,输注前血小板应解聚良好。

(六)辐照血小板

用射线辐照血小板可灭活淋巴细胞,而对血小板功能影响很小,大大降低了 TA-GVHD,适用于所有存在免疫缺陷的患者或者正在接受免疫抑制治疗的患者。另外,有较近亲缘关系的供者血小板、HLA 配型的血小板,以及实施宫内输血和新生儿换血治疗所用的血小板也需要辐照处理。

(七)冰冻血小板

冰冻血小板是将单采血小板中加入冷冻保护剂并低温保存的血液制剂,可延长血小板的保存时间。目前认为冰冻血小板止血效果较好,主要应用于外科、妇产科和自体血小板的保存。冰冻血小板常用的冷冻保护剂为 DMSO。

1.制备方法及特点

(1)制备方法:①采用一个治疗量的机采血小板,在有效期内检验合格并已充分解聚,称重。②在振荡频率 60 次/分钟的振荡器上,通过无菌操作将 DMSO 缓慢加入血小板袋内(≤1mL/min),DMSO 终浓度为 5%。③热合封口,检查有无渗漏,然后进入降温程序,降温速度为 2~3℃/min,1.5~2 小时内完成冰冻降温过程,最后放置-80℃冰冻保存。

(2)特点:冰冻血小板的回收率约为新鲜血小板的 70%,目前我国尚未制定质量标准。

2.适应证

冰冻血小板使用前一般不需要交叉配血,按照 ABO 同型输注即可。冰冻血小板在人体内存活率较低,但有良好的止血功能。冰冻血小板可批量制备、长期保存,适用于各种突发事件的应急用血。

3.保存

血小板混悬液在-80℃冰箱降温冰冻时不可叠放,保持 3~5cm 的空隙。临床输注前应在 37℃循环式水浴箱中静止融化,而后尽快输注。冰冻血小板有效期为 1 年。

(八)病毒灭活血小板

根据病原体的化学和生物学特性,采用不同的病原体去除技术进行灭活。①有机溶剂、去污剂和表面活性剂处理及加热灭菌技术,为灭活血浆病毒而开发的高效技术,但不能用于细胞成分的灭活。②TNTERCEPT(又称 S-59 补骨脂素系统)和 Mirasol 等处理血小板和血浆,再经紫外线照射处理,可灭活淋巴细胞,有效预防 TA-GVHD;阻止微生物增殖,从而避免发生输血传播疾病,同时也减少了辐照、传染病检查和献血者血小板筛查的相关费用。③Amotosalen 是一种天然存在的小平面分子家族,能迅速通过细胞膜和病毒外壳,可逆性地插入 DNA 和 RNA 的螺旋区域。紫外线照射时,UV-A 与核酸碱基 T 和 C 形成共价键交联,阻断 DNA 复制和 RNA 转录,从而有效地灭活病毒、细菌、原虫和白细胞。但由于血浆对病毒灭活有干扰作用,使用 Amotosalen 灭活血小板中的病原体时,须将血小板重新悬浮于血浆较少的介质中。此外,通常采用 S-59 减少设备或类似方法移除制剂中残余的 Amotosalen。病毒灭活后,可将血小板制剂置于常规条件下保存。④核黄素(维生素 B_2)是一种营养物,也可以迅速插入 DNA 和 RNA 碱基之间,在 $280\sim320$nm 紫外光下可引发光溶解,导致单股螺旋断裂及共价化合物形成,进而抑制病毒复制。

四、白细胞类成分

白细胞是一群形态、功能和来源不同的细胞群,分为淋巴细胞、中性粒细胞、单核细胞、嗜酸性粒细胞和嗜碱性粒细胞。临床上真正用于治疗的白细胞是中性粒细胞。

(一)浓缩粒细胞

手工制备浓缩粒细胞因其含量较少,无法满足临床 1 个治疗剂量。一般要求收集 $5\sim10$ 名献血者的粒细胞(每人献血 400mL/次)才能满足 1 个治疗剂量,而且患者需要连续输注 $4\sim5$ 天,极易诱发免疫反应,产生粒细胞抗体,导致粒细胞输注无效。手工法制备浓缩粒细胞较少使用。

1.制备方法及特点

(1)制备方法:使用四联袋采集全血,在 (22 ± 2)℃条件下以 $2793\times$g 离心 15 分钟,然后将主袋置于分浆夹内,移出大部分血浆至第 2 个转移袋内,在血浆剩余量距白膜层大约 $1\sim2$cm 时,夹住第 2 个转移袋管路,将剩余血浆、白膜层及白膜层下约 1cm 的红细胞挤入第 3 个转移袋内,即为浓缩(白)粒细胞。第 4 个转移袋内的红细胞保存液转移主袋内,混匀,即为悬浮红细胞。

(2)特点:200mL 全血制成的浓缩粒细胞制剂含粒细胞数量约为 0.5×10^9 个,容量为 $20\sim30$mL/U。

2.适应证

粒细胞输注主要用于抗感染治疗,在严格掌握患者输注指征和充分权衡利弊条件下,才可考虑是否输血治疗。一般要求有明确的细菌感染症状、中性粒细胞 $<0.5\times10^9$/L 且强有力抗生素治疗 48 小时仍无效者,才进行粒细胞输注。粒细胞进入患者体内后很快离开血管到达感染部位,因此输注效果不能以外周血粒细胞数量作为评判标准,要以患者体温是否下降、感染是否得到控制或好转来评价治疗效果。

粒细胞治疗需要每天输注,每次输注剂量大于 1.0×10^{10} 个,连续输注 $4\sim5$ 天,直到体温下降或证明无效为止。目前临床开展粒细胞输注治疗不多,原因:①浓缩粒细胞中含有较多的红细胞,容易产生同种免疫反应,输注前必须选择 ABO 同型血液进行交叉配合试验。②粒细胞离体后功能很快丧失。③粒细胞抗原性强,多次输注易产生粒细胞抗体。④浓缩粒细胞制剂中常混有大量有免疫活性的淋巴细胞,免疫功能低下者输注后可导致 TA-GVHD。⑤浓缩粒细胞输注后容易并发肺部并发症,还能传播病毒。⑥随着新型抗生素不断应用,以及无菌层流病房的抗菌、控制感染效果比输注浓缩粒细胞更好。⑦粒细胞显著减少者可通过注射粒细胞集落刺激因子(colony stimu lating factor,granu locyte G-CSF)和粒-巨噬细胞集落刺激因子(GM-CSF)提高粒细胞数量,不良反应少。

3.保存

(22 ± 2)℃保存浓缩粒细胞不超过 8 小时。

（二）单采粒细胞

单采法是用血细胞分离机从 1 位献血者体内单采获得足够 1 次输注量的粒细胞。由于骨髓中贮存的粒细胞是外周血液循环中的 10～15 倍，所以单纯从外周血不易采集足够量的粒细胞，需要使用刺激剂（如皮质固醇类药物）使骨髓和边缘池的粒细胞释放进入外周血液循环中。一般在采血前 2 小时、12 小时和 17 小时前献血者口服泼尼松 20mg，以增加血液循环中的粒细胞数量。美国 AABB 用 G-CSF 诱导献血者，每次可单采粒细胞达 10×10^{10} 个，并不影响献血者的健康。

1.制备方法及特点

（1）制备方法：严格按照不同厂家仪器的要求机采粒细胞。

（2）特点：单采的粒细胞肉眼观察无色泽异常，无凝块、溶血、气泡及重度乳糜出现等情况。血袋保留注满单采粒细胞经热合的导管至少 20cm。单采粒细胞的中性粒细胞 $\geq 1.0 \times 10^{10}$ 个，容量为 150～500mL，血细胞比容 ≤ 0.15。

2.适应证

粒细胞输注主要用于抗感染治疗，适应证同浓缩粒细胞。

3.保存

单采粒细胞采集后尽快使用，不适合贮存。保存同浓缩粒细胞。

（三）单个核细胞

外周血单个核细胞（PBMC）即外周血中具有单个核的细胞，包括淋巴细胞和单核细胞。常用 Ficoll-Hypaque（聚蔗糖，泛影葡胺）密度梯度离心法分离提取 PBMC。红细胞和粒细胞的密度大于分层液而处于管底，尤其红细胞遇到 Ficoll 而凝集成串钱状后沉积于管底。血小板因密度小而悬浮于血浆中。唯有与分层液密度相当的单个核细胞密集在血浆层和分层液的界面中，呈白膜状，小心吸取该层细胞经洗涤、离心、重悬即得到单个核细胞。此方法适用于外周血、脐血及骨髓中单个核细胞的分离。

1.制备方法

利用全自动血细胞分离机，采集已经注射动员剂的供者外周血单个核细胞，或者无菌条件下采集供者脐血或骨髓，抗凝处理后注入无菌塑料袋内。先将 Ficoll-Hypaque 混合溶液加入四联袋主袋内，利用无菌接口机将盛有 Ficoll-Hypaque 混合溶液的四联袋与标本收集袋相连，按样本与试剂体积 1∶1 的比例，将血液样本沿袋壁缓慢加入四联袋主袋内液面上，保持血液和淋巴细胞分离液的界面清晰。将四联袋平衡后置入大型低温离心机内，$800 \times g$、$22℃$ 离心 30 分钟。离心后轻轻取出四联袋，将主袋放在分浆夹上，此时袋内的液体自上而下分为 5 层：血浆血小板层、单个核细胞层、淋巴细胞分离液层、多核细胞层、红细胞层。将血浆血小板层的上 2/3 液体挤压入四联袋的一空袋内，将剩余的血浆血小板、单个核细胞层、淋巴细胞分离液层的上部，挤压入四联袋的另一空袋内，即为富含单个核细胞的液体。打开无菌生理盐水袋与富含单个核细胞袋的通道，将无菌生理盐水加入单个核细胞袋内，平衡后 $1800 \times g$、$22℃$ 离心 7 分钟，弃去上清液，再重复洗涤 1 次，根据临床要求用无菌生理盐水或脐带血血浆悬浮单个核细胞。

2.特点

国内外 PBMC 的分离制备方法很多,多采用试管法,但由于受到试管容量(最大容量为50mL)和不能完全无菌操作的限制,只能得到有限的 PBMC,多局限于实验研究。目前利用无菌塑料四联袋分离提取的 PBMC,分离全过程采用无菌连接技术,不仅解决了分离过程的细菌污染问题,而且能分离得到足量的 PBMC,可用于临床治疗。

五、造血干细胞

正常人外周血中存在少量造血干细胞,称为外周血造血干细胞(PBSC)。肿瘤患者经过细胞毒性药物化疗后,在骨髓造血恢复期外周血中会出现大量干细胞。随着造血成长因子的发现,人们对 PBSC 的研究更加深入,造血生长因子单独应用或与化疗联合应用,能够将骨髓中造血干细胞动员到外周血中,通过自动化血细胞分离机采集获取,用于血液病的移植治疗,使得自体及异体 PBSC 移植技术迅速发展起来。

(一)制备方法及特点

1.制备方法

(1)PBSC 动员:是将骨髓造血干/祖细胞动员到外周血的过程。造血生长因子、骨髓抑制性化疗,以及骨髓抑制性化疗联合造血生长因子均具有动员作用。应用于骨髓抑制性化疗的许多抗肿瘤药物,如大剂量环磷酰胺或大剂量阿糖胞苷,具有动员 PBSC 的作用,动员效果与药物剂量、骨髓抑制程度呈正相关。化疗后 PBSC 的增多与骨髓抑制后造血功能恢复一致,PBSC 产生的高峰时间即为血细胞恢复最快的时间,随后迅速下降;化疗后使用造血生长因子能增加动员效果,还能减轻化疗对骨髓细胞的毒性。然而,化疗动员 PBSC 只限于肿瘤患者自体 HSCT。

(2)PBSC 采集:与血细胞单采技术相同,采用全自动血细胞分离机连续分离外周血中单个核细胞。一般情况下,选择供者较大静脉穿刺,以保证分离时血流速度,成人 PBSC 单采时血流速度为 50～70mL/min,循环总量为 10～15L。一般在造血生长因子动员后的第 5、6、7 天采集 PBSC。单纯化疗或化疗联合 CSF 动员时,应检查外周血 $CD34^+$ 细胞数量,$CD34^+$ 细胞达到 $(20～40)×10^6/L$ 时开始采集 PBSC。每次采集的 PBSC 数量与动员情况、采集时间长短、仪器采集效率有关。为保证 PBSC 植活,植入的 $CD34^+$ 细胞数量应达到 $2×10^6$ 个/kg。异体供者一般采集一次,而多次化疗的患者需要多次动员、采集。每次采集的 PBSC 总体积为150～400mL,循环血量 15L 时采集的有核细胞数为 $(10～80)×10^9$ 个,其中 90%以上为单个核细胞,$CD34^+$ 细胞占 0.1%～5%,还有少量分叶核细胞、红细胞。肿瘤患者的自体 PBSC 中可能混有少量肿瘤细胞。

2.特点

经过充分动员,通过细胞成分分离技术采集的 PBSC 多于骨髓,供者无须住院和麻醉,可以多次采集,明显优于骨髓(一般不能多次采集),采集后没有明显疼痛,耐受性好。PBSC 移植后,患者白细胞和血小板恢复较快,优于骨髓移植。

个别献血者 PBSC 动员和采集可能出现不良反应,如造血生长因子引起的骨痛、头痛、乏力、肌肉疼痛、失眠、厌食、恶心、呕吐、脾脏肿大等;静脉插管可能引起出血、血肿、感染、血栓等;采集过程中可能出现枸橼酸中毒,低钙引起口腔异味、麻木、抽搐等;采集后可能发生血小板减少。

(二)适应证

HSCT 能够治疗多种疾病,如血液系统、免疫系统、代谢系统和肿瘤等疾病,主要用于治疗造血系统的恶性疾病。抗肿瘤化学药物治疗及放射治疗能够大量杀灭肿瘤细胞,并能克服轻度耐药。然而,大剂量放化疗会造成严重骨髓抑制,必须有造血干细胞作为拯救措施,才能进行大剂量的化疗或放疗,增强抗肿瘤治疗的疗效。

(三)保存

1. 4℃液态保存

第一次采集的 PBSC 在 4℃保存 24 小时后再采集第二次,并在 48 小时内将两次采集的 PBSC 一起输给患者,可以获得移植成功。PBSC 在 4℃可以保存数小时到数天,随着存放时间延长,PBSC 会进行性减少。PBSC 支持高剂量化疗,适用于短期内干细胞移植,简便、经济、可靠、实用。

2. -80℃简易保存

由 6% 的细胞外冷冻防护剂 HES、5% 的细胞内冷冻保护剂 DMSO 和 4% 的人血白蛋白作为 PBSC 的冷冻保护剂,与 PBSC 混合后直接在-80℃冰箱中保存。此种 PBSC 进行移植,与非程序控降温保存的干细胞同样有效,DMSO 用量少可减轻回输引起的毒副作用。

3. 液氮保存

由外周血分离采集的 HSC,经程序降温仪降温后,置于-196℃液氮中长期冷冻保存是最常用的方法。在冷冻保存过程中,为防止细胞内液形成冰晶造成细胞损伤,冷冻前必须在干细胞悬液中加入 DMSO,且在血浆中的终浓度为 10%。为避免室温下 DMSO 对造血干细胞的毒副作用,应在冰水浴中操作,先以 1~3℃/min 的速度冷冻降温,降至-40℃后,再以 3~5℃/min 的速度降至-80℃,然后将样品置于液氮中长期保存。液氮保存需要程序降温仪,其设备昂贵、复杂、不易普及。

六、血浆及凝血因子类成分

血浆是指抗凝全血去除细胞成分后的淡黄色液体,含有水、电解质、白蛋白、免疫球蛋白和各种凝血因子等,由血液中心(或中心血站)通过无偿献血者的全血分离制备,主要用于临床输注;也可以由单采血浆站单采原料血浆用于制备血浆制剂或制品。目前,根据制备方法及来源的不同,国内常用的血浆制剂分为 FFP 和普通 FP;根据采集和处理方式不同,分为单采血浆和病毒灭活血浆等。

(一)新鲜冰冻血浆

新鲜冰冻血浆(FFP)是全血采集后 6~8 小时内在 4℃条件下离心分离出的血浆,在-30℃以下速冻成块后贮存于-18℃以下。我国采供血机构制备的 FFP 有 200mL、100mL 和 50mL 等规格,37℃水浴中融化后输注。

1.制备方法及特点

(1)制备方法:全血采集后 6 小时(保养液为 ACD)或 8 小时(保养液为 CPD、CPDA-1)内进行重离心,分离出新鲜液体血浆,并迅速冷冻,使其血浆中心温度在 60 分钟内降至−30℃以下,并贮存于低温血浆速冻机中,即为 FFP。

(2)特点:FFP 含有全部的凝血因子及血浆蛋白,其中因子Ⅷ(FⅧ)活性≥0.7IU/mL,血浆蛋白含量≥50g/L。

2.适应证

FFP 主要用于补充各种凝血因子、扩充血容量。适用于:①Ⅴ因子和Ⅷ因子缺乏的血友病患者,在缺乏冷沉淀凝血因子的情况下可选用 FFP。②肝病患者获得性凝血功能障碍,如急性肝衰竭引起的出血。③24 小时内输注等于或大于自身血容量的大量输血,发生了稀释性凝血病,或伴发凝血功能障碍者。④口服香豆素类药物过量引起 PT 延长、出血者,应立即应用维生素 K$_1$,若为急性出血应先输注 FFP 或普通 FP。⑤抗凝血酶Ⅲ(AT-Ⅲ)缺乏引起的出血患者,若无 AT-Ⅲ浓缩剂可选用 FFP。⑥免疫功能紊乱性疾病、TTP 实施血浆置换者。

3.保存

FFP 保存在−18℃以下,保存期为 1 年,1 年后改为普通 FP,可继续保存 4 年。FFP 不能反复冻融,融化后必须尽快输注,避免不稳定凝血因子失活。若融化后未能及时输注,须 4℃保存,但不能超过 24 小时。FFP 不能在室温下自然融化,避免大量纤维蛋白析出。血浆冰冻后采血袋脆性增大,易造成破袋,应轻拿轻放,应在冰冻状态下运输。

(二)普通冰冻血浆

1.制备方法及特点

(1)制备方法

①全血采集后超过 6 小时(保养液为 ACD)或 8 小时(保养液为 CPD、CPDA-1)分离出的血浆,即为普通冰冻血浆(FP)。

②FFP 保存 1 年后,由于凝血因子活性下降,改为 FP。

③FFP 制备冷沉淀后的血浆,为 FP。

(2)特点:FP 中含有稳定的凝血因子及血浆蛋白,血浆蛋白含量≥50g/L。

2.适应证

与 FFP 相比,FP 缺乏不稳定凝血因子,主要用于 V 因子和Ⅷ因子以外的凝血因子水平降低或缺乏者的输血治疗,如严重烧创伤、大手术所致的急性失血性休克并且出现胶体液与凝血因子缺乏者,以及严重肝脏疾病、DIC、大量输血患者等。

3.保存

−18℃以下冰冻保存,有效期为 5 年。

(三)冷沉淀凝血因子

冷沉淀凝血因子又简称为冷沉淀,是 FFP 在低温(1～5℃)融化后不溶解的白色沉淀物,主要含有凝血因子Ⅷ、ⅩⅢ和 Fg、纤维连接蛋白(FN)、血管性血友病因子(vWF)等。由于 Cryo 制备过程中缺乏病毒灭活,临床输注易诱发病毒感染,在一些发达国家已较少使用。

1.制备方法及特点

(1)制备方法

①离心法:取出待制备冷沉淀的 FFP,置(4±2)℃冰箱中过夜融化或在(4±2)℃水浴装置中融化。当血浆基本融化结束时,取出血浆,在(4±2)℃的环境下重离心。将大部分上层血浆移至空袋,制成 FP。留下 20～30mL 血浆与沉淀物混合,即为冷沉淀凝血因子。

②虹吸法:将 FFP 置于(4±2)℃恒温水浴融化箱中融化,待双联袋导管融化变软后,解开双联袋并核对献血条码,将空转移袋置于水浴箱外,位置低于血浆袋,两袋之间形成一定的高度落差。血浆融化后,随时被虹吸至转移袋中,当融化至剩下 40～50mL 血浆沉淀物时,闭合导管,阻断虹吸,称重热合,保留注满血浆的导管至少 10cm,检查血袋条码完整性,热合断离导管,即为冷沉淀凝血因子。

(2)特点:冷沉淀凝血因子制备工艺较为简单,含有丰富的凝血因子Ⅷ、ⅩⅢ和 Fg、FN、vWF 等,在临床使用较多。使用时要严格掌握适应证,不可滥用。

2.适应证

(1)冷沉淀中含有丰富的 FⅧ,常用作 FⅧ浓缩剂的替代物治疗血友病 A 及获得性凝血因子Ⅷ缺乏症。

(2)先天性或获得性纤维蛋白原缺乏症、低 Fg 血症、异常 Fg 血症或 Fg 消耗增多时,可引起不同程度的出血,在缺乏 Fg 浓缩剂时,可选用冷沉淀。

(3)冷沉淀中含有较高的 FⅧ和 vWF,是 vWF 的理想替代品,但血小板型 vWD 患者输注冷沉淀的同时还应输注血小板制剂。

(4)在严重感染、创伤、烧伤、皮肤溃疡和肝功能衰竭时,可用冷沉淀补充 FN,也可在局部外用以促进创口、溃疡组织快速修复。

(5)低血容量性休克并发 DIC 可选用冷沉淀凝血因子治疗。

3.保存与使用

冷沉淀制备过程中温度应控制在 2～6℃范围内,制备完成后应在 1 小时内重新迅速冻结,自采集日起可在低于-18℃温度下保存 12 个月。

冷沉淀应在冰冻状态下运输。输注前先在 37℃水浴中不断轻轻摇动,10 分钟内融化,避免局部温度过高导致 FⅧ失活。若 37℃加温后未完全融化,说明 Fg 已转变为纤维蛋白不能使用。融化后的冷沉淀应在 4 小时内以患者可以耐受的最快速度输注,不可重新冻存。

(四)单采血浆

由于人体血浆蛋白合成速度远远快于血细胞的更新,所以间隔 2 周可以采浆 1 次,每次单采量不超过 580mL(含抗凝剂溶液),主要用作原料血浆生产各种高浓度、高纯度的蛋白制品,如白蛋白、免疫球蛋白和凝血因子制品等。尤其在发达国家,血浆较少直接用于临床输注,多用于生产各种蛋白制品,而我国血浆(如 FFP、FP)主要用于临床治疗,有些血浆进行了病毒灭活处理。用于生产血液制品的原料血浆要求使用 FFP 已经全部通过病毒灭活。自 1985 年后,欧盟和美国逐步将各种病毒灭活技术应用于血浆蛋白制品生产过程,我国从 1995 年后开始对凝血因子类产品及白蛋白制品进行病毒灭活处理。因此输注血浆蛋白制品比血液成分更为安全。

目前国内外多采用多人份血浆混合,通过复杂的物理和化学方法(如低温乙醇法和层析法)分离和析出不同的蛋白组分,用于制作蛋白制品。用于分离人凝血因子Ⅷ的血浆,自采集之日起保存期不超过 1 年;用于分离其他血液制品的血浆,自采集之日起保存期不超过 3 年。

(五)病毒灭活血浆

病毒灭活血浆(VIP)是将血浆进行物理或化学方法处理,选择性灭活病毒而不影响血浆各种成分的有效活性。

1.制备方法及特点

(1)制备方法

①物理方法:a.加热法:使用特定的温度和作用时间,对血浆中病毒进行灭活的同时保留血浆蛋白活性,如巴斯德消毒法。b.照射法:通过 X 射线、γ 射线、紫外线等照射灭活病毒,如亚甲蓝/光照法、紫外线/光敏剂法。光照处理后的血浆,用输血过滤器滤除绝大部分白细胞和亚甲蓝成分,即得病毒灭活血浆。c.滤除法:通过纳米膜技术过滤去除病毒。d.压力循环法:也称超高压或高静水压法。

②化学方法:a.过烷化剂处理灭活病毒核酸。b.有机溶剂结合表面活性剂处理法、氧化剂处理灭活病毒。

(2)特点

①亚甲蓝/光照法操作简单,能有效灭活大多数包膜病毒,使病毒失去感染、致病和繁殖能力,因此在采供血机构得到了广泛应用。但亚甲蓝/光照法只能灭活包膜病毒,如 HBV、HCV、HIV 等,对非包膜病毒如 HAV、B19 等病毒无效。经病毒灭活后的血浆可通过过滤吸附去除亚甲蓝,使终产品中亚甲蓝含量≤0.3μmol/L。

②压力循环法或冷等静压病原体灭活法是将不同规格的单袋血浆放入到密封的超高压容器内,采用液体介质均匀作用于血浆袋表面,在各个方向上压力相等,从而实现物理灭菌。该方法是一种新型的单袋血浆病毒灭活方法,无化学品加入,也不同于高温处理,即时均匀施压和泄压,对致病微生物的杀灭效果很好,并且不影响正常血浆蛋白成分的活性。

2.适应证

适应证同 FP。

3.保存

－18℃以下冰冻保存,有效期为 5 年。

第九节　临床输血治疗

输血作为一种常见的治疗手段,在临床广泛应用。现代临床输血已不仅仅是血液及其成分的简单输注,已发展到了血液病理成分的去除治疗以及特殊免疫细胞和干细胞的输注治疗,是 21 世纪重要的医学发展方向,为多种恶性肿瘤和临床疑难疾病的治疗带来了希望。

一、治疗性血液成分去除及置换术

治疗性血液成分去除及置换术(TBCE)是一种减除患者血液中病理性成分的治疗技术。

该技术已成为一种临床常用治疗方式,临床上应在病理性血液成分去除及置换的基础上积极治疗原发病因。

TBCE 是将血液中的某一种病理性成分去除,再将其余成分还回去,或同时补充一定量的置换液,可分为治疗性置换术和治疗性单采术。治疗性置换术主要有治疗性血浆置换术(TPE)和治疗性红细胞置换术(TRCE)。常用的方法有手工法和自动化仪器法。治疗性单采术,主要指治疗性血细胞单采术(TCA),又分为治疗性红细胞单采术、治疗性白细胞单采术、治疗性血小板单采术和治疗性外周血造血干细胞单采术等四种。

(一)治疗性血液成分置换术的生理学基础和作用机制

血液是机体循环系统中由液态血浆和自由悬浮于血浆中的血细胞组成的一种红色、不透明的黏性液体。TBCE 是建立在血液生理学基础上的一种治疗技术。

1.病理性成分

病理性成分是指患者血液内所含有的能引起临床病症的含量或功能异常的血液成分和内、外源性有害物质。主要有三类:①造血系统异常增殖(如白血病、血小板增多症、真性红细胞增多症等)产生的过量或功能异常的血细胞;②体内、外原因(如遗传、免疫等)直接或间接引起的含量或功能异常的血浆成分(如低密度脂蛋白、异常免疫球蛋白、同种或自身抗体、免疫复合物等);③内、外源性毒性物质(如代谢性毒物质、药物等)。

(1)病理性成分的去除效率:TBCE 过程中病理性成分的去除率与还输的置换液量有一定关系。一般按如下参数估计患者血浆中病理性成分的变化。理论上预计:1 个血浆容量的置换,可去除病理性成分约 63.2%;2 个血浆容量的置换,可去除约 86.5%;3 个血浆容量的置换,可去除病理性成分约 95%。相对应的,血液成分剩余率估计:1 个血浆容量置换后,血浆中病理性成分的剩余率为 36.8%;2 个血浆容量置换后,剩余率为 13.5%;3 个血浆容量置换后,剩余率为 5%。

血液容量估计,一般为 75mL/kg 体重。血浆容量估计,一般为 40mL/kg 体重,或 75mL/kg×(1−血细胞比容)。

(2)病理性血液成分去除治疗的原则:需遵循 4 个原则:①血液中含有能被 TBCE 去除的、明确的病理性成分;②病理性成分能充分去除,并能有效地消除或减轻对靶组织的致病作用;③病理性成分所致的基本病症能得到治疗,或经过一段时间或药物治疗后有明显改善;④能恢复受累器官的功能。

(3)病理性血液成分去除的方法:主要有手工法和全自动仪器法。

①手工法:是指采用多联塑料袋进行血液采集、分离、还输等过程的方法。将患者血液采集到一个含有抗凝剂的血袋中,然后根据制备血液成分的要求,设定温度和离心机转速、离心时间,用大容量离心机离心分离;各种血液成分因比重不同而分层,去除病理性成分,再将正常成分回输给患者,即完成一轮操作。根据临床需要,可进行若干循环。在进行成分分离和去除的同时,给患者输注与去除成分等量的置换液,以维持患者的血容量及体液平衡。该法的优点是不需要特殊设备,只要有大容量低温离心机即可开展此项技术,费用低,易在基层医院开展;缺点是操作时间长,易造成污染,且一次去除病理性成分量不大,不适合病情重而需尽快去除大量病理成分的患者。手工法多用于血浆置换。

②血液成分分离机法:应用自动化的血液成分分离机,在无菌密闭塑料管道系统内完成采血、离心、成分去除和回输整个工作程序。按工作原理,可分为三类。

a.离心式血液成分分离机:这是目前应用最为广泛的一种,又称为血细胞分离机。这种分离机既能进行血细胞单采也能进行血浆置换。基本原理是根据血液的各种成分密度不同,将血液引入特制的离心泵内,经离心后将血浆和各种血细胞成分分层并分离,去除所设定的病理性成分,将其余成分回输患者体内。离心式血液成分分离机又分为间断流动离心式和连续流动离心式两种,前者只需一条静脉通路,后者则要求两条静脉通路。

b.膜滤式血液成分分离机:应用通透性和生物膜相容性都较好的高分子材料制成的膜滤器(孔径0.5nm),能用于血浆置换而不能用于血细胞单采。

c.吸附柱式血液成分分离机:属于血浆分离机的一种类型,只能用于血浆置换术。

2.抗凝剂

在单采和置换术中为防止血液凝固,流到体外的血液必须进行抗凝。最常用的抗凝剂是柠檬酸-葡萄糖溶液(ACD),有ACD-A和ACD-B两种配方。也可采用肝素作为抗凝剂。

(1)ACD-A:柠檬酸盐与血中游离钙结合,形成柠檬酸钙复合物阻断凝血通路而起抗凝作用。在单采术和置换术中,全血以30~80mL/min的流速泵入分离机,输入ACD-A与全血的比例是1:8~1:12(血细胞比容高者用1:12,低者用1:8)。治疗前服用钙片或饮用一杯牛奶(200mL)可有效地预防低血钙的发生。柠檬酸盐在体内代谢较快,在肝功能正常情况下清除迅速,术后90分钟就可被肝细胞所代谢,钙离子恢复正常。

(2)肝素:是一种高分子酸性黏多糖,其主要作用是增强抗凝血酶Ⅲ的生物活性,阻止凝血酶的生成以达到抗凝目的。对于有高凝状态、柠檬酸盐过敏以及施行大量白细胞单采术的患者可使用肝素抗凝。肝素的剂量根据活化的凝血时间(ACT)或试管法凝血时间(CT)确定。成人首次静脉注射肝素2000~5000U,并持续静脉滴注肝素300~1200U/h;儿童首次静脉注射肝素40U/kg,再以小剂量肝素静脉滴注维持。在操作期间,ACT每30分钟测定1次,以求达到ACT为150~300秒(正常值90~120秒)。如不能测定ACT,则应测定CT,CT维持在20~30分钟(正常值4~12分钟)为宜。ACT或CT缩短,适当添加肝素,ACT或CT延长,应减少肝素剂量。

(3)ACD-A和肝素混合使用:ACD-A与全血的比例应维持在1:20~1:30,多数采用1:24或1:26。肝素的剂量为术前静脉注射50mg/(kg·h),术中用20~30mg/(kg·h)维持(肝素1mg为125U)。联合应用ACD-A和肝素抗凝有时也用于大剂量白细胞单采术。这些单采术平均要处理血浆27L(24~33L)。ACD-A与全血的比例为1:24,每50mL ACD-A溶液中加入肝素3000U。

3.置换液

在TBCE尤其是血浆置换术中,为维持患者血容量的动态平衡,需补充一定量溶液替代已被去除的血浆,该溶液称为置换液。常用的有以下几种。

(1)晶体溶液:包括生理盐水、林格液、平衡盐液。该类溶液的优点是价格低、过敏反应少、无传播疾病的危险;缺点是不含凝血因子和免疫球蛋白,扩张血容量效果差、输入过多可引起组织水肿。

（2）血浆代用品：包括右旋糖酐、明胶等。其优点是扩容效果好，价格低，无传播疾病的危险；缺点是不含凝血因子，用量大时会有出血倾向，偶有皮肤瘙痒等过敏反应。右旋糖酐可对交叉配血产生干扰（出现假凝集）。

（3）蛋白质溶液：包括白蛋白、新鲜冰冻血浆、冷沉淀和静脉注射用的免疫球蛋白等。白蛋白的优点是扩容效果好，但价格贵、不含凝血因子和免疫球蛋白；新鲜冰冻血浆，含有免疫球蛋白、各种凝血因子，缺点是异体蛋白输注可产生过敏反应及有传播疾病的危险；冷沉淀含有丰富的纤维蛋白原和Ⅷ因子，亦有因异体蛋白输注可产生过敏反应及传播血源性疾病的危险。

置换液的选择原则主要为：①维持正常血浆容量：特别是胶体溶液，通常晶体液与胶体液的比例为 1.5∶1～2∶1。②补充患者需要成分：如缺乏某种正常血浆成分所致的疾病，需要补充相应的成分；大量、频繁、长期的血浆置换，常易导致医源性低蛋白血症，宜用蛋白液作为置换液。③有凝血异常或免疫球蛋白低下的患者，宜用新鲜冰冻血浆，或静脉用丙种球蛋白等。④抑制病理性成分产生：为防止血浆置换后"反跳"，可选用含有免疫球蛋白的置换液，反馈地抑制病理性成分的产生。⑤能大量结合病理性成分：去除内源性或外源性毒性物质，通常选用白蛋白作为置换液。⑥患者临床情况：置换液的组成与某些药物的使用，应与患者的病情相结合，按上述原则进行调整。

（二）治疗性血液成分置换术的临床应用

1.TPE

TPE 的目的是去除患者血浆中存在的病理性成分，主要包括：①体内、外病因（遗传、免疫等）直接或间接引起含量或功能异常的血浆成分，如低密度脂蛋白、异常免疫球蛋白、同种或自身抗体和免疫复合物等；②内、外毒素物质，如代谢性毒性物质、药物和毒物等。

（1）适应证：TPE 适用于多种疾病时血液中病理成分的去除和置换。美国血库协会（AABB）将 TPE 治疗的疾病分为四类：第一类为标准的可接受治疗的疾病；第二类为可接受辅助治疗的疾病；第三类为疗效不确定的疾病（利益/风险比例不定）；第四类为研究缺乏效果的疾病。

（2）临床应用：临床常见的 TPE 适应证如下。

①中毒性疾病：a.药物性中毒：如麻醉药、洋地黄、地西泮类药物中毒；b.有机磷中毒：农药、灭鼠药等；c.代谢性中毒：代谢性酸中毒、急性肝衰竭、高胆红素血症、细菌内毒素血症等。TPE 可迅速清除体内与蛋白质结合的这些大分子病理性物质，迅速有效地降低血浆毒物或药物的浓度，是这类患者最有效的治疗措施之一。

②血液高黏滞综合征：主要见于巨球蛋白血症、多发性骨髓瘤、轻链病等浆细胞克隆性疾病以及异常冷球蛋白血症患者。TPE 治疗可取得显著疗效。因这类患者常有血浆纤维蛋白原增高，而新鲜冰冻血浆和冷沉淀含纤维蛋白原，故不宜用作置换液，可选用晶体液、低分子右旋糖苷及白蛋白作为置换液较好。

③血栓性血小板减少性紫癜：这是一种少见的、病因不明的危急综合征。血浆输注和TPE 治疗血栓性血小板减少紫癜具有较好的疗效。由于本病的发病机制与血浆中缺少某种因子可能有关，故用新鲜冰冻血浆作为置换液较好。

④溶血性尿毒综合征：病因不明，目前认为可能与病毒感染有关，尚无特殊疗法。TPE 需

每天进行,每次置换 1.5~2.0 个血浆容量,最好以新鲜冰冻血浆作为置换液,必要时还要补充浓缩血小板。

⑤肺出血肾炎综合征:本病较为罕见,主要表现为肾小球炎、小肺泡出血和循环血中存在抗肾小球基底膜抗体。TPE 可去除抗肾小球基底膜抗体,应每天进行一次,每次置换 1.5 个血浆容量,置换液以 5%白蛋白为好。

⑥重症肌无力:本病属自身免疫性疾病。TPE 可以迅速降低患者血液中抗乙酰胆碱受体的自身抗体滴度,使症状得以缓解。一般在 1~2 周内做血浆置换 5~6 次。

⑦急性吉兰-巴雷综合征:本病是一种急性自身免疫性脱髓鞘多神经病变性疾病。TPE 能清除患者血浆中的抗体、淋巴因子和感染后产生的炎症介质,是一种有效的治疗方法。急性期的患者应尽早使用 TPE 能缩短严重症状的持续期。对慢性型的患者在使用其他的治疗方法无效时,也可考虑应用 TPE。

⑧家族性高胆固醇血症:是一种遗传性代谢缺陷疾病。TPE 的疗效是短暂的,往往需要连续治疗,通常需要每 2 周置换 1 次。

⑨母婴血型不合的妊娠:母体血浆中含高效价的对应胎儿血型抗原的免疫性抗体(IgG),可通过 TPE 迅速去除。一般认为将母体抗体效价降低到 64 以下才比较安全。

⑩ABO 血型不合的骨髓移植:在骨髓移植时,如果受者与供者的 ABO 血型不合可使受者产生抗-A 或抗-B 而引起溶血反应。采用大剂量 TPE 来去除上述抗体,则可防止此类溶血反应的发生。

⑪自身免疫性溶血性贫血:某些原因产生的红细胞自身抗体使红细胞破坏加速引起的一种获得性溶血性贫血,临床上较常见。按血清抗体性质可分温抗体型和冷抗体型两种。采用 TPE 治疗可取得较好效果。

⑫系统性疾病:系统性红斑狼疮、结节性多动脉炎、皮肌炎、类风湿关节炎等是目前无特殊疗法的疾病。类风湿关节炎为一种自身免疫性疾病,患者体内会出现 IgG 或 IgM 抗体、免疫复合物及 T 细胞功能变化。系统性红斑狼疮为多系统疾病,累及多个器官的结缔组织,是一种炎症性病变。应用 TPE 可使患者血中免疫复合物水平很快降低。

⑬伴有抑制物的血友病:血友病患者由于长期应用凝血因子浓缩剂治疗,血液循环中出现凝血因子的抑制物而呈难治状态。这种情况下,先实施 TPE,将血浆中的凝血因子抑制物迅速清除或减少,再输入凝血因子浓缩剂就能达到止血治疗的效果。

2.TCA

TCA 又称治疗性血细胞单采术,主要去除造血系统各种恶性增生性疾病产生的过量的病理性细胞,以减少其对机体的致病作用,可分为治疗性红细胞单采术、治疗性白细胞单采术、治疗性血小板单采术和治疗性外周血造血干细胞单采术四种。

(1)适应证

①治疗性白细胞单采术可分为:a.粒细胞去除治疗;b.淋巴细胞去除治疗;c.混合性白细胞去除治疗。也可采取淋巴血浆去除治疗术。主要用于治疗各种白血病伴脑或肺部白细胞浸润,白细胞计数$>100\times10^9/L$。通常一次单采可减少细胞总数的 25%~50%。

②治疗性红细胞单采术适用于真性红细胞增多症伴高黏滞血症(血红蛋白$>180g/L$)、镰

状细胞贫血伴急性危象、遗传性红细胞增多症。红细胞置换术适用于新生儿溶血病、急性溶血性输血反应、自身免疫性溶血性贫血、CO中毒，以及其他原因引起的红细胞异常及溶血。

③治疗性血小板单采术适应于：a.原发性血小板增多症伴血栓形成或出血，血小板计数＞1000×10^9/L；b.慢性粒细胞白血病；c.其他原因引起的血小板增高。每次单采理论上可降低血小板50％，但患者脾脏大小可影响采集效果。

④外周血造血干细胞：a.自体外周血造血干细胞移植：用于实体瘤和淋巴瘤的大剂量化疗后支持治疗；b.异体外周血造血干细胞移植：用于急、慢性白血病、多发性骨髓瘤、骨髓增生异常综合征和其他干细胞性疾病和遗传性疾病的治疗。

(2)临床应用

①真性红细胞增多症：本病患者常伴有高黏滞综合征，对于白细胞或血小板计数偏低难以化疗的患者，施行红细胞单采术最为合适。一般单采浓缩的红细胞200mL可使血红蛋白下降8～12g/L，平均10g/L。在实施红细胞单采术的同时要以同样速率输注与采出的浓缩红细胞等量的晶体液(生理盐水或平衡盐液)及胶体液(明胶)，一般先用晶体液，后用胶体液。多数患者单采红细胞一次就可取得良好效果。

②镰状细胞贫血：患者血液中含有的大量不能变形的镰状细胞引起微循环淤滞，导致组织缺氧或坏死，临床可出现痛性危象、阴茎异常勃起、卒中和多器官功能衰竭等并发症。一旦出现上述并发症，宜立即进行红细胞置换术，在单采患者病理性红细胞的同时输入等量正常红细胞，使正常红细胞占红细胞总数的60％～80％。治疗后，患者的血细胞比容不应超过0.30～0.35，以免增加血液的黏滞度。

此外，治疗性红细胞单采术或置换术有时可用于治疗阵发性睡眠性血红蛋白尿症、难治性温抗体型自身免疫性溶血性贫血、恶性疟疾及卟啉病等。红细胞置换量较大时可选用洗涤红细胞或去除白细胞的悬浮红细胞，以避免或减轻同种免疫反应。

③白血病：当急性白血病和慢性白血病白细胞计数超过100×10^9/L时，患者很容易发生白细胞淤滞，引起脑和肺的梗死或出血。治疗性白细胞单采术，可迅速减少血液循环中的白细胞。这种治疗方法不能推迟或防止慢性粒细胞白血病急性病变的发生，而且疗效短暂，必须与化疗配合应用才能维持疗效。

④原发性血小板增多症：本病为慢性型巨核细胞系肿瘤增殖性疾患。临床上以原因不明的血小板持续性增多、出血、血栓形成以及脾大为主要特征。血小板计数＞1000×10^9/L伴有出血和血栓形成者是施行治疗性血小板单采术的适应证。处理全血量为患者血容量的1.5倍时可减少血小板40％左右。因血小板可不断从肿大的脾脏进入血液循环中，故有明显脾大者应连续几次血小板单采术才能获得满意疗效。

⑤其他疾病：目前治疗性血细胞单采术已用于恶性肿瘤的治疗。利用血细胞单采术，结合药物的动员作用可获得一定数量的外周血干细胞。这些干细胞可用于淋巴瘤和某些实体瘤化疗后重建造血和免疫功能。

3.不良反应和并发症及其处理

一般情况下，TBCE是比较安全的，但也可能出现一些不良反应及并发症，其发生与操作技术的熟练程度、血容量改变、置换液等有关。TCA发生不良反应和并发症的概率较低，而

TPE 相对较高。由于体外循环处理血量较大,用于抗凝的柠檬酸盐抗凝剂用量也会随之增加,因此,应特别注意预防低钙血症的发生,可适量口服或静脉补钙。在 TPE 中血浆去除量和置换液回输量应保持动态平衡,否则会出现血容量过高或过低,导致一系列心血管反应。还应注意,TPE 后可出现的反跳现象。应尽量避免在术前 1 小时内或在术中给药。此外,应注意因输入血浆或置换液所引起的过敏反应和凝血功能异常。治疗时因静脉穿刺,也可引起血肿。治疗时因体外循环时间较长,体外循环血流速度快,提倡进行动态心电监护,主管医生也是治疗的主要负责人,应主动配合技术操作人员做好各种应急处理。

二、血液成分单采术

血液成分的获得可采用手工方法从采集的全血中分离制备,或采用全自动血液成分分离机从捐献者直接采集出来。从全血分离制备的血液成分通常包括细胞成分(如悬浮红细胞、血小板和粒细胞等)和血浆成分,血小板和粒细胞制剂要达到一定治疗剂量通常需汇集多人份才能合格。采用全自动血液成分分离机通常可从单个捐献者采集一定治疗剂量的血小板、血浆和外周血造血干细胞等。用全自动血液成分分离机从单个志愿者采集的血液成分称为血液成分单采术,采集产品多为单采血小板、单采血浆和外周血干细胞,其原理与用血液成分分离机进行去除治疗是一样的。如果采集对象为血浆捐献者,在采浆站进行,则采集的血浆产品称为原料血浆,供应于血液制品生产厂家,用于血液制品的生产。

(一)单采血小板

全自动血细胞分离机采集献血者的血小板所制成的血小板制剂为单采血小板制剂。由于单采血小板是从单一个体用机器采集而来,通常又称为机采血小板。单采血小板制剂具有纯度高、质量好等优点,应用广泛。一般情况下,可以从单个献血者体内采集 1~2 个成人治疗剂量的血小板($\geqslant 2.5 \times 10^{11}$ 血小板/袋),且可去除白细胞。

1.单采血小板对献血者的要求

献血者除符合捐献全血的全部体检要求外,还需符合以下要求。

(1)采前血小板计数 $> 150 \times 10^9$/L,血细胞比容 $> 38\%$。如血小板计数达到 $\geqslant 300 \times 10^9$/L 时,可以进行采集 2 个血小板治疗剂量($\geqslant 5.0 \times 10^{11}$ 血小板)。

(2)单采血小板采集过程通常需要持续 1.0~1.5 小时,要求献血者静脉必须充盈良好。

(3)献血前 1 天最好多饮水,当日需进食早餐,宜清淡饮食,如稀饭、馒头。

(4)献血者在献血前 1 周不得服用阿司匹林、吲哚美辛(消炎痛)、保泰松、布洛芬、维生素 E、双嘧达莫(潘生丁)、氨茶碱、青霉素及抗过敏类药物。

(5)单采血小板献血间隔时间为 1 个月。

2.采集血小板

单采血小板需要应用全自动血液成分分离机,不同型号的血细胞分离机,具有不同的操作程序,应根据仪器厂商的操作说明进行,严格执行其使用规程;安装好采集管路等一次性耗材后,选择血小板采集程序并设定相应的参数后开始采集。完成后,取出产品轻轻摇动 3~5 分钟,使血小板解聚并混匀,贴好标签,放入血小板保存箱保存。我国标准单采血小板计数应达到≥$2.5×10^{11}$/袋,白细胞混入量≤$5.0×10^8$/袋,红细胞混入量≤$8.0×10^9$/袋。

3.单采血小板的保存

经开放或采用普通血袋的单采血小板(125~200mL)保存期为22℃振摇24小时;未经开放处理并采用血小板专用保存袋的单采血小板(250~500mL)保存期为22℃振摇可达5天。

血小板的保存方式还有4℃低温保存和冰冻保存等,但这些方式还未得到广泛应用。

(二)单采血浆

利用全自动血细胞分离机可以采集血浆,其原理与单采血小板相似,一次可采集血浆约600mL,采集后可在6小时内速冻并冷藏,制成新鲜冰冻血浆。

单采血浆如在血浆采集站进行,则为原料血浆,用于血液制品的生产,严禁流入临床使用。

(三)外周血造血干细胞的采集

外周血造血干细胞的采集方法与血细胞单采技术相同,使用全自动血细胞分离机连续分离外周血中单个核细胞。

(四)粒细胞单采术

某些特殊情况下,患者因感染无法控制、大量抗生素使用无效、其自身白细胞计数又极低,可采用连续多次输注同种异体粒细胞的方法进行抗感染治疗。利用全自动血细胞分离机可以采集献血者粒细胞,其原理与单采血小板相似。因粒细胞输注易导致输血不良反应,使用这种治疗方法时应谨慎。

三、细胞治疗

正常人体中存在着一些具有特殊作用的细胞,如免疫细胞(DC、粒细胞、NK细胞等)和干细胞等。免疫细胞具有免疫调节功能,能抵抗病原微生物侵袭、杀灭肿瘤,保证人体功能正常和健康;干细胞可分化出具有多种功能的独特细胞,用来修复受损的人体器官和组织。采用生物工程方法获取和(或)通过体外扩增、特殊培养等处理后,使这些细胞具有增强免疫、杀死病原体和肿瘤细胞、促进组织器官再生和机体康复等治疗功效,用于临床损伤性疾病、退行性疾病、造血功能衰竭性疾病、恶性肿瘤、免疫性疾病的治疗。这些具有特殊作用的功能性细胞可以来源于患者自身,也可来源于同种异体;可以独立使用,也可与常规手术、化学药物等治疗方法联合应用;可以用于一般的输注,也可以用于移植;可以直接作用于修复受损的组织和器官或杀伤肿瘤细胞,也可以通过分泌CK或生物活性因子间接调节患者自身细胞的增殖和功能。

(一)造血干细胞

HSC是存在于造血组织中的一群原始细胞,具有自我复制、高度增殖更新和多向分化为各种细胞的能力。HSC具有对肿瘤细胞的直接杀伤作用和免疫抑制效应,可通过骨髓、外周血和脐带血直接单采或动员后采集制备,用于恶性血液病、非恶性难治性血液病、遗传性疾病和某些实体瘤的有效治疗。HSCT,简称干细胞移植,是指患者经过大剂量放疗、化疗和免疫抑制预处理,清除体内的肿瘤细胞、异常克隆细胞、阻断继续发病,然后把自体或异体HSC移植给受者,使受者造血重建及免疫重建,从而达到治疗的目的。

1.在移植中的分类

依据不同标准可将HSCT分为不同类型。①依据HSC的来源不同,分为骨髓干细胞移植(BM-SCT)、外周血干细胞移植(PB-SCT)和脐带血干细胞移植(UCB-SCT)。②依据供受体的关系不同,可分为自体干细胞移植(auto-SCT)、异体同基因干细胞移植(syn-SCT)和异体异基因干细胞移植(allo-SCT),其中 syn-SCT 为同卵双生供者移植。供受体间均可通过骨髓、外周血、脐带血开展移植。③依据供受体 HLA 配型的相合程度,分为 HLA 全相合移植、不全相合移植、单倍体相合移植。④依据供受体的血缘关系远近,分为血缘相关移植、非血缘移植(即骨髓库来源供者)。⑤依据移植前预处理的方式和强度,分为清髓性移植和非清髓性移植。

2.特点

20 世纪 90 年代以来,随着我国超低温定向保温技术和抗损伤保存技术的世界领先水平确立,HSCT 技术得以飞速进展,临床应用更为广泛、安全有效,尤其 PB-SCT 临床最为常用。PB-SCT 具有以下特点:①采集安全、简便。②造血及免疫机能恢复较快,无论是自体移植还是异体移植,移植后的植活时间大约为两周左右,比 BM-SCT 至少提早一周。③由于患者恢复较快,移植后感染及相关死亡率相对较低。④移植后患者白细胞回升快,可缩短住院时间,减轻患者的经济负担。⑤辐照敏感性低,出血少,减轻了大剂量化疗、放疗的危险性,有利于肿瘤患者的继续治疗。⑥PBSC 采集物中含有较多的成熟淋巴细胞,异基因移植易发生 GVHD。

脐血中含有高浓度、好品质的 HSC,约为骨髓细胞浓度的 10～20 倍,细胞增生能力更强,在临床血液、免疫及代谢等疾病治疗上,UCB-SCT 可以替代 BM-SCT,原因:①BM-SCT:要求穿刺抽取骨髓,麻醉并住院一天,局部有时会淤血或疼痛。移植时 HLA 必须完全相合,供受体间的组织配型要求最高,而同胞间约有 25％的机会相合,非亲属间的配对成功率只有十万分之一,排斥反应较重,常造成移植失败。②UCB-SCT:脐带血采集时对产妇、新生儿无影响。移植时 HLA 无须完全相合,同胞间约有 75％的机会相合,非亲属间适合使用的机会也大大增加,排斥反应发生较少,反应程度也比较轻,感染病毒的风险性比 PB-SCT、BM-SCT 低。UCB-SCT 在移植和配型方面有更高的成功率,可弥补骨髓及外周血 HSC 的某些不足,但 UCB-SCT 也面临的一个尚待解决的问题,即脐带血的 HSC 含量较少,尚不能为多数成年患者提供满意的干细胞数量,同时国内 UCB-SCT 起步较晚,大规模的脐血库有待建立。

3.临床应用

HSCT 是在严密的分型和配型基础上,把足量的 HSC 移植给受体的治疗过程,是一种治疗血液疾病、免疫疾病、代谢疾病和肿瘤的有效手段。但造血干细胞移植迄今仍然是一种高风险的治疗方法,目前主要用于恶性血液疾病的治疗。HSCT 是一种与化疗同样有效并且易于采用的细胞免疫疗法,可适用于多种疾病治疗。

(1)血液系统恶性肿瘤:慢性粒细胞白血病、急性髓细胞白血病、急性淋巴细胞白血病、非霍奇金淋巴瘤、霍奇金淋巴瘤、多发性骨髓瘤、骨髓增生异常综合征。

(2)血液系统非恶性肿瘤:AA、范可尼贫血、地中海贫血、镰状细胞贫血、骨髓纤维化、重型 PNH、无巨核细胞性血小板减少症等。

(3)其他实体瘤:乳腺癌、卵巢癌、睾丸癌、神经母细胞瘤、小细胞肺癌等。

(4)免疫系统疾病:重症联合免疫缺陷症、严重自身免疫性疾病。

(二)间充质干细胞

间充质干细胞(MSC)是存在于骨髓、脐带和脐带血、胎盘、脂肪等组织中的一类具有自我更新、多向分化潜力的非造血成体干细胞,以骨髓组织中含量最为丰富,因此又称为骨髓间充质干细胞。

1.特点

(1)具有强大的增殖能力和多向分化潜能,可分化为肌细胞、肝细胞、成骨细胞、脂肪细胞、软骨细胞、基质细胞等多种细胞。

(2)具有免疫调节功能,通过产生 CK 和细胞间的相互作用抑制 T 细胞增殖及其免疫反应,从而发挥免疫重建功能。

(3)来源充足、方便,容易获取,易于分离、培养、扩增和纯化,多次传代扩增后仍具有干细胞特性。

(4)细胞表面抗原免疫原性低,不表达或低表达免疫排斥相关标记,是一类免疫缺陷细胞,适宜于不同个体之间的移植,移植配型要求不严格,异体移植排斥反应较轻。

2.临床应用

MSC 由于免疫原性低,可作为组织工程和细胞治疗的理想种子细胞,有可能成为最具临床应用前景的多能干细胞。

(1)支持造血,与造血干细胞共移植促进 HSC 植入,提高白血病、难治性贫血等多种血液系统疾病的治疗效果。

(2)作为理想的种子细胞,用于治疗衰老和多种难治性疾病引起的机体无法自行修复的组织器官损伤。

(3)作为免疫调节细胞,治疗免疫排斥和自身免疫性疾病,如脊髓损伤、脑瘫、肌萎缩侧索硬化症、系统性红斑狼疮、系统性硬化症等。此外,间充质干细胞在神经系统修复等方面具有较广阔的发展前景。

(三)树突状细胞

DC 因其形态上呈树突样或伪足样突起而得名。DC 通过其胞质皱褶形成的丰富突起与周围病原体进行广泛而充分的接触,方便捕获抗原物质,是体内功能最强的 APC,可激活初始 T 细胞增殖,诱导初次免疫应答,促进 CTL 和 Th 生成,是机体免疫反应的启动者和参与者,在细胞抗肿瘤免疫应答中发挥重要作用。

1.特点

DC 主要来源于造血干细胞,髓系、淋巴系来源的造血祖细胞均可发育为浆细胞样 DC 和常规 DC。DC 存在于除脑组织外的其他组织和器官中,少量分布于皮肤(黏膜)部位,血液中也可发现 DC,数量少于外周血单核细胞的 1‰,但表面具有丰富的抗原递呈分子(MHC-Ⅰ和 MHC-Ⅱ)、共刺激因子(CD80/B7-1、CD86/B7-2、CD40、CD40L 等)和黏附因子(ICAM-1、ICAM-2、ICAM-3、LFA-1、LFA-3 等),能高效地摄取、加工处理和提呈抗原。未成熟 DC 活化后,移至淋巴组织中与 T、B 细胞互相作用,以刺激与控制免疫反应。人体内大部分 DC 处于非成熟状态,低表达共刺激因子和黏附因子,增殖反应能力较低,具有极强的迁移和吞噬抗原功能,摄取抗原或受到某些因素刺激后可分化成为成熟 DC。成熟 DC 形态特殊,具有许多伪足样突起,高表达共刺激因子和黏附因子,能激活未致敏的初始型 T 细胞,启动免疫应答。

2.临床应用

DC 主要用于抗肿瘤治疗,也可用于治疗自身免疫性疾病和诱导移植免疫耐受。

(1)通过制备 DC 肿瘤疫苗,开展以 DC 为基础的细胞治疗是目前肿瘤生物治疗发展的重要方向。体外诱导培养 CD34$^+$ 造血干细胞或外周血单个核细胞成为成熟 DC,以此负载肿瘤抗原,制备成 DC 肿瘤疫苗,然后回输诱导激发特异性抗肿瘤细胞免疫应答,杀伤肿瘤细胞并产生免疫记忆,起到肿瘤免疫的作用。部分肿瘤疫苗已进入Ⅰ期或Ⅱ期临床试验阶段,如针对黑色素瘤、非霍奇金 B 淋巴瘤等治疗的疫苗。

(2)B 细胞稳态的改变将产生过多自身抗体,诱发自身免疫性疾病,而 DC 对维持 B 细胞成熟和分泌抗体具有调节作用,DC 可作为自身免疫性疾病治疗的新靶点。

(3)在器官移植中,免疫排斥、GVHD 和免疫耐受等问题关系着移植成败。成熟 DC 可以启动免疫排斥反应和 GVHD,导致移植失败。而未成熟 DC 及淋巴样 DC 因为不能提供共刺激因子或提供抑制性刺激因子,可以诱导免疫耐受,导致 T 细胞无免疫应答或激活调节性 T 细胞对免疫应答负调控,从而提高移植成功率。

(四)自然杀伤细胞

NK 细胞是机体的一种独特的免疫细胞,因其无需抗原致敏、无 MHC 限制、不依赖抗体且具有杀伤活性,直接杀伤靶细胞而被命名。

1.特点

NK 细胞是淋巴细胞的亚群,起源于骨髓 CD34$^+$ 造血祖细胞,约占外周血淋巴细胞族群的 10%~15%。NK 细胞胞质丰富,形态上似大颗粒淋巴细胞,含有较大的嗜天青颗粒,颗粒含量与 NK 细胞的杀伤活性呈正相关。但 NK 细胞又不同于 T 细胞和 B 细胞,细胞表面特异性表达 CD56,不表达特异性抗原识别受体,缺乏 CD3 和膜表面免疫球蛋白(SmIg),细胞表面可表达一些特殊的活化或抑制受体,用于识别自身正常、异常组织细胞,杀伤病毒感染细胞和突变的肿瘤细胞,而对宿主正常组织细胞不具有胞毒作用,在机体抵御感染和防止细胞恶性转化等方面起着重要的免疫调节作用。NK 细胞主要利用分泌的穿孔素及 TNF,摧毁目标细胞,如肿瘤细胞、病毒或细菌感染的细胞、某些自身组织细胞(如血细胞)和寄生虫等。

2.临床应用

(1)NK 细胞属于粒状淋巴细胞,是人体免疫系统的组成部分,能迅速溶解某些肿瘤细胞。

(2)NK 细胞可用于免疫治疗,即利用 CK 体内扩增、激活 NK 细胞和体外产生淋巴因子激活的杀伤细胞(LAK)、细胞因子诱导的杀伤细胞(CIK)来杀伤自体肿瘤细胞。

(3)在异基因骨髓移植中,同种异体 NK 细胞具有足够强的免疫抑制作用,可增强移植物抗白血病(GVL),却不会引起 GVHD 的发生,促进非清髓预处理后相合或不相合的 HSC 植入。

(五)细胞因子诱导的杀伤细胞

在体外,将人外周血单个核细胞与抗 CD3 单克隆抗体和多种细胞因子(如 IL-2、IL-1、IFN-γ 等)共同培养而获得的异质免疫效应细胞群,即为 CIK。由于该种细胞同时表达 CD3$^+$ 和 CD56$^+$ 两种膜蛋白分子,故又被称为 NK 细胞样 T 淋巴细胞,兼具有 T 淋巴细胞强大的抗瘤活性和 NK 细胞的非 MHC 限制性杀瘤特点。

1.特点

国内外用于过继免疫治疗的 CIK 细胞,是将人外周血单个核细胞经多种细胞因子(如 IFN-γ、IL-2、IL-1α、CD3McAb)诱导培养及体外扩增,表现出以 CD3$^+$CD56$^+$、CD3$^+$CD8$^+$ 为主的异质性细胞群,大大增强了杀瘤活性。CIK 细胞的抗肿瘤作用:①直接杀伤肿瘤细胞。②活化产生的大量炎性 CK,具有抑瘤杀瘤作用。③诱导肿瘤细胞凋亡或坏死。④促进 T 细胞增殖或活化。目前,CIK 细胞与 DC 共培养的 DC-CIK 细胞,具有更高的增殖速率和更强的体内外抗肿瘤活性,可作为一种更有效的抗白血病的免疫治疗细胞。

2.临床应用

(1)CIK 细胞治疗属于过继细胞免疫疗法。由于 CIK 细胞的溶瘤作用具有非 MHC 限制性,对多种实体瘤及白血病均有良好疗效,尤其是骨髓移植或化疗缓解后能够清除残存的肿瘤细胞,防止复发。

(2)对于早期肿瘤患者或经过手术及放化疗后肿瘤负荷较小的患者,CIK 细胞治疗效果明显。CIK 细胞可以清除残存的肿瘤细胞,防止癌细胞扩散和复发,提高患者自身免疫力,减少毒性反应。

(3)对于某些不适合手术、不能耐受放化疗的中晚期肿瘤患者,CIK 细胞治疗可以提高患者生活质量,延长带瘤生存时间。

(4)CIK 细胞可能还具有杀灭肝炎病毒的作用。

第十节　自体输血

自体输血(AT)是采用患者自身的血液或血液成分回输给患者本人,以满足手术或紧急需要的一种输血治疗方法。自体输血不仅可以节约宝贵的血液资源,避免同种异体输血传播疾病和免疫性输血不良反应,是一种经济、合理、科学、有效的输血方式。《医疗机构临床用血管理办法》要求医疗机构应当积极推行节约用血的新型医疗技术,临床输血相关科室应当积极开展自体输血治疗,提高合理用血水平,提高输血治疗效果和安全性。

1886 年,John Duncan 医师应用回收式自体输血技术给一名外伤下肢截肢手术患者输入自身流出的血液约 8 盎司(大约 226.796g),并取得良好效果。直至 1936 年,不同形式的自体输血陆续出现。但在随后的几十年中,因输血医学和血库快速发展,自体输血进入冷淡期。20 世纪 50—60 年代,血液冷冻保存法、现代化自体血收集和回输装置的出现,使自体输血进入了快速发展期,并于 20 世纪 90 年代进入顶峰,尤其在欧美发达国家,择期手术使用自体输血非常广泛。我国自体输血发展较晚,近年来,随着全自动自体血回收机的普及和使用,自体输血已成为临床心胸外科、矫形外科、创伤外科、妇产科等择期手术和急诊手术的一种常规和标准的输血治疗方法。

自体输血,又称自身输血,主要包括贮存式自体输血、稀释式自体输血和回收式自体输血。临床实践中可根据患者病情,联合应用 EPO 以及术中控制性低血压技术,灵活选用自体输血技术。由于输注患者自身血液,具备如下优点:①有效避免异体输血所导致的血液传播疾病。

②减少异体血液对受体的免疫抑制作用,降低围手术期感染的发生率或肿瘤早期复发率。③避免产生同种异体抗体的风险,可免去不规则抗体筛查、交叉配血等实验室检查,减轻患者的经济负担。④节约血液资源,缓解血液供应紧张状况。⑤稀释式自体输血可降低血液黏稠度,改善微循环,增加组织对氧的摄取。⑥贮存式自体输血可刺激骨髓造血,使红细胞生成增加。⑦回收式自体输血用于抢救急诊大出血手术快捷有效。⑧为特殊群体提供合适的血液和血液成分,如稀有血型、特殊宗教信仰、含有同种抗体致交叉配血不相容的患者等。

一、贮存式自体输血

贮存式自体输血是指在手术前数天或数十天预先分阶段采集患者自体血液或血液成分,并贮存起来,于术中、术后需要时再回输给患者,以达到输血治疗的目的。依据采集的血液成分不同,可分为全血、成分血液贮存式自体输血。1921 年,Grant 医生首次给一名患小脑肿瘤拟行择期手术患者开展了贮存式自体输血,并取得了良好效果。随着血库相继成立和血液保存液的发明,进一步促进了贮存式自体输血的发展。20 世纪 80 年代,人免疫缺陷病毒(HIV)被发现并可通过同种异体输血进行传播,加快了贮存式自体输血的应用。大多择期手术患者为了避免感染 HIV,要求术前贮存自体血液,用于术中输注。

贮存式自体输血具有自身的优缺点。①优点:除冰冻保存外,一般不需要特殊的装置,只需要采血袋贮存血液即可;多次采集患者自身的血液不存在质量差异,多次采集贮存足够的自身血液,方便大部分外科择期手术患者自体使用。②缺点:患者多次采血贮血,有发生献血反应和细菌污染的风险;多次采血,有可能导致贫血,增加了术后输血的可能,使患者住院时间延长。

(一)适应证和禁忌证

1.适应证

贮存式自体输血适用于大部分外科择期手术患者,如心外科、胸外科、血管外科、整形外科、骨科、妇产科(如剖宫产和前置胎盘)等,预期术中出血较多又必须输血,术前身体状况良好,Hb>110g/L 或 HCT>0.33。贮存式自体输血也适用于既往有严重输血不良反应者、已产生同种免疫性抗体者、稀有血型个体、边远地区供血困难或经济困难者、因宗教信仰拒绝使用他人血液者、准备进行骨髓移植者等。贮存式自体输血前应充分考虑到血液采集、贮存和术中血液应用的时间截点。

2.禁忌证

下列疾病情况,不宜开展贮存式自体输血。①感染性发热、菌血症或正在使用抗生素治疗者。②充血性心力衰竭、严重主动脉狭窄、不稳定型心脏病、心肌梗死、严重高血压等严重心血管疾病。③正在服用抑制代偿性心血管反应药物时。④有献血反应史及曾发生过迟发性昏厥者。⑤有活动性癫痫病史者。⑥严重肝、肾功能不全者。⑦贫血、出血或血压偏低者。⑧遗传缺陷致红细胞膜、红细胞酶、血红蛋白异常,自身血液贮存期间易发生溶血者。⑨妊娠最初的 3 个月和第 7~9 个月间不应开展采血贮血。

(二)采血剂量和采血方法

临床医师和输血科技术人员综合考虑患者状况、术中失血量和术前时间的长短,制定采血方案。采血前要求 Hb>110g/L,HCT>0.33,心血管状况良好,可耐受放血的生理变化,有良好的肘前静脉提供穿刺及很好地理解和配合,即可采血。

1.采血时间和剂量

针对手术中可能要输血的患者,通常术前 3～5 周进行采血。预存血量≤400mL 者,术前一次性采血;预存血量>400mL 者,术前多次采血,两次采血间隔不应少于 3 天,最后一次采血应在术前 3 天完成。根据手术中预计出血量估计预存血量。一般情况,每次采血量不超过 500mL,或控制在自身循环血量的 12% 以内。对于体重低于 50kg 的患者,按每少 1.0kg 少采血 8mL 计算,儿童每次最大采血量为 8mL/kg。

2.采血方法

自体贮存式采血方法有步积式采血法、蛙跳式采血法和转换式采血法,采血量较多,避免造血物质缺乏,必要时补充生理盐水、胶体液,条件允许情况下可注射 EPO,以刺激骨髓造血。

(1)步积式采血法:一般在术前 3 周开始采血,接着在术前 2 周根据患者的 Hb、HCT、年龄、体重等决定采血量(200～400mL),血液采集后通过数次累加而达到预定的贮血量。国内外常用的采血方法有四种,最大贮存血量可达 800～1200mL。此法操作简单、易行,适用于较简单的手术,术前贮存较少的自身血液,临床应用广泛。

(2)蛙跳式采血法:两次采血时间间隔一般为一周,一个月内最大采集血液量为 2000mL。此法从采血第 2 次开始,每次采血 2 袋,同时回输上次采集的血液 1 袋,以此类推,直到采够预存量。与步积式采血相比,此种方法采集的血液更新鲜,术前贮存血量更多,但实际操作较为烦琐,国内外较少应用,主要适用于较大或较复杂手术。

(3)转换式采血法:如果要求术前保存较多的新鲜自体血液,则可采用转换式采血法,术前采集自体血液可高达 1600mL。

3.血液保存方法

血液通常贮存在 2～6℃冷藏箱中,全血收集在 CPDA 保存液中可贮存 35 天。若择期手术时间推迟,可能超过血液的保存期限,可采用冰冻保存方法。如需要保存血浆中不稳定的凝血因子,则应在采血 6～8 小时内分离出红细胞和新鲜血浆,分开保存。新鲜血浆贮存在−20℃冰箱内速冻成块,有效期为一年。用低浓度甘油快速冷冻红细胞,在−80℃低温冰箱内可贮存数月～数年。

(三)不良反应

1.采血时的不良反应

(1)局部反应:①感染:采血局部若出现红、肿、热、痛等症状时,多为病菌感染所致,应结合相应症状进行预处理。严重者可出现疖肿、蜂窝织炎、静脉炎症等。②血肿:采血时若局部出现血肿,应立即停止采血,用无菌纱布或消毒棉球覆盖穿刺针孔并压迫,嘱患者抬高手臂达心脏水平以上持续 10 分钟左右。

(2)全身反应:①医源性贫血:与采血时间间隔、采血量和个体差异有关。②血管迷走神经反应:面色苍白、恶心、出汗、头昏、换气过度、心动过缓、血压降低等,可加重至意识丧失,重者伴惊厥,应对症治疗。这些症状一般多见于高龄、年幼、体弱和女性患者,采血前应进行科学宣传,打消顾虑,缓解患者紧张情绪。患者一旦出现不良反应,可用手按合谷、人中等穴位,使其行慢而深呼吸,平卧,抬高下肢,肌内注射地西泮 5～10mg(神志不清及呼吸困难者禁用),密切观察呼吸、心率、血压,严重者给予补液治疗。

2.回输时的不良反应

(1)溶血反应:一般多见于回输冰冻解冻去甘油红细胞。由于解冻红细胞洗涤不彻底,残留的游离血红蛋白过多,引起溶血反应,但需排除人为输错血造成的免疫性 HTR。溶血反应一旦发现,立即停止输血,保留静脉输液通路,严密观察血压、尿色、尿量等,尽早尽快补充血容量,给予糖皮质激素治疗等。同时采集患者的标本,连同剩余血送输血科进行复查和溶血原因分析。

(2)细菌污染反应:多见于皮肤消毒不彻底、血袋热合有渗漏或患者本身有细菌感染等。一旦疑有污染血液所致输血反应,立即停止输血,保持静脉通路,给予抗生素治疗。条件允许者,根据血液细菌培养和药敏试验结果,调整抗生素用药。

(3)循环超负荷:多见于高血容量孕妇。一旦出现循环超负荷,立即停止输液、输血,采取强心利尿、吸氧等措施。

(四)注意事项

(1)应用自体输血前,临床医生应充分评估潜在输血的可能性,严格掌握适应证和禁忌证,避免滥用和造成血液浪费。自体输血需周密计划,控制采血量在患者能够承受的范围内,把握好患者的全身状况,估计手术用血量与贮存量,联合输血科医师制订采血方案和确定采血量。

(2)采血前需有患者病史的详细记录,如现病史、既往病史、传染病史等,对心、肺、肝、肾等重要脏器功能进行评估,常规检测 Hb、HCT、血清铁、ABO 和 RhD 血型以及不规则抗体筛查。不符合采血标准者应暂缓采血。

(3)采血时应严格无菌操作,避免细菌污染血液。仔细核对患者姓名、性别、年龄、住院号、血型、采血日期和失效日期,做好各种登记,应标有"仅供自体输血"字样,与异体血液标签有醒目的区分。

(4)实施自体输血时,需要签署自体输血知情同意书,说明输血目的、过程、涉及的危险性和可能出现的并发症等。自体输血若出现了不可控的意外情况,如污染、有异物凝块、过期等,需放弃自身血液。

(5)采血前后应密切观察患者情况,若发生不良反应要立即处理。

二、稀释式自体输血

稀释式自体输血是指特定患者在术前采集一定量的血液,同时输以晶体液或胶体液维持其血容量,于术中和(或)术后再将预采的血液回输给患者。稀释式自体输血是 20 世纪 60 年代发展起来的一项输血新技术,也是自体输血的主要形式。根据血液稀释形式的不同,可分为急性等容性血液稀释(ANH)、急性高容性血液稀释(AHH)、急性非等容性血液稀释(ANIH)。根据血液稀释后 HCT 的变化,血液稀释分轻、中、重度。①HCT＞0.30 为轻度稀释。②HCT 处于 0.25～0.30 为中度稀释。③HCT＜0.25 为重度稀释。

(1)ANH:是指患者在手术前麻醉诱导成功后,被采集一定量的血液,同时补充等量的晶体液和(或)胶体液以维持其循环血容量,待其手术失血止血后,再将采集的血液回输到患者体内。

(2)AHH:是指在手术前快速给患者输注一定量的晶体液和(或)胶体液,以达到稀释血液扩充血容量的目的,但不采集血液,手术中若出血用等量的胶体液进行补充;术野蒸发的水分及尿量用晶体液进行补充,手术过程中始终维持血容量处于高容量状态。

(3)ANIH:是指在麻醉前采集患者全血,采集量为循环血容量的 10%~15%,随后按 2:1 的比例快速补充晶体液和胶体液,补充液体量约为采血量的 2 倍,以达到血液稀释的目的,采集的血液在需要时回输,避免因前负荷过大造成急性左心衰。

稀释式自体输血具有自身的优缺点。①优点:运用自体输血,有效降低异体输血的概率;适量的血液稀释有利于降低血液黏滞度,减轻心脏负荷,改善微循环,增加组织氧气的摄取;血液稀释可减少外科手术中的红细胞损失。②缺点:作为侵入性操作,存在细菌污染的风险;血液稀释后 Hb 减低,凝血因子稀释,增加了围手术期贫血、出血的风险。

(一)适应证和禁忌证

1.适应证

各种择期手术患者,估计术中出血量≥1000mL 或 20%血容量,术前 Hb≥110g/L,HCT≥0.33,PLT≥$100×10^9$/L 且功能正常,PT 和 APTT 正常,无明显肝肾功能异常和心肺疾病,适用于稀释式自体输血。另外,稀有血型需要重大手术者,血源供应困难的地区人员,因宗教信仰而拒绝异体输血的个体,以及某些产生不规则抗体的患者等都适用于稀释式自体输血。

2.禁忌证

下列情况,不宜开展稀释式自体输血。①严重贫血,HCT<0.30,PLT≤$50×10^9$/L 或血小板功能异常者。②严重心、肝、肾功能不全及颅内高压,如心肌梗死、严重高血压、肝硬化、肾功能不全者。③急性或慢性肺疾患者。④伴有凝血功能障碍、菌血症或感染性发热、未纠正的休克患者。⑤低蛋白症,血浆白蛋白≤25g/L。⑥冠状动脉搭桥术患者,伴有不稳定型心绞痛或射血分数<30%、左室舒张终末压大于 20mmHg,以及左冠状动脉主干病变者。⑦献血时曾发生过迟发性晕厥者。⑧老年人或小儿患者应慎重,老年人因重要器官退化、功能减退、机体代偿能力下降,需根据其全身情况和医疗监护条件决定;小儿因体重轻、血容量少等因素,一般不考虑行稀释式自体输血。

(二)采血剂量和采血方法

1.采血剂量

根据患者状况和术中可能的失血量确定采血量,一般按总血容量的 10%~15%计算,身体条件较好者采血可达 20%~30%,简易确定方法为 7.5~20mL/kg 体重。血液稀释程度通常依据 HCT 作为观察指标,一般认为开展稀释式自体输血最大稀释时,HCT≥0.20,Hb≥60g/L 是安全的。

2.采血方法

稀释式自体输血的血液采集场所为手术室,麻醉诱导成功后,在有效循环监测条件下,于手术失血前选择两条较粗静脉在无菌操作情况下进行穿刺。一条用于采血,另一条用于输入等量的血浆代用品,如 1:2 配比的胶体液和晶体液,以维持正常血容量。采血穿刺一般选择浅表大的颈外静脉,成人采血速度一般按 $20\sim40\mathrm{mL/min}$,不宜过快,应维持动脉血压及心电图在正常范围内。

术中密切监测血压、脉搏、血氧饱和度、HCT 和尿量变化,必要时监测中心静脉压。手术主要步骤完成后或术后,将术前采集的血液回输给患者,先输后采集的血液,后输先采集的血液,这样有利于减少术后出血,促进患者康复。自体血回输同时要避免出现循环超负荷,必要时在输血前注射速效利尿剂。

(三)不良反应

1.血压下降

稀释式自体输血放血过快可引起低血压,甚至低血容量性休克。采血与扩容不等速,以及控制性低血压时降压速度过快、过低均可引起心肌缺血,导致心律失常。尤其心肺功能不全、严重高血压、冠心病等患者不宜实施血液稀释。开展稀释式自体输血时,严格掌握适应证,控制血液稀释度,最大稀释限度时应保持 $\mathrm{HCT}\geqslant0.2$,患者血液稀释过度可引起血液黏度下降和氧含量下降,心输出量显著增加,舒张压下降,诱发心肺功能不全。

2.出血倾向

输注大量血浆代用品,易出现血液稀释,可造成凝血因子稀释及末梢循环血流增加,血管扩张,血小板黏附功能下降和纤维蛋白形成异常,导致出血。

3.急性肺水肿

在补充晶体液和胶体液时,如果采血速度低于扩容速度或扩容过多过快,会引起心脏负荷过重,严重时发生急性肺水肿。

(四)注意事项

(1)稀释式自体输血对血液的稀释程度以轻、中度为宜,以避免机体摄氧能力下降和凝血功能出现障碍。

(2)采血与扩容速度须同步,且不能太快,避免血流动力学波动太大造成循环血容量不稳定。

(3)麻醉状态下,肌肉松弛剂可使外周循环系统扩张,因此需要注意补充液体以保持有效循环血量。

(4)采用稀释式自体输血前,必须将血液稀释的优势和风险告知患者或其家属,同时签署自体输血治疗知情同意书。

(5)大量胶体液的使用,会沉积在组织中,应给予适当利尿剂来预防肾功能衰竭的发生。

(6)血液稀释可造成 Hb 和 HCT 下降,在术后一段时间内难以恢复,为促进机体恢复,应在术后数日内补充铁剂或注射 EPO。

三、回收式自体输血

回收式自体输血的前提是患者丢失的自身血液中红细胞基本正常,没有被破坏、污染,回收后可重新利用。按回收处理方式可分为洗涤式和非洗涤式两种,按回收处理时间可分为术中和术后两种。目前临床上一般都采用洗涤回收式自体输血。

（一）适应证和禁忌证

1.适应证

回收式自体输血适用于估计有大量出血的手术或已患贫血且经历手术出血有可能需要输血的手术，可应用于心外科、骨科、血管外科、泌尿外科、器官移植、整形外科等手术以及创伤外科疾病如血管损伤、创伤出血、肝破裂、脾破裂、骨外伤、脊柱外伤、异位妊娠破裂等。预计术中及术后出血在 400mL 以上的手术，儿童或身体弱小者可依据体重适当放宽。总之，除禁忌证以外的手术疾病均可为适应证。

2.禁忌证

恶性肿瘤、胃肠道疾病、管腔内脏穿孔、超过 4 小时的开放性创伤、伤口感染、菌血症或败血症、剖宫产术（羊水污染）等。

（二）不良反应

1.出血倾向

由于洗涤回收的血液中不含有血小板、凝血因子、纤维蛋白原等，大量回输可能导致凝血功能障碍、蛋白质丢失、水电解质平衡紊乱等。目前认为最适合使用术中回收式自体输血的病例是估计出血量在 500～2000mL 的手术，可不输异体血。如果在 3000mL 以上的大量出血，必须要输注单采血小板、新鲜冰冻血浆等。

2.血红蛋白血症、肾功能不全

回收血液中可能存在血浆游离血红蛋白，吸引头不当、与导管和塑料表面的相互作用、离心率过高和蠕动泵都可能造成溶血。洗涤式回收血（HCT 为 0.50）的游离血红蛋白在 15g/L 以下几乎不发生问题，而非洗涤式回收血（HCT 为 0.10～0.40）的游离血红蛋白一般是在 20～50g/L，回输后可能出现血红蛋白血症和血红蛋白尿。因此，对于术前已有肾功能障碍患者，必须应用洗涤式回收自体输血。

3.肺功能障碍

在肺部如果发生微小血栓症，就可能引起肺功能障碍，而现在的血液回收系统在回收时使用 40～120μm 微滤器，当回输血液时还要使用 20～40μm 的输血过滤网，因此很少发生问题。

4.弥散性血管内凝血

长时间存留在体腔内的血液，如果同时有组织挫伤，其中含有大量的组织凝血活酶。一旦回输就是将微小血栓注入，再加上细菌感染，可能发生 DIC。

5.细菌感染、败血症

外伤后细菌污染的血液回收后可能导致败血症。

6.其他

包括空气栓塞、脂肪栓塞等。

（三）注意事项

（1）术中回收处理的血液不得转让给其他患者使用。

（2）术中常规回收处理的血液因经洗涤操作，其血小板、凝血因子、血浆蛋白等基本丢失，故应根据回收血量补充血小板和凝血因子。

（3）如术中快速回收处理的血液因未做洗涤处理，含有大量抗凝剂，故应根据抗凝剂使用剂量给予相应的拮抗剂。

（4）行术中回收式自体输血的患者术后应常规使用抗生素。

（5）对于回收处理的血液，回输时必须使用输血器。

四、自体输血的临床应用

自体血被公认为是最安全的血液，广泛应用于临床。三种自体输血方式各具优势，临床应用时可根据具体情况，既可单独实施，也可考虑两种或三种联合实施。

（一）胸心血管外科

胸心血管外科手术野污染最少，是稀释式自体输血和回收式自体输血最好的适应证。术前血液稀释是安全易行的方式，可减少 40% 左右的血液需求量，但患者条件不稳定或血细胞比容太低时限制使用。血液稀释的低限标准还存在争论，但目前普遍接受的标准是 HCT 不小于 20%，Hb 不小于 60g/L；术中自体血回收也可显著减少输异体血，一般心脏手术的回收洗涤是在使用肝素前后。由于体外循环时间延长等原因，估计循环回路内剩余血的游离血红蛋白浓度过高时，应将回路内剩余血回收洗涤。手术野的血液回收率通常为 60%～80%，但由于手术种类、出血量等原因，也有低于 50% 的。

胸部大动脉瘤的手术一般都是出血量多，回收血量也多，因其中缺乏血浆等成分，多数情况是必须要给予血浆和异体血输注。腹部大动脉瘤的手术因视野良好，血液回收率可达 70%～80%。一般择期手术，如果出血量在 1000～1500mL 以下，应用自体血回输，几乎全部病例不需要输异体血。如果预计出血量超过 1500mL 时，若不考虑并用贮存式自体输血，要使手术不输异体血则有困难。

（二）矫形外科

对于所有矫形外科患者，若择期手术预计输血时，都应鼓励其采用术前贮存式自体输血。应用自体输血最多的是出血量较多的脊柱外科，特别是脊椎侧弯症的手术。近几年还有髋关节外科特别是人工髋关节置换术，应用中存在的问题就是与骨髓出血的同时有大量脂肪滴混入到回收的血液中。作为防范措施，一种方法是将洗涤程序用手控操作，降低蠕动泵的速率；另外在不得已吸引了大量脂肪时，需要用大量生理盐水反复数次洗涤。在矫形外科领域，由于选择手术时间比较自由，因此多采用贮存式自体输血与回收式自体输血并用的方式。

（三）创伤外科

严重创伤的大量失血经常导致患者死亡，然而术中回收式自体输血使这种状况大有改观。特别是胸部外伤所致的胸腔内出血以及血管外伤引起的内出血和后腹膜腔的出血，这些失血相对很快且无污染，术中临床医生可根据情况选择应用回收式自体输血。

（四）肿瘤外科

对于肿瘤手术，自体输血技术一般认为是禁忌，但也并非绝对，其适应证仍存在争议，有研究采用微滤器吸附或离心分离法去除肿瘤细胞。应用后者去除癌细胞，即使是有极少量的癌细胞也仍是有残留，如果用抗癌药能将其杀伤，可以说在恶性肿瘤切除手术中应用回收式自体输血,不会有恶性肿瘤细胞在全身播种的可能性。此外,肿瘤细胞在照射剂量 15～25Gy 进行辐照处理即被杀灭,为保证效果,大部分人主张采用 25～30Gy 进行照射,这个剂量也不损伤红细胞。应用辐照技术对回收洗涤的红细胞进行处理,则能有效地杀灭其中残留的肿瘤细胞,杜绝了恶性肿瘤细胞在全身播种的可能性。

(五)妇产科

对于妇产科出血患者,应用自体输血的历史可追溯到 19 世纪。自体输血技术毫无疑问挽救了很多人的生命,尤其是在农村及偏远地区,异位妊娠破裂大出血容易导致低血容量休克或死亡。一般的子宫、输卵管、附件包块手术,在异体血源无法得到保障时,回收式自体输血是一种安全有效的输血方式,可以极大地提高血液资源的保护和抢救成功率。研究显示,术中回收式自体输血对于异位妊娠后出血患者是一种安全有效的输血方式,血细胞比容明显提高,而死亡率显著降低,但也应考虑到可能血液污染和凝血功能障碍,另外回输血液中可能含有胎儿红细胞,后者可能作为抗原致敏母体导致远期的并发症,危及将来母体的怀孕。

五、血液保护新技术

血液保护是指通过减少血液丢失、应用血液保护药物和人工血液等方法,降低同种异体输血需求及其风险,保护血液资源。在临床输血实践中,大力开展血液保护,严格掌握输血指征,尽量做到少出血、少输血、不输血和开展自体输血,对于进一步减少输血传播疾病和输血不良反应,防止因大量输血引发的免疫抑制、术后感染和癌症转移等并发症,都具有重要的意义。随着现代科学技术的飞速发展,并不断向输血医学渗透,许多新技术应用到血液保护领域。

(一)控制性降压技术

它是指采用多种方法和药物使血管扩张,主动降低手术区域血管压力,以减少出血。以往曾把控制性降压作为减少手术出血的主要措施而广泛应用,因有适应证选择不当而引起多种并发症甚至死亡的发生,故减少了应用。但根据患者具体情况和手术要求,严格掌握适应证,控制性降压技术可减少手术失血量,结合术中血液回收等技术可少输或不输异体血。最近还有将控制性降压与血液稀释结合应用的研究,在全麻下对健康自愿者先用急性等容血液稀释,降低 Hb 至 50g/L,然后采用药物使平均动脉压降至 60mmHg,历时数小时后恢复 Hb 和血压,受试者苏醒后无任何不适。尽管将两者结合应用可最大限度地减少出血,但是降压可削弱血液稀释过程中的心排出量代偿机制,是否会影响心、脑等重要脏器的氧供有待进一步研究。

(二)促红细胞生成素在自体输血中的应用

由于 EPO 刺激红系造血效果明显,将成为今后自身采血后出现贫血时的有效治疗措施。据报道应用 EPO 后在同一时期内贮血量可能达到 2000mL 左右。EPO 治疗至少需要 5 天才能使 RBC、Hb、HCT 和网织红细胞计数增加,因此能否应用 EPO 取决于患者的紧急需要程度。EPO 与术前自身贮血结合,可采集较多自体血。术前大剂量 EPO 的用法是首次静脉注射 300U/kg＋皮下注射 500U/kg,然后每隔 1 天皮下注射 500U/kg。术后如 HCT<0.24 还可再用。

(三)血液麻醉

在麻醉后、手术前或体外循环前,选择性或预防性应用某些作用于凝血、纤溶系统的药物,以抑制某些血液成分的最初反应,使之不能激活或处于"冬眠状态",或暂时停止体外循环中凝血过程的发展及"全身炎症反应"抑制补体激活,抑制中性粒细胞、血小板和单核细胞的释放,这些抑制是可逆的,待手术结束后再恢复和"苏醒",因其类似全麻过程故称"血液麻醉"。

抑肽酶是血液麻醉的代表药物,可减少手术出血量的 54.8%。抑肽酶是一种广谱蛋白酶抑制剂,通过可逆地与丝氨酸酶活性中心结合而抑制丝氨酸蛋白酶,如胰蛋白酶、糜蛋白酶、纤溶酶、激肽酶及 FⅫa 等。因此它不但抑制纤溶系统的激活,同时也保护了血小板的聚集。另外,抑肽酶还能抑制内源性凝血途径,减少凝血因子的消耗。抑肽酶减少手术出血十分显著,常可使 50%以上大型手术避免输血。常用剂量为 0.5 万~1.0 万 U/kg 体重,2 小时后可再应用。但抑肽酶的不良反应也一直为人们所关注,包括敏感性反应、肾损害、血栓、急性呼吸窘迫综合征和过敏反应等,因此应严格限定抑肽酶的使用范围。6-氨基己酸和氨甲环酸能可逆地结合纤溶酶原上的赖氨酸结合位点,阻断纤溶酶原与纤维蛋白上的赖氨酸结合,抑制纤溶酶原转变为纤溶酶,大剂量时可直接抑制纤溶酶,从而减少体外循环后出血和输血量,其不仅用于心血管手术,而且可用于非心脏大手术如肝叶切除术和髋关节成形术等。

第七章　临床常见疾病检验

第一节　妇科疾病检验

一、子宫颈癌

子宫颈癌是最常见的妇科恶性肿瘤。根据病理类型,子宫颈癌可分为子宫颈鳞状细胞癌、子宫颈腺癌、子宫颈腺鳞癌以及未分化癌等。

1.子宫颈细胞学

是早期子宫颈癌筛查的基本方法,也是诊断的必须步骤,相对于高危型 HPV 检查,细胞学检查特异度高,但灵敏度较低。

2.高危型 HPV-DNA

相对于细胞学检查,其灵敏度较高,特异度较低。可与细胞学检查联合应用于子宫颈癌筛查。也可用于细胞学检查异常的分流,当细胞学为意义未明的不典型鳞状细胞(ASC)时进行高危型 HPV-DNA 检查,阳性者行阴道镜检查,阴性者 12 个月后行细胞学检查,也可作为子宫颈癌的筛查方法。99％以上的子宫颈癌患者可出现高危型 HPV,而在一般健康妇女中,HPV 感染患者低于 4％。

3.阴道分泌物

多数患者有白色或血性、稀薄如水样或米泔状、有腥臭味的阴道分泌物。晚期患者因癌组织坏死伴感染,可有大量米泔样或脓性恶臭分泌物。

4.肿瘤标志物

鳞状上皮细胞癌抗原(SCCA)对子宫颈癌有较高的诊断价值,可用于子宫颈癌的疗效判断、监测复发。

5.肿瘤基因及其表达产物

检查子宫颈标本的 Her-2 癌基因,发现其阳性表达率随病情发展、病理分级、临床分期的增加而增高,正常子宫颈为阴性。Her-2 阳性患者对放疗敏感。

二、卵巢癌

卵巢癌是女性生殖器官常见的恶性肿瘤之一,发病率仅次于子宫颈癌和子宫体癌。但卵巢上皮癌死亡率却占各类妇科肿瘤的首位,对妇女生命造成严重威胁。卵巢肿瘤组织类型分为卵巢上皮性肿瘤、卵巢生殖细胞肿瘤、卵巢性索间质肿瘤和卵巢转移性肿瘤。

1.肿瘤标志物

(1)CA125:80%卵巢上皮性卵巢癌患者 CA125 浓度增高,但其灵敏度不高,尤其是早期的卵巢癌患者。但是 90%以上患者 CA125 浓度与病程进展相关,故更多将其用于病情监测和疗效评估。

(2)血清 AFP:对卵黄囊瘤有特异性诊断价值。未成熟畸胎瘤、混合无性细胞瘤中含卵黄囊成分的患者 AFP 浓度也增高。

(3)血清人附睾蛋白 4:人附睾蛋白 4(HE4)是继 CA125 后被高度认可的卵巢上皮性癌肿瘤标志物,与 CA125 联合检查以判断良性、恶性盆腔包块。

(4)血清 HCG:对非妊娠性卵巢绒癌的诊断有特异性。

(5)性激素:颗粒细胞瘤、卵泡膜细胞瘤可产生较高浓度雌激素,浆液性、黏液性囊腺瘤、勃勒纳瘤也可分泌一定量雌激素。

2.肿瘤基因及其表达产物

卵巢癌与 p53 基因突变和过度表达有明显相关性。

3.细胞学

腹腔积液或腹腔冲洗涤液和胸腔积液行细胞学检查,可有阳性发现。

三、滴虫阴道炎

滴虫阴道炎是由阴道毛滴虫感染引起的阴道炎症。滴虫可以通过性生活直接传播,也可以通过间接接触传播。患者常见的症状是白带增多,为黄绿色稀薄脓样,有特殊的臭味,并常伴有外阴烧灼感,性交痛,以及尿频、尿急、尿痛等泌尿道症状。妇科检查可见:阴道黏膜充血水肿,散在的红色斑点或草莓样红色突起,阴道后穹窿有大量的黄色脓性泡沫状白带积聚;宫颈充血,也可以出现草莓状突起。

(一)主要实验室检查

1.生理盐水悬滴法

找到活动的滴虫即可确诊,敏感性为 60%～70%。

2.滴虫培养

准确率很高,达 98%左右。

3.涂片染色法

其诊断的准确率与检查者的经验有关。

4.聚合酶链反应(PCR)

敏感性为 90%,特异性为 99.8%。

(二)方法评价

生理盐水悬滴法最为简便、易行。但在检查前,患者不要做阴道冲洗或阴道上药,24～48小时内不宜有性生活,取分泌物时窥器不涂润滑剂,分泌物取出后应及时送检并注意保暖,否则滴虫活动力减弱,会造成辨认困难。

四、外阴阴道念珠菌病

外阴阴道念珠菌病(又称"外阴阴道假丝酵母菌病")是女性下生殖道的常见疾病。80%～90%由白色念珠菌引起,10%～20%为其他念珠菌感染。常见于孕妇、糖尿病患者和接受雌激素治疗的患者,以及长期应用广谱抗生素、皮质类固醇激素及免疫抑制剂者。临床症状有:阴道分泌物增多,呈现为白色黏稠、凝乳状或豆腐渣样,外阴瘙痒,瘙痒部位主要为阴道口及外阴,或伴有灼热、疼痛、性交痛、小便不适等。

(一)主要实验室检查

1. 10%氢氧化钾湿片镜检

假菌丝及芽生孢子的检出率为70%～80%。

2. 革兰染色镜检

革兰阳性芽生孢子及假菌丝的检出率为80%。

3. 真菌培养

假菌丝或芽生孢子的检出率大于90%。培养时应做药物敏感性检测,以指导临床选择合适的抗真菌药物。

(二)方法评价

10%氢氧化钾湿片镜检简单易行,目前临床上广泛使用。真菌培养最为可靠,但因其耗时长、费用高,只适合有症状而且多次湿片检查为阴性,或为顽固病例,为确诊是否为非白色念珠菌感染以及分析药物敏感性时使用。

五、细菌性阴道病

细菌性阴道病(BV)是正常寄生在阴道内的细菌生态平衡(菌群)失调,即阴道内乳杆菌减少而其他细菌大量繁殖,主要有加德纳尔菌、动弯杆菌及其他厌氧菌,部分患者合并支原体感染,其中以厌氧菌居多。10%～40%患者临床无症状,有症状者的主要表现为阴道分泌物增多,呈灰白色,均匀一致,稀薄,有恶臭味。BV患者易发生流产、早产、胎儿子宫内感染、胎膜早破,亦可引发子宫内膜炎、输卵管炎、盆腔炎、不育等多种妇科疾病。

(一)主要实验室检查

1. 阴道分泌物pH

大于4.5(pH通常为4.7～5.7,多为5.0～5.5)。

2. 胺臭味试验

阴道分泌物中加入10%氢氧化钾,产生胺臭气味为胺试验阳性。

3. 线索细胞

高倍镜下线索细胞数目占上皮细胞数目的20%以上则为线索细胞阳性。

4. 阴道分泌物涂片革兰染色镜检

油镜下可见大量革兰阴性混合菌丝或革兰变异球杆菌,缺乏革兰阳性大杆菌(乳酸杆菌)。

5. 加德纳菌培养

阳性。

6.BV-Blue 快速检测法

将含有阴道分泌物的棉签浸入测试管中,反应后测试管呈现蓝色为阳性。其敏感性达91%,特异性达98.8%。

(二)方法评价

Amsel法是世界卫生组织推荐的BV诊断金标准(即下列四条中有三条阳性即可临床诊断为细菌性阴道病):①匀质、稀薄的阴道分泌物;②阴道pH>4.5(pH多为5.0~5.5);③胺臭味试验阳性;④线索细胞阳性。BV-Blue法是近年发展起来的BV快速诊断法,敏感性和特异性均达到90%以上,具有很高的临床诊断价值。BV为阴道正常菌群失调,因此细菌定性培养在诊断中意义不大。

六、急性子宫颈炎

急性子宫颈炎可由肠道球菌、葡萄球菌、链球菌和淋球菌等直接感染引起,也可以继发于阴道致病菌如真菌、滴虫感染等,还可以由异物及化学刺激物引起。临床上常见的为黏液脓性宫颈炎(MPC),病原体主要为沙眼衣原体及淋病奈瑟菌。白带增多是急性宫颈炎最常见的症状,常呈脓性。可有不同程度的下腹部、腰骶部坠痛及膀胱刺激症状等。妇科检查子宫颈体积增大、红肿,黏膜充血、水肿,黏液分泌物增多,可呈黄白色、脓性。

(一)主要实验室检查

1.淋病奈瑟菌检测

(1)宫颈分泌物涂片革兰染色:在中性粒细胞内有革兰阴性双球菌为阳性,检出率仅为40%~60%,并可有假阳性,只能作为筛查手段。

(2)宫颈分泌物淋病奈瑟菌培养:为诊断淋病的金标准,培养阳性率为80%~90.5%。

(3)PCR淋病奈瑟菌DNA/RNA片段检测:敏感性及特异性高。

2.沙眼衣原体检测

(1)宫颈分泌物涂片Giemsa染色:镜下在上皮细胞内找到包涵体为阳性,方法简便、价廉,但敏感性及特异性低。

(2)沙眼衣原体培养:为诊断沙眼衣原体感染的金标准,敏感性和特异性高。

(3)沙眼衣原体抗体检测:直接免疫荧光法,敏感性为80%~85%,特异性为95%左右;酶联免疫吸附试验,敏感性为60%~80%,特异性为97%~98%。

(4)PCR沙眼衣原体DNA/RNA检测:敏感性高,细胞培养阴性时亦能检出衣原体DNA/RNA。

(5)沙眼衣原体血清抗体检测:对诊断无并发症的宫颈感染价值不大。

(二)方法评价

宫颈分泌物涂片染色显微镜检只能作为急性宫颈炎病原体检测的初筛方法。病原体培养法是临床诊断的金标准。PCR病原体DNA检测的敏感性虽然高,但是要注意防止污染而致的假阳性。近年开展的RNA检测可以反应病原体的活性,更适于用药后及时地评估疗效。

七、宫颈人乳头瘤病毒感染

宫颈人乳头瘤病毒感染是由人乳头瘤病毒(HPV)引起的性传播疾病。与年龄相关,高峰年龄为 15～25 岁。宫颈 HPV 感染常没有明显临床表现,多为亚临床型,仅在短期可检出病毒 DNA,多数 HPV 感染是一过性的。宫颈 HPV 感染可不引起任何病变,也可引起良性病变和癌前病变,但癌变则与病毒 DNA 整合入宿主染色体密切相关。在临床上患者宫颈可表现初为粟粒大,柔软,淡红色疣状丘疹,逐渐增大,表面凹凸不平,显示乳头状、蕈状或菜花状,可有蒂。

(一)主要实验室检查

1.HPV 二代杂交捕获检测(HC₂)

HC₂ 值＞1.0 为阳性。敏感度为 98%,阴性预测值达 99%。

2.凯普 HPV 导流杂交基因芯片检测

可做 HPV 分型检测。

(二)相关检查项目

阴道镜检查及活检:涂 5% 醋酸后病变模糊发白或略带光泽的白色病损。组织病理学检查可见表皮呈乳头瘤样增生,在角质层、棘细胞层内可见凹空细胞。

(三)方法评价

HPV 二代杂交捕获检测和凯普 HPV 导流杂交基因芯片检测在检测 HPV 感染方面灵敏度和特异性都很高。不同的是,HPV 二代杂交捕获检测为半定量检测,可以反映标本中 HPV 病毒的负荷。而凯普 HPV 导流杂交基因芯片检测可确切对 HPV 感染进行分型,并判断是否存在着多重感染。

八、盆腔炎性疾病

盆腔炎性疾病是指女性上生殖道及其周围组织的炎症,主要有子宫内膜炎、输卵管炎、输卵管卵巢脓肿和盆腔腹膜炎。急性盆腔炎发展可引起弥散性腹膜炎、败血症、感染性休克,严重者可危及生命。若未及时正确治疗,可造成盆腔粘连、输卵管阻塞、不育、输卵管妊娠、慢性盆腔痛等后遗症。临床常见症状为下腹痛、发热、阴道分泌物增多。妇科检查可有宫颈举痛、宫体压痛、附件区压痛等。

(一)主要实验室检查

1.阴道分泌物生理盐水涂片

可见到较多的白细胞。

2.宫颈管分泌物培养

怀疑淋病奈瑟菌感染时首选。

3.宫颈管分泌物免疫荧光法

常用以检查衣原体。

4.血常规

白细胞可有增高。

5.红细胞沉降率

部分患者可有增快。

6.C-反应蛋白

早期感染时即可有升高。

(二)相关检查项目

1.子宫内膜活检

可证实为子宫内膜炎。

2.影像学检查

阴道超声或核磁共振检查可显示子宫腔积液、充满液体的增粗输卵管、盆腔积液、输卵管卵巢肿块等炎性改变。

3.腹腔镜检查

可发现输卵管炎性改变,并可直接采感染部位分泌物做细菌等培养。

(三)方法评价

目前盆腔炎性疾病主要通过临床症状和妇科体征做出诊断。虽然腹腔镜检查能直视病变,并直接采感染部位的分泌物做细菌培养,诊断准确,但是因进行腹腔镜检查需要的设备较为昂贵,同时对检查医生操作技能有一定的要求,故临床应用受到了很大的局限。

九、围绝经期综合征

围绝经期是指妇女从绝经前出现与绝经相关的内分泌、生物学和临床症状起,至绝经后一年内的时间。围绝经期综合征(旧称"更年期综合征")是指因为雌激素水平的波动或下降所致的以植物神经系统功能紊乱合并神经心理症状为主的综合征,多发生于 45~55 岁之间。其临床表现包括:①血管舒缩症状,潮热、出汗等,也是最有特征的症状;②精神神经症状,情绪烦躁、易激动、失眠或焦虑、内心不安,甚至惊慌恐惧等;③心血管症状,心悸、胸闷、血压不稳等。

(一)主要实验室检查

1.促卵泡生成素(FSH)及雌激素(E₂)

更年期妇女卵巢功能逐渐衰退,早卵泡期 FSH 水平升高,E_2 水平高低波动不定,甚至可能因代偿机制而表现为 E_2 升高;绝经后,卵巢功能耗竭,FSH>40IU/L,E_2<20pg/mL。

2.阴道脱落细胞涂片

通过阴道上皮细胞成熟指数了解体内雌激素水平,雌激素水平低落时显示底、中层细胞为主。

3.孕酮(P)

在更年期,随着无排卵周期的频率增高,产生和分泌孕酮明显不足,在月经周期的第 21 天检测孕酮,低于黄体期水平,提示无排卵。

4.甲状腺功能

出现更年期症状时要进行甲状腺功能检查,排除甲状腺疾病。

（二）相关检查项目

1.BBT 测定

更年期妇女 BBT 多为单相,提示无排卵。

2.B 超检查

可了解子宫、附件及盆腔情况,排除妇科器质性疾病。

3.测量血压、心电图检查

排除高血压病及心脏疾病。

4.超声心动图检查

排除心脏疾病。

（三）方法评价

激素水平的测定是更年期综合征的辅助诊断方法,通常在早卵泡期,即月经第 2～4 天清晨空腹采血。

十、月经失调

（一）功能失调性子宫出血

功能失调性子宫出血(简称"功血")可以发生在月经初潮后至绝经前的任何一个阶段。其中,青春期功血和近绝经期功血以无排卵型功血常见,而育龄期功血则可为无排卵型功血,也可为有排卵型功血。功血的临床表现可以为完全无规律的子宫出血,也可能表现为经量多或月经中期的子宫出血等。

1.主要实验室检查

(1)血清 FSH、LH(月经第 2～4 天):如 FSH 和 LH 低或正常,为下丘脑或垂体问题;如升高则为卵巢功能异常;部分多囊卵巢综合征患者 LH/FSH>2～3。

(2)孕酮:在周期第 21 天或 BBT 上升第 7 天时测定,如为正常的排卵期水平,提示有排卵,卵巢功能正常。

(3)睾酮 T:多囊卵巢,可有 T 升高,过高则要警惕男性化肿瘤。

(4)尿 HCG 及血 β-HCG:除外与妊娠有关的出血。

(5)血常规:经量多往往导致贫血;除外血液病,如血小板减少、再生障碍性贫血、白血病等。

(6)凝血功能:检查是否存在凝血障碍等。

(7)宫颈黏液:观察宫颈黏液的量、性质,是否透明、稀薄透亮,拉丝长短等;涂片晾干后在镜下检查是椭圆体或羊齿状结晶,了解有无雌激素作用和雌激素水平的高低及了解有无排卵和妊娠。

(8)甲状腺功能:甲状腺功能亢进或减低均可能引起月经失调。

(9)TCT:不规则阴道出血的患者需要进行 TCT 检查,排除宫颈病变的可能。

(10)肾上腺激素测定:肾上腺功能失调可能导致月经异常。

2.相关检查项目

(1)基础体温测定:明确有无排卵,是否有排卵期出血、黄体功能不足、黄体萎缩不全等。

(2)B超:检查子宫、卵巢是否有发育异常或有占位性病变,有宫内节育器的患者要明确宫内节育器位置是否正常。

(3)子宫输卵管碘油造影:检查子宫发育是否正常,是否有占位性病变。

(4)宫腔镜检查:检查子宫发育是否正常,是否有占位性病变。

(5)分段诊断性刮宫:明确宫颈管、宫腔是否有病变等。

3.方法评价

对于功能性子宫出血经过性激素测定、BBT测定明确是有排卵型功血还是无排卵型功血,如T高要明确是否有多囊卵巢综合征的存在。近绝经的女性尤其需要通过分段诊刮来排除子宫内膜病变导致的阴道异常出血。

(二)闭经

闭经种类繁多,一般将青春期前的闭经、妊娠期、产后哺乳期及绝经后的闭经称为生理性闭经,这里讨论除生理性闭经以外的病理性闭经,诊断要从下生殖道开始向上至中枢神经系统寻找闭经原因的部位。

1.主要实验室检查

包括性激素六项:卵泡刺激素(FSH)、黄体生成素(LH)、催乳素(PRL)、雌激素、睾酮、孕酮及甲状腺激素、肾上腺激素的测定。

(1)FSH>40IU/L、E_2低,考虑为卵巢性闭经。然后进一步从卵巢性闭经中寻找先天性或后天性的原因,先天卵巢发育不全无卵子是先天性原因,后天多种原因卵子耗竭而闭经,是卵巢早衰。

(2)FSH低、LH低、E_2低,属垂体性或下丘脑性闭经,进一步区分垂体性或下丘脑性。若有产后出血休克史者应考虑为垂体性闭经,即席汉综合征,进一步检查涉及几个靶腺,包括性腺、肾上腺与甲状腺。

(3)LH与FSH比例失调者,LH/FSH>2~3时,考虑多囊性卵巢综合征或少见的迟发性肾上腺皮质增生。

(4)T、FT(总睾酮、游离睾酮)升高要考虑多囊卵巢综合征、先天性肾上腺皮质增生、库欣综合征、分泌雄激素的肿瘤等疾病。

(5)PRL>30ng/mL或>880mIU/L(WHO)属高泌乳素血症,然后进行MRI或CT区分是肿瘤性还是功能性。

(6)P升高,而E_2和T下降,提示有性激素合成障碍,可见于17α-羟化酶缺乏。

(7)当FSH与LH在正常范围时,需根据其他检查寻找闭经原因。

(8)促甲状腺激素(TSH)、甲状腺激素(T_3、T_4)的测定可排除甲状腺功能异常所引起的闭经。

(9)肾上腺激素:肾上腺功能异常可引起闭经。

(10)性染色体检查:原发性闭经或继发性闭经的患者,进行染色体检查。XO/XY性腺发育不全,多数无卵子,超雌的某些患者有原发性或继发性闭经。

2.相关检查项目

(1)黄体酮撤退试验:若用黄体酮撤退有月经,就可以除外子宫性闭经。

(2)雌、孕激素撤退试验:行雌、孕激素人工周期时必须用足量雌激素。有撤退出血时,可除外子宫性闭经;无撤退出血时可考虑诊断为子宫性闭经。但一次试验不能确诊,对于子宫发育差的妇女,必要时需重复几个周期,再下结论。

(3)GnRH 刺激试验:可证明垂体功能是否有反应。

(4)超声:盆腔超声检查是否有正常发育的子宫、卵巢,子宫卵巢是否有畸形、肿瘤,甲状腺及肾上腺超声检查有无占位性病变。

(5)子宫输卵管碘油造影:检查子宫是否有畸形、宫腔是否有粘连,协助诊断子宫性闭经。

(6)宫腔镜:检查子宫是否有畸形、宫腔是否有粘连,协助诊断子宫性闭经。

(7)腹腔镜:原发闭经的患者,活检卵巢是否有始基卵泡,排除卵巢先天性发育不全,对于性发育异常的患者染色体含有 Y 染色体,需要切除性腺,以免性腺恶变。

(8)X 光蝶鞍相、CT 或 MRI:闭经、泌乳与 PRL 升高的患者进行检查,可诊断垂体肿瘤或鞍背骨质破坏-空泡蝶鞍综合征。

3.方法评价

雌、孕激素撤退试验可协助子宫性闭经的诊断;测定六种性激素可大致区分闭经原因的部位,然后进一步分析该部位的可能原因,缩小寻找的范围。

第二节　妊娠疾病检验

一、妊娠期高血压

(一)妊娠期高血压及诊断

1.妊娠期高血压临床表现

妊娠期高血压(HDP)简称妊高征,是妊娠与高血压并存的一组疾病。孕妇在妊娠 24 周以后出现高血压、水肿、蛋白尿等症状,病因不清,普遍认为是母体、胎盘、胎儿等多因素作用的结果。妊娠高血压综合征的基本生理变化是全身小动脉痉挛而导致脑、肾、心、肝、子宫胎盘不同程度的病理生理改变,从而产生相应的临床表现。随着妊娠高血压综合征严重程度的不同,其凝血功能也相应出现不同的变化,甚至可导致弥散性毛细血管内凝血。迄今为止,妊娠高血压综合征仍为孕产妇及围生儿死亡的重要原因。

2.妊娠期高血压临床分类诊断标准

(1)妊娠期高血压:妊娠 20 周后首次出现高血压,收缩压≥140mmHg 和(或)舒张压≥90mmHg,尿蛋白检测阴性。

(2)轻度子痫前期:妊娠期高血压基础上出现尿蛋白≥0.3g/24h,或尿蛋白/肌酐比值≥0.3,或随机尿蛋白≥(+)。

(3)重度子痫前期：子痫前期患者出现下述任何一种不良情况可诊断为重度子痫前期：①血压持续升高；②蛋白尿≥2.0g/24 小时或随机蛋白尿≥（＋＋）；③血清肌酐≥106μmol/L；④血小板＜100×10⁹/L；⑤微血管病性溶血：LDH 升高；⑥血清转氨酶水平升高：ALT 或 AST；⑦持续头痛或其他大脑或视觉障碍；⑧持续上腹部疼痛。

（4）子痫：子痫前期基础上发生不能用其他原因解释的抽搐、昏迷。

（二）妊娠期高血压检验

1.尿蛋白检验

高危孕妇每次产检均应检测尿蛋白，对可疑子痫前期孕妇应测 24 小时尿蛋白定量，以判断肾脏损害程度。

2.血液检验

测定血红蛋白、血细胞比容、血浆黏度、全血黏度，以了解血液有无浓缩。

3.凝血功能检验

凝血酶原时间、凝血酶时间、部分活化凝血活酶时间、鱼精蛋白副凝试验（3P 试验），特别是纤维蛋白原和纤维蛋白（原）降解产物、D-二聚体等项目，用以了解有无凝血功能异常。

4.肝肾功能检验

如丙氨酸氨基转移酶、血尿素氮、肌酐及尿酸等测定。必要时应重复测定以便综合判断肝、肾功能情况。此外，应注意有无电解质紊乱及酸中毒。

二、妊娠期肝脏疾病

（一）妊娠期肝内胆汁淤积症

1.典型临床表现及诊断

妊娠期肝内胆汁淤积症（ICP）是一种妊娠中、晚期特发性疾病。病理特征为肝小叶中央区毛细胆管内胆汁淤积，胆栓形成，使胆汁酸、胆红素反流进入血流引起临床症状。以不明原因的皮肤瘙痒、黄疸、肝功能异常伴胆汁酸水平升高，产后迅速消失或恢复正常为其临床特点。ICP 发病率仅次于病毒性肝炎，占妊娠期黄疸的 1/5 以上。患者持续瘙痒，典型部位在手掌和足底，黄疸的发病率＞25％。患该病的孕产妇预后良好，但可能存在胎儿窘迫、早产、早熟及胎儿死亡等风险。

2.妊娠期肝内胆汁淤积症检验

（1）血清胆汁酸检验：血清胆汁酸（TBA）升高是 ICP 最主要的特异性实验证据，是早期诊断 ICP 的最敏感方法。通常 TBA＞10μmol/L 结合临床表现可做出诊断，TBA＞40μmol/L 提示病情较重。

（2）肝功能检验：丙氨酸氨基转移酶（ALT）、天冬氨酸氨基转移酶（AST）轻至中度升高，为正常水平的 2～10 倍，ALT 较 AST 更敏感。

（3）血清总胆红素检验：患者血清总胆红素水平轻至中度升高，通常≤100μmol/L，以直接胆红素为主。

（二）妊娠期病毒性肝炎

1.典型临床表现及诊断

病毒性肝炎是肝炎病毒引起的肝脏疾病。妊娠本身不增加对肝炎病毒的易感性,但妊娠期新陈代谢明显增加,胎儿的生长发育需要大量的糖原、维生素、蛋白质等,这些因素加重肝脏负担,因此容易出现肝炎并发展成重症肝炎。妊娠期病毒性肝炎按病原分为甲、乙、丙、丁、戊型5种肝炎,以乙型肝炎多见。诊断标准:妊娠期病毒性肝炎诊断除一般肝炎的临床表现如恶心、呕吐、食欲缺乏外,主要依靠实验室诊断。

2.妊娠期病毒性肝炎检验

（1）肝炎病毒血清学标志物检测:临床意义见表7-2-1。

表 7-2-1　肝炎病毒血清学标志物临床意义

病毒	血清学抗体	核酸检测	抗原
甲型（HAV）	抗 HAV-IgM:急性期	HAV-RNA	粪 HAV Ag
	抗 HAV-IgG:既往感染		
乙型（HBV）	HBsAg:HBV 感染的特异性标志	HBV-DNA	血清 HBV Ag
	HBsAb:保护性抗体		
	HBeAg:阳性表明强传染性		
	HBeAb:传染性降低		
	HBcAb-IgM 急性期		
	HBcAb-IgG 既往感染		
丙型（HCV）	HCV-IgM:急性期	HCV-RNA	血清 HCV Ag
	HCV-IgG:既往感染		
丁型（HDV）	抗 HDV-IgM:急性期	HDV-RNA	血清 HDV Ag
	抗 HDV-IgG:在 HBsAg 阳性患者中出现		
戊型（HEV）	抗 HEV-IgM:急性期	HEV-RNA	粪 HEV Ag
	抗 HEV-IgG:既往感染		

（2）肝功能检验:ALT 是反映肝细胞损伤的最敏感指标。总胆红素升高在预后评估上较ALT/AST 更有价值。出现"胆酶分离"提示重型肝炎,预后不良。

（三）HELLP 综合征

1.典型临床表现及诊断

HELLP 综合征是一种与妊娠相关性的血栓性微血管病,中文名称为溶血肝酶升高血小板减少综合征。HELLP 综合征发生率约 1/1000,母体的病死率为 1%～3%。病因及发病机制尚不清楚,主要病理改变为血管痉挛受损,血小板聚集消耗,纤维蛋白沉积和终末器官缺血。虽然本病通常发生于妊娠 28～36 周,但约 30% 在产后第 1 周出现症状。孕妇常有上腹或右上腹疼痛、恶心、呕吐、全身疲乏、头痛、水肿及体量增加等临床表现,黄疸少见。

2.HELLP 综合征检验

①血管内溶血性:外周血涂片见破碎红细胞、球形红细胞,血清结合珠蛋白<250mg/L,胆红素升高;②血小板<100×10⁹/L;③肝酶升高:AST、ALT 及乳酸脱氢酶水平升高。

(四)妊娠急性脂肪肝

1.典型临床表现及诊断

妊娠急性脂肪肝(AFLP)为妊娠晚期特有的疾病,发病率为 1/13000,是一种罕见的、威胁生命的疾病,其特点是肝脏微泡性脂肪浸润,可导致肝衰竭。以初产妇及妊娠高血压综合征者居多,病因及发病机制不明。AFLP 无典型临床症状,其表现主要有恶心、呕吐、腹痛等。近一半患者伴发先兆子痫。AFLP 的诊断依据为临床表现、影像检查和实验室检查。氨基转移酶显著升高和高胆红素血症是该病典型的生化异常现象。

2.妊娠急性脂肪肝检验

(1)血清胆红素升高,常>14μmol/L。

(2)血清 AST 或 ALT 升高,但两者浓度都不超过参考区间上限的 6 倍。

(3)可出现低血糖症(血糖<4mmol/L);肾功能受损(肌酐>150μmol/L,血尿素>340μmol/L);凝血异常(凝血酶原时间>14 秒,或活化部分凝血酶时间>34 秒)。

(五)妊娠期肝脏疾病诊断流程(图 7-2-1)

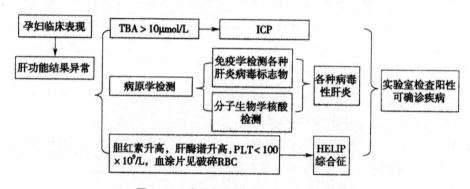

图 7-2-1　常见妊娠期肝脏疾病诊断流程

三、妊娠期肾脏疾病

(一)妊娠期肾脏疾病及诊断

妊娠期肾脏疾病即妊娠期由于母体肾上腺皮质激素、抗利尿激素分泌量增加及胎儿生长的需要致使血容量增加,水、钠潴留,使肾负荷加重、肾血流量增加、肾小球滤过率增加、肾脏体积代偿性增大。以妊娠高血压综合征,急、慢性肾炎引起的肾功能损害较为常见。临床表现有蛋白尿、血尿、水肿和高血压等。

(二)妊娠期肾脏疾病检验

血清肌酐和尿素可作为判断妊娠合并肾功能损害的预后、指导处理的重要指标,妊娠前血清肌酐>265.2μmol/L,妊娠后常致死胎或流产,宜及时终止妊娠。妊娠期间若血清肌酐<132.6μmol/L,且不再增加,可继续妊娠,但应加强监护。

四、妊娠期糖尿病

(一)妊娠期糖尿病及诊断

妊娠期糖尿病(GDM)是指在妊娠期首次发现或发生的糖代谢异常,不包括妊娠前已存在的糖尿病。妊娠期母体和胎儿能量需求逐渐增加,孕妇的血浆葡萄糖随孕周增加而生理性下降,空腹血糖约降低 10%。未能控制好血糖的孕妇容易发生感染、酮症酸中毒和妊娠高血压综合征,一旦并发高血压,病情较难控制,子痫、胎盘早剥、脑血管意外发生率较高。妊娠期糖尿病孕妇一般羊水过多且含糖量高易导致胎膜早破、早产,易出现巨大胎儿。

(二)妊娠期糖尿病检验

1.空腹血糖

具有 GDM 高危因素(如高龄、肥胖、糖耐量异常史,家族史等)的孕妇,在妊娠 24～28 周检查空腹血糖(FPG),FPG>5.1mmol/L,可以直接诊断 GDM,不必进行 75g OGTT;FPG<4.4mmol/L,发生 GDM 可能性极小,可以暂时不查 75g OGTT;5.1mmol/L<FPG>4.4mmol/L时,应尽早进行 75g OGTT 检查。在妊娠早期 FPG≥7.0mmol/L 应诊断为妊娠前糖尿病(PGDM)。

2.75g 葡萄糖耐受试验

不具有 GDM 高危因素的孕妇,在妊娠 24～28 周以及 28 周后首次就诊时进行 75g 葡萄糖耐受试验(OGTT)筛查,其诊断标准见表 7-2-2,任何一项血糖值达到或超过标准即诊断为 GDM。

表 7-2-2　**妊娠期糖尿病** 75g OGTT **诊断标准**(mmol/L)

空腹	服糖后 1 小时	服糖后 2 小时
5.1	10.0	8.5

3.50g 葡萄糖负荷试验(GCT)

服糖后 1 小时血糖≥7.8mmol/L 为异常,应进一步进行 75g OGTT。

4.糖化血红蛋白(GHbA1c)

GHbA1c≥6.5%(采用 NGSP/DCCT 标化的方法)可诊断为 GDM。GHbA1c 反映取血前 2～3 个月的平均血糖水平,可作为评估糖尿病长期控制情况的良好指标。应用胰岛素治疗的糖尿病孕妇,推荐每 2 个月检测 1 次 GHbA1c。

五、女性不育不孕症

不孕症是指育龄夫妇正常性生活 1 年或更长时间内,未采用避孕措施,而女方不能受孕,称为不孕。根据是否怀过孕分为原发不孕与继发不孕。想生育的正常夫妇每月的妊娠率为 20%～25%,在 13 个月,95% 的正常夫妇应该怀孕。一系列复杂和内在相关因素决定怀孕,一个或更多的因素紊乱即可导致不孕。而其中因为女性导致不孕症的大约占 2/3。

(一)相关检查项目

除了上述实验室指标外,有关女性不育不孕的相关检查还很多,主要有如下内容。

1.基础体温

是常用、简单、安全、可靠的监测排卵的方法,已应用多年,因其经济、简单容易被大多数患者接受。排卵后产生孕激素,孕激素引起基础体温上升,所以通过基础体温测定可以反映是否排卵,以及诊断早期妊娠、不规则出血。

2.宫颈黏液

宫颈黏液稀薄透亮、量多、拉丝长提示雌激素作用,如果宫颈黏液量少、黏稠、拉丝短提示孕激素作用。宫颈黏液涂片晾干后在镜下检查呈羊齿状结晶提示雌激素作用,椭圆体结晶提示孕激素作用。通过检测患者体内有无雌激素和雌激素水平的高低,可以了解有无排卵和妊娠。

3.输卵管通液

是了解输卵管是否通畅的最简单的方法。此项检查简单、安全、有效,准确性尚可,但是输卵管通液术只能了解输卵管是否通畅,不能区分一侧通还是双侧输卵管通;无法了解宫腔内状况,无助于病因的诊断;宫腔或输卵管腔增大可造成输卵管通畅的假象;输卵管痉挛亦可造成输卵管不通的假象。

4.子宫输卵管造影

可全面反映子宫腔及输卵管腔内部的情况,对于诊断宫腔粘连、子宫畸形、子宫黏膜下肌瘤,特别是生殖道结核有特异的诊断价值。摄片可长期保存,准确性达92%,能准确反映盆腔病变和粘连程度,但检查前应做碘过敏试验。

5.B超

不但可监测卵泡发育、是否排卵,还可以观察子宫大小、有无畸形、子宫肌瘤、内膜厚度及是否有盆腔占位性疾病。B超监测较BBT更能准确检查是否排卵,能发现BBT双相变化而未排卵的黄素化卵泡未破。

6.腹腔镜检查

准确性达90%,可同时治疗疾病,分离盆腔粘连、输卵管造口、剔除囊肿及烧灼子宫内膜异位症病灶等。

7.宫腔镜检查

可观察宫腔内形态、有无宫腔畸形,有无黏膜下肌瘤突起、粘连、息肉等,并可分离粘连,摘除息肉等。

(二)方法评价

对于女性来说,最主要的不育不孕的原因是由于排卵障碍或者是输卵管不通。因此,BBT或月经第21天查孕激素或B超监测排卵及输卵管的检查是女性不孕的常规检查。此外,B超可检查内生殖器发育是否畸形、占位性病变。性激素检查可以协助诊断内分泌病因。腹腔镜及宫腔镜检查可以进一步寻找以上检查未发现原因的不孕的其他病因。

六、男性不育症

一般认为,未采取避孕措施的育龄夫妇,若婚后同居一年以上,进行有规律的性生活而未能生育,就应该考虑不育的可能,其中病因在男方的叫作男性不育症。据中外学者研究证实:半个世纪以来,人类的精液质量明显下降,精子数量减少了一半,这必将影响男性的生育能力。流行病学调查结果表明,男性不育症的发生率有增加趋势,这引起了人们对男性生殖能力的忧虑。男性不育症是多病因、多因素性疾病,患者对治疗的反应存在明显的个体差异。尽管多数不育症的确切病因还不清楚,但明确男性不育的病因和病情诊断,并通过各种针对性措施,是取得良好治疗效果的关键,也是判断预后的重要客观依据。

(一)主要实验室检查

1.精液常规分析

(1)精液体积:健康成年男性的精液量一般在 1.5mL(波动于 1.4～1.7mL)以上。精液量过少提示可能存在附属性腺分泌功能障碍,或者性交过于频繁(排精间隔过短)。

(2)精液酸碱度:健康成年男性的精液 pH≥7.2。如果精液 pH 低下,提示可能存在精囊分泌功能障碍或前列腺分泌过多,常见于慢性前列腺炎、精囊炎、生殖道感染。射精管梗阻的患者精液 pH 低下,同时合并浆液量少、精浆果糖阴性和无精子。

(3)精子总数:精子数量多少是生育能力的主要标志,健康成年男性每次排精的精子总数至少在 $39×10^6$,波动于 $(33～46)×10^6$。精子总数低于上述标准,则定义为少精子症。精子数量过少提示睾丸生精功能障碍,是导致男性不育的重要原因。也可能与排精过于频繁有关。

(4)精子浓度:精子浓度指单位体积内的精子数量,健康成年男性每次排精的精子浓度至少为 $15×10^6/mL$,波动于 $(12～16)×10^6/mL$。精子浓度过低可以影响生育能力,主要与睾丸生精能力低下有关,还可能与精液量过多相关。

(5)精子活动率:精子必须具有一定的运动能力才可能实现自然生育目的,精子活动能力低下,或弱精子症,是男性不育症的最常见表现。健康成年男性的前向运动精子应该不少于 32%(波动于 31%～34%),前向运动与非前向运动精子应该不少于 40%(波动于 38%～42%),如果精子的活动率低于上述标准,则定义为弱精子症。

(6)存活率:只有活精子才具有生育潜能,即使是选择单精子卵泡浆内注射技术,也需要精子是存活的。健康成年男性的精子存活率至少应该达到 58%(波动于 55%～63%)。

(7)正常精子形态:精子形态是评估男性生育能力的重要指标,健康成年男性的精子正常形态率应该达到 4% 以上,波动于 3.0%～4.0%。低于上述标准,则定义为畸形精子症。

(8)精液内白细胞计数量:精液内可以具有一定数量的白细胞,但是过多的白细胞将对精子产生氧化损伤等不良影响,健康男性的精液内过氧化物酶阳性的白细胞计数量应该 $<1.0×10^6/mL$。精液内白细胞计数量超过上述标准,则定义为白细胞精子症。白细胞精子症常见于慢性前列腺炎、精囊炎等生殖系统炎症性疾病。

(9)抗精子抗体:抗精子抗体可以与精子结合并影响精子的受孕能力,健康有受孕能力的男性,采用混合抗球蛋白反应试验活动精子的黏附率应该 $<50%$,免疫珠结合试验免疫珠黏附

精子<50%。

(10)精浆锌:锌对精子的功能活性具有重要作用,健康男性的精浆锌浓度应该维持在≥2.4mol/每次排精。

(11)精浆果糖:健康男性的精浆果糖应该保持≥13mol/每次排精。精浆果糖与血清睾酮水平具有一定的相关性。精浆果糖水平低下常见于附属性腺分泌功能障碍或炎症性疾病;精浆果糖水平阴性常见于先天性双侧输精管阙如或射精管梗阻。

(12)精浆中性糖苷酶:健康男性的精浆中性糖苷酶应该≥20mU/每次排精。精浆中性糖苷酶主要反映附睾的分泌功能状态。

2.精液其他检验项目

精子功能分析主要包括:精子低渗肿胀试验、传统经典的"仓鼠卵穿刺试验"、精子-宫颈黏液穿透试验、毛细管穿透试验、精子染色试验(吖啶橙染色、伊红染色等)及精子顶体完整率分析。精浆分析主要包括:精浆酸性磷酸酶、精浆肉毒碱、精浆免疫抑制物等。近年来开展的精液生精细胞分析(或称精液脱落细胞学分析)可以协助诊断梗阻性无精子症,并可判断睾丸生精潜能。

(二)相关检查项目

1.生殖内分泌激素

男性不育症的生殖内分泌激素分析具有重要意义,可以发现精液质量异常的原因、指导临床用药并判断预后,经常测定的五项生殖激素指标包括:卵泡刺激素、黄体生成素、睾酮、泌乳素和雌二醇。

2.遗传学诊断

影响男性生殖细胞分化的染色体和基因异常可分为四类:①染色体的非整倍性;②染色体的结构异常;③基因突变(精子发生相关基因突变、雄性性腺基因突变、体细胞基因突变);④精子 DNA/染色质损伤。与男性不育相关的染色体异常主要发生在性染色体上,其数目和结构异常均可引起精子发生障碍。

3.前列腺按摩液(EPS)分析

对于合并慢性前列腺炎的男性不育症,尤其是同时表现出精液不液化的患者,建议进行前列腺液的常规检查,EPS 内白细胞计数量≥10 个/Hp 认为存在炎症,还可以通过分析 EPS 内的炎症性细胞因子水平来协助判定局部炎症的存在,必要时可做前列腺液定位细菌培养与药敏试验来分析病原菌,为后续治疗奠定基础。

(三)方法评价

精液的常规分析是诊断男性不育的基础检查项目,每个男性不育症都要接受精液基本情况检测,并作为判定生育潜能和选择助孕技术的基础;精液的其他检验项目则要根据患者的具体情况选择进行,所以在本部分内容中仅给出简单介绍。

对精液的常规分析,多年来基本上已经形成了共识和规范化的操作方法,但由于技术的进步和世界卫生组织诊断标准的不断变化,使得精液常规检查存在较大的认识误区和方法差异,例如,由于欠缺精子形态分析的规范化统一标准,不同实验室的分析结果没有可比性。即使是 2010 年世界卫生组织制定的第五版精液分析诊断标准,学者们也是争论不休。虽然其进一步明确和改进了具体诊断技术和参考值,但其内容还有许多不协调、不完善的地方、甚至有错误,推荐的正常参考值具有较大的局限性,增加了临床精液检验工作负担,而且也不能改善对精子质量分析结果的精确认识。此外,一些学者认为将精子活力区分为 3 个档次,取消了快速前向运动类(A 级精子)精子评估是一种技术倒退,尤其是在精子功能分析方面的研究仍然是有所欠缺。因此,有学者提出要修改基础精液分析教程,在常规诊断领域一方面要强调统一标准,另一方面也要深化和完善精液分析技术,这对临床工作有更大的好处,而仅仅停留在表面分析与描述的精液诊断上将难以准确预测男性的生育潜能。

七、胎儿健康状况评价

我国围生期是指从妊娠 28 周到产后 7 天内这段重要时期。胎儿健康状况评价属于围生监测。

(一)胎儿健康状况评价的内容和方法

1.胎儿健康状况评价的内容

胎儿健康状况评价包括确定是否为高危儿、胎盘功能检查、胎儿成熟度检查、胎儿宫内生长情况、胎儿先天性疾病和遗传性疾病的宫内诊断。

2.胎儿健康状况评价的方法

临床上有直接评价和间接评价两种,前者是用实验室方法监测胎盘,胎儿的产物;后者是用物理手段监测胎儿宫内情况。如产科检查确定胎儿大小与孕周是否相符,B 超测量胎儿发育正常与否、羊水量多少及子宫胎盘血流、胎儿血流速度和血流通量;监护仪监测胎儿心率等。

(二)胎儿健康状况评价

1.胎盘功能

(1)雌三醇检验:妊娠期胎儿-胎盘单位合成分泌大量的游离雌三醇(uE_3)。(uE_3)随妊娠的进展逐渐增加,至妊娠晚期可升高 1000 倍。uE_3 在母体血液循环中的半衰期大约为 20 分钟,可及时反映胎盘功能状态。动态监测中,若孕妇 uE_3 水平骤减 30%～50%时,提示胎盘功能不良。由于 uE_3 有昼夜节律,应选择相同时间点检测。尿 uE_3 干扰因素较多,敏感性、特异性不如血液标本。

(2)人胎盘催乳素检验:人胎盘催乳素(hPL)由胎盘合体细胞产生,半衰期约 20～30 分钟,可迅速反映胎盘的功能状态。孕妇体内 hPL 含量随孕周的增加而增加。妊娠晚期所产生的 hPL 量是早期的 500～1000 倍,38 周达峰值并维持至分娩。若该值突然降低 50%,提示胎盘功能低下。

2.胎儿成熟度

(1)卵磷脂和鞘磷脂比值检验:羊水中的鞘磷脂水平恒定,而卵磷脂随孕期增加而上升,在 34～36 周更是急剧上升。计算卵磷脂/鞘磷脂比值(L/S)可准确反映出羊水中卵磷脂的水平。以羊水中 L/S>2.0 提示胎儿肺成熟,有 95%的预测符合率。当 L/S 比值落在 1.5～2.0 区间时,其用于预测胎儿肺成熟度上与临床符合率较低。

(2)胎儿肺成熟度检验:荧光偏振(FPA)胎儿肺成熟度检测,用特定的荧光染料或探针,包括：PC16,NBD-PC 既与羊水中的磷脂相结合又可与羊水中的内生蛋白（如白蛋白）亲和,当探针与白蛋白结合时,偏振值高;当探针与脂质体结合时,偏振值低。由于羊水中白蛋白含量相对恒定,同样可作为参照,分析仪测定的偏振值可反映表面活性物质与白蛋白的比值,与胎儿肺成熟度有很好的相关性。推荐的临界值是 70mg/g,对于高危妊娠临界值为 50mg/g。

（3）薄层小体计数检验：薄层小体（LB）是肺泡中的Ⅱ型肺泡上皮细胞质中的特殊结构,肺表面活性物质在细胞内存储的地方,它通过胞吐作用到达肺泡表面,一部分进入羊水中。羊水中薄层小体数量可反映胎儿肺成熟度。LB≥50000/μL,表示胎儿肺成熟。LB<15000/μL,表示胎儿肺未成熟。

（4）泡沫稳定指数检验：羊水中肺表面活性物质达到足够浓度时,能够形成一个高度稳定的膜,从而支撑泡沫的架构。羊水中其他物质包括蛋白质、胆盐、游离脂肪酸盐可支持泡沫的稳定,但乙醇能将该物质从膜中除去。泡沫稳定指数（FSI）可间接反映肺表面活性物质的含量。FSI>0.47 为胎儿肺成熟。该方法阴性预测值高。

八、产前筛查

产前筛查是指通过简便、经济和较少创伤的检测方法,从孕妇群体中发现某些怀疑有先天性缺陷和遗传性疾病胎儿的高危孕妇,以便进一步明确诊断。

（一）产前筛查的内容及诊断

目前产前筛查广泛应用于唐氏综合征、神经管畸形和 18-三体综合征等染色体异常疾病筛查。

1.唐氏综合征(DS)

是最常见的由染色体畸变所致的出生缺陷类疾病,发生率约为 1/700。绝大部分 DS 患儿存在 21 号染色体的三次拷贝,即 21-三体（图 7-2-2）,另外 5% 是由于翻译错误,还有 1% 由嵌合体引起。

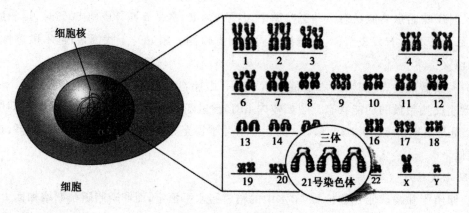

图 7-2-2　DS 异常核形

2.神经管畸形(NTD)

是指在胚胎发生期,如神经管不能融合,会导致永久性的脑和（或）脊髓发育缺陷,即无脑畸形、脊柱裂和脑积水。90% 的 NTD 是属于多因素遗传病。叶酸缺乏与神经管缺陷有关,新生儿无脑畸形和脊柱裂的发生概率为 1/1800。所有无脑畸形和 95% 的脊柱裂都是开放性的，没有皮肤覆盖，直接与羊水接触。

3. 18-三体综合征

病因是减数分裂时染色体不分裂，造成胎儿 18 号染色体的额外复制。发生率为 1/8000，是妊娠过程中常见的染色体缺陷疾病。其最大危害是在妊娠的前 8 周和妊娠中、后期有非常高的流产、早产概率（分别为大于 80% 和约 70%）。25% 的患儿有脊柱裂或脐膨出。50% 患儿在出生后 5 天内死亡，另一半婴儿中的 90% 在 100 天内死亡。

（二）产前筛查检验

1. 甲胎蛋白检验

甲胎蛋白（AFP）是胎儿血清中最常见的球蛋白，其结构和功能类似于白蛋白。AFP 在孕早期由卵黄囊产生，孕晚期由胎儿肝脏细胞大量合成。胎儿皮肤完整时，少量的 AFP 从胎儿泌尿道排入羊水中。孕妇血清中的 AFP 在早、中孕期逐渐增加，大约在孕 28～32 周时达到相对稳定期。当胎儿出现开放性神经管缺陷或腹壁缺陷时，羊水和母体血清中的 AFP 显著升高。

2. 游离雌三醇检验

uE_3 是由胎儿肾上腺和肝脏，最后由胎盘合成的甾体类激素。它以游离形式直接由胎盘分泌进入母体循环。母体血清中 uE_3 水平随着孕周的增长而增加。唐氏综合征胎儿的母体血清 uE_3 偏低。

3. 人绒毛膜促性腺激素检验

hCG（β-hCG）水平在孕妇怀孕期间是不断变化的，开始浓度很快升高，在妊娠第 8 周达到最高峰，然后逐渐下降，至第 18 周左右维持在一定水平。hCG（β-hCG）在唐氏综合征母血中呈上升趋势。在 18-三体综合征母血中则呈低水平。

4. 妊娠相关蛋白检验

妊娠相关蛋白 A（PAPP-A）是由胎盘合体滋养层细胞产生的一类糖蛋白，怀孕时，大量产生并释放到母血中。母血中 PAPP-A 浓度会随着孕期的增加而不断升高直至胎儿娩出。PAPP-A 水平明显下降是唐氏综合征早期筛查的可靠指标之一。

5. 抑制素-A 检验

妊娠期胎盘是抑制素-A（IhnA）的主要来源，它以旁分泌和自分泌方式参与胎盘局部调节轴中 GnRH、hCG、孕激素等各种激素间的生殖内分泌调节，从而影响着妊娠的发展及胎儿的生长发育。唐氏综合征患儿的妊娠母体血清 IhnA 明显升高。

6. 妊娠早期筛查

指在妊娠第 10～14 周进行的筛查，血清学检查指标有 β-hCG（或 hCG）、PAPP-A。联合应用血清学指标和胎儿颈部半透明带厚度（NT）超声检测的方法，对唐氏综合征的检出率约为 85%～90%。

7. 妊娠中期筛查

在妊娠第 16～21 周进行的筛查。采用二联法、三联法或四联法（表 7-2-3），并结合妊娠妇女年龄、是否吸烟、孕周、体重、双胞胎与否、糖尿病、异常妊娠史、前胎情况和人种等因素，使用专门的风险计算软件,可以计算出胎儿先天缺陷的危险系数(方法不同,数值有所不同)。筛查结果必须以书面报告形式送交被筛查者,并有相应的临床建议。

表 7-2-3   孕中期产前筛查方法及检出率(%)

项目组合	唐氏综合征		18-三体综合征		神经管畸形	
	检出率	假阳率	检出率	假阳率	检出率	假阳率
AFP+β-hCG(hCG)	≥60	<8	≥80	<5	≥85	<5
AFP+β-hCG(hCG)+uE₃	≥70	<5	≥85	<5	≥85	<5
AFP+β-hCG+IhnA						
AFP+β-hCG(hCG)+uE₃+IhnA	≥80	<5	≥85	<1	≥85	<5

九、产前诊断

产前诊断又称宫内诊断,指在胎儿出生之前应用影像学、生物化学、细胞遗传学及分子生物学等技术,了解胎儿在宫内的发育状况,对先天性和遗传性疾病进行诊断。

(一)产前诊断的内容和对象

产前诊断的疾病主要有:①染色体数目和结构异常;②以 X 连锁隐性遗传为主的性连锁遗传病;③常染色体隐性遗传为主的遗传性代谢缺陷病;④胎儿先天性结构畸形。染色体数目异常是临床上最主要的染色体病,其中以 21-三体、18-三体、13-三体最为常见。

孕妇有下列情形之一者,需进行产前细胞遗传学诊断:①35 岁以上;②产前筛查为胎儿染色体异常高风险;③曾生育过染色体病患儿;④B 超检查怀疑胎儿可能有染色体异常;⑤夫妇一方为染色体异常携带者;⑥医师认为有必要进行产前诊断的其他情形。产前诊断的方法有超声影像观察胎儿异常形态和结构与细胞遗传学产前诊断。

(二)产前诊断检验

1.胎儿细胞染色体核型分析

核型分析是指对羊水中胎儿细胞等样本,用染色体显带技术进行染色体计数和形态分析。其技术要点:通过羊膜腔、脐血和绒毛膜穿刺获取胎儿细胞,获得的细胞经体外培养后收获、制片、显带,然后做染色体核型分析。获取胎儿细胞和胎儿的染色体是实验成功的重要环节。胎儿细胞进行染色体核型分析是产前诊断染色体异常的主要方法,是金标准。

2.分子细胞遗传学技术

主要的方法有免疫荧光原位杂交技术(FISH)、引物原位 DNA 合成技术(PRIN)、多重定量荧光 PCR 技术(QF-PCR)、DNA 测序技术等。可快速检出胎儿细胞异常染色体或染色体上异常位点。和染色体核型分析技术比较,核酸检测技术使用未培养的羊水细胞直接进行染色体分析,具有方法简便、有效、准确性高、24~48 小时即可发报告的优点。

3.无创产前检查技术(NIPT)

依据是孕妇的外周血中约有 1%~5% 的 DNA 来自胎儿。通过对孕妇血液中胎儿游离 DNA 的测序分析,是无创产前检查技术的基础。无创产前基因检测技术不需要进行损伤性取样,只需抽取母体 5~10mL 外周血,提取游离 DNA,采用高通量 DNA 测序技术,诊断染色体数目异常和基因突变。目前无创产前诊断技术已在临床上用于 21-三体、18-三体、13-三体等染色体异常的筛查。现阶段,NIPT 被定义为一项筛查性质的技术,最佳检测孕周为 12～24周,高风险结果必须建议进行侵入性产前诊断以确诊。NIPT 目标疾病明确,结果准确率在99％以上。

产前筛查及产前诊断流程见图 7-2-3。

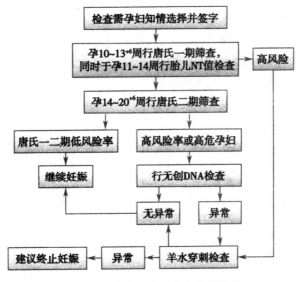

图 7-2-3 产前筛查及产前诊断流程

第三节 儿科遗传性疾病检验

一、肝豆状核变性

Wilson 病(WD)又称肝豆状核变性,是一种由于肝脏排铜障碍,导致铜在体内蓄积的代谢异常疾病,主要表现为肝、肾功能受损以及神经系统症状和角膜色素环(K-F 环),为常染色体隐性遗传病。本病多发生于青少年,发病率为 1/30000。致病基因为 ATP7B,位于 13q14.3。

2001 年第八届国际 Wilson 病和 Menkes 病会议上根据 WD 临床表现将其大致分为神经型(N)和肝型(H):N1 型同时有神经和肝脏临床表现;N2 型只有神经系统表现而肝功能正常;NX 型有神经系统表现,但对肝功能没有描述;H1 型为急性肝型 WD,最初表现为肝炎和(或)Coombs 试验阴性的溶血性贫血,患者可能会发展为爆发性肝衰竭,需肝移植才能存活;H2 型为慢性肝型 WD,如不予积极治疗,有发展为肝硬化的可能。

(一)主要实验室检查

1.血清铜蓝蛋白

正常值参考范围是 0.20～0.40g/L。95％的患者血清铜蓝蛋白低于 0.20g/L。本病的杂合子中也可见到铜蓝蛋白减低。血清铜蓝蛋白降低也见于 Menkes 病、遗传性无血浆铜蓝蛋白症、腹部疾病或严重的肝功能损伤导致的蛋白丢失性肠病。

2.血清游离铜和非铜蓝蛋白结合铜浓度

血清游离铜的正常值参考范围是 $1.3\sim1.9\mu\text{mol/L}(8\sim12\mu\text{g/dL})$。Wilson 病虽属于铜沉积性疾病,血清总的铜浓度却是降低的。血清游离铜常大于 $3.9\mu\text{mol/L}(25\mu\text{g/dL})$,非铜蓝蛋白结合铜升高。

3.尿铜测定和青霉胺负荷试验

尿 24 小时铜的正常值参考范围是 $20\sim50\mu\text{g}$。尿铜增高,24 小时尿铜含量多数大于 $100\mu\text{g}$。对一些尿铜改变不明显的可疑患者,可采用青霉胺负荷试验。即连续测定两个 24 小时的尿铜,以第一个 24 小时的值作为基线,第二个 24 小时每 12 小时口服 500mg 青霉胺,患者尿铜有明显增加。此法可作为本病的一种辅助诊断方法。

4.ATP7B 基因突变筛查

ATP7B 基因全长 80kb,含 21 个外显子,编码一种含 1465 个氨基酸的三磷酸腺苷酶,参与铜转运。目前已报道的致病基因突变有 400 多种,不同人群高发突变存在着显著差异,我国北方发生在外显子 8、12、13、16 和 18 的突变占 $60\%\sim74\%$,在日本发生外显子 5、8、12、13 和 16 内的突变占 $60.9\%\sim70\%$。所以我们提倡通过筛查这 5 个外显子进行东亚人群的常见突变分析,可以包含约 70% 的突变。如以上 5 个外显子筛查只找到一个突变或没有找到突变,需进行全基因的序列测定,以发现罕见突变类型。只有当 2 个致病突变确定后方可确诊为该病。

5.产前诊断

产前诊断是在妊娠的早期,通过胎儿材料的 DNA 分析,针对性地检测胎儿是否存在与先证者(通常为患者)相同的基因缺陷。因此产前诊断的前提是要事先进行先证者的分析,确定其基因突变的细节及在该家系中实行产前诊断的途径和策略。对于 Wilson 病,若先证者的父母源基因突变位置已经确定,可通过直接序列测定胎儿是否存在这 2 种突变,以判定胎儿为正常、杂合子或患者。若没有找到突变基因,但临床已经确诊 Wilson 病可通过连锁分析的方法判断胎儿是否患病。

(二)相关检查项目

1.眼科检查

K-F 环是 Wilson 病的特有表现,为铜在角膜沉积所致。$85\%\sim100\%$ 有神经和(或)精神系统临床表现的患者可见 K-F 环;肝异常患者中只有 $33\%\sim86\%$ 可见 K-F 环,而无症状患者中约 $0\sim59\%$ 可见 K-F 环。

2.肝活检

直接测定肝细胞内的铜含量对该病的确诊有很大的帮助,若每克肝组织中铜含量大于 $250\mu\text{g}$,即可诊断为 Wilson 病。该方法由于取材困难,很难作为常规方法被推广。

3.放射影像学

早期无特异性表现。晚期总异常率约为 85%,最多见征象是脑萎缩、基底节低密度灶,特别是双侧豆状核区低密度灶最具有特征性。

二、苯丙酮尿症

苯丙酮尿症(PKU)是一组常染色体隐性遗传病,为苯丙氨酸不能正常代谢,血液中苯丙氨酸浓度升高,并有其他苯丙氨酸旁路代谢的异常产物集聚。患儿出生时正常,有些仅出生时体重较轻,通常在3~6个月时开始出现症状。4~9个月期间可发现智能发育较正常儿缓慢,此后随年龄增长出现明显的精神迟滞。患儿大多有色素减少,全身皮肤和虹膜色泽较淡,头发呈枯草样褐黄色,皮肤粗糙干燥,且易生湿疹,尿和汗液中有特殊的鼠尿味。智能低下是本病的主要表现,几乎95%以上的患者有智能缺陷。未经早期膳食控制治疗的患儿,其智商(IQ)多在20以下,部分患儿在20~50之间,超过50者很少见。

根据血中苯丙氨酸浓度高低,可分为PKU、非-PKU高苯丙氨酸血症(非-PKUHPA)和界于二者之间的变异型PKU。疾病的诊断标准为:未经治疗的患者在正常饮食条件下,血浆phe浓度>1000μmol/L(16.67mg/dL)者为PKU患者;持续高于正常[即>120μmol/L(2mg/dL)],但不超过1000μmmol/L为非-PKUHPA。第一次全国筛查显示发病率为1/16500,上海儿科研究所报道的发病率为1/15625,通过全国新生儿筛查确定为1/11000。发病率存在明显的地区差异,南方省份偏低,北方省份偏高,天津地区为1/8500,连云港地区为1/8000,而甘肃省达到1/1666,是目前国内报道最高的省份。

(一)主要实验室检查

1.新生儿筛查

PKU临床表型的发生需要环境(饮食摄入等)和基因型(PAH基因突变)的共同作用。如果控制血液中苯丙氨酸的含量,不使过量的苯丙氨酸或苯丙氨酸的旁路代谢产物对神经系统发生损伤作用,患者即使有苯丙氨酸代谢的遗传缺陷,也不会发生智力低下等临床表型,这就需要早期诊断,及时限制苯丙氨酸的摄入量。新生儿筛查是预防PKU不良结果的有效手段,充分哺乳后采集婴儿足跟血,收集在特定的滤纸片上,进行血浆苯丙氨酸定量,超过120μmol/L(2mg/dL)时,判断为阳性,需要重新取血复查。新生儿筛查的方法有多种,可以用细菌抑制法(BIA)、荧光定量法、串联质谱法(MS)。

2.尿三氯化铁试验和DNPH试验

尿$FeCl_3$试验(绿色混浊)与DNPH试验(黄色沉淀)为阳性。但在智能发育迟滞的儿童中,尿筛查阳性的疾病很多,如枫糖尿症、高苯丙氨酸血症、酪氨酸增多症、组氨酸血症等。服用某些药物后也可出现类似的阳性反应,如水杨酸盐类、异烟肼、PAS和高浓度的肾上腺素等。

3.细菌抑制试验法

即在含有一定浓度苯丙氨酸的抗代谢物β-噻吩丙氨酸枯草杆菌的培养平皿中,分别加入标准血片和受试者血片,置37℃温箱培养过夜,受试者血片中苯丙氨酸含量过高时,菌落不能被抑制而出现不同程度的生长,通过与标准血片比较,得出受试者血中的苯丙氨酸含量,这是半定量方法,只能用于筛查。

4.氨基酸分析仪

定量检测血中苯丙氨酸,为确诊本病的依据。

5.基因分析

PKU 具有遗传异质性,经典型 PKU 由苯丙氨酸羟化酶(PAH)突变所致,占全部病例的 94%,非经典型 PKU 是四氢生物蝶呤(BH4)系统多种酶的缺陷所致,主要是其合成酶(PTPS)缺陷。临床病例需要进行鉴别诊断,方可进行基因分析。在临床服务中,要求先进行临床鉴别诊断,然后进行主要基因突变的检测和 STR 多态性分析,为产前诊断作准备。经典性 PKU 基因突变检测资料表明,PAH 基因突变类型高达 100 多种,常见的突变类型有 7 种 (R53H、R111X、IVS4-1G>A、EX6-96A>G、R243Q、Y356X、R413P),占 60%;非经典型 PKU 中 PTPS 基因的突变主要为 259G>T 和 286G>A,分别占 58.33% 和 27.78%(共计 96%)。针对这几种常见的突变类型,可以进行 PKU 的常见基因突变检测。如果 PAH 基因全部测序没有检测到突变,则考虑 PTPS 基因的常见突变。对于确诊为经典型 PKU 患者,可以检测 PAH 基因中及旁侧的 3 个 STR 位点(PAH-STR、PAH26、PAH32),联合应用这 3 个位点,可以为 98% 的经典型 PKU 提供诊断信息。

6.产前诊断

经典型 PKU 产前诊断同 Wilson 病。

(二)相关检查项目

脑电图常出现高幅失律状态,单个或多棘波病灶等变化。

三、地中海贫血

地中海贫血又称"海洋性贫血",是由于血红蛋白的珠蛋白链中有一种或几种合成缺如或不足所引起的一组遗传性溶血性贫血,又称珠蛋白生成障碍性贫血。本病多有家族史,以幼年发生溶血性贫血、肝脾大及骨骼改变为主要临床表现,高发于地中海沿岸,在我国广东、广西、海南较多见。

(一)地中海贫血的分类与诊断标准

地中海贫血是一种常染色体不完全显性遗传性疾病,根据所累及的珠蛋白基因类型分为多种,包括 α-地中海贫血(简称 α-地贫)、β-地中海贫血(简称 β-地贫)、δ 地中海贫血、δβ 地中海贫血、εβγδ 地中海贫血、血红蛋白 Lepore 综合征及遗传性胎儿血红蛋白持续综合征,主要为 α-地贫和 β-地贫。α 或 β 珠蛋白基因分别位于 16p13.3 和 11p15.3,当珠蛋白基因发生异常时,会导致 α 或 β 珠蛋白链合成不足或缺如,多余的 β 或 α 珠蛋白链在红细胞内发生沉淀,形成包涵体,使得红细胞易在骨髓或脾脏内被破坏,从而引起溶血。

1.α-地贫

是世界上最常见的单基因遗传性疾病之一,以 α 珠蛋白基因大片段缺失为主要类型,仅少数为非基因缺失型。α-地贫可分为静止型(α^+/α)、标准型(α^+/α^+ 或 α^0/α)、血红蛋白 H 病 (α^0/α^+)及血红蛋白 Barts 病(α^0/α^0)四种亚型,其中 α 链能部分合成者称为 α^+,α 链完全不能合成者称为 α^0(缺失 1 个 α 基因者称为 α^+,缺失 2 个 α 基因者称为 α^0)。基因缺失或缺陷数目的多少与 α 珠蛋白肽链缺乏的程度及临床表现相平行。我国已发现 7 种缺失型地中海贫血即 4 种 α^0 地中海贫血(-SEA、-THAI、-FL、-HW)和 3 种 α^+ 地中海贫血($-\alpha^{3.7}$、$-\alpha^{4.2}$、$-\alpha^{2.7}$)。

2.β-地贫

是由于 β 珠蛋白基因功能下降或缺失所致的一类遗传性贫血,可分为轻型、中间型和重型(也称 Cooley 贫血)三种亚型,诊断标准见表 7-3-1。β 珠蛋白基因的主要突变类型是点突变,还存在碱基的插入和缺失。目前我国已发现 29 种 β 珠蛋白基因突变,最主要的有 6 种,分别是 CD41～42(-CTTT)、IVS-Ⅱ-654(C＞T)、CD17(A＞T)、CD71～72(＋A)、-28(A＞G)和 CD26(C＞A)(HbE),占基因突变总数的 80％以上。

表 7-3-1　β-地贫的分型与诊断标准

亚型	诊断标准
轻型	根据临床表现,结合血涂片中可见少量靶形红细胞,HbA$_2$ 为 3.5％～6％,HbF 正常或轻度增高(<5％),且父或母为 β-地贫杂合子,除外其他地中海贫血和缺铁性贫血,诊断可基本成立
重型	根据临床表现结合血红蛋白低于 60g/L,呈小细胞低色素性,血中靶形红细胞占 10％～35％,网织红细胞占 2％～15％,血红蛋白电泳显示 HbF＞30％,家系调查可发现父母均为轻型 β-地贫患者,即可做出临床诊断
中间型	症状和体征介于重型和轻型 β-地贫之间,实验室检查同重型 β-地贫,遗传学检查发现父或母为 β-地贫杂合子;或父母均为 β-地贫杂合子,但其中一方为 HbF 持续存在;或父母一方为 β-地贫杂合子,而另一方为 α-地贫

(二)地中海贫血检验

本病根据临床表现及家族史,结合实验室检查,一般不难做出诊断,不典型者需要同其他引起贫血或肝脾大的疾病鉴别。从实验室角度来说,首先需做一系列检查以确定患者是否存在溶血性贫血,判断是否为地中海贫血(包括类型),还需进行基因方面的检查。

1.筛查指标

(1)血常规检验:国际地中海贫血协会推荐将红细胞参数 MCV＜78fl、MCH＜27pg 作为筛查地中海贫血的 cut off 值,其余参数如 RBC、Hb、HCT、MCHC、RDW 均有不同程度的改变,但网织红细胞比例常高于正常人。红细胞呈典型小细胞低色素性,大小不一、中央淡染区扩大,多染性红细胞、靶形红细胞及嗜碱性点彩红细胞易见。重型 β-地贫患者靶形红细胞常＞10％,以靶形红细胞增多及小细胞低色素性红细胞的特征可辅助地中海贫血的诊断。

(2)溶血试验:红细胞渗透脆性试验:地中海贫血患者红细胞渗透脆性降低。将 MCV、RDW 以及红细胞渗透脆性试验联合起来用于地中海贫血的检测,可提高筛查的灵敏度和特异度;变性珠蛋白小体生成试验:HbH 病患者其阳性率增加。该类试验特异性不高,常作为筛选试验。

(3)血红蛋白组分分析:是地中海贫血诊断的主要依据。毛细管电泳和高效液相色谱分析技术能够定量检测 HbA$_2$、HbF、HbH 和 HbBarts 等。国际地中海贫血协会推荐将 HbA2 含量检测作为 β-地贫携带者的诊断标准。

地中海贫血筛查的其他指标还有血清胆红素、尿胆原和尿胆红素等。通常是血清胆红素升高,以游离胆红素为主;尿胆原阳性,尿胆红素常阴性。

2.基因诊断

(1)α-地贫:以基因缺失型为主要类型,应用 Southern 印迹杂交可分析基因的大片段缺失,是 α 珠蛋白基因缺陷检测的金标准,常作为其他基因诊断及 PCR 产前诊断结果的确诊试验。

(2)β-地贫:β 珠蛋白基因以点突变为主要基因缺陷类型,应用 PCR 反向点杂交技术可快速、准确地对 β 珠蛋白基因常见点突变进行检测,已成为目前实验室最常用的检测方法。DNA 测序作为判断基因点突变类型及位置的金标准,常用于当其他基因检测方法与临床表型不符合时的验证,或是分析未知基因突变时首选的检测方法。

3.产前诊断

地中海贫血尚无根治的方法,以预防为主,应进行产前筛查和产前诊断。目前胎儿产前诊断主要有胎儿基因诊断和超声检查。胎儿基因诊断分为有创及无创胎儿基因检查。前者通过穿刺手段采集绒毛、羊水等进行地贫基因检测。近年来发展起来的高通量基因测序技术使无创胎儿基因检测成为可能,利用该技术可对母血中的微量胎儿 DNA 片段进行测序,可以准确检测出胎儿是否患有地中海贫血。

4.检验诊断流程

地中海贫血检验诊断流程(图 7-3-1)。

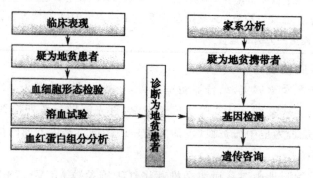

图 7-3-1　地中海贫血检验诊断流程

综上所述,地中海贫血是最常见的人类单基因遗传病,其实验室检查主要包括血液学筛查及基因检测两大类。如何选择合适的检验指标,需要医生综合考虑地区人群特点、当地经济情况及检验技术水平等。首先需做血液学筛查指标以确定患者是否存在溶血性贫血,并与其他溶血性贫血进行鉴别诊断;由于 α-地贫主要为缺失突变,β-地贫主要为点突变,因此基因诊断常作为地中海贫血的确诊实验。地中海贫血患者给社会及家庭带来巨大负担,故产前诊断对于预防地中海贫血患儿的出生非常重要,特别需在高发地区开展地中海贫血患者及携带者筛查。

四、镰状细胞贫血

镰状细胞贫血(SCA),又称镰状细胞病(SCD),是由于异常血红蛋白 S 形成所致的溶血性贫血,于 1949 年确定的第一个分子病。

(一)镰状细胞贫血的分类与诊断标准

SCA 属常染色体显性遗传性疾病,正常人血红蛋白由两条 α 链和两条 β 链结合成四聚体,因 β 链第 6 位上的谷氨酸被缬氨酸替代形成 HbS,在细胞内聚合使红细胞扭曲成镰刀状。

镰状红细胞变形性差,易在微循环中破裂而发生溶血。

根据患者血红蛋白组成情况可将 SCA 分为 3 型:纯合子型,称"SS 型",完全没有正常的 HbA,80％以上为 HbS 所代替;杂合子型,即携带者;HbS 与其他异常血红蛋白的双杂合子型。SCA 的诊断标准:①临床表现为黄疸、贫血、肝脾肿大、骨关节及胸腹疼痛等;②遗传史;③种族地区发病;④红细胞镰变试验阳性;⑤血红蛋白电泳显示主要成分为 HbS。

(二)镰状细胞贫血检验

本病根据临床表现结合家族史,通过对血红蛋白电泳、血红蛋白理化性质的测定以及红细胞镰变试验,即可对镰状细胞贫血做出明确诊断。

1.血常规检查

RBC、Hb 可有不同程度的下降;红细胞大小不一,异形性明显,嗜多色性红细胞和点彩红细胞增多,有核红细胞增多,可见靶形红细胞、豪-周小体等。若发现镰状红细胞则有助于镰状细胞贫血的诊断。

2.红细胞渗透脆性试验

镰状细胞贫血红细胞渗透脆性试验显著降低,是镰状细胞贫血的筛选试验。

3.红细胞镰变试验

镰状细胞贫血患者红细胞镰变试验阳性,提示有 HbS,镰状细胞的数量与 HbS 的含量呈正相关,一般 HbS>7％时即可出现镰状细胞。本法也是 HbS 的筛选试验。

4.HbS 溶解度试验

还原 HbS 后溶解度减低,纯合子型约为 15％,杂合子型约为 52％,HbS/HbC 混合杂合子型约为 40％。其他 Hb 的还原型和异常 Hb 均正常或接近正常,可以将 HbS 区别开来。本法是 HbS 的辅助诊断试验。

5.血红蛋白电泳

是诊断镰状细胞贫血的主要依据之一,镰状细胞贫血患者 HbS 占 80％以上,HbF 增多至 2％～15％,HbA2 正常,而 HbA 缺如。

6.基因诊断

通过基因分析能将其进一步分为纯合子状态、杂合子状态、混合杂合子状态等亚型。直接测序法对 HbS 基因进行突变分析,准确且可检测未知的突变。

7.检验诊断流程

镰状细胞贫血检验诊断流程(图 7-3-2)。

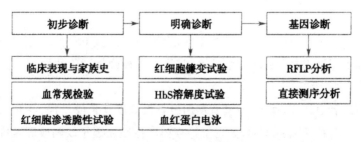

图 7-3-2 镰状细胞贫血检验诊断流程

综上所述,镰状细胞贫血的诊断需结合患者临床表现、家族史及实验室检查进行综合分析。外周血红细胞形态、红细胞渗透脆性试验作为镰状细胞贫血的辅助诊断试验;红细胞镰变试验、HbS 溶解度试验、血红蛋白电泳是诊断镰状细胞贫血的主要依据之一,具有较高的特异性,可明确诊断;进一步确定亚型及携带者需通过基因诊断。

五、血友病

血友病是一种 X 染色体连锁的隐性遗传性出血性疾病,可分为血友病 A(又称血友病甲)和血友病 B(又称血友病乙)。患者大多是男性,女性多为致病基因的携带者。我国血友病的患病率为 2.73/10 万,甲型血友病占 80%～85%。

(一)血友病的分类与诊断

大部分凝血因子缺乏是由于血浆中 FⅧ缺乏而引起的血友病 A,约 15% 为 FⅨ缺乏的血友病 B。

1.血友病 A

FⅧ是正常情况下产生凝血酶所必需的关键因子,FⅧ的量或分子结构异常严重影响凝血酶和纤维蛋白的产生,导致血痂形成延迟、出血不止。FⅧ基因位于 X 染色体长臂末端(Ⅹq28),基因片段长度超过 180kb,由 26 个外显子及 25 个内含子组成,编码 2351 个氨基酸。倒位和重组引起的血友病 A 大致占重型血友病 A 的 50%,其余血友病 A 是由于基因的突变(占 64%)、缺失(占 31%)、插入(占 5%)等引起。

2.血友病 B

FⅨ也是产生凝血酶所必需的关键因子,FⅨ的量或分子结构异常影响凝血酶和纤维蛋白的产生,导致患者出血。FⅨ基因位于Ⅹq27,基因片段较小,长约 34kb。杂合子携带者 FⅨ活性仅为正常人的 1/3,约有 10% 的携带者低于正常 FⅨ活性的 25%。部分血友病 B 携带者有出血倾向,故女性患者较血友病 A 多。FⅨ基因突变的种类繁多,几乎每一个血友病 B 家族均可能有各自的突变类型。到目前为止已发现的突变类型有 690 多种,涉及整个基因的每个位置,包括点突变、缺失和插入突变,其中点突变约占 80%,而大片段的缺失和基因重排较为少见。FⅨ基因自发性突变率较 FⅧ基因高,且患者的 FⅨ水平随着年龄的增长而增高。

(二)血友病检验

血友病根据患者性别、出血病史、家族史以及实验室检查可明确诊断,血友病的实验诊断项目与检测系统的性能可影响血友病的诊断、分型与治疗。

1.筛查实验

血小板计数常为正常,PT、TT、BT 等正常,血块回缩试验正常,纤维蛋白原定量正常。目前临床实验室很少开展 BT 和血块回缩试验,常用血小板聚集试验替代。

2.凝血活酶时间

重型血友病患者 APTT 延长,轻型血友病患者仅轻度延长或正常。APTT 常作为各型血友病的筛查实验。若检测目的不同,如用于筛查内源性凝血因子缺陷或肝素抗凝治疗监测,所用 APTT 试剂不同。建议实验室在选用各种 APTT 检测系统前,应进行性能评价,以确定可用于各型血友病的筛查。

3.确诊试验

确诊血友病依赖于 FⅧ:C、FⅨ:C 以及血管性血友病因子抗原(VWF:Ag)的测定。血友病 A 患者 FⅧ:C 减低或缺乏,VWF:Ag 正常,FⅧ:CNWF:Ag 比值明显降低。血友病 B 患者 FⅨ:C 减低或缺乏。根据 FⅧ:C 或 FⅨ:C 减低的程度,将血友病 A 或 B 分为:重型(<1%)、中间型(1%～5%)、轻型(5%～40%);FⅧ:C 或 FⅨ:C>40%～45%不再诊断为血友病。实验室现有的检测方法对凝血因子活性<2%时不敏感,是否以 2%界定重型与中间型,目前尚无定论。但各实验室有必要对现有的低活性凝血因子检测系统的线性范围、最低检测限、精密度等性能进行评价,特别应选择对 1%、5%这 2 个临界值敏感的检测系统,避免因检测误差影响血友病患者的诊断与分型。

4.抑制物检测

凝血因子抑制物的有无或滴度的高低直接影响并指导血友病的治疗,其检测分为抑制物筛查和抑制物的滴度两个层次。当筛查试验(APTT 纠正试验)阳性时,必须用 Bethesda 法或改良 Bethesda 法检测滴度后才能确诊抑制物。抑制物滴度>5BU 为高滴度抑制物;≤5BU 为低滴度抑制物。

5.基因诊断

血友病 A 的基因诊断主要包括基因倒位和非基因倒位的检测。由于 50%左右的血友病 A 是由于 FⅧ基因中的 22 号内含子倒位引起的,首选的检测方法是长距离 PCR(LD-PCR)技术;血友病 B 的基因诊断常采用直接法和间接法进行检测。直接法包括 Southern 印迹杂交、DNA 直接测序、基因芯片等;间接法常采用 PCR-RFLP 连锁分析。对血友病患者进行基因诊断,明确其遗传缺陷的本质,据此判断患者家系中的携带者及对其进行遗传咨询。

6.检验诊断流程

血友病检验诊断流程(图 7-3-3)

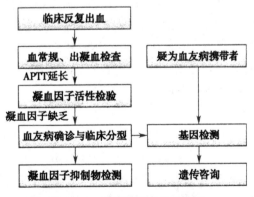

图 7-3-3 血友病检验诊断流程

综上所述,血友病多为 X 连锁隐性遗传,男性发病,女性为携带者。临床主要表现为反复自发性或轻微损伤后出血不止,体表、体内的任何部位都可能发生出血现象,因此,结合患者临床表现、家族史和实验室检查不难做出诊断。临床根据血友病相关凝血因子活性降低程度对血友病进行诊断和分型。基因诊断可明确患者基因突变类型和家族中携带者状态,为疾病预防提供精确的遗传咨询信息。

六、遗传性耳聋

遗传性耳聋,又称先天性耳聋,是由染色体或基因变异引起的听力障碍。我国每年有 3 万以上患中度和重度耳聋的新生儿出生,50%~60%患儿与遗传因素有关。

(一)遗传性耳聋的分类与诊断

根据耳聋是否伴有其他症状,遗传性耳聋可分为综合征性(占 30%~40%)和非综合征性耳聋(占 60%~70%)。按遗传模式又被分为常染色体隐性遗传(占 77%)、常染色体显性遗传(占 22%)、X 连锁遗传(占 1%)和线粒体遗传(<1%)。我国大范围的流行病学调查显示,大部分遗传性耳聋由 GJB2、SLC26A4(PDS)和线粒体基因(mtDNA)致病性突变引起。

(二)遗传性耳聋检验

通过对患者听力检查,结合家族史分析耳聋的遗传类型,利用基因诊断技术对携带者或先证者进行致病基因检测,明确耳聋的遗传学病因,以便进一步治疗及遗传咨询。

1.生物化学检验

对患者的血液、尿液等进行生物化学检验,对酶缺陷和代谢异常的综合征性耳聋具有辅助诊断价值。

2.染色体检验

对患者外周血进行染色体的大小、数目、形态检查,注意染色体有无重组、缺失、倒位、转位等异常,为染色体畸变引起的遗传性耳聋提供诊断线索。

3.基因诊断

我国人群中最为常见的 3 个遗传性耳聋相关基因的 8 个致病位点,包括一个线粒体基因 12S rRNA(m.1494C>T、m.1555A>G)和两个核基因 SLC26A4(IVS7-2A>G、2168A>G)、GJB2(35delG、176del16、235delC、299delAT)突变,通过对以上基因的检测并结合患者家族史及临床症状,可诊断约 60%的遗传性耳聋患者。基因芯片为耳聋检测提供高效的检测平台,该技术也适用于进行大规模耳聋分子流行病学调查。DNA 测序技术是目前检测遗传性耳聋基因突变的金标准,能够测出指定 DNA 片段的全部碱基序列。对线粒体基因 m.1494C>T 和 m.1555A>G 突变的检测,可指导氨基糖苷类抗生素的使用。对明确是已知基因突变的遗传性耳聋家系,应进行遗传咨询或产前诊断。

4.遗传性耳聋检验流程

遗传性耳聋诊断需结合患者临床表现、家族史及实验室检查进行综合分析。耳聋基因分子诊断的金标准是致病基因的测序分析,针对 GJB2、SLC26A4 和线粒体基因这三个常见致病基因的分子诊断可为 1/3 以上遗传性耳聋患者明确病因。通过对孕期妇女进行相关遗传性耳聋基因检测,并进行遗传咨询和生育指导,避免耳聋家系再次生育耳聋患儿,降低耳聋残疾儿的出生率有着重要的临床意义。

七、Leber 遗传性视神经病变

Leber 遗传性视神经病变(LHON)是临床常见的线粒体基因突变导致的视神经病变,以具有遗传异质性、母系遗传、男性患者发病率高、女性亦可发病且可将致病基因遗传给下一代为其遗传学特征。

（一）Leber 遗传性视神经病变的分类与诊断

根据临床发病特点，可将 LHON 分为急性期和慢性期，发病年龄从几岁到几十岁，大约 50% 的男性突变携带者和 10% 的女性突变携带者会发病，但主要易感人群集中在 15～35 岁男性。该病主要累及视网膜、巩膜筛板前部视盘黄斑束纤维，表现为无痛性视神经病变，急性期视力可急剧下降，约 98% 患者视力指数在 0.1 左右，很少有全盲者。

LHON 发病的分子基础是与线粒体 DNA（mtDNA）突变有关，其中 90% 以上与 m.11778G＞A 突变有关。LHON 的诊断主要根据患者家族史、临床表现以及 mtDNA 实验室检查结果来判定：①线粒体原发位点突变；②线粒体继发位点突变；③典型临床表现；④母系遗传：有①＋③或①＋④或②＋③＋④为确诊病例；有②＋③或②＋④为高度可疑病例，在排除颅脑疾病时可确诊；有③＋④或③或④为可疑病例，在排除颅脑疾病时可诊断，需要定期随访复查。

（二）Leber 遗传性视神经病变的检验

根据患者典型临床表现、家族史，结合实验室基因检测结果，可对 LHON 做出明确诊断。LHON 实验室检查主要包括线粒体呼吸链酶活性和 mtDNA 突变检测。

1.线粒体呼吸链酶活性检验

对肌肉活检标本进行线粒体呼吸链酶活性的测定是目前学术界公认的诊断线粒体病最为直接而有效的手段。本法主要检测线粒体复合物活力，复合物Ⅰ活力可见下降。因需肌肉活检故不常用，且送检标本应立即送检，否则检查结果无参考意义。

2.线粒体 DNA 突变检验

mtDNA 直接测序是检测 mtDNA 片段序列变化的金标准，可直接读取突变位点，不仅可检测常见基因突变位点，而且可检测其他少见的致病突变位点。我国 LHON 患者常筛查三个原发突变（包括 m.3460G＞A、m.11778G＞A、m.14484T＞C）以及其他继发突变（包括 m.3394T＞C、m.3635G＞A、m.3866T＞C、m.11696G＞A、m.14502T＞C、m.4435A＞G、m.14693A＞G、m.15951A＞G 等）。mtDNA 突变分析需特别注意遗传多态性和异质性，即并非所有 LHON 相关基因突变都会发病，同一突变其临床表现可完全不一致，患者的发病风险可能与年龄和线粒体 DNA 异质性程度有关。

八、X 性连锁无丙种球蛋白血症

X 性连锁无丙种球蛋白血症（XLA），是一种最常见的原发性 B 细胞缺陷病，由 Bruton 首先报道，又称 Bruton 病。多见于男性婴幼儿，发病率约为 1/50 万。

（一）XLA 的发病机制与诊断

XLA 的发病机制为 B 淋巴细胞的信号转导分子酪氨酸激酶（BTK）基因缺陷导致 B 淋巴细胞分化受阻，引起外周血成熟 B 细胞明显减少，导致低丙种球蛋白血症。血清中各类免疫球蛋白水平明显降低或缺失，特异性抗体水平低下，而 T 淋巴细胞数量及功能正常，原始 B 细胞数量正常。根据临床表现和实验室检查结果,不难对 XLA 做出诊断,具体诊断标准如下。

1.明确诊断标准

男性患者且 CD19$^+$ B 细胞<2%,符合以下至少 1 项可做出明确诊断。

(1)BTK 基因突变。

(2)中性粒细胞或单核细胞缺乏 BTK mRNA。

(3)单核细胞或血小板缺乏 BTK 蛋白。

(4)母亲的近亲中(男性)如表兄、舅舅或侄子 CD19$^+$ B 细胞<2%。

2.可以诊断标准

男性患者且 CD19$^+$ B 细胞<2%,符合以下全部标准。

(1)出生后 5 年内表现为反复细菌感染。

(2)血清 IgG、IgM 和 IgA 水平低于相应年龄正常值 2 秒以上。

(3)缺乏同族血凝素和(或)对疫苗应答反应差。

(4)排除其他可导致低丙种球蛋白血症的原因。

3.可能诊断标准

男性患者且 CD19$^+$ B 细胞<2%,排除其他可导致低丙种球蛋白血症的原因,并符合以下至少 1 项。

(1)出生后 5 年内表现为反复细菌感染。

(2)血清 IgG、IgM 和 IgA 水平低于相应年龄正常值 2 秒以上。

(3)缺乏同族血凝素。

(二)XLA 的检验

确诊 XLA 必须有相应的实验室检查依据,明确免疫缺陷的性质。初筛试验有血常规、血清总免疫球蛋白及特异抗体滴度测定;进一步实验室检查有预防接种后抗体检测,B 细胞数量,BTK 基因突变和表达分析等。

1.初筛试验

(1)血常规检验:有助于本病的辅助诊断。外周血白细胞总数可在正常范围,白细胞减少者常显示中性粒细胞减少,外周血淋巴细胞数量正常或轻度下降。

(2)免疫球蛋白检验:血清免疫球蛋白(包括 IgG、IgA、IgM 和 IgE)明显下降,总含量一般不超过 2.5g/L,IgG 低于 1.0g/L、IgM 和 IgA 缺少或极低。

(3)特异性抗体产生功能检验:当免疫缺陷患者血浆免疫球蛋白水平正常时,检测特异性抗体活性对评估体液免疫功能非常有用。通常可检测破伤风和白喉杆菌疫苗抗原、B 型流感嗜血杆菌以及伤寒杆菌疫苗等抗体水平。免疫缺陷患者由于其产生抗体能力缺失或下降,接种菌苗后常检测不出抗体或抗体效价明显下降。

(4)细胞免疫功能检验:T 淋巴细胞的数量和功能正常,用于与其他免疫缺陷疾病的鉴别。

(5)B 细胞数量检验:通过流式细胞术测定外周血或脐血中 B 细胞数量。XLA 患者外周血中成熟 B 细胞(CD19$^+$、CD20$^+$ 和膜表面 Ig)明显减少,CD19$^+$ B 细胞<2%,骨髓内 B 细胞和浆细胞缺如,可见少量前 B 细胞。

2.确诊试验

BTK 基因变异和表达水平检测是本病的确诊试验,80%～90%的 XLA 患者依靠 BTK 基因检测确诊。目前世界范围内已报道的 BTK 基因突变有 760 多种。BTK 蛋白表达可采用流式细胞术或免疫印迹试验。

第四节　浅部真菌标本检验

由真菌侵犯表皮的角质层、毛发和指(趾)甲等引起的炎症反应,称浅部真菌病。根据侵犯人体部位的不同又分为角层癣菌和皮肤癣菌两大类。

角层癣菌是指侵犯皮肤角质层和毛干最外层而不破坏毛发结构的一些癣菌。主要包括花斑癣菌、红癣菌、掌黑癣菌、腋毛癣菌、毛结节菌和念珠菌。寄生于皮肤浅层角蛋白组织的浅部真菌称为皮肤癣菌,对人类有致病作用的有毛癣菌属、小孢子菌属、表皮癣菌属和念珠菌等;由于致病菌种类和宿主反应性不同,发病部位的不同呈现不同的感染类型,如头癣、体癣、股癣、手癣、足癣和甲癣(甲真菌病)等。

浅部真菌病的微生物学检查主要包括常规检查法和特殊检查法两大类。常规方法主要包括显微镜检查、培养检查和组织病理学检查。采集标本通过直接显微镜检查,能够快速为临床提供相关诊断信息,结合感染部位的表现特征、病史等确认真菌的存在,并指导实验室采用正确的分离培养方法;有些真菌通过直接镜检可确定到属或种,如念珠菌、黄癣菌、曲霉菌、糠秕马拉色菌等。很多真菌的最终鉴定需要通过培养的方法,进一步观察菌落形态及色素、生长状况、菌丝、孢子结构等。对于常规方法不易检查或难鉴定的真菌可采用特殊检查法,如滤过紫外线灯用于各种类型头癣的鉴别,微生物自动化鉴定系统、分子生物学、核酸技术等方法进行菌种、型的鉴别,尤其是近年来 MALDI-TOF 质谱技术原理的广泛应用,可以对浅部真菌进行较满意的鉴定。

一、标本的采集和运送

浅部真菌感染实验室检查的意义在于,确定真菌感染,评价疗效和估计预后。

(一)适应证

浅部真菌感染主要局限于皮肤、毛发、指(趾)甲等部位。

1.头癣

指皮肤癣菌感染头皮及毛发所致的疾病。临床又分为白癣、黑点癣、脓癣和黄癣。好发于儿童,也可侵犯青少年和成人。

2.体癣

可感染身体任何部位,原发损害为小丘疹和丘疹水疱,与边缘痂和鳞屑连接成狭窄隆起,有同心圆样损害,炎症时有脱屑、瘙痒。

3.股癣

表现在大腿内单侧或双侧皮肤损害。

4.手癣和足癣

发生在手掌和指间、足跖和趾间的皮肤癣菌。临床表现有水疱型、丘疹鳞屑型、间擦型、角化过度型等。

5.甲癣

特指皮肤癣菌引起的甲感染。近年来多用甲真菌病一词,指由任何真菌引起的甲感染。临床表现为甲下型、浅表白甲型、甲板内型、黑色甲下甲真菌病,全甲破坏型。

(二)标本的采集和运送

1.标本的采集

避免污染是采集标本的关键。在采集标本前,皮损部位不应使用任何抗真菌药物,取材要准确、足量。

(1)皮肤标本:皮肤癣菌病采集正常皮肤和病变部位交界处皮损边缘的鳞屑。采集前用75%乙醇消毒皮肤,待乙醇挥发后用无菌手术刀轻轻刮取感染皮肤边缘的皮屑,以不出血为度(图 7-4-1);水疱标本应取疱壁组织,或用透明胶带或双面胶粘贴后直接置载玻片上;指(趾)间皮损应刮取表面白色、大而厚贴近真皮表面或活动边缘的皮屑;皮肤溃疡采集病损边缘的脓液或组织,置无菌容器中送检。

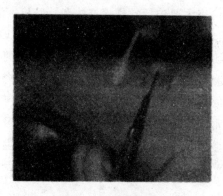

图 7-4-1　刮取皮屑

(2)指(趾)甲:甲癣标本采集病甲下的碎屑或指(趾)甲,从变色、萎缩或变脆的部位采取。采集前用75%乙醇消毒指(趾)甲,采集病甲下较深层(贴近甲床)的甲屑或剪下的病甲,如甲板增厚,应从其下方刮屑(图 7-4-2)。用消毒刀片修成小薄片,置无菌容器中送检。

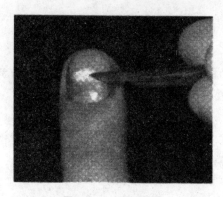

图 7-4-2　刮取甲屑

(3)毛发:选择毛干上有结节、膜状物包被形成菌鞘或枯黄无光泽的毛发,用伍德灯选择感染头皮的毛发有助于实验室检查。用无菌镊子采集脆而松动的断发残根,不应去掉毛根部,因真菌感染通常局限于接近头皮以下部位。

2.标本的运送

皮屑、甲屑、毛发及皮肤溃疡等标本采集后需置于无菌的容器中,标记患者信息、标本采集时间和来源,立即送检(2小时内)。

3.注意事项

(1)对于皮肤癣菌,不要采集病变中央的标本,因病变中央往往已无真菌存在。

(2)皮损为水疱时应采集疱壁而非疱液,疱壁上常含有丰富的菌丝。

(3)标本采集后的送检时间应不超过2小时。

(4)对于不能及时送检的标本,如需存放,不宜置于冰箱冷藏室(4℃以下)或潮湿密闭环境,以免个别真菌遇冷死亡或腐生真菌及某些污染细菌的繁殖生长。

(5)采集标本时要特别注意自身安全防护和避免污染环境。

二、标本的实验室检查

由于浅部真菌标本的特殊性,因此在实验室检查时必须进行前处理。

(一)标本的前处理

分显微镜检查的前处理和分离培养的前处理两部分。

1.显微镜检查的前处理

皮肤、毛发、指(趾)甲屑等标本因有油脂,可影响直接镜检和染色。

(1)标本脱脂:将标本滴加适量乙醚或95%乙醇处理10~15分钟。

(2)标本透明:KOH溶液能溶解皮屑、毛发或甲屑中的角质蛋白,同时能清除标本中的脓细胞及其他成分而不破坏菌丝。所以实验室常用10%~20% KOH溶液对标本进行消化溶解。

2.分离培养的前处理

(1)皮屑:采集皮损边缘鳞屑,用75%乙醇浸泡2~3分钟以杀死杂菌,再用无菌蒸馏水洗净后接种培养基。

(2)毛发:取病发5~10根,置于75%乙醇浸泡2~3分钟以杀死杂菌,再用无菌蒸馏水洗净后接种培养基。

(3)甲屑:用细锉或牙科磨钻取病甲与正常甲交界处且贴近甲床部的甲屑,如有大块标本应用消毒刀片切割成小碎片,置75%乙醇浸泡2~3分钟后取出,待干燥后接种培养基。

(二)不染色标本的显微镜检查

处理好的标本加浮载液使其溶解、透明或着色后直接镜检是最直接、最有用的真菌实验室诊断方法。

1.氢氧化钾法

将处理过的标本置于清洁的载玻片上,滴加1滴氢氧化钾浮载液,盖上盖玻片,放置室温

15 分钟左右或轻微加热(在火焰上快速通过 2～3 次,不使之沸腾以免结晶),待标本溶解,轻压盖玻片驱逐气泡,在显微镜下检查。仔细检查有无菌丝和孢子以及观察菌丝和孢子的形态特征、位置、大小和排列等。本方法适合于皮屑、甲屑、毛发、痂皮等标本。

2.乳酸酚棉兰甘油法

将标本置于清洁载玻片上,滴加乳酸酚棉兰浮载液,加盖玻片 10 分钟后镜检。如角层厚的标本则先用 KOH 浮载液处理使角质透明后,吸干 KOH 溶液,重新加乳酸酚棉兰甘油液。本方法适合皮肤真菌感染大多数标本的检查。

3.胶纸黏贴法

用宽 1cm 和长 1.5cm 的透明双面胶带贴于取材部位数分钟后揭下,将取材一面向下贴在滴加氢氧化钾浮载液和(或)乳酸酚棉兰甘油液的载玻片上,同上法镜检(图 7-4-3)。适用于花斑癣及脂溢性皮炎。

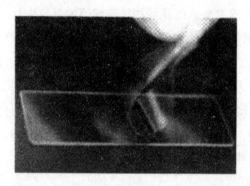

图 7-4-3 透明胶带压片(载片上有酚棉兰)

(三)染色后标本的显微镜检查

此法适用于大多数浅部真菌标本及培养物。

1.革兰染色

所有真菌、放线菌均为革兰染色阳性。在浅部真菌的鉴定中此染色方法不常用。

2.抗酸染色

主要用于细菌中分枝杆菌、诺卡菌和酵母菌中的子囊孢子的检查。分枝杆菌和部分诺卡菌的细胞壁含脂质较多,大约是细胞干重的 40%,有较强的抗酸性,常用的抗酸染色方法是 Hank 方法。改良 Kinyoun 染色多用于酵母菌中的子囊孢子的检测。

3.过碘酸-希夫(PAS)染色

在过碘酸-希夫染色中真菌细胞壁中碳水化合物上的羟基被氧化为醛,醛基与复红形成淡紫红色化合物,这种颜色不被偏亚硫酸钠脱色,用孔雀绿复染,菌丝或酵母被染成鲜红色,背景染成青色。如荚膜组织胞质菌和马尔尼菲青霉用吉姆萨染色不易区分,PAS 则染成鲜红色。

4.荧光检查法

最常用的是 Calcofluor whitestain。该染料是一种非特异性染料,可结合真菌细胞壁上的多糖和某些原核生物。由于紫外光的不同真菌染成浅蓝色或绿色。

（四）培养和鉴定流程

直接镜检大多只能确定有无真菌感染，当其不能确诊时，需进行分离培养病原性真菌以弥补直接镜检的不足，确定真菌菌种。常用的真菌基础培养基是 SD，常规的培养方法有试管法、平板培养和小培养。

1.标本的接种

一般分为点植法和划线法两种（图 7-4-4）。

（1）点植法：适用于皮屑、甲屑、毛发、痂皮、组织等固体有形标本。

（2）划线法：适用于分泌物、脓液、组织液等液体标本。

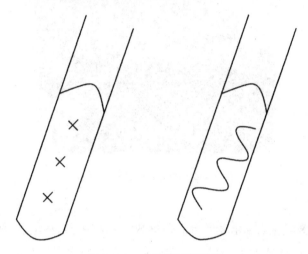

图 7-4-4　点植法和划线法

2.培养条件

真菌的生长环境与细菌不完全相同，不同的培养条件对真菌的鉴定有一定参考价值。

（1）pH：一般真菌生长最适宜的 pH 范围为 5.0～7.0，视不同培养基的要求而定。

（2）温度：浅部真菌生长的最适温度为 25～28℃，双相真菌可随温度变化菌落形态及结构发生变化，26℃时为菌丝相，37℃时为酵母相。

（3）渗透压：某些真菌需在高渗条件下生长。在培养基中增加糖的浓度（20%～30%）或加 10%～20% 的 NaCl，可获得满意效果。

3.真菌的鉴定

真菌的培养和鉴定是相当复杂、细致的工作，标本接种后应每天观察 1 次，记录菌落开始生长时间、变化情况及菌落形态、颜色以及显微镜下结构。

（1）生长速度：48～72 小时生长为快速，4～6 天为较快，7～10 天为中速，10 天以上为较慢，浅部真菌超过 2 周不生长，可报告为阴性。

（2）菌落形态的观察：包括菌落的大小、凸凹、色素、颜色、质地和边缘等。根据菌种的生物学特性、培养基、培养时间和温度的不同，菌落颜色可以不同。

（3）渗出物和气味：有些真菌在菌落表面凝聚带颜色的液滴，观察时应注意其色调和数量；某些真菌在培养过程中可散发出气味，如霉味、土气味或芳香味，可供菌种鉴定时参考。

（4）显微镜下结构：多用小培养（又叫玻片法）（图 7-4-5），用于观察孢子或分生孢子时使用，为避免实验室污染，此操作应在生物安全柜中进行。乳酚棉兰可加到培养基中，可选用马铃薯琼脂、玉米琼脂等培养基，标本接种培养后加盖玻片直接显微镜检查。有学者建议使用钢圈法（外径 2cm，内径 1.7cm，厚约 0.4cm，直径约 0.25cm 的小孔）替代单纯玻片法，观察时间延长至 3～4 周。小培养观察真菌结构效果最佳，因其排列结构完整、形态与平板培养（大培养）完全一样，是菌种鉴定的主要依据之一。

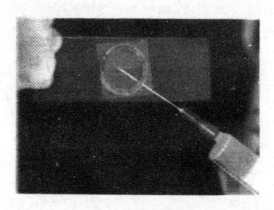

图 7-4-5　小培养（又叫玻片法）

4.鉴别要点

皮肤癣菌在 SDA 培养基上培养 7 天后菌落成丝状型菌落，绒毛状、棉毛状、粉末状等，可根据镜下分隔、分支、菌丝体及大小型分生孢子等特征进行鉴别。另外皮肤癣菌都是雌雄异体，同一菌种中若将两株相对应的交配型菌株在同一平皿中相对培养时，其有性生殖的结果是裸子囊壳的形成。

（五）其他检查方法

1.生化鉴定法

主要是酵母菌鉴定系统，根据其新陈代谢特点，使用糖发酵和（或）同化试验鉴定酵母菌。

（1）手工的方法如 API 20 C AUX，通过肉眼观察结果。

（2）自动化、半自动鉴定卡。

2.分子生物学方法

近年来分子生物学技术用于真菌的检测日趋成熟，其敏感性、特异性预示着良好的应用前景。目前分子生物学技术多应用于系统化真菌感染或科学研究，对于浅部真菌的鉴定目前尚缺乏进一步标准化。

3.质谱技术

其原理是通过 MALDI-TOF 质谱技术，根据不同菌种蛋白质指纹图谱的特异性，通过精密细致的统计学数据分析，进行快速细菌鉴定的一种方法。简单快速，无交叉污染。

（六）药敏试验

不建议常规进行浅部真菌的体外药敏试验，临床以经验用药为主。

三、检验结果报告与解释

1.直接显微镜检查

观察到真菌菌丝与孢子报告为阳性,未见真菌菌丝与孢子报告为阴性。

2.培养

报告沙氏培养基生长菌落的形态与显微镜下观察真菌结构及生长发育,并报告所鉴定的菌种。

第五节　烧伤、伤口组织和脓液标本检验

一、脓液及烧伤创伤感染分泌物标本的收集

(一)采集时间

使用抗生素前,停止用药 1~2 天或以后,或下一次使用抗生素前,或血药浓度较低时采集;烧伤创面标本,早期时,在深二度烧伤溶痂和三度焦痂分离期采集,后期则采集深部烧伤标本于运送拭子立即送检。

(二)采集方法

1.开放性脓肿和脓肿性分泌物

先以无菌生理盐水或 75%乙醇冲洗拭去溃疡表面渗出物,尽可能抽取脓液置于无菌培养杯内送检;如用拭子,则用 1 支灭菌棉拭子和 1 支运送拭子擦取溃疡基底部或边缘部位的分泌物后,插入运送拭子培养基内立即送检培养;1 支做涂片检查用,1 支做培养用;此类标本不适合做厌氧菌培养。

2.封闭性脓肿

一般不主张用拭子送检,先用碘酊消毒脓肿局部皮肤或黏膜表面后,用注射器穿刺抽取(一般穿刺中心部位),将脓液 3~10mL 注入无菌试管或成人血培养瓶内送检。疑为厌氧菌感染时,应做床边接种或注入厌氧培养瓶内(3~10mL)送检。最佳的方法是采集组织送检,先用注射器将脓肿内容物吸出,后切开脓肿引流,取部分脓肿壁送检,如做厌氧菌培养,需置于厌氧运送培养基内送检。

3.大面积烧伤的创面分泌物

先用无菌生理盐水或 75%乙醇清洗伤口表面,后用运送拭子取多部位创面的底部脓液或分泌物,插入运送拭子培养基内送检。此种标本只能做需氧菌培养。

4.压疮溃疡

用无菌生理盐水清洗溃疡表面,采取活检标本,如用拭子,则用力采集损伤底部,运送拭子送检。

5.脓疱或水疱

75%乙醇消毒、干燥,用针头(小儿用 23 号针头)挑破脓疱,用拭子采集脓疱液和基底细胞

标本,运送拭子送检。

(三)注意事项

(1)烧伤的创面、压疮溃疡、脓肿标本均不提倡采集表面或表皮组织,优选组织活检或抽取物。

(2)动物咬伤 12 小时内的伤口不提倡采集,除非是脸上或手上有感染指征的存在。

二、烧伤标本

(一)标本的实验室检查

由于烧伤感染标本发生的解剖部位及侵入微生物具有多样性,因此在处理标本的过程中实验室与临床医生之间的沟通极其重要。

1.标本的前处理

对采集的组织标本,需进行前处理。

(1)按照病理学检测技术进行处理:即通过固定→水洗→脱水→透明→浸蜡→包埋→切片→展片与捞片→烤片与脱蜡,然后根据需要进行特殊染色。

(2)制备组织匀浆以备培养使用:即无菌操作把标本剪成碎片置于研磨器,放入 1～2mL无菌营养肉汤中研磨成组织匀浆,涂片和根据需要接种相应的培养基。

2.显微镜检查

包括标本的常规显微镜检查和组织病理特殊检查。

(1)直接显微镜检查:怀疑真菌感染时,应制作湿片镜检。若脓液黏稠可用接种环取脓液加 1 滴生理盐水于洁净载玻片上混合后镜检,也可加 1 滴 10% KOH 溶液以消化标本,加上盖玻片,用光学显微镜或相差显微镜以低倍镜和高倍镜下仔细寻找孢子或菌丝。

(2)革兰染色显微镜检查:标本涂片革兰染色,为临床提供最初的诊疗依据,同时作为分离培养的质量指标。检查内容包括急性炎性细胞的数量、胞内细菌、真菌、细胞坏死、坏死组织导致的弹性蛋白纤维等。

(3)组织病理特殊染色:病理切片多用于真菌、细菌和病毒包涵体的检测。真菌染色常用的方法有高碘酸复红法和六次甲基四胺银染色法;一般细菌染色常用的方法有改良 Brown-Brenn、Giemsa、Warthin-Starry 硝酸银等染色法;分枝杆菌多用苯酚碱性品红、槐黄-罗丹明荧光素和 Ziehl-Neelsen 染色法;病毒包涵体多用 Lendrum 玫瑰红酒石酸、Mann 亚甲蓝-伊红、Schilestein 亚甲蓝-品红染色法。

3.培养和鉴定流程

根据显微镜检查结果和感染部位的不同,选择合适的培养基及接种量进行培养;若平板上生长的菌落经革兰染色,其形态与标本直接涂片显微镜检查结果一致,或在培养基上生长大量且足够纯的菌落时,应尽快鉴定到种并做药物敏感试验。

(1)普通需氧菌:用于未污染的创面分泌物标本和组织匀浆标本。普通需氧菌常用的培养基一般为基础营养培养基、增菌培养基和选择性培养基三类。取标本分别接种血琼脂平板和麦康凯或中国蓝,必要时可增菌传代,置 35～37℃ 18～24 小时孵育。根据菌落形态、色素、溶血等特征、革兰染色、生化反应以及鉴定系统等鉴定到种。

(2)真菌培养:与烧伤有关的真菌感染主要有念珠菌、曲霉菌等。常用含庆大霉素(40μg/mL)或氯霉素(50μg/mL)沙氏葡萄糖蛋白胨琼脂(SDA)培养基,曲霉菌还需加察氏培养基或麦芽浸膏培养基。浅部真菌一般在 25～28℃ 培养;深部真菌一般在 25～35℃ 培养。培养的方法有大培养、小培养等。7～10 天生长的为快速生长真菌,3 周才有少许生长的为缓慢生长真菌。

(3)厌氧菌培养:厌氧菌感染多见于严重烧伤的深部组织感染。如会阴、臀部、大腿内侧、下腹部和口腔周围等。常见的为内源性无芽孢厌氧菌感染;也可由产气荚膜梭菌和破伤风梭菌感染。

(4)感染组织定量培养:美国感染性疾病学会(IDSA)/美国微生物学会(ASM)2013 微生物指南推荐对标本进行定量培养,建议相同位点每周 2 次分别采集表面拭子来精确监测细菌定植的趋势;采集感染组织定量培养结合组织病理学检查,确定微生物入侵的程度。对于移植(植皮)的患者做定量组织培养,以便临床医生分析从组织中培养的细菌是否具有临床意义。称取组织重量(精确到 0.001g)研磨后用定量肉汤或盐溶液制成组织匀浆后再稀释。稀释范围为 10^{-5}～10^{-1}(wL/vol),定量接种于血平板和麦康凯平板上。

(5)药物敏感试验:其主要目的是预测抗微生物药物的治疗效果,并帮助临床医生针对特定的感染问题实施个体化治疗选择最合适的药物。为保证临床疗效,对于确认引起感染的病原菌,应该尽快常规进行药敏试验。

(二)结果报告、解释和局限性

关于引起烧伤感染的病原菌,国内外报道基本一致。常分离出的病原菌有需氧菌或兼性厌氧菌、真菌。厌氧菌多见于严重烧伤深部组织感染。

1.阳性结果报告

(1)初步报告:在显微镜检查、组织病理学检查、培养、分离、鉴定过程中发现的,具有临床或流行病学重要意义的结果,如镜下发现有菌丝、酵母样孢子、抗酸杆菌、病毒包涵体、革兰阳性芽孢杆菌等,特别是当发现芽孢位于菌体末端呈圆形,似鼓槌状,应紧急报告并提示发现疑似"破伤风梭菌";分离培养到 A 群溶血性链球菌、气性坏疽或其他重要的不常见的细菌,应及时通知临床并做相应记录。

(2)最终报告:烧伤浅表伤口分泌物易受污染,涂片检查仅提供感染的初步信息,只有分离培养与涂片相吻合时其结果才有诊断价值;当出现 3 种以上细菌时,根据标本来源报告结果,提示临床"请结合微生物实验室结果确定是否需要进一步检查";深部组织等无菌部位,无论革兰染色检查是否找到细菌,一旦分离培养到微生物,无论数量多少均应报告,包括细菌种属名称和标准的抗微生物药敏试验结果。烧伤感染定量培养结果应结合组织重量、稀释浓度进行计算并报告 CFU/g 组织。

2.阴性结果报告

(1)烧伤浅表分泌物:普通培养 3 天后平板生长 3 种以上、且多为凝固酶阴性葡萄球菌、微球菌、棒状杆菌等皮肤正常菌群,则报告"72 小时培养有皮肤定植菌群生长";浅部真菌超过

2 周不生长者,可报告真菌培养阴性。

(2)深部标本或组织匀浆:普通培养 3 天后平板无细菌生长报告"72 小时无细菌生长";厌氧菌培养 3 天肉汤不混浊、平板无菌落生长可报告阴性;深部真菌超过 4 周不生长者,可报告"培养××天无真菌生长"。

3.结果解释和局限性

由于烧伤创面的开放性,实验室报告结果应慎重,对分离出的环境菌、人体定植菌和真正病原菌应特别注意甄别,避免因取材不当将非致病菌报告而误导临床。通常认为有临床意义的常见致病菌如下。

(1)革兰阳性菌:金黄色葡萄球菌是最常见的引起烧伤感染的常见病原菌,尤其易发生在烧伤早期和大面积烧伤后期。它产生多种外毒素和胞外酶,致病性强。近年来在烧伤病房中分离出的 MRSA 超过 70%甚至更高;凝固酶阴性葡萄球菌(CoNS)一般认为是条件致病菌,除非多次从严重烧伤患者血液、无菌体液中分离到此菌,应等同于金黄色葡萄球菌引起的烧伤脓毒症的临床治疗。A 群溶血链球菌也是烧伤患者感染的常见致病菌,可导致猩红热样皮疹,或经伤口进入淋巴管扩散形成丹毒;细菌迅速扩散造成蜂窝织炎,引起全身中毒性暴发感染。肠球菌属细菌是寄居肠道的正常菌群,深度烧伤造成肠黏膜屏障损害,其通透性增加,肠球菌即可通过肠系膜上皮到达淋巴结,进入肝脏甚至散布至全身。

(2)革兰阴性杆菌:以肠源性肠道杆菌为主,如大肠埃希菌、产气肠杆菌等。其内毒素和外毒素有很强的致病性和侵袭性;铜绿假单胞菌分布广,调查显示:健康成人带菌率为 5%左右,儿童约有 25%携带此菌,是烧伤感染中最常见的病原菌之一,它产生的内毒素和多种酶是其重要的致病物质,严重感染时向深层发展甚至引起烧伤脓毒症;鲍曼不动杆菌也是人体皮肤、黏膜等部位的正常菌群,适宜生长在潮湿环境中,引起的烧伤感染较为常见,污染的医疗器械和医务人员的手是主要传播途径。

(3)厌氧菌:深度烧伤创面若出现组织广泛坏死伴气体,分泌物有腐臭味,多考虑内源性无芽孢厌氧菌与需氧菌混合感染;梭状芽孢杆菌感染则为外源性,常见致病力强的有产气荚膜梭菌和破伤风梭菌。产气荚膜梭菌能产生强烈的外毒素和侵袭性酶,造成组织的严重破坏,主要是气性坏疽。破伤风梭菌产生破伤风痉挛毒素引起破伤风。每一个烧伤患者都存在发生破伤风的可能,烧伤后立即注射破伤风抗毒素是非常有效的预防措施。

(4)真菌:严重烧伤尤其是大面积Ⅲ°烧伤患者、营养不良、防御功能低下、长期大量应用广谱抗菌药物、糖皮质激素或长期行静脉高营养、烧伤创面可检出真菌菌丝,严重时可发生真菌血症。内源性真菌多为念珠菌属;曲霉菌和毛霉菌为外源性真菌。曲霉菌可侵入皮下组织深层并向四周发展融合成片状绒毛状物,加深创面或造成混合感染;毛霉菌包括犁头霉菌属、根霉菌属和被孢霉菌属。致病特点是侵犯皮下组织以下各层血管,形成血栓,导致软组织迅速坏死。曲霉菌、毛霉菌感染时,病情大多凶险,创面感染可深达筋膜或肌层,极易造成截肢。

(5)其他:活检或病灶刮取物,组织学检查光学或电子显微镜下发现包涵体或病毒颗粒。如单纯疱疹病毒、巨细胞病毒、水痘疱疹病毒、牛痘病毒等。

三、伤口组织和脓液标本

(一)标本的实验室检查

所有创伤均可能有微生物污染,但不一定发生感染。微生物学检查对伤口感染、脓肿形成的病原学诊断有着重要的价值和意义。

1.标本的前处理

脓液或分泌物标本,检查前应观察颜色、性状、气味并做记录;瘘管或窦道脓液中发现"硫磺颗粒",应先将标本置于灭菌平皿内,将其压碎后再进行检查;活检采集到的标本需制备成组织悬液备用。

2.显微镜检查

显微镜检查对于初步发现病原体、进一步确定培养检查范围意义重大。

(1)直接显微镜检查:多用于快速发现真菌菌丝、酵母样孢子、荚膜组织胞质菌、皮炎芽生菌等特殊病原体。

(2)染色标本的显微镜检查

①革兰染色:用于评价标本质量,同时也可初步判定感染微生物的种类,以便确定培养的临床意义。

a.评估标本质量:根据革兰染色显微镜下中性粒细胞和鳞状上皮细胞的比例,如低倍镜下每视野中性粒细胞≥10 个,鳞状上皮细胞<10 个为可接受标本,提示感染存在;若见大量上皮细胞则可能为表皮污染,不宜培养。

b.初步判定感染微生物的种类:根据细菌的染色特点、形态、排列做出初步判断,如发现有"硫磺样颗粒"或有芽孢、荚膜的细菌,应注明其特点和位置,为进一步培养鉴定提供参考依据。

②抗酸染色:对疑有分枝杆菌感染的标本(如臀部肌内注射后脓肿;热带地区患者腿或手臂坏死性皮肤溃疡;游泳者或渔民手臂及其他暴露部位皮肤慢性、溃疡性结节等)做抗酸染色,也可采用姜-尼染色法、Kinyoun 法或金胺 O 荧光染色法。诺卡菌为弱抗酸染色阳性。

③特殊染色:用于采集的组织病理标本。

3.培养和鉴定流程

根据伤口组织和脓液标本来源的不同,选择合适的培养基接种培养、鉴定并做药物敏感试验。

(1)一般的伤口组织和脓液标本需进行常规需氧、厌氧培养。外伤感染标本应特别注意环境中的致病菌,如创伤弧菌、炭疽芽孢杆菌等;猫、狗咬伤伤口分离菌除常见的需氧菌、厌氧菌外,巴斯德菌属也是常见的分离菌。

(2)放线菌和诺卡菌培养:无菌操作采集皮下组织脓肿、瘘管分泌物或引流液,选择疑似"硫磺颗粒"样物质,将其压碎后接种两份葡萄糖血琼脂平板和硫乙醇酸钠肉汤,分别置 35～37℃需氧和厌氧环境培养;同时接种沙保弱琼脂斜面(SDA),置 22～28℃培养 4～6 天,在厌氧培养的葡萄糖琼脂平板上有白色、粗糙或结节状菌落,黏附于培养基上不易刮去,且盐水中不易乳化;硫乙醇酸钠肉汤深层可见白色绒毛状团状物长出;革兰染色阳性,抗酸染色阴性,可见有交织成团或小碎片状菌丝,即为放线菌生长。

如有诺卡菌生长,在需氧培养的血琼脂和沙保弱培养基上,4～6 天长出不规则或颗粒状、黄色或深橙色菌落。涂片分枝状菌丝,革兰染色阳性,抗酸弱阳性。

(3)结核分枝杆菌的培养:选择结核分枝杆菌专用的液体培养法或罗氏培养基进行培养。

(二)结果报告、解释和局限性

伤口组织和脓液标本的结果报告、解释与标本来源关系密切,因此实验室与临床必须密切配合,相互沟通以确保检测结果的准确性与临床价值。

1.初步结果报告

(1)开放性脓肿和浅表切口分泌物:标本合格且中性粒细胞内有细菌吞噬或细菌聚集在吞噬细胞周围;镜下发现有菌丝、酵母样孢子等或相互交织的菌丝且末端膨大呈放射状排列,应及时通知临床并做相应记录,初步报告找到革兰阳性球菌或革兰阴性杆菌呈××排列。

(2)闭锁性脓肿或深部切口标本:来自深部组织或分泌物的显微镜检查,无论镜下细菌或真菌量的多少都应及时报告;若发现革兰阳性芽孢杆菌或芽孢位于菌体末端呈圆形,似鼓槌状,应按照危急值报告,立即通知临床提示发现疑似"产气荚膜梭菌"或"破伤风梭菌"。

(3)慢性皮肤坏死、溃疡性结节:标本内有肉眼可见硫磺颗粒,涂片镜下见菌丝交织、革兰染色阳性、抗酸染色阴性、末端膨大似棒状排列并呈放射状,有时可见嵌于类似明胶的鞘膜内,可高度怀疑放线菌。应报告"发现硫磺颗粒,疑似放线菌";诺卡菌在分支菌丝末端不膨大,革兰染色阳性、抗酸染色弱阳性。疑似分枝杆菌感染标本,发现抗酸染色阳性杆菌应及时与临床医生联系,初步报告"涂片发现抗酸杆菌"。

2.最终结果报告

(1)阳性结果报告:对于开放性脓肿和浅表切口分泌物,标本合格,培养出纯的且与涂片检查相吻合的病原体,应鉴定到种,同时做药物敏感试验并向临床报告结果;闭锁性脓肿和深部组织、清洁手术切口等部位分离培养到的病原体,应鉴定到种并做药物敏感试验;瘘管分泌物或引流液、"硫磺颗粒"样物质等,培养出放线菌或诺卡菌应报告培养出"放线菌"或"诺卡菌生长"。

(2)阴性结果报告:开放性脓肿和浅表切口分泌物标本,普通培养 3 天后平板生长 3 种以上细菌,应根据标本来源报告结果,如开放性脓肿和浅表切口分泌物标本,可报告"72 小时培养有皮肤定植菌群生长";闭锁性脓肿或深部切口标本,普通培养 3 天后平板无细菌生长报告"72 小时无细菌生长";厌氧菌培养 3 天肉汤不混浊、平板无菌落生长可报告阴性;放线菌、诺卡菌培养 1 周不生长报告阴性。

3.结果解释和局限性

开放性脓肿和浅表切口分泌物标本,确定常居菌群是否为其感染的病原菌尤为重要。如培养结果超过 3 种以上的环境污染菌、皮肤表面定植菌,则考虑污染。动物咬伤和水相关感染,常常是多种微生物混合或罕见病原体感染。如巴斯德菌属、犬咬二氧化碳嗜纤维菌;弧菌属、嗜水气单胞菌等。这些病原体中有的可引起迅速加重性感染以及脓毒症,临床需高度重视。

闭锁性脓肿和深部组织分离到细菌的临床意义重大，外伤性或邻近组织病灶直接蔓延所致的化脓性炎症常由金黄色葡萄球菌、乙型溶血性链球菌所致；有报道外伤性骨髓炎 80%～90% 是由金黄色葡萄球菌引起。深部外伤和骨折的患者极易发生破伤风和气性坏疽等厌氧菌与需氧菌混合感染；慢性迁延不愈的感染多由结核分枝杆菌引起。以色列放线菌为口腔正常菌群，当机体抵抗力下降时或手术外伤感染和免疫抑制剂使用时，引起内源性感染，表现为皮下软组织化脓性炎症，多发性瘘管排出"硫磺样颗粒"。诺卡菌感染常发生在一些基础疾病和免疫功能障碍患者。

手术切口感染多由金黄色葡萄球菌引起，严重时可引起脓毒症等全身性感染，是深部切口感染中病死率最高的致病菌之一。A、B、C 群 β-溶血链球菌、肠杆菌科、铜绿假单胞菌等非发酵菌以及厌氧菌等也是引起 SSI 感染的常见病原菌。

微生物学检测有着自身的局限性，因此在诊断及处理标本过程中保持实验室与临床的沟通极其重要。如标本的直接涂片显微镜检查，技术难度大，敏感性低；严重粒细胞缺乏或产气荚膜梭菌感染者的标本中白细胞数量可能较少；在新鲜创伤处很难找到破伤风芽孢梭菌；动物咬伤伤口的早期培养结果容易被口腔菌群污染而误导临床。细胞介导的免疫缺陷患者，易感染不常见细菌、病毒、原虫、寄生虫等，造成皮肤软组织播散性感染，这些病原体常常在一般培养时被漏检。

第六节　糖尿病足标本检验

一、标本的采集和运送

（一）适应证

对于轻度糖尿病足感染（DFIs）且临床无需使用抗微生物药物治疗的患者，不建议采取样本培养。JDSA 依据感染的程度将糖尿病足分为 4 级，推荐中度或重度感染患者采集标本做实验室检查，应特别重视 DFIs 患者伴发的蜂窝织炎和骨髓炎。

1. 1 级

无感染，无局部化脓或全身任何炎症征象。

2. 2 级

轻度感染，化脓、红肿、疼痛、触痛、局部发热，或蜂窝织炎直径、溃疡边缘红肿＜2cm，感染局限于皮肤和皮下组织，无全身并发症。

3. 3 级

中度感染，患者全身情况包括糖代谢稳定，有下列征象之一：直径＞2cm 的蜂窝织炎，淋巴管炎，筋膜下感染扩散，深部组织脓肿，坏疽，累及肌肉、肌腱、关节、骨骼。

4. 4 级

重度感染，有全身脓毒症或骨髓炎患者，全身代谢紊乱。

（二）标本的采集和运送

由于糖尿病足感染病理过程的复杂性，临床症状常常被掩盖而造成治疗的延误。因此，早期正确的标本采集和运送方法是实验室检验及临床获得准确结果的重要保证。

（1）应在第一次外科清创时采集标本，采集病灶活动区域或基底部的分泌物，置无菌容器中立即送检。避免用拭子取样，特别是清创不当的伤口，因其可影响结果的准确性。

（2）对于慢性溃疡或发生在骨性突起部位的溃疡，临床医生应考虑骨髓炎这种并发症的可能。骨髓炎患者在治疗时摘除的骨骼建议送培养和组织学检查；未行骨摘除的患者，必要时建议行诊断性骨活检。

（3）对于深或大的血肿和无效腔、坏疽，可用针吸活组织检查方法，或取脓肿壁组织送厌氧菌培养。

（4）高热、寒战等全身症状患者应及时采集血液标本做培养。

二、标本的实验室检查

（一）标本的前处理

清创后刮取溃疡底部的一般分泌物标本时应注意避免污染，通过活检采集的组织标本应制成均匀的悬液；骨组织标本应先将其捣碎后制成悬液备用。

1.组织悬液的制备

无菌操作把标本剪成碎片，放入 1～2mL 无菌肉汤中研磨成组织匀浆，根据需要接种相应的培养基。如做真菌检查时，只需用无菌剪刀把组织剪碎，而不能研磨组织碎片，以免破坏真菌菌丝。未用完的组织匀浆，可在 4℃ 保存几周以供重复使用。

2.定量培养

当临床医生需要分析培养出的细菌对感染是否有意义时，需要做定量组织培养。组织定量细菌培养的前处理步骤如下。

（1）将无菌、空的标本容器称重。

（2）把组织（骨）标本放入容器内称重。

（3）用无菌剪刀把组织剪成碎片，每克组织加入 1mL 无菌营养肉汤，用研磨棒将其研磨成组织悬液（原液）。

（二）显微镜检查

1.直接镜检

取标本制作湿片直接镜检。用光学显微镜或相差显微镜在低倍镜和高倍镜下仔细寻找孢子/菌丝。

2.革兰染色显微镜检查

用于评估送检标本的质量和初步判定微生物种类。如来自深部组织或分泌物标本，每个低倍视野中超过 5 个鳞状上皮细胞者不适合做厌氧菌培养。

3.组织细菌定量涂片检查

方便快速，为临床初步提供每克组织中感染的细菌数量。

(1)吸取前处理并稀释好的组织匀浆悬液(10^{-3})0.01mL滴在干净玻片上,均匀涂开,直径不超过15mm。

(2)置75℃的干燥箱内放置15分钟或室温自然干燥。

(3)革兰染色后油镜下观察10个视野,据此初步计算每克组织细菌数目。

(三)培养和鉴定流程

糖尿病感染多由葡萄球菌或链球菌引起;骨髓炎以及深部脓肿则可能由需氧革兰阳性球菌、革兰阴性杆菌感染所致;尤其是当动脉血供应受到影响时,常常是需氧菌和厌氧菌混合感染,导致严重的坏疽性感染,有时产生气体形成气性坏疽。因此标本在接种前应仔细观察标本的颜色、性状等,同时结合显微镜检查,为培养和鉴定提供有价值的参考依据。

(1)一般细菌、真菌及厌氧菌培养、鉴定和药敏试验同其他常规标本。组织(骨)标本的检测流程如图7-6-1所示。

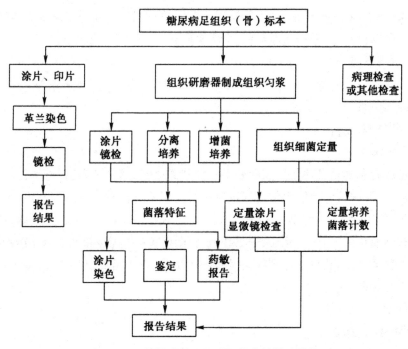

图7-6-1 糖尿病足组织(骨)标本的检验流程

(2)组织定量细菌培养方法:了解每克组织细菌数量,用于判定该组织是否存在细菌感染。步骤如下。

①无菌操作吸取前处理制备好的组织悬液原浆。

②用无菌营养肉汤稀释,即0.9mL营养肉汤+0.1mL组织悬液(10^{-1}),以此类推(稀释范围为$10^{-5}\sim10^{-1}$)。

③将每个稀释度组织悬液0.01mL接种于血琼脂平板上,用无菌玻璃棒涂匀。

④将血琼脂平板置于35~37℃培养24小时。

⑤血琼脂平板计数菌落,按下列公式计算。

$$细菌数/每克组织＝N×D×100÷W$$

N 为在血琼脂平板上生长的细菌菌落数；D 为稀释倍数（10^{-1}、10^{-2}、10^{-3}、10^{-4}、10^{-5}）；W 为组织的重量。

三、结果报告、解释和局限性

（一）初级结果报告

1.浅部皮肤溃疡分泌物

清创后刮取溃疡底部组织标本直接显微镜检查，如在中性粒细胞内有细菌吞噬或细菌聚集在吞噬细胞周围；镜下发现有菌丝、酵母样孢子等，应及时通知临床并做相应记录，初步报告找到革兰阳性球菌或革兰阴性杆菌呈××排列。

2.深部分泌物或组织

糖尿病足深部组织特别是深部溃疡伴有脓腔形成、蜂窝织炎标本多为混合菌感染，显微镜下发现细菌或真菌时应及时报告临床；若发现革兰阳性芽孢杆菌或芽孢位于菌体末端呈圆形，似鼓槌状，应及时通知临床提示发现疑似"产气荚膜梭菌"或"破伤风梭菌"。

3.组织细菌定量涂片

制备好的组织（骨）匀浆标本，油镜下任何一个视野发现一个或更多的细菌就可初步报告每克组织中的细菌数＞10^5 CFU。

（二）最终结果报告

1.阳性结果报告

糖尿病足患者尤其是慢性伤口长期处于开放状态，浅表伤口分泌物易受污染，临床上区分感染与污染，一是看细菌向活组织侵入程度以及每克组织含菌量是否达到一定阈值，如细菌数量在 10^5～10^6 个/每克组织时，即可造成伤口感染；二是当分离培养到的微生物与涂片相吻合时其结果才有诊断价值；而深部脓液、分泌物或骨组织等来自无菌部位标本，分离培养到的细菌，无论数量、种类多少，均应鉴定到种并做药物敏试验，报告培养出"××细菌生长"。

2.阴性结果报告

同烧伤标本。

（三）结果解释和局限性

糖尿病足是全身情况的一个局部表现，患者血液供应差，组织处于低氧状态，且有基础疾病等因素，感染伤口多处于敞开状态，所以常常有细菌或真菌的定植，研究证明＞10^5/g 组织的细菌定植就会严重影响伤口的愈合。因此糖尿病足感染标本的实验室检查除了对常规细菌的培养鉴定外，组织标本的细菌定量检查对感染的确诊、治疗、清创处理有着重要的参考意义。

需要特别提出的是蜂窝织炎和骨髓炎，蜂窝织炎往往被各种病变所掩盖，如红、肿、热、痛，"红"由于血管病变缺血导致感染的伤口是青紫色而非红色；"肿"仔细辨别可发现与正常组织不同，但往往界限不清楚；"热"可以由于缺血病变完全被掩盖；"痛"可由于周围神经病变而消失。因此当触及较软且明显的肿块或者异常软的组织时，要注意深部脓肿的形成。对于骨髓炎患者，当钝针可以探及骨质时就要考虑骨髓炎的可能并及时进行标本的采集和送检，以免延误病情耽误治疗。

糖尿病足患者以葡萄球菌和链球菌感染常见,但仍有50％革兰阴性杆菌和厌氧菌混合感染的概率,如肠杆菌科细菌、非发酵菌以及产气荚膜梭菌等。深部多细菌及厌氧菌混合感染是糖尿病足感染的一个特征。糖尿病患者容易形成脓毒症,普通细菌也可导致皮肤严重破坏引起血流感染,如患者发热或有全身症状时要及时进行血液培养;任何溃疡中检出的革兰阴性杆菌都不可以被忽略。这是因为此类患者有免疫功能障碍和代谢问题,白细胞功能也有缺陷,条件致病菌常常也会成为感染菌群。

第七节 皮肤真菌感染实验室诊断

一、临床诊断

皮肤癣菌病累及部位不同,临床表现尤其是皮疹的表现也有所区别。

(一)头癣

是指累及头发和头皮的皮肤癣菌感染。多见于儿童,成人相对少见。成人头癣往往合并免疫缺陷或免疫抑制等基础疾病。根据致病菌和临床表现的不同,大致分为三种,即黑点癣、黄癣、白癣。

1.黑点癣

为头皮点片状脱屑斑,病发出头皮即折断,残根在毛囊口形似黑点,故名"黑点癣"。

2.黄癣

对人类危害最大,主要表现为黄癣痂,由黄癣菌与脱落上皮组成的碟形痂,局部毛发失去光泽,易松脱,愈后留有萎缩性瘢痕,呈永久性秃发。

3.白癣

多有病猫、犬的密切接触。皮损初为环形红斑,很快向四周扩大成灰白色鳞屑斑,而后附近出现数片较小的相同皮损,病发在离头皮1～2mm处折断,残根部包绕灰白色套状鳞屑(菌鞘),后者由真菌寄生于发干而形成。患者有不同程度瘙痒,一般无炎症反应,典型区域也可发生秃发。脓癣为白癣的一种特殊类型,由于机体对真菌的免疫反应,病损部位的头皮和毛囊常可呈片状炎性肿块,形成化脓性囊炎,即脓癣,用力挤压,可见脓液引出,局部病发极易拔出,愈后形成瘢痕,遗留永久性脱发。本病常伴耳后、颈、枕部淋巴结肿大;继发细菌感染后可形成脓肿,亦可引起癣菌疹。

(二)体癣

主要指发生于除头皮、毛发、掌跖和甲以外其他部位的皮肤癣菌感染。皮损初起为红色丘疹、丘疱疹或小水疱,继之形成有鳞屑的红色斑片,境界清楚,皮损边缘不断向外扩展,中央趋于消退,形成境界清楚的环状或多环状,边缘可分布丘疹、丘疱疹和水疱,中央色素沉着。亲动物性皮肤癣菌引起的皮损炎症反应明显,可因长期搔抓刺激引起局部湿疹样改变或浸润肥厚呈苔藓样变。皮损夏季多见,冬季静止或消退。

(三)股癣

是指腹股沟、会阴、肛周和臀部的皮肤癣菌感染,是一种特殊形式的体癣。本病多发生于温热潮湿季,男性多于女性,肥胖以及糖尿病、免疫缺陷患者发病率高。皮损与体癣基本相同。初起为单侧或双侧大腿内侧出现小片红斑,其上有脱屑,逐渐扩展向四周蔓延,边界清楚,其上有丘疹、水疱、结痂。中央部位可自愈,伴色素沉着或脱屑,长期刺激可引起局部皮肤发生浸润增厚苔藓化,严重者常扩展波及股内侧、会阴或肛门周围,其下缘多清晰。有时尚可波及阴囊、阴茎根部等处。由于患处透气性差、潮湿、易摩擦,常使皮损炎症明显,瘙痒显著。须癣毛癣菌引起的股癣病变相对局限,而炎症反应强烈,而絮状表皮癣菌感染引起的炎症反应相对较轻。

(四)手足癣

手癣指皮肤癣菌侵犯指间、手掌、掌侧平滑皮肤引起的感染,俗称鹅掌风。常由搔抓足部感染而来。

足癣,又称香港脚、脚气,是人群中发病率最高的皮肤癣菌病,指发生于趾间、足掌和足跟部的皮肤癣菌感染,往往合并有手癣、甲癣或股癣。临床上可分为水疱鳞屑型、角化过度型、浸渍糜烂型及混合型等多种类型。

1.水疱鳞屑型

好发于趾间、掌心,足跖及足侧。皮损初起为针尖大小的深在水疱,疱液清,疱壁厚,不易破溃,水疱散在或群集,可融合成多房性大疱,撕去疱壁露出蜂窝状基底及鲜红的糜烂面。瘙痒明显。水疱可自行吸收,干涸后表面形成环状脱屑。

2.角化过度型

见于病程迁延者,好发于足跟及掌跖部。表现为皮肤干燥、角质增厚、脱屑,易发生皲裂、出血。一般无瘙痒,有皲裂时疼痛。

3.浸渍糜烂型

好发于指(趾)缝,尤以第3~4和4~5指(趾)间多见。表现为皮肤浸渍发白,表面松软易剥脱并露出潮红糜烂面甚至裂隙。有不同程度的瘙痒,继发细菌感染时有恶臭味。

因手部活动多,透气性好,一般不易发生浸渍及糜烂。不少患者可同时出现几种类型的皮疹,即所谓的混合型。足癣(尤其浸渍糜烂型)易继发细菌感染,出现脓疱、溃疡,并继发急性淋巴管炎、淋巴结炎、蜂窝织炎或丹毒,炎症反应明显时还可引发癣菌疹。不恰当的局部皮质类固醇激素应用,可导致头癣、足癣、体癣的临床特点发生变化,部分可继发毛囊炎。

(五)甲真菌病

指各种真菌引起的甲板或甲下组织感染,而甲癣特指皮肤癣菌所致的甲感染。主要由皮肤癣菌感染引起,其次为酵母菌和非皮肤癣菌性霉菌。甲真菌病多由手足癣直接传染,在皮肤癣菌病中约占30%,而手足癣中约占50%。根据真菌侵犯甲的部位和程度不同,可分为以下几种。

(1)白色浅表型(SWO),致病真菌从甲板表面直接侵入引起。表现为甲板浅层有点状或不规则片状白色混浊,甲板表面失去光泽或稍有凹凸不平。

（2）远端侧位甲下型（DLSO），多由手足癣蔓延而来。真菌从一侧甲廓侵犯甲的远端前缘及侧缘并使之增厚、灰黄混浊，甲板表面凹凸不平或破损。

（3）近端甲下型（PSO），多通过甲小皮而进入甲板及甲床。表现为甲半月和甲根部粗糙肥厚、凹凸不平或破损。

（4）全甲毁损型（TDO）是各型甲真菌病发展的最终结果。表现为整个甲板被破坏，呈灰黄、灰褐色，甲板部分或全部脱落，甲床表面残留粗糙角化堆积物，甲床亦可增厚、脱屑。甲真菌病病程缓慢，若不治疗可迁延终生。一般无自觉症状，甲板增厚或破坏可影响手指精细动作。偶可继发甲沟炎，出现红、肿、热、痛等感染表现。

（六）皮肤念珠菌病

是指由念珠菌属的一些致病菌种引起的皮肤黏膜的浅表感染。其中白念珠菌是引起皮肤念珠菌病最常见的病原体，它是一种条件致病性真菌，常见于体弱人群和长期使用广谱抗生素及糖皮质激素的患者。

皮肤念珠菌病分为。

1.念珠菌性间擦疹

好发于肥胖多汗者、糖尿病患者和小儿。皮疹多发于腹股沟、会阴、腋窝、乳房下等皱褶部位。皮损表现为局部潮红、浸渍、糜烂，界限清楚，基底部潮红，边缘附着鳞屑，外周常有散在炎性丘疹、丘疱疹及脓疱。自觉瘙痒或疼痛。

2.念珠菌性尿布皮炎

主要发生于婴儿，通常先于肛门周围发生红斑，皮损逐渐扩大，波及整个尿布区，皮损形态类似于念珠菌性间擦疹。

3.丘疹性皮肤念珠菌病

多发于母亲有念珠菌性阴道炎、婴儿不足一岁者，对于成人肥胖多汗者偶可发生。丘疹性皮肤念珠菌病多发生于胸、肩、背、颈等处。皮损以播散、孤立、界限清晰、鳞屑性、淡红色、扁平小丘疹为特征。

4.念珠菌性甲沟炎及甲真菌病

多累及浸水工作者和糖尿病患者。好发于手指和指甲，表现为甲沟红肿溢液但流脓，重者可引起甲床炎，自觉瘙痒；甲真菌病表现为甲板增厚、变硬、混浊、白斑，其表现为出现横沟或凹凸不平，但甲表面仍光滑，不破碎，亦可致甲下角质增厚堆积或致甲剥离。

5.婴儿头皮念珠菌病

较少见，皮损局限于头皮毛发部位，初为小块痂皮，呈褐黄色或污黑色，痂皮表面平滑或粗糙，揭去痂皮，基底浸渍发白或脱屑，少数初发时可见到粟粒大小脓疱，疱内容物为黄白色半固体状。

6.婴儿泛发性皮肤念珠菌病

发病于新生儿尤其是低出生体重儿、早产儿和营养不良的小儿。皮疹初为边界不规则、清楚的红斑，后红斑逐渐扩展成为大片红斑，其上可见水疱或者薄壁脓疱，数天后疱破裂形成糜烂面，大片的红斑有领圈样鳞屑。皮损广泛分布于头颈、躯干及四肢，半数伴有口角糜烂、鹅口疮及肛周念珠菌感染等症状。少数患者可能发展为念珠菌败血症或其他系统性感染，如不及时有效治疗,将危及生命。

7.念珠菌性须疮

主要见于阴部及男性胡须部,多有发病前局部使用糖皮质激素史。在病损初期为针尖大小的丘疱疹、毛囊性小丘疹或小脓疱,损害的中央往往有一根胡须或毛干穿出,损害的形态和细菌性毛囊炎类似。后期损害逐渐变深、变大,有疼痛感。

8.慢性皮肤黏膜念珠菌病

是一种少见的慢性复发性念珠菌感染,多幼年起病,常伴有内分泌及免疫功能异常、缺铁性贫血及维生素缺乏。好发于头皮、颜面及四肢。皮损初起为丘疹、红斑,上附鳞屑,逐渐形成肉芽增生性斑块或疣状结节,表面覆盖蛎壳状污褐色痂,粘着不易去除,周围有暗红色炎性浸润,掌跖损害呈弥散性角质增厚。黏膜损害表现为口角糜烂、口腔黏膜白斑,偶可累及咽喉、食管黏膜,影响吞咽。甲、阴部亦可受累。

9.念珠菌性肉芽肿

又称深在性皮肤念珠菌病,临床少见。多累及免疫力低下的婴幼儿、长期应用糖皮质激素和免疫抑制剂的成人。好发于头皮、面、甲沟等部位。皮损为血管丰富的丘疹、水疱、脓疱和斑块,表面覆盖很厚的黄褐色粘着性痂屑,少数皮损呈皮角样角质增生,去除角质增生后基底为肉芽组织。

二、实验室诊断

目前真菌感染的实验室检查方法主要包括常规检查法和特殊检查法两类。常规检查法主要包括:①形态学检查(直接镜检＋染色镜检);②培养检查;③组织病理学检查。特殊检查主要包括:①血清学方法;②分子生物学方法。皮肤真菌感染的实验室诊断主要依据常规的真菌学检查,包括直接镜检和培养。

(一)直接镜检法

是最直接、最快速的实验室诊断方法。对于皮肤真菌感染最有帮助。在皮肤刮屑、毛发或甲标本中发现皮肤癣菌、念珠菌等成分可提供相应真菌病的可靠诊断。

1.氢氧化钾(KOH)法

选取皮损边缘的鳞屑或病发几根,置于载玻片上,加入 KOH 溶液一滴,加盖玻片。然后放在酒精灯上加热片刻,以促进角质溶解,冷却后先在低倍镜下观察有无菌丝和孢子,然后用高倍镜观察孢子和菌丝的形态、特征、位置、大小和排列等,适用于毛发、皮屑、甲屑、痂皮等。一般使用的 KOH 溶液浓度为 $10\% \sim 20\%$。为了使涂片不易干燥,延长涂片保存时间,可在KOH 溶液中加入甘油。

2.胶纸粘贴法

用 1cm×1.5cm 的透明双面胶带贴于取材部位数分钟后自取材部位揭下,撕去附带在上面的底板纸贴在载玻片上,使原贴在取材部位的一面暴露在上面,再进行革兰染色或过碘酸-希夫染色,在操作过程中应注意双向胶带粘贴在载玻片上时不可贴反,而且要充分展平,否则影响观察。

3.涂片染色检查法

在载玻片上滴一滴生理盐水,将所采集的标本均匀涂在载玻片上,自然干燥后,火焰固定或甲醇固定。再选择适当的染色方法,染色后以高倍镜或油镜观察。

各类丝状真菌的菌丝和孢子形态不同,是鉴别真菌的重要依据。黄癣病发可见发内外链状关节孢子、菌丝及发内气泡、气沟,黄癣痂内充满厚壁孢子和鹿角状菌丝;白癣病发可见发外镶嵌性圆形小孢子;黑点癣病发可见发内链状圆形大孢子;脓癣或如白癣,或如黑点癣。体癣、股癣、手足癣、甲癣鳞屑直接镜检查到菌丝或孢子,诊断一般不难。念珠菌是人体口腔、皮肤、黏膜正常菌群,单纯镜检只见少量孢子,不能诊断念珠菌病,只有镜检涂片看到大量出芽孢子、假菌丝或菌丝,才提示该菌为致病菌。也可制片染色,革兰染色显示菌丝、芽孢呈蓝色,着色不均匀;PAS 染色显示菌丝、芽孢染成红色;用 1∶1000 吖啶橙染色,在荧光显微镜下,菌体呈亮绿色。

(二)真菌培养

可以确定致病菌菌种并做体外药敏试验。常规分离鉴定使用的培养基是沙氏葡萄糖琼脂斜面培养基,通称沙保弱培养基,加 0.05%氯霉素。将从病灶取来的鳞屑、毛发或疱膜接种后,放入 25～30℃恒温箱中培养。一般 7～10 天生长菌落,2～3 周或更长时间鉴定菌种。菌种鉴定包括菌落形态学观察以及镜下观察。皮肤癣菌特异的繁殖结构,如大型分生孢子、小型分生孢子、螺旋菌丝和鹿角菌丝有助于菌种的鉴定。念珠菌酵母型一般不致病,菌丝型有致病性,白念珠菌致病力相对较强。但白念珠菌在人体不同部位属于正常菌群,故单纯培养阳性不能确定念珠菌感染。

(三)滤过紫外线灯检查

该灯又名伍德灯,系紫外线通过含有氧化镍的玻璃装置,于暗室里可见到某些真菌,在滤过紫外线灯照射下产生带色彩的荧光。这样可根据荧光的有无以及色彩不同,在临床上对浅部真菌病,尤其头癣的诊断提供重要参考。黄癣病发呈暗绿色荧光;白癣病发显示亮绿色荧光;黑点癣病发无荧光。

(四)组织病理学检查

皮肤癣菌病、皮肤念珠菌病一般不需要进行组织病理检查,但对于临床表现不典型,临床怀疑诊断而直接镜检及培养阴性的患者,在组织切片中找到病原真菌可以确诊。皮肤念珠菌病病理切片 PAS 染色中可见大量假菌丝和卵圆形的孢子,以角质层内为主。PAS 染色菌体呈红色,乌洛托品银染色呈黑色。

(五)血清学检查

目前常用的免疫诊断方法有:①特异性抗原的检测:乳胶凝集试验、酶联免疫试验、荧光免疫测定法;②特异性抗体检测:由于受检者都为免疫低下患者,因其致阳性率低,故现已少用。1,3-β-D-葡聚糖检测(G 试验)可以作为间接指标辅助诊断侵袭性念珠菌病,但不能区分致病真菌种类,故对于皮肤念珠菌病不常规进行 G 试验。

(六)分子生物学技术

可用于培养后菌种鉴定和标本快速诊断。如真菌核型的脉冲电泳分析、核酸杂交法、医学真菌限制性长度多态性分析、rDNA 序列测定、蛋白编码基因测序、任意引物聚合酶链反应

（AP-PCR）已用于真菌菌种鉴定分类。但目前多还局限于实验室研究，真正应用于临床尚需进一步标准化。

三、常见病原微生物及其耐药性现状

皮肤癣菌按形态学特征分为毛癣菌属、小孢子菌属和表皮癣菌属。黑点癣通常由紫色毛癣菌和断发毛癣菌感染引起。黄癣多由许兰毛癣菌感染引起。白癣由犬小孢子菌和石膏样小孢子菌感染引起。体癣主要由红色毛癣菌、须癣毛癣菌、犬小孢子菌等感染引起。股癣多数由红色毛癣菌感染引起，少部分来自絮状表皮癣菌及石膏样毛癣菌。手足癣主要由红色毛癣菌、须癣毛癣菌、石膏样小孢子菌和絮状表皮癣菌等感染引起。甲真菌病的致病菌包括红色毛癣菌、须癣毛癣菌、絮状表皮癣菌，其中红色毛癣菌占首位，近来报道苏丹毛癣菌是甲内型感染的致病菌。2009 年中国沈阳地区 23 年（1984—2007 年）皮肤癣菌病分离菌株共 3792 株，位列前 3 位的致病菌依次为红色毛癣菌（62.4%）、须癣毛癣菌（23.8%）、犬小孢子菌（7.3%），与该地区此前 20 年（1954—1963 年，1974—1983 年）的皮肤癣菌培养结果对比，红色毛癣菌仍为优势菌株，但须癣毛癣菌（23.8% vs.16.9%）和犬小孢子菌（7.3% vs.0.3%）比例上升。体股癣、手足癣及甲癣致病菌谱相似，红色毛癣菌为主要致病菌，须癣毛癣菌、犬小孢子菌、絮状表皮癣菌各占一定比例。头癣致病菌谱较为特殊，且发生明显变迁，主要归咎于生活方式及卫生习惯的改变。世界各地关于头癣致病菌谱及其变迁的报道差异很大，显示出鲜明的地域特征。美国随着移民的增多，苏丹毛癣菌和紫色毛癣菌呈上升趋势；在欧洲，犬小孢子菌一直是最常见的头癣的致病菌，但英国报道，随着移民和旅游人数的增加，致病菌发生了变迁，断发毛癣菌在头癣的致病菌中占 50%～90%。

目前对皮肤癣菌国际上还没有标准化的药敏试验方法。2014 年日本通过微量肉汤稀释法检测皮肤癣菌对 6 种抗真菌药物的最低抑菌浓度（MIC），结果显示常见皮肤癣菌对阿莫罗芬、特比萘芬、布替萘芬、酮康唑、伊曲康唑和联苯苄唑均敏感。

皮肤念珠菌病主要的病原微生物是白念珠菌，其次为光滑念珠菌、克柔念珠菌、热带念珠菌、近平滑念珠菌、乳酒念珠菌、季也蒙念珠菌、葡萄牙念珠菌等。其中以白念珠菌为主。在临床分离的念珠菌中，白念珠菌所占比例呈逐年下降。41 个国家共 142 个中心参加的 ARTEMIS 念珠菌耐药监测显示 1997—2007 年白念珠菌在念珠菌属中所占比例从 70.9% 下降至 62.9%～65.0%，而近平滑念珠菌、热带念珠菌和光滑念珠菌等非白念珠菌略呈上升。在该系列报道中白念珠菌对氟康唑仍保持敏感，耐药率为 0.9%～1.4%。参加 ARTEMIS 的我国 5 所医院 2001—2005 年间念珠菌耐药监测结果显示其菌种变迁与全球资料相仿，白念珠菌占念珠菌属分离菌的 61.5%，光滑念珠菌、热带念珠菌、近平滑念珠菌和克柔念珠菌分别占 16.0%、14.0%、1.6% 和 1.9%。对氟康唑的耐药率白念珠菌为 2.2%，光滑念珠菌、热带念珠菌、近平滑念珠菌和克柔念珠菌分别为 17%、5.6%、6.8% 和 82%，亦与全球 ARTEMIS 报道相仿。白念珠菌对三唑类药氟康唑耐药少见。部分光滑念珠菌对氟康唑耐药，克柔念珠菌则呈固有耐药，故后 2 种念珠菌感染不宜选用氟康唑、伊曲康唑，除非药敏显示敏感，宜选用两性

霉素类或棘白菌素类。伏立康唑体外对克柔念珠菌有良好抗菌活性,对光滑念珠菌作用差于克柔念珠菌,有报道将伏立康唑用于克柔念珠菌感染的补救治疗。

四、抗微生物治疗

针对皮肤癣菌病原则以局部治疗为主,常用抗真菌药外涂,如联苯苄唑、咪康唑、克霉唑、酮康唑或益康唑制剂;1%的丙烯胺类药物,如特比萘芬或布替萘芬制剂;其他如1%阿莫洛芬、2%环吡酮制剂。每天外用1～2次,疗程2～4周。皮损消退后应继续用药1周以免复发。对于顽固性、广泛发作或有免疫功能缺陷的皮肤癣菌病,可选用系统抗真菌药治疗。常用药物如特比萘芬、伊曲康唑、氟康唑和灰黄霉素,肝功能不全者慎用。

目前国内外均采用联合治疗方案治疗皮癣。灰黄霉素治疗头癣安全有效,国内外仍然作为一线药物。儿童剂量:体重低于25kg者为10mg/(kg·d),体重超过25kg者为250～500mg/d;成人剂量10～15mg/(kg·d),分2～3次口服。疗程取决于感染性质和临床反应,一般疗程2～6周。口服特比萘芬、伊曲康唑、氟康唑对头癣有很好的疗效,可作为短疗程用药。特比萘芬可作为治疗毛癣菌属感染的一线药物,尤适用于短疗程治疗。特比萘芬推荐剂量:儿童剂量:体重为10～20kg者,62.5mg/d;体重为20～40kg者,125mg/d;体重超过40kg者同成人剂量;成人剂量250mg/d,疗程2～4周。如果用于治疗小孢子菌属,疗程需延长至8～10周。伊曲康唑儿童剂量3～5mg/(kg·d),成人剂量5mg/(kg·d),疗程4～6周。也可选择伊曲康唑冲击疗法,5mg/(kg·d),连续1周,每月1次,疗程2～3个月。氟康唑儿童剂量同成人:6mg/(kg·d),疗程3～6周。也可选择氟康唑间歇治疗,6mg/kg,每周1次,疗程8～12周。氟康唑是唯一被批准可用于2岁以下儿童的口服抗真菌药物。酮康唑不推荐用于治疗头癣。外用药物包括2%碘酊、1%联苯苄唑溶液或霜剂、5%～10%硫磺软膏、1%特比萘芬霜等,每天2次,连用60天。

体股癣、手足癣治疗以外用药物为主,目前临床上最常用的外用抗真菌药物是各类咪唑类、丙烯胺类药物。皮损广泛或严重免疫缺陷者,以及外用药疗效不佳者,可考虑联合口服药物治疗。口服药物可选用特比萘芬儿童剂量,体重小于25kg时,125mg/d;体重在25～35kg时,250mg/d;成人剂量250mg/d,疗程1周;氟康唑儿童剂量6mg/(kg·w);成人剂量150～200mg/w,疗程2～4周;伊曲康唑儿童剂量3～5mg/(kg·d),成人剂量200mg/d,疗程1周。一项系统性回顾分析显示,特比萘芬在治疗手足癣时,作用同伊曲康唑,但优于灰黄霉素。

甲真菌病对表浅的甲真菌病可单纯外用药物治疗,对甲损害严重、广泛、局部用药治疗效果不佳者,可加用特比萘芬、伊曲康唑、氟康唑等口服抗真菌治疗。特比萘芬剂量250mg/d,指甲真菌病疗程6周,趾甲真菌病疗程12周。或250mg/d,连用1周,以后隔天口服250mg,总剂量同前。伊曲康唑采用冲击疗法,400mg/d,分2次,连续1周,每月1次,指甲真菌病疗程2～3个月,趾甲真菌病疗程3～4个月。氟康唑可考虑冲击疗法,150～800mg/w,疗程3～9个月。灰黄霉素、酮康唑因不良反应大,目前已不再用于甲真菌病治疗。

皮肤念珠菌病的治疗以局部外用抗真菌药为主,常用咪唑类药物,包括咪康唑、克霉唑、酮康唑、联苯苄唑、舍他康唑等;其他包括阿莫罗芬、环吡酮胺、制霉菌素等,每天外用1～2次,疗程 2～4 周，少数患者皮损广泛，或损害波及毛发及甲板，单用外用药难以控制者也可选用三唑类抗真菌药全身应用。对播散性新生儿皮肤念珠菌病的低出生体重早产儿、有高度危险进展为播散念珠菌病者，推荐应用两性霉素 B 去氧胆酸盐（AmB-D）每天 0.5～1mg/kg，总剂量为 10～25mg/kg，氟康唑为备选药物。伏立康唑、泊沙康唑、棘白菌素类等药物目前尚未见全身应用于治疗皮肤念珠菌病的临床证据。

第八节 烧伤、手术部位感染实验室诊断

一、烧伤

感染是烧伤最常见的并发症和主要致死原因。严重烧伤患者（烧伤面积超过 50% 或 Ⅲ°烧伤超过 20%）由于皮肤黏膜屏障缺损、坏死组织广泛存在，感染发生率极高，常引起全身性炎症反应综合征（SIRS）、脓毒症、多器官功能障碍综合征（MODS）等并发症，是造成烧伤患者死亡的主要原因。感染早期诊断成为临床合理抗菌药物治疗和提高重症患者存活率的关键。

根据组织细菌定量、组织病理和临床表现，可以把烧伤感染分为非侵袭性细菌感染、烧伤相关的外科感染、烧伤蜂窝织炎、烧伤脓疱病、侵袭性烧伤感染 5 种：①非侵袭性细菌感染指的是创面及焦痂存在细菌感染，且组织细菌定量 $>10^5$ CFU/g，周围未烧伤组织没有侵袭性感染；②烧伤相关的外科感染指的是手术清创后的创面感染及上皮尚未再生的供皮区感染；③烧伤蜂窝织炎是指感染逐步蔓延到未损伤的皮肤和软组织，常表现为正常组织出现异常的红斑；④烧伤脓疱病是指已经再生上皮的区域因为感染而导致上皮细胞坏死、上皮丢失；⑤侵袭性烧伤感染又称烧伤脓毒症或烧伤全身性感染，组织细菌定量 $>10^5$ CFU/g，且未烧伤组织也出现感染，往往伴有全身炎症反应和多脏器功能损害，临床表现危重。

（一）临床诊断

烧伤感染的临床诊断主要依据烧伤病史、临床症状（包括局部创面和全身表现）和体征。非侵袭性烧伤感染主要表现为局部创面的红肿热痛、焦痂和脓性分泌物，周围未烧伤组织没有红肿等感染表现。而侵袭性烧伤感染除了局部表现外，还有全身表现如发热、疼痛、脉搏加快、呼吸急促、血压下降等。

观察创面分泌物常有助于病原菌的初步判断，如分泌物呈黄白色脓性，可能为革兰阳性菌感染；如分泌物为稀薄、浅咖啡色，考虑溶血性链球菌感染；如分泌物稀薄伴恶臭，大肠埃希菌感染可能性大；分泌物呈绿色脓性，则一般为铜绿假单胞菌感染；烧伤成痂创面出现圆形或不规则形状的黑褐色霉斑或者坏死斑，创面快速进行性加深，呈豆渣或奶酪样坏死，常见于严重毛霉菌感染致血管栓塞；曲霉菌或毛霉菌感染时常有血管受到侵蚀，表现为局部组织出血或大片坏死；但混合细菌感染较难判断。

侵袭性烧伤感染常常具有以下特征表现：①创面快速变化；②创面出现点状、多灶性或广泛地变暗、发黑或发紫；③焦痂离断或变色；④焦痂下组织出血；⑤皮下脂肪显示绿色（铜绿假

单胞菌感染）；⑥周围皮肤出现红、肿、热、痛；⑦烧伤皮肤和正常皮肤交界处肿胀和（或）发紫；⑧毗邻未烧伤皮肤先出现红斑，随后出现黑色坏死结节样病灶（坏疽性深脓疱病）；⑨突眼症往往为颜面部烧伤（累及眼球后间隙）伴毛霉菌感染的首发体征。

20世纪70年代，中国第三军医大学提出了烧伤全身性感染的概念，以临床症状作为主要诊断标准，血微生物培养结果可为阳性也可为阴性，该诊断标准对烧伤临床起到了重要的指导作用。2007年美国烧伤协会（ABA）对脓毒症诊断标准进行了重新评价，同年第三军医大学西南医院基于此标准发表了《烧伤感染术语及诊断标准的商榷》，引起学术界广泛关注。经过近5年的临床实践，2012年中国医师协会烧伤医师分会建议将"脓毒症"与"全身性感染"2个术语通用，脓毒症的诊断分为"拟诊"和"确诊"，并修订了烧伤侵袭性感染的诊断标准。患者符合以下前11条中6条可拟诊为烧伤脓毒症；符合以下前11条中6条加第12条，可确诊为烧伤脓毒症：①兴奋多语、幻觉、定向障碍或精神抑郁；②腹胀、肠鸣音减弱或消失；③烧伤创面急剧恶化，表现为潮湿、晦暗、有坏死斑、加深等；④中心体温大于39.0℃或者小于36.5℃；⑤心率加快，成人大于130次/分，儿童大于其年龄段正常值的2个标准差；⑥呼吸频率增加，未进行机械通气时成人大于28次/分，儿童大于其年龄段正常值的2个标准差；⑦血小板计数减少，成人小于$50×10^9$/L，儿童小于其年龄段正常值的2个标准差；⑧外周血白细胞计数大于$15×10^9$/L或小于$5×10^9$/L，其中中性粒细胞大于0.80或未成熟粒细胞大于0.10；儿童大于或小于其年龄段正常值的2个标准差；⑨血降钙素原大于$0.5\mu g$/L；⑩血钠大于155mmol/L；⑪血糖大于14mmol/L（无糖尿病病史）；⑫血微生物培养阳性或抗生素治疗有效。

2012年《中华烧伤杂志》编辑委员会颁布了《烧伤侵袭性真菌感染诊断与防治指南》，把烧伤侵袭性真菌感染分为确诊、疑诊和拟诊（表7-8-1）：①确诊：组织学检查阳性；严重烧伤患者除宿主易感因素及临床表现外，有明确的微生物学证据；严重烧伤患者除宿主易感因素及临床表现外，影像学及其他相关检查中任意2项为阳性。以上3项中满足任一项即可确诊。②疑诊：除宿主易感因素及临床表现以外，无组织学和微生物学证据，仅影像学及其他相关检查中有1项阳性。③拟诊：仅有宿主易感因素及临床表现，缺乏其他相关证据。

表 7-8-1　烧伤侵袭性真菌感染的诊断分级

分级	宿主易感因素	临床表现	微生物学检查	组织学检查	影像学及其他相关检查
	±	±	±	+	±
确诊	+	+	+	−	−
	+	+	−	−	5项中2项+
疑诊	+	+	−	−	5项中1项+
拟诊	+	+			

注：5项指影像学、血液中性粒细胞（比例低于正常值下限，或中性粒细胞比例骤然下降）、血液1,3-β-D-葡聚糖、血液或呼吸道曲霉半乳甘露聚糖、真菌特异性引物扩增。

（二）实验室诊断

烧伤创面微生物组织定量培养和组织病理学检查是确诊烧伤创面感染的依据。

烧伤创面培养：烧伤创面定量微生物组织培养帮助诊断是否存在感染。非侵袭性感染中烧伤创面和焦痂,组织细菌定量 $>10^5$ CFU/g;而在侵袭性烧伤创面感染中,毗邻的未烧伤组织的细菌定量也 $>10^5$ CFU/g。用于组织培养的标本要求取自数个烧伤部位,为 $1\sim2$cm 长,1.5cm 深(延伸到皮下组织),或大约 0.5g 重。真菌培养阳性时,需镜检检测到真菌存在才能确诊感染。

组织病理学检查:即使组织细菌定量 $>10^5$ CFU/g,也只有 50% 的组织病理学检查能发现病原微生物。诊断真菌感染可在创面尤其是创面与正常组织交界处的活检标本中,有真菌菌丝侵入未烧伤组织;血管周围可见真菌,过碘酸-希夫染色阳性。其他的组织病理学检查可有如下表现:①存在出血;②小血管血栓形成;③缺血性坏死;④显著的炎症改变;⑤焦痂下大量细菌生长。

烧伤创面拭子涂片和培养:对诊断非侵袭性感染及推测侵袭性感染的病原菌有一定价值,但正确的采样方法至关重要。因为皮肤表面正常菌群聚集,标本采样如取自创面周围皮肤表层则污染率最高;单纯采集脓液则因为受溶菌酶等因素的影响,很多细菌已死亡或处于濒死状态,涂片仅见大量脓细胞聚集,培养往往阴性。只有从深部取材才能获得最大的检出率,且在取标本前先清除表层污物,可消除杂菌,使污染率大为降低。

血液检查:侵袭性烧伤创面感染的血液学检测往往伴有血糖升高、血白细胞升高或下降、血小板下降。PCT、CRP 等炎症指标的升高,尤其是 PCT 的升高,对判断烧伤患者早期感染及病情危重性有参考价值。

血培养阳性有助于诊断烧伤脓毒症。

1,3-β-D-葡聚糖检测(G 试验)和曲霉半乳甘露聚糖检测(GM 试验)有助于真菌感染的诊断。G 试验中 1,3-β-D-葡聚糖可特异性激活鲎变形细胞裂解物中的 G 因子,引起裂解物凝固。只能提示有无真菌侵袭性感染,不能区分到种。对曲霉菌、念珠菌、镰刀霉、毛孢子菌、足分支菌等引起感染均有诊断意义,但对隐球菌、接合菌无诊断价值,容易被纱布、某些血液透析的滤过器等造成假阳性。GM 试验主要检测曲霉细胞壁半乳甘露聚糖成分,其能在曲霉菌丝生长时释放入血。当使用半合成青霉素、化疗药物致肠道黏膜损伤、血液透析、自身抗体阳性、食用可能含有 GM 的牛奶等高蛋白食物和污染的大米等可造成假阳性。

真菌特异性引物扩增常用于科研,基层检验科较难开展。

(三)常见病原微生物及其耐药性现状

烧伤创面细菌随着抗菌药物的应用发生变迁。不同国家、地区烧伤感染病原菌的种类、分布也有不同,但基本的趋势是在烧伤侵袭性感染中,革兰阳性球菌有增多趋势,排在首位的是金黄色葡萄球菌,其次是肠球菌;而革兰阴性杆菌中铜绿假单胞菌的比例较前下降,其他阴性杆菌(肠杆菌科细菌、不动杆菌属等)有所增多。但金黄色葡萄球菌和铜绿假单胞菌仍为烧伤创面感染主要的病原菌。2013 年北京刘颖等分析了 2006—2011 年烧伤创面 1246 株病原菌,其中金黄色葡萄球菌检出率最高,共 249 株占 19.98%,其次为铜绿假单胞菌,152 株占 12.20%。国外报道铜绿假单胞菌、不动杆菌属和克雷伯菌属细菌是引起烧伤感染的最常见革兰阴性菌,而金黄色葡萄球菌是最常见革兰阳性菌。

引起烧伤创面感染的病原菌种类在不同病程并不相同。烧伤创面感染初期主要为金黄色葡萄球菌,烧伤后 $5\sim7$ 天则革兰阴性杆菌发生率倍增,烧伤后 $3\sim4$ 周的恢复期,易并发播散性真菌感染。病程中,混合感染极为多见。

我国金黄色葡萄球菌的耐药性稳中有降。2005—2012 年 CHINET 监测数据提示我国金黄色葡萄球菌中 MRSA 的比例波动于 50% 左右,近 2 年略有下降,2012 年为 48.8%。国内尚未发现对万古霉素耐药的金黄色葡萄球菌。2013 年报道 151 株分离自烧伤患者的金黄色葡萄球菌中,96 株(63.6%)mecA 基因阳性。国内粪肠球菌和屎肠球菌中均有少数万古霉素、替考拉宁和利奈唑胺耐药株,但比例低于 5%,多见于屎肠球菌。

最常见的革兰阴性菌是铜绿假单胞菌,其次是大肠埃希菌。铜绿假单胞菌的耐药性变迁不大,CHINET 监测提示其对碳青霉烯类抗生素耐药性波动于 30% 左右。德黑兰一家医学中心检测来自烧伤中心的 70 株铜绿假单胞菌(72.3% 来自烧伤创面拭子培养,15.4% 来自组织活检)的药敏,所有的菌株均表现为多重耐药,90% 以上的菌株对亚胺培南、阿米卡星耐药。近年来由于碳青霉烯类抗生素的大量使用,鲍曼不动杆菌的分离率升高,且国内不动杆菌属细菌对碳青霉烯类耐药率逐年升高。

念珠菌属是引起烧伤创面感染中第 4 位常见病原体,也是分离率最高的真菌。常与广谱抗菌药物应用、基础疾病导致免疫力低下、侵入性操作等密切相关。白念珠菌对氟康唑的敏感率高,但近年来,非白念珠菌的分离比例逐步升高,对氟康唑的耐药性升高。

(四)抗微生物治疗

烧伤创面存在大量变性坏死组织和富含蛋白的渗出液,加之皮肤防御屏障受损,血液循环障碍,有利于病原微生物的繁殖及侵入。早期切除坏死组织和皮肤移植可减少潜在坏死和感染的组织,从而减少侵袭性和非侵袭性烧伤创面感染的发生率。

局部治疗包括清洗、清创和局部抗菌药物应用。浅Ⅱ°创面发生感染时可通过换药、改包扎为暴露疗法等控制感染。深Ⅱ°以上创面应尽早手术去处焦痂及坏死组织,封闭创面,从而减少发展到烧伤脓毒症的概率。预防及治疗Ⅱ°、Ⅲ°烧伤创面感染可局部应用抗菌药物,同时使用各种生物敷料如脱细胞异体(种)真皮基质、异体(种)皮等,保护创面,促进愈合。局部治疗药物包括磺胺嘧啶银、醋酸磺胺米隆、氯己定、络合碘、银锌霜、FE 溶菌酶溶液等。

(1)磺胺嘧啶银主要用于预防或治疗Ⅱ°、Ⅲ°烧伤继发创面细菌感染,如肠杆菌科细菌、铜绿假单胞菌、金黄色葡萄球菌、肠球菌属等引起的创面感染。局部用药后可与创面组织接触形成薄痂,释放出的银离子与细菌的 DNA 结合而起到抑菌作用。但磺胺嘧啶银穿透焦痂的能力较差,细菌在深部组织中仍能繁殖。

(2)醋酸磺胺米隆适用于烧伤或大面积创伤后的铜绿假单胞菌感染,对金黄色葡萄球菌、大肠埃希菌、肺炎链球菌及梭状芽孢杆菌等厌氧菌也有效。穿透性强,可渗入到焦痂下组织,并可吸收入血,经尿液排出。

(3)莫匹罗星对金黄色葡萄球菌(包括 MRSA)等革兰阳性球菌有效,但对铜绿假单胞菌和肠杆菌科作用差。

(4)制霉菌素/甘油混悬液、克霉唑等可用于创面真菌感染。局部抗菌治疗对非侵袭性烧伤感染有效。全身使用的抗菌药物不推荐用于创面感染。

当存在侵袭性烧伤感染时,需进行系统性抗菌治疗,抗菌治疗的方案应针对培养分离到的病原体。在未确定致病菌前,可根据烧伤的不同时期、本地区或病房流行病学情况估计可能的病原菌,立即开始经验性抗菌治疗,治疗过程中根据细菌学检查和药敏试验结果调整治疗方案,尽早从经验用药过渡到目标用药。国外推荐万古霉素＋阿米卡星＋哌拉西林或哌拉西林/他唑巴坦经验性抗感染治疗,但需监测万古霉素和阿米卡星的血药浓度,国内多因顾虑肾功能损伤,较少应用。

怀疑为葡萄球菌感染时,可选用耐酶半合成青霉素,必要时也可选用万古霉素、达托霉素;铜绿假单胞菌感染时,可选用头孢他啶或头孢哌酮;不动杆菌属感染时,可选用舒巴坦制剂为基础的联合治疗,国内不动杆菌耐药高,也可选择以多黏菌素或替加环素为基础的联合治疗方案;其他革兰阴性杆菌感染时可选用哌拉西林或头孢噻肟、头孢曲松联合氨基糖苷类。一旦确诊或怀疑有侵袭性真菌感染,应及时停用广谱抗菌药物,尽可能选择窄谱抗菌药物。在真菌培养结果出来后,药物敏感试验结果出来前,应有针对性地选择静脉用抗真菌药物进行全身性治疗。白色念珠菌、热带念珠菌、近平滑念珠菌等对氟康唑敏感,也可以选择其他唑类或棘白菌素类药物进行治疗;针对光滑念珠菌和克柔念珠菌可选择伏立康唑、伊曲康唑、棘白菌素类等治疗;曲霉菌感染首选伏立康唑,备选棘白菌素类药物、两性霉素 B(对土曲霉菌耐药)或伊曲康唑;接合菌(犁头霉菌、毛霉菌、根霉菌等)感染选用两性霉素 B 或泊沙康唑,必要时应联合外科治疗。疗程需要在侵袭性真菌感染各种表现消失后再用 2～4 周。

二、手术部位感染

手术部位感染(SSIs)是指发生在术后 30 天内或假体植入 1 年内的任何手术部位的感染,包括切口和手术涉及的器官或腔隙的感染。SSIs 可分为切口浅部组织感染、切口深部组织感染、器官/腔隙感染。SSIs 的概念与"创口感染"或"手术后感染"并不相同,创口感染不包括手术曾经涉及的器官和腔隙的感染;手术后感染则包括了与手术没有直接关系的感染,如肺炎、尿路感染等。

SSIs 是常见的院内感染,约占全部医院感染的 15%,占外科患者医院感染的 35%～40%。2012 年佛罗里达 9 家医院的监测数据中 SSIs 占医院感染的 31%;2013 年我国报道 SSIs 是排名第二的医院感染。SSIs 往往造成住院时间延长,医疗费用增高,患者痛苦增加。SSIs 发生率与医院规模、外科医生的经验、手术部位及分类、患者状况、监测方法等均相关。例如,腹腔手术 SSIs 比例最高,而眼科手术发生率最低,门诊手术 SSIs 发生率普遍低于住院手术。

根据外科手术切口微生物污染情况,外科手术切口分为Ⅰ类清洁切口、Ⅱ类清洁-污染切口、Ⅲ类污染切口、Ⅳ类感染切口。不同切口的感染率有显著不同。Ⅰ类切口感染发生率为 1%～4%,Ⅱ类切口为 3%～6%,Ⅲ类切口为 4%～20%,Ⅳ类切口可达 40%。因此,切口分类是决定是否需进行抗菌药物预防的重要依据。

(一)临床诊断

SSIs 的临床表现常为术后数天内出现,手术切口出现红肿、硬结,局部疼痛,切口裂开,切口可见脓性分泌物。患者常有发热、外周血炎症指标升高等全身表现。

美国疾病与预防控制中心(CDC)网站目前颁布的 SSIs 一系列诊断标准,主要参照 1999

年由美国 CDC、医院感染控制、感染病学等专家制定的 SSIs 防治指南,该指南将在今年更新。2010 年国家卫生与计划生育委员会(原卫生部)办公厅印发《外科手术部位感染预防与控制技术指南》中的诊断标准在国外指南基础上有所修改。

1.切口浅部组织感染

手术后 30 天以内发生的仅累及切口皮肤或者皮下组织的感染,并符合下列条件之一:①切口浅部组织有化脓性液体;②从切口浅部组织的液体或者组织中培养出病原体;③具有感染的症状或者体征,包括局部发红、肿胀、发热、疼痛和触痛,外科医师开放的切口浅层组织。

下列情形不属于切口浅部组织感染:①针眼处脓点(仅限于缝线通过处的轻微炎症和少许分泌物);②外阴切开术或包皮环切术部位或肛门周围手术部位感染;③感染的烧伤创面及溶痂的Ⅱ°、Ⅲ°烧伤创面。

2.切口深部组织感染

无植入物者手术后 30 天以内、有植入物者手术后 1 年以内发生的累及深部软组织(如筋膜和肌层)的感染,并符合下列条件之一。

(1)从切口深部引流或穿刺出脓液,但脓液不是来自器官/腔隙部分。

(2)切口深部组织自行裂开或者由外科医师开放的切口,同时,患者具有感染的症状或者体征,包括局部发热、肿胀及疼痛。

(3)经直接检查、再次手术探查、病理学或者影像学检查,发现切口深部组织脓肿或者其他感染证据。同时累及切口浅部组织和深部组织的感染归为切口深部组织感染;经切口引流所致器官/腔隙感染,无需再次手术归为切口深部组织感染。

3.器官/腔隙感染

无植入物者手术后 30 天以内、有植入物者手术后 1 年以内发生的累及术中解剖部位(如器官或者腔隙)的感染,并符合下列条件之一。

(1)器官或者腔隙穿刺引流或穿刺出脓液。

(2)从器官或者腔隙的分泌物或组织中培养分离出致病菌。

(3)经直接检查、再次手术探查、病理学或者影像学检查,发现器官或者腔隙脓肿或者其他器官或者腔隙感染的证据。

(二)实验室诊断

血炎症指标:患者血常规中往往表现为白细胞及中性粒细胞升高,NAP 积分升高。单纯 SSIs 尤其是浅部切口组织感染,CRP 可轻到中度升高,但合并全身感染时,CRP 及 PCT 往往明显升高。

病原学检测:一旦怀疑 SSIs,尽可能取标本送培养,包括切口分泌物拭子培养、血培养。早期送检对获取 SSIs 病原体有极高价值,从而可将经验性抗菌治疗转变为目标性治疗。培养最好在应用抗菌药物之前进行取样,以提高阳性率。在治疗过程中也应多次采样,检测病原体的变迁,评估疗效。分泌物涂片革兰染色检查对病原体优势菌的判断更快速,对经验性用药针对革兰阳性菌还是针对革兰阴性菌可作初步参考。

B 超或 CT 检查对切口深部组织感染和器官/腔隙感染的诊断有价值,能发现深部脓肿,而且在 B 超或 CT 引导下进行脓肿穿刺引流既有诊断意义,又有治疗价值。

（三）常见病原微生物及其耐药性现状

SSIs 常见病原体多种多样，以革兰阳性菌最为多见。最常见的革兰阳性球菌为金黄色葡萄球菌（包括 MRSA 和 MSSA）、凝固酶阴性葡萄球菌、肠球菌属细菌；革兰阴性杆菌主要有大肠埃希菌、铜绿假单胞菌、克雷伯菌属细菌等；由于广谱抗菌药物的使用，以及愈来愈多的重症患者或免疫低下的患者接受手术治疗，真菌（尤其是白色念珠菌）引起 SSIs 的比例也逐年升高。美国卫生保健安全网（NHSN）2005—2006 年的统计数据显示 15％的 SSIs 是由 MRSA 引起的。Anderson DJ 报道引起社区医院 SSIs 前五位的病原体依次是金黄色葡萄球菌（33％，其中 53％为 MRSA）、凝固酶阴性葡萄球菌（11％）、肠球菌属细菌（8％）、大肠埃希菌（6％）、铜绿假单胞菌（4％）。

不同部位的手术 SSIs 病原体并不相同，如甲状腺、乳腺等 I 类切口感染常见病原体为葡萄球菌，腹部手术切口感染绝大多数是厌氧菌和需氧菌混合感染，肝胆系统手术中肠杆菌科细菌成为 SSIs 常见病原体。

SSIs 多为医院感染，导致 SSIs 的病原菌中耐药菌的比例也逐年升高。一项研究指出，从 2003 年到 2007 年，MRSA 引起的 SSIs 的比例从 16％升至 20％。有学者回顾了 57 篇关于 SSIs 的文献报道，金黄色葡萄球菌作为 SSIs 病原体的报道有 55 篇，39 篇中报道了 MRSA。MRSA 引起 SSIs 造成住院时间更长，给患者带来的经济损失更大，美国一个多中心对照研究发现，手术后继发 MRSA 引起 SSIs 患者的治疗费用远高于正常未感染对照患者，也高于继发 MSSA 引起 SSIs 患者。

凝固酶阴性葡萄球菌既往常被认为是非致病菌，当患者有植入物存在时，其作为致病菌的可能性大大增加。凝固酶阴性葡萄球菌中 MRS 的比例远高于金黄色葡萄球菌，2012 年 CHINET 数据提示凝固酶阴性葡萄球菌中，MRS 的比例高达 79.7％，而金黄色葡萄球菌中 MRSA 的比例为 48.8％。国内尚未发现对万古霉素耐药的葡萄球菌。

肠球菌中主要为粪肠球菌和屎肠球菌，前者对抗菌药物的敏感性较高，可首选氨苄西林治疗；后者仅对糖肽类、利奈唑胺、达托霉素、磷霉素等敏感。国内已发现部分 VRE 菌株，多为屎肠球菌。欧洲 VRE 比例高于亚洲，德国 645 个 ICU 和 681 个外科病房中，从 2007 年到 2012 年 VRE 引起 SSIs 的比例显著升高。

大肠埃希菌是 SSIs 感染中最常见的革兰阴性杆菌，国内三甲医院产 ESBLs 比例多在 40％～65％，体外药敏对碳青霉烯类耐药率低于 5％，对阿米卡星、哌拉西林/舒巴坦、头孢哌酮/舒巴坦、头霉素类敏感性也较高。国内大肠埃希菌对喹诺酮类药物耐药性高。

铜绿假单胞菌的耐药性较为稳定，对碳青霉烯类抗生素的耐药率多年来波动于 30％左右，但近年来也出现了仅对多黏菌素敏感的细菌，给临床治疗带来困难。

（四）抗微生物治疗

SSIs 的抗菌药物治疗包括了围术期预防用药和感染后治疗用药两部分。

围术期预防用药主要针对金黄色葡萄球菌（多为 MSSA）选择第一代（头孢唑林、头孢拉定）、第二代头孢菌素（头孢呋辛），下消化道的手术由于革兰阴性菌和厌氧菌感染概率增高，预防用药多选择第二代、三代头孢菌素（头孢曲松）和甲硝唑。对 β-内酰胺类抗菌药物过敏者，可选用克林霉素或磷霉素预防革兰阳性球菌感染,可选用氨曲南预防革兰阴性杆菌感染。MRSA检出率高的医疗机构,或患者既往有MRSA感染史或定植病史,如进行人工材料植入手术(如人工心脏瓣膜置换、永久性心脏起搏器置入、人工关节置换等),也可选用万古霉素或去甲万古霉素预防感染。预防用药一般在术前0.5~1小时内,或麻醉开始时首次给药,部分药物输注时间长(如万古霉素或氟喹诺酮类)可延长至术前0.5~2小时;手术时间超过3小时或失血量大于1500mL,术中可给予第二剂;总预防用药时间一般不超过24小时,特殊情况可延长至48小时。2009年国家卫生与计划生育委员会(原卫生部)颁布38号文件,进一步规范围术期抗菌药物预防应用(表7-8-2)。

表7-8-2　常见手术预防用抗菌药物表

手术名称	抗菌药物选择
颅脑手术	第一、二代头孢菌素,头孢曲松
颈部外科(含甲状腺)手术	第一代头孢菌素
经口咽部黏膜切口的大手术	第一代头孢菌素,可加用甲硝唑
乳腺手术	第一代头孢菌素
周围血管外科手术	第一、二代头孢菌素
腹外疝手术	第一代头孢菌素
胃十二指肠手术	第一、二代头孢菌素
阑尾手术	第二代头孢菌素或头孢噻肟;可加用甲硝唑
结、直肠手术	第二代头孢菌素或头孢曲松或头孢噻肟;可加用甲硝唑
肝胆系统手术	第二代头孢菌素,有反复感染史者可选头孢曲松或头孢哌酮或头孢哌酮/舒巴坦
胸外科手术(食管、肺)	第一、二代头孢菌素,头孢曲松
心脏大血管手术	第一、二代头孢菌素
泌尿外科手术	第一、二代头孢菌素,环丙沙星
一般骨科手术	第一代头孢菌素
应用人工植入物的骨科手术(骨折内固定术、脊柱融合术、关节置换术)	第一、二代头孢菌素,头孢曲松
妇科手术	第一、二代头孢菌素或头孢曲松或头孢噻肟;涉及阴道时可加用甲硝唑
剖宫产术	第一代头孢菌素(结扎脐带后给药)

SSIs一经诊断应立即积极治疗。浅部组织感染多数只需门诊处理,挑开缝线引流,通常不需要应用抗菌药物。局部应用聚维酮碘、次氯酸钠、过氧化氢等并不优于引流和清创,而且因对成纤维细胞具有毒性,影响创口愈合,故不推荐使用。

切口深部组织感染和器官/腔隙感染可能需要再次手术清创,切开引流,或者对深部脓肿穿刺置管引流以及全身静脉使用强有力的抗菌药物。Ⅰ类切口SSIs的病原菌多为来自皮肤毛囊的金黄色葡萄球菌,可使用第一代头孢菌素,如头孢唑林和头孢拉定等治疗;如患者所在医院 MRSA 发生率高,重症患者可经验性覆盖 MRSA 治疗,选择万古霉素、替考拉宁、利奈唑胺或达托霉素等治疗。Ⅱ类切口 SSIs 革兰阴性杆菌和厌氧菌感染比例升高,可选择第二、三代头孢菌素,如厌氧菌可能性大(如腹盆腔手术、口腔手术等),加用甲硝唑或替硝唑联合治疗。肝胆系统手术 SSIs 多为肠杆菌科细菌,需首先评估患者是否具有产 ESBLs 细菌感染的高危因素(如既往反复感染、反复应用抗菌药物、高龄、糖尿病、既往有侵入性操作等),如果没有,可以选择头孢菌素或喹诺酮类药物或氨曲南进行治疗,否则建议选择覆盖产 ESBLs 细菌的抗菌药物:重症患者首选碳青霉烯类,轻中度或局部感染患者可选择头孢哌酮/舒巴坦或哌拉西林/他唑巴坦。

第九节　糖尿病足感染实验室诊断

糖尿病足指糖尿病患者由于合并神经病变及不同程度的血管病变而导致下肢感染、溃疡形成和(或)深部组织的损伤。糖尿病足感染越来越普遍,是造成糖尿病人群发病率和死亡率持续上升的主要原因之一。其危险因素包括周围神经病变、周围血管疾病以及血糖控制不佳。糖尿病感觉神经受损可导致肢体末梢的保护性感觉减弱或丧失,导致皮肤溃烂,或某种形式皮肤创伤;自主神经功能受损可导致皮肤干燥、皲裂;运动神经受损可引起姿势或协调缺陷,出现足部生物力学的改变等。糖尿病血管病变可引起组织缺血、溃疡、坏死;高血糖则会破坏中性粒细胞的功能,降低机体防御能力。

糖尿病足感染可继发于神经性或缺血性溃疡、外伤、皮肤皲裂、足部皮肤缺损或甲沟炎。感染可固定于局部,也可逐步蔓延,累及皮下组织、关节、骨骼,甚至体循环。即使轻度的糖尿病足感染,也会造成患者身体和情绪痛苦、活动受限等病态,以及耗费大量的直接和间接财务。如果感染严重,许多患者甚至需要住院、手术清创或截肢处理。糖尿病足感染是糖尿病相关住院和下肢截肢的主要原因。

DFIs 评估包括三个方面:①确定感染的严重程度;②识别感染的潜在因素;③评估感染的病原微生物。

一、临床诊断

糖尿病患者任一足部伤口可能发生感染。糖尿病足感染的临床诊断一般根据典型病史、临床症状和体征。

糖尿病足感染的典型症状和体征包括:皮肤红斑或呈红色、灼热感、肿胀或硬结、触痛和疼痛、脓性分泌物。某些患者合并有周围神经病变(导致疼痛或触痛缺失)或肢体缺血(红斑、热感,并有可能硬结减少),可能不出现典型体征,而表现为包括其他或次要体征(如非化脓性分泌物、易碎或变色肉芽组织、伤口边缘破坏、难闻气味等)。美国感染性疾病学会(IDSA)的糖尿病足感染指南,主张使用大于 2 个及以上感染征象(如红斑、灼热感、压痛、肿胀、硬结和脓性分泌物)临床诊断感染。

糖尿病足感染的高危因素包括伤口近期创伤病史；伤口深及骨组织；足溃疡反复复发，超过 30 天；周围血管疾病——周围脉动缺失或踝肱指数(ABI)＜0.9；周围血管疾病——足脉动失踪或 ABI＜0.8；保护感觉丧失；以及既往截肢史。心理和经济因素并不明显诱发感染。

糖尿病足伤口的分类目前多采用国际糖尿病足工作组(IWGDF)或 IDSA 标准。

1.轻度

存在至少 2 项感染症状(局部红肿或硬结、红斑、局部触痛或疼痛、局部灼热感、脓性分泌物)，但溃疡周长必须＞0.5cm 至＜2cm，感染仅局限于皮肤和皮下组织，没有累及深层组织，同时需要排除皮肤炎症反应的其他原因(如创伤、痛风、急性神经性骨关节病、腓骨骨折、血栓形成、静脉瘀血)。

2.中度

患者全身炎症反应良好，代谢稳定，但局部感染，红斑＞2cm，或累及比皮肤深的结构和皮下组织(如脓肿、骨髓炎、化脓性关节炎、筋膜炎)。

3.重度

患者出现全身中毒症状和体征，包括畏寒发热、精神错乱、出汗、畏食、血流动力学不稳定(如心动过速、低血压)和代谢紊乱(如酸中毒、血糖代谢障碍、电解质紊乱、氮质血症加剧)。

主要表现为局部感染伴＞2 个以下全身炎症反应综合征标志：温度＞38℃ 或＜36℃；心率＞90 次/分；呼吸频率＞20 次/分或 $PaCO_2$＜32mmHg；白细胞计数＞12×10^9/L 或＜4×10^9/L。

糖尿病足骨髓炎(DFO)是糖尿病足感染的主要并发症。可发生于糖尿病足溃疡伴或不伴有局部软组织感染征象。伤口轻度至中度感染存在 DFO 的可能高达 20%、重度感染 50%～60%。糖尿病足溃疡面积超过 $2cm^2$ 和溃疡面可见骨外露时需要考虑合并骨髓炎可能。局部溃疡(趾或跖趾关节)或"腊肠趾"(肿胀、红斑、外形异常)也提示骨髓炎诊断，但临床表现不特异。临床上溃疡的真正深度常不明显，可用无菌的钝金属探针(PTB 检查)进行探查。PTB 检查阳性(即可触及坚硬的骨)或可见骨溃疡，提示可能并发骨髓炎。但检查阴性不能排除诊断。

二、常规检查

(一)血糖

1.空腹血糖和餐后 2 小时血糖

空腹血糖和餐后 2 小时血糖都是反映即时血糖水平。空腹血糖与肝糖原输出、基础胰岛素水平、肥胖等因素有关；餐后血糖与饮食结构、进食量、胃肠疾病等密切相关。血糖过高可使溃疡局部处于高渗状态，并有利于细菌增殖，愈合缓慢；血糖过低会导致溃疡局部营养不足，亦不利于愈合。

2.糖化血红蛋白与糖化血清蛋白

糖化血红蛋白和糖化血清蛋白的水平反映了血糖的控制水平。

糖化血红蛋白的水平是由空腹血糖和餐后血糖共同决定的。当糖化血红蛋白在小于 7.3% 的水平时，餐后血糖对糖化血红蛋白的水平影响比较大；当糖化血红蛋白水平在 7.3%～

8.4%时,空腹血糖和餐后血糖对糖化血红蛋白的影响相差不多;当糖化血红蛋白超过8.5%以后,空腹血糖所扮演的角色更重要。

糖化血清蛋白是血液中的葡萄糖与白蛋白和其他蛋白分子N末端发生非酶促糖化反应而成。有效反映患者过去2~3周内平均血糖水平,而且不受检测当时血糖浓度的影响,是监测糖尿病患者血糖控制是否达标的理想指标。

(二)肾功能

判断是否合并高尿酸血症、血肌酐情况和肌酐清除率,糖尿病足合并感染应用抗生素时要根据肌酐清除率进行选择,以免加重肾功能的损害。

(三)肝功能

肝功能的检查中除检查转氨酶等肝功能指标外,重要的一项是血清白蛋白的检测。由于糖尿病足常伴有糖尿病肾病使蛋白的排泄增加,感染严重时大量的分泌物也是蛋白流失的一个方面。低蛋白血症不仅因为导致水肿而直接影响创面的修复与预后,还会使得感染难于控制。

(四)尿常规

是否合并有尿路感染,是否因为足部感染导致了酮症的发生。

三、和感染相关的检查

(一)血常规

血常规检查包括血红蛋白、白细胞、白细胞分类、血小板计数等多种项目。白细胞和白细胞分类主要是反映糖尿病足患者有无感染、感染的程度、是否有应用抗生素的指征。血小板的检测可以判断患者是否处于高凝状态,且血小板在糖尿病足感染时常反应性上升,但常<500×10^{12}/L;血红蛋白的检测提示患者有无贫血,如果存在贫血,则根据红细胞平均体积、红细胞平均血红蛋白浓度等判断贫血的性质。

(二)血沉

血沉可以反映身体内部的某些疾病。绝大多数为急性或慢性感染,恶性肿瘤以及具有组织变性或坏死性疾病(如心肌梗死,胶原组织病等),是由于存在血浆球蛋白和纤维蛋白原的变化,或有异常蛋白进入血液,导致血沉加速。糖尿病足感染时血沉常加快。

(三)C反应蛋白和超敏C反应蛋白

C反应蛋白(CRP):是一种能与肺炎球菌C多糖起沉淀反应的急性期反应蛋白,是由肝脏产生的。可以在很多疾病诊断上作为辅助判断依据。CRP的临床意义与血沉相同,但不受红细胞、血红蛋白、年龄等因素的影响,是反映炎症感染和疗效的良好指标。CRP与血沉增快相平行,但比血沉增快出现的早、消失也快。CRP含量愈高,表明病变活动度愈高。炎症恢复过程中,若CRP阳性,预示仍有突然出现临床症状的可能性。糖尿病足感染时CRP常升高。

超敏C反应蛋白(hs-CRP):是实验室采用超敏感检测技术测出的血浆中的CRP,其灵敏度和准确度更高。hs-CRP与CRP一样,是炎症反应急性期的非特异性标志物,当急性炎症、组织损伤、动脉粥样硬化时hs-CRP可升高,病情愈重,hs-CRP升高愈明显,同时hs-CRP还参与创伤性疾病的致病过程，创伤愈重，hs-CRP 的下降速度愈慢。糖尿病足患者 hs-CRP 常明显升高，是疾病严重程度及转归的敏感指标。

（四）细菌培养和药敏试验

细菌培养及药敏试验是临床抗生素应用的依据，在治疗过程中需要反复进行培养。采集溃疡表面脓液进行培养可能存在污染现象，导致培养出现的细菌杂多，难于真正的指导临床，因此在采集标本时要注意以下几项。

1.未破溃脓肿采集

以无菌干燥注射器穿刺抽取脓汁，将采集的脓汁注入无菌试管中。

2.开放性脓肿脓性分泌物的采集

常规消毒后取局部的组织进行培养。

3.怀疑放线菌感染的标本采集

用无菌棉拭子挤压瘘管，选取脓液中的"硫磺样颗粒"盛于试管中。

4.疑为厌氧菌感染的标本采集

用无菌注射器抽取深部脓液，排除多余空气，针尖插入无菌胶塞中立即送检，或直接将脓液注入封闭厌氧瓶内，或直接接种于厌氧培养基中。

四、常见病原微生物及其耐药性现状

大多数糖尿病足感染为混合感染，其中包括 5～7 种不同的病原菌。糖尿病足伤口的微生物与感染侵犯程度有关。轻度感染的患者包括蜂窝织炎、皮肤表面溃疡，多见于需氧革兰阳性球菌（包括金黄色葡萄球菌、无乳链球菌、化脓链球菌、凝固酶阴性葡萄球菌）；深溃疡、慢性感染和（或）以前使用抗菌药物治疗过的患者更容易引起混合感染，除上述病原菌外，还包括肠球菌属、肠杆菌科、铜绿假单胞菌和厌氧菌；伴有广泛炎症、坏死、恶臭液体渗出的患者，需要考虑合并厌氧菌可能。

糖尿病足感染多重耐药菌患病率逐年增加，其中最主要的是甲氧西林耐药金黄色葡萄球菌（MRSA）、产超广谱 β-内酰胺酶（ESBL）的肠杆菌科细菌和高度耐药的铜绿假单胞菌。

MRSA 的高危因素包括既往有 MRSA 感染或定植、先前有长期或不适当抗菌药物使用、曾住院、曾在医疗护理机构居住、足部伤口持续时间长、合并有骨髓炎等。

铜绿假单胞菌在气候温暖的地区较为普遍，浸渍溃疡、泡脚和其他接触水或潮湿环境可能增加铜绿假单胞菌感染的风险。发达国家（尤其是北方）合并皮肤和皮肤结构（包括糖尿病足）感染的最近研究报告指出，伤口分离的铜绿假单胞菌＜10％。但是不管是否采用抗假单胞菌治疗，患者多能改善。这说明它并不是主要的致病菌。

耐药革兰阴性杆菌，主要指产 ESBL 的革兰阴性杆菌，这类致病菌多见于长期住院、侵袭性导管植入、反复抗菌药物使用或长期医疗护理机构居住患者。产 ESBL 致病菌感染在糖尿病足感染患者中的报道日益多见。

五、抗微生物治疗

糖尿病足感染的管理是精细的伤口护理、良好的营养支持，适当使用抗菌药物，控制血糖以及液体和电解质平衡,需要多学科共同参与,其中包括伤口护理专家、感染病专家、内分泌学专家,以及手术和整形外科专家。

临床未感染伤口不需要抗菌药物治疗。对于感染伤口,抗菌药物治疗之前必须进行清创后标本(最好是组织)需氧和厌氧培养。所有临床感染的糖尿病足均需抗菌药物治疗。临床医生应根据感染严重程度和可能的病原体选择经验性抗菌药物治疗方案。

根据美国传染病学会 2012 年糖尿病足感染的诊断和治疗临床实践指南,临床医生可根据 DFI 感染严重程度进行经验性抗菌药物选择(表 7-9-1)。

表 7-9-1　根据 DFI 感染严重程度进行经验性抗菌药物选择建议

感染严重性	可能病原	抗菌药物
轻度(常用口服抗菌药物)	苯唑西林敏感金黄色葡萄球菌(MSSA),链球菌属	双氯西林
		克林霉素
		头孢氨苄
		左氧氟沙星
		阿莫西林/克拉维酸
	化脓性感染或存在 MRSA 高风险	多西环素
		甲氧苄啶/磺胺甲噁唑
中度(可口服或开始静脉抗菌药物)或重度(常用静脉抗菌药物)	MSSA、链球菌属、肠杆菌科、厌氧菌	左氧氟沙星
		头孢西丁
		头孢曲松
		氨苄西林/舒巴坦
		莫西沙星
		厄他培南
		替加环素
		左氧氟沙星或环丙沙星＋克林霉素
		亚胺培南/西司他丁
	葡萄球菌(MRS)	利奈唑胺
		达托霉素
		万古霉素
	铜绿假单胞菌	哌拉西林/他唑巴坦
	葡萄球菌、肠细菌科、假单胞菌、厌氧菌	万古霉素、头孢他啶,头孢吡肟,哌拉西林/他唑巴坦,氨曲南,或碳青霉烯类

其中重度感染、有 MRSA 在其他地方感染或定植的证据、有 MRSA 感染流行病学危险因素的经验治疗需要常规覆盖 MRSA；在过去 1 个月有接受抗菌药物治疗的，方案中需要覆盖革兰阴性杆菌；对有铜绿假单胞菌高危因素的，也需要经验性加用抗假单胞菌药物。如果怀疑是多种微生物感染（尤其是中度或重度），窄谱抗菌药物（如万古霉素、利奈唑胺、达托霉素）应结合其他药物（如氟喹诺酮）同时使用。

临床医生应结合伤口标本培养和药敏试验结果，以及经验治疗的临床反应，选择最终治疗方案。因糖尿病足伤口容易定植微生物，临床治疗不需要覆盖所有分离到的微生物。金黄色葡萄球菌和链球菌（A 组或 B 组）致病力强，需要常规覆盖，而在多重感染时，病原微生物如凝固酶阴性葡萄球菌、肠球菌致病力相对较弱，临床医生必须根据临床优势和微生物学证据判断病原体，从而针对性治疗。如果患者对经验治疗临床反应良好，疗程可不调整，甚至可考虑口服药物序贯治疗。如果临床疗效不佳，则治疗应扩大到包括所有分离到的微生物。

糖尿病足感染患者抗菌药物治疗疗程应根据感染严重程度、有无合并骨髓炎和临床治疗反应来决定。轻中度感染的患者，口服抗菌药物治疗至感染控制，一般 1～2 周，部分恢复缓慢者可延长至 4 周左右，一旦发现临床感染体征和症状已经消除，抗菌药物常可停用，而不需要用至开放创口完全闭合。感染创口需要外科清创或引流时，术前术后需要经验性静脉抗菌药物使用。如无骨髓炎，经验治疗至临床感染症状和体征缓解，一般 2～4 周，对临床治疗反应良好的患者，可考虑口服药物序贯治疗。对合并骨髓炎、需要截肢处理的患者，术前、术后需要经验性静脉抗菌药物治疗，若感染组织能完全清除，可考虑术后口服抗生素治疗 1 周。

参考文献

1.毛飞,许文荣.临床血液检验学.北京:科学出版社,2020.

2.查艳,黄山.尿液生物化学与检验.北京:人民卫生出版社,2019.

3.杨国珍,李兴.临床生物化学检验试验指导.北京:科学出版社,2019.

4.胡成进.检验结果临床解读.3版.北京:科学出版社,2020.

5.夏金华,舒文.免疫检验技术.北京:科学出版社,2019.

6.吕厚东,吴爱武.临床微生物学检验技术(新版).武汉:华中科技大学出版社,2020.

7.李凤巧.临床疾病血生化检验.昆明:云南科技出版社,2016.

8.周庭银,王华梁,陈曲波,等.临床免疫检验标准化操作程序.上海:上海科学技术出版社,2019.

9.宋世飞.心血管系统疾病的检验诊断与临床.合肥:安徽大学出版社,2016.

10.丛玉隆,尹一兵,陈瑜.检验医学高级教程.2版.北京:科学出版社,2019.

11.仲其军,江兴林,范颖.生物化学检验.武汉:华中科技大学出版社,2017.

12.石同才.临床检验报告解读.北京:科学出版社,2019.

13.朱中梁.检验医学与临床.昆明:云南科技出版社,2016.

14.蒋健,张一鸣,董一善,等.内分泌疾病的检验诊断与临床.上海:上海交通大学出版社,2016.

15.程凤菊.新编临床检验学.北京:中医古籍出版社,2016.

16.毕玲.医学检验与临床.北京:科学技术文献出版社,2016.

17.王治国,费阳,康凤凤.临床检验质量指标.北京:人民卫生出版社,2016.

18.王赤华.新编临床检验学.西安:西安交通大学出版社,2015.

19.李向阳,金玲湘.感染性疾病的检验诊断.北京:人民卫生出版社,2015.

20.张柏梁,胡丽杰.血液学检验.南京:江苏科学技术出版社,2015.

21.吕世静,李会强.临床免疫学检验.北京:中国医药科技出版社,2015.

22.姜忠信,王元松.临床检验基础实验指导.北京:中国医药科技出版社,2015.

23.郑铁生,鄢盛恺.临床生物化学检验.北京:中国医药科技出版社,2015.

24.胡生梅,陈应国.微生物学检验.南京:江苏科学技术出版社,2015.

25.吴丛山.呼吸系统疾病的检验诊断与临床.上海:上海交通大学出版社,2015.

26.陈文明,王学锋.临床血液与检验学.北京:科学出版社,2017.

27.艾旭光,姚德欣.生物化学及检验技术.3版.北京:人民卫生出版社,2017.

28.慕迎成,李建明,李君莲.临床检验管理与持续改进.北京:人民军医出版社,2015.

29.续薇.医学检验与质量管理.北京:人民军医出版社,2015.

30.张吉才,刘久波,朱名安.实用检验医学手册.武汉:华中科技大学出版社,2015.

31.王治国.临床检验质量控制技术.3 版.北京:人民卫生出版社,2014.

32.虎永兰,邵健.免疫学检验.南京:江苏科学技术出版社,2015.

33.陈佳,余泽波.临床输血策略进展.临床输血与检验,2018,20(01):100-106.

34.邓红莉.生化免疫检验中化学发光免疫测定技术的应用价值分析.世界最新医学信息文摘,2018,18(53):1-2.

35.李敏廷.全程质量控制管理在生化检验中的应用价值.当代医药论丛,2018,16(15):160-161.

36.凡玉荣.临床免疫检验的质量影响因素与对策分析.临床检验杂志(电子版),2018,7(04):602-603.